Orthopädie und Orthopädische Chirurgie

Herausgegeben von
Carl Joachim Wirth und Ludwig Zichner

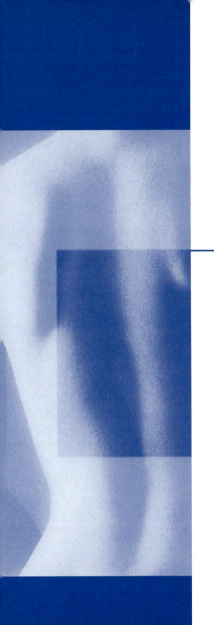

Wirbelsäule, Thorax

Herausgegeben von
Jürgen Krämer

Mit Beiträgen von

S. Authorsen	J. Grifka	F. Rubenthaler
B. Behnke	R. Haaker	A. Senge
U. Betz	J. Heine	R. Steffen
D. Boluki	J. Krämer	K. Tiedjen
K. Büttner-Janz	R. Krauspe	C.-H. Ullrich
R. Dermietzel	O. Linhardt	A. Weidner
P. Eysel	J. Ludwig	M. Wiese
P. M. Faustmann	J. Matussek	A. Wild
A. Flothow	H. Merk	R. E. Willburger
S. Fürderer	K. M. Peters	R. H. Wittenberg
H. Graßhoff	J.-D. Rompe	

635 Abbildungen
 61 Tabellen

Georg Thieme Verlag
Stuttgart · New York

Bibliografische Information der Deutschen Bibliothek
Die Deutsche Bibliothek verzeichnet diese Publikation in der Deutschen Nationalbibliografie; detailliertere bibliografische Daten sind im Internet über http://dnb.ddb.de abrufbar

Wichtiger Hinweis: Wie jede Wissenschaft ist die Medizin ständigen Entwicklungen unterworfen. Forschung und klinische Erfahrung erweitern unsere Erkenntnisse, insbesondere was Behandlung und medikamentöse Therapie anbelangt. Soweit in diesem Werk eine Dosierung oder eine Applikation erwähnt wird, darf der Leser zwar darauf vertrauen, dass Autoren, Herausgeber und Verlag große Sorgfalt darauf verwandt haben, dass diese Angabe **dem Wissensstand bei Fertigstellung des Werkes** entspricht.

Für Angaben über Dosierungsanweisungen und Applikationsformen kann vom Verlag jedoch keine Gewähr übernommen werden. **Jeder Benutzer ist angehalten,** durch sorgfältige Prüfung der Beipackzettel der verwendeten Präparate und gegebenenfalls nach Konsultation eines Spezialisten festzustellen, ob die dort gegebene Empfehlung für Dosierungen oder die Beachtung von Kontraindikationen gegenüber der Angabe in diesem Buch abweicht. Eine solche Prüfung ist besonders wichtig bei selten verwendeten Präparaten oder solchen, die neu auf den Markt gebracht worden sind. **Jede Dosierung oder Applikation erfolgt auf eigene Gefahr des Benutzers.** Autoren und Verlag appellieren an jeden Benutzer, ihm etwa auffallende Ungenauigkeiten dem Verlag mitzuteilen.

© 2004 Georg Thieme Verlag
Rüdigerstraße 14
D-70469 Stuttgart
Telefon: +49/0711/8931-0
Unsere Homepage: http://www.thieme.de

Printed in Germany

Zeichnungen: Piotr und Malgorzata Gusta, Paris
Umschlaggestaltung: Thieme Verlagsgruppe
Umschlaggrafik: Martina Berge, Erbach-Ernsbach
Satz und Druck: Druckhaus Götz GmbH, D-71636 Ludwigsburg, System 3B2

ISBN 3-13-126191-9   1 2 3 4 5 6

Geschützte Warennamen (Warenzeichen) werden **nicht** besonders kenntlich gemacht. Aus dem Fehlen eines solchen Hinweises kann also nicht geschlossen werden, dass es sich um einen freien Warennamen handelt.

Das Werk, einschließlich aller seiner Teile, ist urheberrechtlich geschützt. Jede Verwertung außerhalb der engen Grenzen des Urheberrechtsgesetzes ist ohne Zustimmung des Verlages unzulässig und strafbar. Das gilt insbesondere für Vervielfältigungen, Übersetzungen, Mikroverfilmungen und die Einspeicherung und Verarbeitung in elektronischen Systemen.

Vorwort der Reihenherausgeber

Mit den acht Bänden Orthopädie und Orthopädische Chirurgie wird eine umfassende Übersicht über den gegenwärtigen Wissensstand der Orthopädie einschließlich ihrer Grenzgebiete angeboten. Der rasche Wissenszuwachs in vielen Bereichen der Orthopädie und die heutigen Möglichkeiten des Informationstransfers über wissenschaftliche Datenbanken scheinen den Wert der Handbücher einzuschränken. Andererseits können elektronische Datenträger keine kompetent ausgewählte, kritisch wertende und am Arbeitsplatz stets verfügbare Nachschlagequelle über das gesamte Gebiet der Orthopädie zur Verfügung stellen.

Dies waren die Gründe für Verlag und Herausgeber, eine Präsentationsform zu wählen, die das klassische Handbuch weiterführt. Entscheidend für Auswahl und Gewichtung des zu berücksichtigenden Stoffes war dessen aktuelle klinische Relevanz.

Die Dokumentation des Wissens auf dem Gebiet der Orthopädie ist bis etwa 1985 im deutschen Schrifttum in Handbüchern und ähnlichen Sammel- und Übersichtswerken in hervorragender Weise niedergelegt. Hauptanliegen der Beiträge des vorliegenden Werkes sollte es deshalb sein, besonderes Gewicht auf die Darstellung der neueren Entwicklung – etwa seit 1980 – zu legen. Älteres Wissensgut wurde dementsprechend weitgehend als bekannt vorausgesetzt, wenngleich gelegentlich seine Erwähnung notwendig war – sei es, dass sich dies im Interesse einer schlüssigen und geschlossenen Abhandlung als zweckmäßig erwies oder sei es, dass durch einen Mangel an neuen, weiterführenden Fakten zum Thema der Rückgriff auf Altwissen zur Abrundung des Gesamttextes erforderlich wurde.

Die zwei allgemeinen Bände der Reihe tragen zum Verständnis der System- und Stoffwechselerkrankungen sowie der Tumoren und der tumorähnlichen Erkrankungen bei. Die weiteren sechs Bände sind monothematisch geprägt und haben Anatomie und Biomechanik, Diagnostik und Therapie, Fehlbildungen und Deformitäten, entzündliche, rheumatische und degenerative Erkrankungen, neurogene und stoffwechselbedingte Störungen, Verletzungen und Verletzungsfolgen des gesamten Haltungs- und Bewegungsapparates zum Inhalt. Eigene Kapitel befassen sich mit Begutachtungsfragen. Ein übersichtliches Inhaltsverzeichnis, eine einheitliche Gliederung der regionenbezogenen Bände sowie ein ausführliches, im Internet abrufbares Sachverzeichnis dienen der klaren und raschen Orientierung.

Soweit in der vorliegenden Bandreihe Orthopädie und Orthopädische Chirurgie zu Operationen Stellung zu nehmen ist, geschieht dies lediglich in prinzipieller Weise mit wenigen Schemazeichnungen, ohne auf Operationsverfahren, -konzepte und -alternativen im Detail einzugehen.

Die Mitwirkung einer großen Zahl von Autoren bringt zwangsläufig eine gewisse Variationsbreite in der Form der Textgestaltung mit sich. Dies erhöht aber auch die Farbigkeit des Dargestellten und schafft eine reizvolle Meinungspalette. Die Vorteile dieser Stoffbewältigung dürften deren Nachteile aufwiegen, zumal es heute auf Schwierigkeiten stoßen würde, genügend Autoren zu finden, die in der Lage und willens wären, sehr große heterogene und möglicherweise auch komplizierte Themenkomplexe mit gleichbleibend hoher Kompetenz im Alleingang zu bearbeiten.

Den Herausgebern der Einzelbände gebührt unser besonderer Dank, denn ohne ihre Kooperation wäre das Gesamtwerk nicht realisierbar gewesen.

Für die Bereitschaft, ein derart weit gespanntes Vorhaben in Angriff zu nehmen, sind wir Herrn Albrecht Hauff und den Mitarbeitern des Georg Thieme Verlages, besonders Frau Silvia Buhl, für die stets gute Zusammenarbeit und die sachkundige Betreuung des Projektes zu großem Dank verpflichtet.

Wir hoffen, mit diesem Werk den konservativ und operativ tätigen Kollegen ein aktuelles und verlässliches Hilfsmittel für ihre tägliche Arbeit an die Hand geben zu können.

Hannover und Frankfurt,   Carl Joachim Wirth
im Frühjahr 2002   Ludwig Zichner

Vorwort des Bandherausgebers

Das Achsorgan Wirbelsäule stellt einen Kernbereich unter den Erkrankungen und Verletzungen der Stütz- und Bewegungsorgane dar. Die Häufigkeit von Form- und Funktionsstörungen in unmittelbarer Nähe zum zentralen Nervensystem macht die Wirbelsäule zum bedeutendsten Organ der Orthopädie und Unfallchirurgie. Jeder zweite Patient beim Orthopäden in Klinik und Praxis hat ein Wirbelsäulenproblem.

Dementsprechend galt es, in diesem Buch konservative und operative Gesichtspunkte gleichermaßen zu berücksichtigen. Hinzugekommen sind die Verletzungen der Wirbelsäule, bedingt durch die Zusammenführung von Orthopädie und Unfallchirurgie. Bei einem so umfangreichen Aufgabenspektrum galt es, auch in einem Handbuch Akzente zu setzen, unter Betonung der häufigsten Erkrankungen und Verletzungen sowie der bedeutenden Neuentwicklungen, wobei allerneueste, noch nicht handbuchreife Verfahren nicht berücksichtigt werden konnten. Die anatomisch-biomechanischen Grundlagen (Kap. 1) sind entsprechend den Anforderungen der klinischen Autoren ausgerichtet.

Wegen ihrer Bedeutung und Häufigkeit nehmen die degenerativen Wirbelsäulenerkrankungen unter Einschluss der Begutachtung einen breiten Raum ein.

Umfangreiche Themenkomplexe lassen sich nur im Team unter Federführung eines erfahrenen Autors bewältigen. Unser Dank gilt deswegen gleichermaßen allen beteiligten Mitarbeitern der einzelnen Buchabschnitte.

Mit einem Handbuch, gerade zu einem umfangreichen Thema wie Erkrankungen und Verletzungen der Wirbelsäule kann man – anders als im Lehrbuch – nur Übersichten und Anregungen zu weiteren wissenschaftlichen Arbeiten geben. Wir hoffen, mit diesem Band Impulse zur Weiterentwicklung der Diagnostik, Therapie und Prävention von Wirbelsäulenerkrankungen und -verletzungen gegeben zu haben.

Bochum, im September 2003   Jürgen Krämer

Anschriften

Reihenherausgeber

Wirth, C. J., Prof. Dr. med.
 Orthopädische Klinik II
 der Medizinischen Hochschule
 im Annastift e.V.
 A.-v.-Borries-Str. 31–7
 30625 Hannover

Zichner, L., Prof. Dr. med.
 Orthopädische Univ.-Klinik
 und Poliklinik Friedrichsheim
 Marienburgstr. 2
 60528 Frankfurt

Bandherausgeber

Krämer, J., Prof. Dr. med.
 Orthopädische Univ.-Klinik
 St.-Josef-Hospital
 Gudrunstr. 56
 44791 Bochum

Mitarbeiter

Authorsen, S., Dr. med.
 Med. Zentrum Villa Nonnenbusch
 Südring 180
 42579 Heiligenhaus

Behnke, Barbara, Dr. med.
 Klinik für Orthopädie
 und Orthopädische Chirurgie
 Ernst-Moritz-Arndt-Universität
 Sauerbruchstr.
 17487 Greifswald

Betz, U.
 Orthopädische Universitätsklinik
 Langenbeckstr. 1
 55131 Mainz

Boluki, D., Dr. med.
 Roter Brachweg 37
 93049 Regensburg

Büttner-Janz, Karin, Priv.-Doz. Dr. med.
 Klinikdirektorin, Klinik für Orthopädie
 Landsberger Allee 49
 10249 Berlin

Dermietzel, R., Prof. Dr. med.
 Institut für Anatomie
 Abt. Neuroanatomie/Molekulare Hirnforschung
 Ruhr-Universität Bochum
 Universitätsstr. 150, Geb. MA 6/159
 44780 Bochum

Eysel, P., Univ.-Prof. Dr. med.
 Klinik und Poliklinik für Orthopädie
 Klinikum der Universität
 Joseph-Stelzmann-Str. 24
 50924 Köln

Faustmann, P. M., Priv.-Doz. Dr. med.
 Institut für Anatomie
 Abt. Neuroanatomie/Molekulare Hirnforschung
 Ruhr-Universität Bochum
 Universitätsstr. 150, Geb. MA 6/159
 44780 Bochum

Flothow, Anne, Dr. phil.
 Institut für Gesundheitsmanagement
 Thunstr. 12
 22609 Hamburg

Fürderer, S., Dr. med.
 Klinik und Poliklinik für Orthopädie
 Klinikum der Universität
 Joseph-Stelzmann-Str. 24
 50924 Köln

Graßhoff, H., Prof. Dr. med.
 Orthopädische Univ.-Klinik
 Leipziger Str. 44
 39120 Magdeburg

Grifka, J., Prof. Dr. med.
 Orthopädische Klinik der Universität Regensburg
 Bayer. Rheuma- und Orthopädie-Zentrum
 Kaiser-Karl-V.-Allee 3
 93077 Bad Abbach

Haaker, R., Priv.-Doz. Dr. med.
Orthopädische Klinik
St.-Vincenz-Hospital
Danziger Str. 17
33034 Brakel

Heine, J., Prof. Dr. med.
Orthopädische Universitätsklinik
Langenbeckstr. 1
55131 Mainz

Krämer, J., Prof. Dr. med.
Orthopädische Univ.-Klinik
St.-Josef-Hospital
Gudrunstr. 56
44791 Bochum

Krauspe, R., Univ.-Prof. Dr. med.
Orthopädische Klinik der
Medizinischen Einrichtungen der
Heinrich-Heine-Universität
Moorenstr. 5
40225 Düsseldorf

Linhardt, O., Dr. med.
Orthopädische Klinik der Universität Regensburg
Bayer. Rheuma- und Orthopädie-Zentrum
Kaiser-Karl-V.-Allee 3
93077 Bad Abbach

Ludwig, J., Dr. med.
Orthopädische Univ.-Klinik
St.-Josef-Hospital
Gudrunstr. 56
44791 Bochum

Matussek, J., Dr. med.
Orthopädische Univ.-Klinik
Zentralklinik Emil von Bering
Abt. Technische Orthopädie,
Dysmelie u. Rehabilitation
Walterhöferstr. 11
14165 Berlin

Merk, H., Prof. Dr. med.
Klinik für Orthopädie und Orthop. Chirurgie
Ernst-Moritz-Arndt-Universität
Sauerbruchstr.
17487 Greifswald

Peters, K. M., Prof. Dr. med.
Rhein-Sieg-Klinik
Abt. Orthopädie
Höhenstr. 30
51588 Nümbrecht

Rompe, J.-D., Prof. Dr. med.
Orthopädische Univ.-Klinik
Langenbeckstr. 1
55131 Mainz

Rubenthaler, F., Dr. med.
Orthopädische Univ.-Klinik
St.-Josef-Hospital
Gudrunstr. 56
44791 Bochum

Senge, A.
Orthopädische Univ.-Klinik
St.-Josef-Hospital
Gudrunstr. 56
44791 Bochum

Steffen, R., Priv.-Doz. Dr. med.
Marienkrankenhaus
Orthopädische Klinik
An St. Swidbert 17
40489 Düsseldorf

Tiedjen, K.
Orthopädische Univ.-Klinik
St.-Josef-Hospital
Gudrunstr. 56
44791 Bochum

Ullrich, C.-U., Dr. med.
Med. Zentrum Villa Nonnenbusch
Südring 180
42579 Heiligenhaus

Weidner, A., Prof. Dr. med.
Klinikum Ibbenbüren
Abt. für Wirbelsäulenchirurgie
Große Str. 41
49477 Ibbenbüren

Wiese, M., Dr. med.
Orthopädische Univ.-Klinik
St.-Josef-Hospital
Gudrunstr. 56
44791 Bochum

Wild, A., Priv.-Doz. Dr. med.
Orthopädische Klinik der
Medizinischen Einrichtungen der
Heinrich-Heine-Universität
Moorenstr. 5
40225 Düsseldorf

Willburger, R. E., Priv.-Doz. Dr. med.
Orthopädische Univ.-Klinik
St.-Josef-Hospital
Gudrunstr. 56
44791 Bochum

Wittenberg, R. H., Prof. Dr. med.
St.-Elisabeth-Hospital Herten
Orthopädische Abteilung
Im Schlosspark 12
45699 Herten

Inhaltsverzeichnis

I Allgemeiner Teil

1 Funktionelle Anatomie und Biomechanik ... 3
P. M. Faustmann und R. Dermietzel

1.1	**Halswirbelsäule** ... 4			Ligamentum transforaminale ... 15	
1.1.1	Knöcherne Anteile, Gelenke, Bandscheiben und Bänder ... 4			Disci intervertebrales ... 15	
			1.2.2	Muskuläre Stabilisation ... 16	
	Articulatio atlantooccipitalis (oberes Kopfgelenk) ... 7			M. multifidus ... 16	
			1.2.3	Leitungsbahnen ... 17	
	Articulationes atlantoaxiales (untere Kopfgelenke) ... 8			Spinalkanal, Rückenmark, Nervenwurzeln und Spinalnerven ... 17	
	Articulatio atlantoaxialis mediana ... 8			Rami dorsales ... 20	
	Articulationes atlantoaxiales laterales ... 8			Sympathische Innervation ... 21	
	Fehlbildungen und Varietäten ... 9			Sinuvertebrale Nerven (Rami meningei) ... 21	
1.1.2	Muskuläre Stabilisation ... 9			Innervation der lumbalen Disci intervertebrales ... 22	
1.2	**Lendenwirbelsäule** ... 10			Innervation der Lendenwirbelsäule und der paravertebralen Region ... 22	
1.2.1	Knöcherne Anteile, Bänder und Gelenke ... 10				
	Articulationes zygapophysiales (Wirbelbogengelenke, kleine Wirbelgelenke), Gelenkfacetten und Stellung der Gelenke ... 10		1.2.4	Blutversorgung ... 23	
				Arteriae lumbales ... 23	
				Blutversorgung der spinalen Nervenwurzeln ... 24	
	Ligamentum longitudinale posterius ... 11			Blutversorgung der Wirbelkörper ... 24	
	Ligamentum flavum ... 13			Venae lumbales ... 24	

2 Klinische und bildgebende Diagnostik ... 29

2.1	**Klinische Diagnostik** ... 30			Szintigraphie ... 38	
	O. Linhardt und D. Boluki			Computertomographie ... 39	
2.1.1	Einleitung ... 30			Magnetresonanztomographie ... 40	
2.1.2	Anamnese ... 30		2.2.2	Messungen an der Wirbelsäule ... 40	
	Eigenanamnese ... 30			Statische und dynamische Messungen des kraniovertebralen Überganges und der HWS ... 41	
	Familienanamnese ... 30				
	Berufs- und Freizeitanamnese ... 31			Statische und dynamische Messungen der BWS und LWS ... 44	
2.1.3	Klinische Untersuchung ... 31				
	Inspektion, Funktionsprüfung und manuelle Untersuchung ... 31		2.2.3	Angeborene Variationen und Fehlbildungen der Wirbelsäule ... 44	
				Variationen bei Wirbeln ... 46	
	Neurologische Untersuchung ... 34			Wirbelfehlbildungen ... 46	
2.1.4	Labordiagnostik ... 36			Variationen und Fehlbildungen nach der Lokalisation ... 49	
2.2	**Bildgebende Diagnostik** ... 37				
	O. Linhardt und J. Grifka		2.2.4	Skoliosen ... 52	
2.2.1	Allgemeine diagnostische Verfahren ... 37			Spezielle Röntgendarstellung der Wirbelsäule bei Skoliosen ... 53	
	Konventionelles Röntgenbild ... 37				
	Diskographie ... 37			Messung der Skoliose ... 54	
	Myelographie ... 38			Analyse der skoliotischen Krümmungstypen ... 54	

Messmethoden der Rotations- und Keilwirbeldeformitäten bei Skoliosen 55
Beurteilung von postoperativen Röntgenaufnahmen 56

2.2.5 Degenerative Veränderungen der Wirbelsäule 56
Degenerationen in der Magnetresonanztomographie 58
Spondylolysis und Spondylolisthesis 59

3 Haltung und Haltungsschäden 63
J.-D. Rompe, U. Betz und J. Heine

3.1 Entwicklung der Wirbelsäule 64

3.2 Sensomotorische Reifung 66

3.3 Haltung 66
3.3.1 Allgemeines 66
3.3.2 „Normalhaltung" der Wirbelsäule 67
3.3.3 „Normalform" der Wirbelsäule 71

3.4 Evaluation der Wirbelsäulenform 73
3.4.1 Direkte Messung 73
3.4.2 Röntgenuntersuchung 75

Winkelprofil der Brustwirbelsäule 76
Winkelprofil der Lendenwirbelsäule 77
3.4.3 Bildgebende Verfahren ohne Strahlenbelastung 78

3.5 Haltungsschwäche – Haltungsverfall 81

3.6 Haltungsfehler 82

3.7 Behandlungsbedürftigkeit 83

3.8 Zusammenfassung 84

II Spezieller Teil

4 Fehlbildungen 87
J. Matussek

4.1 Wirbelsäulenfehlbildungen 88

4.2 Wirbelsäulenfehlbildungen bei Myelomeningozele 99

5 Kyphosen 105
S. Fürderer und P. Eysel

5.1 Einleitung Kyphosen 106

5.2 Morbus Scheuermann 109

5.3 Kongenitale Kyphosen 122
5.3.1 Wirbelkörperanomalien und Synostosestörungen 123
5.3.2 Wirbelbogenanomalien (Myelomeningozele) 126

5.4 Kyphosen bei Systemerkrankungen 133
5.4.1 Kyphosen bei Osteochondrodysplasien 133
5.4.2 Kyphosen bei Enzymopathien 135
5.4.3 Kyphosen bei Osteomalazie und Rachitis ... 136
5.4.4 Kyphosen bei Endokrinopathien 137
5.4.5 Kyphosen bei komplexen Krankheitsbildern mit zusätzlicher knöcherner Beteiligung sowie generalisierten Muskel- und Nervenkrankheiten 137

5.4.6 Kyphosen bei Osteoporose 140
5.4.7 Zusammenfassung 144

5.5 Kyphosen bei Tumoren 149
5.5.1 Benigne Wirbelsäulentumoren 150
5.5.2 Primäre maligne Wirbelsäulentumoren 150
5.5.3 Sekundär maligne Knochentumoren 151

5.6 Iatrogene Kyphosen 153
5.6.1 Kyphose nach dorsaler Dekompression 153
5.6.2 Kyphose im Anschluss an eine Spondylodese 155
5.6.3 Strahleninduzierte Kyphose 155

5.7 Kyphosen bei Entzündungen 157
5.7.1 Infektiöse Entzündungen der Wirbelsäule ... 157
5.7.2 Nichtinfektiöse Entzündungen der Wirbelsäule 158

6 Skoliose 165
A. Wild und R. Krauspe

6.1	**Idiopathische Skoliose** 166	6.2.2	Muskeldystrophie Typ Duchenne 189
		6.2.3	Infantile Zerebralparese 189
6.2	**Neuromuskuläre Skoliose** 187	6.2.4	Spinale Dysraphien 189
6.2.1	Spinale Muskelatrophie 188		

7 Spondylolyse und Spondylolisthese 191
R. E. Willburger

8 Infektionen der Wirbelsäule 203
K. M. Peters

8.1	**Einleitung** 204	8.4	**Diszitis** 220
8.2	**Unspezifische Spondylodiszitis** 205	8.5	**Hämatogene pyogene Facettengelenkinfektion (HPFJI)** 221
8.3	**Spezifische Spondylitis** 214	8.6	**Spinaler epiduraler Abszess (SEA)** 222

9 Nichtinfektiöse Entzündungen der Wirbelsäule 225
K. M. Peters

9.1	**Einleitung** 226	9.2.4	Spondylarthritis bei chronisch-entzündlichen Darmerkrankungen 237
9.2	**Seronegative Spondylarthropathien** 226	9.2.5	Undifferenzierte Spondylarthritis 237
9.2.1	Spondylitis ankylosans 227		
9.2.2	Spondylarthritis psoriatica 235	9.3	**Wirbelsäulenmanifestation bei chronischer Polyarthritis** 239
9.2.3	Reaktive Spondylarthritis (mit und ohne Reiter-Syndrom) 236		

10 Degenerative Wirbelsäulenerkrankungen 243

10.1	**Epidemiologie und Klassifikation** 244	10.2	**Degenerative Halswirbelsäulenerkrankungen** 249
	J. Krämer		F. Rubenthaler und A. Senge
10.1.1	Epidemiologie degenerativer Wirbelsäulenerkrankungen 244	10.2.1	Einführung 249
10.1.2	Klassifikation nach der Morphologie 244	10.2.2	Pathologisch-anatomische Veränderungen .. 251
10.1.3	Klassifikation nach der klinischen Symptomatik 245		Arthrosen der oberen HWS 251
	Halswirbelsäule 245		Unkovertebralarthrosen der mittleren und unteren HWS 255
	Brustwirbelsäule 245		Osteochondrosen der mittleren und unteren HWS 256
	Lendenwirbelsäule 246		Arthrosen der Wirbelbogengelenke der mittleren und unteren HWS 258
10.1.4	Klassifikation nach Morphologie, Klinik und Verlauf 247		Zervikaler Bandscheibenvorfall 259
10.1.5	Prädiskotische Deformitäten 248	10.2.3	Klinische Krankheitsbilder der HWS 260

Inhaltsverzeichnis

Zervikalsyndrome 260
Zervikale Myelopathie 264
10.2.4 Spezielle konservative Therapie des Zervikalsyndroms 265
Wärme 266
Elektrotherapie 266
Medikamente 268
Halskrawatte 269
Massage 269
Traktionsbehandlung 269
Manuelle Therapie 270
TENS (Transkutane elektrische Nervenstimulation) 270
Lokale Injektionsbehandlung an der Halswirbelsäule 270
Lokale Muskelinfiltration 270
Zervikale Sympathikusblockade 270
Zervikale Nervenwurzelblockade 271
Zervikale Wirbelbogengelenkinfiltration 272
Zervikale epidurale Injektion 272
10.2.5 Spezielle operative Therapieverfahren des Zervikalsyndroms 274
A. Weidner
Ventrale Operationsverfahren 274
Dorsale Operationsverfahren 278
Bewertung der Operationsverfahren 282

10.3 Degenerative Brustwirbelsäulenerkrankungen 286
F. Rubenthaler und A. Senge
10.3.1 Thorakalsyndrome 286
10.3.2 Interkostalneuralgie 287

10.4 Degenerative Lendenwirbelsäulenerkrankungen 290
10.4.1 Ätiologie und Pathogenese 290
J. Ludwig, K. Tiedjen und J. Krämer
10.4.2 Klinische Krankheitsbilder der LWS 297
J. Ludwig, K. Tiedjen und J. Krämer
Lokales Lumbalsyndrom und Kreuzschmerzen 297
Kreuz-/Beinschmerzen 298
Lumbale Wurzelsyndrome 298
Hohes lumbales Wurzelsyndrom L3/4 298
L5-Ischialgie 298
S1-Ischialgie 299
Schmerz- und Parästhesieinseln 299
S2- bis S5-Syndrom 299
Kaudasymptome 299
Bewegungssegmentbezogene Syndrome 300

10.4.3 Konservative Therapie der LWS 301
J. Ludwig, K. Tiedjen und J. Krämer
Klassifikation der Behandlungsmethoden ... 301
Thermotherapie 302
Lagerung 302
Analgetika/Antiphlogistika 302
Rückenschule 303
Manuelle Therapie 303
Physikalische Therapie 303
Orthesen 304
Physiotherapie (Krankengymnastik) 304
Wirbelsäulennahe Injektionen 304
10.4.4 Minimalinvasive intradiskale Therapie lumbaler Bandscheibenvorfälle 307
R. H. Wittenberg und R. Steffen
Einführung 307
Diskographie 307
Wirkungsprinzipien 309
10.4.5 Lumbale Mikrodiskotomie 335
J. Grifka
Historische Entwicklung 335
Indikation für eine lumbale Mikrodiskotomie 336
Operative Versorgung 337
Revisionseingriff 344
Resümee 345
10.4.6 Spondylodese 346
R. Haaker
Entwicklung der Fusionsoperation 346
Implantatvarianten für die Spondylodese ... 347
Indikationen zur Fusionsoperation 350
Diagnostische Maßnahmen zur Indikationsstellung für eine Fusion 350
Operationstechnik 352
Techniken bei verschiedenen Indikationen .. 353
Komplikationen der Fusionsoperation ... 355
10.4.7 Bandscheibenprothese 361
K. Büttner-Janz
Einführung 361
Historischer Rückblick 361
Biomechanische Grundlagen und Ergebnisse 362
Auf dem Markt befindliche Modelle 365
Indikationen und Kontraindikationen ... 372
Operations- und Implantationstechnik .. 377
Komplikationen 382
Nachbehandlung 383
10.4.8 Postdiskotomiesyndrom 391
J. Krämer und R. E. Willburger
10.4.9 Rückenschule 399
C.-H. Ullrich, A. Flothow und S. Authorsen
Rückenschmerzen 399
Orthopädische Rückenschule 400

11 Spinalkanalstenose ... 405
J. Krämer und J. Ludwig

12 Verletzungen der Wirbelsäule ... 419
P. Eysel und S. Fürderer

12.1	**Häufigkeit und Lokalisation** ... 420		12.2.4	Densfraktur ... 426
12.1.1	Häufigkeit ... 420		12.2.5	Traumatische Spondylolyse des Axis ... 429
12.1.2	Lokalisation ... 420		**12.3**	**Verletzungen der subaxialen Halswirbelsäule** 432
12.1.3	Frakturklassifikationen ... 420		12.3.1	Diskoligamentäre Verletzungen ... 433
12.2	**Verletzungen des kraniozervikalen Überganges** ... 421		12.3.2	Frakturen ... 434 Wirbelkörperfrakturen ... 434
12.2.1	Kraniozervikale Dislokation ... 421		**12.4**	**Verletzungen der Brust- und Lendenwirbelsäule** ... 437
12.2.2	Atlasbogenfraktur ... 423			
12.2.3	Fraktur der Massa lateralis ... 426			

13 Tumoren der Wirbelsäule ... 455
H. Merk und B. Behnke

13.1	**Einleitung** ... 456		13.4.2	Osteosarkom ... 462
			13.4.3	Riesenzelltumor (Osteoklastom) ... 462
13.2	**Tumorähnliche Läsionen** ... 456		13.4.4	Ostitis deformans (Morbus Paget) ... 463
13.2.1	Solitäre Knochenzyste ... 456			
13.2.2	Aneurysmatische Knochenzyste ... 456			
13.2.3	Eosinophiles Granulom ... 457		**13.5**	**Knochenmarktumoren** ... 464
13.2.4	Fibröse Dysplasie ... 457		13.5.1	Plasmozytom (multiples Myelom) ... 464
			13.5.2	Ewing-Sarkom ... 465
13.3	**Knorpelgewebetumoren** ... 459			
13.3.1	Solitäres Enchondrom und solitäres Osteochondrom ... 459		**13.6**	**Gefäßtumoren** ... 466
			13.6.1	Hämangiom ... 466
13.3.2	Chondroblastom ... 459		13.6.2	Hämangiosarkom ... 466
13.3.3	Chondromyxoidfibrom ... 460		13.6.3	Sonstige Gefäßtumoren ... 467
13.3.4	Chondrosarkom ... 460			
13.3.5	Chordom ... 460		**13.7**	**Metastasen** ... 467
				Mammakarzinom ... 468
13.4	**Knochengewebetumoren** ... 461			Prostatakarzinom ... 469
13.4.1	Osteoidosteom (Osteoblastom) ... 461			Lungenkarzinom ... 469

14 Erkrankungen und Deformitäten des Thorax ... 471
H. Graßhoff

14.1	**Angeborene Deformitäten** ... 472		**14.2**	**Erworbene Erkrankungen** ... 480
14.1.1	Fehlbildungen der Rippen ... 472		14.2.1	Entzündliche Brustwanderkrankungen ... 480
14.1.2	Fehlbildungen des Sternums ... 473		14.2.2	Tietze-Syndrom ... 481
14.1.3	Trichterbrust ... 473		14.2.3	Tumoren der Brustwand ... 481
14.1.4	Kielbrust ... 477			
14.1.5	Poland-Syndrom ... 478			

15 Begutachtung von Verletzungen und Erkrankungen der Wirbelsäule 483
J. Krämer, M. Wiese und F. Rubenthaler

15.1	Beschleunigungsverletzung der Halswirbelsäule 484	15.8	Morbus Scheuermann und juvenile Aufbaustörungen 502
15.2	Spondylolyse und Spondylolisthese 489	15.9	Skoliose 503
15.3	Degeneratives Wirbelgleiten 491	15.10	Berufskrankheiten 504
		15.10.1	Berufskrankheit 2107 504
15.4	Degenerative Wirbelsäulenerkrankungen und Trauma 492	15.10.2	Berufskrankheit 2108 504
			Berufliche Belastung.................... 505
			Konkurrierende Erkrankungen 506
15.5	Wirbelbrüche 495		Nichtkonkurrierende Erkrankungen 506
			Paragraph 3 der Berufskrankheitenverordnung 507
15.6	Verlust oder Dauerschädigung einer Extremität 498		Begutachtung 507
		15.10.3	Berufskrankheit 2109 508
15.7	Die voroperierte Wirbelsäule 500	15.10.4	Berufskrankheit 2110 508

Sachverzeichnis 511

I Allgemeiner Teil

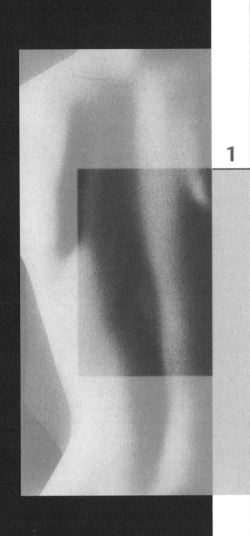

1 Funktionelle Anatomie und Biomechanik

P. M. Faustmann und R. Dermietzel

1.1 Halswirbelsäule
1.2 Lendenwirbelsäule

1.1 Halswirbelsäule

1.1.1 Knöcherne Anteile, Gelenke, Bandscheiben und Bänder

Besonderes Merkmal der Halswirbel ist der aus einer ventralen und einer dorsalen Spange bestehende **Querfortsatz (Processus transversus)**, durch den die A. vertebralis und ihre begleitende Vene verlaufen (Abb. 1.1).

Die ventrale Spange entspricht dem zervikalen Rippenrudiment und endet im Tuberculum anterius, an dem die prävertebralen Muskeln M. longus capitis und M. longus colli sowie der M. scalenus anterior entspringen. Das Tuberculum anterius des 6. Halswirbels wölbt sich häufig höckerartig als Tuberculum caroticum hervor, hier kann die A. carotis communis gut getastet werden. Die dorsale Spange entspricht entwicklungsgeschichtlich dem eigentlichen Querfortsatz und endet im Tuberculum posterius, welches als Ursprung der Mm. scaleni medius et posterius und des eingewanderten Rumpfmuskels M. levator scapulae dient. Die **A. vertebralis** tritt normalerweise in das Foramen transversarium des 6. Halswirbels, die V. vertebralis bereits in das engere Foramen des 7. Halswirbels ein. Ein Sulcus nervi spinalis mit dem jeweiligen die A. vertebralis dorsal kreuzenden N. spinalis findet sich ab dem dritten Halswirbel in der kranialen Fläche des Querfortsatzes. Größe und Gefäßwand der A. vertebralis sowie die Strömungsverhältnisse können zwischen den einzelnen Querfortsätzen der Halswirbel mit Hilfe der farbkodierten Duplexsonographie untersucht werden (Abb. 1.2) (Delcker u. Mitarb. 1993).

Das Foramen transversarium kann durch eine Knochenspange zweigeteilt sein, im dorsalen Anteil verläuft dann in der Regel die V. vertebralis.

Dissektionen der A. vertebralis und auch der A. carotis interna sind eine gefürchtete Komplikation bei Beschleunigungsverletzungen oder chiropraktischen Manövern an der Halswirbelsäule (Hufnagel u. Mitarb. 1999). In solchen von der Gefäßwand ausgehenden oder auch bei raumfordernden und/oder degenerativen Prozessen der ventrolateralen Anteile der Halswirbelsäule kann es zu Funktionsstörungen der **sympathischen Innervation** mit z.B. Vorliegen eines Horner-Syndroms (Miosis, Ptosis, Enophthalmus) kommen: Unter der tiefen Halsfaszie (Lamina prevertebralis) liegt in Höhe von HWK 2/3 ventrolateral das ca. 3 cm lange Ganglion cervicale superius, welches den Plexus caroticus um die Aa. carotis interna und externa bildet, der sich bis in die Orbita fortsetzt. Das Ganglion cervicale medium liegt in Höhe von HWK 6 in enger Topographie zur A. thyroidea inferior (aus dem Truncus thyrocervicalis der A. subclavia). Es ist sehr variabel angelegt, kann fehlen oder mit dem Ganglion cervicale inferius verschmolzen sein. Das Ganglion cervicale inferius ist oft mit dem ersten thorakalen Ganglion zum relativ großen (ca. 2,8 cm langen) Ganglion cervicothoracicum (stellatum) verschmolzen und liegt in Höhe HWK 7, am lateralen Rand des M. longus colli vor dem Processus transversus vertebrae und dem Köpfchen der ersten Rippe, dorsal der A. vertebralis, der Pleurakuppel anliegend. Das Ganglion stellatum ist mit dem Ganglion cervicale medium sowohl über um die A. vertebralis geschlungene Rr. interganglionares als auch über eine die A. subclavia vorn umgreifende

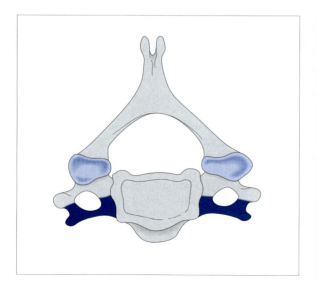

Abb. 1.1 Schema eines Halswirbels mit Rippenrudiment (dunkel) (nach Rauber/Kopsch).

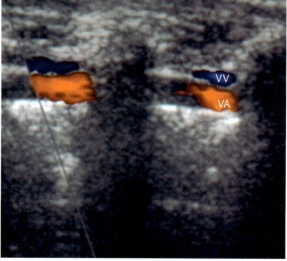

Abb. 1.2 Arteria (rot) und Vena vertebralis (blau) in der farbkodierten Duplexsonographie. Dunkel erscheinen die Echoschatten der Querfortsätze.

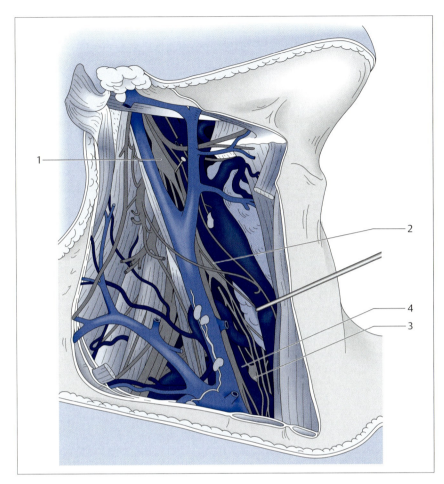

Abb. 1.3 Regio sternocleidomastoidea: Ganglion cervicale superius (1), medium (2) und inferius (3). Das Ganglion cervicale inferius ist meist mit dem Ganglion thoracicum primum zum Ganglion stellatum verschmolzen und liegt medial der A. vertebralis (4) (nach Platzer).

Ansa subclavia verbunden. Rr. communicantes grisei der zervikalen sympathischen Ganglien ziehen segmental zu allen zervikalen Spinalnerven (Abb. 1.**3** u. 1.**4**).

Die Processus articularis superior und inferior der zervikalen **Articulationes zygapophysiales** sind breit und flach, sie neigen sich mit ihren Gelenkflächen um ca. 45° gegen die Horizontale (3. Halswirbel ca. 50°, 7. Halswirbel ca. 35°), so dass die Facies articulares superiores nach hinten oben und die Facies articulares inferiores nach vorn unten gerichtet sind. Die Laminae arcus vertebrae sind entsprechend der Gelenkflächen geneigt. Die Processus spinosi sind kurz und nach unten gerichtet, nehmen von kranial nach kaudal an Länge zu und sind in zwei Höcker geteilt, deren Ausprägung nach kaudal abnimmt, so dass der 7. Halswirbel als Vertebra prominens aufgrund seines langen Processus spinosus ohne Aufteilung gut getastet werden kann. Die Aufteilung der Processus spinosi in paarige Höcker dient dem Ansatz der paarigen Mm. spinales und ist **kein** entwicklungsgeschichtlich bedingtes Relikt eines unvollständigen Wirbelbogenschlusses (Spina bifida).

Die **Wirbelkörper (Corpora vertebrae)** sind relativ klein, würfelförmig und haben sattelförmig gekrümmte Deckplatten, deren kraniale Flächen in der Frontalebene konkav und in der Sagittalebene konvex und deren kaudale Flächen entsprechend gegenläufig gekrümmt sind. Der ventrale Rand der kaudalen Flächen ist zudem nach kaudal gebogen. Die kranialen Deckplattenflächen setzen ihre Konkavität am lateralen Rand in schaufelförmige Erhebungen oder Aufwulstungen (**Processus uncinati**, Unci corporis, Processus uncovertebrales) fort, welche entwicklungsgeschichtlich Teile der Wirbelbögen sind, die erst im 10. Lebensjahr mit dem Wirbelkörper verschmelzen. Die Processus uncinati besitzen einen dünnen Überzug aus hyalinem Knorpel und artikulieren mit der Unterfläche des nächsthöheren Wirbels, der eine artikulierende überknorpelte flache Vertiefung aufweist (Abb. 1.**5** u. 1.**6**).

Ein nach lateral bindegewebig abgeschlossener, mit Synovia gefüllter Spalt schließt dieses **Unkovertebralgelenk** ab. Medial wird dieses echte Synovialgelenk durch die Bandscheibe begrenzt, deren nach lateral spitz zulaufende Form wiederum durch die Processus uncinati bestimmt wird.

Zudem bedingt die Halslordose die Form der **zervikalen Bandscheiben**, die ventral um $1/3$ höher sind als dorsal. Die Form der Processus uncinati zeigt sowohl zeitlich wie räumlich Veränderungen, die die Biomechanik der

1 Funktionelle Anatomie und Biomechanik

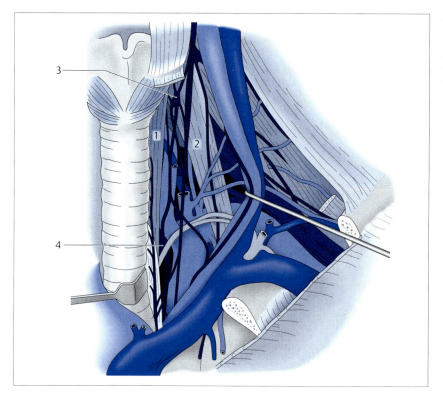

Abb. 1.4 Trigonum scalenovertebrale zwischen M. longus colli (1) und M. scalenus anterior (2) mit Ganglion cervicale medium (3) und Ganglion stellatum (4) (nach Platzer).

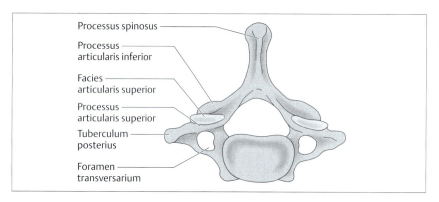

Abb. 1.5 7. Halswirbel (Vertebra prominens) von kranial (nach Rauber/Kopsch).

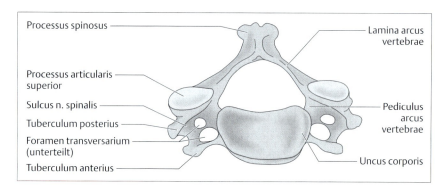

Abb. 1.6 5. Halswirbel von kranial mit unterteilten Foramen transversarium (nach Rauber/Kopsch).

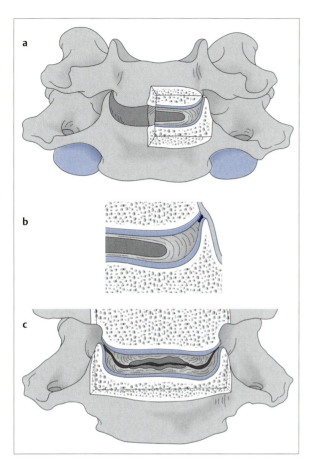

Abb. 1.7 a–c Unkovertebralgelenk zwischen HWK 6 und HWK 7 im Frontalschnitt (**a**), vergrößert (**b**) und gespaltener Discus intervertebralis im Bereich der Halswirbelsäule im Frontalschnitt (**c**) (nach Platzer).

Halswirbelsäule wie auch die Topographie der Leitungsbahnen beeinflussen: Im Laufe des Wirbelsäulenwachstums richten sich die Processus uncinati zunächst auf, können dann ab dem 4. und 5. Lebensjahrzehnt durch dorsolaterale osteophytäre Reaktionen im Rahmen von Bandscheibendegenerationen zu Kompressionen der Nervenwurzel, im höheren Lebensalter eher durch laterale osteophytäre Reaktionen, zu Kompressionen der A. vertebralis führen. Da die Processus uncinati normalerweise von kranial nach kaudal mit einer Übergangszone im Bereich des HWK 6 von einer mehr lateralen zu einer dorsolateralen Ausrichtung überwechseln, sind bei zusätzlich osteophytären Reaktionen nervale Kompressionen eher im unteren, vaskuläre Kompressionen eher im mittleren und oberen Abschnitt der Halswirbelsäule zu erwarten.

Die medial der Processus uncinati lokalisierte Bandscheibe weist schon ab dem 9. Lebensjahr horizontale Spalten als Fortsetzung der lateral lokalisierten **Unkovertebralgelenke** auf (Hemiarthrosis lateralis), die sich mit zunehmendem Alter nach medial fortsetzen und die gesamte Bandscheibe durchsetzen und halbieren können (Oda u. Mitarb.1988). Diese physiologischen Veränderungen mit Bildung eines sich in der Bandscheibe bildenden echten Gelenks gehen nicht mit Degenerationszeichen des Bandscheibengewebes einher. Sie führen einerseits zu einer höheren Segmentbeweglichkeit der Halswirbelsäule, stellen aber andererseits auch einen Locus minoris resistentiae in der Biomechanik der Halswirbelsäule dar, da sie zu einem Prolaps des Nucleus pulposus prädisponieren (Abb. 1.7 a – c).

Articulatio atlantooccipitalis (oberes Kopfgelenk)

Zwischen Atlas und Hinterhaupt (Os occipitale) bilden das rechte und linke Articulatio atlantooccipitalis zusammen funktionell ein Eigelenk, welches über die beiden Facies (Foveae) articulares superiores atlantis mit den Condyli occipitales artikuliert. Die Condyli occipitales liegen an der vorderen seitlichen Begrenzung des Foramen magnum und konvergieren mit ihren Längsachsen nach vorn. Bis zur Verknöcherung im 7. Lebensjahr sind die Condyli occipitales durch die Synchondrosis interoccipitalis anterior in einen kleineren vorderen und einen größeren hinteren Abschnitt unterteilt, der keine Beziehung zu einem in etwa 5 % der Fälle die Gelenkfläche unterteilenden knorpelfreien Streifen hat. Die Längsachse der meist ovalen Foveae articulares superiores atlantis verläuft schräg aufsteigend von dorsolateral nach ventromedial. Der laterale Rand der Gelenkfläche überragt meist den medialen.

Das Gelenk wird durch eine relativ weite Gelenkkapsel gesichert, die im seitlichen Abschnitt durch das Lig. atlantooccipitale laterale verstärkt wird. Die flächenhaften Bindegewebszüge der Membrana atlantooccipitalis anterior et posterior sichern zudem die Verbindung zwischen dem vorderen bzw. hinterem Atlasbogen und dem Os occipitale. Die Membrana atlantooccipitalis anterior stellt die kraniale Fortsetzung des Lig. longitudinale anterius dar, ist relativ straff und hemmt die Reklination des Kopfes. Die Membrana atlantooccipitalis posterior ist vergleichsweise locker, kann als Verlängerung des Lig. flavum (s. u.) gesehen werden und wird seitlich von der in den Wirbelkanal eintretenden A. vertebralis, dem Venenplexus und dem N. suboccipitalis durchzogen. Vor Eintritt in den Spinalkanal nimmt die A. vertebralis einen typischen Verlauf um den Atlasbogen (die Atlasschleife): Dorsal der Facies articularis superior erstreckt sich vom Foramen transversarium des Processus transversus eine Furche über den Arcus posterior des Atlas, der Sulcus arteriae vertebralis, der die um den Atlas verlaufende A. verterbralis aufnimmt. Anstelle eines Sulcus arteriae vertebralis kann auch ein geschlossener Canalis arteriae vertebralis angelegt sein.

Die Membrana tectoria beginnt an der Klivuskante, überdeckt die Dorsalfläche des Dens axis und setzt sich in das Lig. longitudinale posterius fort (s. Kap. 1.2.1).

Ein knöcherne Verschmelzung des Atlas mit dem Schädel kann in seltenen Fällen als ein- oder zweiseitige Atlasassimilation gefunden werden. Ebenso selten sind zwei nur knorpelig verbundene Atlashälften.

Articulationes atlantoaxiales (untere Kopfgelenke)

Das untere Kopfgelenk ist funktionell ein Drehgelenk und hat von der Mittelstellung ausgehend zu jeder Seite eine Drehmöglichkeit von ca. 26°. Es setzt sich aus der Articulatio atlantoaxialis mediana und den Articulationes atlantoaxiales laterales zusammen.

Articulatio atlantoaxialis mediana

Dreh- und Mittelpunkt der Articulatio atlantoaxialis mediana ist der Dens axis, der über eine ventrale bikonvexe Gelenkfläche (Facies articularis anterior) mit der querovalen, leicht bikonkav gekrümmten Fovea dentis des Arcus anterior atlantis artikuliert. Die Gelenkfacette steht in vertikaler Längsachse und hat einen elliptischen Umriss. Die weite und zarte Gelenkkapsel ist teilweise durch Bänder verstärkt. Die Gelenkhöhle ragt über die Gelenkfläche des Atlas hinaus und kann sowohl mit der dorsalen Gelenkhöhle als auch mit den Articulationes atlantoaxiales lateralis kommunizieren. Die dorsale Gelenkfläche des Dens axis (Facies articularis posterior) ist sattelförmig und artikuliert mit dem Lig. transversum atlantis, dem stärkeren Teil des Lig. cruciforme atlantis. Das Lig. transversum atlantis entspringt an den jeweiligen medialen Flächen der Massae laterales atlantis und teilt somit den Spinalkanal in einen ventralen, den Dens axis enthaltenden, und einen dorsalen, das Rückenmark enthaltenden Anteil. Im Kontaktbereich des Lig. transversum mit dem Dens axis sind Knorpelzellen in das Band eingelagert. Die Gelenkhöhle des dorsalen Abschnittes der Articulatio atlantoaxialis mediana wird auch als Bursa atlantodentalis bezeichnet. Als weitere Bandsicherung dient zum einen der relativ schwache längsgerichtete Anteil des Lig. cruziforme atlantis, die Fasciculi longitudinales, die am Rand des Foramen magnum und am Corpus axis fixiert sind, zum anderen ziehen die paarigen Ligg. alaria als starke und wichtigste Führungs- und Hemmungsbänder der Kopfbewegungen vom Dens axis nach kraniolateral zum medialen Rand der okzipitalen Kondylen und des Foramen magnum. Das Lig. apicis dentis fixiert die Spitze des Dens axis an der Mitte des ventralen Randes des Foramen magnum. Entwicklungsgeschichtlich bedingt können Reste der Chorda dorsalis im Lig. apicis dentis zum Ausgangsort eines Tumors werden.

Articulationes atlantoaxiales laterales

Die Gelenkflächen der beiden Foveae articulares inferiores des Atlas sind wie die meist dreigeteilten Facies articulares superiores des Axis in der Sagittalebene leicht konvex gekrümmt, so dass in Neutral-0-Stellung nur die mittlere Facette des Axis mit dem Atlas Kontakt hat und der Gelenkspalt im dorsalen und ventralen Bereich klafft. Hier entspringen kräftige, in den Gelenkspalt hineinragende Synovialfalten. Im medialen hinteren Bereich wird die insgesamt weite und schlaffe Gelenkkapsel durch ligamentöse Ausläufer (Lig. atlantoaxiale accessorium und Lig. collaterale atlantoaxiale mediale) der Membrana tectoria verstärkt (Abb. 1.8 u. 1.9).

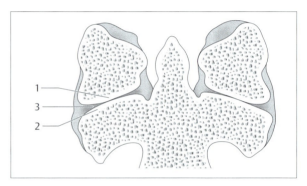

Abb. 1.8 Articulationes atlantoaxiales im Frontalschnitt: Facies articulares inferiores atlantis (1), Processus articulares superiores axis (2), miniskoide Synovialfalte (3) (nach Platzer).

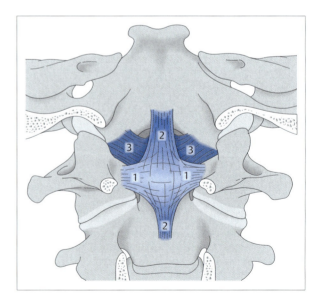

Abb. 1.9 Bänder der Kopfgelenke: Lig. transversum atlantis (1) und Fasciculi longitudinales (2) bilden das Lig. cruciforme atlantis; Ligg. alaria (3) (nach Platzer).

Fehlbildungen und Varietäten

Neben den bereits genannten einzelnen Entwicklungsvarietäten finden sich am häufigsten Spaltbildungen im Bereich der Wirbelbögen. **Hintere Wirbelbogenspalten** finden sich am häufigsten am Os sacrum und am Atlas, dort oft auch mit einer vorderen medianen Spalte kombiniert, seltener im Bereich der unteren Hals- und oberen Brustwirbel sowie der oberen Lenden- und unteren Brustwirbel. Mediane hintere Wirbelbogenspalten können mit Fehlbildungen des Rückenmarkes kombiniert sein.

Unmittelbar hinter dem Processus articularis superior können **seitliche Wirbelbogenspalten** auftreten, die als Spondylolyse zu einem echten Wirbelgleiten (Spondylolisthesis) führen können.

Ähnlich der physiologischen Verschmelzung von Wirbelkörpern im Rahmen der Entwicklung des Os sacrum können auch zwei oder mehrere Wirbelkörper als **Blockwirbel** besonders im Bereich der Hals- und oberen Brustwirbelsäule sowie in der unteren Lendenregion miteinander verschmolzen sein (s. u.).

1.1.2 Muskuläre Stabilisation

Die **kurzen tiefen Kopfgelenkmuskeln (Mm. suboccipitales)** verlaufen paarig in der Tiefe zwischen Axis, Atlas und Hinterhaupt. Als Anteile der autochthonen Rückenmuskulatur gehören zu den dorsal der Kopfgelenke liegenden Muskeln die tiefen, kurzen Nackenmuskeln, die sich in zwei gerade und zwei schräg verlaufende Muskeln unterteilen lassen: Der M. rectus capitis posterior major zieht vom Processus spinosus axis nach kraniolateral zum mittleren Drittel der Linea nuchae inferior, der M. rectus capitis posterior minor entspricht der Fortsetzung eines M. interspinalis und entspringt vom Tuberculum posterius atlantis und inseriert medial des oben genannten am inneren Drittel der Linea nuchae inferior. Beide Muskeln werden vom medialen Ast des R. dorsalis des ersten Spinalnerven (N. suboccipitalis) innerviert. Der M. obliquus capitis superior zieht vom Processus transversus atlantis schräg nach kraniomedial und setzt am Os occipitale oberhalb des M. rectus capitis posterior major an. Als Fortsetzung des M. intertransversarius posterior gehört er zum lateralen Trakt der autochthonen Rückenmuskulatur und wird vom lateralen Ast des R. dorsalis des ersten Spinalnerven (N. suboccipitalis) innerviert. Der M. obliquus capitis inferior verbindet den Processus spinosus axis mit der hinteren Spange des Processus transversus atlantis und wird vom medialen Ast des R. dorsalis des zweiten (N. occipitalis major) und/oder des ersten (N. suboccipitalis) Spinalnerven innerviert.

In der Tiefe des vom M. rectus capitis posterior major und der Mm. obliquus capitis superior und inferior gebildeten Dreiecks befindet sich die Pars atlantis der A. vertebralis (s. o.) im Sulcus arteriae vertebralis in ihrem Verlauf um den Arcus atlantis posterior, bevor sie weiter durch die Membrana atlantooccipitalis posterior nach intrakraniell verläuft (Abb. 1.10).

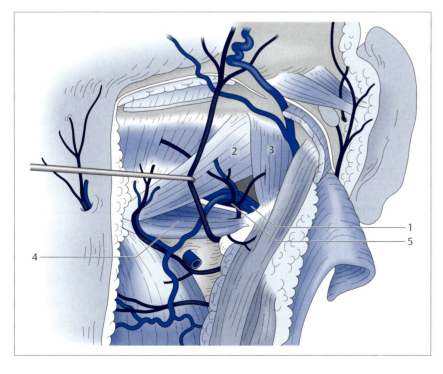

Abb. 1.10 Trigonum arteriae vertebralis (1) zwischen M. rectus capitis posterior major (2), M. obliquus capitis superior (3) und M. obliquus capitis inferior (4). N. suboccipitalis (5) (nach Platzer).

1.2 Lendenwirbelsäule

1.2.1 Knöcherne Anteile, Bänder und Gelenke

Articulationes zygapophysiales (Wirbelbogengelenke, kleine Wirbelgelenke), Gelenkfacetten und Stellung der Gelenke

Die **Gelenkfacetten** der Wirbelbogengelenke zwischen Processus articularis inferior des einen und Processus articularis superior des folgenden Lumbalwirbels stehen größtenteils eher parallel zur Sagittalebene, weisen aber gerade im Lumbalbereich eine große Variationsbreite auf (Putz 1981, Bogduk 2000). Während sich im Thorakalbereich gleich bleibende Neigungswinkel um 200° finden, liegt der Neigungswinkel der Wirbelgelenke (Summe beider Winkel bezogen auf die Sagittalebene) bei LWK1 bei ca. 20°, fällt bei LWK2 auf ca. 10° ab, um dann kontinuierlich von 20° bei LWK3 auf maximal 100° bei LWK5 anzusteigen (Putz 1981, Horwitz u. Smith 1940, Bogduk 2000). Flache Gelenke finden sich überwiegend (86%) in der Gelenkebene LWK5/SWK1, gebogene Gelenke eher in den Ebenen LWK2/LWK3 (76%) und LWK3/LWK4 (81%) (Abb. 1.11 a–f u. 1.12) (Horwitz u. Smith 1940, Bogduk 2000).

Der **Gelenkknorpel** überzieht die Facetten in 4 Zonen mit einer medialen maximalen Dicke von ca. 2,0 mm. Oberflächlich findet sich eine Tangentialzone mit 3–4 Schichten ovoider, in Längsachse parallel zur Knorpeloberfläche ausgerichteter Knorpelzellen, die in der tiefer liegenden Transitionalzone als kleine Zellgruppen von 3–4 Zellen nachzuweisen sind. Die darunter liegende, mehr als die Hälfte des Gesamtdurchmessers ausmachende größte Zone des Gelenkknorpels wird als Radialzone bezeichnet, befindet sich überwiegend nur im Zentrumsbereich des Knorpels und enthält Zellgruppen von 6–8 großen Knorpelzellen, deren Längsachsen senkrecht zur Knorpeloberfläche stehen. Die subchondrale Knochenschicht wird schließlich von der am tiefsten liegenden Kalzifizierungszone bedeckt, die ca. $1/6$ der Gesamtdicke ausmacht und im peripheren Bereich des Gelenkknorpels nur von der Transitional- und Tangentialzone bedeckt wird. Die Knorpelzellen sind in eine Matrix aus Glykosaminoglykanen und Typ-II-Kollagenfasern eingebettet. Im äußersten Bereich der oberflächlich gelegenen Tangentialzone finden sich ausschließlich Kollagenfasern, die parallel zur Knorpeloberfläche verlaufen und als Lamina slendens bezeichnet werden (Giles 1992).

Die **Gelenkkapsel** wird von quer von einem Processus articularis zum anderen verlaufenden kollagenen Fasern gebildet und überdeckt die dorsalen, inferioren und superioren Anteile des Zygapophysialgelenks. Der anteriore oder ventrale Anteil der Gelenkkapsel wird vom Lig. flavum (Pars capsularis) gebildet (s. u.), in den dorsalen Anteil ziehen Faserzüge des M. multifidus ein und verstärken die Gelenkkapsel (Yamashita u. Mitarb. 1996) (s. u.). Im Bereich der superioren und inferioren Anteile der Gelenkkapsel entstehen subkapsuläre Taschen, die mit Fett gefüllt sind, welches über Foramina in der Gelenkkapsel mit dem extrakapsulären Fett kommuniziert (Abb. 1.13 a–d). Feinstrukturell ist die Gelenkkapsel zweischichtig aufgebaut mit einer Außenschicht von dicht parallel verlaufenden kollagenen Fasern und einer Innenschicht unregelmäßig ausgerichteter elastischer Fasern (Yamashita u. Mitarb. 1996).

An **intraartikulären Strukturen** der Zygapophysialgelenke finden sich kleine keilförmige Verdickungen der dorsalen und ventralen Membrana synovialis sowie ca. 2 mm

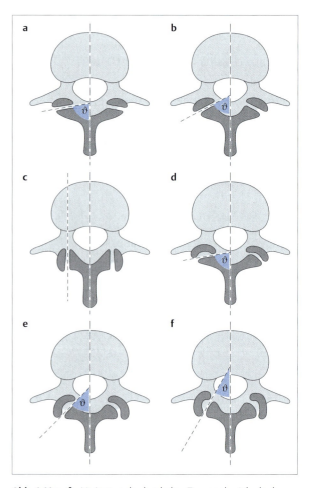

Abb. 1.11 a–f Varianten der lumbalen Zygapophysialgelenke: flache Gelenke 90° (**a**), 60° (**b**), parallel zur Sagittalebene (**c**), leicht gebogen 90° (**d**), C-förmig 45° (**e**), J-förmig 30° (**f**) zur Sagittalebene (nach Bogduk).

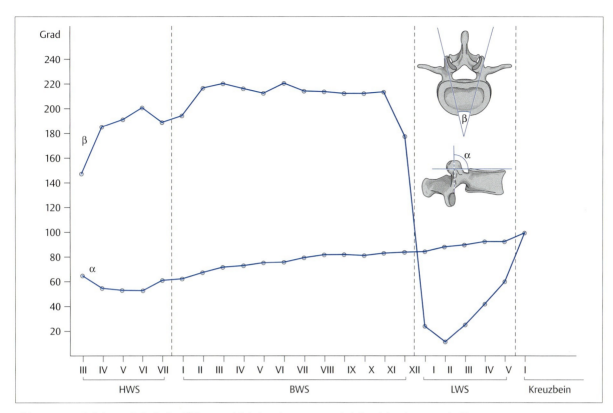

Abb. 1.12 Winkel der Wirbelgelenke (Öffnungs- (alpha) und Neigungswinkel (beta) (nach Benninghoff).

in die Gelenkhöhle hineinragende Fettpolster im Bereich der inferioren und superioren Gelenkpole. Als meniskoide Struktur werden fibroadipöse Menisci bezeichnet, die aus blattartigen Synovialfalten mit Fett, Kollagen und einigen Blutgefäßen bestehen, ca. 5 mm in die Gelenkhöhle hineinragen und denen eine Schutzfunktion bei Flexion im Zygapophysialgelenk zugeschrieben wird (s. Abb. 1.13 c u. d) (Bogduk u. Engel 1984, Bogduk 2000).

Neben der topopgraphischen und funktionellen Beziehung der Gelenkkapsel der Zygapophysialgelenke zum Lig. flavum und zum M. multifidus muss aus klinisch anatomischer Sicht auch die Innervation der Gelenke über die medialen Äste der lumbalen Rami dorsales nervi spinalis beachtet werden (Bogduk 1983, 2000).

Ligamentum longitudinale posterius

Das Lig. longitudinale posterius verläuft entlang der Hinterfläche der Wirbelkörper und gliedert sich in eine oberflächliche Schicht, die als Fortsetzung der Membrana tectoria vom Os occipitale und dem Corpus axis bis zum Discus intervertebralis L3/L4 reicht (Prestar u. Putz 1982), und eine tiefe Schicht, die sich als Fortsetzung des Lig. cruciforme atlantis bis in den Canalis sacralis erstreckt.

Die oberflächliche Schicht ist im Zervikalbereich breiter als im Thorakal- und Lumbalbereich und verschmilzt unterhalb von L3/L4 mit der tiefen Schicht, die im Zervikalbereich dünn ist und sich thorakal und lumbal rhombenförmig verbreitert und dort fest mit den Disci intervertebrales und den oberen Randleisten der Wirbelkörper verbunden ist und teilweise in das Periost der Pediculi einstrahlt. Die tiefen Ligamentfasern erstrecken sich über zwei Disci intervertebrales, während die oberflächlichen Faseranteile sich über bis zu 5 Segmente erstrecken. Zwischen den Wirbelkörpern und der tiefen Schicht des Lig. longitudinale posterius findet sich ein Spaltraum mit den Vv. basivertebrales.

Funktionell fixiert das Lig. longitudinale posterius die Wirbelsäule polysegmental beim Vorwärtsneigen. Einerseits wird das Band durch den Druck der Disci intervertebrales in Spannung gehalten, andererseits sind aufgrund der überwiegend medialen Fixierung des Lig. longitudinale posterius große Teile der Disci intervertebrales im seitlichen Bereich ohne Bandverstärkung (Abb. 1.14a u. b) (Töndury u. Tillmann 1987, Putz 1994).

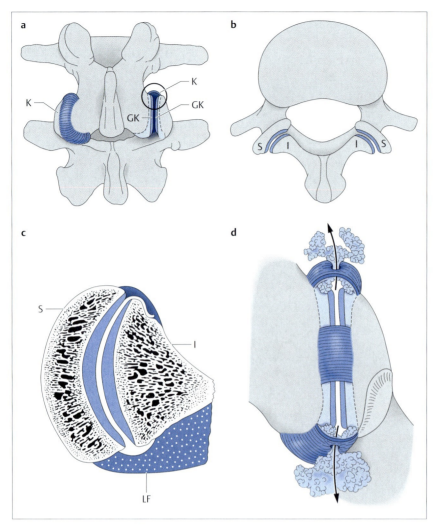

Abb. 1.13 a–d Zygapophysialgelenke (nach Bogduk).
a Posteriore Ansicht des Zygapophysialgelenks LWK3/LWK4: links mit unversehrter Kapsel (K), rechts entfernter Kapsel mit Darstellung des Gelenkknorpels (GK) und der Insertion der Gelenkkapsel (gepunktete Linie).
b Superiore Ansicht des Zygapophysialgelenks LWK3/LWK4: Gelenkraum und Gelenkfacetten sind in der Transversalebene gebogen.
c Querschnitt durch ein lumbales Zygapophysialgelenk. Zu beachten sind der weit über den artikulären Rand des Processus articularis inferior ragende Ansatz der Gelenkkapsel und die Bildung des anterioren Kapselanteiles durch das Lig. flavum (LF).
d Posteriore Ansicht eines rechten, lumbalen Zygapophysialgelenks nach Teilentfernung der Gelenkkapsel mit Darstellung der intra- und extraartikulären Fettpolster.
I Processus articularis inferior
S Processus articularis superior

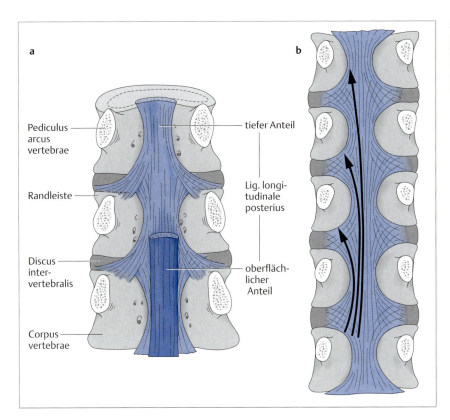

Abb. 1.14 a u. b Lig. longitudinale posterius mit oberflächlichen und tiefen Anteilen (**a**) und mit Darstellung der wesentlichen, von LWK 5 aus aufsteigenden Fasern (**b**) (nach Bogduk).

Ligamentum flavum

Das Lig. flavum verbindet als paarige dorsale Begrenzung des Wirbelkanals die Laminae der aufeinander folgenden Wirbel. Es ist im Lendenbereich am stärksten ausgeprägt, am dünnsten im Halsbereich. Auf beiden Seiten teilt sich das Lig. flavum in einen medialen (Pars spinalis) und einen lateralen (Pars interlaminaris) Anteil. Der laterale Anteil verläuft vor dem Wirbelbogengelenk (Articulatio zygapophysialis), inseriert an den vorderen Bereichen des Processus articularis inferior und superior des Gelenks und bildet somit als gesonderte Pars capsularis die vordere (anteriore oder ventrale) Gelenkkapsel (Abb. 1.15).

Die intraoperativ mitunter zweiblättrige Erscheinung des Lig. flavum konnte bei Präparation am formalinfixierten Material als kontinuierlicher Wechsel des Faserverlaufes von strikt longitudinal (kraniokaudal) an der Ventralseite zum Spinalkanal auf schräg kraniomedial nach kaudolateral an der Dorsalseite ohne Spatium identifiziert werden. Diese Textur entspricht damit spiegelbildlich jener des transversospinalen Systems der autochthonen Rückenmuskulatur. Im Lumbalbereich erstreckt sich das Lig. flavum einer Seite über 17,5 mm in Höhe L2/3 und über 19,0 mm in Höhe L5/S1. Die Dicke des Bandes variiert im Bereich der größten lateralen Ausdehnung in Abhängigkeit von der Segmenthöhe: In den unteren lumbalen Segmenten eingipflig medial maximal 10,0 (2,7) mm (L5/S1) bzw. maximal 8,5 (2,6) mm (L4/L5), in den oberen lumbalen Segmenten zweigipflig lateral maximal 6,6 (2,2) mm (L3/L4) bzw. maximal 4,0 (1,4) mm (L2/L3) (Abb. 1.16) (Grifka u. Mitarb. 1997, 1999).

Histologisch besteht das Lig. flavum zu 80% aus Elastin und unterscheidet sich somit von den übrigen kollagenen Bändern der Wirbelsäule (Abb. 1.17).

Als biologische Funktionen des elastischen Lig. flavum werden einerseits aus biomechanischer Sicht die passive Aufrichtung der flektierten Wirbelsäule, die Vorspannung der Bandscheibe und die Verhinderung der Einklemmung der vorderen Gelenkkapsel diskutiert. Andererseits verhindert das Lig. flavum nicht nur ein übermäßiges Auseinanderklaffen der Wirbelbögen, sondern wölbt sich aufgrund der elastischen Vorspannung bei Annäherung der Wirbelbögen nicht in den Wirbelkanal vor, wodurch eine bewegungsabhängige Kompression von Rückenmark und Nervenwurzeln vermieden wird (Bogduk 2000). Das Lig. flavum selbst kommt aufgrund nur geringer Innervation als Ursache von Schmerzsyndromen kaum in Betracht (Rhalmi u. Mitarb. 1993).

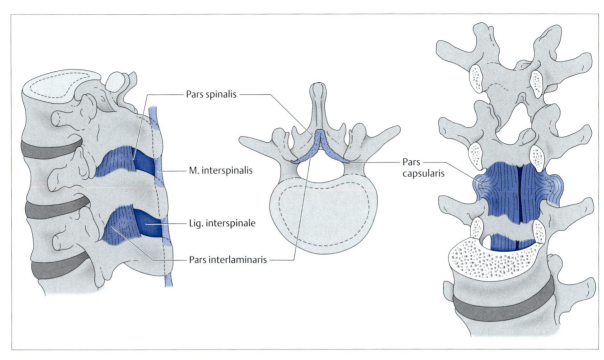

Abb. 1.15 Lig. flavum mit seinen 3 Hauptanteilen: Pars spinalis, interlaminaris und capsularis (nach Grifka).

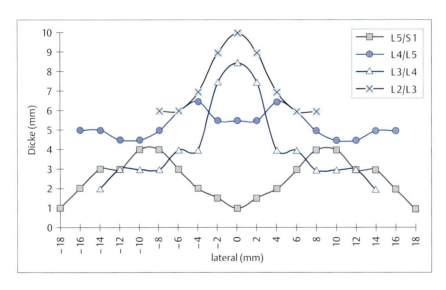

Abb. 1.16 Dickenprofile des Lig. flavum auf der Linie der größten lateralen Ausdehnung des jeweiligen Foramen interarticulare (nach Grifka).

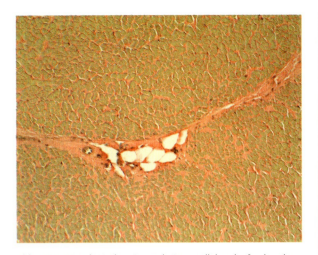

Abb. 1.17 Histologischer Querschnitt parallel verlaufender elastischer Fasern des Lig. flavum. Die Fasern sind untereinander verbunden, also verzweigt. Die dicken gelben elastischen Fasern werden von Kollagenfasern umgeben, die rot gefärbt sind. Bindegewebige Zwickel enthalten Blutgefäße, Nerven und Fettgewebe (Färbung: Picrofuchsin nach van Gieson, Vergrößerung ca. 200fach; Histologisches Präparat von Annegrit Schlichting und Dr. Elisabeth Petrasch-Parwez, Institut für Anatomie der Ruhr-Universität Bochum).

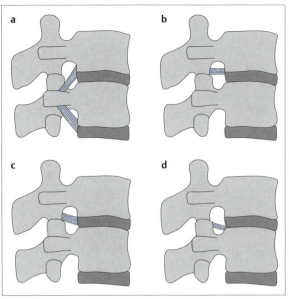

Abb. 1.18 a–d Varianten des Lig. transforaminale: Lig. corporotransversarium superius und inferius (**a**), Lig. transforaminale: superior (**b**), medium (**c**) und inferior (**d**) (nach Bogduk).

Ligamentum transforaminale

Das Lig. transforaminale lässt sich aufgrund der Insertionen in 5 Subtypen unterteilen, die in unterschiedlichem Ausmaß das Foramen intervertebrale durchqueren:
1. Die untere posterolaterale Wirbelkörperkante wird mit dem Processus accessorius des darunter liegenden Processus transversus durch das Lig. corporotransversarium superius verbunden.
2. Das gegenläufig verlaufende Lig. corporotransversarium inferius verläuft von den unteren posterolateralen Ecken eines Wirbelkörpers zu dem darüber liegenden Processus transversus.
3. Das Lig. transforaminale superior überbrückt den oberen Anteil des Foramen intervertebrale.
4. Das Lig. transforaminale inferior überbrückt den unteren Anteil des Foramen intervertebrale.
5. Das klinisch bedeutsame Lig. transforaminale mediale zieht von der posterolateralen Kante eines Anulus fibrosus zur Zygapophysialgelenkkapsel und dem dahinter liegenden Lig. flavum (Golub u. Silverman 1969).

Aufgrund ihrer Lokalisation werden diese nicht immer vorhandenen Ligg. transforaminale auch als Verdickungen des ventralen Blattes des Lig. intertransversum gesehen (Bogduk 2000). Sämtliche 5 Subtypen lassen sich bei ca. 47–71% im unteren thorakalen und lumbalen Bereich nachweisen, wobei am häufigsten (27%) ein Lig. corporotransversarium superius gefunden wurde (Golub u. Silverman 1969, Bakkum u. Mestan 1994). Die überwiegend horizontale Orientierung der Bänder führt zu einer signifikanten Verkleinerung des mittleren superior-inferioren Durchmessers des Foramen intervertebrale um 31,5%, wodurch die Wahrscheinlichkeit einer Kompression des R. ventralis und das Auftreten neurologischer Symptome bei traumatischen und degenerativen Veränderungen erhöht wird (Abb. 1.18 a–d) (Bakkum u. Mestan 1994).

Disci intervertebrales

Die Disci intervetrebrales bestehen jeweils aus einem zentral gelegenen Nucleus pulposus, der von einem außen gelegenen Anulus fibrosus umschlossen wird. Unter funktionellen Gesichtspunkten sind auch die beiden vertebralen Endplatten mit ihren Knorpelschichten den Disci intervertebrales zuzuordnen (Abb. 1.19 a u. b) (Bogduk 2000).

Der **Nucleus pulposus** ist von zähflüssiger Grundsubstanz und enthält nur wenige Knorpelzellen, er besteht zu 70–90% aus Wasser, welches überwiegend an Proteoglykane – die mit 65% Trockengewichtanteil die größte Gruppe der festen Bestandteile des Nucleus pulposus sind – gebunden ist. Proteoglykaneinheiten werden durch mehrere Glykosaminglykane gebildet. Glykosaminglykane bestehen aus einer sich wiederholenden Strukturreihenfolge von 2 Molekülen, wobei sich Zucker/Aminosäure- und Zuckermoleküle als wiederholende Einheit abwechseln. Typische Glykosaminglykane der Bandscheibe sind die Hya-

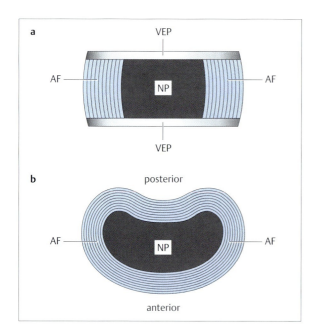

Abb. 1.19 a u. b Grundstruktur des lumbalen Discus intervertebralis im Längsschnitt (**a**) und Querschnitt (**b**) (nach Bogduk).
NP Nucleus pulposus
AF Anulus fibrosus
VEP vertebrale Endplatte

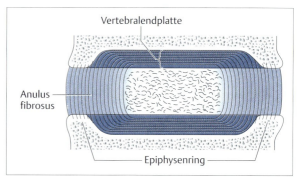

Abb. 1.20 Funktionelle Beziehung zwischen vertebraler Endplatte und Anulus fibrosus: die kollagen Fasern der inneren zwei Drittel des Anulus fibrosus verschmelzen in der vertebralen Endplatte (nach Bogduk).

luronsäure, Chondroitin-4-sulfat und -6-sulfat sowie das Keratansulfat. Proteinglykaneinheiten werden über Hyaluronsäureketten und Linkproteine zu Proteoglykanaggregaten stabil verbunden. Aggrekan ist das wesentliche Proteoglykan der Bandscheibe (Johnstone u. Bayliss 1995).

Neben den Proteoglykanaggregaten finden sich im Discus intervertebralis Typ-I- und überwiegend Typ-II-Kollagenfibrillen, die direkt oder indirekt über Typ-IX-Kollagenfibrillen mit den Proteoglykanaggregaten verbunden sind und damit die Druckbelastbarkeit des Nucleus pulposus gewährleisten (Eyre 1988, Roberts u. Mitarb. 1991).

Während im Nucleus pulposus die Grundsubstanz überwiegt, besteht der **Anulus fibrosus** zum überwiegenden Teil (50–60%) aus Typ-I- und Typ-II-Kollagenfasern, die zusammen mit elastischen Fasern (10%) und Proteoglykanen (20%) die kombinierte Dehnungs- und Druckbelastbarkeit ermöglichen (Best u. Mitarb. 1994). Die Kollagenfasern sind in 10–20 Schichten (Lamellen) konzentrischer, im posterolateralen Bereich bis zu 50% unvollständiger Ringe mit nach medial zunehmender Dicke um den Nucleus pulposus angeordnet. Im anterioren und lateralen Bereich ist der Anulus dicker als im posterolateralen (Marchand u. Ahmed 1990, Taylor 1990), so dass hier Einrisse des Anulus fibrosus prädisponiert sind.

Jede **vertebrale Endplatte** besteht aus einer ca. 0,6–1,0 mm dicken Knorpelschicht aus überwiegend Faserknorpel. In diese strahlen die Kollagenfasern der inneren Lamellen des Anulus fibrosus ein. Hyaliner Knorpel ist mehr zum Wirbelkörper hin zu finden, überwiegend im neonatalen Stadium bis zum jungen Erwachsenenalter. Mit zunehmendem Alter nimmt der Faserknorpelanteil deutlich zu. Die vertebralen Endplatten bedecken den Bereich des Nucleus pulposus und der inneren Lamellen des Anulus fibrosus, während die äußeren Lamellen dem Epiphysenring des Wirbelkörpers aufliegen (Abb. 1.20). Bei Traumata kann die vertebrale Endplatte bei Krafteinwirkung auf den Anulus fibrosus abgerissen werden. Subchondral sind ca. 10% der vertebralen Endplatte direkt mit der Markhöhle verbunden, über die die Nährstoffversorgung des Discus intervertebralis erfolgt. In der Mitte des Discus intervertebralis beträgt die Sauerstoffkonzentration jedoch nur 2–5% der Peripherie, so dass die Zellen überwiegend einen anaeroben Stoffwechsel mit entsprechender Lactatazidose und einem leicht sauren intradiskalen pH-Wert von 6,9–7,1 haben (Oshima u. Urban 1992, Robert u. Mitarb. 1989, Taylor 1990).

1.2.2 Muskuläre Stabilisation

M. multifidus

Als medialer Teil des transversospinalen Systems ist der M. multifidus im Lumbosakralbereich am stärksten ausgebildet (Abb. 1.21 a–f). Es lassen sich 2 Anteile differenzieren:
- Kurze laminäre Fasern ziehen vom Processus mamillaris zu den Laminae und Processus spinosi 2 Ebenen weiter kranial. Die kaudalsten Anteile ziehen von etwas oberhalb des ersten dorsalen Sakralforamen zum Processus spinosus L5.
- Der größte Teil des lumbosakralen M. multifidus besteht aus 5 übereinander geschichteten Faserbündeln mit getrennten Insertionen an den Processus mamillares und kaudal an der Crista iliaca und dem Sakrum, die wie eine gemeinsame Sehne an den kaudalen An-

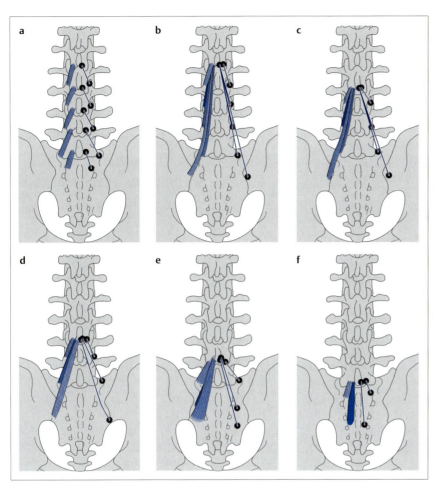

Abb. 1.21 a–f Faserbestandteile des M. multifidus: laminäre Fasern (**a**), Fasern von den Processus spinosi LWK1–LWK5 (**b–f**) (nach Bogduk).

teilen der Processus spinosi inserieren. Einige der tieferen Faserbündel inserieren zudem neben den Processus mamillares an den Kapseln der Zygapophysialgelenke, wodurch ein Einklemmen der Gelenkkapsel im Gelenk bei durch Kontraktion des M. multifidus durchgeführten Bewegungen verhindert wird (Bogduk 2000).

Alle Faserbündel werden monosegmental vom medialen Ast des R. dorsalis nervi spinalis, der unter dem Wirbel austritt, innerviert (Bogduk 1980, Bogduk u. Mitarb. 1982), so dass sich in der klinischen elektromyographischen Untersuchungstechnik die Erfassung radikulärer Läsionen besonders bei Bandscheibenvorfällen am Nachweis segmentaler Denervierungspotentiale im M. multifidus orientiert (Stöhr u. Bluthardt 1993, Conrad u. Bischoff 1998). Dabei muss allerdings aufgrund der Zweischichtigkeit des M. multifidus die Nadelelektrode tief medial platziert werden, da insbesondere der größere Teil des Muskels polysegmental verläuft und auch polysegmental innerviert sein kann (Wu u. Mitarb. 2000). Eigene Untersuchungen konnten bei einem Patienten mit Postdiskotomiesyndrom zell- und molekularbiologisch eine Reduktion der sarkolemmal lokalisierten neuronalen Stickoxidsynthase als Hinweis auf eine Denervierung ausschließlich im segmentalen tiefen Blatt des M. multifidus nachweisen (Zoidl u. Mitarb. 2003).

1.2.3 Leitungsbahnen

Spinalkanal, Rückenmark, Nervenwurzeln und Spinalnerven

Das Rückenmark endet mit seinem **Conus medullaris** im Spinalkanal in Höhe des Discus intervertebralis L1/L2 (Th12/L1–L2/3) (Louis 1978), so dass die lumbosakralen und auch kokzygealen Nervenwurzeln innerhalb des Spinalkanals, umhüllt von Dura mater und Arachnoidea, die **Cauda equina** bilden. Jede Nervenwurzel der Cauda equina ist von einer eigenen Pia-mater-Hülle überzogen, die in die Pia mater des Rückenmarks übergeht. Somit haben insbesondere die unteren lumbalen und tiefer gelegenen Nervenwurzeln einen langen intraspinalen subarachno-

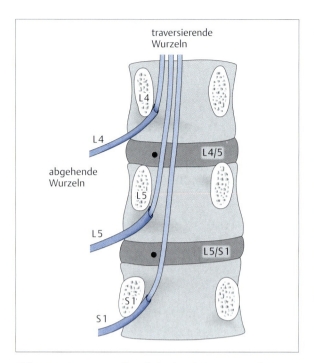

Abb. 1.22 Traversierende und abgehende Nervenwurzeln L4–S1 (nach Krämer).

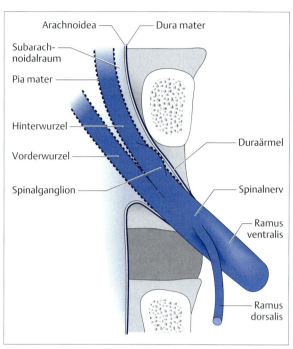

Abb. 1.23 Lumbaler Spinalnerv (nach Bogduk).

idalen Verlauf und sind von Liquor cerebrospinalis umgeben. Die Nervenwurzeln sind in der Regel zwischen 0,5 und 1,0 mm im Durchmesser groß und bestehen jeweils aus 2–12 Wurzelfasern (Bouchard u. Mitarb. 1978). Vor ihrem Austritt aus dem Spinalkanal und dem Duralsack passieren die lumbalen Nervenwurzeln die höher gelegenen Bandscheibensegmente. Sie werden im Unterschied zur austretenden Nervenwurzel als **traversierende Nervenwurzeln** bezeichnet (Abb. 1.22) (Krämer 1995, Grifka u. Mitarb. 1999).

Insbesondere mediolaterale Bandscheibenvorfälle im Segment L4/5 können sowohl die austretende Nervenwurzel L4 als auch die traversierenden Nervenwurzeln L5 und S1 komprimieren. Bei solchen polyradikulären Syndromen der unteren Extremitäten (z. B. Fußheberschwäche plus Patellarsehnenreflexabschwächung) muss nach Ausschluss einer monosegmentalen Läsion differenzialdiagnostisch immer auch an einen höher gelegenen intraspinalen Prozess bis in Höhe des Conus medullaris gedacht werden. Zwischen dem Duralsack und den osseoligamentären Begrenzungen des Wirbelkanals findet sich intraspinal der **Epiduralraum**, der von einer bindegewebigen Schicht, die teilweise pseudomembranös ist (Parkin u. Harrison 1985) oder als Epiduralmembran imponiert, die mit dem Anulus fibrosus verschmilzt und auf der anterioren Seite des tiefen Bereichs des Lig. longitudinale posterior ansetzt (Wiltse u. Mitarb. 1993). Im Epiduralraum liegen der Plexus venosi vertebrales interni anterior und posterior und epidurales Fett, welches sich im Bereich der Foramina intervertebralia um die Nervenwurzeln und in der Mittellinie zwischen den Ligg. flava verdichtet (Parkin u. Harrison 1985). **Spinale Abszesse** breiten sich typischerweise innerhalb des Epiduralraumes aus und führen zu lokalen Schmerz- sowie radikulären Syndromen und gehen je nach Verlauf mit Entzündungszeichen einher (Haupt u. Mitarb. 1994, Pfister u. Steinbrecher 1998). Die Nervenwurzeln verlassen den Duralsack knapp oberhalb eines jeden Foramen intervertebrale, wobei sie den Duralsack in inferolateraler Richtung durchstoßen und eine Duraausziehung (Duraärmel/Duratasche) mit anliegender Arachnoidea mitnehmen. Dieser **Duraärmel** umschließt im Foramen intervertebrale die Nervenwurzel und den Spinalnerven, bis die Dura in das Epineurium des Spinalnervs übergeht (Abb. 1.23).

Der Austrittswinkel der Nervenwurzel wird von L1–L5 zunehmen spitzer, er beträgt für die Nervenwurzeln L1 ca. 80°, L2 ca. 70°, für L3 und L4 jeweils ca. 60° und für L5 ca. 45° (Bose u. Balasubramaniam 1984). Der Ursprung der Nervenwurzeltaschen liegt für L1–L4 hinter dem entsprechenden Wirbelkörper, kaudal der Pedikel, für L5 infradiskal medial zum Pedikel und für S1 in Höhe des Discus intervertebralis L5/S1 (Abb. 1.24) (Bose u. Balasubramaniam 1984, Krämer 1995).

Ligg. meningovertebralia (durale oder Hofmann-Ligamenta) fixieren den Duralsack und die Nervenwurzeltaschen innerhalb des Spinalkanales. Ventral ziehen die Ligamenta zum Lig. longitudinale posterius (Scapinelli 1990), in Höhe L5 sind diese besonders stark ausgeprägt

(Spencer u. Mitarb. 1983). Die lateralen Ligg. meningovertebralia inserieren im Periost der Pediculi und der Gelenkkapsel der Articulatio zygapophysealis, während die dorsalen Ligamenta sehr schwach (pseudoligamentär) ausgeprägt sind (Posner u. Mitarb. 1982). Die Duraärmel der Nervenwurzeltaschen sind im Foramen intervertebrale hauptsächlich dorsal an der Gelenkkapsel des Zygapophysialgelenks verankert (Peretti u. Mitarb. 1989, Spencer u. Mitarb. 1983). Im äußeren Bereich kann der Spinalnerv mit einem **Lig. transforaminale**, unter dem er in der Regel verläuft, verbunden sein. Nur im Falle einer Variante des inferioren Lig. transforaminale überkreuzt der Spinalnerv das Band (s.o.).

Von klinischer Bedeutung sind **intra- und extradurale Anomalien und Varianten der Nervenwurzeln** (Abb. 1.25):
- Intradural können in enger Nachbarschaft zum Rückenmark Bündel von Nervenfasern von einer Nervenwurzel zur anderen ziehen. Diese Verbindungen kommen in einer Häufigkeit von 11–30% vor (D'Avella u. Mingrino 1979).
- Extradural können aus einem Duraärmel 2 Paar Nervenwurzeln entspringen (Typ 1) oder die Anzahl der Duraärmel plus Nervenwurzel variiert: So können in einem Foramen intervertebrale keine oder 2 Duraärmel plus Nervenwurzel lokalisiert sein (Typ 2), während sich beim Typ 3 extradurale Anastomosen zwischen den Wurzeln finden (Neidre u. MacNab 1983).

Die Häufigkeit solcher Anomalien, die in älteren radiologischen Untersuchungen schon mit ca. 8,5% angegeben wird (Hasner u. Mitarb. 1952), ist wahrscheinlich höher anzusetzen und von hoher klinischer Bedeutung. Der klinische Nachweis des Läsionsortes einer bestimmten Nervenwurzelkompression ergibt deshalb nicht immer die erwartete Stelle. So wird z.B. je nach Anomalietyp eine abnorm verlaufende L4-Wurzel nicht im Foramen intervertebrale L4/5 komprimiert, sondern bei L3 oder L5. Im Falle einer doppelten Nervenwurzel kann eine einzelne Läsion die klinische Symptomatik zweier aufeinander folgender Nervenwurzelkompressionen vortäuschen (Bogduk 2000).

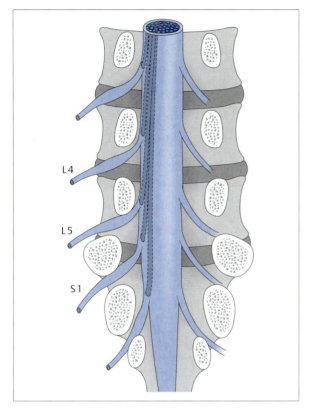

Abb. 1.24 Traversierende und abgehende Nervenwurzeln L4–S1 mit ihrer Beziehung zur Dura mater (nach Krämer).

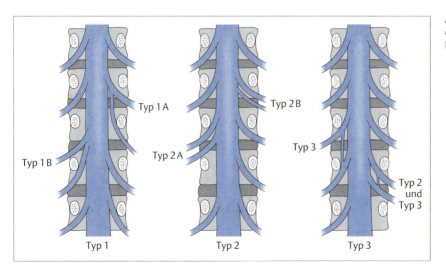

Abb. 1.25 Extradurale Varianten der lumbalen Nervenwurzeln (nach Bogduk).

Rami dorsales

Die Rami dorsales der lumbalen Spinalnerven (L1–L4) sind ca. 5 mm lang und nach hinten zur Oberkante des tiefer gelegenen Processus transversus gerichtet, der R. dorsalis L5 ist länger und zieht über die Spitze der Ala ossis sacri (Abb. 1.**26**). In jedem Segment L1–L4 teilt sich der R. dorsalis vor dem Processus transversus in einen medialen, lateralen und variabel, meist vom lateralen Ast ausgehend, einen intermediären Ast, während im L5-Segment der laterale Ast fehlt (Bogduk u. Mitarb. 1982).

Die **lateralen Äste** der lumbalen Rami dorsales verteilen sich im M. iliocostalis lumborum und bilden in unterschiedlicher Häufigkeit kutane Endäste, wobei der laterale Ast von L1 in 60%, der von L1 und L2 in 27% und von L1–L3 in nur 13% der Fälle die Haut erreichen. Laterale L4-Hautäste kommen beim Erwachsenen nahezu nicht vor (Maigne u. Mitarb. 1989). Die kutanen Endäste bilden die Nn. clunium superiores. Sie treten durch die posteriore Schicht der Fascia thoracolumbalis, verlaufen inferolateral über die Crista iliaca hinab und innervieren die mediale Gesäßhaut von der Crista iliaca bis fast zum Trochanter major zwischen dem Versorgungsgebiet der von sakral (S1–S3) kommenden Nn. clunium medii und dem N. iliohypogastricus.

Die **intermediären Äste** innervieren rein muskulär die lumbalen Anteile des M. longissimus und bilden innerhalb des Muskels einen intersegmentalen Plexus. Die untersten Fasern des vom Processus transversus L5 entspringenden und an der medialen Seite der Crista iliaca inserierenden M. longissimus werden vom intermediären Ast des R. dorsalis von L5 innerviert (Bogduk u. Mitarb. 1982).

Von besonderer klinischer Bedeutung sind die **medialen Äste**, da sie zum einen für die Innervation des M. multifidus (s. Kap. 1.2.2) verantwortlich sind, zum anderen nach besonderem Verlauf die Zygapophysialgelenke innervieren: Die medialen Äste von L1–L4 verlaufen um die Spitze des entsprechenden Processus transversus bis zur Basis, durchstoßen dort das dorsale Blatt des Lig. intertransversus, um dann von dort unter dem Lig. mamilloaccessorium bis zur Basis des Processus articularis superior am Knochen entlang zu laufen und sich über der Lamina in mehrere Äste aufzuteilen, die neben dem M. multifidus und dem Lig. interspinosus jeweils 2 Zygapophysialgelenke innervieren, wobei ein aufsteigender artikulärer Ast kurz vor dem Verlauf unter dem Lig. mamilloaccessorius, ein absteigender artikulärer Ast etwas weiter distal entspringt. Der mediale Ast des R. dorsalis L5 zieht in einer Rinne über die Ala des Sakrums bis zur Basis des Processus articularis superior, wo er einen artikulären Ast zum lumbosakralen Zygapophysialgelenk abgibt, bevor er sich im M. multifidus verzweigt (Bogduk 1983).

Die muskuläre und ligamentäre Innervation sind streng segmental ausgerichtet, so dass jeder mediale Ast nur die Muskeln und Bänder versorgt, die von der Lamina und dem Processus spinosus des segmentalen Wirbels entspringen (Bogduk u. Mitarb. 1982, Macintosh u. Mitarb. 1986).

In histologischen Untersuchungen lässt sich eine starke, insbesondere sympathisch efferente Innervation der Zygapophysialgelenke (Ashton u. Mitarb. 1992) und auch des subchondralen Knochens (Beaman u. Mitarb. 1993), eine überwiegend propriozeptive Innervation der Ligamenta interspinalia (Jiang u. Mitarb. 1995) und supraspinalia (Rhalmi u. Mitarb. 1993) nachweisen, während das Lig. flavum kaum innerviert ist (Ashton u. Mitarb. 1992, Rhalmi u. Mitarb. 1993).

Die segmentale Zuordnung klinischer Symptome anhand der kutanen Innervation ist von großer klinischer Bedeutung. Im Unterschied zu klassisch anatomischen Daten lassen sich die entsprechenden Dermatome in ihrer Ausbreitung unter physiologischen Bedingungen über Nervenwurzelblockaden nachweisen. So reicht die kutane Ausbreitung des S1-Dermatoms in mehr als 75%, die des L5- und L4-Dermatoms lediglich in maximal 25% der Fälle bis über die Gesäßregion (Abb. 1.**27 a–c**) (Nitta u. Mitarb. 1993).

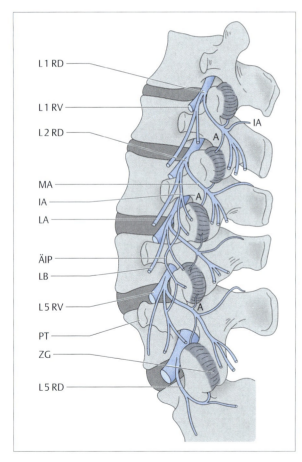

Abb. 1.26 Die lumbalen Rami dorsales: R. ventralis (RV), R. dorsalis (RD), medialer Ast (MA), intermediärer Ast (IA), lateraler Ast (LA), Äste des Intermediärplexus (ÄIP), Processus transversus (PT), artikulärer Ast (A), Zygapophysialgelenk (ZG) (nach Bogduk).

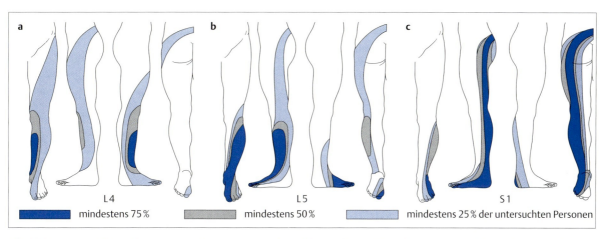

Abb. 1.27 a–c Variabilität der Dermatome: Dermatom L4 (schwarz bei mindestens 75 %, schraffiert bei mindestens 50 %, gepunktet bei mindestens 25 % der untersuchten Personen) (**a**), Dermatom L5 (**b**) und Dermatom S1 (**c**) (nach Bogduk).

Sympathische Innervation

Im Lumbalbereich finden sich beidseits an der Wirbelsäule am medialen Rand des M. psoas major meist 4 (1–6) sympathische Ganglien des Truncus sympathicus (Abb. 1.28). Neben einigen Ästen, die sich um die Blutgefäße des Bauch- und Beckenraumes verteilen oder in den M. psoas major einstrahlen, ziehen die Rr. communicantes als wesentliche Äste zu den lumbalen Rr. ventrales. Sie verlaufen an den konkaven, lateralen Flächen der lumbalen Wirbelkörper zu den unteren Kanten der Processus transversi und vereinigen sich knapp außerhalb der Foramina intervertebralia mit den Rr. ventrales. Die Rr. communicantes sind an der Bildung der sinuvertebralen Nerven (Rr. meningei) und an der Innervation der Disci intervetebrales beteiligt.

Sinuvertebrale Nerven (Rami meningei)

Die sinuvertebralen Nerven (Rr. meningei) sind aus dem R. ventralis und dem R. communicans griseus entstammende in die Foramina intervertebralia rücklaufende gemischte Nerven, die sich an der Rückseite der Wirbelkörper im Wirbelkanal weiter aufteilen und rostral und parallel zum Lig. longitudinale posterius verlaufen und am nächsthöheren Discus intervertebralis enden (Abb. 1.29). Zudem innerviert der N. sinuvertebralis die Blutgefäße des Wirbelkanals und die ventrale Dura mater, wobei die aufsteigenden Äste sich bis zu 2 Segmente nach kranial, die absteigenden bis zu 1 Segment nach kaudal erstrecken können. Im paramedianen dorsalen Anteil der Dura findet sich hingegen keine Innervation.

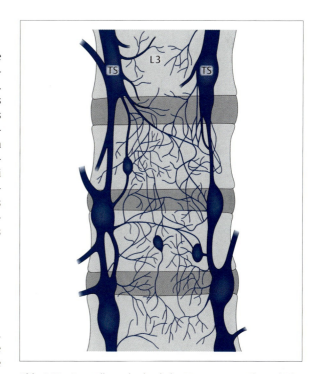

Abb. 1.28 Darstellung des lumbalen Truncus sympathicus (TS) (Präparat von menschlichen Feten nach Groen u. Mitarb. 1990) und davon ausgehende Nervengeflechte im Bereich des Lig. longitudinale anterius (nach Bogduk).

1 Funktionelle Anatomie und Biomechanik

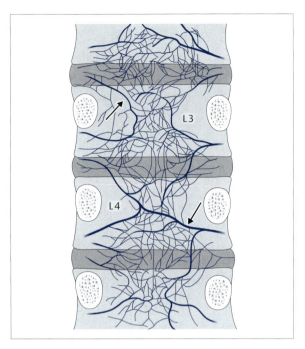

Abb. 1.29 Darstellung der Nervengeflechte und sinuvertebralen Nerven (Pfeile) in Höhe L3/L4 im Bereich des Lig. longitudinale posterior (nach Groen u. Mitarb. 1990).

Innervation der lumbalen Disci intervertebrales

Eine ausgedehnte nervale Plexusbildung kann im Bereich des Lig. longitudinale anterius direkt aus dem Truncus sympathicus und dem proximalen Ende der Rr. communicantes grisei und im Bereich des Lig. longitudinale posterius aus den sinuvertebralen Nerven nachgewiesen werden. Diese sind an den lateralen Seiten der Wirbelkörper und der Disci intervertebrales durch einen weniger ausgeprägten Plexus lateralis verbunden und innervieren das Periost, die Wirbelkörper selbst und die Disci intervertebrales (Abb. 1.30 a u. b) (Bogduk u. Mitarb. 1981, Groen u. Mitarb. 1990).

Innervation der Lendenwirbelsäule und der paravertebralen Region

Die Rr. ventrales geben als Hauptast den sinuvertebralen Nerven (R. meningeus) ab, der über den R. communicans griseus mit den sympathischen Grenzstrangganglien verbunden ist und die Ligamenta longitudinale posterius und anterius sowie den Anulus fibrosus des Discus intervertebralis und die Wirbelkörper innerviert. Die Verbindungen des somatosensiblen und vegetativen Systems in die-

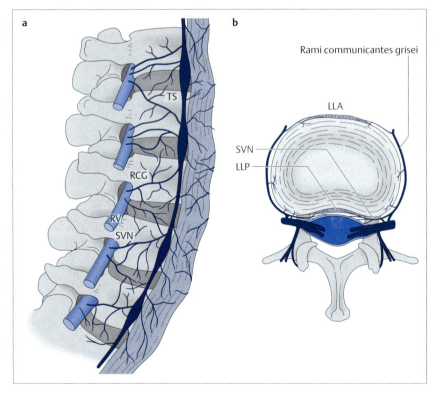

Abb. 1.30 a u. b Darstellung der Innervation der lateralen Wirbelkörper und Disci intervertebrales (nach Bogduk).
a Ein lateraler Plexus geht von den segmentalen Rr. communicantes grisei (RCG) zwischen den Rr. ventrales (RV) und dem Truncus sympathicus (TS) aus und setzt sich nach posterior als sinuvertebraler Nerv (SVN) fort.
b Nervenversorgung der lumbalen Bandscheibe im Querschnitt: Lig. longitudinale anterius (LLA), Lig. posterius (LLP), sinuvertebraler Nerv (SNV).

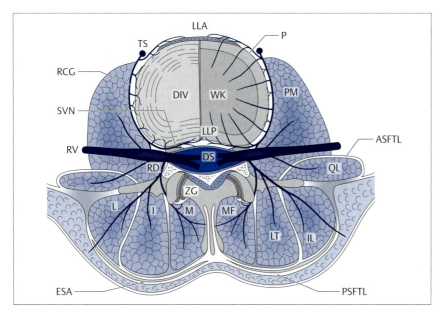

Abb. 1.31 Innervation der Lendenwirbelsäule und der paravertebralen Region: Wirbelkörper (WK), Periost (p), Discus intervertebralis (DIV), Psoas major (PM), Quadratus lumborum (QL), Iliocostalis lumborum (IL), Longissimus thoracis (LT), Multifidus (M), anteriore und posterior Schicht der Fascia thoracolumbalis (ASFTL, PSFTL), Erektor-spinae-Aponeurose (ESA), Duralsack (DS), Zygapophysialgelenk (ZG), Lig. longitudinale anterius und posterius (LLA, LLP), R. ventralis (RV), R. dorsalis (RD), medialer Ast (m), intermediärer Ast (I), lateraler Ast (L), sinuvertebraler Nerv (SVN), R. communicans griseus, Truncus sympathicus (TS) (nach Bogduk).

ser Topographie und die Plexusbildungen der Nerven sind wahrscheinlich das morphologische Korrelat vieler pseudoradikulärer und segmental oft nicht zuzuordnender und sich im klinischen Verlauf ausbreitender Beschwerdebilder. Die Rr. dorsales geben die medialen, intermediären und lateralen Äste zur autochthonen Rückenmuskulatur ab. Der mediale Ast innerviert segmental den M. multifidus und die Wirbelgelenke (Abb. 1.31).

1.2.4 Blutversorgung

Arteriae lumbales

Die paarigen Aa. lumbales entspringen für L1–L4 direkt von der Rückseite der Aorta, für L5 aus der A. sacralis mediana. Die nach dorsal verlaufenden Arterien teilen sich im Foramen intervertebrale in folgende Äste auf:
- lateral durch den M. psoas major zur Bauchwand,
- der paravertebralen Muskulatur folgend in die Rami ventrales und dorsalis,
- nach dorsal unter dem Processus transversus senkrecht zur lateralen Kante des Pars interarticularis der Lamina in die tiefe Rückenmuskulatur.

Diese posterioren Äste bilden Anastomosen um die Zygapophysialgelenke und Plexus um die Laminae und Processus spinosi. Nach medial entspringen die A. spinalis anterior und posterior und der die spinale Nervenwurzel versorgende R. radicularis (Abb. 1.32).

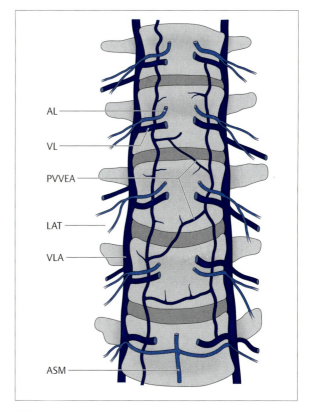

Abb. 1.32 Innere Blutgefäße der Lendenwirbelsäule von anterior: A. lumbalis (AL), V. lumbalis (VL), V. lumbalis ascendens (VLA), A. sacralis mediana (ASM), laterale Äste der Lumbalarterien (LAT), Anteile des Plexus venosus vertebralis externus anterior (PVVEA) (nach Bogduk).

Blutversorgung der spinalen Nervenwurzeln

Proximale Nervenwurzelarterien entstammen dorsal aus den Aa. spinales posteriores, ventral aus den Aa. spinales anteriores, während der eigentliche R. radicularis der A. lumbalis einer distalen Nervenwurzelarterie entspricht, die mit der proximalen spiralförmig anastomosiert (Abb. 1.33 a u. b) (Parke u. Watanabe 1985).

Blutversorgung der Wirbelkörper

Einen anastomosierenden Ring um den Wirbelkörper (metaphyseale Anastomose) bilden 10–20 Äste der Aa. lumbales und der Aa. spinales inferiores und geben von dort in die Tiefe eindringende Ernährungsarterien ab (Abb. 1.34 a–d).

Venae lumbales

Die Vv. lumbales begleiten die Aa. lumbales um den Wirbelkörper herum und münden in die V. cava inferior. Sie sind in Höhe der Foramina intervertebralia beidseits mit der V. lumbalis ascendens verbunden, die vor der Basis der Processus transversi verläuft, nach kaudal in die V. iliaca communis, nach kranial rechts in die V. azygos, links in die V. hemiazygos einmündet. Anterolateral der Lendenwirbelsäule wird der Plexus venosus vertebralis externus anterior gebildet, innerhalb des Wirbelkanals der Plexus venosus vertebralis internus anterior und posterior (Abb. 1.35).

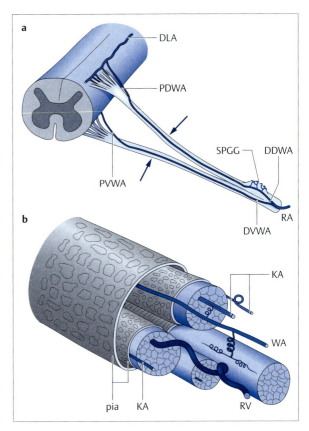

Abb. 1.33 a u. b Blutversorgung der spinalen Nervenwurzeln.
a Arterielle Versorgung der lumbalen Nervenwurzel dorsolaterale Arterie (DLA) = A. spinalis posterolateralis mit Ausbildung einer proximalen und distalen Wurzelarterie (PDWA, DDWA), die zusammen mit den von ventral kommenden Wurzelarterien (PVWA, DVWA) im Bereich des Spinalganglion (SPGG) ein Geflecht bilden. Radikulärer Ast (RA) (nach Bogduk).
b Gefäßverlauf in der Nervenwurzel: Die Wurzelarterie (WA) wird von mehreren kollateralen Arterien (KA) benachbarter Nervenbündel begleitet. Die radikuläre Vene (RV) verläuft gewunden und getrennt von der Arterie (nach Parke u. Watanabe).

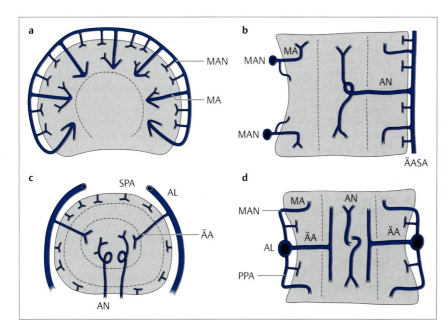

Abb. 1.34 a–d Interossale Arterien der lumbalen Wirbelkörper (nach Ratcliffe 1980).
a Querschnitt durch den oberen oder unteren Bereich eines Wirbelkörpers mit der Metaphysialanastomose (MAN).
b Längsschnitt durch die Mittellinie mit zentraler A. nutricia (AN), peripheren metaphysialen Arterien (MA) und den eindringenden Ästen der A. spinalis anterior (ÄASA).
c Querschnitt durch die Mitte eines Wirbelkörpers mit zentraler A. nutricia (AN), deren Versorgungsgebiet durch Äste der Äquatorialarterien (ÄA) aus der A. lumbalis (AL) vergrößert wird. Die arterielle Versorgung des Randbereiches erfolgt über sekundäre Periostarterien (SPA).
d Im Frontalschnitt durch den Wirbelkörper sind auch die primären Periostarterien (PPA) aus der A. lumbalis (AL) erkennbar.

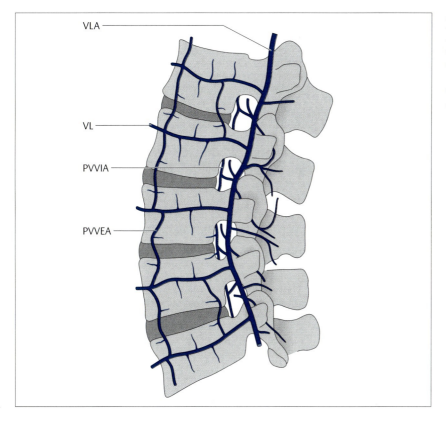

Abb. 1.35 Laterale Ansicht der venösen Drainage der Lendenwirbelsäule (nach Bogduk).
VLA V. lumbalis ascendens
VL V. lumbalis
PVVIA u. PVVEA Plexus venosus vertebralis internus und externus anterior

Literatur

Ashton, I.K., B.A. Ashton, S.J. Gibson, J.M. Polak, D.C. Jaffray, S.M. Eisenstein (1992): Morphological basis for back pain: the demonstration of nerve fibres and neuropeptides in the lumbar facet joint capsule but not in ligamentum flavum. J Orthop Res 10: 72–78

Bakkum, B.W., M. Mestan (1994): The effects of transforaminal ligaments on the size of T11 to L5 human intervertebral foramina. J Manipulative Physiol Ther 17: 517–522

Beaman, D.N., G.P. Graziano, R.A. Glover, E.W. Wojtys, V. Chang (1993): Substance P innervation of lumbar spine facet joints. Spine 18: 1044–1049

Best, B.A., F. Guilak, L.A. Setton, W. Zhu, F. Sajed-Nejad, A. Ratcliffe, M. Weidenbaum, V.C. Mow (1994): Compressive mechanical properties of the human anulus fibrosus and their relationship to biochemical composition. Spine 19: 212–221

Bogduk, N. (1980): A reappraisal of the anatomy of the human lumbar erector spinae. J Anat 131: 525–540

Bogduk, N. (1983): The innervation of the lumbar spine. Spine 8: 286–293

Bogduk, N. (2000): Klinische Anatomie von Lendenwirbelsäule und Sakrum. Springer, Berlin

Bogduk, N., A.S. Wilson, W. Tynan (1982): The human lumbar dorsal rami. J Anat 134: 383–397

Bogduk, N., R. Engel (1984): The menisci of the lumbar zygapophyseal joints. A review of their anatomy and clinical significance. Spine 9: 454–460

Bogduk, N., W. Tynan, A.S. Wilson (1981): The nerve supply to the human lumbar intervertebral discs. J Anat 132: 39–56

Bose, K., P. Balasubramaniam (1984): Nerve root canals of the lumbar spine. Spine 9: 16–18

Bouchard, J.M., M. Copty, R. Langlier (1978): Preoperative diagnosis of conjoined roots anomaly with herniated lumbar disks. Surg Neurol 10: 229–231

Conrad, B., C. Bischoff (1998): Das EMG-Buch. Thieme, Stuttgart

D'Avella, D., S. Mingrino (1979): Microsurgical anatomy of lumbosacral spinal roots. J Neurosurg 51: 819–823

Delcker, A., H.C. Diener, D. Timmann, P. Faustmann (1993): The role of vertebral and internal carotid artery disease in the pathogenesis of vertebrobasilar transient ischemic attacks. Eur Arch Psychiatry Clin Neurosci 242: 179–183

Eyre, D. (1988): Collagens of the disc. In: Ghosh, P.: The biology of the intervetebral disc. Vol. I. CRC Press, Boca Raton: 171–188

Giles, L.G.F. (1992): The surface lamina of the articular cartilage of human zygapophyseal joints. Anat Rec 233: 350–356

Golub, B.S., B. Silverman (1969): Transforaminal ligaments of the lumbar spine. J Bone Joint Surg 51-A: 947–956

Grifka, J., H. Witte, H. Schulze, G. Heers, J. Bohlen, S. Recknagel (1997): Das lumbale Ligamentum flavum. Anatomische Besonderheiten in Hinsicht auf die Mikrodiskotomie. Z Orthop 135: 328–334

Grifka, J., H. Witte, P. Faustmann, G. Heers, E. Broll-Zeitvogel (1999): Operativer Zugang beim lumbalen Bandscheibenvorfall. Topographische Grundlagen und Besonderheiten. Orthopäde 28: 572–578

Groen, G., B. Baljet, J. Drukker (1990): The nerves and nerve plexus of the human vertebral column. Am J Anat 188: 282–296

Hasner, E., M. Schalintzek, E. Snorrason (1952): Roentgenological examination of the function of the lumbar spine. Acta Radiol 37: 141–149

Haupt, W., C. Hojer, G. Hildebrandt, H. Lanfermann (1994): Spinale Abszesse im Rahmen eitriger Meningitiden. Akt Neurol 21: 173–176

Horwitz, T., R.M. Smith (1940): An anatomical, pathological and roentgenological study of the intervertebral joints of the lumbar spine and of the sacroiliac joints. Am J Roentgenol 43: 173–186

Hufnagel, A., A. Hammers, P.W. Schönle, K.D. Böhm, G. Leonhardt (1999): Stroke following chiropractic manipulation of the cervical spine. J Neurol 246: 683–688

Jiang, H., G. Russel, J. Raso, M.J. Moreau, D.L. Hill, K.M. Bagnall (1995): The nature and distribution of the innervation of human supraspinal and interspinal ligaments. Spine 20: 869–876

Johnstone, B., M.T. Bayliss (1995): The large proteoglycans of the human intervertebral disc. Spine 20: 674–684

Krämer, J. (1995): A new classification of lumbar motion segments for microdiscotomy. Eur Spine J 4: 327–334

Louis, R. (1978): Topographic relationship of the vertebral column, spinal cord, and nerve roots. Anat Clin 1: 3–12

Macintosh, J.E., F. Valencia, N. Bogduk, R.R. Munro (1986): The morphology of the lumbar multifidus muscles. Clin Biomech 1: 196–204

Maigne, J.V., J.P. Lazareth, H.G. Surville, R. Maigne (1989): The lateral cutaneous branches of the dorsal rami of the thoracolumbar junction. Surg Radiol Anat 11: 289–293

Marchand, F., A.M. Ahmed (1990): Investigation of the laminate structure of lumbar disc anulus fibrosus. Spine 15: 402–410

Neidre, A., I. MacNab (1983): Anomalies of the lumbosacral nerve roots. Spine 8: 294–299

Nitta, H., T. Tajima, H. Sugiyama, A. Moriyama (1993): Study on dermatoms by means of selective lumbar spinal nerve block. Spine 18: 1782–1786

Oda, J., H. Tanaka, N. Tsuzuki (1988): Intervertebral disc changes with aging of human cervical vertebra. From the neonate to the eighties. Spine 13: 1205–1211

Oshima, H., J.P.G. Urban (1992): The effect of lactate and ph on proteoglycan and protein synthesis rate in the intervertebral disc. Spine 17: 1079–1082

Parke, W.W., R. Watanabe (1985): The intrinsic vasculature of the lumbosacral spinal nerve root. Spine 10: 508–515

Parkin, I.G., G.R. Harrison (1985): The topographical anatomy of the lumbar epidural space. J Anat 141: 211–217

Peretti, F., J.P. Micalef, A. Bourgeon, C. Argenson, P. Rabischong (1989): Biomechanics of the lumbar spinal nerve roots and the first sacral root within the intervertebral foramina. Surg Radiol Anat 11: 221–225

Pfister, H.W., A. Steinbrecher (1998): Intrakranielle und spinale Abszesse. In: Brandt, T., J. Dichgans, H.C. Diener: Therapie und Verlauf neurologischer Erkrankungen. 3. Aufl. Kohlhammer, Stuttgart: 407–417

Posner, I., A.A. White, W.T. Edwards, W.C. Hayes (1982): A biomechanical analysis of the clinical stability of the lumbar and lumbosacral spine. Spine 7: 374–389

Prestar, F.L., R. Putz (1982): Das Lig. Longitudinale posterius – Morphologie und Funktion. Morphol Med 2: 181–189

Putz, R. (1981): Funktionelle Anatomie der Wirbelgelenke. Normale und pathologische Anatomie. Bd. 43. Thieme, Stuttgart

Putz, R. (1994): Rumpf. In: Drenckhahn, D., W. Zenker: Benninghoff Anatomie, Bd. 1. 15. Aufl. Urban Schwarzenberg: 245–324

Ratcliffe, J.F. (1980): The arterial anatomy of the adult human vertebral body: a microarteriographic study. J Anat 131: 57–79

Rhalmi, S., L. Yahia, N. Newman, M. Isler (1993): Immunohistochemical study of nerves in lumbar spine ligaments. Spine 18: 264–267

Roberts, S., J. Menage, P.G. Urban (1989): Biochemical and structural properties of the cartilage end-plate and its relation to the intervertebral disc. Spine 14: 166–174

Roberts, S., J. Menage, V. Duance, S. Watton, S. Ayad (1991): Collagen types arround the cells of the intervertebral disc and cartilage end plate: an immunolocalization study. Spine 16: 1030–1038

Scapinelli, R. (1990): Anatomical and radiologic studies on the lumbosacral meningovertebral ligaments of humans. J Spinal Disord 3: 6–15

Spencer, D.L., G.S. Irwin, J.A.A. Miller (1983): Anatomy and significance of fixation of the lumbosacral nerve roots in sciatica. Spine 8: 672–679

Stöhr, M., M. Bluthardt (1993): Atlas der klinischen Elektromyographie und Neurographie. 3. Aufl. Kohlhammer, Stuttgart: 34–38, 218, 243

Taylor, J.R. (1990): The development and adult structure of lumbar intervertebral discs. J Man Med 5: 43–47

Töndury, G., B. Tillmann (1987): Rumpf. In: Tillmann, B., G. Töndury: Bewegungsapparat. In: Leonhard, H., B. Tillmann, G. Töndury, K. Zilles: Rauber/Kopsch Anatomie des Menschen, Bd. 1. Thieme, Stuttgart: 175–308

Wiltse, L.L., A.S. Fonesca, J. Amster, P. Dimartino, F.A. Ravessoud (1993): Relationship of the dura, Hofmann's ligaments, Batson's plexus, and a fibrovascular membrane lying on the posterior surface of the vertebral bodies and attaching to the deep layer of the posterior longitudinal ligament: an anatomical, radiologic, and clinical study. Spine 18: 1030–1043

Wu, P.B., E.S. Date, W.S. Kingery (2000): The lumbar multifidus muscle is polysegmentally innervated. Electromyogr Clin Neurophysiol 40: 483–485

Yamashita, T., Y. Minaki, A.C. Ozaktay, J.M. Cavenough, A.I. King (1996): A morphological study of the fibrous capsule of the human lumbar facet joint. Spine 21: 538–543

Zoidl, G., J. Grifka, D. Boluki, R.E. Willburger, C. Zoidl, J. Krämer, R. Dermietzel, P.M. Faustmann (2003): Molecular evidence for local denervation of paraspinal muscles in failed back surgery-/postdiscotomy-syndrome. Clin Neuropathol 22: 71–77

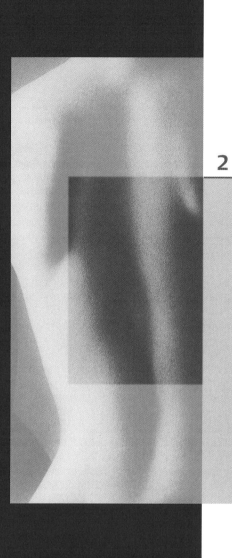

2 Klinische und bildgebende Diagnostik

2.1 Klinische Diagnostik
O. Linhardt und D. Boluki

2.2 Bildgebende Diagnostik
O. Linhardt und J. Grifka

2.1 Klinische Diagnostik

O. Linhardt und D. Boluki

2.1.1 Einleitung

Die klinische Diagnostik an der Wirbelsäule umfasst neben der Anamneseerhebung die körperliche Untersuchung einschließlich einer neuroorthopädischen und manualmedizinischen Untersuchung. Dadurch ist in der Regel eine sichere Diagnosestellung möglich. Zur differenzialdiagnostischen Abklärung sind häufig ergänzende laborchemische und apparative Funktionsuntersuchungen sowie bildgebende Verfahren notwendig.

Wichtig für die Diagnosefindung ist der Aufbau eines Vertrauensverhältnisses zwischen Arzt und Patient. Nur auf dieser Basis wird der Patient bei der Anamneseerhebung bereit sein offen zu berichten, beispielsweise über Erkrankungen von Familienangehörigen. Der Arzt sollte sich daher ausreichend Zeit für die klinische Diagnostik nehmen.

2.1.2 Anamnese

Die Vorgeschichte des Patienten ist sorgfältig und systematisch zu erheben. Sie gliedert sich in die Abschnitte **Eigen-, Familien-, Berufs- und Freizeitanamnese**.

Eigenanamnese

Zuerst wird der Patient nach seinen aktuellen Beschwerden und dem Grund für den Arztbesuch gefragt. Die Aufmerksamkeit sollte dabei nach Huhle (1993) hauptsächlich auf **Leitsymptome** gerichtet sein. In der Orthopädie bestehen diese aus Schmerz, Funktionsstörungen, angeborenen Deformitäten sowie neurologischen Veränderungen.

Speziell bei Erkrankungen der Wirbelsäule steht der **Schmerz** im Vordergrund. Die Angaben des Patienten über Entstehungsort, Ausstrahlung und Beeinflussbarkeit der Schmerzen, z. B. Positionsabhängigkeit, geben wesentliche Hinweise auf die zugrunde liegende Gewebeläsion. Zum Beispiel berichten Patienten mit Bandscheibenvorfällen häufig über eine Schmerzverstärkung im LWS-Bereich beim Husten und Pressen. Patienten mit Spinalkanalstenose schildern meist beim Stehen oder Gehen zunehmende, in die Beine ausstrahlende Schmerzen, die durch Kyphosierung der Lendenwirbelsäule vermindert werden (Claudicatio spinalis).

Wichtig bei der Anamnese ist auch die Ausstrahlung des Schmerzes. Dabei ist zu unterscheiden, ob eine radikuläre, pseudoradikuläre oder lokale Schmerzausstrahlung vorliegt. Beim radikulären Schmerz zeigt sich eine umschriebene, klar begrenzte, segmentbezogene Ausstrahlung. Eine diffuse, **pseudoradikuläre** Ausstrahlung lässt sich beispielsweise beim Facettensyndrom feststellen. Der **lokale Rückenschmerz** hingegen ist nur auf den entsprechenden Wirbelsäulenabschnitt begrenzt. Von der akuten Lumbago, die plötzlich einsetzt und oft ebenso schnell wieder rückläufig ist, bis zum chronisch-rezidivierenden Kreuzschmerz gibt es dabei alle Übergänge.

Des Weiteren sind **neurologische Ausfälle** vom Untersucher zu erfragen. Insbesondere ist dabei ein Kaudasyndrom mit Reithosenanästhesie sowie Blasen- und Mastdarmstörungen abzuklären.

Der **zeitliche Verlauf** der Beschwerden ist für die genaue Diagnose von Bedeutung. Gezielt sollte nach dem erstmaligen Auftreten der Symptome (allmählich oder plötzlich), Dauer der Beschwerden (kurzzeitig, über Tage, Wochen, Monate oder Jahre) und dem Verlauf (schubweise, progredient oder chronisch) gefragt werden. **Unfälle und Verletzungen** sind mit Unfallzeitpunkt, Unfallort, Unfallhergang und Mechanismus genauestens zu dokumentieren.

Im allgemeinen Teil der Eigenanamnese wird nach angeborenen Leiden, Erkrankungen in der Kindheit sowie weiteren Krankheiten und medizinischen Behandlungen gefragt. Wichtig ist hier der Ausschluss von Kontraindikationen für häufige orthopädische Therapieverfahren, insbesondere Medikamentenallergien oder Gerinnungsstörungen. Gesondert ist nach Erkrankungen des rheumatischen Formenkreises im Kindes-, Adoleszenten- bzw. Erwachsenenalter zu fragen.

Nach Grifka u. Mitarb. (1999) müssen differenzialdiagnostische Überlegungen neben systemischen Erkrankungen wie Diabetes mellitus auch Organe mit topographischem Bezug zur Wirbelsäule umfassen. Beispielsweise müssen retroperitoneale Gefäßerkrankungen, einschließlich Aortenaneurysma, gynäkologische Erkrankungen sowie Pankreas-, Nieren- und Nebennierenerkrankungen bei der Anamneseerhebung berücksichtigt werden. Stets sollte man den Allgemeinzustand (AZ) und Ernährungszustand (EZ) bedenken. Gewichtsverlust kann ein Alarmzeichen für die weiterführende differenzialdiagnostische Abklärung sein.

Familienanamnese

Hier ist zu erfragen, ob bei nahen Familienangehörigen Krankheiten des Haltungs- und Bewegungssystems aufgetreten sind. Bei angeborenen Leiden sollte stets auch auf begleitende Störungen der Wirbelsäule geachtet werden, die oft verborgen sind.

Berufs- und Freizeitanamnese

Im Rahmen der beruflichen Tätigkeiten wurde der Anteil der schweren körperlichen Arbeit in nahezu allen Bereichen verringert, dagegen belasten die sportlichen Freizeitaktivitäten die Haltungs- und Bewegungsorgane in zunehmendem Maße. In Verbindung mit der Berufstätigkeit ist die Frage, ob sich Hinweise auf das Vorliegen von **Berufsunfällen** oder **Berufskrankheiten** finden, für die eine gesetzliche Anzeigepflicht besteht, wichtig. Hinsichtlich von **Arbeits-** und **Erwerbsfähigkeit** wird die Prognose der Erkrankung in nicht unerheblichem Maße von laufenden Berentungs- oder Gerichtsverfahren beeinflusst.

2.1.3 Klinische Untersuchung

Die klinische Untersuchung der Wirbelsäule gliedert sich in **Inspektion, Funktionsprüfung der Gelenke, manuelle** und **neurologische Untersuchung**. Notwendig für die Untersuchung sind ein ruhiger Raum mit einer von allen Seiten frei zugänglichen Untersuchungsliege, ein Bandmaß, ein Reflexhammer mit Nadel, ein Winkelmesser sowie Brettchen zum Beinlängenausgleich. Grundsätzlich sollten schmerzhafte Untersuchungen erst am Ende des Untersuchungsganges durchgeführt werden. Ansonsten erschweren muskuläre Verspannungen und Schonhaltung des Patienten die weitere Untersuchung deutlich.

Inspektion, Funktionsprüfung und manuelle Untersuchung

Um den Zeitaufwand ökonomisch zu gestalten, empfehlen Rompe u. Erlenkämper (1992) die Inspektion, Prüfung der Haltungsfähigkeit und die aktive Wirbelsäulenbeweglichkeit gleich bei der Untersuchung vorzunehmen. Zur Untersuchung sollte sich der Patient immer bis auf die Unterhose entkleiden. Bereits beim Entkleiden ist auf Funktionsbeeinträchtigungen der Bewegungsorgane zu achten.

Zunächst wird das **Gangbild** beurteilt. Am günstigsten geschieht das, wenn sich der Patient unbeobachtet fühlt, beispielsweise auf dem Weg zum Untersuchungszimmer. Ansonsten lässt man den Patienten einige Schritte auf und ab gehen. Der normale Gang ist symmetrisch fließend, wobei die Breite der Gangspur nicht mehr als drei Hand breit sein sollte. Auffällig sind asymmetrische Bewegungen, Hinken sowie Verkippungen des Beckens. Die Ausführung differenzierter Gangarten wie Fersen- und Zehenspitzengang testet selektiv die Fußheber- und Fußsenkermuskulatur.

Die Betrachtung von vorn erlaubt die Beurteilung der Brustform (Trichterbrust, Kielbrust) und die Beschaffenheit der Bauchdecke. Von hinten können Becken- und Schulterstand inspiziert werden.

Die Inspektion der **Rumpfhaltung** des Patienten wird in der Frontal- und Sagittalebene durchgeführt. Es ist auf Abweichungen der Körperachse und Muskelatrophien zu achten. Auffällig sind Abweichungen von der natürlichen Kyphose und Lordose in der Seitenansicht. Je nach Ausprägung der Schwingungsverläufe werden nach Staffel 4 Haltungsformen (Abb. 2.1 a–d) unterschieden: Weder übermäßig ausgeprägte noch verminderte Wirbelsäulenverläufe kennzeichnen einen **normalen Rücken**. Der **hohlrunde Rücken** zeigt eine Verstärkung der BWS-Kyphose und der LWS-Lordose. Die Brustkyphose ist beim **Rundrücken** lang gezogen und verstärkt, die Lendenlordose beschränkt sich auf einen kleinen Anteil. Beim **Flachrücken** sind die physiologischen Krümmungen jeweils abgeschwächt.

Rotationsasymmetrien der Wirbelkörper bei Skoliosen, wie ein **Rippenbuckel** oder **Lendenwulst**, zeigen sich bei ventraler Rumpfbeugung des Patienten.

Zur Prüfung des geraden **Beckengeradstandes** am barfuß stehenden Patienten legt der Untersucher von dorsal die Hände auf die Beckenkämme des Patienten. Zum Ausgleich der Beinlängendifferenz empfehlen Rompe u. Erlenkämper (1992) das Unterlegen von Brettchen unter das verkürzte Bein, bis die Längendifferenz ausgeglichen ist. Die Höhe der Brettchenunterlage entspricht dem erforderlichen Beinlängenausgleich, wenn ein vollständiger Ausgleich mit Beckengeradstand angestrebt wird.

Das **Trendelenburg-Zeichen** (Abb. 2.2 a u. b) wird im Einbeinstand getestet und gibt Hinweise auf die Suffizienz der Glutealmuskulatur bei Hüfterkrankungen oder nervalen Störungen. Der Untersucher steht hinter dem Patienten und fordert ihn zum Anheben eines Beins auf. Das Augenmerk liegt auf dem Becken, welches sich bei positivem

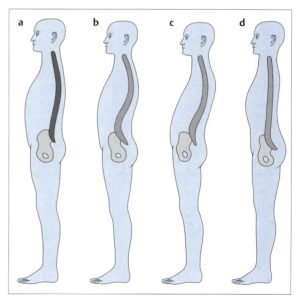

Abb. 2.1 a–d Rückenformen: normaler Rücken (**a**), hohlrunder Rücken (**b**), Rundrücken (**c**) und Flachrücken (**d**).

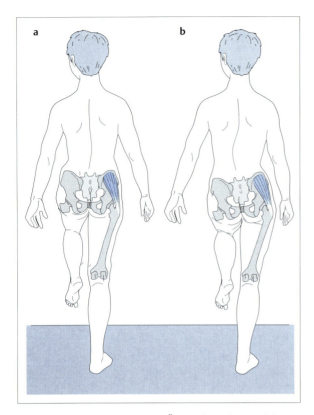

Abb. 2.2 a u. b Einbeinstand zur Überprüfung des Trendelenburg-Zeichens.
a Unauffällig.
b Positiv: Es zeigt sich das Absinken des linken Beckenkammes, da die linksseitigen kleinen Glutealmuskeln insuffizient sind.

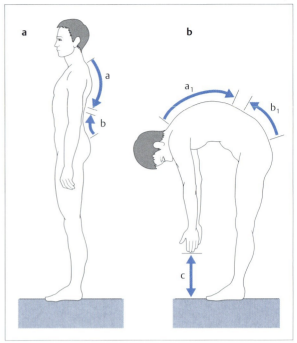

Abb. 2.3 Ott- und Schober-Zeichen sowie Finger-Boden-Abstand (FBA).
Ott-Zeichen: An der BWS vergrößert sich eine Strecke von 30 cm (a), ausgehend vom Dornfortsatz C7, um etwa 3 cm (a_1).
Schober-Zeichen: An der LWS nimmt eine Strecke von 10 cm (b), ausgehend vom untersten, gut tastbaren Dornfortsatz S1 bzw. L5, um etwa 5 cm zu (b_1).
FBA: Abstand der Fingerspitzen zum Boden in maximaler Inklination (c).

Befund durch die Schwäche der Muskulatur auf die Seite des angehobenen Beines absenkt.

Besteht eine Schwäche der Glutealmuskulatur, kann es beim Gehen zum **Duchenne-Hinken** kommen. Dabei wird der Körpermittelpunkt durch die Seitenneigung auf das belastete Bein balanciert, was die Druckbelastung auf die Hüfte reduziert und die Muskulatur entlastet. Besteht eine beidseitige Schwäche, resultiert ein so genannter Watschelgang.

Die Entfaltbarkeit der Wirbelsäule wird durch das **Ott-** und **Schober-Zeichen** (Abb. 2.3 a u. b) geprüft. An der BWS vergrößert sich eine Strecke von 30 cm, ausgehend vom Dornfortsatz C7, um etwa 3 cm. An der LWS nimmt eine Strecke von 10 cm, ausgehend vom untersten, gut tastbaren Dornfortsatz S1 bzw. L5 um etwa 5 cm zu.

Die Messung des Bewegungsumfanges geht aus von der aufrechten Haltung als Neutral-0-Stellung. Die **aktive Beweglichkeit** der HWS, BWS und LWS wird in 3 Ebenen (Inklination/Reklination, Seitenneigung und Rotation) geprüft, wobei zusätzlich der **Kinn-Brustbein-Abstand** sowie der **Fingerbodenabstand (FBA)** in Zentimetern gemessen wird. Nach Perret u. Mitarb. (2001) ist der Fingerbodenabstand (Abb. 2.3 c) wegen ausgezeichneter Validität, Reliabilität und Response zur Verwendung bei der klinischen Untersuchung gut geeignet. Eine radikuläre Symptomatik durch einen Bandscheibenvorfall zeigt oft einen FBA von 40 cm und mehr. Schmerzangaben bei entsprechenden Bewegungen werden dabei dokumentiert. **Reklinationsschmerzen** deuten auf Affektionen an den kleinen Wirbelgelenken oder auf das Phänomen der „Kissing Spine" beim Morbus Baastrup hin.

Wie von Krämer (2001) dargestellt, sind mit der **manuellen Untersuchung** insbesondere die Dornfortsätze (Druck-, Klopfschmerz), die Ligg. interspinalia (Druck-, Klopfschmerz) sowie die paravertebrale Muskulatur (Tonus, Kontrakturen, Druckschmerz, Myogelosen) zu beurteilen.

Durch Perkussion der Dornfortsätze von dorsal kann bei Wirbelprozessen oder Frakturen **Klopfschmerz** ausgelöst werden, radikulär ausstrahlende Schmerzen während des Beklopfens deuten auf Bandscheibenerkrankungen mit Affektion der Nervenwurzel hin. Als Hilfe zur Lokalisation kann die Perkussion auch mit einem weichen Reflexhammer erfolgen.

Durch Palpieren der paraspinalen Muskulatur des Patienten können morphologische Veränderungen wie To-

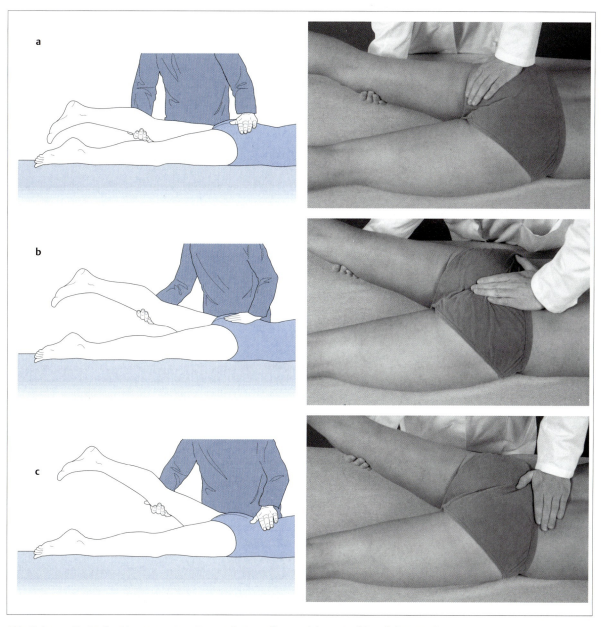

Abb. 2.4 a – c Dreistufen-Hyperextensions-Test nach Mennell: erste (**a**), zweite (**b**) und dritte Stufe (**c**).

nusveränderungen der **Muskulatur** oder **Myogelosen** erkannt werden. Auf die Angabe von schmerzhaften Druckstellen sollte dabei geachtet werden. Myogelosen lassen sich als umschriebene harte, schmerzhafte Knötchen im Muskelstrang tasten. Sie resultieren aus Veränderungen des Gewebes durch lokale trophische Störungen und können nicht wegmassiert werden.

Die **passive Beweglichkeit der HWS** kann nach Grifka u. Mitarb. (2001) in einem einzigen Untersuchungsgang getestet werden. Dabei sitzt der Untersucher hinter dem Kopfende des liegenden Patienten. Kopf und Hals des Patienten ragen über das Ende der Liege und werden vom Untersucher in horizontaler Lage gehalten. Der Untersucher bewegt den Kopf des Patienten jeweils in eine maximale Position der Inklination, Reklination, Seitenneigung sowie Rotation zu beiden Seiten. Zum Schluss werden Komplexbewegungen getestet. Dabei wird der Kopf in Inklination zu beiden Seiten rotiert, anschließend erfolgt die Rotation in Reklination. Der Test dient zur Differenzierung von Blockierungen im oberen und unteren Anteil der HWS. In Inklination ist durch die Bandverspannungen der untere Teil der HWS fixiert, umgekehrt ist in Reklination der obere Teil eingeschränkt. Abweichungen von der Norm sowie Seitendifferenzen werden dabei dokumentiert.

Im Zusammenhang mit der Funktionsprüfung der HWS sollte auch immer der **Extensionstest** vorgenommen werden. Der Untersucher stellt sich hinter den Patienten, erfasst mit der flachen Hand die dorsolaterale Kopfpartie in der Gegend des Mastoids und drückt den Kopf nach oben. Dabei liegen die Ellenbogen den Schultern des Patienten an. Durch axialen Zug der HWS kann ein eventuelles Nachlassen der Schmerzen erreicht werden, woraus sich Hinweise für die Therapie ergeben.

Mit dem **Dreistufen-Hyperextensions-Test** nach **Mennell** (Abb. 2.4 a-c) können Hüft-, ISG- und LWS-Beschwerden differenziert werden. Der Patient liegt auf dem Bauch. Bei der 1. Stufe fixiert der Untersucher mit einer Hand das Becken über dem Os ilium der zu prüfenden Seite und überstreckt dann das Bein im Hüftgelenk. Bei Affektionen im Hüftgelenk werden dabei Schmerzen angegeben. In der 2. Stufe werden Hüft- und Iliosakralgelenk geprüft. Dabei fixiert der Untersucher mit der Hand das Sakrum und hyperextendiert wiederum das Bein. In der 3. Stufe legt der Untersucher seine Hand mit nur geringem Druck auf die untere Lendenwirbelsäule. Bei diesem letzten Prüfungsschritt muss die Hand sehr dosiert auf die Lendenwirbelsäule aufgelegt werden und darf nicht wie bei den ersten beiden Stufen kraftvoll aufliegen, um die Wirbelsäule nicht zu verletzen. Die Hyperextension des Beines kann dabei durch Rotationsbelastung Schmerzen in den kleinen Wirbelgelenken auslösen.

Neurologische Untersuchung

Sensibilität. Bei der neurologischen Untersuchung wird das Vorhandensein von sensomotorischen Ausfällen sowie Reflexverstärkungen, -abschwächungen oder -ausfällen geprüft. Beim Prüfen der Sensibilität betastet der Untersucher beide Extremitäten entlang des Dermatoms der zu untersuchenden Nervenwurzel. Dabei können Sensibilitätsstörungen wie Hypästhesien, Anästhesien oder Dysästhesien im Seitenvergleich festgestellt werden. Rompe u. Erlenkämper (1992) empfehlen zur Prüfung der Algesie die Verwendung von Kanülen oder ein Nadelrad. Auch in der Perianalgegend muss die Hautsensibilität geprüft werden, um eine **Reithosenanästhesie** beim Kaudasyndrom nicht zu übersehen. Fragen nach Kribbelparästhesien oder Missempfindungen sind hilfreich, können aber nicht objektiviert werden.

Muskelkraft. Die Prüfung der Muskelkraft bewertet sowohl am einzelnen Muskel als auch an Muskelgruppen den Ruhetonus und die maximale Anspannung im Seitenvergleich. Die Abstufung der Muskelkraft in Kraftgrade von V–0 hat sich bewährt (Tab. 2.**1**).

Reflexprüfungen zeigen neurologische Defizite an den Extremitäten. Der **Bizepssehnenreflex** (**BSR**) wird durch das Beklopfen der Bizepssehne am proximalen Unterarm ausgelöst. Ein Reflexerfolg ist die Beugung des Unterarms. Der **Trizepssehnenreflex** (**TSR**) wird durch Schlag auf die distale Trizepssehne am Oberarm bei angewinkeltem Unterarm getestet, es folgt eine Streckung des Unterarms. Der **Radiusperiostreflex** (**RPR**) wird durch das Beklopfen der distalen Radiuskante ausgelöst, wodurch eine leichte Beugebewegung des Unterarms resultiert. Die Reflexe sollen seitengleich und lebhaft auslösbar sein. Für den **Patellarsehnenreflex** (**PSR**) wird bei angewinkeltem Bein der Punkt zwischen Patellaunterkante und Tibiavorderkante beklopft, das Bein wird bei der Reflexantwort etwas gestreckt. Die Sehne des M. tibialis posterior zieht dorsal und distal vom Malleolus medialis zum Os naviculare sowie den Ossa cuneiformia und Ossa metatarsalia. Durch beklopfen der Sehne im Bereich des Malleolus medialis lässt sich der **Tibialis-posterior-Reflex** (**TPR**) auslösen. Der **Achillessehnenreflex** (**ASR**) wird getestet, indem der Fuß des Patienten dorsal flektiert und somit eine Vorspannung der Sehne erzeugt wird. Mit dem Reflexhammer wird durch Beklopfen der Achillessehne die Reflexantwort ausgelöst. Dabei wird der Fuß nach plantar flektiert (Tab. 2.**2**).

Nervendehnungstests an der unteren Extremität üben einen Zug auf die lumbalen Spinalnerven aus. Sind diese, z. B. durch einen Diskusprolaps, schmerzhaft gereizt, so löst der Zug ein typisches Schmerzbild im Nervenverlauf aus. Beim **Femoralis-Dehnungstest** (umgekehrter Lasègue) wird in Bauchlage das im Kniegelenk gebeugte Bein im Hüftgelenk hyperextendiert, es resultiert ein Zug auf den N. femoralis und somit auf die Nervenwurzeln L3 und L4, etwas geringer auch auf die Wurzeln L1 und L2. Ein positiver Test zeigt ein Schmerzband an der Vorderseite des Oberschenkels bis zum oder knapp unterhalb des Kniegelenkes. Lokale Hüftgelenks- oder ISG-Beschwerden sprechen gegen eine Nervenwurzelirritation. Das **Lasègue-Zeichen** (Abb. 2.**5 a**) wird in Rückenlage geprüft. Das gestreckte Bein wird vom Untersucher langsam angehoben. Bei einem positiven Test gibt der Patient beim Anheben einen rasch einschießenden Schmerz in das Bein entlang dem der Nervenwurzel zugeordneten Dermatom an. Der Winkelgrad der Beinstellung lässt sich abschätzen und ist

Tab. 2.1 Kraftgrade von Muskeln

Kraftgrad	Bewegungsausmaß
V	volles Bewegungsausmaß gegen starken Widerstand, unauffällige Kraft
IV	volles Bewegungsausmaß gegen leichten Widerstand
III	volles Bewegungsausmaß gegen die Schwerkraft
II	volles Bewegungsausmaß ohne Einwirkung der Schwerkraft
I	Sicht-/tastbare Aktivität, Bewegungsausmaß nicht vollständig
0	komplette Lähmung, Ausfall

2.1 Klinische Diagnostik

Tab. 2.2 Wurzelreizsyndrome (aus Krämer, J: Bandscheibenbedingte Erkrankungen. Thieme, Stuttgart 2001)

Wurzelreiz-syndrome	Nerven-wurzel	Peripheres Dermatom	Kennmuskel	Reflexabschwächung
Zervikal	C5	Schulter	M. deltoideus	Bizepssehnenreflex
	C6	Daumen, Teil des Zeigefingers	M. biceps, M. brachioradialis	Bizepssehnen-, Radius-periostreflex
	C7	Zeige- und Mittelfinger, Teil des Ringfingers	Daumenballen, M. triceps, M. pronator teres	Trizepssehnenreflex
	C8	Kleinfinger, Teil des Ringfingers	Kleinfingerballen, Fingerbeuger	Trizepssehnenreflex
Lumbal	L1/L2	Leistengegend	M. iliopsoas	–
	L3	Vorderaußenseite Oberschenkel	M. quadriceps	Patellarsehnenreflex
	L4	Vorderaußenseite Oberschenkel, Innenseite Unterschenkel und Fuß	M. quadriceps	Patellarsehnenreflex
	L5	Außenseite Unterschenkel, medialer Fußrücken, Großzehe	M. extensor hallucis longus	Tibialis-posterior-Reflex
	S1	Hinterseite Unterschenkel, Ferse, Fußaußenrand, 3.–5. Zehe	M. triceps surae, Glutealmuskeln	Achillessehnenreflex

ein Maß für die Schwere einer Wurzelaffektion. Bei einem akuten Diskusprolaps sind Werte unter 30° typisch. Abzugrenzen sind Beschwerden durch Faserdehnung der ischiokruralen Muskulatur mit Schmerzen an der Oberschenkelrückseite und Kniekehle beim Anheben des Beines über 70°, lokale Rückenschmerzen oder Hüftprobleme. Je nach Sitz des verlagerten Bandscheibengewebes kann der Schmerz auch durch Anheben des gegenüberliegenden, nicht betroffenen Beines ausgelöst oder intensiviert werden (**kontralaterales Lasègue-Zeichen**). Dies ist häufig der Fall, wenn der Prolaps medial liegt und von kaudal auf die Nervenwurzel drückt. Zur Bestätigung des Lasègue-Tests kann der **Bragard-Test** (Abb. 2.5 b) gleich nachfolgend durchgeführt werden. Während dieser Untersuchung bewegt man den Fuß des Patienten in Dorsalextension, um eine zusätzliche Dehnung des N. ischiadicus um etwa 1–2 cm zu provozieren (Andersson u. Deyo, 1996). Kann die Unterhaltung mit dem Patienten hierbei normal durchgeführt werden, so ist kein radikuläres Lumbalsyndrom anzunehmen.

Die schmerzauslösende Wirkung der Ischiasnervendehnung kommt auch bei der Prüfung des **Langsitzes** zum Tragen. Der Patient ist nicht oder nur unter größten Schmerzen in der Lage, sich mit gestrecktem Kniegelenk auf flacher Unterlage, etwa im Bett oder auf dem Untersuchungstisch, aufzusetzen. Dies ist besonders bei Begut-

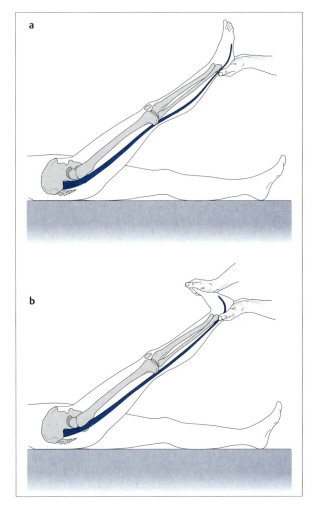

Abb. 2.5 a u. b Lasègue- und Bragard-Zeichen:
a Lasègue-Zeichen: Anheben des gestreckten Beines.
b Bragard-Zeichen: Dorsalextension des Fußes in der Stellung des positiven Lasègue-Zeichens.

achtungen zur Objektivierung des Schmerzausmaßes verwertbar. Beim Anheben des Beines für den Lasègue-Test werden manchmal schon Schmerzen bei 20° geäußert, während der Patient sich im Langsitz ohne Beschwerden mit dem Untersucher unterhalten kann.

Bei einem weiteren Entlarvungstest nach Krämer (2001) muss sich der Patient auf einen Stuhl knien und soll sich so mit gebeugten Kniegelenken nach vorn neigen. Dadurch werden zusätzlich die Hüften gebeugt. Bei freier Hüft- und Kniebeugung ist dies beschwerdefrei möglich, der Ischiasnerv ist dabei ohne Spannung. Selbst bei schweren radikulären Beschwerden kann sich der Patient mühelos nach vorn neigen. Kann der Patient bei freier Kniegelenk- und Hüftfunktion den Test nicht durchführen, so ist die Beschwerdesymptomatik nicht durch die Lendenwirbelsäule bedingt, denn die Lendenwirbelsäule bleibt hierbei in unveränderter Position.

2.1.4 Labordiagnostik

Im Rahmen differenzialdiagnostischer Überlegungen bedarf es häufig gezielt erhobener Laborparameter. Die sinnvolle Auswahl wird nach Huhle (1993) auf der Grundlage einer sorgfältig erhobenen Anamnese und einer exakten klinischen Untersuchung getroffen. Untersuchungsmaterialien sind Blut oder Punktat.

Bedeutsam ist die Bestimmung der **Blutkörperchensenkungsgeschwindigkeit** (BKS) und des **C-reaktiven Proteins** (CRP), welche bei der Differenzierung entzündlicher, tumoröser oder verschleißbedingter Veränderungen am Haltungs- oder Bewegungssystem hilfreich sein kann. Auch können Therapieeffekte, beispielsweise von Antibiotika oder der klinische Verlauf beurteilt werden. Das C-reaktive Protein reagiert im Vergleich zur Blutkörperchensenkungsgeschwindigkeit mit kürzeren Reaktionszeiten auf Veränderungen der Entzündungsaktivität.

Die **Rheumaserologie** dient zur Diagnostik entzündlich-rheumatischer Erkrankungen. Im Vordergrund steht die Analyse von Rheumafaktoren (Immunglobuline der Klasse IgM). Bei bestimmten Krankheitsbildern des rheumatischen Formenkreises müssen außerdem antinukleäre Faktoren (ANF) sowie spezifische Antigene wie HLA-B 27 oder Antistreptolysintiter (ASL) erfasst werden.

Bei Verdacht auf eine **systemische Osteopathie**, wie zum Beispiel Osteoporose oder Osteomalazie, sind gezielte Laboruntersuchungen zur Diagnostik hilfreich. Bedeutsam sind vor allem Parameter des Knochenstoffwechsels wie Serumelektrolyte oder alkalische Phosphatase, aber auch die Funktionsbeurteilung der für den Knochenstoffwechsel wichtigen Organe (z. B. Kreatinin oder Parathormon).

Nach Schmolke (2001) kommen zur Beurteilung der osteoblastären Syntheseleistung neben der alkalischen Serumphosphatase auch Marker wie das knochenspezifische Isoenzym der alkalischen Phosphatase, Osteocalcin und verschiedene Kollagenpropeptide zum Einsatz.

Die Bestimmung der Harnsäure dient bei einem entsprechenden klinischen Beschwerdebild zur diagnostischen Bestätigung der Gicht.

Zur Diagnostik eines tumorösen oder entzündlichen Herdes an der Wirbelsäule kann eine **Wirbelstanzbiopsie** oder **CT-** bzw. **MRT-gesteuerte Punktion** für die histologische Aufarbeitung durchgeführt werden. Durch Keimnachweis ist bei einer Spondylitis die gezielte antibiotische Abdeckung möglich.

Literatur

Andersson, G.B., R.A. Deyo (1996): History and physical examination in patients with herniated lumbar discs. Spine 21: 10–18

Borenstein, D.G. (1997): A clinician's approach to acute low back pain. Am J Med 102 (1-A): 16–22

Eysel, P., K.M. Peters (1997): Spondylodiscitis. In: Peters, K.M., B. Klosterhalfen: Bakterielle Infektionen der Knochen und Gelenke. Enke, Stuttgart: 52–93

Grifka, J. (1995): Klinische Untersuchung bei Lumbalsyndromen in der gutachterlichen Praxis. In: Arbeitsmedizin aktuell. Sonderdruck 37/1995. Gustav Fischer, Stuttgart

Grifka, J. (2002): Orthopädie in Frage und Antwort. 3. Aufl., Urban und Fischer, München

Grifka, J., E. Broll-Zeitvogel, S. Anders (1999): Injektionstherapie bei Lumbalsyndromen. Der Orthopäde 28: 922–931

Grifka, J., T. Peters, H.-F. Bär (2001): Mehrstufendiagnostik von Muskel-Skelett-Erkrankungen in der arbeitsmedizinischen Praxis. Schriftreihe der Bundesanstalt für Arbeitsschutz und Arbeitsmedizin, Sonderheft. Dortmund/Berlin

Huhle, P.R. (1993): Orthopädische Untersuchung. In: Reichelt, A.: Orthopädie. Enke, Stuttgart

Jäger, M., C.J. Wirth (2001): Praxis der Orthopädie. 3. Aufl. Thieme, Stuttgart

Krämer, J. (2001): Bandscheibenbedingte Erkrankungen. 3. Aufl. Thieme, Stuttgart

Mumenthaler, M., H. Schliack (1993): Läsionen peripherer Nerven. Thieme, Stuttgart

Perret, C., S. Poiraudeau, J. Fermanian, M.M. Colau, M.A. Benhamou, M. Revel (2001): Validity, reliability and responsiveness of the finger-to-floor test. Arch Phys Med Rehabil 11: 1566–1570

Rompe, G., A. Erlenkämper (1992): Begutachtung der Haltungs- und Bewegungsorgane. Thieme, Stuttgart

Schmolke, B. (2001): Labordiagnostik der Osteoporose. Der Orthopäde 30 (7): 425–436

2.2 Bildgebende Diagnostik

O. Linhardt und J. Grifka

2.2.1 Allgemeine diagnostische Verfahren

Neben den anamnestischen Angaben der Patienten, der klinischen Untersuchung und der laborchemischen Diagnostik sind bildgebende Verfahren für die Diagnostik und Therapieplanung sowie für Verlaufskontrollen von Erkrankungen der Wirbelsäule unabdingbar. In der bildgebenden Diagnostik der Wirbelsäule kommen das konventionelle Röntgenbild, die Diskographie, Myelographie, Szintigraphie, Computertomographie und Magnetresonanztomographie zum Einsatz.

Konventionelles Röntgenbild

Jede bildgebende Diagnostik sollte nach Witt u. Mitarb. (1990) mit der Durchführung eines konventionellen Röntgenbildes beginnen. Die Röntgendiagnostik der Wirbelsäule erlaubt sowohl die Beurteilung der knöchernen Strukturen als auch teilweise der Weichteile. Bei bandscheibenbedingten Erkrankungen dient das konventionelle Röntgenbild der Wirbelsäule vorwiegend zum Ausschluss anderer Erkrankungen. Da sich Protrusionen, Vorfälle und Lockerungen lumbaler Bandscheiben im röntgenologisch transparenten Zwischenwirbelabschnitt abspielen, lassen sie sich ohne spezielle Kontrastmitteluntersuchungen nicht darstellen.

Die Analyse von Röntgenbildern sollte nach einem Analyseschema erfolgen, welches folgende Parameter berücksichtigt:
- Stellung der abgebildeten Skelettanteile zueinander,
- Form einzelner Knochenelemente,
- Kontur von Knochen und Gelenken,
- Dichte der dargestellten knöchernen Anteile,
- Weichteilveränderungen.

Zur Erhebung eines statisch-relevanten Befundes empfiehlt es sich bei der Röntgendiagnostik, Fehlstellungen wie Rotationsfehlstellungen, Seitenabweichungen und Achsenasymmetrien der Wirbelsäule nicht auszugleichen. Um den Einfluss eines haltungskorrigierenden Ansatzes festzustellen, sollte eine Röntgenaufnahme mit Haltungskorrektur erst im 2. Schritt erfolgen.

Gegenüber konventionellen Film-Folien-Systemen bietet nach Braunschweig u. Mitarb. (1996) die **digitale Radiographie** durch ihren hohen Kontrastumfang und ihre hohe Kontrastauflösung wesentliche Vorteile bei der radiologischen Beurteilung der Wirbelsäule. Ein weiterer Vorteil zeigt sich durch die höhere Strahlenempfindlichkeit im Hinblick auf den Strahlenschutz. Zudem können die Bilddaten der Radiographie unmittelbar in digitale Archivierungs- und Kommunikationssysteme eingebracht werden.

Diskographie

Mit der Diskographie ergeben sich durch Einspritzen von Kontrastmittel in den Bandscheibeninnenraum Hinweise auf degenerative Bandscheibenerkrankungen. Ein lumbales Diskogramm (Abb. 2.**6**) wird nach Krämer (2001) nur dann im Hinblick auf eine Operationsindikation als positiv gewertet, wenn sich das Kontrastmittel bei Ruptur des Anulus fibrosus dorsal in den Epiduralraum entleert (Reflux) oder wenn sich ein Bandscheibensequester (Tissue-Sequester) im Bereich des dorsalen Anulus fibrosus zeigt. Alle anderen Diskographien werden als negativ bewertet. Das Diskogramm wird hinsichtlich der Kontrastmitteldarstellung dahingehend ausgewertet, ob ein operationsbedürftiger Bandscheibenprolaps vorliegt oder nicht. Unter dieser Vorgabe erhöht sich die diagnostische Treffsicherheit der lumbalen Diskographie auf 83 %. Wegen ihrer speziellen Aussage über die Rupturierung des Anulus fibrosus sowie zur Lage und Größe eventuell nach dorsal verlagerter Bandscheibensequester stellt die Diskographie in vielen Fällen eine wertvolle Ergänzung zum Myelogramm, CT oder MRT dar.

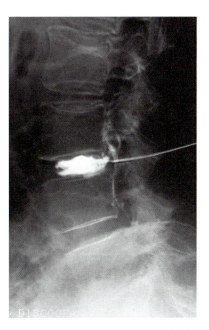

Abb. 2.6 Diskogramm L3/4 mit epiduralen Abfluss des Kontrastmittels.

Des Weiteren erhält man bei der Diskographie über die radiologisch-optischen Befunde hinaus noch weitere Informationen über das Krankheitsgeschehen:
- Injektionsandruck und injizierbare Flüssigkeitsmenge bei geschlossener Bandscheibe geben einen Hinweis, wie groß das Hohlraumsystem im Bandscheibeninnenraum ist bzw. wie weit die Bandscheibe degeneriert ist.
- Während der Injektion in die betroffene Bandscheibe kommt es im Allgemeinen auch zur Reproduktion oder Intensivierung der typischen Schmerzausstrahlung. Mit der Bestätigung des Patienten, dass genau der Schmerz provoziert wird, der seine Beschwerdesymptomatik prägt (Memory Pain), können differenzialdiagnostische Abgrenzungen vorgenommen werden.

Myelographie

CT und MRT sind neben dem konventionellen Röntgenbild führende diagnostische Maßnahmen bei den meisten Wirbelsäulenerkrankungen. Untersuchungen mit Kontrastmitteln in Form der **konventionellen Myelographie** sind nach Reichelt (1993) in den Hintergrund gerückt. Diese wird meist nur noch ergänzend eingesetzt.

Unter Myelographie wird die Kontrastdarstellung des spinalen Subarachnoidalraumes verstanden. Mit Röntgenbildern im a.-p. und seitlichen Strahlengang sowie durch die beiden Schrägaufnahmen lässt sich eine ausreichend verlässliche Aussage darüber machen, ob ein raumverdrängender Prozess am lumbalen Wirbelkanal vorliegt oder nicht. Den diagnostisch wichtigen Teil der lumbalen Myelographie stellt die Auffüllung der Nervenwurzeltaschen mit Kontrastmittel dar (Abb. 2.7), welches auch als **Radikulographie** bezeichnet werden kann. Aus der Darstellung der Wurzeltaschen ergeben sich indirekt wichtige Hinweise für die Lage, den Verlauf sowie Irritationen der Spinalnerven. Von einer Eindellung und Verdrängung der Wurzeltasche bis zur kompletten Kompression ohne Kontrastmittelauffüllung der Wurzeltasche oder des Duralsackes sind alle Übergänge möglich. Bei der Darstellung der Wurzeltasche sind die Höhe der Abzweigung vom Duralsack, die Länge und der periphere Abschluss von großer Bedeutung.

Indikationen für eine Myelographie sind unklare Befunde im CT und MRT oder wenn die Durchführung eines CT oder MRT nicht möglich ist.

Einen Vorteil der konventionellen Myelographie gegenüber der Computertomographie oder der MRT sieht Krämer (2001) in der Möglichkeit, durch die Liquorpunktion gleichzeitig eine liquordiagnostische Untersuchung durchführen zu können. Außerdem können bei der Myelographie lokal wirkende Substanzen, wie zum Beispiel Kortison, in die dargestellte Wurzeltasche injiziert werden. Weitere Vorteile sind die hohe Auflösung, die lückenlose Darstellung der benachbarten Segmente, die Darstellung des raumfordernden Charakters durch Kontrastmittelverdrängung und die Durchführbarkeit von Funktionsaufnahmen sowie schrägen, halbseitlichen und seitlichen Darstellungen des Lumbalkanals. Auch sind Aufnahmen unter axialer Belastung (z.B. im Sitzen oder Stehen) möglich.

Die Nachteile der Myelographie sind zum einen das invasive Verfahren mit möglichen Nebenwirkungen und zum anderen beschränkt sich die Aussagekraft auf den kontrastierten Liquorraum. Bei totalem Liquorstopp kann somit eine Darstellung der kaudal gelegenen Wirbelsäulenabschnitte nicht gelingen. Auch ist keine Artdiagnose des verdrängenden Gewebes möglich.

Szintigraphie

Die Szintigraphie stellt die lokale Verteilung eines applizierten Radiopharmazeutikums im Körper bildlich dar. Das am häufigsten verwendete Nuklid ist ^{99m}Tc. Unter einer **statischen Szintigraphie** wird die Abbildung einer abgeschlossenen oder vorübergehend konstanten Radionuklidverteilung verstanden. Eingesetzt werden Gammakameras, die entweder in planarer oder tomographischer **Single-Photon-Emissions-CT-(SPECT-)Technik** messen und aufnehmen. Neben dem positiven Kontrast (Befund speichert vermehrt) wird auch der negative Kontrast (Befund speichert vermindert) in der Diagnostik von Skelettmetastasen, Knochennekrosen, Osteosklerosen oder Entzündungen an der Wirbelsäule gesucht und bewertet. Die regionale Anflutung jedes Radiopharmazeutikums kann unmittelbar nach der i.v. Injektion durch die **Mehrphasenszintigraphie** sequentiell abgebildet werden. Die

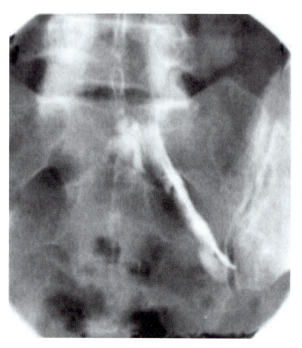

Abb. 2.7 Radikulographie mit Darstellung der Wurzel S1 links.

Mehrphasenszintigraphie gilt als sensitiveres Verfahren. Bei der Dreiphasenszintigraphie erfolgen Aufnahmen während der Anflutung 0,5–2 Minuten p.i., der stationären Phase 2–5 Minuten p.i. sowie der Abflutung des Radiopharmazeutikums. In der dritten Phase der Szintigraphie werden 60–240 Minuten p.i. sog. spätstatische Szintigramme (Skelettszintigramme) erstellt.

Spondylitiden. Eine hohe Floridität bei Spondylitiden geht mit massiver Anreicherung in den frühen Phasen der Mehrphasenskelettszintigraphie einher. Eine abschätzende Klassifizierung regionaler Spondylitiden in chronische, subakute oder akute Prozesse ist daher möglich. Bei unklaren Befunden werden zum Nachweis von Entzündungen markierte Granulo-/Leukozyten in der Mehrphasentechnik eingesetzt (Leukozytenszintigraphie).

Wirbelfrakturen speichern ab 4–7 Stunden nach Verletzung vermehrt. Eine Fraktur an der Wirbelsäule kann ausgeschlossen werden, wenn später als 1 Woche nach dem Ereignis keine spätstatische Mehranreicherung nachweisbar wird. Die Abnahme der Speicherung über die Zeit gilt als Konsolidierung. Die Befunde nehmen bei ungestörter Konsolidierung nach 4–6 Wochen ab. Bei 25% der Fälle wird in der 3. Phase der Mehrphasenszintigraphie länger als ein Jahr gespeichert, ohne dass eine Pseudarthrose nachweisbar wäre. Pseudarthrosen sind durch eine Zunahme der Skelettspeicherung gekennzeichnet, verbunden mit der Persistenz positiver Befunde in der Anflutphase.

Osteosynthesematerial zeigt bei regelrechtem Sitz nach ossärer Integration keine Mehrspeicherung.

Primären Knochentumoren. Zur Beurteilung können die Befunde der Mehrphasenszintigraphie hinzugezogen werden. Die Einteilung des Verhaltens der betroffenen ossären Region während der Mehrphasenszintigraphie kann hinweisend auf Artdiagnose und Dignität sein. Sie gestattet auch die Erkennung eines Therapieeinflusses.

Wirbelsäulenmetastasen imponieren szintigraphisch als mehr-, gleich- oder minderspeichernd. Osteolysen, welche vermehrt speichern, enthalten meist reichlich Knochengrundsubstanz, die rasch reossifizieren kann. Yokoyama u. Mitarb. (1992) beschreiben eine ähnliche Sensitivität des SPECT im Vergleich zur MRT. Die szintigraphische Unterscheidung einer spontanen Wirbelkörperfraktur bei Osteoporose gegenüber einer pathologischen Fraktur bei Metastasierung ist jedoch schwierig. Trennkriterien liegen im Verlauf, weil bei Frakturen im Gegensatz zu Metastasen die Speicherung abnimmt.

Degenerative Veränderungen im Bereich der Wirbelsäule weisen eine subchondrale bzw. osteophytäre Mehrspeicherung auf. Dadurch entsteht ein typisches Verteilungsmuster, das Hinweise für eine Artdiagnose gibt. Spondylose oder Spondylolisthese als Ursache chronischer Rückenschmerzen sind in der Regel mit fokalen Anreicherungen in der Pars interarticularis vergesellschaftet.

Als Nachteil kann die geringe Spezifität szintigraphischer Verfahren gesehen werden. Bei einem Herdnachweis ist die endgültige Differenzierung weder zwischen entzündlichen, neoplastischen oder traumatischen Geschehen noch zwischen spezifischer oder unspezifischer Spondylitis möglich.

Positronen-Emissions-Tomographie (PET). Erst seit kurzer Zeit hat die Positronen-Emissions-Tomographie Verwendung in der Beurteilung von Erkrankungen des Skeletts gefunden. Dabei wird die Aktivitätsverteilung inkorporierter Positronenstrahlung von emittierenden Radiopharmaka (zum Beispiel instabile Fluorisotope) computertomographisch aufgezeichnet. Nach Schmitz u. Mitarb. (2002) bietet die PET im Vergleich zu anderen nuklearmedizinischen Verfahren eine hohe Sensitivität bei schneller Bildgebung und hoher räumlicher Auflösung.

Die Positronen-Emissions-Tomographie kann hilfreich bei der Diagnostik von Infektionen, Tumoren oder Frakturen der Wirbelsäule sein. Hierbei wird eine unterschiedliche Anreicherung festgestellt, wodurch eine Differenzierung zwischen pathologischen und herkömmlichen Frakturen möglich ist. Eine Differenzierung zwischen Frakturen und osteoporotisch bedingten Wirbeleinbrüchen ist jedoch nicht möglich.

Computertomographie

Es handelt sich hierbei um Röntgenschichtaufnahmen in der Transversalebene mit computergesteuerter Auswertung. Eine um den Körper kreisförmig rotierende Röntgenröhre nimmt schichtweise Bilder auf, die computergestützt zusammengesetzt werden.

Die Computertomographie wird in der Diagnostik des zervikalen und lumbalen Bandscheibenvorfalls, von spinalen Tumoren, des engen Spinalkanals unterschiedlicher Ätiologie, spinaler Traumata sowie entzündlicher Prozesse der Wirbelsäule eingesetzt. Im Gegensatz zur MRT können dabei hauptsächlich die knöchernen Strukturen beurteilt werden.

Vorteil dieser nichtinvasiven Methode ist nach Krämer (2001) die direkte Beurteilung von Form und Weite des Spinalkanales. Bei einem totalen Liquorstopp, der z.B. bei der konventionellen Myelographie zu einer Unmöglichkeit der Darstellung der kaudalwärts gelegenen Segmente führen würde, kann im CT auch die darunter liegende Etagendiagnostik noch durchgeführt werden.

Mit der quantitativen Computertomographie (QCT) kann die wahre volumetrische Knochendichte des trabekulären und kortikalen Knochens separat und an jeder skelettalen Lokalisation bestimmt werden. Am axialen Skelett hat die QCT aufgrund der hohen Empfindlichkeit des trabekulären Knochens im vertebralen Zentrum gegenüber osteoporotischen Veränderungen große klinische

Akzeptanz gefunden. Präzision und Genauigkeit der QCT am axialen Skelett sind nach Prevrhal und Genant (1999) geringfügig niedriger als die entsprechenden Werte anderer densitometrischer Verfahren.

Durch die dreidimensionalen Rekonstruktionen im CT, d.h. die räumliche Darstellung von anatomischen Strukturen, werden zum Beispiel komplizierte Läsionen an der Wirbelsäule oder dem Becken anschaulicher dargestellt. Dadurch können operative Eingriffe genauer geplant werden.

Damit die CT-Schichten parallel zu den Wirbelkörpern und Bandscheiben liegen, muss die LWS möglichst entlordosiert eingestellt werden. Dies wird durch Unterlagerung des Knies erreicht. Durch die dadurch entstandene Hüftbeugung entwickelt sich eine Beckennormalstellung. Eine physiologische LWS-Lordose wird dadurch ermöglicht.

Da im Segment L5/S1 dieser Ausgleich der Lordose nicht ausreicht, kann zusätzlich die Röntgenschichtebene um 20° gekippt werden (Gantry-Kippung). Die begrenzte Gantry-Kippung führt manchmal zur ungenauen parallelen Einstellung der Segmente, welches einen Nachteil der Computertomographie gegenüber der konventionellen Myelographie darstellt.

Eine exakte klinische Höhenlokalisation des zu untersuchenden Wirbelsäulensegmentes ist zur Vermeidung von unnötigem Strahlenaufwand beim CT in jedem Fall erforderlich.

Ein weiterer Nachteil der Computertomographie ist die fehlende Möglichkeit, während der Untersuchung axiale Belastungen sowie Funktionsaufnahmen durchzuführen.

In schwierigen Fällen ist deshalb die parallele Anwendung von CT und konventioneller Myelographie zur Entdeckung diskreter Befunde zu empfehlen.

Magnetresonanztomographie

Wie bei Luterbey u. Layer (1997) berichtet, zeichnet sich die Magnetresonanztomographie gegenüber den Röntgenverfahren dadurch aus, dass die Kontrastgebung nicht von der Dichte des Stoffes, sondern von seinem Gehalt an Wasserstoffprotonen abhängt. Sie werden in erster Linie zur Bildgebung herangezogen, wodurch keine nachweisbare Belastung durch Röntgenstrahlen für den Patienten besteht. Ihre unterschiedlichen Relaxationszeiten spiegeln die Variabilität des biochemischen Milieus wieder.

Die **T_1-Relaxationszeit** beschreibt die Rückkehr des Kernspins nach dem Hochfrequenzimpuls in die Gleichgewichtsverteilung. Die **Spin-Spin-Relaxationszeit T_2** ist die Zeitkonstante des Abfalls der Quermagnetisierung. Je nach überwiegen einer Relaxationszeit wird von T_1- oder T_2-gewichteten Bildern gesprochen. Erhöhter extrazellulärer Wassergehalt führt auf T_1-gewichteten Bildern zur Hypointensität (geringes Signal: schwarz), auf T_2-gewichteten Bildern zur Hyperintensität (hohes Signal: hell). Alle wasserarmen Gewebe stellen sich dunkel bis schwarz auf T_1- und T_2-gewichteten Bildern dar. Die Gabe des Kontrastmittels Gadolinium-DTPA führt auf T_1-gewichteten Bildern zu einer ausgeprägten Signalverstärkung. Zum Beispiel ergibt eine regelrechte Kompakta keine Signale, wogegen sich der Markraum in der T_1-Wichtung signalreich darstellt.

Die Indikationen erstrecken sich im Bereich der Wirbelsäule auf degenerative Bandscheibenschäden, Bandscheibenvorfälle und die Beurteilung nervaler Beeinträchtigungen, degenerative Spongiosaveränderungen der Wirbelkörper, Differenzierungen bei Rezidivvorfällen und Narbengewebe, traumatische Wirbelsäulenveränderungen, insbesondere Halswirbelsäulenschleudertraumata, Entzündungen und Tumoren.

Der Einsatz der MRT an der Wirbelsäule wird durch folgende Punkte limitiert:
- Es handelt sich um ein Schnittbildverfahren, dessen Anwendung bei der Abbildung gekrümmter Strukturen in der Routinediagnostik oft nur eingeschränkt zu beurteilen ist.
- Durch das relativ kleine Abbildungsfeld ist eine gezielte Lokalisation für einen zeitlich vertretbaren Untersuchungsaufwand notwendig.
- Kalk und Bänder ohne pathologische Veränderung geben kein Signal und dienen lediglich zur Abgrenzung der um sie herum befindlichen Gewebsstrukturen.
- Des Weiteren entstehen durch metallenes Osteosynthesematerial Artefakte, wodurch in diesen Bereichen keine MRT durchgeführt werden kann.
- Ein weiterer Nachteil der MRT ist die fehlende Möglichkeit, axiale Belastungen während der Untersuchung sowie Funktionsaufnahmen durchzuführen.

Nach Christoph u. Mitarb. (2001) bieten offene MRT-Geräte bei der Versorgung von Wirbelfrakturen durch Anwendung der nahezu Real-Time-Bildgebung eine neue Möglichkeit, intraoperativ die Strukturen der Wirbelsäule und des Spinalkanals darzustellen. Neben einer sicheren Platzierung von Pedikelschrauben liegt der entscheidende Vorteil gegenüber der herkömmlichen Bildgebung in der unmittelbaren Kontrolle der Reposition der Hinterkantenfragmente und der Wiederherstellung der erforderlichen Spinalkanalweite.

2.2.2 Messungen an der Wirbelsäule

Messungen an der Wirbelsäule sind Voraussetzung für die Beurteilung von Variationen, Fehlbildungen und Erkrankungen der Wirbelsäule.

Statische und dynamische Messungen des kraniovertebralen Überganges und der HWS

Kraniometrie

Zur Erkennung von Variationen, Fehlbildungen (s. Kap. 2.2.3) oder Erkrankungen im Bereich des kraniovertebralen Überganges sind zahlreiche Messmethoden etabliert. Besonders wichtig sind genaue Messungen bei Platybasien, kondylären Hypoplasien, basilären Impressionen und rheumatisch oder traumatisch bedingten Wirbeldislokationen.

Entwicklungs- und projektionsbedingte Variationen der Messpunkte und Bezugslinien wie Asymmetrie der Warzenfortsätze, variable Lage des harten Gaumens, verschiedene Ausbildungen der hinteren Schädelgrube, Unterschiede der Denslänge und Positionierung zum Atlas oder die Höhe der Massa lateralis sowie der Okzipitalkondylen haben starke Schwankungsbreiten des Normalkollektivs zur Folge. Deswegen sollten mehrere Messmethoden gleichzeitig zur Kontrolle angewendet werden.

In einer Studie von Riew u. Mitarb. (2001) konnte mit den nachfolgend genannten Messungen im konventionellen Röntgenbild bei 6% von 131 Patienten mit rheumatoider Arthritis eine basiläre Impression nicht erkannt werden. Es ist daher zu empfehlen, bei unsicherem Befund im konventionellen Röntgenbild weitere bildgebende Verfahren wie CT und MRT durchzuführen.

Die für die praktische Diagnostik am a.-p. Röntgenbild geeigneten Bezugslinien und Winkelbestimmungen sind in Tabelle 2.3 sowie Abbildung 2.8, die kraniometrischen Bezugslinien und Winkelbestimmungen am seitlichen Röntgenbild sind in Tabelle 2.4 und Abbildung 2.9 dargestellt.

Statische und dynamische Messungen der Kopfgelenke

Zur Festlegung **pathologischer Bewegungsanomalien** der oberen und unteren Kopfgelenke können folgende Hilfslinien an den Röntgenbildern herangezogen werden:

Tab. 2.3 Bezugslinien und Winkelbestimmungen für die praktische Diagnostik am a.-p. Röntgenbild (s. Abb. 2.8)

Nomenklatur	Definition	Normale Messwerte
Bimastoidlinie	Verbindung der Spitzen der Processus mastoidei	Densspitze bis maximal 10 mm oberhalb
Biventerlinie	Verbindung der Incisurae mastoideae	wird von der Densspitze nicht überschritten
Kiefergelenk-Atlasbogen-Abstand	Abstand zwischen der Horizontalen durch die Kiefergelenke und dem oberen Rand des vorderen Atlasbogens	zwischen 22 und 39 mm, im Mittel 30 mm
Atlantookzipitaler Gelenkachsenwinkel	Schenkel verlaufen durch die Mitte der Atlantookzipitalgelenke etwa parallel zur Kondylengelenkfläche	im Mittel 124–127°

Tab. 2.4 Kraniometrische Bezugslinien und Winkelbestimmungen am seitlichen Röntgenbild (s. Abb. 2.9)

Nomenklatur	Definition	Normale Messwerte
Chamberlain-Linie	Verbindungslinie vom hinteren Pol des harten Gaumens zum Hinterrand des Foramen magnum	im Mittel liegt die Densspitze 1 mm ± 3,6 mm unterhalb dieser Linie
McGregor-Linie	Verbindungslinie von der oberen Hinterkante des harten Gaumens zum tiefsten Punkt der Hinterhauptschuppe	Densspitze nicht mehr als 5 mm oberhalb dieser Linie
McRae-Linie	Verbindung vom Vorderrand (Basion) zum Hinterrand des Foramen magnum (Opisthion)	Densspitze überragt diese Linie nicht
Höhenindex nach Klaus	Abstand der Densspitze von der Linea tuberculocruciata	durchschnittlich 40–41 mm, zwischen 36–30 mm fraglich pathologisch, unter 30 mm Hinweis auf basiläre Impression
Kiefergelenk-Atlasbogen-Abstand	Abstand zwischen der Horizontalen durch das Kiefergelenk und dem oberen Rand des vorderen Atlasbogens	im Mittel 30 mm, variiert zwischen 22 und 39 mm
Boogard-Linie	Verbindungslinie zwischen Nasion und Opisthion	Basion unterhalb dieser Linie
Boogard-Winkel	Ebene der Foramen-magnum-Klivusebene (Dorsum sellae bis Basion)	im Mittel 122°, variiert zwischen 119–135°
Welcker-Winkel oder Basiswinkel	wird gebildet zwischen Nasion und Tuberculum sellae und dem Basion	im Mittel 132° ± 6,2°

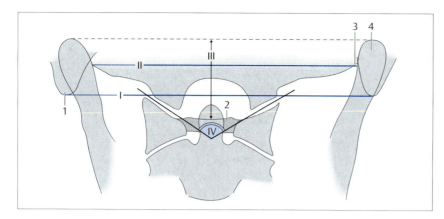

Abb. 2.8 Messlinien im Vorderbild (aus Endler u. Mitarb., 1984).
I Bimastoidlinie
II Biventerlinie
III Kiefergelenk-Atlasbogen-Abstand
IV atlantookzipitaler Gelenkachsenwinkel
1 Spitzen des Processus mastoideus
2 vorderer Rand des Atlas
3 Incisura mastoidea
4 Condylus mandibularis

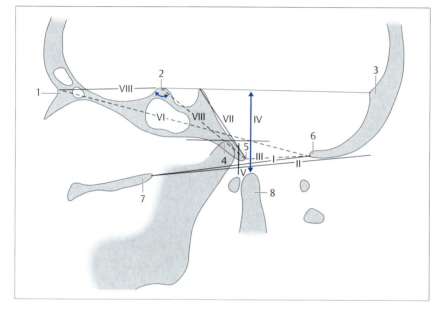

Abb. 2.9 Messlinien und Winkelbestimmungen im Seitenbild (aus Endler u. Mitarb., 1984).
I Chamberlain-Linie
II McGregor-Linie
III McRae-Linie
IV Höhenindex nach Klaus
V Kiefergelenk-Atlasbogen-Abstand
VI Boogard-Linie
VII Boogard-Winkel
VIII Welcker-Winkel
1 Processus nasalis
2 Tuberculum sellae
3 Eminentia cruciformis des Os occipitale
4 Kiefergelenkköpfchen
5 Klivusbasis
6 vorderer Rand des Os occipitale
7 Palatum durum
8 Densspitze

- Foramen-magnum-Linie: Diese verläuft vom tiefsten Punkt der Squama occipitalis zum Vorderrand des Condylus occipitalis.
- Atlasebene: Verbindungslinie durch die Mitte des vorderen Bogens und des Tuberculum posterius.
- Axisebene: Verbindung zwischen dem Unterrand des Querfortsatzes und dem Unterrand der hinteren Bogenabschlusslinie.

Die Bewegungsausmaße der einzelnen Kopfgelenke zueinander unterliegen großen Schwankungen. Sie schwanken im oberen Kopfgelenk bei Inklination (Abb. 2.**10a**) und Reklination (Abb. 2.**10b**) zwischen 7 und 23° und im unteren zwischen 5 und 30°. Die Gesamtwerte betragen 17–54°. Das Ausmaß der Seitenneigung in den Kopfgelenken beträgt zwischen 1 und 14°.

Statische Messungen der HWS

Der Krümmungsgrad der HWS in Ruhehaltung kann nach der Methode von Borden u. Mitarb. (1960) gemessen werden (Abb. 2.**10c**). Dabei wird eine Verbindungslinie zwischen dorsalem Punkt des Dens axis und der dorsalen, unteren Ecke des HWK7 gezogen. In Höhe der stärksten Krümmung ergibt die Waagerechte B die Tiefe der Lordose in Millimetern.

Dynamische Messung der HWS

Die Methode von Baldini u. Guareschi (1958) ist ein unkompliziertes Messverfahren zur Bestimmung der HWS-Gesamtbeweglichkeit. Dabei werden die Winkel zwischen Flexion und Extension über eine Gerade gemessen, die jeweils die vordere Ecke des HWK7 mit der ventralen Fläche des vorderen Atlasbogens verbindet.

Atlantodentale Distanz

Die Messung der atlantodentalen Distanz ist bei Erkrankungen des rheumatischen Formenkreises sowie nach traumatischen Schädigungen von praktischer Bedeutung. Auch beim Mongolismus wurden atlantodentale Dislokationen gemessen.

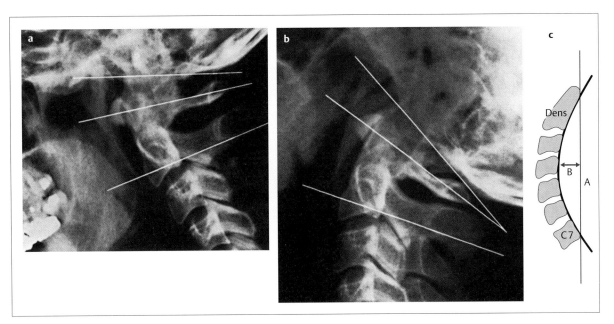

Abb. 2.10 a–c Funktionsaufnahmen.
a Funktionsaufnahme der oberen HWS in maximaler Anteflexion, Einzeichnung der Foramen-magnum-Ebene, der Atlas- sowie Axisebene (aus Endler u. Mitarb.: Orthopädische Röntgendiagnostik, Thieme, Stuttgart 1984).
b Funktionsaufnahme der oberen HWS in maximaler Retroflexion, Einzeichnung der Foramen-magnum-Ebene, der Atlas- sowie Axisebene (aus Endler u. Mitarb.: Orthopädische Röntgendiagnostik, Thieme, Stuttgart 1984).
c Lordosemessung der HWS nach Borden-Rechtmann und Gershon-Cohen: Gemessen wird der größte Abstand (B) einer Tangente zwischen der hinteren oberen Denskante und der hinteren Unterkante von C7 (nach Witt).

Bei der Bestimmung der atlantodentalen Distanz werden folgende Strecken gemessen:
- obere atlantodentale Distanz in Höhe der mittleren Atlasebene,
- untere atlantodentale Distanz zwischen Vorderrand des Dens und dem unteren Rand der Gelenkfläche des Atlasbogens.

Normalerweise beträgt die obere oder untere atlantodentale Distanz 1–2 mm. Auch bei Flexions- und Extensionsaufnahmen gibt es nur geringe Schwankungen. Bei Kindern ist nach Brocher u. Willert (1980) diese Distanz etwas variantenreicher und kann bis auf 5 mm ansteigen. Werte oberhalb von 5 mm müssen als pathologisch angesehen werden.

Bei rheumatischen Erkrankungen oder traumatischen Bandschäden wurden ventrale Luxationen des Atlas mit Erweiterung der atlantodentalen Distanz bis auf 18 mm festgestellt. Mobile und permanente Dislokationen lassen sich am besten durch Funktionsaufnahmen erfassen. Bei Arthrosen mit Knorpelschwund ist die atlantodentale Distanz verringert.

Messung des Retropharyngeal- und Retrotrachealraumes
Messungen der Breite des Retropharyngeal- und Retrotrachealraumes sind bei entzündlichen Halsprozessen, bei Subokzipitaltuberkulose und posttraumatischem retro-

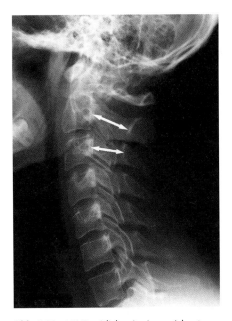

Abb. 2.11 HWS seitlich mit eingezeichneten Durchmessern des Spinalkanals.

pharyngealen Hämatom mit Ödembildung sowie bei Tumoren sinnvoll.

Bei der Retropharyngealdistanz wird die Breite des prävertebralen Weichteilschattens auf dem seitlichen Röntgenbild in Höhe des unteren Axisrandes gemessen. Zur Bestimmung der Retrotrachealdistanz wird die Höhe des 6. Halswirbels gewählt. Nach Dai u. Jia (1994) sind die oberen Normwerte für die Retropharyngealdistanz 10 mm und für die Retrotrachealdistanz 20 mm.

Messungen des Spinalkanales

Als Durchmesser wird die schmalste Stelle zwischen hinterem Wirbelkörperrand und der Bogenabschlusslinie im seitlichen Röntgenbild gewählt (Abb. 2.11). Im Atlasbereich ist er identisch mit der retrodentalen Distanz. Atlasstenosen oder sekundäre Einengungen bei Ventraldislokation des Atlas können dadurch erkannt werden.

Im Bereich der übrigen HWS sind Einengungen des Rückenmarkkanales durch posttraumatische Schäden, Tumoren und auch Dislokationen bei degenerativen Schäden erfassbar. Dabei können angrenzende Wirbel als Vergleich herangezogen werden.

Statische und dynamische Messungen der BWS und LWS

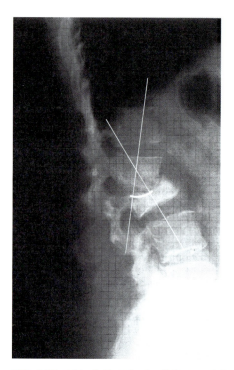

Abb. 2.12 Gibbusbildung bei lumbaler Spondylitis.

Gibbusmessungen

Messungen von **Achsendeviationen** in der **Sagittalebene** an Brust- und Lendenwirbelsäule können durch einfaches Einzeichnen der Mittelachse der Wirbel kranial und kaudal der Deformität durchgeführt werden (Abb. 2.12). Gibbusbildungen aufgrund angeborener Deformitäten, entzündlicher oder traumatischer Destruktionen können durch diese Methode dokumentiert werden.

Messungen der Segmentmobilität

Mit der **Methode nach Güntz** können abnorme Segmentlockerungen oder eine verminderte Mobilität der Segmente bei degenerativen Bandscheibenerkrankungen erkannt werden (Abb. 2.13 a-c). Dabei werden Bezugslinien längs der angrenzenden kranialen und kaudalen Wirbelkörperkanten eingezeichnet, welche den Bandscheibenraum begrenzen. Aus den Änderungen der Winkelstellungen dieser Bezugslinien zueinander bei durchgeführten Funktionsaufnahmen in maximaler Inklination und Reklination lässt sich das Ausmaß der Eigenbeweglichkeit einzelner Wirbelkörper zueinander genau festlegen.

Kyphosemessungen der BWS

Häufigste statische Formabweichung der Wirbelsäule in der Sagittalebene stellt die fixierte Brustkyphose beim Zustand nach Morbus Scheuermann (Abb. 2.14) dar. Kyphosen an der BWS können durch die Messung nach Cobb (1948) bestimmt werden (s. Abb. 2.29). Dabei werden Tangenten an die am stärksten gegen die Horizontale geneigte Deckplatte (in der Regel Th1 – Th3) und Grundplatte (in der Regel Th10 – L2) gelegt, die den Kyphosewinkel ergeben (gemessen über den Komplementärwinkel).

Winkelmessungen des lumbosakralen Überganges

Junghanns (1977) ermittelt den Lumbosakralwinkel durch Messung des Winkels zwischen der Mittelachse des 5. Lendenwirbelkörpers und des 1. Kreuzbeinwirbelkörpers (Abb. 2.15). Der Durchschnittswert des Lumbosakralwinkels beträgt 143°.

2.2.3 Angeborene Variationen und Fehlbildungen der Wirbelsäule

Von wenigen Ausnahmen abgesehen, ist die Zahl der Wirbel aller Säugetiere nach folgender Formel festgelegt: 7 Halswirbel (1 – 7), 12 Brustwirbel (8 – 19), 5 Lendenwirbel (20 – 24), 5 Kreuzwirbel (25 – 29) und 4 Steißwirbel (30 – 33). Die Zahl der Kreuz- und Steißwirbel ist größeren Schwankungen unterworfen. Dagegen sind die Zahlenformeln für Hals-, Brust- und Lendenwirbel weitgehend konstant.

2.2 Bildgebende Diagnostik

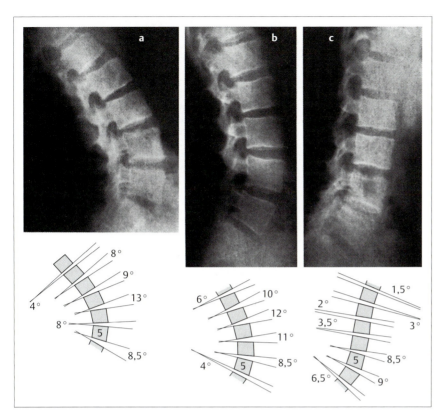

Abb. 2.13 a–c Beispiel zu Segmentlockerungen und Bandscheibenschäden nach Güntz. Der Zwischenwirbelraum L4/5 bleibt bei allen Bewegungen fixiert: Retroflexion (**a**), Normalstellung (**b**) und Anteflexion (**c**) (aus Endler u. Mitarb.: Orthopädische Röntgendiagnostik, Thieme, Stuttgart 1984).

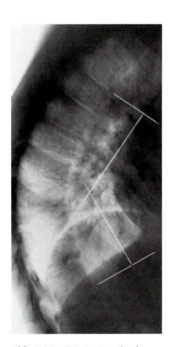

Abb. 2.14 Fixierte Brustkyphose beim Zustand nach Morbus Scheuermann, Kyphosewinkel von den Verlängerungslinien der Deckplatte des BWK3 und der Grundplatte des BWK10.

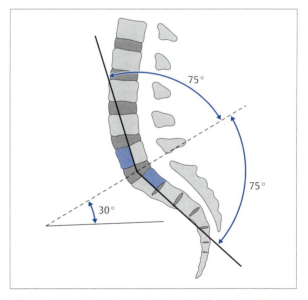

Abb. 2.15 Ermittlung des Lumbosakralwinkels nach Junghanns durch Messung des Winkels zwischen der Mittelachse des 5. Lendenwirbelkörpers und des 1. Kreuzbeinwirbelkörpers.

Variationen bei Wirbeln

Variationen treten besonders im Bereich der ersten beiden Halswirbel sowie in den Übergangsbereichen von zervikal nach thorakal, thorakal nach lumbal oder lumbal nach sakral auf. Solche Variationen werden deshalb als **Übergangswirbel** bezeichnet. Übergangswirbel sind Wirbel an den Abschnittsgrenzen, welche Form und Charakter der angrenzenden Wirbelregion haben. Typische Beispiele sind rippentragende Halswirbel, die Sakralisation des 5. Lendenwirbels oder die Lumbalisation des 1. Sakralwirbels. Übergangswirbel stellen keine Fehlbildung dar. Sie kommen bei der Segmentation des Achsenorgans in der Fetalperiode durch Kranial- oder Kaudalverschiebung zustande. Übergangswirbel sind in der Regel symptomfrei. **Klinische Bedeutung** können sie in Kombination mit degenerativen Prozessen der benachbarten Bandscheibe, durch Einengung (Skalenussyndrom), in der kraniovertebralen Übergangsregion und bei der regionalen Segmentzuordnung erlangen.

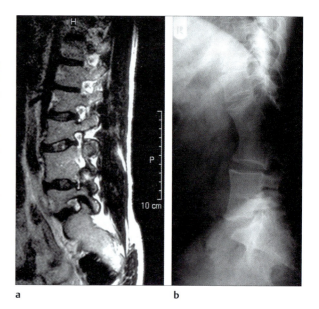

Abb. 2.16 a u. b MRT-Bild der LWS.
a Blockwirbel LWK3 und LWK4.
b Multiple Blockwirbel lumbal.

Wirbelfehlbildungen

Wirbelfehlbildungen stellen individuelle primäre Differenzierungs- und Entwicklungsstörungen der embryonalen Wirbelanlage dar. Sie können den Wirbelkörper oder den Wirbelbogen betreffen und treten als Blockwirbel, Keilwirbel, Halbwirbel und Bogenspalten auf. Die **Ursachen** der Wirbelfehlbildungen sind nicht einheitlich. Neben erblicher Faktoren und Genmutationen spielen offenbar auch exogene Faktoren eine Rolle. Die **klinische Bedeutung** von Variationen und Fehlbildungen der Wirbelsäule ist vielschichtig. Zum einen sind sie die Ursache für statische Fehler des Achsenorgans wie Kyphose, Skoliose, Schiefhals, Beckenschiefstand oder disproportionierter Kleinwuchs. Zum anderen können sie in Kombination mit degenerativen Prozessen der benachbarten Bandscheibe, in Verbindung mit dem Skalenussyndrom und in der kraniovertebralen Übergangsregion Bedeutung erlangen.

Die **Grenzen** zwischen **Variationen** und **Fehlbildungen** sind nicht immer scharf zu ziehen. Dies gilt besonders für die kraniozervikale Region. So kann die Atlasassimilation sowohl als Übergangswirbel als auch als Segmentationsstörung angesehen werden.

Synostosen und Blockwirbel

Wirbelfehlbildungen können 2 oder mehr benachbarte Wirbel betreffen. Sie kommen als totale **Blockwirbel** (Abb. 2.16 a u. b) oder partielle **Synostosen** vor (Abb. 2.17 a–c). Auch die zugehörigen Bögen, Gelenk- und Dornfortsätze können miteinander verschmolzen sein. Dies scheint überwiegend in der Zervikalregion vorzukommen. Kongenitale Blockwirbel werden durch eine frühembryonale Störung des Segmentationsprozesses des Achsenorgans hervorgerufen. Die miteinander verschmol-

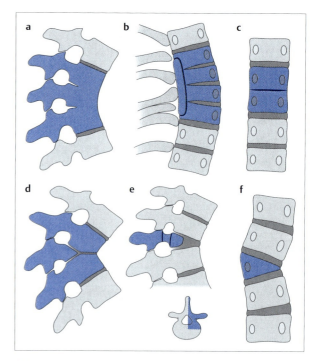

Abb. 2.17 a–f Wirbelkörperfehlbildungen. Blockwirbel (**a–c**): ventrale Segmentationsstörung (**a**), laterale Störung (**b**), beidseitige Blockwirbel (**c**). Halbwirbel und Keilwirbel (**d–f**): vordere Wirbelkörperfehlbildung (dorsaler Keilwirbel) (**d**), anterolaterale Störung (Viertelwirbel) (**e**) seitlicher Keilwirbel (**f**).

zenen Wirbelkörper haben annähernd normale Höhe, sind aber häufig im sagittalen Durchmesser verkürzt. Die ventralen Wirbelkörperflächen sind konkav geformt. Häufig ist zwischen den Blockwirbeln eine rudimentäre Bandscheibenanlage als schmaler, von einem dünnen Sklerosesaum umgrenzter Spalt erkennbar. Dadurch unterscheiden sich die kongenitalen von erworbenen Blockwirbeln, welche zum Beispiel durch eine Spondylitis entstehen.

Kongenitale Blockwirbel haben keinen wesentlichen Einfluss auf die Haltung des betroffenen Wirbelsäulenabschnitts. Neurologische Ausfälle bestehen nicht. Allerdings können frühzeitig Degenerationen der Wirbelsäule aufgrund vermehrter Belastungen der angrenzenden Segmente zu Beschwerden führen.

Mitunter sind Synostosen mit weiteren Veränderungen vergesellschaftet. So können beispielsweise beim **Klippel-Feil-Syndrom** zusätzlich Pterygium, Tortikollis, Atlasassimilationen, Spina bifida und Schulterblatthochstand auftreten.

Wirbelkörperdefekte
Wirbelkörperdefekte treten innerhalb bestimmter Grundformen in großer Mannigfaltigkeit auf. Der totale Wirbelkörperdefekt ist extrem selten. Partielle Wirbelkörperdefekte sind dagegen recht häufig. Sie treten als **dorsale, ventrale** oder **seitliche Halbwirbel** bzw. **Keilwirbel** auf (Abb. 2.17 d – f). Auch einzelne Quadranten des Wirbelkörpers können fehlen, so dass Viertel- oder Dreiviertelwirbel entstehen.

Dorsale Keilwirbel zeigen bei ausgewachsenem Skelett immer Keilform mit nach ventral liegender Spitze. Sie verursachen einen Gibbus, welcher meist symptomfrei ist und keiner Behandlung bedarf. Dorsale Halbwirbel treten immer isoliert auf, vorzugsweise an der Lendenwirbelsäule (Abb. 2.**18**). Eine wachstumsbedingte Kompensation der fehlerhaften Statik geschieht durch Zunahme der Vorderhöhe der benachbarten Wirbelkörper. Diese können sich durch Ausbildung massiver Osteophyten vor dem dorsalen Halbwirbel abstützen.

Ventrale Keilwirbel mit Defekten des hinteren Wirbelkörperabschnitts kommen seltener vor. Auch kombinierte ventrale und dorsale Defekte können vorkommen. **Seitliche Halbwirbel** gehören zu den häufigsten Wirbelfehlbildungen, die isoliert oder multiple vorkommen können. Im Brustwirbelsäulenbereich besitzen die seitlichen Halbwirbel immer eine Rippenanlage. Diese ist oft hypoplastisch und häufig mit den Nachbarrippen verbunden. Durch seitliche Halbwirbel kann eine Skoliose entstehen (Abb. 2.**19**), welche durch kompensatorisches Wirbelsäulenwachstum ausgeglichen werden kann. Die Progredienz der angeborenen Skoliosen ist meist nur geringfügig. Vor allem fehlt diesem Skoliosetyp die für idiopathische Skoliosen typische Torsion.

Seitliche Halbwirbel stellen eine prädiskotische Deformität dar, wodurch erst im fortgeschrittenen Alter Beschwerden auftreten können. In jungen Jahren sind neurologische Symptome nicht zu erwarten. **Schmetterlings-**

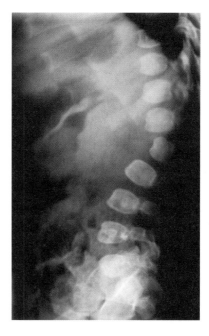

Abb. 2.18
Dorsaler Halbwirbel des LWK1 bei einem 6 Monate alten Kind.

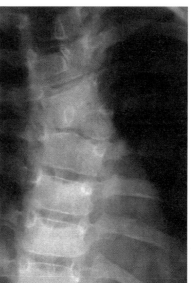

Abb. 2.19
Seitlicher Halbwirbel mit Skoliose.

wirbel bestehen aus 2 seitlichen Halbwirbeln. Ein solcher Wirbel kann symmetrisch oder asymmetrisch gebaut sein.

Frontale Wirbelkörperspalten
Frontale Wirbelkörperspalten sind sehr selten und zeigen häufig eine nach ventral zulaufende Keilform mit entsprechender kyphotischer Abknickung. Differenzialdiagnostisch muss dies gegenüber traumatischen Deformierungen sowie osteolytischen Prozessen abgegrenzt werden.

Dysrhaphien
Die Fehlbildungen dieser Gruppe beruhen auf einer Störung des Schließmechanismus einzelner oder mehrerer

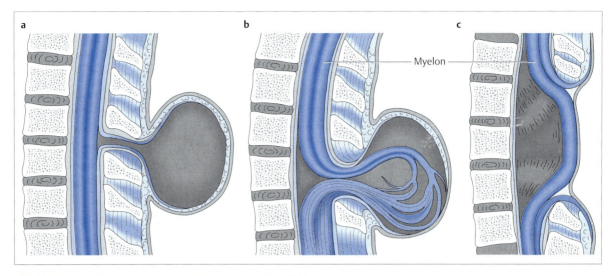

Abb. 2.20 a–c Unterformen der Spina bifida cystica (nach Grifka).
a Meningozele: Ausstülpung der Meningen.
b Meningomyelozele: Ausstülpung des Myelons oder der Kauda in die Meningozele.
c Syringomyelozele: Myelon oder Kauda sind unter die Haut vorgewölbt, die Haut ist geschlossen.

Wirbelbogenanlagen. Der Formenreichtum hinterer Bogenspalten ist groß und reicht von ausgedehnten Bogendefekten mit Fehlbildungen des Rückenmarks und der Cauda equina bis zur einfachen Dornfortsatzspalte.

Die schwerste Form ist die **Spina bifida aperta** (Synonym: Rhachischisis, Arhaphie). Bei dieser Fehlbildung besteht ein durchgehender, breiter offener und nicht überhäuteter rinnenförmiger Rückenmarkkanal. Auf dessen Grund liegt die Medullarplatte frei. Häufig besteht eine Anenzephalie. Die Mehrzahl dieser seltenen Fälle ist nicht lebensfähig.

Die **Spina bifida cystica** ist fast immer mit einer hernienartigen Vorwölbung von Rückenmarkhäuten, des Rückenmarks oder von Nervenwurzeln verbunden. Bei geringster Ausprägung liegt lediglich eine Ausstülpung der Rückenmarkhäute vor (**Meningozele**). Das Rückenmark ist dabei nicht beeinträchtigt. Die **Meningomyelozele** zeigt dagegen immer Veränderungen des Rückenmarks. Entsprechend finden sich periphere neurologische Defekte. Bei der **Syringomyelozele** sind Rückenmark und Nervenwurzeln in die Zele verlagert (Abb. 2.20 a–c). Radiologische Charakteristika sind in der Sagittalaufnahme eine spindelförmige Aufweitung des Rückenmarkkanals mit breitem Abstand der Bogenwurzeln, das Fehlen der Dornfortsätze und Defekte der hinteren Bogenanteile. Im seitlichen Röntgenbild kann das Fehlen der Dornfortsätze und Defekte der hinteren Bogenanteile ebenfalls erkannt werden.

Unter einer **Spina bifida occulta** (Abb. 2.21 a u. b) wird eine hintere Bogenspalte verstanden, welche ohne Zelenbildung und ohne größere neurologische Ausfälle einhergeht. Muskulatur, Faszie und Haut sind fest über ihr geschlossen. Sie findet sich am häufigsten in der Lumbosakralregion. Manchmal besteht als äußeres Kennzeichen über der Bogenspalte eine lokale Hypertrichose.

Als Abortivformen der Spina bifida occulta können **isolierte Dornfortsatzspalten** angesehen werden, welche klinisch ohne Bedeutung sind. Die Dornfortsatzspalte (Abb. 2.22) kann korrekt in der Medianlinie liegen und ist dann auf der sagittalen Röntgenaufnahme gut erkennbar. Sie können aber auch schräg verlaufen und werden dadurch in den konventionellen Röntgenaufnahmen leicht übersehen.

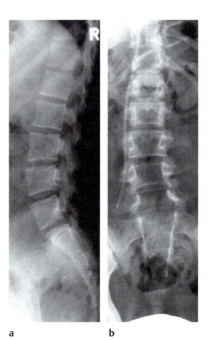

Abb. 2.21 a u. b
Spina bifida occulta lumbosacral im seitlichen (**a**) und a.-p. Röntgenbild (**b**).

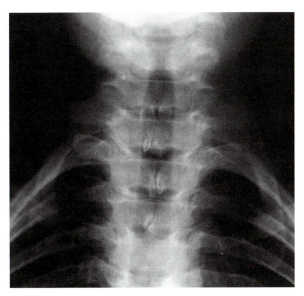

Abb. 2.22 Dornfortsatzspalten der HWS korrekt in der Medianlinie auf der a.-p. Röntgenaufnahme.

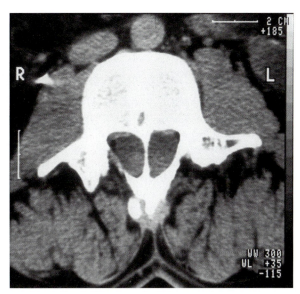

Abb. 2.23 Diastematomyelie.

Die **Diastematomyelie** (Abb. 2.23) ist durch eine sagittale Spaltung des Rückenmarks definiert. Die Hälften sind durch ein fibröses, knorpeliges oder knöchernes Septum des Wirbelkanals voneinander abgeteilt. Diese Fehlbildung kann mit anderen Entwicklungsstörungen, wie Fehlbildungsskoliosen, Rippenanomalien, Schulterhochstand oder Myelozele einhergehen. Neurologische Ausfälle sind meist nur geringfügig. Die Verwachsung kann zu Schmerzausstrahlung in die kaudalen Wurzeln führen. Diese Fehlbildung ist am häufigsten in den thorakalen und lumbalen Wirbelsäulenabschnitten zu finden. Nach Konner u. Mitarb. (1990) ist bereits bei Neugeborenen das Erkennen der Erkrankung durch die Sonographie der Wirbelsäule möglich. Radiologische Verdachtsmomente sind spindelförmige Erweiterungen des Wirbelkanals mit vergrößertem Abstand der Bogenwurzeln. Wenn das Septum verknöchert ist, kann es durch die frontale Röntgenschichtuntersuchung, das CT, MRT oder die Myelographie nachgewiesen werden.

Bei der **Diplomyelie** sind die Gesamtheit oder Teilabschnitte des Rückenmarks zweigeteilt. Es können neurologische Ausfälle auftreten. Radiologisch ist eine Erweiterung des Wirbelkanals möglich. Die radiologische Diagnostik kann durch die frontale Röntgenschichtuntersuchung, das CT, MRT oder die Myelographie erfolgen.

Variationen und Fehlbildungen nach der Lokalisation

Fehlbildungen des Atlas

Bei der röntgenologischen Darstellung der Okzipitozervikalgegend kommt es darauf an, dass Atlas und Axis ohne störende Überlagerungen durch Unterkiefer und Os occipitale abgebildet werden. Mit einer seitlichen Aufnahme der HWS am sitzenden Patienten sollte begonnen werden, um eine allgemeine Orientierung zu erhalten.

Ein gutes Bild im anterior-posterioren Strahlengang wird mit der Aufnahmetechnik nach Ottonello erreicht, bei der vom Patienten der Unterkiefer bewegt werden muss.

Zur Darstellung des Foramen occipitale magnum und des vorderen Atlasbogens benötigt man eine ausgeblendete axiale Schädelaufnahme. Für den seitlichen Atlasbogenteil ist die Schüller-Projektion geeignet. Bei Verdacht auf Frakturierung des seitlichen Atlasbogens kommt auch die Schrägschichtung infrage.

Die atlantoaxiale Luxation bei Os odontoideum, Densaplasie oder Denspseudarthrose ist durch seitliche Funktionsaufnahmen der Halswirbelsäule bei Flexion und Extension des Kopfes nachzuweisen. Bei akuten Traumatisierungen mit Verdacht auf eine Fraktur sollten derartige Aufnahmen wegen der Gefahr der Frakturverschiebung unterbleiben.

Eine genauere Diagnostik kann durch die Computertomographie erfolgen.

Atlasassimilation. Bei dieser Fehlbildung ist der Atlas mit dem Okziput verschmolzen. Diese Verschmelzung ist nur selten komplett. Meist besteht eine Synostose zwischen dem Vorderrand des Foramen occipitale magnum und dem vorderen Atlasbogen oder zwischen den Massae laterales und den Hinterhauptskondylen. Die Mehrzahl dieser Synostosen ist asymmetrisch und kann klinisch einen Schiefhals bewirken. Die Atlasassimilation wird häufig von neurologischen Komplikationen begleitet. So kann es bei asymmetrischen Atlassynostosen zur Verlagerung des Dens axis in das Foramen occipitale magnum und zur Irritation der Medulla oblongata kommen.

Die Atlasassimilation ist eine frühembryonale Entwicklungsstörung, die ihren endgültigen Zustand erst mit Abschluss des Körperwachstums erreicht hat.

Bei Atlasassimilation kann die röntgenologische Darstellung wegen der aufgehobenen Beweglichkeit der Wirbelsäule bei Funktionsaufnahmen Schwierigkeiten bereiten. Der Atlas ist nahe an das Hinterhaupt herangedrückt und lässt sich gegenüber diesem nicht abgrenzen. Ergänzende Schichtaufnahmen und das Computertomogramm müssen zur Klärung beitragen.

Basiläre Impression. Die wichtigste Veränderung der Okzipitozervikalregion ist die basiläre Impression (Abb. 2.24 a u. b). Man versteht darunter die trichterförmige Einstülpung des Foramen occipitale magnum in die hintere Schädelgrube. Diese kann symmetrisch oder asymmetrisch sein. Die Kondylen des Os occipitale sind eingesunken. Bei der asymmetrischen Form besteht klinisch ein Schiefhals. Das Foramen occipitale magnum kann entrundet oder verzogen sein. Das äußere Erscheinungsbild kann ein Kurzhals sein, bei dem mitunter nur der tiefe Haaransatz auffällt.

Primäre Ursachen der Fehlbildung sind angeborene Abnormalitäten, welche häufig mit anderen Wirbelveränderungen kombiniert sind, wie atlantookzipitale Fusion, Atlashypoplasie, dysraphische Störungen, Anomalien des Dens oder Klippel-Feil-Syndrom. Die basiläre Impression tritt öfter zusammen mit der Atlasassimilation und der Arnold-Chiari-Anomalie auf. Diese beruht auf einem Tiefstand der Kleinhirntonsillen und einer Verschiebung der Medulla oblongata nach kaudal bis unterhalb des Foramen occipitale magnum. Außerdem ist häufig die Vergesellschaftung mit einer Syringomyelie beobachtet worden.

Sekundäre Ursachen sind Erweichungen der Schädelbasis infolge einer Grundkrankheit wie Osteomalazie, Rachitis, Morbus Paget, Osteogenesis imperfecta, rheumatoider Arthritis und Morbus Bechterew.

Diese Fehlbildung kann ohne klinisch-neurologische Symptome bestehen. Erhebliche Bedeutung erlangt sie jedoch, wenn sich neurologische Ausfälle entwickeln.

Die radiologische Erkennung der basilären Impression erfolgt unter Verwendung bestimmter Hilfslinien, mit denen die Position der Spitze des Dens im Verhältnis zur Hinterhauptsbasis bestimmt wird (s. Kap. 2.2.2, Kraniometrie).

Für die Darstellung des Foramen occipitale magnum, welche Einengungen, Verziehungen, Asymmetrien und knöcherne Defekte aufdecken soll, ist die axiale Röntgenaufnahme der Schädelbasis erforderlich. Als zusätzliche Methode kann die Computertomographie bei radiologisch und klinisch begründetem Verdacht angewandt werden.

Manifestation des Okzipitalwirbels. Darunter werden verschiedene Variationen und Fehlbildungen an der Schädelbasis zusammengefasst, die aufgrund von Verknöcherungsstörungen im Bereich des Os occipitale entstehen. Es handelt sich dabei um verschiedene Kanten, Leisten und

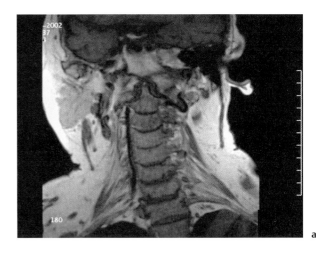
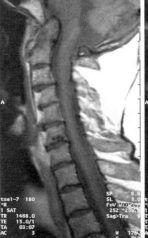
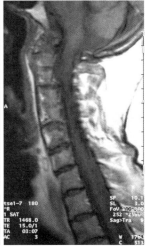

Abb. 2.24 a u. b Basiläre Impression im MRT a.-p. (**a**) und seitlich (**b**) bei einem Patienten mit rheumatoider Arthritis. Der Dens mit dem umgebenden, für die rheumatoide Arthritis typischen Granulationsgewebe ist aus dem ligamentären Verbund gelöst und nach kranial disloziert.

Vorsprünge in den Randzonen des Foramen magnum. Seltene Verknöcherungen zwischen Atlas und Okziput kommen hinzu. Nach Sauser (Witt u. Mitarb. 1990) ist die Manifestation des Okzipitalwirbels durch einen Condylus occipitalis tertius, durch knöcherne Lippenbildung am Rande des Foramen occipitale magnum, durch Massae laterales und Scheidewände im Canalis hypoglossi gekennzeichnet. Zur Identifikation ist die computertomographische Untersuchung zu empfehlen.

Foramen arcuale atlantis. Eine häufige Variante am Atlas stellt das Foramen arcuale dar. Es ist auf der seitlichen Röntgenaufnahme gut erkennbar und entsteht durch die Verknöcherung des Bandes, welches den Sulcus arteria vertebralis atlantis kranial abschließt. Klinische Symptome sind nicht bekannt.

Fehlbildungen des Axis

Aufgrund der komplizierten Entwicklungsvorgänge am 2. Halswirbel sind hier Fehlbildungen und Variationen zahlreich. Dies betrifft sowohl den eigentlichen Wirbel als auch den Dens axis.

Os odontoideum. Hierbei ist die knöcherne Verschmelzung zwischen Dens und Axiskörper nicht eingetreten und es verbleibt zwischen beiden Teilen eine fibröse Brücke (Abb. 2.25). Diese kann sich mit der Zeit spontan oder durch Trauma lockern und in eine Pseudarthrose übergehen. Klinisch sind neurologische Symptome wie Ataxie, sensomotorische Ausfälle, Schmerzen im Nacken, Nystagmus und Doppelbilder beschrieben.

Densaplasie. Bei der Densaplasie findet sich ein rudimentärer, breiter, stummelförmiger Zahnfortsatz. Ist im sagittalen Röntgenbild nach der Aufnahmetechnik von Ottonello ein Os odontoideum oder eine Densaplasie festzustellen, so ist durch seitliche Funktonsaufnahmen bei In- und Reklination des Kopfes eine atlantoaxiale Instabilität auszuschließen. Eine solche Instabilität bedeutet eine starke Gefährdung gegenüber Traumen und bedarf der operativen Stabilisierung.

Bei nicht einwandfreier röntgenologischer Darstellung im Nativröntgenbild empfiehlt sich die Computertomographie.

Ossiculum terminale. Das Ossiculum terminale an der Densspitze stellt einen separaten, zusätzlichen Verknöcherungskern dar, der im Alter zwischen 3 und 11 Jahren beobachtet wird. Seine röntgenologische Darstellung ist schwierig. Eine klinische Bedeutung kommt dieser Veränderungen nicht zu. Sie ist hauptsächlich von differenzialdiagnostischer Bedeutung gegenüber knöchernen Verletzungen des Dens.

Aplasie des Axisbogens. Diese Aplasie ist eine sehr seltene Anomalie. In der Literatur sind Formvarianten der Gelenkflächen des Axis, sagittale Bogenspalten des Axis sowie Defekte eines gesamten Axisbogens beschrieben. Ein zusätzliches CT kann zur genaueren Diagnostik hilfreich sein.

Synostosen des Axis. Sie können den ganzen Wirbel, die Wirbelkörper isoliert oder Bögen und intervertebrale Gelenke betreffen. Häufig kommen Synostosen zwischen Axis und 3. Halswirbel vor, seltener zwischen Atlas und Axis. Sie haben hauptsächlich differenzialdiagnostische Bedeutung gegenüber Verschmelzungen nach Spondylitiden.

Halsrippen

Halsrippen sind Variationen des zervikothorakalen Überganges und treten hauptsächlich am 7. Halswirbel auf. Sie kommen einseitig und doppelseitig vor und können mit dem Querfortsatz synostotisch oder gelenkig verbunden sein. Ihre Form kann stark variieren. Gruber unterteilt die Halsrippen in 4 Grade. Beim geringsten Grad ragt die Halsrippe nicht über den Querfortsatz hinaus, mit dem sie knöchern verbunden ist. Der stärkste Grad ähnelt in Größe und Ausbildung einer echten thorakalen Rippe, die das Sternum erreicht. Die Zwischenstufen enden frei oder sind durch einen fibrösen Strang mit der ersten Thorakalrippe verbunden. Klinische Symptome können in Form von Brachialgien mit sensomotorischen Defiziten, gelegentlich auch mit peripheren Durchblutungsstörungen auftreten.

Zur radiologischen Darstellung wird eine ausgeblendete a.-p. Aufnahme benötigt.

Lendenrippen

Lendenrippen stellen Variationen des thorakolumbalen Überganges dar. Thorakolumbale Übergangswirbel sind durch das Auftreten von mehr oder weniger ausgebildeten Rippenanlagen am 1. Lendenwirbel gekennzeichnet. Sie sind Ausdruck einer Kaudalverschiebung der thorakolumbalen Abschnittsgrenze. Der Formenreichtum der Lendenrippen ist groß. Er reicht von kleinen Stummelbildungen bis zu Rippenrudimenten, welche wie regelrecht angelegte Rippen mit dem Querfortsatz artikulieren.

Bei Witt u. Mitarb. (1990) werden Häufigkeiten der Lendenrippen von 7,75 – 8,46 % angegeben. Der Lendenrippe kommt keine klinische Bedeutung zu. Wichtig ist jedoch die differenzialdiagnostische Abgrenzung gegenüber Frakturen und Pseudarthrosen der Querfortsätze des ersten Lendenwirbels.

Lumbosakrale Übergangswirbel

Variationen der Lumbosakralregion sind sehr häufig. Die lumbosakralen Übergangswirbel zeichnen sich durch großen Formenreichtum aus. Es können 2 Grundformen der Assimilation des 5. Lendenwirbels und des 1. Sakralwirbels an die Nachbarregion festgestellt werden:

Der 5. Lendenwirbel ist in das Kreuzbein einbezogen (**Sakralisation**) oder der 1. Sakralwirbel ist als Lumbalwir-

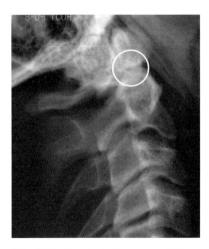

Abb. 2.25 Os odontoideum im seitlichen Röntgenbild.

bel angelegt (**Lumbalisation**). Sakralisation und Lumbalisation betreffen hauptsächlich Querfortsätze, aber auch Gelenkfortsätze, Bogen und Korpus. Sie können total oder partiell vorkommen. Bei partiellen, einseitigen Übergangswirbeln wird von **Hemilumbalisation** oder **Hemisakralisation** (Abb. 2.26) gesprochen.

Die radiologische Klassifizierung, ob eine Assimilation von LWK5 oder SWK1 vorliegt, erfordert unbedingt das Auszählen aller Wirbelsäulensegmente. Auffälligstes Röntgensymptom bei der Sakralisation ist die Ausbildung der Querfortsätze eines lumbosakralen Übergangswirbels. Der Querfortsatz von LWK5 ist hierbei schaufelförmig vergrößert, verplumpt und dem Seitenflügel des Sakrums ähnlich. Zwischen dem verbreiterten Querfortsatz L5 und dem Sakrumkörper besteht eine Nearthrose, die für tief sitzende Lumbalbeschwerden und eine ISG-Symptomatik verantwortlich sein kann. Alle Variationen, wie die einseitige oder beidseitige Lokalisation mit symmetrischen und asymmetrischen Knochenverbindungen kommen vor.

Bei der seltener auftretenden Lumbalisation gleicht sich der SWK1 entweder symmetrisch oder asymmetrisch der Lumbalwirbelsäule an.

Übergangswirbel bedingen eine mehr oder weniger ausgeprägte Veränderung der Wirbelsäulenstatik. Daraus folgen asymmetrische Belastungen der Bandscheibe. Deshalb können diese Variationen als prädiskotische Deformitäten angesehen werden, bei welchen sich das Risiko für die Entwicklung degenerativer Erkrankungen erhöht.

Variationen der Kreuzbein-Steißbein-Region

Variationen der Kreuzbein-Steißbein-Region sind verhältnismäßig häufig. Sie kommen nach Witt u. Mitarb. (1990) zwischen 5 und 14 % vor. Die Zahl der Steißbeinwirbel schwankt stark und liegt zwischen 3 und 6 Segmenten. Während die untersten Steißwirbel meist knöchern miteinander verschmelzen, bleiben die oberen oft syndesmotisch miteinander verbunden. Gelenkige Verbindungen zwischen Kreuzbein und Steißbein oder zwischen den einzelnen Steißwirbeln werden nach Prellungen und Stauchungen gelegentlich als Frakturen oder Pseudarthrosen fehlgedeutet.

Die radiologische Darstellung der Kreuzbein-Steißbein-Region bedarf zur Erzielung beurteilungsfähiger Bilder einer besonders sorgfältigen Aufnahmetechnik. Schwierigkeiten können bei der a.-p. Aufnahme aufgrund Überlagerungen durch Darmschatten entstehen. Der Patient muss vor der Röntgenuntersuchung gut abgeführt sein und es sollte eine kurzzeitig vorausgegangene Kontrastmitteluntersuchung des Darmes ausgeschlossen werden. Sind die Standardaufnahmen in 2 Ebenen nicht ausreichend, so empfiehlt sich eine Computertomographie.

Fehlbildungen der Kreuzbein-Steißbein-Region

Im Gegensatz zu den häufig vorkommenden, klinisch bedeutungslosen Variationen der Kreuzbein-Steißbein-Region sind Fehlbildungen des kaudalen Endes der Wirbelsäule gravierende Entwicklungsfehler, da sie häufig mit anderen ossären und neurologischen Fehlbildungen kombiniert sind. Als schwerste Form ist die totale **Kreuzbeinaplasie** (Abb. 2.27) zu nennen, welche regelmäßig mit schweren neurologischen Ausfällen des Plexus sacralis und coccygeus, mit paralytischen Fußdeformitäten, häufigen Hüftluxationen sowie mit Blasen- und Mastdarmlähmungen verbunden ist. Diese seltene Aplasie kann total, partiell oder halbseitig auftreten.

Häufiger kommt die alleinige **Aplasie des Steißbeins** vor, welche klinisch von geringerer Bedeutung ist. Sie kann mit Lähmungen an den Beinen sowie Blasen-Mastdarm-Störungen einhergehen.

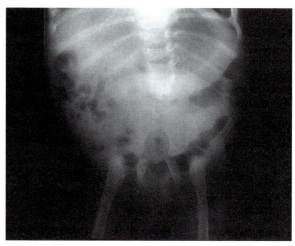

Abb. 2.27 Lumbosakrale Aplasie.

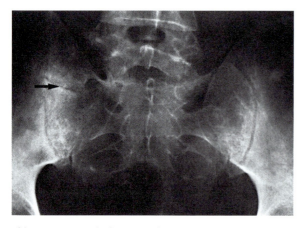

Abb. 2.26 Hemisakralisation rechts.

2.2.4 Skoliosen

Skoliose bedeutet pathologisch-anatomisch eine seitliche Drehverbiegung der Wirbelsäule. Bei der groben, vor allem röntgenologischen Einteilung wird grundsätzlich eine funktionelle von einer strukturellen Skoliose unterschieden. Als **funktionelle Skoliose** wird jener Zustand einer seitlichen Wirbelkörperposition zusammengefasst, bei der im Röntgenbild keinerlei Struktur-/Formveränderungen an der Wirbelsäule nachweisbar sind. Darunter fallen zum Beispiel ischiadische Schmerzausweichskoliosen sowie statische Haltungsskoliosen durch Beckenasymmetrie und Schiefstand. Charakteristisch für die funktionelle Skoliose ist die einfache Biegung der Wirbelsäule. Die Medianlinie wird dabei – im Gegensatz zur strukturellen Skoliose – niemals mehrfach gekreuzt. Die funktionelle Skoliose ist reversibel, soweit die zugrunde liegende Störung der Haltungsasymmetrie zu beseitigen ist. **Strukturelle Skoliosen** hingegen sind fixiert, nicht reversibel und können aktiv wie passiv nicht korrigiert werden. Die Wirbelkörperform ist in typischer Weise verändert (knöcherne Deformität). Strukturelle Skoliosen müssen im Frühstadium nicht fixiert sein, sondern es kann in späteren progressiven Verschlimmerungsphasen zur kompletten Fixation kommen.

Cobb (1948) hat eine **Einteilung der strukturellen Skoliosen** vorgegeben, die sich nach pathologisch-anatomischen Gesichtspunkten unterscheiden:

- Die **osteopathische** oder **osteogene Skoliose** umfasst kongenitale oder erworbene Wirbelsäulendeformitäten inklusive der Myelodysplasie und Diastomatomyelie sowie Erkrankungen bei systemischen Skelettleiden und verschiedene Wirbel- und Rippenabnormitäten.
- **Neuropathische Skoliosen** (Abb. 2.28) entwickeln sich nach poliomyelitischen oder zerebral-spastischen Lähmungen, u. a. bei der Syringomyelie oder Friedreich-Ataxie aufgrund einer neurologischen Störung mit muskulären und knöchernen Auswirkungen.
- **Myopathische Skoliosen** umfassen Erkrankungen bei Patienten mit progressiver Muskeldystrophie (spinale Muskelatrophie) und anderen kongenitalen Muskeldefekten.
- Die **fibropathischen Skoliosen** betreffen kyphoskoliotische Verbiegungen beim Marfan-Syndrom sowie exogene symptomatische Ursachen, z. B. nach Pleuraschwarten, Narbenkontrakturen, Empyem, Traumen und Thorakoplastiken.
- Die **idiopathische Skoliose** ist der am häufigsten vorkommende Erkrankungstyp. Die Ätiologie ist unbekannt. Zu den idiopathischen Skoliosen zählen die infantilen Skoliosen (Säuglingsskoliosen), die juvenile Skoliose sowie die Adoleszentenskoliose.

Spezielle Röntgendarstellung der Wirbelsäule bei Skoliosen

Technik der Röntgendarstellung

Die ständige Röntgenuntersuchung und Vergleichsaufnahmen sind einerseits zur Beurteilung der Progredienz und anderseits zur Planung sowie zur Beurteilung des Erfolgs operativer Korrekturen oder konservativer Behandlungsmaßnahmen unerlässlich. Die genaueste Beurteilung der Gesamthaltung der Wirbelsäule erreicht man mit der Wirbelsäulenganzaufnahme in sagittaler und frontaler Projektionsebene.

Wirbelsäulenganzaufnahmen werden in 3 m Abstand bei fast horizontalem Strahlengang mit dem Zentralstrahl auf die mittlere BWS aufgenommen. Hierzu sind eine spezielle Röntgeneinrichtung sowie Langkassettenausgleichsfolien erforderlich.

In der Praxis können auch Teilaufnahmen der LWS und BWS zur Beurteilung der thorakolumbalen Skoliosen angefertigt werden. Die Darmbeinkämme müssen am unteren Rand der Aufnahme mit einbezogen werden, um dort die Skelettreife beurteilen zu können.

Bei der Erstuntersuchung eines Skoliosepatienten kann die a.-p. Wirbelsäulenganzaufnahme im Stehen, Sitzen und Liegen sowie die Lateralprojektion beim stehenden Patienten als **Zustandsdiagnostik** erwogen werden. Dadurch können Aussagen über die Ausprägung der Skoliose in verschiedenen Körperpositionen gemacht werden. Stellungsasymmetrie und Schiefstand des Beckens im Stehen sind dabei durch Unterlegen auszugleichen.

Zur Ermittlung des Grades der Fixation sowie der Ausdehnung der Segmentblockierung müssen zusätzliche **funktionelle a.-p. Aufnahmen** in maximaler Lateralflexion nach links und rechts im Liegen durchgeführt werden (**Bending-Aufnahmen**). Ihr Aussagewert beschränkt sich auf die genauere Definition und Lokalisation der Fixationspunkte und der Bewegungsausfälle sowie auf die Festlegung der Primärkrümmung und der kompensatorischen

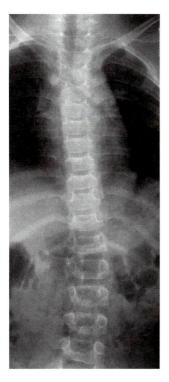

Abb. 2.28 Neuropathische Skoliose bei einem 4-jährigen Kind.

Gegenkrümmung. Während die kompensatorische Gegenkrümmung bei Lateralflexion ausgeglichen wird, bleibt die Primärkrümmung bestehen. Die funktionelle Röntgenuntersuchung der Wirbelsäule stellt die Grundlage zur Planung operativer Spondylodesen dar. Des Weiteren erlaubt sie auch Rückschlüsse auf das zu erwartende operative Korrekturergebnis bei einer Spondylodese.

Zur Verlaufskontrolle der Skoliose sind in erster Linie Zustandsaufnahmen und bei Progredienz Funktionsaufnahmen erforderlich. Diese sind in der Phase beschleunigten Wachstums alle 3 Monate zu wiederholen. Aus dem Grad der Progredienz ergibt sich das weitere Behandlungsvorgehen.

Sollten im konventionellen Röntgenbild Fragen ungeklärt bleiben, können spezielle, eingegrenzte Darstellungen mit CT oder MRT angeschlossen werden. Durch Beurteilung des Spinalkanals und paravertebraler Weichteile in der CT- oder MRT-Bildgebung können Skoliosen nichtidiopathischer Herkunft erkannt bzw. ausgeschlossen werden.

Röntgenprojektionen in der Wahlebene (Stagnara)

Bei Kombinationen der Skoliose mit einer ausgeprägten Kyphose ist das volle Ausmaß der Skoliose in der Routineprojektion nicht darstellbar. Der volle seitliche Krümmungswinkel der Skoliose kann in der Wahlebene erfasst werden. Praktisch erfolgt die Bestimmung dieser Wahlebene in der Durchleuchtung der Wirbelsäule in verschiedenen Drehstellungen des Rumpfes. Ihre räumliche Lage zu den frontalen und sagittalen Hauptebenen des Körpers ist dann festgelegt, wenn sich die Wirbelsäule als Gerade auf dem Bildschirm projiziert. Die wahre Skoliosekrümmung wird dargestellt, wenn die Röntgenaufnahme senkrecht auf diese Ebene vorgenommen wird. Die Lage der Wahlebene ist also von der räumlichen Einstellung der Kyphosenkomponente einer Skoliose abhängig.

Messung der Skoliose

Bei der **Skoliosemessung nach Cobb** (1948), die am häufigsten angewandt wird, müssen die beiden **Neutralwirbel** bestimmt werden (Abb. 2.**29**). Neutralwirbel stehen in Mittelstellung zwischen zwei Krümmungen bzw. am Anfang oder Ende einer Krümmung und weisen die vergleichsweise geringste Formabweichung auf. Im Gegensatz hierzu zeigt der **Scheitelwirbel** die stärkste Keilform und Torsion im Scheitelpunkt der Krümmung. Zur Festlegung des jeweiligen Skoliosewinkels wird die vom Scheitelpunkt weiter entfernte Grund- und Deckplatte der Neutralwirbel durch eine Parallellinie verlängert. Auf diese beiden Richtlinien errichtet man ein Lot in Richtung Scheitelpunkt. Der sich ergebende Komplementärwinkel an den Schnittpunkten beider Geraden wird vermessen. Dieser Winkel wird als Cobb-Winkel oder Skoliosewinkel bezeichnet.

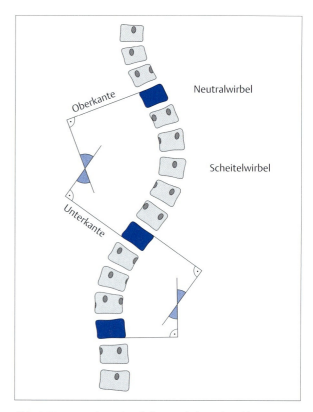

Abb. 2.29 Ermittlung des Skoliosewinkels nach Cobb.

Analyse der skoliotischen Krümmungstypen

Die Definition der **Primär-** oder **Hauptkrümmung** und ihre Differenzierung gegenüber **kompensatorischen Sekundär- oder Gegenkrümmungen** sind von großer Bedeutung für die prognostische Beurteilung der Skoliose und die Indikationsstellung zur Operation. Hierdurch können die optimalen Spondylodeselokalisationen und -ausdehnungen festgelegt werden, wovon die Stabilität und der Dauererfolg der Operation abhängig ist.

Als **Primärkrümmung** wird der Bereich der skoliotischen Deformität bezeichnet, der eine seitliche Krümmung mit strukturellen Veränderungen und fixierter Rotation der beteiligten Wirbelkörper aufweist. Bei der klinischen Untersuchung ist charakteristisch, dass die Deformität bei Ventralflexion des Rumpfes bestehen bleibt. Hierdurch tritt ein Torsionsbuckel hervor, welcher thorakal als Rippenbuckel und im Bereich der Lendenwirbelsäule als Lendenwulst bezeichnet wird. Zeigt sich nur eine Torsion in einem Krümmungsbogen, liegt auch nur eine Primärkrümmung vor. Zur radiologischen Beurteilung werden Röntgenbilder in Lateralflexion benötigt. Im Röntgenbild umfasst die Primärkrümmung jene Wirbel, welche in die Rotationsdeformität des Bogens mit einbezogen sind. Deshalb erscheinen die begrenzenden Zwischenwirbelräume nach der Konvexseite hin verbreitert. Gleichzeitig bestehen Rotationsabweichungen der Dornfortsatzspitzen zur Konkavseite. Die Bogenansätze projizieren sich asymmetrisch und sind nach der Konkavseite verschoben.

Die **Neutralwirbel** der jeweiligen Hauptkrümmungen zeigen zwar noch eine geringe Rotationskomponente der Dornfortsatzspitzen zur Konkavseite, die Bogenansätze projizieren sich jedoch symmetrisch. Die angrenzenden Intervertebralräume sind kranial und kaudal symmetrisch gleich breit. Die Primärkrümmung kann während der Entwicklung der Deformität sowohl ihren Krümmungswinkel als auch ihre Ausdehnung ändern.

Davon abzugrenzen sind **kompensatorische Gegenkrümmungen**, welche oberhalb und unterhalb der jeweiligen Primärkrümmung liegen. Die Unterscheidung zwischen kompensatorischen Gegenkrümmungen und mehreren Hauptkrümmungen bei kombinierten Skoliosen ist oft schwierig. Klinisch zeigen die kompensatorischen Gegenkrümmungen bei Inklination der Wirbelsäule keine hervortretenden Rotationsdeformitäten. Radiologisch fehlen die Rotationsabweichungen der Dornfortsatzspitzen zur Konkavseite.

Eine Deformität mit 2 kompensatorischen Nebenkrümmungen wird als **Scoliosis simplex** bezeichnet.

Treten bei Ventralbeugung 2 entgegengesetzte Primärkrümmungen auf, dann spricht man von einer **kombinierten Skoliose**. Bei kombinierten Skoliosen liegt der **Neutralwirbel** in der Mitte des Übergangsbereiches der beiden Primärkrümmungen und bildet einen Bestandteil beider Krümmungen. In diesen Fällen sind die angrenzenden kranialen und kaudalen Bandscheibenräume in entgegengesetzter Richtung asymmetrisch erweitert. Die Verbreiterung ist an der kaudalen Begrenzung des Wirbels gegen die Konvexität der unteren Krümmung gerichtet. Im Gegensatz zur Scoliosis simplex gibt es hier also keinen neutralen Bandscheibenraum.

Die **kompensatorischen Sekundär- oder Gegenkrümmungen**, welche sich bei der Scoliosis simplex am oberen und unteren Ende der Hauptkrümmung anschließen, sind mit ihren Krümmungsscheiteln jeweils entgegengesetzt zur Hauptkrümmung gerichtet. Dadurch wird die Orthoskelie aufrechterhalten. Die Summe ihrer Winkelgrößen entspricht ungefähr dem Winkelausmaß der Hauptkrümmung, wenn keine Gleichgewichtsstörung mit überhängender Deformität zu einer Seite vorhanden ist. Beim Vorliegen von 2 Hauptkrümmungen, die immer übereinander liegen, kann jeweils eine kompensatorische Gegenkrümmung am kranialen und kaudalen Ende der Hauptkrümmungen gefunden werden. Somit besitzt die **Scoliosis simplex** insgesamt 3 und die **kombinierte Skoliose** 4 Krümmungen. Tiefsitzende, kongenitale Lumbalskoliosen hingegen besitzen keine kaudale Gegenkrümmung, da diese in den Kreuzbeinbereich fallen würde.

Findet keine symmetrische Kompensation zwischen Haupt- und Gegenkrümmungen statt, entstehen **Gleichgewichtsstörungen mit asymmetrischen Überhängen** der Skoliose nach einer Seite. Dies ist vor allem bei den kongenitalen oder erworbenen Deformitäten einzelner Wirbelkörper der Fall, wenn ausgedehnte Wirbelfehlbildungen oder andere Formänderungen die volle Entwicklung kompensatorischer Gegenkrümmungen behindern. Auch bei paralytischen Skoliosen kann ein Überhängen der Deformitäten bestehen bleiben, da hier Muskelkräfte zur Aufrechterhaltung der kompensatorischen Nebenkrümmungen fehlen.

Auf den Röntgenbildern können neben der Skoliose auch die Ausdehnung von Thoraxdeformitäten sowie das Vorhandensein von Herz- und Gefäßverlagerungen beurteilt werden. Unter Anwendung von Radiumisotopen konnten auch pulmonale Durchblutungsstörungen in 20% der mittelschweren und in 63% der schweren Skoliosen vor allem bei paralytischen Deformitäten festgestellt werden. Bei kongenitalen Skoliosen ist die mangelnde pulmonale Vaskularisation fast in 100% erkennbar.

Schweregrad der Skoliosen. Die Größe des Krümmungswinkels ist die Grundlage für die Einteilung der Skoliose nach Ponseti u. Friedmann:
- leichte Formen bis 40°,
- mäßige Verbiegungen von 40–60°,
- schwere Formen von 60–80°,
- sehr schwere Formen über 80°.

Messmethoden der Rotations- und Keilwirbeldeformitäten bei Skoliosen

Messungen der Rotations- und Keilwirbeldeformitäten bei Skoliosen sind besonders wichtig für die operative Planung und die Beurteilung operativer Ergebnisse. Neben den konventionellen Röntgenbildern können dafür auch axiale CT- und MRT-Aufnahmen verwendet werden, welche die Deformitäten genauer darstellen. Eine besondere Bedeutung erhält das dreidimensionale CT, wodurch sich komplizierte Skoliosen anschaulich abbilden lassen.

Der **Grad der Rotation** kann mit der Technik nach Nash u. Moe (1969) im a.-p. Röntgenbild anhand der Relation der Bogenwurzel zum Wirbelkörperrand bestimmt werden (Abb. 2.**30**). Dabei werden 4 Grade unterschieden: Bei Rotation Grad I ist die konvexseitige Bogenwurzel leicht zur Mittellinie verschoben. Die konkavseitige Bogenwurzel überlappt den Wirbelkörperrand. Bei zunehmender Rotation der Wirbelkörper wandern die konvexseitigen Bogenwurzeln immer weiter zur Mittellinie, während die konkavseitigen Bogenwurzeln zum Wirbelkörperrand wandern. Bis schließlich bei Grad IV die konvexseitige an die Stelle der konkavseitigen Bogenwurzel gewandert ist.

Zur Messung der **Keilform** wird der Wirbelkörper durch waagerechte Linien in 12 Teile geteilt. Der Grad der Höhenminderung an der Konkavseite wird aus der Differenz von Höhenminderung und Gesamthöhe des Wirbelkörpers berechnet (Abb. 2.**31**).

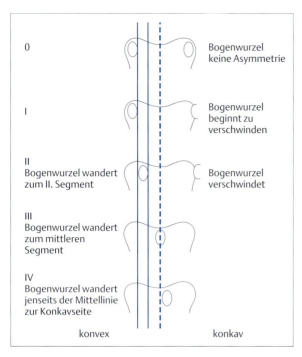

Abb. 2.30 Quantitative Klassifikation der Rotation des Scheitelwirbels nach Nash und Moe (nach Witt).

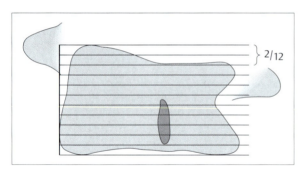

Abb. 2.31 Messung der Keilform der Wirbelkörper (nach Endler).

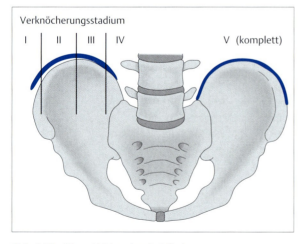

Abb. 2.32 Risser-Zeichen (nach Grifka).

Die Bestimmung der **Skelettreife** kann mit dem Risser-Test in der Beckenübersichtsaufnahme oder einer LWS-Aufnahme mit Abbildung der Darmbeinkämme erfolgen (Abb. 2.**32**). Damit können Aussagen über die Progredienz der Skoliose gemacht werden und dementsprechend kann eine weitere Therapie erfolgen.

Je nach Ausbildung der Ossifikationslage der Darmbeinkammapophyse, die von lateral nach medial verläuft, werden 4 Stadien unterschieden. Bei einer Verknöcherung von 0–25% besteht Stadium I, ab 25–50% Stadium II, ab 50–75% Stadium III, ab 75–99% Stadium IV und bei 100%iger Verknöcherung im Stadium V ist die komplette Fusion erreicht. Das Ende des Wirbelsäulenwachstums ist im Stadium V erreicht. Das Fortschreiten der skoliotischen Krümmung ist unwahrscheinlich.

Beurteilung von postoperativen Röntgenaufnahmen

Bei der Röntgenbildbeurteilung einer operierten Skoliose ist die genaue metrische Festlegung des Zustandsbildes vor der Operation, Beurteilung der durch konservative Vorbehandlung erzielten Korrektur, Beschreibung der Versteifungsmethodik, Kontrolle und laufende Beurteilung der Aufrechterhaltung der einmal erreichten Korrektur, Überwachung des Ablaufes der knöchernen Versteifung und des Knocheneinbaues von Transplantaten sowie frühzeitige Aufdeckung von Heilungsstörungen und Pseudarthrosenbildungen zu berücksichtigen.

2.2.5 Degenerative Veränderungen der Wirbelsäule

Degenerationen im konventionellen Röntgenbild und Computertomogramm

Die knöchernen Deformierungen, die bei Osteochondrose, Spondylose und Spondylarthrose auftreten, sind an der HWS klinisch bedeutungsvoller als an der LWS. Sie können ossär bedingte Nervenwurzelreizerscheinungen verursachen. Im Bereich der Foramen intervertebrale werden symptomatische Einengungen häufig durch degenerative Vergrößerungen der Processus uncinati hervorgerufen (Abb. 2.**33 a–c**).

Die ventralen und lateralen spondylotischen Randzacken sind im Bereich der LWS oft sehr ausgeprägt, klinisch aber ohne Relevanz. Sie stellen Dokumente früher durchgemachter Segmentlockerungen dar. Klinische Bedeutung haben kleine Osteophyten an der Hinterkante der LWS, besonders wenn sie dorsolateral sitzen und eine Nervenwurzel bedrängen.

Die radiologische Einteilung der degenerativen Wirbelsäulenveränderungen nach Dihlmann (1987) wird im Folgenden dargestellt:

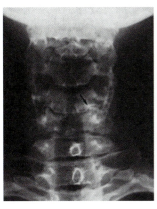 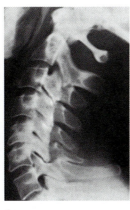 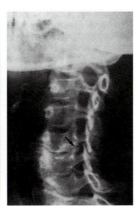

Abb. 2.33 a–c Röntgenaufnahmen der HWS a.-p. (**a**), seitlich (**b**) und schräg (**c**). In der a.-p. und Schrägaufnahme (**a** u. **c**) erkennt man die osteophytären Reaktionen an den Processus uncinati (Pfeil) mit Einengung der Foramen. Die Seitenaufnahme (**b**) zeigt eine Verschmälerung des Zwischenwirbelraums C5/C6 (aus Krämer, J: Bandscheibenbedingte Erkrankungen. Thieme, Stuttgart 2001).

- **Chondrose**: Zunächst zeigt sich eine reaktionslose Höhenabnahme des Zwischenwirbelabschnitts. In manchen Fällen lassen sich in geschichteten Röntgenaufnahmen Gasansammlungen zentral in der degenerierten Bandscheibe erkennen, welches als Vakuumphänomen (Abb. 2.34) bezeichnet wird.
- **Osteochondrose**: Im weiteren Verlauf treten subchondrale Sklerosierungen der benachbarten Deck- und Bodenplatten auf.
- **Spondylose**: Durch zunehmende Gefügelockerung entwickelt sich eine vermehrte Zugbeanspruchung der Bänder. Dadurch entstehen zackenförmige Osteophyten (Abb. 2.35) an den Wirbelkanten, die sich miteinander verbinden können (Syndesmophyten). Die Knochenneubildungen springen grundsätzlich zunächst horizontal mehr oder weniger weit über die Wirbelkörperrandleiste vor und zeigen dann einen vertikalen Verlauf. Vom gegenüberliegenden Wirbel wächst unter Umständen ein ähnlicher Osteophyt entgegen, so dass der Zwischenwirbelabschnitt in diesem Bereich knöchern überbrückt wird. Die Knochenspangen sitzen meistens ventral oder lateral. Nur in Ausnahmefällen kann ein von einem veralterten Prolaps herrührender dorsaler Osteophyt in den Wirbelkanal oder in das Foramen intervertebrale hineinragen.
- **Spondylarthrose**: Durch die relative, oft okkulte Instabilität des Bewegungssegmentes kommt es zur Inkongruenz im Bereich der kleinen Wirbelgelenke. Radiologisch kann mitunter eine Gelenkspaltverschmälerung, subchondrale Sklerosierung und unregelmäßige Gelenkflächen der kleinen Wirbelgelenke festgestellt werden. Bei Gelenkreizungen kann es auch zu Schwellungen und Zysten (Abb. 2.36) kommen. Durch Lage der Zyste im Spinalkanal kann eine radikuläre Symptomatik ausgelöst werden.

Abb. 2.34 Vakuumphänomen (aus Krämer, J: Bandscheibenbedingte Erkrankungen. Thieme, Stuttgart 2001).

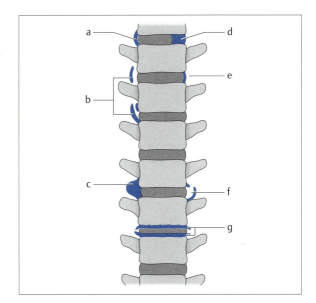

Abb. 2.35 Verschiedene Formen der Vertebralosteophyten (nach Schäffler u. Renz):
a prädiskaler Syndesmophyt bei Spondylitis ankylosans
b Parasyndesmophyten bei Morbus Reiter und Arthritis psoriatica
c hyperostotischer Spondylophyt bei Spondylosis hyperostatica
d Anulus-fibrosus-Syndesmophyt bei Spondylitis ankylosans
e Syndesmophyt in degenerativem Diskus (Mixtaosteophyt)
f submarginaler Spondylophyt bei Spondylosis
g marginaler Spondylophyt bei Osteochondrosis intervertebralis

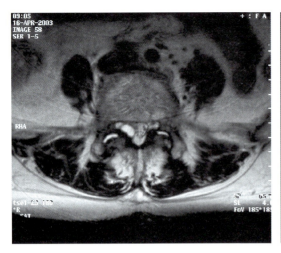
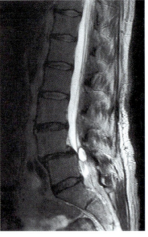

Abb. 2.36 Zyste im Bereich des Facettengelenkes mit Wurzelirritation L5 rechts.

Degenerationen in der Magnetresonanztomographie

Im Zusammenhang mit der Diagnostik degenerativer Veränderungen der Wirbelsäule ist die Kenntnis von Veränderung im Knochenmark der angrenzenden Wirbelkörper besonders wichtig, da diese Veränderungen der konventionellen Röntgenübersichtsaufnahme oder der CT nicht zugänglich sind. Bei bis zu 50% der Patienten mit degenerativen Bandscheibenveränderungen liegen MRT-Auffälligkeiten im Bereich der angrenzenden Deck- und Grundplatten im Knochenmark vor. Modic (1985) unterteilt diese Veränderungen in 3 Typen, wobei die Stadien nicht immer scharf voneinander abgrenzbar sind (Abb. 2.**37**):

- Typ I: Einsprossung von vaskularisiertem (Gadolinium aufnehmendes) Gewebe in das angrenzende Knochenmark mit Signalintensitätsanstieg im T_2-gewichteten

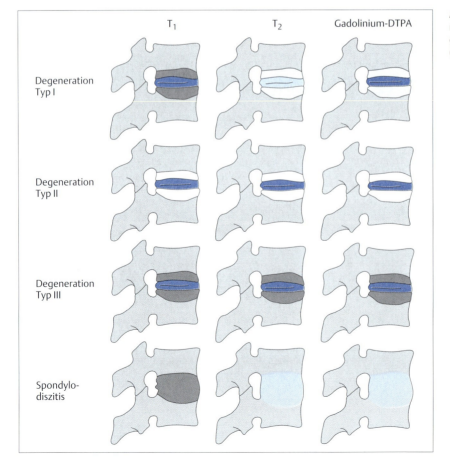

Abb. 2.37 Einteilung nach Modic mit differentialdiagnostischer Abgrenzung zur Spondylodiszitis (nach Luterbey und Layer).

Bild und Signalintensitätsabnahme im T_1-gewichteten Bild,
- Typ II: fettige Degeneration des Knochenmarks mit Signalintensitätsanstieg im T_1-gewichteten Bild und mäßig hyperintensem bis isointensem Signal im T_2-gewichteten Bild (Abb. 2.**38**),
- Typ III: zunehmende Sklerose und Vernarbung des Markraums mit Signalintensitätsabfall in allen Wichtungen.

Degenerative Wirbelkörperveränderungen vom Typ I können im MRT einer Spondylodiszitis ähneln. Allerdings ist die entzündete Bandscheibe in der T_2-gewichteten Untersuchung signalreich und nimmt mehr Kontrastmittel auf als ein Riss im Anulus fibrosus. Außerdem sind bei der Spondylodiszitis die Grenzen zwischen Diskus und angrenzendem Wirbelkörper unscharf. Pathologische Veränderungen in umgebenden Weichteilen sind bei degenerativen Veränderungen im Vergleich zur Infektion eher selten.

Abzugrenzen von degenerativen Knochenmarkveränderungen des Typ II sind vertebrale Hämangiome (Abb. 2.**39**). Es handelt sich dabei um benigne vaskuläre Tumoren, welche den gesamten Wirbelkörper im sagittalen MRT-Schnitt oder eine rundlich begrenzte Formation in ihm einnehmen können. Typischerweise erscheinen Hämangiome sowohl im T_1- als auch im T_2-gewichteten Bild sehr signalintensiv. Ein maligner Tumor ist aufgrund des hohen Signals im T_1-gewichteten Bild weitgehend ausgeschlossen. Degenerative Knochenmarkveränderungen sind bandförmiger und unschärfer abgegrenzt sowie geringer signalintensiv.

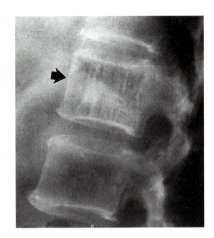

Abb. 2.39 Hämangiomwirbel.

Spondylolysis und Spondylolisthesis

Die Unterbrechung des Isthmus, d.h. der Pars interarticularis des Wirbelbogens, wird als **Spondylolyse** (Abb. 2.**40**) bezeichnet. Charakteristisch ist die Lage der Spondylolyse, welche sich radiologisch als Spalt zeigt. Sie findet sich im ventralen Teil des Isthmus, dicht an der Basis des Processus articularis cranialis.

Als **Spondylolisthesis** (Abb. 2.**41**) wird die Ventralverschiebung des Wirbelkörpers mit den Processus articulares craniales bezeichnet, die durch eine ossäre Kontinui-

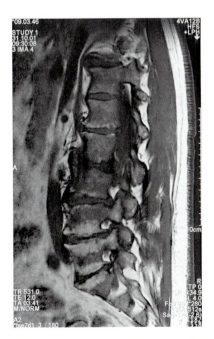

Abb. 2.38 Erosive Osteochondrose im MRT, T_1-gewichtete SE-Sequenz, Degenerationstyp II nach Modic im Bereich LWK4–SWK1.

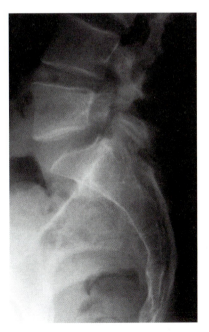

Abb. 2.40 Spondylolyse LWK5.

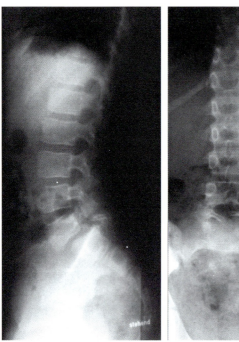

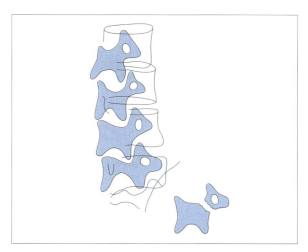

Abb. 2.42 „Scotty Dog": Wirbelbogen mit aufgehelltem Halsband, in der Röntgenschrägaufnahme Wirbelbogen mit Lysezone.

◄ Abb. 2.41 Spondylolisthesis LWK5/SWK1, Stadium II nach Meyerding.

tätsunterbrechung oder eine Verlängerung der Pars interarticularis bedingt ist. In 70 % der Fälle betreffen nach Witt u. Mitarb. (1990) Lysen und Spondylolisthesen den 5. Lendenwirbel. Die übrigen Lokalisationen sind wesentlich seltener.

Die Spondylolisthesis entsteht durch übermäßige Belastung. Vor allem bei hochgradigen Lordosen wird die Interartikularportion zwischen dem oberen und unteren Gelenkfortsatz allmählich zermürbt. Besonders eine berufliche oder sportliche Belastung der Lendenwirbelsäule mit Hyperextension kann zu solchen Erscheinungen führen. Selten handelt es sich um eine Fraktur beider Isthmen (**Spondylolisthesis traumatica**). Auch eine entzündliche oder tumoröse Zerstörung der Interartikularportion (**pathologische Spondylolisthesis**) ist selten.

Etwa die Hälfte aller Lysen führt nicht zur Spondylolisthesis. Auch wenn die Lyse eine Voraussetzung für die Spondylolisthesis ist, so spielen weitere Faktoren für die Entstehung einer Olisthese eine Rolle. Als Ursache für das Einsetzen des Gleitprozesses bei bestehender Spondylolyse kann ein vergrößerter Kreuzbeinbasiswinkel oder eine Formänderung des Gleitwirbels sowie des Sakralwirbels verantwortlich sein. Eine trapezoide Form des LWK5 mit abgerundeter Sakralbasis bietet ideale Voraussetzungen für das weitere Abgleiten. Auch eine lokalisierte Wirbelinstabilität mit abnorm starker Beweglichkeit des betreffenden Wirbels, d. h. eine übermäßige Laxität des entsprechenden Diskus sowie mangelnde muskuläre oder ligamentäre Stabilität kann für eine Spondylolisthesis verantwortlich sein.

In der überwiegenden Zahl der Fälle betreffen Lysis und Olisthesis den 5. Lendenwirbel, und zwar in etwa 70 % der Fälle. Es lässt sich feststellen, dass der Gleitprozess meist in der Kindheit und Adoleszenz erfolgt und sich zwischen dem 20. und 25. Jahr stabilisiert. Mit muskulärer Verschlechterung kann es im weiteren Verlauf, oft nach dem 40. Lebensjahr, zum fortgeschrittenen Gleiten kommen.

Für das Ausmaß des Wirbelgleitens ist das Röntgenbild entscheidend. Die radiologische Diagnostik der Spondylolysis und Spondylolisthesis wird stehend in den Standardebenen einschließlich Funktionsaufnahmen in maximaler Ante- und Retroflexion durchgeführt. Die Diagnose auf den Standardaufnahmen kann speziell bei jenen 20 % der Fälle schwer sein, bei denen der Wirbeldefekt einseitig ist. Zusätzliche Schrägaufnahmen zeigen am besten den Zustand einer Spaltbildung des Bogens (Abb. 2.**42**). Sie erlauben eine Beurteilung, ob eine einseitige oder doppelseitige Lyse vorliegt (Scotty Dog: Wirbelbogen mit aufgehelltem Halsband entspricht einem Wirbelbogen mit Lysezone). Ein Abgleiten der Wirbel gegeneinander ohne Lyse wird als **Pseudospondylolysthesis** bezeichnet. Manchmal kann eine zusätzliche Computertomographie bei der Diagnosefindung hilfreich sein. Bei radikulärer Symptomatik sollte ein MRT durchgeführt werden. **Spondyloptosen** mit völligem Abkippen des Wirbels stellen sich im a.-p. Röntgenbild als „umgekehrter Napoleonhut" dar (Abb. 2.**43 a** u. **b**).

Der **Schweregrad** der Spondylolisthese wird durch das Schema nach Meyerding im sagittalen Röntgenbild entsprechend des Ausmaßes der Verschiebung klassifiziert:
Stadium I: 1–25 % (Abb. 2.**44 a**),
Stadium II: 26–50 % (Abb. 2.**44 b**),
Stadium III: 51–75 % (Abb. 2.**44 c**),
Stadium IV: 76–100 % (Abb. 2.**44 d**).

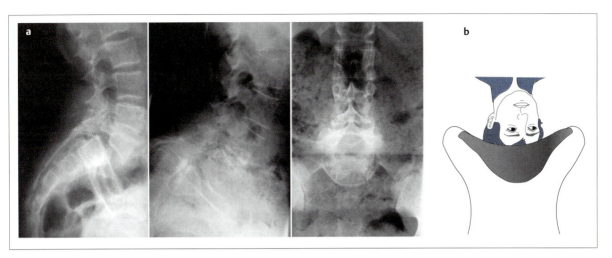

Abb. 2.43 a u. b Spondylolisthesis (Bild links), im weiteren Verlauf Entstehung einer Spondyloptose (Bild in der Mitte und rechts) (**a**). „Umgekehrter Napoleonhut" bei Spondyloptose im a.-p. Röntgenbild (**b**).

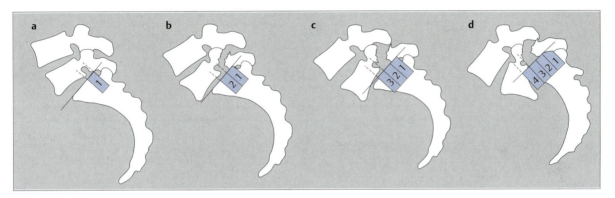

Abb. 2.44 a–d Klassifikation der Spondylolisthese nach Meyerding im sagittalen Röntgenbild (nach Endler).

Literatur

Baldini, G., G. Guareschi (1958): Rilievi sull'esame radiologico funzionale des reschide cervicale. Minerva Med 49: 117

Borden, A.G.B., A.M. Rechtman, J. Gershon-Cohen (1960): The normal cervical lordosis. Radiology 74: 806–809

Braunschweig, R., C. Pistitsch, S. Nissen-Meyer (1996): Digitale Radiographie. Kosten-Nutzenanalyse. Der Radiologe 36 (4): 306–314

Brocher, J.E., H.G. Willert (1980): Differentialdiagnose von Wirbelsäulenerkrankungen. 6. Aufl. Thieme, Stuttgart

Büll, U., R. Bares (1992): Nuklearmedizinische Diagnostik. In: Jäger, M., C.J. Wirth: Praxis der Orthopädie. Thieme, Stuttgart

Bush, C.H., V. Kalen (1999): Three-dimensional computed tomography in the assessment of congenital scoliosis. Skeletal Radiology 28 (11): 632–637

Christoph, J., P. Verheyden, S. Katscher (2001): Knochenbruchbehandlung: Perkutane Wirbelsäulenchirurgie im offenen Magnetresonanztomographen. Trauma und Berufskrankheit 3 (5): 49–53

Cobb, J.R. (1948): Outline for the study of scoliosis. Amer Acad Orthop Surg (Instructional course lectures) 5: 261

Dai, L.Y., L.S. Jia (1994): Radiographic measurement of the prevertebral soft tissue of cervical vertebrae. Chin Med J (Engl) 107 (6): 471–473

Dihlmann, W. (1987): Gelenke–Wirbelverbindungen. 3. Aufl. Thieme, Stuttgart

Endler, F., K. Fochem, U.H. Weil (1984): Orthopädische Röntgendiagnostik. Kap. 4: Wirbelsäule. Thieme, Stuttgart

Eysel, P., K.M. Peters (1997): Spondylodiscitis. In: Peters, K.M., B. Klosterhalfen: Bakterielle Infektionen der Knochen und Gelenke. Enke, Stuttgart: 52–93

Grifka, J. (2002): Orthopädie in Frage und Antwort. 3. Aufl. Kap.1: Grundlagen. Urban und Fischer, München

Junghanns, H. (1977): Nomenklatura columnae vertebralis – Wörterbuch der Wirbelsäule. Die Wirbelsäule in Forschung und Praxis. Bd. 75. Hippokrates, Stuttgart

Konner, C., I. Gassner, U. Mayr, A. Kreczy (1990): Diagnosis of diastematomyelia using ultrasound. Klinische Pädiatrie 202 (2): 124–128

Krämer, J. (2001): Bandscheibenbedingte Erkrankungen. 3. Aufl. Thieme, Stuttgart

Krödel, A., H. Stürz (1989): Differenzierte operative und konservative Therapie der Spondylitis und Spondylodiszitis. Z Orthop 127: 587–596

Lingg, G., H. Sattler, S. Kessler, T. Bitsch (1997): Aparative Diagnostik. In: Schäffler, A., U. Renz: Klinikleitfaden Rheumatologie. Fischer, Stuttgart

Luterbey, G., G. Layer (1997): Wirbelsäule. In: Vahlensieck, M., M. Reiser: MRT des Bewegungsapparats. Thieme, Stuttgart

Modic, M.T., H.D. Feiglin, D.W. Piraino, F. Boumphrey, M.A. Weinstein, P.M. Duchesneau, S. Rehm (1985): Vertebral osteomyelitis: Assessment using MR. Radiology 157: 157–166

Nash, C.L., J.H. Moe (1969): A study of the vertebral rotation. J Bone Joint Surg Am 51: 223–229

Niethard, F.U., J. Pfeil (1989): Orthopädie. MLP Duale Reihe. Hippokrates, Stuttgart

Oestreich, A.E., L.W. Young, T. Young Poussaint (1998): Review article-scoliosis circa 2000: radiologic imaging perspective. Skeletal Radiology 27 (11): 591–605

Prevrhal, S., H.K. Genant (1999): Osteoporose – Quantitive Computertomographie. Der Radiologe 39 (3): 194–202

Reichelt, A. (1993): Orthopädie. Enke, Stuttgart

Riew, K.D., A.S. Hilibrand, M.A. Palumbo, N. Sethi, H.H. Bohlmann (2001): Diagnosing basilar invagination in the rheumatoid patient. The reliability of radiographic criteria. J Bone Joint Surg Am 83-A (2): 194–200

Schäffler, A., U. Renz (1997): Klinikleitfaden Rheumatologie. 2. Aufl. Fischer, Stuttgart

Schmitz A., J.H. Risse, J. Textor, D. Zander, H.-J. Biersack, O. Schmitt, H. Palmedo (2002): FDG-PET findings of vertebral compression fractures in osteoporosis: preliminary results. Osteoporosis International 13 (9): 755–761

Schmitz, A., J.H. Risse, F. Grünwald, F. Gassel, H.-J. Biersack, O. Schmitt (2001): Fluorine-18 fluorodeoxyglucose positron emission tomography findings in spondylodiscitis: preliminary results. Eur Spine J 10 (6): 534–539

Witt, A.N., H. Rettig, K.F. Schlegel (1990): Orthopädie in Praxis und Klinik. Band V/Teil 1: Spezielle Orthopädie, Wirbelsäule-Thorax-Becken. Thieme, Stuttgart

Yokoyama, H., S. Kusano, T. Kaja, T. Iriye, M. Katayama, T. Yokokawa, S. Kosuda, M. Vematsu (1992): Does bone SPECT actually have lower sensitivity for detecting vertebral metastasis than MRT? J Nucl Med 33 (9): 1594–1599

3 Haltung und Haltungsschäden

J. D. Rompe, U. Betz und J. Heine

3.1 Entwicklung der Wirbelsäule
3.2 Sensomotorische Reifung
3.3 Haltung
3.4 Evaluation der Wirbelsäulenform
3.5 Haltungsschwäche – Haltungsverfall
3.6 Haltungsfehler
3.7 Behandlungsbedürftigkeit
3.8 Zusammenfassung

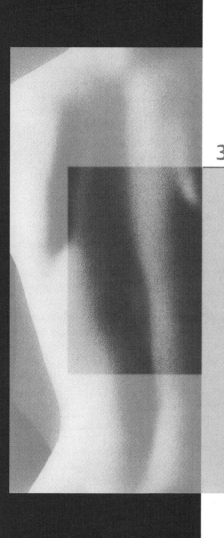

3.1 Entwicklung der Wirbelsäule

Der Verlauf der Wirbelsäule des Menschen und damit die Rückenform erfahren von Geburt an eine ontogenetische Individualentwicklung.

Dabei findet das Wachstum in den Grund- und Deckplatten, Epiphysen und apophysären Randleisten statt. Dimeglio (1990) berichtete, dass die Wachstumsgeschwindigkeit in den ersten beiden Lebensjahren besonders ausgeprägt ist, danach bis zum 5. Lebensjahr langsam abnimmt. Die Körpergröße beträgt bei der Geburt ca. 54 cm und nimmt während der ersten 5 Jahre um durchschnittlich 100 % zu, davon findet die Hälfte bereits im 1. Lebensjahr statt und ist damit so groß wie der Längengewinn während des gesamten pubertären Wachstumsschubes. Die zweite Wachstumsphase vom 5. Lebensjahr bis zur Pubertät ist durch ein konstantes Wachstum gekennzeichnet. Die Körperlänge nimmt bis zum 10. Lebensjahr um ca. 26 % zu, wobei etwa ein Drittel auf die Wirbelsäule und zwei Drittel auf die Länge der unteren Extremitäten entfallen. Die dritte Wachstumsphase ist der pubertäre Wachstumsschub, der bei Jungen stärker ausgeprägt ist als bei Mädchen, aber später beginnt. Der Anstieg der Wachstumsrate zeigt sich beim Mädchen im Skelettalter von 10 Jahren und beim Jungen von 12 Jahren. Der Gipfel des Wachstumsschubes liegt beim Mädchen um das 12. und beim Jungen um das 14. Jahr des Skelettalters. Beim Mädchen tritt zu diesem Zeitpunkt die Menarche ein. Anschließend verlangsamt sich die Wachstumsgeschwindigkeit wieder. Die relative Größenzunahme kehrt sich in der dritten Wachstumsphase um: Von dem nach dem 10. Lebensjahr bleibenden Längenzuwachs entfallen zwei Drittel auf den Rumpf und ein Drittel auf die unteren Extremitäten. Daher nimmt während des pubertären Wachstumsschubes vor allem die Sitzgröße zu (Niethard 1997) (Abb. 3.1 a u. b).

Unter Sitzversuchen im 1. Lebensjahr verstärkt sich bereits die großbogige Kyphose der Brust- und Lendenwirbelsäule und noch im 1. Lebensjahr bildet sich die Halslordose aus. Erst mit ungefähr 13 Monaten ist die Lendenwirbelsäule gestreckt. Gehen und Stehen erfolgen bis zur Entwicklung der physiologischen Lendenlordose zunächst noch mit leicht gebeugten Hüft- und Kniegelenken. Beginnend mit dem 3. Lebensjahr bildet sich eine leichte Lordose aus, die sich bis zum 8. Lebensjahr weiter ausprägt. Schließlich sind die 3 physiologischen Krümmungen – Halslordose, Brustkyphose und Lendenlordose – bis zum 10. Lebensjahr ausgebildet. (Heipertz u. Schmitt 1978, Kapandji 1992) (Abb. 3.2 a – e). Nissinen (1995) fand die größten Werte für die thorakale Kyphose im Alter von 13 Jahren, die der geringsten lumbalen Lordose im Alter von 14 Jahren.

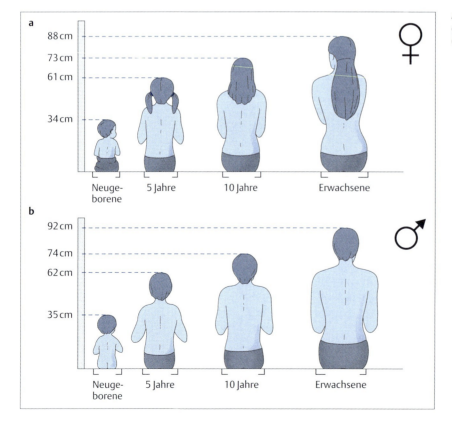

Abb. 3.1 a u. b Zunahme der Sitzgröße bei Mädchen (**a**) und Jungen (**b**) (nach Niethard 1997).

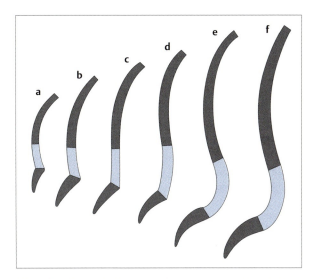

Abb. 3.2 a–f Entwicklung der Krümmung der Lendenwirbelsäule im Verlauf der ontogenetischen Individualentwicklung. Beim Neugeborenen (**a**) und auch beim 5 Monate alten Kind (**b**) kann die Krümmung noch leicht nach ventral konkav sein. Mit etwa 13 Monaten ist die Lendenwirbelsäule gestreckt (**c**). Beginnend mit dem 3. Lebensjahr (**d**) bildet sich eine leichte Lordose aus (**e**). Sie prägt sich bis zum 8. Lebensjahr weiter aus (**f**). Die definitive Form hat sie mit etwa 10 Jahren erreicht (nach Kapandji 1992).

Ein vollkommen symmetrischer Rumpf im Erwachsenenalter ist die Ausnahme. So wiesen einer finnischen Kohortenstudie zufolge zum Zeitpunkt des 22. Lebensjahrs lediglich 30 % der Männer und Frauen einen symmetrischen Rumpf auf, 51 % hatten beim Vornüberbeugen einen Rippenbuckel von 4–9 mm, 19 % von mehr als 10 mm (Nissinen u. Mitarb. 2000).

Mit dem Positionswechsel des Rumpfes von der Horizontalen in die Vertikale vollzieht sich phylogenetisch eine grundsätzliche Veränderung zwischen Last- und Kraftarm, damit eine Umorientierung der Muskelansatzpunkte, ihrer Wirkungsebenen und Drehmomente, demzufolge ihrer Masse und weitgehend auch ihrer Funktion (Gutmann u. Vehle 1978). Dies gilt in besonderem Maße für die Rückenstreckmuskulatur. Die Bedeutung der posturalen Muskulatur geht dabei weit über ihre Aufgabe im Dienst der aufrechten Haltung hinaus (McGill 1991, Mueller u. Mitarb. 1998, Stokes u. Gardner-Morse 1999). Die Durchführung von Willkürbewegungen, auch der Gliedmaßen, ist weitgehend abhängig von der Vorleistung und Bereitstellungsaktivierung des posturalen Systems. Jede Bewegung ist gekoppelt mit bestimmten automatisch subkortikal gesteuerten Aktionen der posturalen Muskulatur (neuromuskuläre Koordination), die einem fließenden Wandel unterliegen, entsprechend der durchzuführenden Aufgabe (Fukuoka u. Mitarb. 2001, Kummer 1980, Mueller u. Mitarb. 1998, Roaf 1976, Yardley u. Mitarb. 2001).

Literatur

Dimeglio, A. (1990): Le rachis en croissance. Springer, Paris

Fukuoka, Y., T. Nagata, A. Ishida, H. Minamitani (2001): Characteristics of somatosensory feedback in postural control during standing. IEEE Trans Neural Syst Rehabil Eng 9: 145–153

Gutmann, G.F., G. Vehle (1978): Das aufrechte Stehen. Forschungsbericht des Landes Nordrhein-Westfalen

Heipertz, W., E. Schmitt (1978): Wirbelsäulenerkrankungen. Diagnostik und Therapie. Springer, Berlin

Kapandji, I.A. (1992): Funktionelle Anatomie der Gelenke. Bd. 3. Rumpf und Wirbelsäule. Enke, Stuttgart

Kummer, B. (1980): Bau und Funktion des Bewegungsapparates. Orthopädie in Praxis und Klinik. Bd. I. Thieme, Stuttgart

McGill, S. M. (1991): Kinetic potential of the lumbar trunk musculature about three orthopaedic axes in extreme postures. Spine 16: 809–815

Mueller, G., M.M. Morlock, M. Vollmer, M. Honl, E. Hille, E. Schneider (1998): Intramuscular pressure in the erector spinae and intra-abdominal pressure related to posture and load. Spine 23: 2580–2590

Niethard, F.U. (1997): Orthopädische Untersuchung und Beurteilung der Haltung von Kindern und Jugendlichen. In: Bernau, A.: Wirbelsäule und Statik. Praktische Orthopädie. Bd. 28. Thieme, Stuttgart

Nissinen, M. (1995): Spinal posture during pubertal growth. Acta Paediatr 84: 308–312

Nissinen, M.J., M.M. Heliovaara, J.T. Seitsamo, M.H. Kononen, K.A. Hurmerinta, M.S. Possa (2000): Development of trunk asymmetry in a cohort of children ages 11 to 22 years. Spine 25: 570–574

Stokes, I.A., M. Gardner-Morse (1999): Quantitative anatomy of the lumbar musculature. J Biomech 32: 311–316

Yardley, L., M. Gardner, A. Bronstein, R. Davies, D. Buckwell, L. Luxon (2001): Interference between postural control and mental task performance in patients with vestibular disorder and healthy controls. J Neurol Neurosurg Psychiatry 71: 48–52

3.2 Sensomotorische Reifung

Kenntnisse der sensomotorischen Reifung sind für die Bewertung der normalen Wirbelsäulenform von besonderer Bedeutung. Die Leistungsfähigkeit des Zentralnervensystems entwickelt sich zumindest bis zum 6. Lebensjahr, wenn das Gehirn durchschnittlich 92% seines Endgewichts erreicht hat.

Die Reifungsprozesse der Wirbelsäule werden direkt von der Aufrichtung aus dem Vierbeiner- in den Zweibeinerstand und damit von der neuromotorischen Reifung geprägt. Mit dem Zweibeinerstand und der Ausbildung der bereits genannten 3 Hauptkrümmungen der Wirbelsäule ist die Vertikalisierung jedoch nicht abgeschlossen. Die Aufrichtung des Menschen hält seit derjenigen der Primaten seit 35 Millionen Jahren an und führt weiterhin zu Veränderungen und notwendigen Anpassungen, vor allem im Bereich der Lendenwirbelsäule und des Beckens.

Als Relikt des Vierfüßlerganges besteht bis ins Jugendalter eine Beugekontraktur der Hüftgelenke, die sich auf die Wirbelsäulenform auswirkt. Dazu gehören das Antetorsionssyndrom mit vermehrter Innendrehfähigkeit der Hüftgelenke, verminderter Hüftstreckung, vorgewölbtem Bauch und Gesäß sowie mit einer auffälligen Hyperlordose, gelegentlich auch einem Hohlrundrücken. Diese Konstellation ist ein Durchgangsstadium der normalen Vertikalisierung und als solche auch nicht pathologisch.

Mit der zunehmenden Streckung der Hüftgelenke entwickelt sich auch das definitive sagittale Profil der Wirbelsäule. Wesentlich betroffen ist der M. gluteus maximus, der beim Primaten relativ unbedeutend, beim Menschen der größte Muskel überhaupt ist. Er ist der stärkste Aufrichter des Beckens und damit auch für die Form der Wirbelsäule entscheidend (Schramm u. Mitarb. 1997).

Schwächen dieses Muskels beeinträchtigen immer die Vertikalisierung des Kindes als Ganzes und beeinflussen darüber hinaus die Ausformung des Wirbelsäulenprofils. Bei neuromotorischen Störungen kann die Entwicklung gestört sein, so dass die vollständige Aufrichtung des Rumpfes nicht erreicht wird. Fehlhaltungen der Wirbelsäule finden sich vor allem bei generalisierten Hypotonien. Deren Haltungsschwäche betrifft nicht nur die Wirbelsäule, sondern ist eine funktionelle Insuffizienz aller Skelettmuskeln. Damit wird die Bewertung von Haltung in jedem Fall auch zur Bewertung der neuromotorischen Entwicklung (Niethard 1997, Pozzo u. Mitarb. 2001).

Literatur

Niethard, F.U. (1997): Orthopädische Untersuchung und Beurteilung der Haltung von Kindern und Jugendlichen. In: Bernau, A.: Wirbelsäule und Statik. Praktische Orthopädie. Bd. 28. Thieme, Stuttgart

Pozzo, T., M. Ouamer, C. Gentil (2001): Simulating mechanical consequences of voluntary movement upon whole-body equilibrium: the arm-raising paradigm revisited. Biol Cybern 85: 39–49

Schramm, J.C., H. Witte, S. Recknagel, K. Busching, J. Kramer, H. Preuschoft (1997): Shape transformation of the lumbar spine in relation to passive extension of the lower extremities in the sagittal level. Z Orthop Ihre Grenzgeb 135: 210–216

3.3 Haltung

3.3.1 Allgemeines

Die aufrechte Haltung ist ein klar definiertes Artmerkmal, das heißt ein Charakteristikum des Menschen, das ihn von Tieren unterscheidet und Grundlage war für die Entwicklung von handwerklichen Fähigkeiten und der Intelligenz. Mit der Minimaldefinition der aufrechten Haltung wird lediglich das Vermögen beschrieben, sich sicher auf zwei Beinen zu halten. Die aufrechte Haltung ist für den Homo sapiens so typisch, dass Haeckel (1866) diesem das Prädikat „erectus" zur Kennzeichnung des Urmenschen heranzog.

Haltung kann dynamisch betrachtet werden. Mathematisch betrachtet ist die Haltung eine eingefrorene Bewegung, ein Momentbild aus vielen Bewegungsabläufen; umgekehrt setzt sich das Differenzial der Bewegung aus dem Integral zahlreicher Einzelhaltungen zusammen (Rieder u. Mitarb. 1986, Groeneveld 1990). Heute spielt daher die videobasierte Ganganalyse eine zunehmend größere Rolle, um auch komplexe Haltungssituationen in der Bewegung erfassen zu können (Friedrich u. Mitarb. 2000, Lenke u. Mitarb. 2001).

Auch aus dem Blickwinkel der Statik lässt sich Haltung beurteilen (Panjabi 1973, Sommer 1997). Die Statik als Lehre vom Gleichgewicht der an einem ruhenden Körper angreifenden Kräfte und den dabei zu erfüllenden Gleichgewichtsbedingungen stellt einen Teilbereich der Mechanik dar. Ein statisch zu beurteilendes System – Tragwerk – das elastische Trageelemente enthält, wird als statisch unbestimmt bezeichnet. Die Berechnung der zu erwartenden Belastbarkeit eines solchen Systems erfolgt über die Bestimmung der die statische Unbestimmtheit bewirkenden Kräfte und Momente und der entsprechenden Formveränderungsgrößen. In Bezug auf die Wirbelsäule bedeutet diese Vorgabe, dass neben den von außen einwirkenden

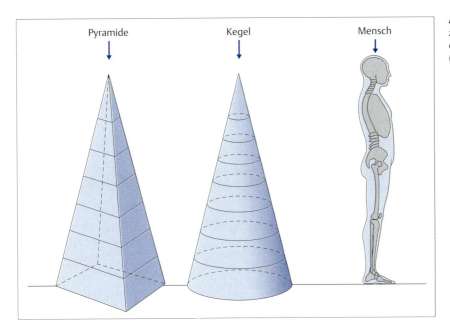

Abb. 3.3 Horizontale Unterstützungsflächen bei einer Pyramide, einem Kegel und dem Menschen (nach Klein-Vogelbach 1990).

Kräften das Verformungsverhalten der Binde- und Stützgewebe zu berücksichtigen ist.

Um das Zustandekommen der aufrechten Haltung des in sich beweglichen Systems des Körpers besser charakterisieren zu können, spricht Klein-Vogelbach (1990) bei der Beurteilung der Statik von „Klötzchen", die übereinander aufgebaut sein müssen. Sie werden einerseits durch die passiven Strukturen des Bewegungsapparates zusammengehalten, wobei diese mehr oder weniger beansprucht werden, während andererseits die Muskeln als aktive Strukturen die Klötzchen am Abstürzen hindern. Dabei werden die verbindenden Strukturen am wenigsten beansprucht, wenn die Klötzchen mit horizontal stehenden Flächen aneinander grenzen, wobei die jeweils untere Fläche die größere und die obere die kleinere ist. Ideal wären dabei eigentlich Pyramiden- oder Kegelformen. Die Wirbelsäule erfüllt diese Bedingungen in ihrem dreifach gekrümmten Verlauf in ökonomischer Weise. Lediglich im kyphotischen Bereich muss sie der Falltendenz der durch das Überwiegen der ventralen Gewichte vor den Flexions-Extensions-Achsen der Brustwirbelsäule entgegenwirken (Abb. 3.3).

Von dieser physikalischen Warte heraus erscheint Fehlstatik oder -haltung nur schwierig definierbar zu sein. Fehlstatik dürfte nach diesen beschriebenen Beziehungen nichts anderes als ein Ungleichgewicht der an einem ruhenden Körper angreifenden Kräfte bedeuten und wäre mit der Einnahme einer stabilen Körperhaltung im Raum nicht vereinbar. Allerdings versteht der Orthopäde unter dem Begriff „Fehlstatik" eine stabile Körperhaltung, die nicht der Normalhaltung und -form der Wirbelsäule entspricht (Cotta u. Sommer 1988).

Schließlich nimmt auch die geistig-seelische Entwicklung Einfluss auf die Haltung. Von Ellwenn-Martin (1994) wurde nachgewiesen, dass die Präsentation der Haltung von Jugendlichen signifikant mit deren psychischer Verfassung korreliert. Eine euphorische Grundstimmung führt demnach zur überbetonten Haltung, eine depressive Stimmung zur schlaffen Körperhaltung: Eine Tatsache, die sich in zahlreichen Redewendungen niederschlägt.

Haltung ist also nichts Starres, Statisches, sondern unterliegt einer ständigen Adaptation an die schnell veränderlichen Bedingungen eines Körpers, der sich in einem labilen Gleichgewicht befindet (Cromwell u. Mitarb. 2001). Schede (1927) sprach daher bereits vom „Haltungswechsel" als ständigem Kampf zwischen Schwerkraft und Eigenkräften des Körpers.

3.3.2 „Normalhaltung" der Wirbelsäule

Die Klagen über die Haltungsgefährdung bei Kindern und Jugendlichen und Bemühungen um vorbeugende Maßnahmen sind so alt wie die Orthopädie selbst. Nikolas Andry (Niethard 1997) hat 1741 den Begriff der Orthopädie zum ersten Mal gebraucht und dabei besonders die Prophylaxe von kindlichen Haltungsschäden im Auge gehabt. Als Symbol dieser Zielsetzung gilt seitdem das junge Bäumchen, das an eine Stütze gebunden ist und sich nicht unter Zwang, sondern unter sanftem Druck aufzurichten vermag.

In der zweiten Hälfte des letzten Jahrhunderts haben sich zahlreiche namhafte deutschsprachige Orthopäden der Tragikomödie der Haltungsschäden (Geiser 1975) angenommen. Für alle (Dahmen 1978, Jani 1976, Jentschura 1956, Matthiaß 1966 a, Rompe u. Rieder 1976, Trost 1976,

Wagenhäuser 1971, Weiss u. Schönholzer 1967) galt – und gilt bis zum heutigen Tag – dass über die klinische Relevanz von Haltungsschäden zu wenige Untersuchungen, insbesondere Längsschnittuntersuchungen vorliegen. Aus diesem Grund sind die Abgrenzung der pathologischen von den normalen Befunden, die prognostische Bewertung von vermeintlichen Haltungsschäden und schließlich die Definition der Haltung schwierig (Niethard 1997).

Eine „normale" Haltung gibt es ebenso wenig wie die Normalform der Wirbelsäule (Rompe 1976). Viele verschiedene Haltungen erlauben eine gute Funktion ohne Beschwerden. Haltung ist subjektiv und individuell, die Ausprägung von Haltungs- und Rückentyp gilt in hohem Maße als erblich. Darüber hinaus ist die Haltung das Ergebnis einer sinnvollen Abstimmung zwischen Muskel-, Bänder- und Bandscheibenbelastung und gleichzeitig Ausdruck psychischer Stabilität. Matthiaß (1961) fasste dies zusammen als: „... selbstgehaltene Stellung bei freier Gelenkbeweglichkeit in freier Einwirkung von ablenkenden Kräften, eine spezifisch integrative Leistung, die sich aus dem besonderen Körperbau, dem Stand der Reifungsentwicklung, der Stoffwechselsituation, der Erregbarkeit und Reizverteilung des Zentralnervensystems, der psychischen Situation und der mechanischen Auseinandersetzung eines Menschen mit der Umwelt ergibt."

Statt von „normaler" sollte von „guter" oder „neutraler" Haltung bei ausgewogener Komposition zwischen Körpereigenschaften und Stimmungslage im Rahmen einer aufrechten, meist tonisierten Haltung gesprochen werden. Nach Kendall u. Mitarb. (1998) hat die angenommene anatomische Idealhaltung naturwissenschaftlichen Grundsätzen zu entsprechen, möglichst am geringsten zu belasten und anzustrengen und dem Körper maximale Effizienz zu gewähren. Der Mensch begegnet der Schwerkraft am ökonomischsten, sobald er aufgerichtet ist. Im Stand zeigt die Wirbelsäule die normalen Krümmungen und die Knochen der unteren Extremitäten sind zur Übernahme der Körperlast ideal ausgerichtet. Die Neutralstellung des Beckens ermöglicht die optimale Haltung von Abdomen, Rumpf und unteren Extremitäten. Die Stellung von Brustkorb und oberem Rücken begünstigt die optimale Funktion der Atmungsorgane. Der Kopf wird in ausbalancierter Haltung getragen, was die Belastung der Nackenmuskulatur herabsetzt.

Die Schnittstelle der mittleren Sagittal- und Frontalebene des Körpers bildet dabei eine Linie, die der Schwerkraftlinie entspricht. An dieser Linie ist der Körper hypothetisch im Gleichgewicht, wobei die zu tragenden Masse durch maximal viele horizontale Unterstützungsflächen tritt (Abb. 3.**4a–d**).

Sieht man von den zeitlosen Idealen der Körperhaltung, wie sie von der weltberühmten „Venus von Milo" oder anderen bekannten griechischen Statuen verkörpert werden, einmal ab, dann wird das Ideal der „guten Haltung" sehr vom Zeitgeist geprägt. So wurde in der Epoche des Wilhelminischen Deutschland unter Haltung etwas anderes verstanden als zur Zeit der Weimarer Republik, des Faschismus oder in der Gegenwart.

Als neutral sehen wir heute eine Haltung an, die unter den vorgegebenen konstitutionellen Voraussetzungen ein Minimum an Energie, also an muskulärer Leistung erfordert. Das heißt, dass im freien Stand die Rückenstreck-

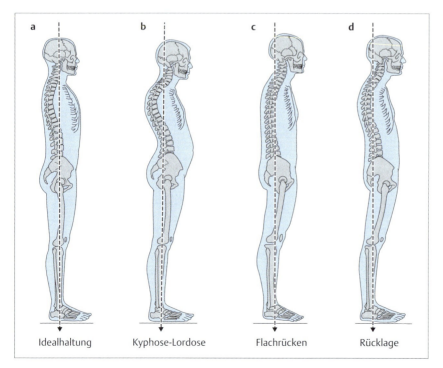

Abb. 3.4a–d Haltungsvarianten und Schwerkraftlinie (nach Kendall u. Mitarb. 1998).
a Idealhaltung.
b Hohlrundrücken.
c Flachrücken.
d Rücklage.

muskulatur nur so wenig gefordert wird wie einer Dauerbeanspruchung zuträglich ist (Kiefer u. Mitarb. 1998, McGibbon u. Krebs 2001, Rieder u. Mitarb. 1986). Die größte Muskelaktivität findet sich in der Nacken- und Wadenmuskulatur und zwar als tonische Aktivierung im Triceps surae und phasisch in den anterolateralen Beinmuskeln als sichtbares Sehnenspiel auf dem Fußrücken (Frisch 1995). Das ändert sich bei Flexions- oder Extensions-Rotations-Bewegungen der Wirbelsäule (Kumar u. Narayan 2001).

Allerdings fehlen bis heute reproduzierbare Ergebnisse elektromyographischer Untersuchungen der Aktionspotentiale der antigravitären Muskulatur, auch aufgrund der geringen muskulären Aktivität, die zur Einnahme der habituellen oder idiopathischen Haltung notwendig ist. Die interindividuellen Unterschiede sind extrem groß. Die viel versprechenden Untersuchungen von Groeneveld (1976) an Kindern sind bis heute nicht an Kollektiven unterschiedlichen Alters überprüft worden.

Von großer Bedeutung für die Haltung sahen Heipertz u. Schmitt (1978) die Atmung an. Sie bestimmt das Haltungsbild mit, sowohl durch die Förderung der Entwicklung des Brustkorbs als auch in Momentsituationen. Der Ausatmung entspricht die schlaffe Haltung mit zusammengesunkenem Körper, der Einatmung die aufrechte Haltung unter Hebung des Brustkorbs. Der Bauchatmung kommt dabei gegenüber der Brustatmung die größere Bedeutung zu. Als „haltungsgesund" bezeichnete Matthiaß (1966 b) einen Probanden, der sich im Rahmen seiner passiven Bewegungsmöglichkeit aktiv aufrichten und diese Aufrichtung auch bei vorgehaltenen Armen kurze Zeit, in der Regel 30 Sekunden, beibehalten konnte. Bewegte sich der Untersuchte innerhalb von 30 Sekunden bei vorgehaltenen Armen von aktiver aufgerichteter Haltung in die Ruhehaltung zurück, wurde dies als „Haltungsschwäche" gewertet. Ein „Haltungsverfall" lag vor, wenn die aufgerichtete Haltung mit vorgehaltenen Armen überhaupt nicht eingenommen werden konnte (Abb. 3.5 a–m).

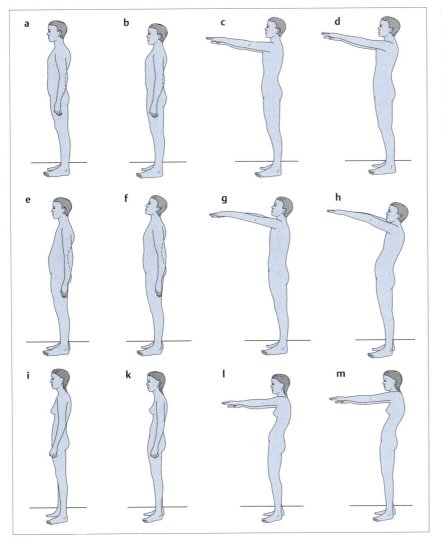

Abb. 3.5a–m Halteleistungstest nach Matthiaß. 1. Spalte (**a, e, i**): habituelle Haltung; 2. Spalte (**b, f, k**): aufgerichtete Haltung; 3. Spalte (**c, g, l**): aufgerichtete Haltung mit Armvorhalten; 4. Spalte (**d, h, m**): aufgerichtete Haltung mit Armvorhalten nach 30 Sekunden. In der oberen Reihe ein haltungsgesunder Proband, in der mittleren ein haltungsschwacher, in der unteren ein Mädchen mit Haltungsverfall (nach Debrunner u. Hepp 1994).

Allerdings konnte Klee (1995) keinen Zusammenhang zwischen dem Armvorhaltetest und der Kraft der Rückenstrecker nachweisen, so dass er die Eignung dieses Tests infrage stellte, um eine Haltungsschwäche zu diagnostizieren oder auch nur die Kraft der Rückenstrecker zu überprüfen.

Auch der Haltungstest nach Schoberth-Berquet (Schoberth 1972), der die Aufrechterhaltung einer aktiven Sitzhaltung über mindestens 30 Sekunden prüft, wurde nicht validiert.

Dass Ermüdung allerdings das Rekrutierungsmuster der Rumpfmuskulatur zur Gewährleistung der aufrechten Haltung verändert, konnten O'Brien u. Potvin (1997) in einer elektromyographischen Untersuchung belegen. Betz u. Mitarb. (2001) konnten mit Hilfe elektromyographischer Messungen zeigen, dass die posturale Muskulatur zur Aufrechterhaltung einer vergleichbaren Wirbelsäulenposition im Sitzen 30% mehr Kraft erfordert als im Stehen.

Um Störungen des Aufbaus und der Beweglichkeit der Wirbelsäule beurteilen zu können, ist es ebenso wichtig, deren physiologisches Bewegungsausmaß zu kennen. Als allgemeingültiges Maß für die Beweglichkeit der BWS gilt das Zeichen nach Ott (bei maximaler Vorwärtsneigung vergrößert sich normalerweise der Abstand zwischen dem Dornfortsatz C7 und einem Punkt 30 cm weiter kaudal um ca. 4 cm) und für die LWS das Zeichen nach Schober (bei maximaler Vorwärtsneigung vergrößert sich der Abstand zwischen dem Dornfortsatz S1 u. einem Punkt 10 cm weiter kranial normalerweise um 4–6 cm).

Haltung lässt sich nach wie vor besser analysieren als definieren. Die natürliche Haltung des stehenden Menschen im Alltagsleben ist die Standbein-Spielbein-Haltung. Standbein und Spielbein wechseln in kurzen Abständen, wodurch sich die Ermüdung in Grenzen hält.

Für die Beurteilung der Haltung empfehlen Debrunner u. Hepp (1994) die gleichmäßige Belastung beider im Knie gestreckten Beine, wobei Beinlängenunterschiede durch das Unterlegen entsprechend hoher Brettchen ausgeglichen werden müssen. In dieser Körperstellung werden folgende Haltungen unterschieden (Abb. 3.6 a–c):

- **Aktive Haltung** („Strammstehen") mit aktiv gestreckter Wirbelsäule und geringer Beckenkippung nach vorn durch Anspannen der Rumpfmuskulatur. Abflachung aller physiologischen Krümmungen, leicht nach rückwärts verlagerter Körper. Deutlich nachweisbare Aktivität in allen antigravitären Muskelgruppen.
- **Habituelle Haltung** mit geringem Ruhetonus der posturalen Muskulatur sowie mittlerer Brustkyphose und Lendenlordose. Gegenüber der Ruhehaltung deutlich flachere physiologische Wirbelsäulenkrümmung, besonders im Bereich der Brustwirbelsäulenkyphose. Geringe Aktivität im Iliopsoas und Triceps surae.
- **Ruhehaltung** mit völlig entspannter Muskulatur (schlaffe Haltung). Brustkyphose und Lendenlordose sind verstärkt. Der Körper „hängt in seinen Bändern", das Becken ist leicht gekippt. Eine Muskelaktivität im Rumpf ist nicht messbar. Die Schwerelinie ist nach ventral verlagert. Die antigravitäre Arbeit wird in den posttibialen Muskeln geleistet (Chen u. Mitarb. 1998, Kiefer u. Mitarb. 1998).

Grundsätzlich muss bei der Beurteilung der Haltung zwischen den Aussagen über die funktionell-dynamischen Bedingungen und den morphologisch-statischen Verhältnissen unterschieden werden (Tab. 3.**1** u. 3.**2**).

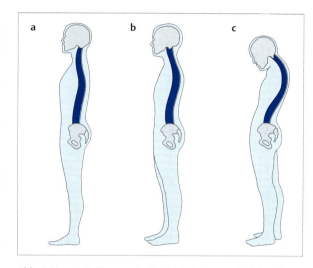

Abb. 3.6 a–c Haltungsvarianten im Haltungswechsel (nach Groeneveld 1990).
a Aktive Haltung.
b Habituelle Haltung.
c Ruhehaltung.

Tab. 3.1 Beurteilung der Haltung (nach Debrunner u. Hepp 1994)

Bewertung	Kriterien
Funktionell	• volle Leistungsfähigkeit der Rumpfmuskulatur • Haltungsschwäche • Haltungsverfall

Morphologisch	• „normale" Wirbelsäulenform
	• nicht fixierte Formvarianten:
	  – Rundrücken
	  – Hohlrundrücken
	  – Flachrücken
	  – skoliotische Fehlhaltung

Fehlform (ganz oder teilfixiert)	• Kyphose • Lordose • fixierter Flachrücken • Skoliose (Lordo-, Kyphoskoliose)

Tab. 3.2 **Beurteilung der Haltung (nach Niethard 1997)**

Haltungsform	Morphologische Beurteilung	Funktionelle Beurteilung
Normale Haltung	harmonische, physiologische Krümmungen der Wirbelsäule (Lordosierung, Kyphosierung)	mit minimaler Haltungsleistung ohne Kompensationsarbeit der Muskulatur
Fehlhaltungen (funktionelle, fehlerhafte Formvarianten)	Rundrücken hohlrunder Rücken Flachrücken skoliotische Schiefhaltung	funktionell bedingte Abweichungen von den physiologischen Krümmungen (ausgleichbar)
Fehlformen	Kyphose Lordose Skoliose	fixierte Abweichungen von den normalen Krümmungen

3.3.3 „Normalform" der Wirbelsäule

Von vorn und hinten betrachtet gleicht die Wirbelsäule prinzipiell einem geraden Stab. Geringgradige Seitenkrümmungen unter 5° sind als nicht pathologisch anzusehen. In der sagittalen Ebene hingegen weist die Wirbelsäule von kranial nach kaudal 4 typische Krümmungen auf (Kapandji 1992):
- Halslordose mit nach dorsal gerichteter Konkavität,
- Brustkyphose mit nach ventral gerichteter Konkavität,
- Lendenlordose mit nach dorsal gerichteter Konkavität,
- Sakralkyphose, die starr ist, da die Kreuzwirbel knöchern miteinander verbunden sind, ihre Konkavität ist nach ventral gerichtet.

Nach Auffassung von Fuerderer u. Eysel (s. Kap. 5) bezeichnen die Begriffe „Kyphose" und „Lordose" dabei bereits über das normale Maß hinausgehende krankhafte strukturelle Abweichungen von der normalen Wirbelsäulenform und somit bereits einen pathologischen Zustand (Lonstein 1999). Für die physiologische Formgebung sollten die Begriffe „lordotische" bzw. „kyphotische" Krümmung benutzt werden. Da jedoch eine bindende Nomenklatur der physiologischen Schwingungen zurzeit nicht existiert, werden im deutschen Sprachraum Kyphose und Lordose auch für die anatomisch ausgeformten Wirbelsäulenabschnitte verwendet.

Haltung und Form der Wirbelsäule dürfen nicht gleichgesetzt werden. Die Form ist bei der Haltungsbeurteilung zwar ein wichtiger, aber eben nur ein Parameter neben anderen Faktoren. Das Urteil über den Muskelzustand, über die Beckenverschiebung nach vorn, über das Verhalten des Oberkörpers und die Einschätzung der Standsicherheit als Zeichen für die neuromuskuläre Koordination (Kantor u. Mitarb. 2001) sind in der Haltungsdiagnostik ebenso wichtig wie die Beurteilung der Wirbelsäulenform. Die Form der Rückenkulisse spielt dabei eine untergeordnete Rolle.

Typisierungen anhand der Rückenkulisse sind schon früh vorgenommen worden, lassen aber kaum Rückschlüsse auf eventuelle Fehlformen der Wirbelsäule zu. Staffel (1889) unterschied 6 nicht fixierte Varianten und bezeich-

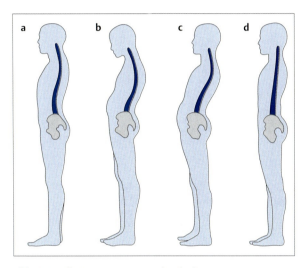

Abb. 3.7 a–d Formvarianten nach Schede.
a Harmonisch runder Rücken.
b Rundrücken (total runder Rücken).
c Hohlrunder Rücken.
d Flachrücken.

nete sie als normal, rund, flach, flach-hohl, hohl und hohlrund. Schede (1927) reduzierte diese Varianten auf 4 Grundtypen: Normalrücken, Rundrücken, hohlrunder Rücken und Flachrücken (Abb. 3.7 a–d):
- Der **harmonisch runde Rücken** als Idealform weist die wenigsten Haltungsabweichungen auf. Hier findet sich überwiegend eine gute Haltungsleistungsfähigkeit.
- Der **Rundrücken** ist die zwischen dem 10. und 16. Lebensjahr am häufigsten vorkommende Formvariante. Er ist nicht fixiert und weist im Röntgenbild keine strukturellen Veränderungen auf. Insbesondere bei Probanden vom asthenischen, leptosomen Körperbau ist beim Rundrücken die Haltungsleistungsfähigkeit am schlechtesten.
- Der **hohlrunde Rücken** ist bei jüngeren Kindern häufiger und bei Kindern im Vorschulalter ausgesprochen oft zu finden.

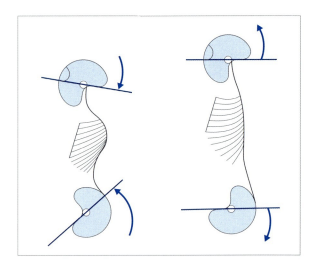

Abb. 3.8 Beeinflussung der Wirbelsäulenkrümmung durch die Becken- und Kopfstellung.

- Der **Flachrücken** scheint häufiger mit einer Trichterbrust assoziiert zu sein, ist aber nach Matthiaß (1961) die Variante mit den wenigsten Haltungsschäden. Die Haltungsleistungsfähigkeit ist in aller Regel normal.

Ob ein bestimmter Grad der Beckenkippung grundsätzlich immer zur gleichen Formvariante der Wirbelsäule führt, ist umstritten. Eine fehlende bzw. vorhandene Aufrichtung von Becken- und Kopfhaltung entscheidet, ob die Wirbelsäule sich krümmt oder gerade bleibt (Larsen 1995) (Abb. 3.**8**). Klar ist jedoch, dass die Einteilung der Rückenform in typische Varianten voraussetzt, dass bei der Untersuchung ein und dieselbe Körperstellung, nämlich die habituelle Haltung, zugrunde gelegt werden muss, da sonst Fehlinterpretationen auftreten können. Heute gehen wir davon aus, dass keine äußere Ursache für diese nicht fixierten Formvarianten existiert, sondern im Gegenteil, dass Formvarianten und insbesondere hier der total runde Rücken ein konstitutionelles Körperbaumerkmal darstellen.

Versuche, die „Normalhaltung" zu definieren unter Zugrundelegen der Form der Rückenkulisse, deren Schwingungen (mit entsprechenden mechanischen oder optischen Messgeräten), unter Benutzung von Indizes anhand von im Stehen aufgenommener Röntgenbilder des gesamten Rumpfes (durch Relation des aufrecht stehenden Körpers zur Schwerelinie) sind sämtlich gescheitert. Neben den hierfür verantwortlichen interindividuellen Schwankungen ist ein bestimmter Haltungstyp für jede Person charakteristisch und erfährt auch nur – von Krankheiten abgesehen – langsame altersentsprechende Abweichungen (Lundon u. Mitarb. 1998, Widhe 2001).

Trotz aller Untersuchungen ist das Problem der Wirbelsäulenhaltung das „Ungeklärteste" auf dem Gebiet der Orthopädie (Taillard 1964) und eine exakte Definition der „Normalhaltung" nicht gelungen. Die Beurteilung der Haltung bei der klinischen Untersuchung der Wirbelsäule ist damit nach wie vor eines der schwierigsten Kapitel der orthopädischen Diagnostik (Debrunner u. Hepp 1994).

Literatur

Betz, U., F. Bodem, C. Hopf, P. Eysel (2001): Function of back extensor muscles in upright standing position and during sitting with identical back posture – an electromyographic study. Z Orthop Ihre Grenzgeb 139: 147–151

Chen, W.J., W.K. Chiou, Y.H. Lee, M.L. Chen (1998): Myo-electric behavior of the trunk muscles during static load holding in healthy subjects and low back pain patients. Clin Biomech (Bristol, Avon) 13 (Suppl.I): 9–15

Cotta, H., H.M. Sommer (1988): Ursache und Behandlung des Rückenschmerzes bei Sportlern. Chirurg 59: 708–712

Cromwell, R.L., T.K. Aadland-Monahan, A.T. Nelson, S. M. Stern-Sylvestre, B. Seder (2001): Sagittal plane analysis of head, neck, and trunk kinematics and electromyographic activity during locomotion. J Orthop Sports Phys Ther 31: 255–262

Dahmen, G. (1978): Beurteilung und Behandlung von Haltungsschäden bei Kindern und Jugendlichen. Mater Med Nordm 30: 237–256

Debrunner, H.U., W.R. Hepp (1994): Orthopädisches Diagnostikum. 6. Auflage. Thieme, Stuttgart

Ellwenn-Martin, B. (1994): Körperhaltung als Bestandteil des Ausdrucksgeschehens. Diplomarbeit in der Fachrichtung Psychologie. Universität des Saarlandes, Saarbrücken

Friedrich, M., A. Kranzl, I. Heiller, C. Kirtley, T. Cermak (2000): Spinal posture during stooped walking under vertical space constraints. Spine 25: 1118–1125

Frisch, H. (1995): Programmierte Untersuchung des Bewegungsapparates. Springer, Berlin

Geiser, M. (1975): Die Tragikomödie der Haltungsschäden. Schweiz Rdsch Med 64: 400–404

Groeneveld, H.B. (1976): Metrische Erfassung und Definition von Rückenform und Haltung des Menschen. Die Wirbelsäule in Forschung und Praxis. Bd. 66. Hippokrates, Stuttgart

Groeneveld, H.B. (1990): Form der Wirbelsäule und menschliche Haltung. In: Witt, A.N., H. Rettig, K.F. Schlegel: Orthopädie in Praxis und Klinik. Bd. V, Teil 1. Spezielle Orthopädie Wirbelsäule – Thorax – Becken. Thieme, Stuttgart: 1.1–1.34

Haeckel, E. (1866): Generelle Morphologie der Organismen. Reimer, Berlin

Heipertz, W., E. Schmitt (1978): Wirbelsäulenerkrankungen. Diagnostik und Therapie. Springer, Berlin

Jani, L. (1976): Haltungsfehler – Scheuermann: eine Überdiagnose und Übertherapie? Ther Umsch 33: 175–180

Jentschura, G. (1956): Ergebnisse von Haltungsuntersuchungen an Heidelberger Schulkindern. Verh Dtsch Orthop Ges 43: 292–296

Kantor, E., L. Poupard, S. Le Bozec, S. Bouisset (2001): Does body stability depend on postural chain mobility or stability area? Neurosci Lett 308: 128–132

Kapandji, I.A. (1992): Funktionelle Anatomie der Gelenke. Bd. 3. Rumpf und Wirbelsäule. Enke, Stuttgart

Kendall Peterson, F., E. Kendall McCreary, P. Geise Provance (1998): Muskeln. Funktionen und Tests. Fischer, Lübeck

Kiefer, A., A. Shirazi-Adl, M. Parnianpour (1998): Synergy of the human spine in neutral postures. Eur Spine J 7: 471–479

Klee, A. (1995): Zur Aussagefähigkeit des Armvorhaltetestes nach Matthiaß. Z Orthop Ihre Grenzgeb 133: 207–213

Klein-Vogelbach, S. (1990): Funktionelle Bewegungslehre. Springer, Berlin

Kumar, S., Y. Narayan Y (2001): Torque and EMG in isometric graded flexion-rotation and extension-rotation. Ergonomics 44: 795–813

Larsen C. (1995): Spiraldynamik. Die zwölf Gesichter der Freiheit. Kunst und Wissenschaft menschlicher Bewegungskoordination. Via Nova, Petersberg

Lenke, L.G., J.R. Engsberg, R.A. Ross, A. Reitenbach, K. Blanke, K.H. Bridwell (2001): Prospective dynamic functional evaluation of gait and spinal balance following spinal fusion in adolescent idiopathic scoliosis. Spine 26: 330–337

Lonstein, J.E. (1999): Congenital spine deformities: scoliosis, kyphosis, and lordosis. Orthop Clin North Am 30: 387–405

Lundon, K.M., A.M. Li, S. Biberstein (1998): Interrater and intrarater reliability in the measurement of kyphosis in postmenopausal women with osteoporosis. Spine 23: 1978–1985

Matthiaß, H.H. (1961): Haltungsschäden und Fehler der Rückenform bei Schulkindern. Grundlagen und Untersuchungsmethodik. Körperbau und Reifung als dispositionelle Faktoren. Habilitationsschrift, Münster, 1961

Matthiaß, H.H. (1966a): Reifung, Wachstum und Wachstumsstörungen des Haltungs- und Bewegungsapparates im Kindesalter. Karger, Basel

Matthiaß, H.H. (1966b): Probleme der Haltungsbeurteilung. Lohmann, Düren

McGibbon, C.A., D.E. Krebs (2001): Age-related changes in lower trunk coordination and energy transfer during gait. J Neurophysiol 85: 1923–1931

Niethard, F.U. (1997): Orthopädische Untersuchung und Beurteilung der Haltung von Kindern und Jugendlichen. In: Bernau, A.: Wirbelsäule und Statik. Praktische Orthopädie. Bd. 28. Thieme, Stuttgart

O'Brien, P.R., J.R. Potvin (1997): Fatigue-related EMG responses of trunk muscles to a prolonged, isometric twist exertion. Clin Biomech (Bristol, Avon) 12: 306–313

Panjabi, M.M. (1973): Three-dimensional mathematical model of the human thoracic spine structure. J Biomechanics 6: 671–679

Rieder, H., R. Kuchenbecker, G. Rompe (1986): Motorische Entwicklung, Haltungsschwächen und Sozialisationsbedingungen. Schriftenreihe des Bundesinstituts für Sportwissenschaft. Bd. 55. Hofmann, Schorndorf

Roaf, R. (1976): The intercostal muscles and conditioned reflexes in the control of spinal posture. Proc R Soc Med 69: 177–178

Rompe, G., H. Rieder (1976): Orthopädie und Traumatologie des Sports. In: Hüllemann, K.-D.: Leistungsmedizin, Sportmedizin. Thieme, Stuttgart: 94–150

Schede, F. (1927): Haltungsfehler (Haltungsverfall) und Skoliosen. Klin Wschr 40: 1908–1911

Schoberth, H. (1972): Die Leistungsprüfung der Bewegungsorgane. Urban Schwarzenberg, München

Sommer, H.M. (1997): Fehlstatik der Wirbelsäule im Beruf – Vorsorge und Behandlung. In: Bernau, A.: Wirbelsäule und Statik. Praktische Orthopädie. Bd. 28. Thieme, Stuttgart

Staffel, F. (1889): Die menschlichen Haltungstypen und ihre Beziehungen zu Rückgratverkrümmungen. Bergmann, Wiesbaden

Taillard, W. (1964): Die Klinik der Haltungsanomalien. Die Funktionsstörungen der Wirbelsäule. Huber, Bern

Trost, B.N. (1976): Haltungsschwäche, Lungenfunktion und Freizeitverhalten bei Schulkindern. Sozialmedizinische und pädagogische Jugendkunde. Bd. 13. Karger, Basel

Wagenhäuser, F.J. (1971): Die körperliche Untersuchung des Rückenpatienten. Ther Umsch 28: 9–23

Weiss, U., G. Schönholzer (1967): Beurteilung und Wertung der Haltung bei Kindern und Jugendlichen. Haupt, Bern

Widhe, T. (2001): Spine: Posture, mobility, and pain. A longitudinal study from childhood to adolescence. Eur Spine J 10: 118–123

3.4 Evaluation der Wirbelsäulenform

Um die Form der Wirbelsäule metrisch zu erfassen kamen bis zu Beginn des 20. Jahrhunderts vor allem Abdruckzeichnungen, Apparate zur Konturenzeichnung und direkte Messungen zur Anwendung. Groeneveld (1990) wies allerdings zu Recht darauf hin, dass diese metrisch definierten Rückenformen nicht unbedingt den während der aufrechten Haltung eingenommenen Formen entsprächen, da sie zumeist ohne Berücksichtigung der Beckenstellung und der Stellung der unteren Extremitäten durchgeführt würden, und außerdem bei der Untersuchung mit den verschiedenen Untersuchungsinstrumenten zum Teil eine Manipulation am Rücken vorgenommen werden müsste, die reflektorisch zu Formveränderungen führen könnte.

3.4.1 Direkte Messung

Während Abdruck- oder Konturenzeichnungen im klinischen Alltag keine Rolle mehr spielen, hat die direkte Messung der Wirbelsäulenform nach wie vor ihrer Bedeutung, zumal sie die Errechnung von sog. Wirbelsäulenindizes erlaubt. Erwähnt seien im Einzelnen die Kyphometer von Matthiaß (1966a), Debrunner (1972) und Stagnara u. Fauchet (1973) (Abb. 3.9a–d), das Gibbometer (Götze 1973), das Hydrogoniometer (Rippstein 1967), das Elektrogoniometer (Thoumie u. Mitarb. 1998), das Differentiometer (Schilgen 1975) sowie das Triflexometer (Kelemen u. Mitarb. 1998, Magnusson u. Mitarb. 1998), die den Arzt bei der visuellen Einschätzung der Rückenform in 4 Haltungsvarianten – Normalrücken, Hohlrundrücken, Rundrücken, Flachrücken (Jentschura 1973) – sowie dem Erkennen von Asymmetrien des Thorax und Rumpfes oder des

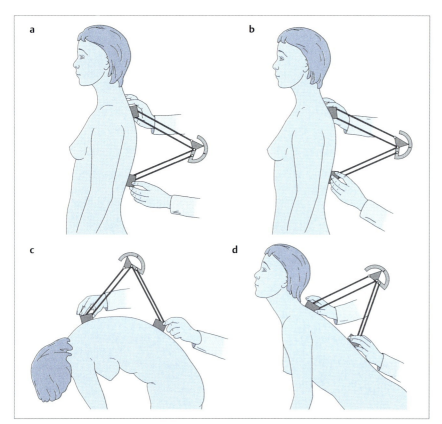

Abb. 3.9 a–d Messung der Brustkyphose mit dem Kyphometer in habitueller Haltung (**a**), aufgerichteter Haltung (**b**), maximaler Beugung (**c**) und maximaler Streckung (**d**) (nach Debrunner u. Hepp 1994).

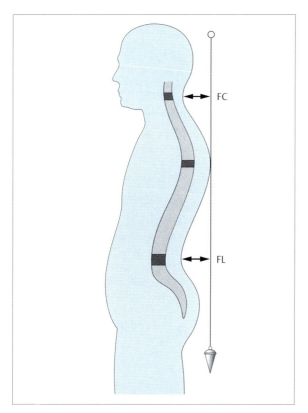

Schulter- und Beckenstandes unterstützen sollen (Heine 1980, Poussa u. Meelin 1992).

Die Form der Rückenkulisse verdient dabei, wie bereits ausgeführt, allerdings große Gelassenheit in der Einschätzung eines potentiellen Krankheitswertes. Die Formvariante des Rundrückens z.B. darf nicht automatisch zur Diagnose eines Haltungsfehlers führen.

Nach Stagnara (1973) lässt sich im aktiv aufgerichteten Stand, Blick geradeaus, Unterarme leicht vorgehalten, die Rückenform bestimmen, indem man über die Dornfortsätze und durch die Rima ani ein Lot an die prominenteste Stelle des Rückens legt. Meistens handelt es sich um den Scheitelpunkt der Brustkyphose. Von dieser Stelle aus wird die Tiefe der Hals- (Flèche cervicale) und der Lendenlordose (Flèche lombaire) und der kleinste Abstand zum Sakrum gemessen (Abb. 3.**10** u. 3.**11**). Der Wert für eine „normale" kyphotische Krümmung beträgt zervikal etwa 30 mm und lumbal 30 mm, zusammen also 60 mm.

Abb. 3.10 Rückenindex nach Stagnara: Das Lot liegt am thorakalen Krümmungsscheitel an. FC (flèche cervical) stellt den größten Abstand des Lots von der Halswirbelsäule, FL (flèche lombaire) den größten Abstand von der lordotischen Krümmung der LWS dar. Die Summe (mm) der Flèches ergibt den Rückenindex (nach Groeneveld 1990).

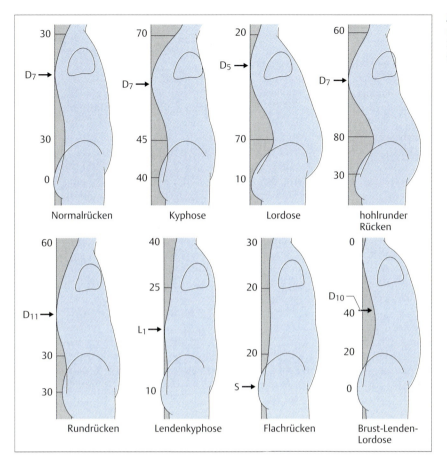

Abb. 3.11 Schema der verschiedenen seitlichen Rückenprofile nach Stagnara (Zahlenangaben in mm) (nach Debrunner u. Hepp 1994).

3.4.2 Röntgenuntersuchung

Besteht der Verdacht auf eine Fehlform der Wirbelsäule, so sollte stets ein konventionelles Röntgenbild der ganzen Brust- und Lendenwirbelsäule a.-p. und seitlich aufgenommen werden. Natürlich ist es für die Beurteilung vorteilhaft, wenn die ganze Wirbelsäule auf einem Bild sichtbar ist. Nur in dieser Ganzaufnahme der Wirbelsäule im Stehen findet die gesamte Statik Berücksichtigung. Insbesondere lässt sich auf diese Weise die habituelle Stellung von Lendenwirbelsäule und Becken beurteilen. Natürlich werden auf den Röntgenaufnahmen auch die Stellung und Haltung der abgebildeten Skelettabschnitte zueinander berücksichtigt, ebenso die Form einzelner Knochenelemente, die Kontur von Knochen und Gelenken, die Dichte der dargestellten knöchernen Anteile und Weichteilveränderungen. Frisch (1995) empfiehlt, Fehlstellungen, Seitenabweichungen oder Beckentiefstände nicht auszugleichen, da nur so die Erhebung eines statisch-relevanten Befundes möglich sei. Zur genaueren Erfassung von segmentalen Bewegungen empfehlen Frobin u. Mitarb. (1996) zusätzliche Flexions-Extensions-Aufnahmen der Lendenwirbelsäule.

Um die Strahlendosis insbesondere für die Brust der Mädchen zu verringern – die Dosis für die Gonaden ist bei entsprechendem Schutz gering – werden die Röntgenbilder üblicherweise nicht a.-p. sondern p.-a. angefertigt. Auch die Verwendung von Kassetten ohne Raster kann die Strahlendosis um 80% mindern. Die moderne digitale Röntgentechnik vermag ebenfalls wesentlich zur Verminderung der Strahlenexposition beitragen.

Im lumbalen Bereich sollten die Strahlen seitlich nicht zu stark eingeblendet werden, damit der Beckenkamm zur Beurteilung des Risser-Zeichens (Risser 1958) weitgehend sichtbar ist. Das Erscheinen der Beckenkammapophyse lateral („Risser I") entspricht dem Höhepunkt des pubertären Wachstumsschubs und fällt zeitlich auch einigermaßen mit der Menarche zusammen (Hefti 1997).

Winkelprofil der Brustwirbelsäule

Matzdorff (1976) bestimmte das Winkelprofil der BWS und LWS und zeigte anhand von Perzentilen tabellarisch Grenzen der Normalform auf, und zwar in alters-, geschlechts- und rassenspezifischer Hinsicht. Er wies auf eine deutliche Alterskonstanz der Profile im Bereich der BWS im Alter zwischen 6 und 16 Jahren hin, es bestand kein Dimorphismus hinsichtlich der Lendenlordose zwischen den Geschlechtern, auch kein Unterschied hinsichtlich der Ausprägung der Lendenlordose zwischen den einzelnen Rassen.

Menge (1982) stellte eine wegen der großen Varianzen nur hypothetische Idealform des sagittalen Wirbelsäulenprofils auf, mit einem Kyphosewinkel von 50° (nach Cobb 1948). Dabei wurden an die am stärksten gegen die Horizontale geneigten Deckplatten (in der Regel Th1-Th3) und Grundplatten (in der Regel Th10-L2) Tangenten gelegt, die, gemessen über den Komplementärwinkel, den Kyphosewinkel ergaben (Abb. 3.**12**).

Hefti (1997) gibt den normalen Kyphosewinkel zwischen 20° und 40° an, zwischen 40° und 50° besteht eine leichte, ab 50° eine starke Hyperkyphose. Probst-Procter u. Bleck (1983) bestimmten den Kyphosewinkel bei Kindern zwischen der Deckplatte Th5 und der Grundplatte Th12. Der Durchschnittswinkel betrug 27°. Für verschiedene Altersgruppen zwischen 2 und 20 Jahren wurden keine Altersabhängigkeit, Geschlechtsabhängigkeit oder Korrelation mit Körpergewicht und Körpergröße gefunden (Exner 1990). Boseker (1958) oder Roaf (1960) gaben den Normalbereich des Kyphosewinkels mit 25–42° bzw. 20–40° an, legten allerdings die Messmethode nach Ferguson (1949) zugrunde. Dabei wurde der Schnittpunkt der Tangenten aus den Wirbelkörpermittelpunkten der Neutralwirbel (in der Regel Th2-Th7 und Th7-Th10) aufgezeichnet, der den Kyphosewinkel ergab (Abb. 3.**13**).

Die Scoliosis Research Society empfiehlt, den Winkel der thorakalen kyphotischen Krümmung von der Deckplatte Th4 bis zur Grundplatte Th12 nach Cobb zu bestimmen. Der Normbereich beim Jugendlichen wird zwischen 20° und 40° angegeben (Lowe 1990, Tribus 1998). Der normale thorakale Kyphosewinkel beim Erwachsenen weist eine große Streubreite auf. Er liegt zwischen 30° und 50° (Bernhardt u. Bridwell 1989).

Eine Methode, den Kyphosescheitel zu bestimmen, wurde 1970 von Maier angegeben (Groeneveld 1990). Beginnend an den Neutralsegmenten werden von den Grund- und Deckplatten Tangenten gezogen, deren Schnittpunkte eine je nach Krümmungsgrad mehr oder weniger flache elliptische Form bilden. Gegenüber dem Kyphosescheitel hat diese Ellipse einen Knick (Abb. 3.**14**). Der thorakale Kyphosescheitel liegt im Mittel bei Th6/7 (Bernhardt u. Bridwell 1989).

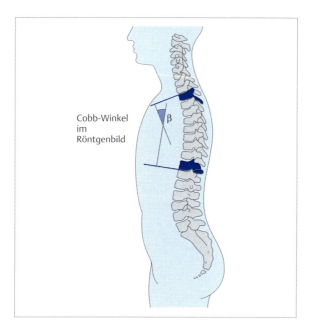

Abb. 3.12 Messung des radiologischen Kyphosewinkels nach Cobb (1948).

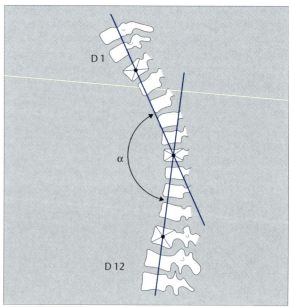

Abb. 3.13 Messung des radiologischen Kyphosewinkels nach Ferguson (1949).

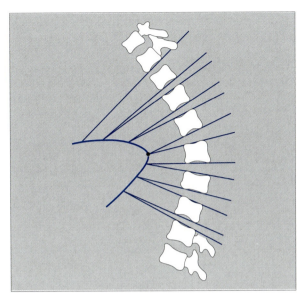

Abb. 3.14 Bestimmung des radiologischen Kyphosescheitels nach Maier (1970).

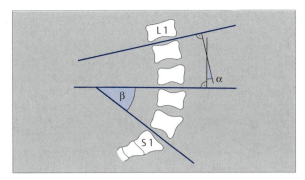

Abb. 3.15 Lordosemessung nach Farfan (1979). Die Mitte des Bandscheibenraumes von L3/L4 entspricht bei normalen Verhältnissen etwa der Horizontalen. α stellt den Lordosewinkel der oberen, β den Winkel der unteren Teilstrecke dar.

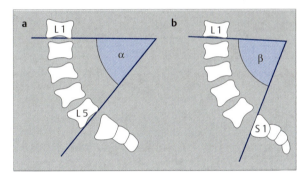

Abb. 3.16 a u. b Lordosemessung nach Fernand u. Fox (1985).
a Grundplatte L1 gegen Grundplatte L5: kleinerer Winkel α.
b Grundplatte L1 gegen Deckplatte S1: größerer Winkel β.

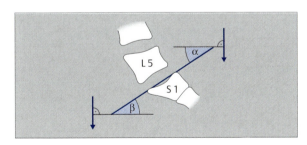

Abb. 3.17 Kreuzbeinbasiswinkel nach Whitman (1934) (α) und Ferguson (1949) (β).

Winkelprofil der Lendenwirbelsäule

Bezogen auf die Lendenwirbelsäule legte Menge (1982) die durchschnittliche lordotische Krümmung mit 60° (Cobb) fest. Farfan (1979) ermittelte einen Durchschnittswinkel für die Lendenlordose von 41°, allerdings modifizierte er die Messmethode (Cobb), indem er die Tangenten in die Bandscheibenmitte L1/2 und L5/S1 legte (Abb. 3.**15**).

Fernand u. Fox (1985) fanden für den nach der Methode von Cobb gemessenen Lordosewinkel (zwischen Unterkante L1 und Oberkante S1) einen durchschnittlichen Wert von 45°, für den zwischen Grundplatte L1 und Grundplatte L5 von 28° bei Frauen bzw. 32° bei Männern (Abb. 3.**16 a u. b**).

Pelker u. Gage (1982) maßen nach Cobb den Winkel zwischen Deckplatte L1 und Deckplatte S1. Der Durchschnittswert lag bei 67°. Andersson u. Mitarb. (1979) errechneten nach der gleichen Methode einen Durchschnittswert von 60°.

Nach Probst-Procter u. Bleck (1983) beträgt der durchschnittliche Lordosewinkel, gemessen zwischen Deckplatte L1 und Grundplatte L5, 40°, und zwar relativ einheitlich zwischen dem 2. und dem 20. Lebensjahr.

Für den Übergangsbereich zwischen Lendenwirbelsäule und Sakrum gaben 1924 Whitman (Groeneveld 1990) und Ferguson (1949) als wichtigsten Winkel den Kreuzbeinbasiswinkel an (Abb. 3.**17**). Der Normalwert wurde von Whitman mit 35°, von Mitchell (1934) mit 41° und von Ferguson (1949) mit 34° angegeben.

Als Promontoriumswinkel wird der Winkel zwischen der Vorderkante L5 und der Vorderkante S1 bezeichnet.

Bei Sakralisation von L5 oder Lumbalisation von S1 kann ein „doppeltes" Promontorium entstehen (Abb. 3.**18** u. 3.**19**). Der Promontoriumswinkel wird von Junghanns (1977) mit durchschnittlich 129° angegeben.

Der Beckeneingangswinkel (Leger 1959) bezeichnet den Winkel zwischen einer Tangente von der Vorderoberkante S1 zur Symphyse und der Horizontalen. Der Durchschnittswert beträgt bei extrem großer Schwankungsbreite geschlechtsunabhängig 58° (Abb. 3.**20**).

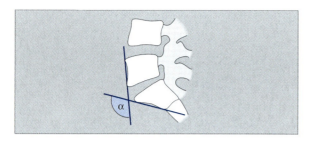

Abb. 3.18 Promontoriumswinkel α.

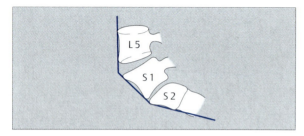

Abb. 3.19 „Doppeltes Promontorium".

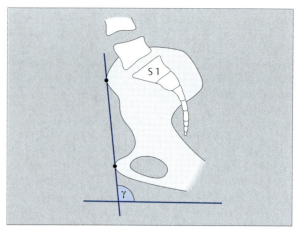

Abb. 3.21 Beckenkippungswinkel γ.

Vorderoberkante S1 andererseits. Der Index liegt stets unter 1 und korreliert nach Krämer u. Kaschner (1982) negativ mit dem Ausmaß der Lordose der Lendenwirbelsäule.

3.4.3 Bildgebende Verfahren ohne Strahlenbelastung

Aus dem bereits angesprochenen Problem der Strahlenbelastung ergab sich das Bedürfnis nach einer Dokumentation und Vermessung der Rückenoberfläche ohne diesen belastenden Faktor. Die Entwicklung begann mit der Vorstellung der Moiré-Photogrammetrie durch Takasaki (1970). Etwas vereinfacht dargestellt besteht das Verfahren darin, dass gebündeltes Licht durch ein Gitter mit parallelen lichtundurchlässigen Linien definierter Breite mit definierten Abständen projiziert wird. Auf einem dahinter liegenden Objekt kommt es je nach Abstand zum Gitter und je nach Winkel des einfallenden Lichts zur periodischen Auslöschung des Lichtes. Damit stellen sich Schatten auf der dreidimensionalen Oberfläche wie „Höhenlinienkurven" einer Landkarte dar. Auf der Rückoberfläche kann die Kontur mit ihren Eindellungen und Ausbuchtungen optisch dargestellt werden (Abb. 3.22). Dank der gut sichtbaren Höhenkurven lässt sich sehr schnell beurteilen, ob die Oberfläche symmetrisch oder asymmetrisch ist. Allerdings ist die Zeichnung sehr stark von der Positionierung des Probanden abhängig und somit schlecht reproduzierbar (Willner 1979).

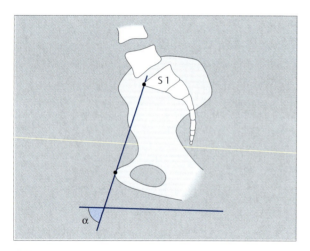

Abb. 3.20 Beckeneingangsebenenwinkel α.

Der Beckenkippungswinkel (Taillard 1964, Brunstrom 1972) ist der Winkel zwischen der Tangente von der Spina iliaca anterior superior zur Symphyse einerseits und der Senkrechten (Abb. 3.21). Die durchschnittliche Beckenkippung nach vorn betrug nach Taillard (1964) beim liegenden Probanden 12°, bei Brunstrom (1972) beim stehenden Probanden 0°.

Ergänzend sei noch der Lordoseindex nach Krämer (1984) genannt, der das sog. lumbosakrale Trapez bestimmt. Er errechnet sich aus der Distanz zwischen hinterer Unterkante von L4 und hinterer Oberkante von S1 einerseits und der Distanz der Vorderunterkante L4 zur

Da es schwierig war, aufgrund der Moiré-Kurven eine Aussage über das Ausmaß einer Asymmetrie zu treffen, wurden andere Methoden zur dreidimensionalen Berechnung der Rückenoberfläche entwickelt. Bei Hefti u. Mitarb. (1983) wurden Lichtpunkte auf die Rückenoberfläche projiziert und mit Hilfe von Videokameras die räumliche

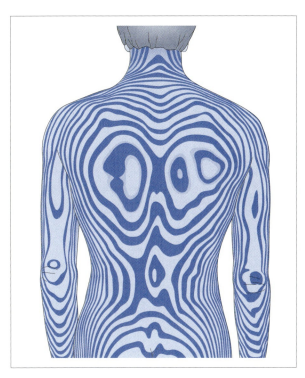

Abb. 3.22 Moiré-Topogramm. Auf der Rückenoberfläche kann die Kontur mit ihren Eindellungen und Ausbuchtungen dargestellt werden (nach Hefti 1997).

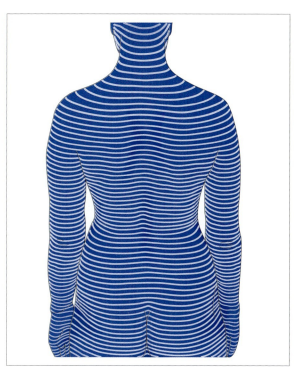

Abb. 3.23 Rasterstereographische Rückenvermessung anhand eines aufprojizierten parallelen Linienmusters (nach Drerup u. Mitarb. 2001).

Position dieser Punkte berechnet. Die ähnliche ISIS-(Integrated-Shape-Imaging-System-)Methode benutzt Lichtstreifen, die auf die Rückenoberfläche projiziert werden. Mit Unterstützung einer Videokamera wird die Rückenoberfläche abgetastet und dreidimensional berechnet (Weisz u. Mitarb. 1988, Buendia u. Mitarb. 1999). Während die Korrelation z.B. des hierdurch errechneten „Skoliosewinkels" mit dem Cobb-Winkel auf dem Röntgenbild gering ist, eignet sich das Verfahren gut, Veränderungen der Form der Wirbelsäule beim gleichen Patienten zu registrieren, wobei ebenfalls die exakte Positionierung eine entscheidende Rolle spielt.

Um das Problem der Positionierung zu entschärfen, haben Frobin u. Hierholzer (1981, 1982) die Rasterstereographie entwickelt. Das Prinzip bestand im Wesentlichen darin, dass an verschiedenen Punkten der Rückenoberfläche der Krümmungsradius gemessen wurde. Dabei wurde bestimmt, ob an diesen konkreten Punkten die Rückenoberfläche eben, parabolisch (einfach gekrümmt), elliptisch (bikonvex) oder hyperbolisch (konvex/konkav) war. Mit dieser Methode wurde dann ein Raster der Oberfläche erstellt (Abb. 3.**23**), wobei das Krümmungsverhalten an den verschiedenen Punkten mit unterschiedlichen Farben dargestellt wurde. Der Vorteil dieser Methode bestand darin, dass sie weitgehend unabhängig von der Positionierung des Patienten war. Zwar konnte mit ihrer Hilfe eine bestehende Asymmetrie gezeigt, diese jedoch nur sehr schlecht quantifiziert und Veränderungen im Längsverlauf nicht sehr gut beobachtet werden (Liljenquist u. Mitarb. 1998). Das Gleiche hat sich auch bei den in den meisten Industrieländern regelmäßig durchgeführten Untersuchungen von Schülern zur Beurteilung des Gesundheitszustandes ergeben.

Neuere Geräte wie das „Videorasterstereometrie-(VRS-)Formetric-System sollen allerdings bei der Vermessung von Skoliosen im Vergleich zum Röntgen lediglich noch einen mittleren Lateralunterschied von 4 mm mit einem mittleren Rotationsunterschied von 3° aufweisen. Auch die Vermessung von Kyphose und Lordose im Sagittalprofil korreliere mit den radiologischen Winkeln in einer Reproduzierbarkeit von 3° (Meißner 1998). Asamoah u. Mitarb. (2000) geben die Sensitivität mit 98% an, der Anteil falsch positiver Werte betrug 14%. Die Korrelation zu radiologischen Winkeln wurde mit 0,8–0,9 angegeben.

Nach Hefti (1997) wiesen die Rückenoberfächenmessungen eine recht große Zahl von falsch positiven Befunden auf, die parallel vorgenommene klinische Untersuchung – Vorneigetest und Bestimmung eines eventuell vorhandenen Rippenbuckels mittels Inklinometer oder konventionellem Winkelmesser – erbrachte jedoch praktisch keine falsch negativen Beurteilungen. Die genannten Geräte hatten gegenüber der alleinigen klinischen Untersuchung keine Vorteile und verteuerten nur das Screeningprogramm. Der Nutzen der nicht röntgengestützen Methoden sei also eher im psychologischen Bereich zu suchen. Sämtliche Rückenoberflächenvermessungssysteme haben sich nicht durchgesetzt, weil sie sich weder für das Screening noch für das Monitoring von Wirbelsäulenfehlformen, z. B. der Skoliosen und Kyphosen, eindeutig bewährt haben (Drerup u. Hierholzer 1996, Drerup u. Mitarb. 2001, Hackenberg u. Mitarb. 2000, Walsh u. Breen 1995).

Ganz aktuell wurde über die Möglichkeit berichtet, das sagittale Wirbelsäulenprofil mittels MRT-Ganzwirbelsäulenaufnahmen zu bestimmen. Hiermit konnte insbesondere das Ausmaß der thorakalen Kyphose nach Cobb (Th4–Th12) exakt bestimmt werden: Im Kontrollkollektiv betrug der Durchschnittswinkel 23°, bei Skoliosepatienten jedoch nur 13° – Hinweis auf die thorakale Lordosierung des Brustwirbelsäulenprofils (Schmitz u. Mitarb. 2001).

Mit dem Einsatz von sonographischen Verfahren mittels konventioneller Ultraschallgeräte wurden bisher ausschließlich Ergebnisse, die keine hinreichende Genauigkeit besaßen, erzielt (Asamoah u. Mitarb. 2000). Ein neues Verfahren, die ultraschallgestützte 3-D-Wirbelsäulenanalyse „ZEBRIS", zeigte bei der Vermessung von Wirbelsäulendeformitäten eine Sensitivität von 98 % und Spezifität von 88 %. Das Verfahren basiert auf der computergestützten Verarbeitung von Ultraschallsignalen. In definierten Abständen werden hierbei Elektrodenmarker an markanten Fixpunkten sowie im Verlauf der Dornfortsätze der Wirbelsäule auf der Haut des Probanden aufgeklebt. Über einen Adapter sind die Marker mit dem Rechner verbunden. Ein Stativ mit 3 Richtmikrophonen befindet sich in definiertem Abstand zum Probanden und ist ebenfalls mit dem Rechner verbunden. Änderungen der Markerpositionen werden über die Mikrophone registriert und im Rechner verarbeitet. Auf diese Weise können Winkelwerte zwischen den einzelnen Markern und deren Veränderung bei Bewegung im Echtzeitverfahren bestimmt werden. Das System liefert Winkelwerte, die sich nicht mit den radiologischen Winkeln nach Cobb vergleichen lassen. Nach Asamoah u. Mitarb. (1999) erfüllt das ZEBRIS-System allerdings die Anforderungen, die an ein Screeninginstrument gestellt werden. Die Messvorbereitung erfordert Übung und ist mäßig zeitaufwendig. Abweichend von allen anderen vorgenannten Verfahren ist hier zudem eine dynamische Mobilitätsprüfung möglich.

Literatur

Andersson, B.J., R.W. Murphy, R. Oertengreen (1979): The influence of backrest, inclination and lumbar support on lumbar lordosis. Spine 4: 52–58

Asamoah, V., H. Mellerowicz, J. Venus, C. Klöckner (2000): Oberflächenvermessung des Rückens – Wertigkeit in der Diagnostik von Wirbelsäulenerkrankungen. Orthopäde 29: 480–489

Asamoah, V., T. Rohlmann, H. Mellerowicz (1999): Three-dimensional dynamic spine mobility in idiopathic scoliosis – a clinical study. J Bone Joint Surg 81-B (Suppl I)

Bernhardt, M., K.H. Bridwell (1989): Segemental analysis of the sagittal plane alignment of the normal thoracic and lumbar spines and thoracolumbar junction. Spine 14, 7: 717–721

Boseker, E.H. (1958): The determination of the normal thoracic kyphosis. A roentgenographic study of the spines of 121 „normal" children. Gilette-Childrens-Hospital, St. Paul, Minnesota, USA

Brunstrom, S. (1972): Clinical kinesiology. Davis, Philadelphia

Buendia, M., R. Salvador, R. Cibrian, M. Laguna, J.M. Sotoca (1999): Determination of the object surface function by structured light: application to the study of spinal deformities. Phys Med Biol 44: 75–86

Cobb, J.R. (1948): Outline for the study of scoliosis. Instruct Course Lect 5: 261–268

Debrunner, H. (1972): Das Kyphometer. Z Orthop Ihre Grenzgeb 110: 389–392

Drerup, B., B. Ellger, F.M. Meyer zu Bentrup, E. Hierholzer (2001): Functional rasterstereographic images. A new method for biomechanical analysis of skeletal geometry. Orthopäde 30: 242–250

Drerup, B., E. Hierholzer (1996): Assessment of scoliotic deformity from back shape asymmetry using an improved mathematical model. Clin Biomech (Bristol, Avon) 11: 376–383

Exner, G.U. (1990): Normalwerte in der Kinderorthopädie. Thieme, Stuttgart

Farfan, H.F. (1979): Biomechanik der Lendenwirbelsäule. Die Wirbelsäule in Forschung und Praxis. Bd. 80. Hippokrates, Stuttgart

Ferguson, A.B. (1949): Roentgen diagnosis of extremities and spine. Hoeber, New York

Fernand, R., D.E. Fox (1985): Evaluation of lumbar lordosis. Spine 10: 799–803

Frisch, H. (1995): Programmierte Untersuchung des Bewegungsapparates. Springer, Berlin

Frobin, W., E. Hierholzer (1981): Rasterstereography: A photogrammetric method for measurement of body surfaces. Photogramm Engng Remote Sens 47: 1717–1724

Frobin, W., E. Hierholzer (1982): Analysis of human back shape using curvatures. J Biomech 9: 379–390

Frobin, W., P. Brinckmann, G. Leivseth, M. Biggemann, O. Reikeras (1996): Precision measurement of segmental motion from flexion-extension radiographs of the lumbar spine. Clin Biomech (Bristol, Avon) 11: 457–465

Götze, H.G. (1973): Der Rotationsindex bei idiopathischen Thorakalskoliosen. Z Orthop Ihre Grenzgeb 111: 737–743

Groeneveld, H.B. (1990): Form der Wirbelsäule und menschliche Haltung. In: Witt, A.N., H. Rettig, K.F. Schlegel: Orthopädie in Praxis und Klinik. Bd. V, Teil 1. Spezielle Orthopädie Wirbelsäule – Thorax – Becken. Thieme, Stuttgart: 1.1–1.34

Hackenberg, L., U. Liljenquist, E. Hierholzer, H. Halm (2000): Scanning stereographic surface measurement in idiopathic scoliosis after VDS. Z Orthop Ihre Grenzgeb 138: 353–359

Hefti, F. (1997): Längsschnittdokumentation der Wirbelsäule bei Jugendlichen. In: Bernau, A.: Wirbelsäule und Statik. Praktische Orthopädie. Bd. 28. Thieme, Stuttgart

Hefti, F.L., C.R. Hartzell, P.D. Pizzutillo, G.D. MacEwen (1983): Dot pattern analysis for back shape measurement in scoliosis. In: Drerup, B., W. Frobin, E. Hierholzer: Moiré fringe topography. Fischer, Stuttgart

Heine, J. (1980): Die Lumbalskoliose. Eine Untersuchung zur Klinik und Prognose der Erkrankung. Enke, Stuttgart

Jentschura, G. (1973): Indications for operation in lumbar scoliosis. In: Chapchal, G.: Operative treatment of scoliosis. Thieme, Stuttgart

Junghanns, H. (1977): Nomenclatura columnae vertebralis. Die Wirbelsäule in Forschung und Praxis. Bd. 75. Hippokrates, Stuttgart

Kelemen, J., M. Eichhorn, K. Ovenhausen, W. Lorensen, W. Mueller (1998): Reliability and validity studies with the triflexometer, a new method for assessing form and flexibility of the spine. Rehabilitation (Stuttg) 37: 78–84

Krämer, J. (1984): The changes and measurement of height and angle in the lumbosacral region. Arch Orthop Trauma Surg 103: 112–114

Krämer, J., A. Kaschner (1982): Die Wirkung von Extension, Krankengymnastik und physikalischer Therapie auf die Wirbelgelenke. Wirbelsäule in Forschung und Praxis. Bd. 90. Hippokrates, Stuttgart

Leger, W. (1959): Die Form der Wirbelsäule mit Untersuchungen über ihre Beziehung zum Becken und die Statik der aufrechten Haltung. Enke, Stuttgart

Liljenquist, U., H. Halm, E. Hierholzer, B. Drerup, M. Weiland (1998): Three-dimensional surface measurement of spinal deformities with video rasterstereography. Z Orthop Ihre Grenzgeb 136: 57–64

Lowe, T.G. (1990): Current concepts review: Scheuermann's disease. J Bone Joint Surg 72-A: 940–945

Magnusson, M.L., J.B. Bishop, L. Hasselquist, K.F. Spratt, M. Szpalski, M.H. Pope (1998): Range of motion and motion patterns in patients with low back pain before and after rehabilitation. Spine 23: 2631–2639

Matthiaß, H.H. (1966a): Reifung, Wachstum und Wachstumsstörungen des Haltungs- und Bewegungsapparates im Kindesalter. Karger, Basel

Matthiaß, H.H. (1966b): Probleme der Haltungsbeurteilung. Lohmann, Düren

Matzdorff, I. (1976): Das äußere Winkelprofil der BWS des Menschen in rassen-, geschlechts- und altersspezifischer Differenzierung. Die Wirbelsäule in Forschung und Praxis. Bd. 70. Hippokrates, Stuttgart

Meißner, J. (1998): 3 D-Wirbelsäulenvermessung per Rasterstereographie. Orthopädie Rheuma 3: 27–28

Menge, M. (1982): Form und Haltung der normalen Wirbelsäule im Röntgenbild. Z Orthop Ihre Grenzgeb 120: 146–150

Mitchell, M.B. (1934): The lumbosacral junction. J Bone Joint Surg 16: 233–254

Pelker, R.R., J.R. Gage (1982): The correlation of idiopathic scoliosis and lumbar lordosis. Clin Orthop 163: 199–201

Poussa, M., G. Mellin (1992): Spinal mobility and posture in adolescent idiopathic scoliosis at three stages of curve magnitude. Spine 17: 757–760

Probst-Procter, S.L., E.E. Bleck (1983): Radiographic determination of lordosis and kyphosis in normal and scoliotic children. J Pediat Orthop 3: 385–388

Rippstein, J. (1967): Deux nouveaux instruments pour l'examen clinique de la scoliose. Acta Orthop Belg 33: 595–601

Risser, J.C. (1958): The iliac apophysis: An invaluable sign in the management of scoliosis. Clin Orthop 11: 111–115

Roaf, R. (1960): Vertebral growth and its mechanical control. J Bone Joint Surg 42-B: 40–46

Schilgen, L. (1975): Anwendung des weiterentwickelten Differentiometers zur Vermessung des menschlichen Körpers. Z Orthop Ihre Grenzgeb 113: 928–932

Schmitz, A., U. Jaeger, R. Koenig, J. Kandyba, J. Gieske, O. Schmitt (2001): Sagittal Cobb angle measurements in scoliosis using total spine MR imaging. Z Orthop Ihre Grenzgeb 139: 304–307

Stagnara, P., R. Fauchet (1973): M. Scheuermann. Orthopäde 2: 162–172

Taillard, W. (1964): Die Klinik der Haltungsanomalien. Die Funktionsstörungen der Wirbelsäule. Huber, Bern

Takasaki, H. (1970): Moiré topography. Appl optics 9: 1467–1472

Thoumie, P., J.L. Drape, C. Aymard, M. Bedoiseau (1998): Effects of a lumbar support on spine posture and motion assessed by electrogoniometer and continuous recording. Clin Biomech (Bristol, Avon) 13: 18–26

Tribus, C.B. (1998): Scheuermann's kyphosis in adolescents and adults: diagnosis and management. J Am Acad Orthop Surg 6: 36–43

Walsh, M., A.C. Breen (1995): Reliability and validity of the Metrecom Skeletal Analysis System in the assessment of sagittal plane lumbar angles. Clin Biomech (Bristol, Avon) 10: 222–223

Weisz, I., R.J. Jefferson, A.J. Carr, A.R. Turner-Smith, G.R. Houghton (1988): ISIS scanning: A useful assessment technique in the management of scoliosis. Spine 13: 405–408

Willner, S. (1979): Moiré topography for the diagnosis and documentation of scoliosis. Acta Orthop Scand 50: 295–302

3.5 Haltungsschwäche – Haltungsverfall

Haltungsschwäche ist die Bezeichnung der leichtesten Form der allgemeinen muskulären Leistungsfähigkeit, vor allem im Bereich der posturalen Muskulatur, mit geringen Ausfällen. Als haltungsschwach werden Probanden definiert, die eine aktive Aufrechterhaltung des Rumpfes bei Armvorhalte nicht oder nicht über 30 Sekunden beibehalten können. Verlagerung des Oberkörperschwerpunktes nach hinten und des Beckens nach vorn während dieser 30 Sekunden dauernden Testzeit wird als Haltungsschwäche bezeichnet.

Sofortige Haltungsänderung bei Erhebung der Arme gilt als Haltungsverfall. Bei dieser Definition ist Haltungsverfall das Maximum einer Haltungsschwäche und wird einer äußerst geringen allgemeinen körperlichen Leistungsfähigkeit zugeordnet.

Haltungsschwäche ist keine Krankheit an sich, sondern als Variante der Durchschnittsleistungsfähigkeit und als Ausdruck eines Trainingsmangels anzusprechen. Sie fällt auf durch raschen Wechsel der Ruhehaltung und ist aktiv willentlich ausgleichbar durch muskuläre Anspannung. Der Haltungsschwache hält die aktive Aufrichtung aber nur kurzfristig durch. Schon unter der minimalen Belastung einer Armvorhalte kommt es nach wenigen Sekunden zu einer Rumpfverlagerung, die den geänderten Schwerpunktverhältnissen Rechnung trägt (Rieder u. Mitarb. 1986). Dabei ist eine Haltungsschwäche vermutlich nicht nur ein Problem der Kraftentwicklung, sondern auch ein Problem der Kraftausnutzung und damit der neuromuskulären Koordination (Groeneveld 1976).

Die Häufigkeit der Haltungsschwäche zeigt Beziehungen zu den kindlichen Entwicklungsphasen, nimmt mit dem Beginn des Pubertätswachstumsschubes zu, fällt dann aber mit dem Nachlassen der Wachstumsbeschleunigung bei den Jungen vom 13., bei den Mädchen vom 12. Lebensjahr an ab (Matthiaß 1966 a und b). Nach Carstens u. Thomsen (1997) legte dies den Verdacht nahe, dass es sich bei einer Haltungsschwäche in diesen Lebensabschnitten weniger um etwas Pathologisches als vielmehr um altersgemäße physiologische Durchgangsstadien handelt.

Jede Haltungsschwäche kann zu einer für das Individuum ungesunden Gewohnheitshaltung führen, die sich – je häufiger sie eingenommen wird und je seltener sie aufgegeben wird – zunehmend verfestigt. Dabei kommt es zu einer einseitigen Überforderung bestimmter (Rückenstreck-)Muskeln und zur Unterforderung ihrer Antagonisten. Unbehandelt kann sich eine Spirale entwickeln, die zu immer stärkerer Ausprägung der ungesunden Gewohnheitshaltung führt und in einen Haltungsfehler mündet. Langzeitstudien darüber, wie sich die Halteleistungskraft bei auffälligen Kindern spontan bis zum Wachstumsabschluss entwickelt, gibt es allerdings ebenso wenig wie Langzeitstudien, die belegen können, dass ein positiver Armhaltetest irgendeine Bedeutung für die Entstehung von Rückenbeschwerden und Bandscheibenproblemen im Erwachsenenalter hat.

Dennoch wird von namhaften Autoren (Schoberth 1989, Weh 1997) die Haltungsinsuffizienz weiter als der große Krankmacher der Zivilisationsgesellschaft angesehen: In Anbetracht der desolaten Haltungsbewusstseinslage in der Öffentlichkeit sei einer zielgerichteten frühen Instruktion und Erziehung große Aufmerksamkeit zu widmen. Danach sind insbesondere Schul- und Sitzmöbel im Wachstumsalter wichtige Requisiten (Berquet 1988). Nach wie vor ist jedoch ungeklärt, ob die Haltung tatsächlich durch verschiedene Sitzmöbelformen beeinflusst wird, vor allem unter dem Aspekt der Ermüdung über die Zeit, oder ob Schulmöbel irgendeinen Einfluss auf das Wachstumsverhalten der kindlichen Wirbelsäule ausüben.

Literatur

Berquet, H.H. (1988): Sitz- und Haltungsschäden. Auswahl und Anpassung der Schulmöbel. Thieme, Stuttgart

Carstens, C., M. Thomsen (1997): Indikation zur Krankengymnastik bei Haltungsschäden und -deformitäten. In: Bernau, A.: Wirbelsäule und Statik. Praktische Orthopädie, Bd. 28. Thieme, Stuttgart

Groeneveld, H.B. (1976): Metrische Erfassung und Definition von Rückenform und Haltung des Menschen. Die Wirbelsäule in Forschung und Praxis. Bd. 66. Hippokrates, Stuttgart

Matthiaß, H.H. (1966a): Reifung, Wachstum und Wachstumsstörungen des Haltungs- und Bewegungsapparates im Kindesalter. Karger, Basel

Matthiaß, H.H. (1966b): Probleme der Haltungsbeurteilung. Lohmann, Düren

Rieder, H., R. Kuchenbecker, G. Rompe (1986): Motorische Entwicklung, Haltungsschwächen und Sozialisationsbedingungen. Schriftenreihe des Bundesinstituts für Sportwissenschaft. Bd. 55. Hofmann, Schorndorf

Schoberth, H. (1989): Orthopädie des Sitzens. Springer, Berlin

Weh, L. (1997): Schul- und Sitzmöbel im Wachstumsalter. In: Bernau, A.: Wirbelsäule und Statik. Praktische Orthopädie. Bd. 28. Thieme, Stuttgart

3.6 Haltungsfehler

Der Haltungsfehler oder die so genannte Fehlhaltung ist bis heute schlecht definiert. Der Haltungsfehler wird als Durchgangsstadium von der Haltungsschwäche zum Haltungsschaden angesehen. Während die Rückenform der Haltungsschwäche noch aktiv korrigierbar ist, kann die Rückenform des Haltungsschadens auch passiv nicht korrigiert werden. Die Rückenform beim Haltungsfehler lässt sich dagegen zumindest zunächst noch passiv korrigieren.

Auslösende Ursachen können sein:
- Schwangerschaft,
- Augenaffektionen,
- Hüftluxation/Coxa vara,
- schmerzreflektorische Fehlhaltungen,
- lähmungsbedingte Bauchmuskelinsuffizienz (Morbus Duchenne).

Abgesehen von Überdehnung und Kontraktur einander entgegengesetzter Weichteile können Haltungsfehler auf die Dauer auch eine Bewegungsverringerung der Zwischenwirbelsegmente und Einseitigkeit der Bandscheibenbelastung bewirken. Im Bezirk relativen Überdrucks verlangsamen sich die Diffusionsvorgänge der Bandscheibe, der Substratfluss wird in diesem Bandscheibenanteil herausgepresst und mit zunehmender Verfestigung des Haltungsfehlers verringert sich auch die Möglichkeit, durch Bewegung die Diffusion zu fördern (Eysel u. Mitarb. 1999, Zoellner u. Mitarb. 2000).

Schließlich können Haltungsfehler auch zu unphysiologischer einseitiger Beanspruchung der Wirbelbogengelenke führen und damit einen wesentlichen Faktor für vorzeitige Verschleißerscheinungen an den Wirbelgelenken und Bandscheiben bilden (Rompe u. Mitarb. 1995, 1999).

Die Frage, ob ein Kind mit einer bestimmten Haltung im höheren Lebensalter unter Rückenbeschwerden leiden wird, lässt sich bis heute jedoch nicht sicher beantworten. Unzweifelhaft konnte aber eine Langzeituntersuchung von Rieder u. Mitarb. (1986) zeigen, dass sich die Rückenformen im Verlauf des Wachstums ändern und einer erheblichen individuellen Schwankungsbreite unterliegen. Nach diesen Untersuchungen stellt das Gros der von Staffel (s. Kap. 3.3.3) als pathologisch angesehenen Rückenformen daher Normvarianten ohne Krankheitswert dar.

Literatur

Eysel, P., J.D. Rompe, R. Schoenmayr, J. Zoellner (1999): Biomechanical behaviour of a prosthetic lumbar nucleus. Acta Neurochir (Wien) 141: 1083–1087

Rieder, H., R. Kuchenbecker, G. Rompe (1986): Motorische Entwicklung, Haltungsschwächen und Sozialisationsbedingungen. Schriftenreihe des Bundesinstituts für Sportwissenschaft. Bd. 55. Hofmann, Schorndorf

Rompe, J.D., P. Eysel, C. Hopf (1995): Clinical efficacy of transpedicular spondylodesis in the symptomatic degenerative lumbar spine. Eur Spine J 4: 231–237

Rompe, J.D., P. Eysel, J. Zoellner, J. Heine (1999): Prognostic criteria for work resumption after standard lumbar discectomy. Eur Spine J 8: 132–137

Zoellner, J., J.D. Rompe, P. Eysel (2000): Biomechanical properties of synthetic lumbar intervertebral disk implants. Z Orthop Ihre Grenzgeb 138: 459–463

3.7 Behandlungsbedürftigkeit

Die Form- und Haltungsvarianten erfordern in aller Regel keine Behandlung, da sie physiologische Durchgangsstadien in der Entwicklung zu einer vollen Halteleistungsfähigkeit darstellen und damit keinen Krankheitswert haben. Stellt man übliche Anforderungen – Evidence Based Medicine – an die wissenschaftliche Qualität der aufgeführten Publikationen, so gibt es keine Daten, die „die Notwendigkeit der Überwindung des allgemeinen Bewegungsmangels in unserer modernen Lebensweise" (Heipertz u. Schmitt 1978) begründen könnten. Dabei wird davon ausgegangen, dass ein gutes sportliches Training der körperlichen Ertüchtigung dient, dass Sport also „gesund" ist. Allgemein wird die Bedeutung körperlicher Aktivität für die Gesundheit vermutlich überschätzt. Es gibt zwar keinen vernünftigen Zweifel an der Wirksamkeit gezielten und dosierten Trainings für die körperliche Entfaltung und Regeneration. Der statistisch exakte Beleg für die allgemeine präventive Bedeutung des Sports und insbesondere einer gezielten Einwirkung auf die Halteleistungsfähigkeit steht aber noch aus (Mendez u. Gomez-Conesa 2001).

Auch auf anderes wird als „Erfahrungstatsache" hingewiesen. Hierunter fällt die Ansicht, der Proband, der die Kriterien des Haltungsverfalls nach Matthiaß erfülle, sei prinzipiell behandlungsbedürftig. Empfohlen werden eine krankengymnastische Übungsbehandlung mit Koordinationstraining, isometrischen Übungselementen des Krafttrainings sowie die Atemgymnastik.

Ebenso wird der so genannte Haltungsrundrücken als therapiebedürftig angesehen, da er zur Fixierung neige. Hier steht die Kontrakturprophylaxe im Vordergrund, die Dehnungsbehandlung besonders der Pektoralismuskulatur, später dann Lockerungsgymnastik und Kräftigung von Schulter-, Nacken- und Bauchmuskulatur.

Von viel größerer Bedeutung sind allgemeine prophylaktische Maßnahmen, z.B. das Vermeiden zu langen Sitzens in der Schule, die Forderung nach der täglichen Turnstunde, Muskeln kräftigende Sportarten. Haltungsnegative Faktoren wie intensives Geräteturnen oder Radsport können die Ausbildung eines Rundrückens fördern und sollten daher nicht exzessiv betrieben werden. Schließlich ist einem entsprechenden Schulmobiliar große Bedeutung beizumessen. Nicht zu vergessen ist auch, dass die Stärkung des Selbstbewusstseins des Jugendlichen oftmals einen positiven Einfluss auf die Haltung ausübt.

Im Übrigen gilt es, sich stets vor Augen zu halten, dass der „Krankheitswert" der Haltungsabweichungen geringer ist als es aufgrund „überlieferter" Anschauungen erscheint, und dass von der Norm abweichende Befunde und Entwicklungsvarianten sehr häufig sind, ohne dass die Funktion beeinträchtigt ist oder je Beschwerden auftreten.

Literatur

Heipertz, W., E. Schmitt (1978): Wirbelsäulenerkrankungen. Diagnostik und Therapie. Springer, Berlin

Mendez, F.J., A. Gomez-Conesa (2001): Postural hygiene program to prevent low back pain. Spine 26: 1280–1286

3.8 Zusammenfassung

Die „normale" Haltung gibt es nicht. Bei der Begutachtung der Haltung im ruhigen unbewegten Stand muss sich der Untersucher über diese „künstliche" Situation im Klaren sein. Dieser unbewegte Stand stellt im Alltag lediglich eine einzelne Position und somit einen Sonderfall dar. Viel mehr als durch eine einzelne Position wird unser Bewegungssystem durch ein riesiges Spektrum von Bewegungsmöglichkeiten repräsentiert. Durch Haltungsänderung aus dieser Grundposition heraus entstehen einerseits größere Belastungen für den Halteapparat. Andererseits gibt uns erst dieses Spektrum an Variabilität die Möglichkeit zum Selbsterhalt, zur Gestaltungsfähigkeit unseres Alltags und zum Ausdruck unserer Persönlichkeit.

Eine „günstige" Haltung ist damit eine gute Ausgangsposition für koordinierte, homogen über das gesamte Bewegungsspektrum verteilte Bewegungen.

Gut gemeinte Versuche, das Bewegungsverhalten prophylaktisch in der Art zu verändern, dass ein Patient zukünftig möglichst konsequent an einer einzelnen, vermeintlich wenig belastenden Haltungssituation festhält, bedeuten eine massive Einschränkung der Leistungsfähigkeit. Der gesunde Körper ist auf Belastung durch Bewegung bestens vorbereitet, er braucht die regelmäßige Belastung, um die Qualität des Halte- und Bewegungsapparates aufrecht zu erhalten.

Entscheidend ist daher nicht so sehr die Beurteilung der Haltung allein, sondern die Überprüfung der Fähigkeit des Halte- und Bewegungsapparates, ein „stabiles Bewegen" der Wirbelsäule ohne punktuelle Überlastung zu gewährleisten.

II Spezieller Teil

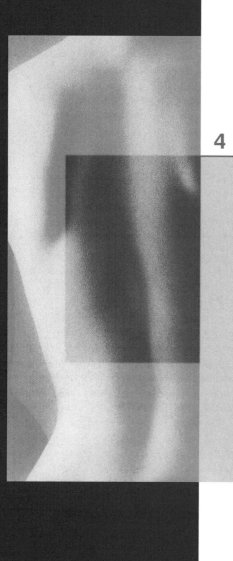

4 Fehlbildungen

J. Matussek

4.1 Wirbelsäulenfehlbildungen

4.2 Wirbelsäulenfehlbildungen bei Myelomeningozele

4.1 Wirbelsäulenfehlbildungen

Definition

Bei Fehlbildungen der Wirbelsäule handelt es sich im Gegensatz zu Variationen um individuelle und primäre Differenzierungs- und Entwicklungsstörungen der embryonalen Anlage. Sowohl der Wirbelkörper als auch der Wirbelbogen kann betroffen sein, wobei schematisiert vor allem Block-, Keil-, und Halbwirbel sowie Bogenspalten auftreten können (Abb. 4.1 a u. b, 4.2 a–d, 4.3 a–d).

Ätiopathogenese

Die Kenntnis der normalen phylo- und ontogenetischen Vorgänge ist zum Verständnis von Fehlbildungen in der Wirbelsäule zwingend notwendig. Bis zum Einsatz der Röntgenuntersuchungstechniken waren bis in das 19. Jahrhundert hinein Erkenntnisse zu Wirbelsäulenfehlbildungen (Teratologie) nur über ihre Endzustände im Rahmen

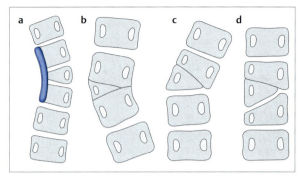

Abb. 4.3 a–d Kombinierte Fehlbildung.
a Unilaterale Segmentationsstörung mit kontralateralem Halbwirbel.
b Nichtsegmentierter, nichtbalancierter Halbwirbel.
c Unilateral nichtsegmentierter, nichtbalancierter Halbwirbel.
d Unilateral nichtsegmentierter, balancierter Halbwirbel.

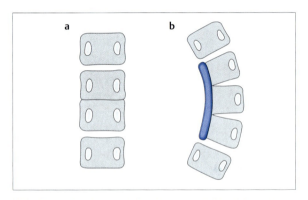

Abb. 4.1 a u. b Segmentationsstörungen: bilateral (**a**) und unilateral („Spange") (**b**).

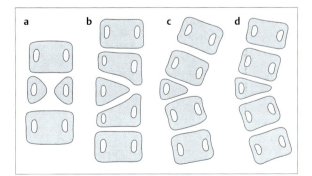

Abb. 4.2 a–d Formationsstörungen.
a Schmetterlingswirbel.
b Inkarzerierter, balancierter, voll segmentierter Halbwirbel.
c Voll segmentierter imbalancierter Halbwirbel.
d Keilwirbel.

makroanatomischer Untersuchungen zu gewinnen. In den letzten Jahrzehnten kam es auf dem Gebiet der Embryologie und der experimentellen Teratologie zu vielfältigen Erkenntnissen und großen Fortschritten, die zur systematischen Erkundung der physiologischen Entwicklung des Achsenskelettes geführt haben. Maßgeblich hervorgetreten sind im Rahmen dieser Untersuchungen Egli (1942), Haubensack (1943), Theiler (1952), Töndury (1958), Tanaka u. Uthoff (1981), Giampietro u. Mitarb. (1999) und Farlay u. Mitarb. (2001).

Embryologie. In der membranösen Entwicklungsphase (Tab. 4.1) entwickeln sich die beiderseits der Chorda dorsalis liegenden Sklerotome (Ursegmente). Die Verbindung der Ursegmente vollzieht sich über das Verschmelzen des kranialen mit dem jeweils kaudalen Abschnitt des benachbarten Segmentes. Die Myotome nehmen an diesen Segmentierungs- und Verschmelzungsvorgängen als primäre Muskelanlage nicht teil, sondern verbleiben in ihrer ursprünglichen Position zu den Sklerotomen (Abb. 4.4). Dies ermöglicht bei der späteren Neugliederung des Achsenskelettes eine Funktion der aus den Myotomen später

Tab. 4.1 Entwicklungsphasen in der Wirbelsäule nach Abtrennung der Chorda dorsalis vom Entoderm

Membranöse Entwicklungsphase	1. Embryonalmonat
Chondrale Entwicklungsphase	2. Embryonalmonat
Osteogene Entwicklungsphase	3. Schwangerschaftsmonat

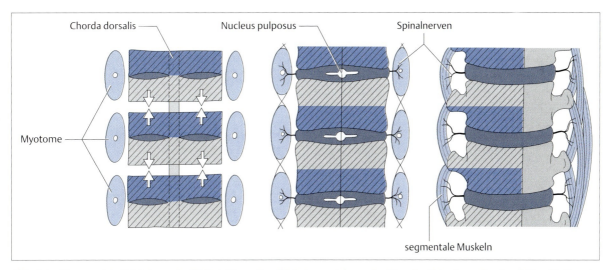

Abb. 4.4 Bisegmentale Entstehung der Wirbel. Die weißen Pfeile kennzeichnen den Weg der Sklerotomzellen (nach Voss/Herlinger).

entstehenden Muskulatur bezüglich der Bewegung der einzelnen Wirbel untereinander. Die primäre Intersegmentalgrenze ist zugleich die Eintrittspforte für die Intersegmentalarterie.

In der chondralen Entwicklungsphase ab dem 2. embryonalen Monat verknorpeln die Ursegmente. In dieser Phase manifestiert sich die Mehrzahl der Wirbelfehlbildungen (Theiler 1952, Töndury 1958, Tanaka 1988, Farlay u. Mitarb. 2001).

In der osteogenen Phase schließlich folgt die Ossifikation der etwaig fehlgebildeten knorpeligen Anlagen, so dass sich die früher vertretene Auffassung, dass Halb- und Keilwirbel auf einer Ossifikationsstörung beruhen, nicht mehr aufrechterhalten lässt.

Hypothesen zur Ursache der Störungen. Mikrochirurgisch gesetzte Chordadefekte an Mäuseembryonen konnten typische Wirbelkörperfehlbildungen erzeugen (Theiler 1952). Dementsprechend wurde vermutet, dass die Chorda dorsalis für die primäre Differenzierung von Wirbelkörpern und Bandscheiben verantwortlich ist und deren Verletzung unter Umständen zu Verschmelzungen der Wirbelkörperanlagen führen könnte. Die Vermutung, dass eine irreguläre Verteilung der Intersegmentalarterien Ursache von Fusionen von Wirbelkörperanlagen darstellen könnte, wurde erstmals durch Theilers Studien (1952) als irrige Auffassung verworfen. Neuere Studien zeigen, dass eine kurzfristige Kohlenmonoxydexposition dosisabhängig um den 9. Schwangerschaftstag zu typischen Wirbelfehlbildungen im Thorakalbereich am Mäuseembryo führen kann (Farlay u. Mitarb. 2001). Rivard u. Mitarb. stellten bereits 1982 diese Hypothese der Störung von Ursegmenten nahe der Chorda dorsalis durch Sauerstoffmangel für den Lumbalbereich auf. Diese Arbeitsgruppe konnte im gleichen tierexperimentellen Rahmen bei verringertem Sauerstoffpartialdruck um den 10. Schwangerschaftstag in dieser Region typische Wirbelkörperfehlbildungen produzieren.

Zu weiteren teratologischen Faktoren sind eine ganze Reihe exogener Noxen bekannt geworden, die anscheinend zwar unspezifisch in ihrer Wirkung sind, jedoch phasenspezifisch eine teratologische Antwort hervorrufen. Hierzu gehören u. a.:
- mütterlicher Diabetes mellitus (Wirbelfehlbildungsrate 3,2–13 %) (Broscher 1980),
- Thalidomidexposition mit konsekutiver Embryopathie (Wirbelfehlbildungsrate 20 %) (Petersen 1967).

Zu weiteren endogenen Faktoren konnten Genmutationen am Mausmodell ausgemacht werden, die phänotypisch den menschlichen sehr ähnliche Wirbelkörperfehlbildungen produzieren (Giampietro u. Mitarb. 1999).

Assoziierte Fehlbildungen. Es zeigt sich ein gehäuftes Auftreten von Fehlbildungen der Wirbelkörper mit weiteren Anlagestörungen im Bereich der Wirbelsäule:
- **Spinale Dysrhaphien:** Bei ca. 20 % der Patienten (McMaster 1984) mit kongenitalen Fehlbildungen treten intraspinale Anomalien auf, die mit Störungen des Schließungsprozesses der primären Neuralplatten zu erklären sind. Eine statistische Häufung ist bei den Patienten zu beobachten, die morphologisch eine einseitige Segmentationsstörung („Spange") mit einem meist kontralateralen Halbwirbel im zervikothorakalen und thorakolumbalen Übergangsbereich aufweisen. In dieser Konstellation konnten allein 52 % Diastematomyelien beobachtet werden (Tab. 4.2). Die Diagnosestellung der intraspinalen Fehlbildungen ist vor operativen Maßnahmen äußerst wichtig, da bei Verkrümmungskorrekturen die Gefahr von potentiellen neurologischen Läsionen während der Operation größer ist als üblich.

- **Fusionen der Rippen:** Auffälligerweise sind in der Nähe von Fehlbildungen die Rippen häufig miteinander verbunden und bilden knöcherne Konglomerate. Besonders typisch ist dies auf der Seite einer unilateralen seitlichen Segmentationsstörung („Spange") feststellbar, wobei die in diesem Zusammenhang gebildeten Kyphosen und Skoliosen eine besonders starke Tendenz zur Progredienz haben (McMaster u. Ohtsuka 1982).
- **Weitere Fehlbildungen** im Bereich des Bewegungsapparates und anderer Organsysteme (Winter 1983, Drvaric u. Mitarb. 1987) sind:
  - Herzfehler (7%),
  - Sprengel-Deformitäten (6%),
  - Lippen-Kiefer-Gaumenspalten (4%),
  - Extremitätenverkürzungen (4%),
  - Klumpfüße (13%),
  - Talus verticalis (1%),
  - Anomalien des Urogenitaltraktes, z.B. Nierenaplasie, Hufeisennieren und Uterusagenesien (40%).

Kongenitale Wirbelsäulenanomalien zeigen sich gehäuft bei folgenden Syndromen:
- Neurofibromatose,
- Larsson-Syndrom,
- diastrophischer Zwergwuchs,
- Mukopolysaccharidose,
- spondyloepiphysäre Dysplasie.

Die Meningomyelozele wird im Kapitel 4.2 abgehandelt.

Epidemiologie

Dickson u. Mitarb. (1980) haben in einer großen Reihenuntersuchung in englischen Schulen bei knapp 2000 Kindern 2 kongenitale Skoliosen entdeckt, woraus sich eine Prävalenz von 1‰ errechnen würde. Diese Zahlen sind trügerisch, da Fehlbildungen der Wirbelsäule recht häufig sind und bei harmlosen sowie symptomlosen Konsequenzen oft nur als Zufallsbefund entdeckt werden.

Tab. 4.2 Typische spinale Dysraphien

- Intraspinale Spangenbildung (Diastematomyelien)
- Zysten
- Teratome
- Lipome

Klassifikation

Die Klassifikation der Wirbelsäulenfehlbildungen kann nach verschiedenen Kriterien erfolgen:

Nach der Gesamtform, nach Spezialformen oder in sinnvoller Weise nach Anatomie, Pathologie und Embryologie (McEwen u. Mitarb. 1968, Winter 1983) (Tab. 4.3).

Insgesamt hat sich, wo immer möglich, die Klassifikation nach Anatomie, Pathologie und Embryologie als logische Betrachtungsweise durchgesetzt.

Segmentationsstörungen. Eine Skoliose in der Folge einer einseitigen Segmentationsstörung zeigt die stärkste Progression von allen kongenitalen Wirbelsäulendeformitäten (Bradford 1989). Es ist nicht ungewöhnlich, dass diese Kinder und Jugendlichen eine schwere Krümmung bereits bei der Geburt aufweisen und bis zum Wachstumsschluss eine Progression bis zu 100° oder deutlich darüber zeigen. Bei einer bilateralen inkompletten, bzw. kompletten Segmentationsstörung liegt eine Bandscheibenverschmälerung oder ein sog. Blockwirbel vor, der gewöhnlich zu einer Verkürzung der Wirbelsäule ohne Deformität

Tab. 4.3 Klassifikation der Wirbelsäulenfehlbildungen

A	*Klassifikation nach der Form*	
A1	Klassifikation nach der Gesamtform	kongenitale Skoliose kongenitale Kyphose kombinierte Fehlbildung
A2	Klassifikationen nach Spezialformen	**Arnold-Chiari-Fehlbildung** (Definition: Verschiebung von Kleinhirnteilen sowie Medulla oblongata durch das Foramen magnum in den Spinalkanal besonders bei Meningomyelozelen.) **Angeborene Spondylolisthesen** **Klippel-Feil-Syndrom** (Definition: Unspezifischer Begriff, der sämtliche ossäre Fehlformen im Bereich der HWS umfasst.)
B	*Klassifikation von Wirbelsäulenfehlbildungen auf der Basis von Anatomie, Pathologie und Embryologie*	
B1	Störungen der Wirbelkörperbildung (Formationsstörungen)	A Keilwirbel B Halbwirbel C unklassifizierbare Wirbel
B2	Störungen der Wirbelkörpergliederung (Segmentationsstörungen)	A bilateral (Blockwirbel) B unilateral (unsegmentierte Spange: ventral, lateral und dorsal) C Kombinationsfehlbildungen D Klassifikation nach Lokalisation der Störung

Tabelle 4.4 Progressionsprognose bei Fehlbildungen der Wirbelsäule nach McMaster u. Ohtsuka (1982) und Tanaka (1988) mit der Progression in Grad pro Jahr

Fehlbildung Lokalisation	Formationsstörung		Segmentationsstörung		Kombinierte Fehlbildung	
	1 Halbwirbel	2 Halbwirbel	1 Keilwirbel	Blockwirbel	einseitige Spange	einseitige Spange plus Halbwirbel
Obere BWS Th2–Th7	±2°	±2,5°	±2°	<1°	±4,5°	5°–6°
Untere BWS Th8–Th11	±2,5°	±3°	±2°	<1°	5°–6,5°	6°–7°
Thorakolumbal TH12–L1	±2°	±2,5°	±2°	<1°	6°–9°	>10°
Lumbal L2–L4	±1°	keine ausreichenden Fallzahlen	<1°	<1°	>5°	keine ausreichenden Fallzahlen
Lumbosakral L5–S1	±1,5°	keine ausreichenden Fallzahlen	keine ausreichenden Fallzahlen	keine ausreichenden Fallzahlen	keine ausreichenden Fallzahlen	keine ausreichenden Fallzahlen
Operationsindikation	selten	häufig	selten	selten	häufig	häufig

führt. Eine einseitige Segmentationsstörung, die sich über zahlreiche Segmente erstreckt und mit einem im gleichen Niveau gelegenen gegenüberliegenden Halbwirbel assoziiert ist, führt zu einer besonders schweren Progression (Tanaka 1988) (Tab. 4.4). Einseitige Segmentationsstörungen im Sinne einer unsegmentierten Spange sind sehr häufig im Bereich der Brustwirbelsäule lokalisiert. Sie können zur ventralen, lateralen und seltener dorsalen Spangenbildung führen (s. Abb. 4.1a u. b).

Formationsstörungen. In Anlehnung an die Scoliosis Research Society of North America (Tanaka 1988) können Formationsstörungen in 2 Gruppen eingeteilt werden:
- Halbwirbel,
- andere Wirbel (Keil-, Schmetterlings- und unklassifizierbare Wirbel) (s. Abb. 4.2a u. d).

Halbwirbel wiederum können nach radiologischen Kriterien in 3 Gruppen eingeteilt werden:
- Halbsegmentierte Halbwirbel (Doppelpedikel), der einem komplett inkarzerierten Halbwirbel und damit einer Mischform zwischen Formations- und Segmentationsstörung entspricht (s. Abb. 4.3c u. d). Diese Fehlbildungen haben aufgrund der geringen Wachstumspotenz des gestörten Wirbelgefüges eine gute Prognose.
- Einseitig inkomplett fusionierter Halbwirbel:
  - Typ I: inkarzerierte Halbwirbel (s. Abb. 4.2b u. Abb. 4.5a–d),
  - Typ II: freie Halbwirbel (s. Abb. 4.2c u. Abb. 4.6a u. b) (Diese Fehlbildungen haben aufgrund des höheren Wachstumspotentials und der sich dadurch ergebenden größeren Kurvenverschlechterung eine ungünstige Prognose als Typ I.),
  - Typ III: multiple Halbwirbel,
  - Typ IV: Halbwirbel auf einer Seite und Wachstumsfugenstörung auf der konkaven Seite der angrenzenden Wirbelkörper,
  - Typ V: sog. dorsaler Halb- und Viertelwirbel mit angulärer Kyphosierung (Abb. 4.7a u. b),
  - Typ VI: hemimetamere Formationsstörungen (Abb. 4.8a u. b).
- Voll segmentierter Halbwirbel (s. Abb. 4.2c).

Kombinierte Fehlbildungen. Nicht selten sind Formations- und Segmentationsstörungen kombiniert vorhanden. Besonders häufig findet sich eine anterolaterale unsegmentierte „Spange" kombiniert mit einem gegenüberliegenden Halbwirbel (s. Abb. 4.3a). Diese Kombination ist prognostisch sehr ungünstig (Abb. 4.9a–c). Auch im Bereich der Halswirbelsäule kommen im Rahmen des Klippel-Feil-Syndroms häufig kombinierte Fehlbildungen mit dorsalen Spangenbildungen und ventralen Anlagestörungen vor. Im Extremfall können Fehlbildungen die gesamte Wirbelsäule betreffen.

Diagnostik

Klinische Diagnostik

Die allgemeine Untersuchung von Patienten mit angeborenen Fehlbildungen unterscheidet kaum von den Wirbelsäulendeformitäten anderer Ursache. Wesentlich erscheint jedoch die gründliche Untersuchung in Bezug auf folgende Punkte:
- neurologische Defizite,
- Darm- und Blasendysfunktionen,
- Ganganomalien,
- Beinlängendifferenzen,

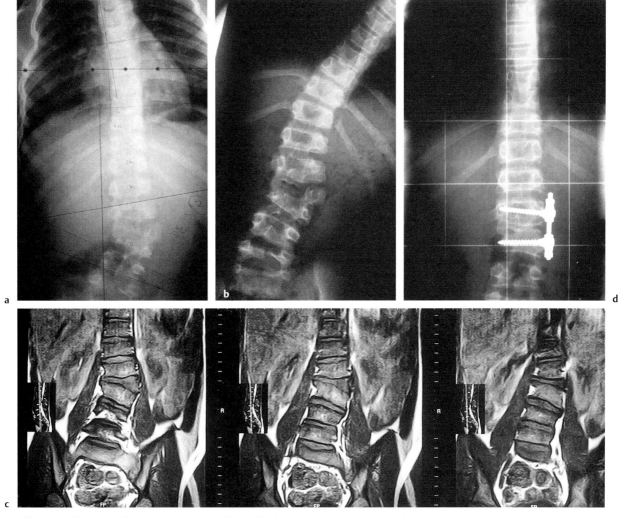

Abb. 4.5 a – d Unilateral nichtsegmentierter Halbwirbel links LWK2 bei einem 9. Jahre alten Jungen.
a A.-p. Röntgenaufnahme der Wirbelsäule.
b Linke „Bending"-Aufnahme.
c Koronares T_1-MRT.
d Dorsoventrale LWS-Halbwirbelresektion und ventrale Fusion mit Zielke-Instrumentation.

- Fußdeformitäten inklusive einer etwaigen Klumpfußstellung,
- Hautveränderungen,
- harte Stellen über der Wirbelsäule sowie Beinlängendifferenzen oder Körperasymmetrien als Hinweise auf dysraphische Störungen,
- Zeichen einer Myelomeningozele.

Bildgebende Diagnostik
Die Klassifikation von angeborenen Wirbelsäulendeformitäten ist auf qualitativ sehr hochwertige Röntgenbilder angewiesen. Diese sind nicht nur für die Diagnose wichtig, sondern auch für die Ausgangssituation zur Beurteilung der Progression bei den weiteren Röntgenkontrollen. Sowohl Ziel- als auch Schrägaufnahmen können in der Darstellung von Zonen mit Anomalien hilfreich sein. Bending-Aufnahmen sind zur Bestimmung der Flexibilität und der kompensatorischen Krümmung sowie für die weitere Therapieplanung inklusive Operation wichtig. Zur Diagnose von Segmentationsstörungen können die Computertomographie und die Magnetresonanztomographie besonders nützlich sein. Eine routinemäßige Myelographie ist nach unserer Ansicht nicht mehr erforderlich. Wir ziehen die MRT oder eine Kontrastmittel-CT-Untersuchung zur Diagnose eines dysraphischen Syndroms sowie eines Tethered-Cord-Syndroms vor. Die mit einer recht hohen Inzidenz –

4.1 Wirbelsäulenfehlbildungen

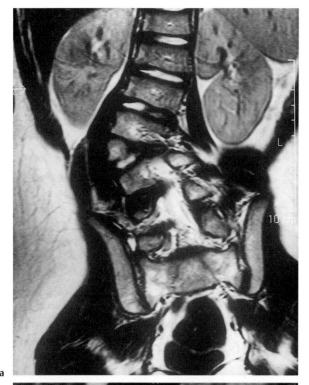

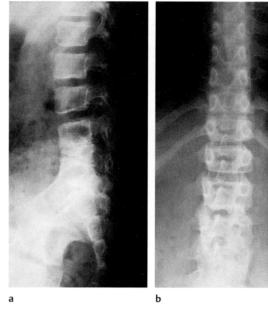

Abb. 4.7 a u. b Dorsaler, halbsegmentierter Halbwirbel der LWS mit vermehrter Kyphosierung im seitlichen (**a**) und a.-p. (**b**) Röntgenbild.

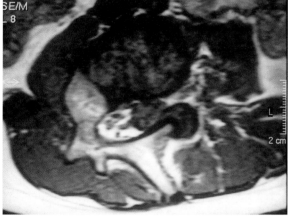

◀ **Abb. 4.6 a u. b** MRT einer typischen freien Formationsstörung mit Halbwirbelbildung rechts und dementsprechend rechtskonvexer Lumbalskoliose: koronarer Schnitt (**a**) und transversale Schnittebene (**b**).

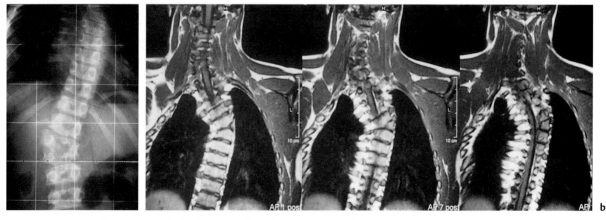

Abb. 4.8 a u. b Hemimetamere Halbwirbelbildungen lumbal rechts und thorakal links.

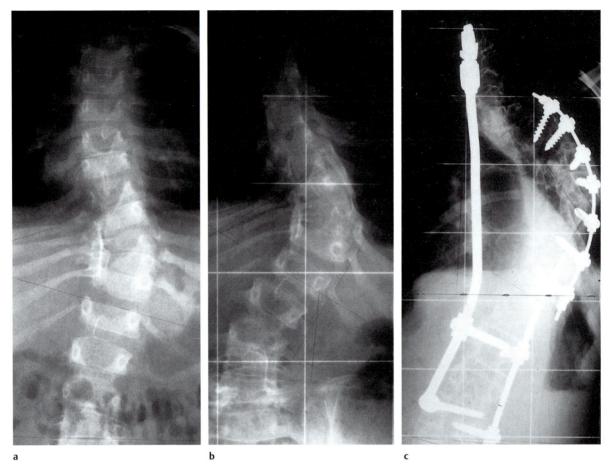

Abb. 4.9a–c Progrediente Verkrümmung bei unilateraler Segmentationsstörung im thorakolumbalen Übergang („Spange") und ventrodorsaler Operation: Anteriores Release und Zielke-Instrumentation, später dorsale Instrumentation mit Bad-Wildungen-Metz-Instrumentarium.

zwischen 4,9 und 18,3 % und sogar 58 % bei konsequenter myelographischer Darstellung (Bradford 1982, Winter 1988) – von intraspinalen Anomalien behaftete kongenitale Skoliose erfordert subtile Untersuchungsmethoden. Die MRT scheint bei sorgfältiger Schnittbilddurchmusterung als nichtinvasive Methode bei den jungen Patienten doch die Technik der Wahl. Damit kann nicht nur die Wirbelsäulenpathologie präzise abgeklärt werden, sondern es kann auch eine Aussage über das Vorliegen einer normalen oder gestörten Wachstumsfuge gemacht werden. Wegen der hohen Inzidenz von urogenitalen Abnormitäten muss auch diesem im Zusammenhang mit einem Ultraschall oder einer MRT-Untersuchung Rechnung getragen werden.

Spontanverlauf und Prognose

Obwohl die Prognose der Verkrümmungsprogression bei Patienten mit Wirbelsäulenveränderungen erhebliche Unterschiede aufweist, kann in Abhängigkeit vom Typ der Deformität, von der Lokalisation und vom Alter des Patienten eine Vorhersage gemacht werden:

- **Typ A**: Ist eine Skoliose oder eine kyphotische Deformität bereits bei der Geburt erkennbar und mit weiteren knöchernen Fehlbildungen, insbesondere Thoraxwanddeformitäten assoziiert, so ist eine besonders schlechte Prognose zu erwarten.
- **Typ B**: Einseitige unsegmentierte „Spangen" haben die schlechteste Prognose: Je ausgedehnter die unilaterale Segmentationsstörung, desto größer die zu erwartende Deformität (s. Abb. 4.9a–c).
- **Typ C**: Wenn diese einseitigen Segmentationsstörungen auf gleicher Höhe mit einem oder mehreren Halbwirbeln an der Konvexseite kombiniert sind, so ist eine starke Progression zu erwarten.

Bei Skoliosen des Typs A–C muss eine Behandlung erfolgen, sobald die Diagnose gestellt wurde.

Halbwirbel allein können zu einer Wachstumsimbalance führen (Abb. 4.10a–d). Diese scheint jedoch nie so

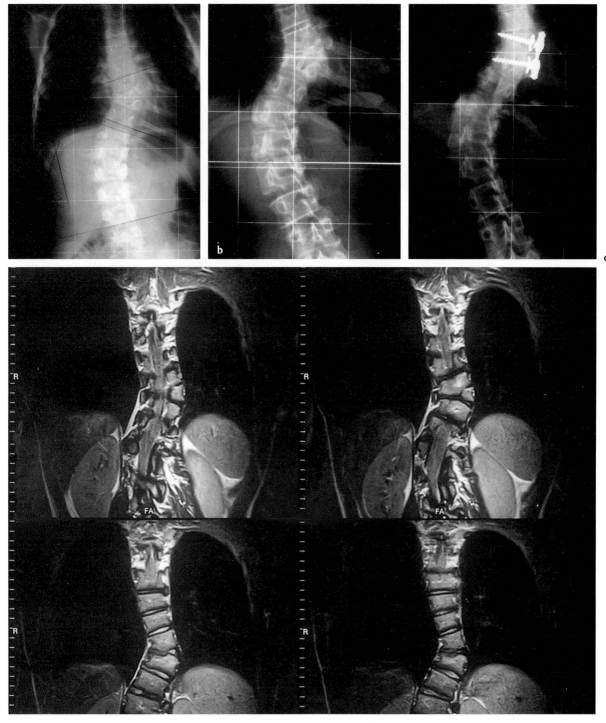

Abb. 4.10 a–d Linksseitig thorakaler imbalancierter nichtsegmentierter Halbwirbel mit Verkrümmung links konvex und kontralateraler Ausgleichskrümmung lumbal: deutliche Progredienz beider Verkrümmungen zwischen dem 8. und 10. Lebensjahr des Jungen (**a** u. **b**). Präoperatives thorakales MRT (**c**) und postoperatives Fusionsergebnis nach dorsoventralem Vorgehen mit kurzer Zielke-Instrumentation (**d**).

stark zu sein, wie jene bei Fällen mit unsegmentierten „Spangenbildungen". Am häufigsten ist der Halbwirbel mit voller Segmentation. Er macht im Allgemeinen deshalb Probleme, da an beiden Seiten ein nahezu normales Wachstumspotential besteht, während ein inkarzerierter Halbwirbel ein nur geringes Wachstumspotential und damit nur eine geringe deformierende Potenz besitzt (McMaster u. Ohtsuka 1982).

Halbsegmentierte Halbwirbel (Typ I nach Tanaka 1988) haben ebenfalls nur geringe deformierende Potenz und können normalerweise konservativ behandelt werden. Eine Ausnahme ist hier die lumbosakrale Region für den Fall eines signifikanten Beckenschiefstandes. Ein vollsegmentierter und nicht inkarzerierter Halbwirbel führt hier zu den größten Schwierigkeiten und den größten Ausmaß an Deformität. Bezüglich der Lokalisation ergibt sich für die untere BWS beziehungsweise den thorakolumbalen Übergang die ungünstigste Ausgangslage mit starker Progression etwaiger Verkrümmungen, während Wirbelkörperdeformierungen im mittleren lumbalen und hochthorakalen Bereich eine langsame Progression zeigen. Demgegenüber können Veränderungen im zervikothorakalen und lumbosakralen Übergangsbereich zu schweren kosmetischen Störungen mit Torticollis und Schulterelevation oder einer signifikanten lumbalen Dekompensation mit Beckenschiefstand führen (s. Tab. 4.4).

Interessanterweise entwickelt sich gelegentlich bei Krümmungen im thorakalen Bereich von Th4–Th7 trotz einer geringen Progression kompensatorisch tiefthorakale oder thorakolumbale Krümmungen, die wesentlich stärker als die primäre kongenitale Verkrümmung sind (Ahrens 2003, Matussek u. Mitarb. 2000).

Therapie

Das Ziel jeder Behandlung der kongenitalen Kyphosen und Skoliosen ist die Prävention einer Kurvenprogression im frühen Stadium. Die chirurgische Therapie sollte möglichst erfolgen, bevor die Deformität nicht mehr akzeptabel ist, da Korrekturen dann meist sehr risikoreich und schwierig werden. Im Allgemeinen weisen kongenitale Verkrümmungen im Gegensatz zu den idiopathischen eine deutliche Progression auf. Weiterhin ist die Kurve meistens rigide und kontrakt, einhergehend mit hohen neurologischen Risiken und oft massiven sekundären Ausgleichsverkrümmungen.

Konservative Therapie
Da die Krümmung meist eine geringe Flexibilität aufweist und durch abnormales Wachstum bedingt ist, kann die Progredienz der Hauptkrümmung durch Orthesen, Krankengymnastik, Traktion oder auch Elektrostimulation nur unbefriedigend oder gar nicht beeinflusst werden (Bradford 1989). Korsette, wie z.B. das Chêneau-Korsett (Abb. 4.11) können für eine Übergangszeit zur Kontrolle von kompensatorischen Krümmungen von Nutzen sein, aber die kongenitale Deformität an sich erfordert eine

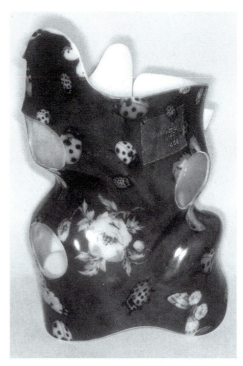

Abb. 4.11 Skoliose-Korsett modernster Bauart (nach Chêneau).

operative Behandlung, meistens in Form einer frühen Epiphysio- und Spondylodese (Matussek u. Mitarb. 2000a, 2000b).

Operative Therapie
Optimale Operationsresultate werden bei kongenitalen Wirbelsäulenfehlbildungen erzielt, wenn die Korrekturoperation vor Eintritt größerer Deformationen durchgeführt wird (Tab. 4.5). Ein Termin vor Abschluss der Skelettreife ist anzustreben, da es zweifellos besser ist, eine mäßig verkrümmte, jedoch balancierte Wirbelsäule zu haben, als eine schwer deformierte (Tab. 4.6).

Dorsale Fusion in situ. Kinder, die mit einer unilateralen Segmentationsstörung vorgestellt werden, sollten alsbaldig operiert und von dorsal fusioniert werden. Verschiedene Autoren schlagen derartige Operationen im Falle un-

Tabelle 4.5 Kurven-Progressions-Geschwindigkeit bei verschiedenen Wirbelkörperdeformierungen (Ahrens 2003, Matussek 2000, McMaster u. Ohtsuka 1982)

Progressionsgeschwindigkeit	
hoch ↑ ↑ niedrig	• einseitige Spange und kontralateraler Halbwirbel • einseitige Spange allein • 2 einseitige Halbwirbel • 1 einseitiger Halbwirbel • 1 einseitiger Keilwirbel

Tab. 4.6 Operationstechniken bei Wirbelsäulenfehlbildungen (einzeln/kombiniert)

- Dorsale Fusion: einfach, ohne Instrumentation; selten
- Kombinierte dorsale/ventrale Spondylodese: ohne Instrumentation; selten
- Epiphysiodese: konvexseitig von ventral plus/minus von dorsal durchgeführter Hemivertebrektomien und Keilresektion bzw. Vertebrektomien (ventrodorsal)
- Anteriores Release: „Spangenosteotomien", kombiniert mit Halolängsextension
- Ventrale Aufrichtungen: Zielke-Kompressionsstab
- Dorsale Aufrichtung und Distraktion und Kompression mit Kyphosierung und Lordosierung sowie Derotation: z. B. mit Instrumentarium von Cotrel-Dubusset, Bad Wildungen/Metz u. a.
- Neurochirurgische Behandlung von intraspinalen Dysraphien

segmentierter Spangenbildung bereits weit vor dem 6. Lebensjahr vor (Bradford u. Boachie-Adjei 1990, Winter 1988). Die Fusionsstrecke sollte sich vom Endwirbel der unsegmentierten Spange nach kranial und kaudal erstrecken. Ein etwaig kranial und kaudal sich anschließendes flexibles Segment sollte in die Fusion mit eingeschlossen werden. Postoperativ erfolgt die Anlage eines Gipskorsetts nach Cotrell. Als Komplikation zeigt sich gelegentlich eine Krümmungszunahme aufgrund einer Verbiegung der Fusionsstrecke, des Weiteren sind Pseudarthrosen oder das Auftreten kompensatorischer Verkrümmungen möglich. Bradford (1989) beobachtete insgesamt 23 % derartiger Komplikationen bei seinen nachuntersuchten Patienten. Nach Durchführung von rein dorsalen Fusionen (Spondylodesen) ohne und auch mit Instrumentation zeigte sich das erstmals von Terek (1991) beschriebene Crank-Shaft-Phänomen. Er beobachtete eine starke Progression einer lordoskoliotischen Verkrümmung nach dorsaler Fusion durch ein Weiterwachsen der ventralen Wirbelkörper. Schlussfolgernd wurde von einer Vielzahl von Wirbelsäulen-Chirurgen daraus die Konsequenz gezogen, eine Fusion stets kombiniert von ventral und dorsal durchzuführen (Weber u. Schwetlick 1994).

Kombination von dorsoventraler Fusion mit Instrumentation. Implantate können auch bei angeborenen Wirbelsäulendeformierungen benutzt werden, vorausgesetzt man ist sich über das erhöhte neurologische Risiko bewusst und es besteht eine befriedigende Knochenstabilität (meist dem Adoleszenten vorbehalten).
Die Vorteile sind:
- größere Korrekturmöglichkeiten,
- höhere Fusionsrate,
- nur noch minimale postoperative Immobilisation,
- kürzere Wirbelsäulen-Fusionsstrecke,
- Verhinderung des Crank-Shaft-Phänomens (Terek u. Mitarb. 1991).

Nachteile ergeben sich bei geringer Knochenfestigkeit (bei Kindern unter dem 3. Lebensjahr ist eine Instrumentation unmöglich).

Voraussetzungen für eine Instrumentation sind eine akzeptable Knochenstabilität bei den Patienten (Adoleszent) und die Abklärung einer etwaigen Rückenmarkpathologie:
- Tethered-cord-Syndrom,
- Filum terminale,
- spinale Dysraphien.

Techniken: ventrale Derotationsspanspondylodese (Zielke) nach Osteotomie der unilateralen Segmentationsstörung („Spange") bzw. Halbwirbelresektion, gegebenenfalls dorsale Spondylodese nach dem Distraktions-Kompressions-Prinzip (Cotrell-Dubousset-, Bad-Wildungen/Metz-Instrumentarium u. a.).

Kombinationsoperation. Ventrale konvexseitige Epiphysiodese und dorsale konvexseitige Fusion. Roaf machte seit 1963 die Epiphysiodese populär. Wegen der schwer vorhersehbaren Wachstumsbeeinflussung der konvexseitigen Wirbelkörpermasse sollte diese Operation kombiniert werden mit einer konkavseitigen Stabdistraktion. Möglicherweise kann diese Instrumentation intermittierend über weitere 1–3 Jahre nachdistrahiert werden.
Indikationen:
- Die Epiphysiodese ist lediglich bei jungen Kindern mit nachgewiesener oder höchst wahrscheinlicher Progression anzuwenden.
- Eine konvexseitige Fusion sollte alle Elemente der Krümmung beinhalten.
- Die Immobilisation der Wirbelsäule ist bis zum Eintritt der Wirbelkörperfusion durchzuführen.
- Die Kinder sollten jünger als 6 Jahre sein und die Krümmung nicht größer als 50–60° nach Cobb.

Operationsprinzipien. Durch einen transthorakalen bzw. thorakoabdominalen Zugang wird die Konvexseite der Krümmung dargestellt. Die Bandscheibe und die knorpelige Deckplatte werden von der Mittellinie bis zur Konvexseite reseziert, danach wird der Intervertebralraum mit Knochenspänen (Rippen-Wirbelkörper-Beckenkamm) aufgefüllt (Weber u. Schwetlick 1994). Nach Umlagerung des Patienten erfolgt die konvexseitige dorsale Wirbelkörperfusion, wobei die gleiche Wirbelkörperanzahl eingeschlossen wird. Prinzipiell wird postoperativ ein Gipskorsett für 6 Monate (Cotrell-Gips) eingesetzt, danach erfolgt eine Korsettbehandlung (Tab. **4.7**).

Erweiterung der Operationstechnik. Liegen schwere Wirbelsäulendeformitäten sowie Halbwirbel mit schwerer Rumpfasymmetrie, Beckenschiefstand und damit eine komplette Dekompensation der Wirbelsäule vor, ist im Allgemeinen eine Wirbelkörperkeilresektion nach dem so genannten Closing-Wedge-Prinzip notwendig. Im Allgemeinen ist dies bei Deformierungen, die sich auf Halbwirbel zurückführen lassen, der Fall. Auch hier ist ein

Tab. 4.7 Vereinfachte Richtlinien für die Behandlung kongenitaler Kyphosen und Skoliosen (Hefti 1998)

Anomalie	Operative Therapie
Keilwirbel Schmetterlingswirbel Blockwirbel	operative und konservative Behandlung
Einfacher seitlicher Halbwirbel (im unteren BWS- und LWS-Bereich)	Hemivertebrektomie kombiniert mit ventraler und dorsaler Fusion bei eindeutiger Progredienz von ventral und dorsal und einem Cobb-Winkel > 50°
Einfacher dorsaler Halbwirbel im mittleren und unteren BWS- und LWS-Bereich	Hemivertebrektomie mit ventraler und dorsaler Fusion
Doppelter Halbwirbel (in allen Regionen)	Hemivertebrektomie plus ventrale und dorsale Fusion
Einseitige Spange lateral ventral und dorsal	Osteotomie von ventral (ebenfalls Keilresektion (closing wedge) und entweder einseitige dorsale Instrumentation sowie Korrektur oder aber zunächst anteriores Release, Halodistraktion und dann dorsale Instrumentation
Einseitige Spangenbildung und kontralateraler Halb-/Keilwirbel	ventrale bzw. ventrodorsale Hemivertebrektomie sowie Osteotomie von ventral (anteriores Release) kombiniert mit Halodistraktion sowie dorsaler Fixation und Fusion in Korrekturstellung

transthorakaler oder thorakolumbaler Zugang von ventral notwendig, von dem aus je nach Lage des Halbwirbels letzterer reseziert, bzw. eine Keilresektion durchgeführt wird. Diese muss nach dorsal bis zum hinteren Längsband und im Wirbelkörperbereich bis zu den jeweils angrenzenden Deck- und Bodenplatten der Nachbarwirbel reichen (Winter u. Mitarb. 1988, 1984, McMaster 1998). Daran schließt sich die Umlagerung für den dorsalen Zugang zur Resektion des Halbwirbels und die Fusion sowohl zweier Segmente kranial wie auch kaudal des Halbwirbels an. Konkavseitig erfolgt danach der Einsatz eines Distraktions- und konvexseitig eines Kompressionsstabes (Cotrell-Dubousset-, Bad-Wildungen/Metz-Instrumentarium, Moss-Miami-Instrumentarium u. a.) (s. Abb. 4.9c). Postoperativ wird bei Kindern unter 6–7 Jahre ein Gips angelegt. Die empfohlene Gipstragezeit beträgt 3–4 Monate und die Tragezeit des Korsetts 6–8 Monate.

Die Resektion zervikaler Halbwirbel birgt ein sehr hohes neurologisches Risiko in sich, weshalb im Allgemeinen die In-situ-Fusion empfohlen und die Anlage eines Diademgipses (Halogips) gefordert wird. Dadurch kann die Progression der Deformität deutlich reduziert werden.

Postoperative Komplikationen. Unter anderem führen präoperativ nicht bekannte dysraphische Störungen zu einer erhöhten operativen Komplikationsrate. Intraspinale Lipome, Diplomyelie, Diastematomyelie oder auch ein Filum-terminale-Syndrom sind mit einer Inzidenz von bis zu 50% bei kongenitalen Skoliosen entdeckt worden. Deshalb ist hier eine akribische Diagnostik notwendig. Eine diesbezügliche neurochirurgische Intervention ist vor einem Skolioseeingriff bei Progredienz neurologischer Komplikationen notwendig (progrediente Fußdeformität u. a.) oder aber bei erwarteten Rückenmarkkomplikationen durch die korrekturbedingten Spinalkanalveränderungen.

Typische Komplikationen nach operativer Korrektur und Fusion sind:
- Paraplegie bedingt durch Distraktion (Winter 1983),
- Paraplegie bedingt durch intraspinale Anomalien (Bosch u. Mitarb. 1994, Bradford u. Boachie-Adjei 1990),
- passagere Paraparesen durch Kompression der sog. Adamkiewicz-Arterie (eine Arteriengruppe im unteren BWS-Bereich) (McMaster 1998),
- Rückenmark- und Arteria-vertebralis-Verletzung (bei Vertebrektomien z. B. zervikal),
- Crank-Shaft-Phänomen (Terek u. Mitarb. 1991).

Literatur

Ahrens, S. (2003): Die kongenitale Skoliose und ihre natürliche Verlaufsprognose. Inaugural-Dissertation, Freie Universität Berlin

Bosch, R., B. Heimkes, S. Stotz (1994): Verlauf und Prognose von angeborenen Fehlbildungsskoliosen. Z Orthop 132: 363–370

Bradford, D.S. (1982): Partial epiphyseal arrest and supplemental fixation for progressive correction of congenital spinal deformity. J Bone Joint Surg (Am) 64: 610–614

Bradford, D.S. (1989): Congenital scoliosis. Orthopäde 18 (2): 87–100

Bradford, D.S., O. Boachie-Adjei (1990): One-stage anterior and posterior hemivertebral resection and arthrodesis in congenital scoliosis. J Bone Joint Surg (Am) 72 (4): 536–540

Brocher, J.E.W., H.-G. Willert (1980): Differentialdiagnose der Wirbelsäulenerkrankungen. 6. Auflage. Thieme, Stuttgart

Dickson, R.A. u. Mitarb. (1980): School screening for scoliosis: A cohort study of clinical course. Br Med J 281: 265–267

Drvaric, D.M. u. Mitarb. (1987): Congenital scoliosis and urinary tract abnormalities: are intravenous pyelograms necessary? J Pediatr Orthop 7: 441–443

Egli, A. (1942): Beitrag zur Kenntnis der Fehlbildungen am Kreuzbein. Anat Entwickl Gesch 112: 245–270

Farley, F.A. u. Mitarb. (2001): Mouse Model for Thoracic Congenital Scoliosis. J Pediatr Orthop 21 (4): 537–540

Giampietro, P.F., C.L. Raggio, R.D. Blank (1999): Synteny-defined candidate genes for congenital and idiopathic scoliosis. Am J Med Genet 83 (3): 164–177

Götze, H.G. (1978): Prognosis and therapy of the congenital scoliosis. Z Orthop 116 (2): 258–266

Haubensack, G. (1943): Beitrag zur Kenntnis der Fehlbildungen der Wirbelkörper (Keil- und Spaltwirbelbildungen). Dissertation, Universität Zürich (ETH)

Hefti, F. (1998): Kinderorthopädie in der Praxis. Springer, Berlin: 113–117

Lopez-Sosa, F., J.T. Guille, J. Richard Bowen (1995): Rotation of the spine in congenital scoliosis. J Pediatr Orthop 15: 528–534

Matussek, J. u. Mitarb. (2000): Zwei- und dreidimensionale Korrektur von Skoliosen durch Korsettbehandlung. Orthopäde 29: 490–499

Matussek,J. u. Mitarb. (2000): Rechtzeitge optimierte konservative und operative Behandlung congenitaler Skoliosen unter Berücksichtigung der natürlichen Verkrümmungsprogredienz. Osteologie 9 (2): 124

McEwen, G.D., J.J. Convay, W.T. Miller (1968): Congenital scoliosis with a unilateral bar. Radiology 90 (4): 711–715

McEwen, G.D., R.B. Winter, J.H. Hardy (1972): Evaluation of kidney anomalies in congenital scoliosis. J Bone Joint Surg (Am) 54 (7): 1451–1454

McMaster, M.J. (1984): Occult intraspinal anomalies and congenital scoliosis. J Bone Joint Surg (Am) 66 (4): 588–601

McMaster, M.J. (1998): Congenital scoliosis aused by a unilateral failure of vertebral segmentary contralateral hemivertebrae. Spine 23 (9): 998–1005

McMaster, M.J., H. Singh (1999): Natural History of congenital khyphosis and khyphoscoliosis. A study of one hundred and twelve patients. J Bone Joint Surg (Am) 81 (19): 1367–1383

McMaster, M.J., K. Ohtsuka (1982): The natural history of congenital scoliosis. A study of two hundred patients. J Bone Joint Surg. (Am) 64: 1128–1147

Netter, F. (1992): Farbatlanten der Medizin. The Ciba Collection of Medical Illustrations. Bd. 7, Bewegungsapparat. Thieme, Stuttgart: 125–128

Petersen, D. (1967): Über die Wirbelsäulenmißbildungen bei Dysmeliekindern. Z Orthop 102: 386–389

Rivard, D.J. u. Mitarb. (1982): Moderate hypobaric hypoxia used as an inducer of congenital vertebral malformation in mouse embryo. Chir Pediatr 23 (1): 65–67

Rivard, D.J., W.A. Milner, W.B. Garlick (1978): Solitary crossed renal ectopia and its associated congenital anomalies. J Urol 120 (2): 241–242

Roaf, R. (1963): The treatment of progressive scoliosis by unilateral growth arrest. J Bone Joint Surg (Br) 45: 637–651

Tanaka, T. (1988): A study of the progression of congenital scolisis in non-operated cases. Nippon Seikeigeka Gakkai Zasshi 62 (1): 9–22

Tanaka, T., H. K. Uthoff (1981): The pathogenesis of congenital vertebral malformations. Acta Orthop Scand 52: 413–425

Terek, R.M., J. Wehner, J.P. Lubicky (1991): Crankshaft phenomenon in congenital scoliosis: a preliminary report. J Pediatr Orthop 11 (4): 527–532

Theiler, K. (1952): Zur Bedeutung der Chorda dorsalis für die Entwicklung der Kopfdrehgelenke. Verh Anat Ges Jena 99: 191

Töndury, G. (1958): Entwicklungsgeschichte und Fehlbildungen der Wirbelsäule. Die Wirbelsäule in Forschung und Praxis, Bd. 7. Hippokrates, Stuttgart

Weber, U., G. Schwetlick (1994): Wirbelsäulenerkrankungen–Wirbelsäulenverletzungen: Operative Therapie–Stabilisierungsverfahren. Thieme, Stuttgart

Winter, R.B. (1983): Congenital deformities of the spine. Thieme Stratton, New York

Winter, R.B. (1988): Congenital scoliosis. Orthop Clin North Am 19 (2): 395–408

Winter, R.B. u. Mitarb. (1988): Convex growth arrest for progressive congenital scoliosis due to hemivertebrae. J Pediatr Orthop 8 (6): 633–638

Winter, R.B., A.S. Leonard (1990): Surgical correction of Congenital thoracical lordosis. J Pediatr Orthop 10 (6): 805–808

Winter, R.B., J.H. Moe, J.E. Lonstein (1984): Posterior spinal arthrodesis for congenital scoliosis. An analysis of the two hundred and ninety patients, five to nineteen years old. J Bone Joint Surg (Am) 66 (8): 1188–1197

Winter, R.B., J.H. Moe, V.E. Eilers (1968): Congenital scoliosis: A study of 234 patients treated and untreated. J Bone Joint Surg 50-A: 1–47

4.2 Wirbelsäulenfehlbildungen bei Myelomeningozele

Mit der Verbesserung des Verständnisses des genetischen Hintergrundes von Defekten des Neuralrohres, sowie durch Verbesserung pränataler Screeningverfahren wie der Ultraschalluntersuchung, der Fruchtwasseruntersuchung und der Probenentnahme von Chorionzotten lässt sich eine Reduktion der Inzidenz von Kindern, die mit einer Myelomeningozele geboren werden, konstatieren. Nach wie vor ist das Management von Wirbelsäulendeformierungen bei vielen dieser Patienten ein Hauptanliegen der Behandlung: Eine maßgebliche Verbesserung der alltäglichen Lebenssituation durch Behandlung anderer assoziierter Probleme ist ohne eine adäquate Wirbelsäulentherapie nicht denkbar.

Definition

Fehlbildungen der Wirbelsäule bei Myelomeningozele sind eine Kombination variablen Ausmaßes einer paralytischen, sog. neurogenen Skoliose mit Anteilen einer kongenitalen Fehlbildung, wobei durch starke Ventralisierung der paravertebralen Muskulatur eine starke, oft auch dominante kyphoskoliotische Komponente entstehen kann. Lordoskoliotische Veränderungen enstehen meist als Folge einer fixierten Flexionskontraktur der Hüftgelenke.

Ätiopathogenese

Die Myelomeningozele kann als häufigste Affektion des Rückenmarkes im Wachstumsalter bezeichnet werden. Es handelt sich dabei um variable Formen einer Hemmungsfehlbildung des Neuralrohres, wobei die Ursachen dafür im Unklaren bleiben (Abb. 4.12 a u. b). Es ist ein multifaktorielles Leiden anzunehmen. Wynne-Davies beschreibt 1975 eine genetische Verwandtschaft von Fehlbildungen wie der Anenzephalie und der Meningomyelozele auf der einen Seite und anderen Wirbelsäulendeformierungen mit multiplen Anomalien von Wirbelkörpern auf der anderen Seite. Auch soziale und Umweltfaktoren spielen eine Rolle,

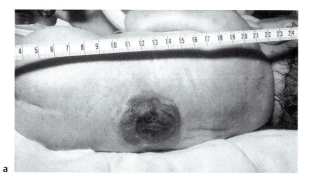

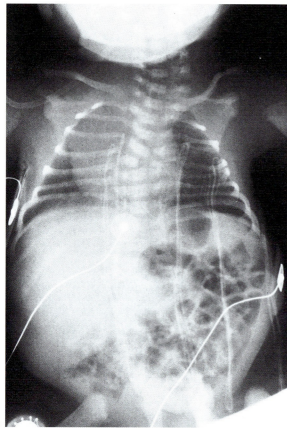

Abb. 4.12 a u. b Neugeborenes mit Myelozele im unteren Thorakalbereich („offener Rücken"). Das Röntgenbild zeigt multiple Fehlbildungen im Thorakalbereich mit allen Formen von Segmentations- und Formationsstörungen, Rippenanomalien und Wirbelbogenschlussstörung von Th11 abwärts, bis in den Lumbalbereich, Sakralagenesie.

dungsskoliose sollte diese dahingehend beraten werden, frühzeitig Ultraschalluntersuchungen, Amniozentese und Blutserumexamination durchführen zu lassen. Es wurden asymptomatische Wirbelkörper- und anderweitige Fehlbildungen bei Eltern und Geschwistern von Patienten mit Spina bifida bzw. mit Anenzephalien beschrieben.

Epidemiologie

Das Vorkommen der Myelomeningozelen ist von geographischen und rassischen Aspekten abhängig. Während in Skandinavien mit durchschnittlich 0,7‰ die Inzidenz unterdurchschnittlich ist, liegt sie in Großbritannien bei 3‰ und in den USA bei 1‰. Im Vergleich zur schwarzen Bevölkerung ist die weiße mehr als 3-mal häufiger betroffen. Die Geschlechterverteilung ist ausgeglichen. Bezüglich der Inzidenz spezieller Wirbelsäulendeformierungen liegt die Inzidenz der Kyphose bei Geburt bei 1 von 8 Babys (Hoppenfeld 1967), die mit Myelomeningozele geboren werden. Die Präsenz der Skoliose bei diesen Patienten wurde in einer schwedischen Studie mit 69% berechnet, wobei dies nicht altersabhängig, sondern im Zusammenhang mit dem Lähmungsniveau steht (Abb. 4.13): Bei einer thorakalen Läsion kann bei 94% aller betroffenen Patienten beim Erreichen des Wachstumsabschlusses mit einer Skoliose gerechnet werden. Die schweren Lordosen sind schließlich sehr viel seltener als die Skoliosen und vor allem als sekundäre Veränderung im Zusammenhang mit Flexionskontraktur der Hüftgelenke zu sehen.

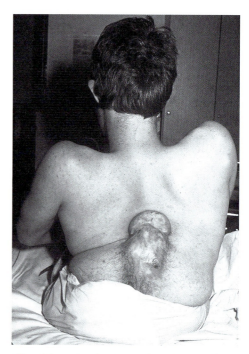

Abb. 4.13 Spätzustand eines Erwachsenen mit schwerer kongenitaler Skoliose und typischer Lipomyelomeningozele (nach Geburt sofort operiert).

wobei in der sozial schwachen Bevölkerungsschicht eine Häufung beobachtet werden kann. In diesem Zusammenhang spielt auch die Ernährung eine nicht zu unterschätzende Rolle, da mit der Zunahme der Qualität der Nahrungsmittel auch der Folsäurekonsum, dem prohibitive Wirkungen zugeschrieben wird, steigt und damit die Inzidenz der Spina bifida abnimmt. Im Falle einer erneuten Schwangerschaft einer Mutter eines Kindes mit Fehlbil-

Klassifikation

Entsprechend dem zuvor erwähntem sind den Myelomeningozelen Wirbelkörperdeformierungen in geringerem oder größerem Ausmaße zuzuordnen. Allein der einfache Wirbelbogendefekt eines Wirbels ist in strengstem Sinne bereits als kongenitale Wirbelkörperanomalie zu werten, auch wenn sich die Wirbelsäulendeformierung im einzelnen Fall nicht auf eine knöcherne Fehlstatik allein zurückführen lässt, sondern im Zusammenhang mit der mehr oder minder ausgeprägten schlaffen Lähmung zu sehen ist.

Angeborene Wirbelkörperabnormalitäten bei der Myelomeningozele sind **Defekte des Wirbelbogens** mit weitem Auseinanderweichen der Pedikel auf der Höhe der Läsion. Diese Defekte rangieren von geringgradigen Formen der Spina bifida, welche radiologisch schwer zu demonstrieren sind, bis hin zum kompletten Verlust des Wirbelbogens mit Hypoplasie der Pedikel.

Es kann zu Veränderungen kommen, die das volle Ausmaß der Wirbelkörperfehlbildungen zeigen, wie sie auch bei den anderen Wirbelsäulenfehlbildungen gesehen werden und entweder auf dem Manifestationsniveau der Spina bifida vorgefunden werden oder aber auf jeder anderen Ebene der Wirbelsäule. Diese Anomalien beinhalten:

- **Segmentationsdefekte**, die folgende Defekte betreffen können:
  - Bandscheibenentwicklung,
  - beidseitig unsegmentierte Spangen (ventral wie dorsal),
  - komplette Segmentationsdefekte mit Höhenverlust des betroffenen Abschnittes der Wirbelsäule, häufig aber ohne Verkrümmung in der Frontalebene.
- **Formationsdefekte**, die in verschiedenen Variationen auftreten können:
  - rein ventraler Defekt mit teilweiser oder kompletter Abwesenheit eines oder mehrerer Wirbelkörper,
  - ventrolateraler Defekt mit Abwesenheit einer Hälfte oder einer vorderen Portion eines Wirbelkörpers oder aber komplette Abwesenheit der jeweils anderen Seite,
  - seitlicher Wirbelkörperdefekt, der zu einem Halbwirbel (Hemivertebra) führt,
  - Halbwirbel können einfach oder multipel auftreten und mit kontralateralen Segmentationsdefekten auftreten.
- **Mischformen** von Deformierungen: Jede der unter Segmentations- und Formationsdefekt genannten Anomalien kann zusammen für das gleiche Segment oder auf verschiedenen Ebenen beobachtet werden. Bei der Meningomyelozele ist die Lendenwirbelsäule der häufigste Ort für diese angeborenen Anomalien. Oft zeigen sich hier multiple Anomalien als Mischung von Formations- und Segmentationsdefekten (Hull u. Mitarb. 1974) (Abb. **4.14**). Zudem kann sich die gesamte Palette dysraphyscher Störungen – wie im vorangegangenen Kapitel besprochen – auch bei der Spina bifida einstellen.

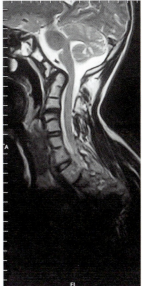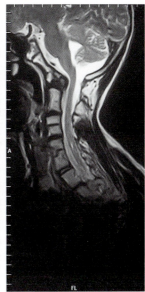

Abb. 4.14 Veränderungen der HWS im MRT bei einem 13-jährigen Jungen mit Klippel-Feil-Syndrom: Kombinierte Segmentations- und Formationsstörungen.

Die Formen der Wirbelsäulenverkrümmungen sind:
- **Kyphose** (paralytische und angeborene Formen): Die Muskelimbalance ist der dominante Faktor, der zur Progredienz führt.
- **Lordose**: Die häufigste Form der Lordose ist nicht strukturell bedingt, sondern Folge einer fixierten Beugekontraktur der Hüfte. Die lordotische Verkrümmung kann kontrakt werden und einhergehen mit Elementen der schlaffen Lähmung. Selten handelt es sich um eine kongenitale Verkrümmung.
- **Skoliose**: Die Lähmungsskoliose ist die häufigste Form der Skoliose im Zusammenhang mit der Meningomyelozele. Dies trifft auf ungefähr 90% aller Verkrümmungen zu. Die Skoliosen sind in ihrem Charakter entweder rein lähmungsbedingt, rein wirbelkörperdeformationsbedingt oder Mischformen. Verkrümmungen können lordoskoliotischen oder kyphoskoliotischen Charakter haben (s. Abb. 4.13).

Diagnostik

Die pränatale Diagnostik umfasst Ultraschalluntersuchungen, Fruchtwasseruntersuchungen, Bestimmung des Alpha-Fetoproteins im Serum sowie eine Probeentnahme von Chorionzotten. Insbesondere die Ultraschalldiagnostik hat dazu geführt, dass bereits vereinzelt ausgeprägte Formen der Spina bifida (Myelozelen) intrauterin durch ein Team von Gynäkologen und Neurochirurgen operativ verschlossen werden können.

Klinische Diagnostik

Drei Elemente beeinflussen die Entwicklung der Wirbelsäulendeformität bei der Meningomyelozele:
- asymmetrische schlaffe Lähmung der Muskulatur,
- Veränderung des anatomischen Verlaufes der Muskulatur, vor allem der paravertebralen Muskulatur,
- Formations-, Segmentations- und vermischte Störungen der Wirbelkörperbildung.

Die durch die schlaffe Lähmung entweder der gesamten Muskulatur bedingte Instabilität oder aber auch nur die durch den asymmetrischen Muskelzug bewirkte Verkrümmung kann eine typische Lähmungsskoliose verursachen. Selbstverständlich ist für das Ausmaß der Skoliose das Lähmungsniveau entscheidend. Je distaler die Lokalisation der Myelomeningozele, beispielsweise tief lumbal, desto seltener lässt sich eine schwere Skoliose konstatieren. Dem gegenüber können Skoliosen regelmäßig bei Patienten mit thorakalem Lähmungsniveau beobachtet werden. Wenn ein sog. Verklebungssyndrom der Dura mater im Spinalkanal (Tethered-Cord-Syndrom) vorliegt, kann sich das Lähmungsniveau auch im Verlauf des Wachstums verändern und damit zu einer Verschlimmerung der Lähmung führen. Bei Verdacht muss eine entsprechende Diagnostik (MRT, EMG und NLG) durchgeführt werden und das Problem neurochirurgischerseits frühzeitig operativ angegangen werden. Veränderungen des Lähmungsniveaus können aber auch im Liquorabflusssystem durch ein fehlerhaftes Shuntsystem im Zusammenhang mit einer Erhöhung des Druckes im Ventrikelsystem auftreten. Häufig sind derartige Veränderungen der Lähmungen mit einer progredienten Spastik verbunden.

Liegen Wirbelbogenschlussstörungen mit Veränderungen der Pedikel vor, können sich die nach hinten offenen Wirbelbögen nach ventralwärts verbiegen. Dadurch wird die normalerweise liegende paravertebrale Muskulatur ventralisiert und wirkt nun zusätzlich zur vorhandenen Muskulatur kyphosierend unter Verlust der normalen dorsalen Zuggurtung. Die sich unter diesen Umständen entwickelnden schwersten Kyphosen sind häufig bereits bei der Geburt vorhanden, sie können aber zudem während des Wachstums weiter progredient sein. Problematisch ist der Hautverschluss über einer derartigen Kyphose bei offener Myelomeningozele. Häufig ist die druckempfindliche, narbige Haut über den kyphotisch prominenten Wirbelbogenresten derart druckbelastet, dass sich sehr schnell ein Dekubitus mit seiner eigenen Komplikationsdynamik entwickeln kann.

Formations- und Segmentationsstörungen der Wirbelkörper sind bei allen Myelomeningozelen zu beobachten. Definitionsgemäß handelt es sich bereits beim offenen Bogen um eine Fehlbildung im Sinne einer Formationsstörung. Segmentationsstörungen sind gleichermaßen häufig vorhanden, allerdings sind diese als nicht allzu problematisch zu werten, da sie häufig symmetrisch auftreten und somit in der Frontal- oder Sagittalebene keinerlei Achsenveränderungen bewirken. Lediglich das Höhenwachstum kann beeinträchtigt sein. Sind Segmentationsstörungen einseitig, können sich sehr progrediente und äußerst kontrakte Skoliosen entwickeln. Gelegentlich, aber seltener sieht man Halb- und Keilwirbel.

Therapie

Konservative Therapie

Die nichtoperative Behandlung von Wirbelsäulendeformierungen bei Meningomyelozele hat nur einen sehr begrenzten Handlungsspielraum. Zum einen liegen die Schwierigkeit darin, einem Kind mit hyposensibler Haut ein Korsett anzupassen. Zum anderen limitiert eine etwaige Oberschenkel- bzw. auch das Becken einschließende Orthesenversorgung die adäquate Anpassung eines obligatorisch das Becken umgreifenden Korsetts (Abb. 4.15). Ein weiteres Problem ist, dass häufig mit Übergewicht gerechnet werden muss. Es gibt allerdings eine Indikation für eine vorübergehende Korsettversorgung: Kindern mit rasch voranschreitender Skoliose bei Verkrümmungen > 30°, die als zu jung für eine chirurgische Intervention gehalten werden. Kann ein derartiges Kind mit einem hohen Chêneau-Korsett versorgt werden und trotz alledem noch mobil mit Unter- oder Oberschenkelschienen sein, dann ist dies als vorteilhaft einzustufen. Im Falle

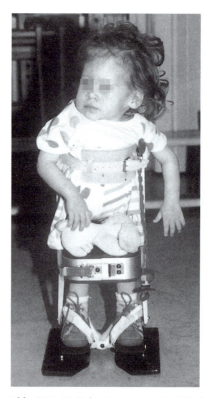

Abb. 4.15 Typische Versorgung eines Kindes mit Spina bifida und thorakalem Lähmungsniveau: Kombination eines sog. Swivvel-Walkers mit einer subaxillären Abstützung zur Verhinderung einer Wirbelsäulenverkrümmung.

einer zu frühen chirurgischen Intervention würde es zum Wachstumsstopp in dem betroffenen Wirbelsäulenabschnitt und zu vielfältigen chirurgischen Problemen bezüglich der internen Instrumentation in zu kleinen und etwaig osteoporotischen Wirbelkörpern kommen.

Eine Korsettbehandlung soll eine rasche Progredienz einer Verkrümmung aufhalten und gleichermaßen die Wirbelsäule dahingehend beeinflussen, in einer Position, die so gut es geht als gerade zu bezeichnen ist, fest zu werden. Wirbelsäulenkrankengymnastik ist nicht indiziert. Sollte die Compliance des Kindes bezüglich des Tragens des Korsetts gering sein bzw. sollten sich Druckstellen entwickeln, ist die konservative Behandlung abzubrechen. Im Fazit ist eine Korsettversorgung, vor allem bei den paralytischen Formen der Skoliose im Bereich zwischen 20° und 40° nach Cobb möglich und im Wachstumsalter sinnvoll. Bei kongenitalen Kyphosen oder sekundären Lordosen ist die Korsettversorgung wirkungslos.

Operative Therapie
Bei der operativen Behandlung ist zwischen dem Skoliosen-Management und dem Kyphosen-Management zu unterscheiden.

Skoliosen-Management
Operationsindikation bei fortschreitender Deformität beim **gehfähigen Kind**: Bei einigen Kindern mit distalen Läsionen, bei denen Gehfähigkeit besteht, kann die fortschreitende schwere skoliotische Deformierung der Wirbelsäule die Gehfähigkeit wegen der zunehmenden Rumpfimbalance bedrohen. Allerdings besteht ein signifikantes Risiko, dass das Kind allein durch die Fusion zwischen Wirbelsäule und Kreuzbein, die ggf. zur Behandlung derartiger Deformierungen notwendig sein kann, die Gehfähigkeit verliert. Dies muss der Familie vor der chirurgischen Intervention klar gemacht werden. Aus diesem Grunde wird bei den meisten Kindern zunächst direkt oberhalb des Sakrums, d.h. kranial von LWK 5 fusioniert, auch mit dem Risiko später noch einmal in einem 2. operativen Eingriff die Verbindung mit dem Sakrum komplettieren zu müssen.

Operationsindikation beim nicht gehfähigen Kind:
- Bei diesen Kindern wird eine rasch progrediente lumbale Skoliose mit einer Zunahme der Beckenschieflage eine fortschreitende Imbalance beim Sitzen hervorrufen. Die Folgen sind Weichteildruckschädigungen über dem Os ischium oder dem Trochanter major. Ziel der Operation ist eine Verbesserung der Rumpfbalance über einem balancierten Becken.
- Schmerz: Im Allgemeinen sind Wirbelsäulendeformierungen im Rahmen der Spina bifida schmerzlos.
- Kosmetik: Beim Kind mit Spina bifida ist die Kosmetik im Hinblick auf Geh- und Sitzfähigkeit nachgeordnet.

Operative Voraussetzung: Es ist allgemein anerkannt (Mazur u. Mitarb. 1986), dass bei der fortschreitenden Skoliose des Spina-bifida-Kindes ein ventrodorsales Vorgehen notwendig ist. Dies beinhaltet eine ventrale Fusion und Instrumentierung mit nachfolgender dorsaler Instrumentation. Wegen der hohen Infektionsraten, die generell bei Operationen bei Kindern mit Myelomeningozele bestehen, sollte man sich allerdings in den meisten Fällen auf den ventralen Zugang beschränken. Ventrale Eingriffe haben statistisch ein nur geringes Infektionsrisiko.

Alter bei chirurgischer Intervention: Nach Moe u. Mitarb. (1978) erweist sich für die chirurgische Korrekturfusion bei der Skoliose bei Mädchen das günstigste Alter jenseits des 10. und bei Jungen jenseits des 12. Lebensjahres. Gelegentlich fordert eine rasch progrediente Deformierung mit Weichteilproblemen eine frühere Intervention. Eine Fusion im jüngeren Alter bewirkt allerdings eine Reduktion des Rumpfwachstums.

Operationstechniken: Kongenitale Verkrümmungen sind im Allgemeinen und bei Spina-bifida-Patienten im Besonderen beim weiteren Körperwachstum sehr viel rigider und progredienter. Kongenitale Deformierungen fordern häufiger eine frühere Intervention als sog. Lähmungsskoliosen. Die kongenitalen Verkrümmungen treten häufiger bei gehfähigen Patienten auf. Dementsprechend ist es günstig, wenn derartige Deformierungen frühzeitig durch einen ventralen Zugang mit einer kurzen Fusionsstrecke zusammen mit der Ausschaltung der Wachstumsfugen im Deformationsbereich angegangen werden. Die Korrektur der eigentlichen Deformität ist bei den kongenitalen Deformierungen im Zusammenhang mit der Spina bifida von geringerer Bedeutung oder kann durch ventrale Instrumentationssysteme (z.B. Zielke-Instrumentarium) erzielt werden, um einen dorsalen Zugang mit dem Risiko einer Nervenschädigung oder Infektion zu vermeiden.

Operationstechniken bei der Lähmungsskoliose:
- **Gehfähiger Patient**: Beim gehfähigen Kind ist es wünschenswert, die Fusion der Wirbelsäule mit dem Kreuzbein und damit mit dem Becken zu vermeiden. Sind ventrale Instrumentationen allein möglich, wird die Verwendung der Zielke-Instrumentation empfohlen. In Fällen, in denen die ventrale Fusion allein aufgrund einer starken Deformität oder der assoziierten Osteoporose inadäquat ist, wird eine posteriore Instrumentation notwendig. Für diese Umstände können Pedikel-Schrauben im Lumbalbereich genutzt werden, allerdings nur dann, wenn präoperativ durch transversale CT-Schnitte die Pedikelgröße bestimmt wurde. Häufig kann nur eine Schraube mit 5 mm Durchmesser genutzt werden.
- **Nicht gehfähiger Patient**: Reicht die Deformierung nicht bis auf den lumbosakralen Übergang hinab, kann eine befriedigende Korrektur allein durch einen ventralen Zugang mit Entnahme der intervertebralen Bandscheiben mit oder ohne sich anschließender Instrumentation (Zielke) erreicht werden. In diesen Fällen ist es wünschenswert, die Fusion nach distal bei LWK3 zu beenden und eine oder mehrere lumbale Bandscheiben außerhalb der Fusion zu belassen. Wenn ein gewisser Grad an Mobilität der unteren Lendenwirbelsäule bewahrt werden kann, dann sollte ein

geringer Grad von Beckenschiefstand akzeptiert und die Sitzbalance durch entsprechend gefertigte Sitzkissen im Rollstuhl erzielt werden.

Ist bei der Verkrümmung das Kreuzbein einbezogen, liegt klinisch im Allgemeinen ein schwerer Beckenschiefstand vor. In diesen Fällen ist es unmöglich, eine Fusion des Sakrums auszuschließen. Hier ist die Instrumentation zur Korrektur der Deformität notwendig. Die Verkrümmung ist häufig sehr akzentuiert. Deshalb ist ein vorderer ventraler Zugang, im Allgemeinen gefolgt von einer Halodistraktion als erste Stufe der Behandlung notwendig. Zirka 2–4 Wochen nach Traktion erfolgt der dorsale Zugang entweder mit dem Galveston-Instrumentarium oder aber mit Luke-Stäben, die auf einem horizontal durch das Sakrum eingebrachten Stift fixiert werden.

Kyphosen-Management. Die Hauptindikation für einen chirurgischen Eingriff sind immer wiederkehrende Hautulzerationen und das Dekubitalulkus. Allerdings ergeben sich auch gute Sekundäreffekte nach einer Operation. Ohne den Gibbus sind Korsette bzw. Liege- oder Sitzschalen leichter anpassbar und gleichzeitig werden die Druckzonen über der sensiblen Haut vermieden. Das Kind kann mit einer stabilisierten Wirbelsäule besser und mit größerem Komfort sitzen und die Hände für unabhängige Aktivitäten (Rollstuhl) nutzen. Letztere sind nicht mehr zum Abstützen des nach vorn fallenden Oberkörpers im Sitzen notwendig. Da diese Patienten im Allgemeinen keine nutzbaren motorisch-sensorischen Funktionen distal des Gibbus haben, ist die Operation in keiner Weise zur Funktionsverbesserung unterhalb der Läsion notwendig. Ein besonderer Bonus nach dieser Operation ist der mögliche Einsatz von reziproken Gehorthesen (RGO) bei einer etwaigen Korrektur. Diese RGO tragen maßgeblich zur Verbesserung der Lebensqualität der ansonsten paraplegischen Patienten bei. Allerdings sollte die Indikationsstellung wegen der hohen postoperativen Sterblichkeitsrate eng gestellt werden und prinzipiell auf die Problematik der Druckstellen in allen Lagerungsebenen konzentriert werden.

Prinzipien der chirurgischen Korrektur: Die Korrektur der schweren Kyphose ist nur verlässlich durch die Exzision von Knochen aus dieser Region erreichbar, was allerdings eine solide Fusion von vorn, mittig und hinten notwendig macht. Für die Fusion haben die Instrumentationsprinzipien aus dem vorangegangenen Kapitel die gleiche Gültigkeit. Es wird hier auf weitere Details verzichtet (Abb. 4.**16**).

Allgemeine Risiken und Komplikationen: Die Patienten sind wegen der raschen Progredienz des Gibbus bereits vor einer operativen Korrektur mit häufigen Hautulzerationen belastet, dadurch kränklich und haben in der generellen Prognose keine langen Überlebenschancen, auch wenn eine erfolgreiche Operation zunächst einmal die Lebensqualität verbessert.

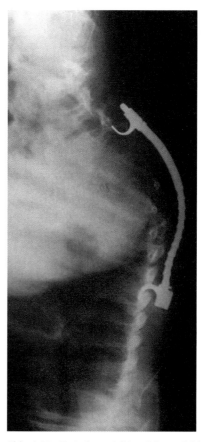

Abb. 4.16 Typisches seitliches Röntgenbild einer Kyphosenresektion und rein dorsaler Instrumentation (modifizierter Harrington-Stab).

Die grundlegende Problematik gelähmter Extremitäten zusammen mit den Blasen-/Mastdarmstörungen bei einer thorakalen Myelomeningozele mit stets latenter Infektionsgefahr vieler Organsysteme macht jeden Wirbelsäuleneingriff in Abhängigkeit des Lähmungsniveaus zu einem Risikoeingriff.

Literatur

Hoppenfeld, S. (1967): Congenital kyphosis in myelomeningocele. J Bone Joint Surg 49-B: 276

Hull, W., J.H. Moe, R.B. Winter (1974): Spinal deformity in myelomeningocele: natural history, evaluation and treatment. J Bone Joint Surg 56-A: 1767

Mazur, J. u. Mitarb. (1986): Efficacy of surgical management for scoliosis in myelomeningocele: Correction of deformity and alteration of functional status. J Pediatr Orthop 6: 568

Moe, J.H., R.B. Winter, D.S. Bradford, J.E. Longstein (1978): Scoliosis and other spinal deformities. Saunders, Philadelphia

Wynne-Davies, R. (1975): Congenital vertebral anomalies: aetiology and relationship to spina bifida cystica. J Med Genetics 12 (3): 280

5 Kyphosen

S. Fürderer und P. Eysel

5.1 Einleitung Kyphosen
5.2 Morbus Scheuermann
5.3 Kongenitale Kyphosen
5.4 Kyphosen bei Systemerkrankungen
5.5 Kyphosen bei Tumoren
5.6 Iatrogene Kyphosen
5.7 Kyphosen bei Entzündungen

5.1 Einleitung Kyphosen

Das statische Gleichgewicht der Wirbelsäule beruht auf dem harmonischen Zusammenspiel ihrer lordotischen und kyphotischen Abschnitte, die sich gegenseitig kompensieren. Zu starke oder zu schwache Krümmungen müssen durch die angrenzenden Schwingungen ausgeglichen werden. Dabei ist die Unterscheidung zwischen der primären Pathologie, die meist auch stärker strukturell ausgebildet ist, und der sekundären, initial oft funktionellen Krümmung von klinischer und therapeutischer Konsequenz. Neben der zu starken oder zu schwachen Ausprägung einer Krümmung können durch die Fortleitung der Kompensation auch extravertebrale Haltungsveränderungen zu pathologischen Veränderungen der Wirbelsäulenform führen. Daher muss insbesondere die Beckenkippung immer in das Bild der sagittalen und frontalen Betrachtung einbezogen werden. Bei einer Ventralkippung des Beckens mit Vergrößerung des Kreuzbeinbasiswinkels z.B. durch eine Hüftbeugekontraktur, durch Bauchmuskelinsuffizienz oder -parese kommt es zur Ausbildung einer Hyperlordose der LWS, die sich in eine verstäkte kyphotische Krümmung der BWS fortsetzen kann. Umgekehrt findet sich das typische Bild des Flachrückens mit aufgehobener Lendenlordose und Brustkyphose bei einer Verkleinerung des Kreuzbeinbasiswinkels durch Kontraktur der ischiokruralen Muskulatur z.B. bei radikulären Schmerzsyndromen.

Die Ausprägung der einzelnen Schwingungen unterliegt einer großen physiologischen Schwankungsbreite. Ein lordotischer Abschnitt kann sich in der Funktion durchaus als kyphotisch darstellen und umgekehrt. Andererseits kann die nicht korrigierbare Abflachung einer Krümmung bereits eine pathologische Gegenkrümmung bedeuten. Die Begriffe Kyphose und Lordose bezeichnen dabei über das normale Maß hinausgehende krankhafte strukturelle Abweichungen von der normalen Wirbelsäulenform und somit bereits einen pathologischen Zustand (Güntz 1958, Lonstein 1999). Für die physiologische Formgebung sollten die Begriffe „lordotische" bzw. „kyphotische Krümmung" benutzt werden (Brunnstrom 1972, Wagenhäuser 1973). Da eine bindende Nomenklatur der physiologischen Schwingungen jedoch nicht existiert, werden im deutschen Sprachraum „Kyphose" und „Lordose" auch für die anatomisch ausgeformten Wirbelsäulenabschnitte verwendet, auch wenn von einigen Autoren diese Begriffe als Bezeichnung des normalen Zustands abgelehnt werden (Wiles 1949, Güntz 1958, Hauberg 1958, Brunnstrom 1972, Wagenhäuser 1973).

Definition

Bei einer Kyphose handelt es sich um eine dorsal-konvexe Abweichung der Wirbelsäule bzw. der Wirbelkörper in der Sagittalebene. Zur Bestimmung dieser Abweichung dient der Cobb-Winkel (Cobb 1948), der sich von der Deckplatte bis zur Grundplatte definierter Wirbelkörper der Wirbelsäulensegmente, bezogen auf deren Horizontale, messen lässt (Abb. 5.1).

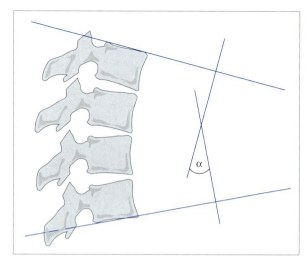

Abb. 5.1 Schema zur Bestimmung des Kyphosewinkels nach Cobb.

Qualitativ betrachtet liegt eine „anatomische kyphotische Krümmung" der thorakalen und sakralen Wirbelsäule vor. Im zervikalen und lumbalen Abschnitt handelt es sich hingegen um lordotische Krümmungen. Eine Ausnahme bildet der thorakolumbale Übergangsbereich zwischen Th11 und L2, der in der Regel gerade geformt ist (Bradford 1994).

Betrachtet man die Kyphose als eine Formbeschreibung, kann man zwischen den anatomisch-physiologischen und den nichtphysiologisch- bzw. pathologischen Kyphosen unterscheiden.

Klassifikation

Physiologische Kyphosen. In der thorakalen Wirbelsäule berechnet sich das Ausmaß der sagittalen Ebenenabweichung von der Deckplatte Th4 bis zur Grundplatte Th12 (Abb. 5.2).

Der Normbereich beim Jugendlichen wird von der der Scoliosis Research Society zwischen 20 und 40° angegeben (Lowe 1990, Wenger 1993, Tribus 1998). Bei gesunden Kindern reduziert sich die thorakale Kyphose im Alter zwischen 8 und 14 Jahren, wobei dies bei Jungen und Mädchen zu unterschiedlichen Zeiten stattfindet (Danbert 1989).

Der normale thorakale Kyphosewinkel beim Erwachsenen weist eine große Streubreite auf. Er liegt zwischen 30 und 50° mit einem Mittelwert von 37° (Stagnara u. Mitarb. 1982) bzw. 36° +/- 10° (Bernhardt u. Bridwell 1989). Der thorakale Kyphosescheitel liegt im Mittel bei Th6/7 (Bernhardt u. Bridwell 1989).

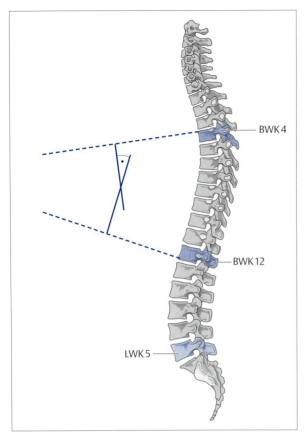

Abb. 5.2 Der physiologische Kyphosewinkel der BWS wird zwischen der Deckplatte BWK 4 und der Grundplatte BWK 12 gemessen.

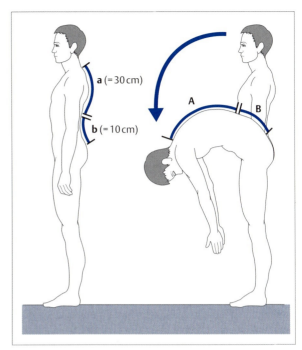

Abb. 5.3 Beweglichkeitsprüfung der Wirbelsäule: Das Ott-Zeichen wird von C7 30 cm nach kaudal gemessen, das Schober-Zeichen von S1 10 cm nach kranial.

Relative Kyphosen. Kyphotische Deformitäten primär lordotischer Wirbelsäulenabschnitte imponieren nicht zwangsläufig als nach dorsal-konvex geformte Krümmungen. Bereits nicht korrigierbare Abflachungen der HWS und der LWS stellen funktionell eine Kyphose dar. Diese pathologischen Krümmungen werden im deutschen Sprachraum als „relative Kyphosen" oder „Hypolordosen" bezeichnet, während im Französischen und Angloamerikanischen der Begriff „Delordose" verwendet wird.

Segmentale Kyphosen. Unter einer segmentalen Kyphose versteht man die kyphotische Form eines unterschiedlich langen Wirbelsäulenabschnitts. Je nach Länge der kyphotischen Veränderungen unterscheidet man großbogige, mehrere Wirbelkörper einschließende Krümmungen und kurzbogige Kyphosen. Letztere können die Veränderung nur weniger einzelner Wirbel kennzeichnen. Die Extremform der kurzbogigen Kyphosen zeigt sich als Gibbus (Spitzbuckel). Die Schwingungsform wird als arkuär bezeichnet, wenn die Krümmung harmonisch über mehrere Wirbel ausgebildet ist. Anguläre Kyphosen zeichnen sich dagegen durch eine Abknickung mit keilförmiger Deformierung der Wirbelkörper aus.

Die Einteilung nach Gennari richtet sich nach dem am stärksten strukturell veränderten Wirbelsäulenabschnitt.

Aufgrund klinischer und therapeutischer Gesichtspunkte werden die „regulären" Kyphosen nach 4 Typen unterschieden (Gennari u. Mitarb. 1997):
- Typ I: hohe Kyphose,
- Typ II: mittlere Kyphose,
- Typ III: untere oder thorakolumbale Kyphose,
- Typ IV: segmentale Kyphose.

Um Störungen des Aufbaus und Beweglichkeit der Wirbelsäule beurteilen zu können, ist es weiterhin wichtig, deren physiologisches Bewegungsausmaß zu kennen. Als allgemeingültiges Maß für die Beweglichkeit der BWS gilt das Zeichen nach Ott (bei maximaler Vorwärtsneigung vergrößert sich normalerweise der Abstand zwischen dem Dornfortsatz C7 und einem Punkt 30 cm weiter kaudal um ca. 4 cm), für die LWS das Zeichen nach Schober (bei maximaler Vorwärtsneigung vergrößert sich der Abstand zwischen dem Dornfortsatz S1 und einem Punkt 10 cm weiter kranial normalerweise um 4 bis 6 cm) (Abb. 5.3).

Ätiopathogenese

Im 2-Säulen-Modell nach Denis wirken auf primär kyphotische Wirbelsäulenabschnitte mit dorsal konvexer Krümmung im Wesentlichen 2 Kraftvektoren: Im frontalen Abschnitt sind es Druckkräfte, im dorsalen Abschnitt Zugkräfte, die die Wirbelsäule in ihrer Lage halten. Gerät dieses Gleichgewicht des Zusammenspiels von Knochen, Muskeln und Bändern verloren, kommt es zu Änderung

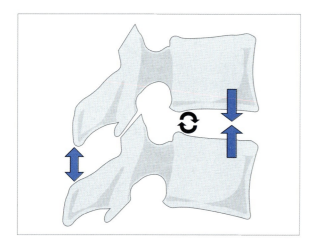

Abb. 5.4 Das Rotationszentrum eines Bewegungssegments befindet sich im hinteren Drittel der Wirbelkörperlinie. Damit treten im Bereich der Wirbelkörper hauptsächlich Druckkräfte auf, die durch Zugkräfte zwischen den Wirbelbogen antagonisiert werden.

der Körperhaltung. Somit handelt es sich bei der Kyphose um kein eigenständiges Krankheitsbild, sondern um das Resultat von Erkrankungen und Ereignissen, die Einfluss auf dieses Kräftegleichgewicht nehmen, wie z. B. Destruktion der Wirbelkörper durch primäre oder sekundäre Tumoren, Osteoporose, Kompressionsfrakturen, Laminektomien, Lähmungen, angeborene Wirbelkörperdeformitäten, Entzündungen, metabolische Entwicklungsstörungen, Morbus Scheuermann, TBC u. a. Die Entwicklung und die Progression von Wirbelsäulendeformitäten können also durch biologische und mechanische Ursachen erklärt werden (Abb. 5.4).

Jeder Zustand der die Masse des Wirbelknochens reduziert, begünstigt die Entstehung und Progression von Wirbelveränderungen, egal welche Genese dabei zugrunde liegt (Dickson 1988). Das Ausmaß und die Progredienz der Kyphose sind dabei vom Ausmaß der Störung abhängig. Kyphosen entwickeln sich dann, wenn besonders der ventrale Abschnitt des Wirbels einem degenerativen Prozess unterliegt.

Die Einteilung der Kyphosen der BWS durch Hauberg (1958) kann auf alle Abschnitte der Wirbelsäule übertragen werden und gliedert sich in folgende 3 Typen:
* angeborene (kongenitale) Kyphosen,
* Kyphosen bei Systemerkrankungen,
* erworbene Kyphosen.

Erworbene Kyphosen können unterschiedlicher Genese sein, wobei bei den operativ zu versorgenden Deformitäten die posttraumatische Kyphose am häufigsten ist (Tab. 5.1).

Eine Sonderstellung nimmt der Morbus Scheuermann ein, dessen Ätiopathogenese multifaktoriell teilweise allen 3 Typen zugeordnet werden kann. Daher soll die Scheuermann-Kyphose, wie auch von Bradford (1977) empfohlen, hier gesondert dargestellt werden.

Literatur

Bernhardt, M., K.H. Bridwell (1989): Segemental analysis of the sagittal plane alignment of the normal thoracic and lumbar spines and thoracolumbar junction. Spine 14: 717–721

Bradford, D.S. (1977): Juvenile kyphosis. Clinical orthopaedics and related research 128: 45–55

Bradford, D.S. (1994): Kyphosis in the elderly. In: Lonstein, J.E., Bradford, D.S., Winter, R.B., Oglilvie, J.: Moe's Textbook of scoliosis and other spinal deformities. W.B. Saunders Company, Philadelphia

Brunnstrom, S. (1972): Clinical kinesiology. Davis, Philadelphia

Cobb, J.R. (1948): Outline for the study of scoliosis. Instructional course lectures. American academy of orthopaedic surgeons 5: 261

Danbert, R.J. (1989): Scoliosis: biomechanics and rationale for manipulative treatment. Journal of manipulative and physiological therapeutics (United Sates) 12: 38–45

Dickson, R.A. (1988): The aethology of spinal deformities. Lancet (England) 1: 1151–1155

Gennari, J.M., R. Asward., B. Ripoll, M. Bergoin (1997): Indications for surgery in so-called „regular" thoracic and thoracolumbar kyphosis. European spine journal 6: 25–32

Tab. 5.1 Erworbene Kyphosen anhand eines operativ versorgten Patientengutes (n = 83) (Krismer u. Bauer 1989)

Ätiologie	Männlich	Weiblich	Gesamt	Prozent (%)
Posttraumatisch	11	12	23	27,7
Morbus Scheuermann	4	12	16	19,2
Tumor	8	7	15	18,0
Kongenital	6	5	11	13,2
Spondylitis	2	7	9	10,8
Postlaminektomie	2	3	5	0,6
Spondylitis ankylosans (Morbus Bechterew)	2	–	2	0,2
Infantile Zerebralparese	1	1	2	0,2
	36	47	83	

Güntz, G. (1958): Die normale Haltung und ihre Abweichungen. In: Hohmann, G., Hackenbroch, M., Lindemann, K.: Handbuch der Orthopädie. Bd. II. Thieme, Stuttgart: 27

Hauberg, G. (1958): Kyphosen und Lordosen. In: Hohmann, G., Hackenbroch, M., Lindemann, K.: Handbuch der Orthopädie. Bd. II. Thieme, Stuttgart: 108

Krismer, M., R. Bauer (1989): Die operative Behandlung der Kyphose unter besonderer Berücksichtigung der ventralen Spanabstützung. Der Orthopäde 18: 134–141

Lonstein, J.E. (1999): Congenital spine deformities: scoliosis, kyphosis, and lordosis. Orthopedic clinics of North America 30: 387–405

Lowe, T.G. (1990): Current concepts review: Scheuermann's disease. The journal of bone and joint surgery. American volume 72: 940–945

Stagnara, P., J.C. De Mauroy, G. Dran, G.P. Gonon, G. Costanzo, J. Dimnet, A. Pasquet (1982): Reciprocal angulation of vertebral bodies in a sagittal plane; approach to references for the evaluation of kyphosis and lordosis. Spine 7: 335–342

Tribus, C.B. (1998): Scheuermann's kyphosis in adolescents and adults: diagnosis and management. Journal of the American academy of orthopaedics surgeons 6: 36–43

Wagenhäuser, F.J. (1973): Das Problem der Haltung. Der Orthopäde 2: 128–139

Wenger, D.R. (1993): Roundback. In: Wenger, D.R.: Raven Press, New York: 422–454

Wiles, P. (1949): Essentials of orthopaedics. Churchill, London

5.2 Morbus Scheuermann

Der Morbus Scheuermann ist in der Adoleszenz die häufigste Ursache einer strukturellen Kyphose (Lowe 1999). Bereits in den Anfängen des 20. Jahrhunderts wurde von Schulthess (1905), Spitzky (1912) und Schanz (1921) ein Krankheitsbild erwähnt, welches von Scheuermann erstmals 1921 unter dem Namen „Kyphosis dorsalis juvenilis" umfassend beschrieben wurde. Die von Scheuermann beschriebenen Krankheitsmerkmale konnten bereits beim Australopithecus, der vor ca. 3–2 Millionen Jahren lebte, nachgewiesen werden (Cook u. Mitarb. 1983).

Der Morbus Scheuermann wird nicht immer als klinische Krankheit angesehen, da die vorhandenen Veränderungen der Wirbelsäule nicht zwangsläufig mit Beschwerden vergesellschaftet sein müssen (Lindemann 1931, Rathke 1965).

Synonyme

Neben dem Begriff „Morbus Scheuermann", der teilweise auch im angloamerikanischen Sprachraum als „Scheuermann's disease" wiederzufinden ist (Robin 1997), wird über eine exakte Nomenklatur diskutiert (Matthiaß 1980). So finden Begriffe wie „Osteochondrosis juvenilis vertebralis dorsalis sive lumbalis" (Lindemann 1931), „Adoleszentenkyphose" (Schmorl u. Junghans 1951), „Osteochondrosis spinalis adolescentium" (Matthiaß 1980), „Knorpelknötchenkrankheit", „Epiphysitis vertebralis", „Osteochondrosis vertebralis", „juvenile osteochondrotische Kyphose" (Brocher 1980) und „idiopathische Kyphose" (Dickson 1987) Verwendung. Der Begriff „juvenile Kyphose" (Rathke 1965, Bradford 1994) sollte für den juvenilen Rundrücken (am. postural roundback) reserviert bleiben. Hierbei handelt es sich um eine korrigierbare Deformität bei Kindern unter 10 Jahren, bei der keine wesentlichen Veränderungen an den Wirbelkörpern nachweisbar sind (Moe 1978).

Definition

Der Morbus Scheuermann wird in Analogie zum Morbus Perthes der Gruppe der aseptischen Osteochondrosen zugeteilt (Ippolito 1984, Scheuermann 1977). Hauptsächlich finden sich Veränderungen der Wirbelkörper und Zwischenwirbelräume der mittleren und unteren Brustwirbelsäule, seltener im thorakolumbalen Übergangsbereich und der Lendenwirbelsäule (Halm 2001).

Scheuermann selbst definierte die von ihm erstmals beschriebene Krankheit als „rigide Kyphose, vergesellschaftet mit keilförmigen Wirbelkörpern, die in später Kindheit auftritt" (Scheuermann 1920).

Ein Morbus Scheuermann kann diagnostiziert werden, wenn mindestens 3 benachbarte Wirbelkörper betroffen sind, von denen jeder eine Keilform von mindestens 5° aufweist (Sörensen 1964, Aufdermaur 1981, Bradford u. Mitarb. 1976, Deacon u. Mitarb. 1985, Gilsanz u. Mitarb. 1989, Lopez u. Mitarb. 1988, Murray u. Mitarb. 1993, Tribus 1998). Von anderen Autoren werden jedoch auch abweichende Kriterien gefordert.

Nach Matthiaß (1980) sind für die Scheuermann-Erkrankung 3 radiologische Charakteristika bezeichnend, die jedoch nicht alle immer vollständig präsent sein müssen:
- unregelmäßig gestaltete Grund- und Deckplatten,
- Verschmälerung der Intervertebralräume,
- variabel ausgeprägte Deformierung der Wirbelkörper größer 5° im Sinne einer Keilwirbelbildung (typischerweise im ventralen Drittel des betroffenen Wirbelkörpers).

Schmorl-Knötchen stellen Einbrüche von Knorpelgewebe der Grund- und Deckplatten sowie Bandscheibengewebe in die angrenzenden Wirbelkörper dar und werden als zusätzliches Kriterium angesehen (Schmorl 1930, Morscher 1968) (Abb. 5.**5** u. 5.**6**).

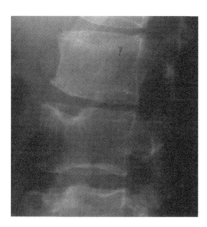

Abb. 5.5 Deckplattenherniation im Sinne eines Schmorl-Knötchens.

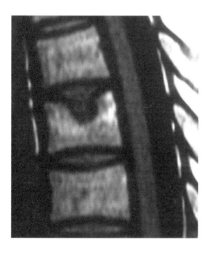

Abb. 5.6 MRT-Bild: umgebende Sklerose, kein Ödem der angrenzenden Wirbelkörperanteile.

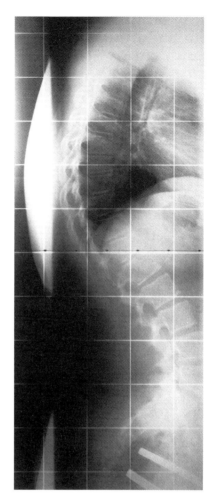

Abb. 5.7 Typische Hyperkyphose bei Morbus Scheuermann.

Eine thorakale Kyphose, Zwischenwirbelraumverschmälerung und irreguläre Endplatten an nur einem einzigen Keilwirbel (Bradford u. Mitarb. 1974, Bradford 1981), eine Kyphose größer als 45° an zwei oder mehreren Keilwirbeln (Gutowski u. Renshaw 1988) oder die bereits angeführten charakteristischen radiologischen Veränderungen (Kyphose, Keilwirbel, unregelmäßige Endplatten und Schmorl-Knötchen) (Stoddard u. Osborn 1979, Taylor u. Mitarb. 1979) werden ebenfalls zur Definition eines Morbus Scheuermann herangezogen.

Da die Grenze zwischen normalen und pathologischen Befunden in diesem Bereich unscharf ist, fehlt es an klaren Kriterien zur Diagnosestellung eines Morbus Scheuermann (Scholder-Hegl 1965). Zu unterscheiden ist der Morbus Scheuermann von thorakalen Hyperkyphosen, die durch insuffiziente Haltung verursacht werden und, im Gegensatz zum Morbus Scheuermann, aktiv vollständig ausgleichbar sind (Abb. 5.**7**). Dies kann dazu führen, dass die Diagnose Morbus Scheuermann insgesamt zu häufig gestellt wird (Halm 2001).

Topographisch unterscheidet man beim Morbus Scheuermann zwischen einer thorakalen, thorakolumbalen und einer lumbalen Form (Morscher 1968).

Der Morbus Scheuermann ist nicht ursächlich vergesellschaftet mit Rückenschmerzen (van Tulder u. Mitarb. 1997). Es können grundsätzlich 2 Formen des Morbus Scheuermann unterschieden werden:
- klassische Form, Typ I, thorakale Form, SD (Scheuermann's disease),
- atypische Form, Typ II, lumbale Form, ALSD (atypical lumbar Scheuermann's disease).

Bei der atypischen Form (Typ II) (Greene u. Mitarb. 1985, Blumenthal u. Mitarb. 1987, Wenger u. Rang 1993) sind ein oder mehrere lumbale Wirbelhöhen involviert. Die Patienten klagen über tiefe Rückenschmerzen, ohne eine signifikante klinische Kyphose aufzuweisen (Mandell u. Mitarb. 1993). Im Gegensatz zum Typ I verläuft diese Form nicht progressiv und die Symptome verschwinden durch Ruhe und Aktivitätsveränderung (Greene u. Mitarb. 1985, Blumenthal u. Mitarb. 1987).

Ätiopathogenese

Der Morbus Scheuermann, dessen vollständige Ätiologie bis heute nicht geklärt ist (Bradford 1994, Wenger u. Frick 1999), nimmt eine Sonderstellung im Kapitel der Kyphosen ein, da er sich weder zu den klassisch-kongenitalen, noch zu den Systemerkrankungen zählen lässt, obwohl die hereditäre Disposition heute allgemein anerkannt ist. Identische radiologische Veränderungen an einerigen Zwillingen, Geschwisterstudien und Beobachtungen über 3 Generationen unterstreichen die Theorie der autosomal-dominanten Vererbung (Findlay u. Mitarb. 1989), obwohl die genetischen Grundlagen dazu noch nicht völlig geklärt sind (Mc Kenzie u. Sillence 1992). Kumuliertes Auftreten des Morbus Scheuermann und hereditäre Entwicklung anteriorer Fusionen von Wirbelkörpern in derselben Familie legen weiterhin eine genetische Disposition dieser Erkrankung nahe (Halal u. Mitarb. 1978, Nielsen u. Pilgaard 1987, van Linthoudt u. Revel 1994).

Das Alter bei Entstehung eines Morbus Scheuermann ist schwer zu bestimmen, da das Auftreten von Symptomen bzw. äußerlich sichtbarer Veränderung des sagittalen Profils nicht mit der Manifestation radiologischer Parameter einhergeht. Wie bereits beschrieben lässt sich andererseits vom Vorhandensein von Röntgenzeichen nicht auf die Diagnose Morbus Scheuermann schließen. Es gibt jedoch Hinweise darauf, dass die Scheuermann-Kyphose gehäuft bei Patienten mit generalisierter Reifungsverzögerung, idiopathisch oder sekundär, auftritt. Ein um 10 Monate verzögertes Skelettwachstum wurde von Huwyler (1965) bei 76% der untersuchten Kinder beobachtet, Kuhlenbäumer (1977) konnte eine Reifungsverzögerung anhand der Tanner-Stadien bei Scheuermann-Patienten finden. Ein gestörtes Zusammenspiel des epiphysären enchondralen Wachstums, das vorwiegend durch Wachstumsfaktoren (growth factors) getriggert ist und der metaphysären Knochenreifung, welche durch die Gonadenhormone gesteuert wird, wird für das gehäufte Auftreten zum einen während des puberalen Wachstumsschubs (Mau 1925), zum anderen bei primären und sekundären Entwicklungsstörungen verantwortlich gemacht (Kuhlenbäumer 1977, Groeneveld 1990).

Scheuermann (1921) selbst postulierte eine avaskuläre Nekrose des Knorpels der Ringapophysen der Wirbelkörper als Ursache. Diskutiert wird ebenso eine Störung der enchondralen Ossifikation als Ursache der Keilwirbelbildung und somit der kyphotischen Haltungsentwicklung (Lowe 1990). Die von Schmorl (1930) beschriebene Herniation von Bandscheibengewebe in die Wirbelkörperabschlussplatten wird ebenfalls als Ursache der sich ausbildenden Kyphose angeschuldigt, wobei die Schmorl-Knötchen Ossifikationslücken in den Wirbelkörpern mit besonders geringer Widerstandskraft darstellen.

Eine fortschreitende Scheuermann-Kyphose ist demzufolge abhängig von (Halm 2001):
- der Entwicklung der Knorpelknoten mit Bandscheibeneinbrüchen an Stellen besonderer Widerstandsschwäche bei einer größeren Anzahl hintereinanderliegender Wirbel,
- einer Empfindlichkeit der wachsenden Wirbelsäule,
- einer übermäßigen Beanspruchung der Wirbelsäule durch körperliche Belastung,
- der persönlichen Disposition gemeinsam mit Stoffwechsel- und endokrinen Störungen.

In histologischen Untersuchungen konnten Knorpeldefekte in der Wachstumszone sowie den Endplatten gefunden werden. Daraus würde ein vermindertes vertikales Wachstum des anterioren Abschnitts der Wirbel als potentielle Ursache der Kyphose resultieren (Aufdermaur 1981, Ippolito u. Ponesti 1981, Ippolito u. Mitarb. 1985). Ebenso wurden abnormale Kollagen-Proteoglykan-Verhältnisse in den Wirbelkörperendplatten beschrieben (Lowe 1990). Wie in allen histologischen und biochemischen Analysen über abnorme Knochen- und Knorpelveränderungen war es nicht möglich zu bestimmen, ob die berichteten Veränderungen primärer oder sekundärer Genese sind. Biochemisch wird ein Anstieg der alkalischen Phosphatase (AP) und gleichzeitig eine Verminderung der mineralischen Knochendichte bei beiden Geschlechtern während der Pubertät gefunden (Viola u. Mitarb. 2000).

Diskutiert wird der Morbus Scheuermann heute als Form einer vertebralen Osteochondrose unbekannter Ätiologie, wobei eine gestörte Linienführung der knorpeligen Wachstumsplatte der sich entwickelnden Wirbelsäule als ursächlich angesehen wird (Bradford 1981). Die biomechanischen Effekte in der sagittalen Ebene, besonders beim heranwachsenden Kind, unterstützen die Progredienz dieser Deformität (Bradford 1981). Bei zunehmender Kyphose steigt der Druck auf die ventralen Wirbelkörperabschnitte und verstärkt die Deformierung (Scheuermann 1920, Ferguson 1956, Sörensen 1964, Aufdermaur 1981, Ippolito u. Ponesti 1981, Greene u. Mitarb. 1985, Ippolito u. Mitarb. 1985, Lowe 1990). Die berichteten Erfolge der Korsettbehandlung beim Morbus Scheuermann sprechen ebenfalls für eine mechanische Komponente in der Entstehung (Tribus 1998).

Neben den bereits geschilderten Störungen der Osteogenese als Ursache des Morbus Scheuermann werden auch endokrine Faktoren und Fehlernährung diskutiert. So wurde bei 50% einer Gruppe von Patienten mit Turner-Syndrom radiologisch ein Morbus Scheuermann diagnostiziert (Müller u. Gschwend 1969). Auch eine falsche Ernährungsweise wurde als ursächlich für die pathologische Kyphose während der Adoleszens angeschuldigt (Kemp u. Wilson 1948) und auch heute ist eine Fehlernährung als Grund für Defekte von Bandscheiben und/oder Knorpelstörungen der Endplatten in der Diskussion (Heithoff u. Mitarb. 1994).

Ein iatrogen verursachtes Bild eines Morbus Scheuermann kann sich während und nach einer Therapie mit Deferoxamin-Chelaten bei Patienten mit Thalassämie entwickeln, besonders wenn diese bereits in früher Kindheit und in hohen Dosierungen erfolgt (Levin u. Mitarb. 1995).

Bezüglich des Verlaufs können ebenso wenig sichere Aussagen gemacht werden. Zum Teil wird eine erhebliche Zunahme der Kyphose im Verlauf eines Beobachtungszeitraumes von 25 Jahren beschrieben (Fon u. Mitarb. 1980, Travaglini u. Conte 1982), des Weiteren eine Zunahme der klinischen Symptome mit höherem Alter (Sörensen 1964). Fünfzehnjährige Patienten mit Veränderungen im Sinne eines Morbus Scheuermann sollen ein erhöhtes Risiko haben, im späteren Leben an persisitierenden Rückenschmerzen zu leiden (Salminen u. Mitarb. 1999). Im Gegensatz dazu zeigen andere Untersuchungen, dass auch unbehandelte Patienten im Vergleich zu radiologisch asymptomatischen Gleichaltrigen kein höheres Risiko haben, im späteren Verlauf Rückenschmerzen zu entwickeln (Harreby u. Mitarb. 1995, Wood u. Mitarb. 1995).

Epidemiologie

Der Morbus Scheuermann entwickelt sich in der frühen Adoleszenz und tritt bei 1–8% der Bevölkerung auf (Sörensen 1964, Scoles u. Mitarb. 1991), wobei sich, im Gegensatz zu früheren Annahmen (Ascani u. Mitarb. 1977, Bradford 1994), keine geschlechtsspezifische Verteilung findet (Tribus 1998, Ali u. Mitarb. 1999). Digiovanni u. Mitarb. (1989) fanden bei 7,4% der Wirbelsäulen der 1.384 Präparate umfassenden „Hamann-Todd-Skelett-Sammlung" Veränderungen von Scheuermann-Kyphosen zusammen mit Schmorl-Knoten. Die Streubreite der Prävalenz ist abhängig davon, welche radiologischen oder klinischen Kriterien für die Diagnosestellung zugrunde liegen (Sörensen 1964). Typischerweise treten die ersten Beschwerden des Morbus Scheuermann im Alter zwischen 8 und 12 Jahren auf. Dies wird als präklinisches Stadium, oft ohne radiologisch nachweisbare Zeichen bezeichnet. Eine Beschwerdeprogredienz tritt zwischen dem 12. und 16. Lebensjahr auf und stellt das floride Stadium mit radiologisch stark veränderten Wirbelkonturen dar (Brocher 1946, Wenger u. Frick 1999). In einer 1.522 Patienten mit Morbus Scheuermann umfassenden Studie waren 81% der Patienten jünger als 40 Jahre, 9% jünger als 21 Jahre (Heithoff u. Mitarb. 1994).

Diagnostik

Die Scheuermann-Kyphose ist eine Wirbelsäulendeformität in der Adoleszenz (Lemire u. Mitarb. 1996). Die Diagnose Morbus Scheuermann ist anhand der klinischen Untersuchungsergebnisse zu stellen, da radiologische Veränderungen keinen Krankheitswert an sich darstellen (Ali u. Mitarb. 1999).

Klinische Diagnostik

Die klinische Diagnose wird bei den juvenilen und adoleszenten Patienten meist ausschließlich wegen eines auffälligen Rundrückens gestellt. Schmerzen treten im Frühstadium des Morbus Scheuermann nur selten auf (Sörensen 1964), nehmen jedoch mit steigendem Alter zu. Über Rückenschmerzen klagen bis zu 89% der erwachsenen Scheuermann-Patienten (Gehrchen u. Mitarb. 1995). Obwohl sich der Morbus Scheuermann in den überwiegenden Fällen im thorakalen (Typ I) und lumbalen (Typ II) Wirbelsäulenabschnitt manifestiert, wurde das Auftreten auch schon im sakralen Bereich beschrieben (Biedert u. Mitarb.1993).

Nach Brocher (1970) wird die thorakale Verlaufsform des Morbus Scheuermann in 3 Stadien eingeteilt:
- Im **1. Stadium** kommt es zu einer Progression der Kyphose, die Wirbelsäulenbeweglichkeit ist noch voll gegeben. Einige Patienten klagen über eine schnelle Ermüdung.
- Im **2. Stadium** treten vermehrt uncharakteristische Schmerzen auf, die jedoch insgesamt selten sind. Hauptmerkmal dieses Stadiums ist eine zunehmende strukturelle Kyphose des betroffenen Wirbelsäulenabschnitts.
- Nach dem Abschluss des floriden Stadiums klagen die Patienten im **3. Stadium** (> 18 Jahre) vermehrt über zunächst belastungsabhängige Schmerzen.

Der Scheitelpunkt der thorakalen pathologischen Kyphose beim Morbus Scheuermann findet sich meist in der mittleren bis unteren Brustwirbelsäule (Apex Th7 – Th10) oder im thorakolumbalen Übergangsbereich (Apex Th12 – L1) (Rathke 1980). Kompensatorisch kommt es bei der thorakalen Verlaufsform zu einer Verstärkung der Lendenlordose bis hin zu einer Hyperlordose, die sich insbesondere durch sog. Tonnenwirbel auszeichnet (Niethard u. Pfeil 1989). Aus dieser Hyperlordose entwickeln sich schmerzhafte, spondylarthrotische Veränderungen der kleinen Wirbelgelenke und ein Morbus Baastrup (Osteoarthrosis interspinosa, Diarthrosis interspinosa), d.h. eine Berührung der Dornfortsätze (Niethard u. Gärtner 1980). Auch im Zervikalbereich kann sich die Lordose zur Hyperlordose verstärken (Lowe 1990). Durch diese sagittalen Veränderungen kann es bei einem Drittel bis drei Viertel der Patienten auch zu Abweichungen in der Frontalebene in Form von kurzbogigen Begleitskoliosen kommen (Niethard u. Pfeil 1989, Lowe 1990, Dickson 1992).

Klinisch kann die pathologische Kyphose durch ein Kyphometer bestimmt werden (z.B. Kyphometer nach Debrunner, Messgerät von Neugebauer, Kyphoseindex nach Matthiaß).

Die progressive Versteifung der Wirbelsäule bzw. ihrer betroffenen Abschnitte zeigt sich bei der Funktionsprüfung nach Ott, bei der sich ein pathologisch reduzierter Wert ergibt. Die einfache Anwendung des Debrunner-Kyphometers hat den Vorteil der klinischen Verlaufsbeobachtung ohne Anwendung von Röntgenstrahlung und wird zum Monitoring bei Schulkindern und Patienten mit Morbus Scheuermann empfohlen (Somhegyi u. Mitarb. 1992).

Die thorakale Kyphose kann bereits bei der optischen Untersuchung an den prominenten, nach dorsal vorstehenden Dornfortsätzen erkannt werden (Bradford 1994).

Ein signifikanter Teil, der so genannte „flachen Rücken", ist ursächlich auf eine Kompensation eines Morbus Scheuermann mit thorakolumbaler Lokalisation zurückzuführen, der zwar insgesamt seltener auftritt, jedoch wesentlich häufiger Symptome auslöst (Brocher 1970).

Neben der klinisch vermehrten Kyphose, die den größten Anteil der Konsultationen ausmacht, sind Schmerzen der zweithäufigste Grund, warum Eltern ihre Kinder dem Arzt vorstellen (Halm 2001). Der Schmerz tritt mit zunehmendem Alter öfter auf und ist bei mehr als 50% der Patienten anzutreffen (Sörensen 1964, Matthiaß 1980, Bradford 1994). Die Schmerzsymptomatik stellt sich bewegungs- und belastungsabhängig dar (Stagnara u. Mitarb. 1965). Bestehende Schmerzen können bei Wachstumsabschluss verschwinden, sich aber auch zu diesem Zeitpunkt erstmals manifestieren, insbesondere wenn zusätzlich schwere Deformitäten vorliegen (Lowe 1990). Die Schmerzsymptomatik zeigt typischerweise knapp unterhalb des Kyphosescheitels ihr Maximum (Halm 2001). Da es bei der thorakalen Form des Morbus Scheuermann (Typ I) oft zur Ausbildung einer kompensatorisch lumbalen Hyperlordose kommt, kann der Schmerz auch primär im Bereich der Lendenwirbelsäule auftreten (Edelmann 1980, Bradford u. Mitarb. 1987, Lowe 1990). Als Ursache der Schmerzlokalisation unterhalb des Kyphosescheitels werden Veränderungen der Wirbelsäulenstatik, die kompensatorische Überanspruchung der Rückenmuskulatur im betroffenen Bereich sowie die Überdehnung der Kapseln der Wirbelgelenke mit gleichzeitiger Druckerhöhung der Wirbelgelenkflächen angenommen (Edelmann 1980). Ogilvie und Sherman (1987) beobachteten bei 9 von 18 Patienten mit verstärkter lumbaler Lordose asymptomatische Spondylolysen.

Bildgebende Diagnostik
Grundsätzlich soll die radiologische Untersuchung eine Übersicht über die ganze Wirbelsäule gewährleisten, um sicher Achsenverhältnisse und -abweichungen beurteilen und diagnostizieren zu können. Dazu dient die Wirbelsäulenganzaufnahme im Stehen in 2 Ebenen mit a.-p. Strahlengang, um auch evtl. vorhandene skoliotische Abweichungen der Frontalebene nachzuweisen oder auszuschließen. Können skoliotische Veränderungen sicher ausgeschlossen werden, reicht zur Verlaufkontrolle eine Aufnahme mit seitlichem Strahlengang mit einem Film-Fokus-Abstand von 2–3 m aus.

Um die Beweglichkeit der BWS zu überprüfen, ist eine seitliche Hyperextensionsaufnahme im Liegen als so genannte Hypomochlionaufnahme indiziert, wobei sich der Patient in Rückenlage befindet. Die seitliche Aufnahme erlaubt die Vermessung der thorakalen Kyphose (Deckplatte Th4 bis Grundplatte Th12) sowie vorliegende Veränderungen der Wirbelkörper (z. B. Keilbildung).

Radiologisch müssen bei den meist adoleszenten Patienten zusätzlich die Beckenkammapophysen und Ringapophysen zur Abschätzung des Skelettalters beurteilt werden.

Zu den Stadieneinteilungen existieren mehrere Klassifikationen. Eine einfache und praktikable Einteilung richtet sich nach Brocher (1970):
- Leicht vermehrte Kyphose, ohne pathologischen Befund der Wirbelkörper.
- Auftreten klassischer Röntgensymptomatik, ohne dass diese alle gleichzeitig vorhanden sein müssen: pathologische Kyphose, unregelmäßige Deckplatten, Schmorl-Knötchen.

Eine differenziertere radiologische Stadieneinteilung des Morbus Scheuermann wird u. a. von Loder u. Mitarb. (1962), Gschwend (1964) und Sörensen (1964) beschrieben:
- Grad I: diskrete Keilform an maximal 3 Wirbelkörpern und nur leicht wellige Veränderung der Abschlussplatten,
- Grad II: bis zu 3 deutliche Keilwirbel und wellige Abschlussplatten mit Einbrüchen bis zu 5 mm,
- Grad III: 3 und mehr sehr ausgeprägte Keilwirbel, verschmälerte Wirbelkörper, Deck- und Grundplatteneinbrüche sowie Randkantenablösungen.

Die Kriterien Deformation der Wirbelkörperendplatten, Erweiterung der Zwischenwirbelräume sowie anteriore Keilform der betroffenen Wirbelkörper (Ali u. Mitarb. 1999) samt ventraler Verschmälerung der dazwischen gelegenen Bandscheiben sollten bei Annahme eines Morbus Scheuermann mindestens 3, höchstens 5 Wirbel betreffen (Freyschmidt 1980). Der Sagittaldurchmesser des befallenen Wirbels nimmt bei Morbus Scheuermann in der Regel in charakteristischer Weise zu und wird bei gleichzeitiger Keilwirbelbildung mit Defektbildung unter den Randleistenapophysen als Knutson-Zeichen bezeichnet (Knutson 1948a, b). Die radiologischen Veränderungen sind jedoch von Patient zu Patient unterschiedlich und variieren innerhalb einer Wirbelsäule (Aufdermaur 1981). Besonders bei lumbalen und thorakolumbalen Verlaufsformen findet sich gegenüber einem Knorpelknötchen im benachbarten Wirbelkörper ein sich bandscheibenartig vorwölbender knöcherner Wulst. Diese exostosenartigen Vorsprünge der Nachbarwirbel gegenüber Knorpelknochenknötchen werden als Edgén-Vaino-Zeichen bezeichnet (Brocher 1970). Das röntgenologische Auftreten von ventral keilförmig deformierten Wirbelkörpern zusammen mit beträchtlicher kyphotischer Deformität lässt die Diagnose des klassischen Morbus Scheuermann zu. Die lumbale Form sollte jedoch bei jungen Patienten irreguläre vertebrale Endplatten, Schmorl-Knoten und eine Zwischenwirbelraumerweiterung ohne Keilbildung aufweisen (Lemire u. Mitarb. 1996) (Abb. 5.8a–f).

Bei Patienten mit Rückenschmerzen besteht nur eine geringe Korrelation zwischen klinischen Symptomen und radiologischen Zeichen. Die Indikation zur Röntgenuntersuchung besteht darin, möglichst früh eine Diagnose zu stellen und die Wirbelsäulendeformität frühzeitig zu behandeln (Cotta u. Niethard 1983). Die Röntgenaufnahme

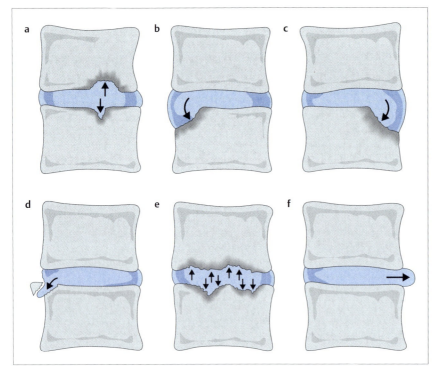

Abb. 5.8 a–f Formen der Bandscheibendegeneration bei M. Scheuermann:
- **a** Zentraler Schmorl-Knoten (Pfeil).
- **b** Anteriorer Schmorl-Knoten (Pfeil).
- **c** Posteriorer Schmorl-Knoten (Pfeil).
- **d** Limbus vertebra (Pfeil).
- **e** Multiple kleine Extrusionen bei M. Scheuermann.
- **f** Bandscheiben Extrusion (Pfeil).

ist das Standardverfahren, um die Diagnose Morbus Scheuermann zu sichern, wobei CT und MRT zusätzlich zur Beurteilung der Entwicklung der Krankheit hilfreich sind (Ali u. Mitarb. 1999). Obwohl viele MRT-Aufnahmen pathologische Befunde und anatomische Veränderungen aufweisen, sind die Patienten dabei häufig asymptomatisch (Wood u. Mitarb. 1995). Im MRT können die pathologischen Veränderungen des Morbus Scheuermann an der thorakolumbalen Wirbelsäule und degenerativen Bandscheibenveränderungen zuverlässiger diagnostiziert werden, als durch das CT (Greenan 1993, Heithoff u. Mitarb. 1994). Speziell bei Bandscheibendegenerationen, wie sie beim Morbus Scheuermann auftreten, zeigt eine Diskographie ebenfalls pathologische Veränderungen (Wood u. Mitarb. 1999).

Neuere Untersuchungen belegen, dass die Videorastersterereographie eine valide Alternative darstellt, um die Wirbelsäule dreidimensional zu vermessen, Diagnosen zu verifizieren und so die Anzahl der Strahlenexpositionen erheblich zu reduzieren. Gleichzeitig wurden bei dieser Methode keine falsch-negativen Befunde erhoben, d.h. eine thorakale Hyperkyphose wurde in keinem Fall übersehen. (Liljenqvist u. Mitarb. 1998).

Die Knochenszintigraphie ist in der Adoleszens eine weitere Methode, um zwischen Entwicklungsstörungen (atypische lumbale Scheuermann-Krankheit), Infektionen (Diszitis, Osteomyelitis) Neoplasien (Osteoid, Osteom, Osteoblastom) und Traumata (Frakturen, Spondylolysis, Pseudarthrose) zu unterscheiden (Mandell u. Harcke 1993). Obwohl sich beim Morbus Scheuermann regelmäßig röntgenologische Veränderungen zeigen, ist eine Szinzigraphie meist ohne pathologischen Befund, so dass bei einem positiven szintigraphischen Befund immer eine andere Ursache in Betracht gezogen werden muss (Winter u. Mitarb. 1981). Eine subtil erhöhte Aktivität bei szintigraphischer und SPECT-Untersuchung (single photon emission computed tomography) bei Patienten mit atypischem lumbalen Morbus Scheuermann (ALSD, Typ II) sollte von intensiveren Veränderungen bei Infektionen (Osteomyelitis und Diszitis) und Traumata (Frakturen) unterschieden werden (Mandell u. Mitarb. 1993).

Differenzialdiagnose

Multiple Kompressionsfrakturen können, besonders bei Kindern, nur schwer oder gar nicht vom Morbus Scheuermann abgegrenzt werden (Griffet u. Bastiani 1987). Zusätzlich kommen als Differenzialdiagnose Postlaminektomiekyphosen, kongenitale Deformitäten und Osteochondrodystrophien wie der Morbus Morquio und der Morbus Hurler in Betracht.

Therapie

Da die Ursachen des Morbus Scheuermann wissenschaftlich nicht klar definiert sind, bleibt die Indikation zur Therapie kontrovers (Wenger u. Frick 1999, Lowe 1999). Die Indikation zu einer Einleitung einer Behandlung ist analog zu der bei anderen Wibelsäulendeformitäten. Eine Progression der Deformität sowie neurologische Verschlechterung stellen eine absolute Indikation dar, während Schmerz und kosmetische Gründe als relative Indikationen gelten müssen (Tribus 1998). Die Behandlungsart richtet sich nach dem Grad der Deformität, dem noch zu erwartenden Wachstum des Patienten und dem Vorhanden- oder Nichtvorhandensein von klinischen Symptomen. Frühe Behandlung kann sich auf Beobachtung, exakte Dokumentation der erhobenen Befunde und Übungen beschränken. Grundsätzlich wird zwischen konservativen und operativen Therapieverfahren unterschieden.

Konservative Therapie
In der Regel stellt sich eine Besserung der Beschwerden bei Krankengymnastik und einer kurz andauernden antiinflammatorischen Therapie ein (Tribus 1998). Alle konservativen Maßnahmen haben eine ventrale Wirbelkörperentlastung zum Ziel, da die Überbelastung des ventralen Teils der Bandscheibe als pathogenetischer Faktor für die Progredienz angesehen wird. Eine Entlastung gibt dem betroffenen Wirbelabschnitt die Möglichkeit, sich zu regenerieren und die normalen Aufbauvorgänge wieder aufzunehmen. Hierbei werden 2 Wege der Therapie beschritten:
- Krankengymnastische Übungen sollen auf aktivem Weg die normale Krümmung wiederherstellen.
- Durch eine Korsettbehandlung soll teils durch passive Unterstützung, teils aktiv durch Mahnwirkung die ventrale Wirbelsäule entlastet werden.

Krankengymnastik. Mittels krankengymnastischer Behandlung sollen beim Morbus Scheuermann die in ihrer Bewegung eingeschränkten Abschnitte der Wirbelsäule mobilisiert werden. Therapieversuche mit Elektrostimulation und Biofeedback wurden durchgeführt, eine langfristige Wirkung dieser Methode konnte in wissenschaftlichen Studien bisher jedoch nicht nachgewiesen werden (Wenger u. Rang 1993). Es existieren zahlreiche Publikationen zum Effekt der Krankengymnastik bei Morbus Scheuermann, die jedoch die Kriterien prospektiver, randomisierter Untersuchungen nicht erfüllen.

Mit krankengymnastischen Übungen wird versucht, insbesondere die Rückenmuskulatur zu stärken sowie die ventralen Sehnen und Bänder zu lockern, um so eine Selbstaufrichtung der Wirbelsäule zu unterstützen und den biomechanischen Kräften der Kyphose entgegenzuwirken. Zusätzlich zu den allgemeinen krankengymnastischen Muskeldehnungs- und Lockerungsübungen werden unterschiedliche Behandlungsverfahren beschrieben.

Dabei kommen insbesondere die Behandlungsmethoden von Brügger (1986) (Trampolinspringen und Training mit Therabändern), die funktionelle Bewegungslehre (Klein-Vogelbach 1983) sowie die Kyphosebehandlung nach Schroth (Lehnert-Schroth 1998) zur Anwendung. Die Behandlung nach Brügger lässt nicht nur eine Behandlung unter statischen, sondern auch dynamischen Bedingungen zu und ist wie die Behandlung nach Klein-Vogelbach geeignet, voll aufrichtbare Haltungsstörungen und noch bewegliche Kyphosen zu korrigieren. Ziel dieser Behandlungsformen ist es, durch die Ökonomisierung täglicher Bewegungsabläufe eine Schmerzfreiheit zu erreichen (Weiß 2001).

Die Kyphosebehandlung nach Schroth ist für die Behandlung von stark eingeschränkten und bereits teilfixierten Kyphosen geeignet. Eine gleichzeitig vorliegende Osteoporose gilt jedoch als Kontraindikation. Drehungs- und Dehnungsübungen werden besonders als Hangübungen an der Sprossenwand, mit Stuhl und Tisch, am Boden oder evtl. mit Hilfsmitteln wie Stab und Theraband ausgeführt. Das Ziel ist eine Haltungskorrektur und Vergrößerung des Atemvolumens durch mechanische Gegendrehung der verschobenen Wirbelsäulenabschnitte (Weiß 2001).

Die hier beschriebenen krankengymnastischen Maßnahmen eignen sich zur Anwendung sowohl bei Jugendlichen als auch bei erwachsenen Patienten (Weiß 2001).

Im Kindesalter sollte bereits früh mit einer krankengymnastischen Behandlung begonnen werden, da insbesondere Belastungsfaktoren im Wachstum ursächlich in der Ätiologie der Scheuermann-Kyphose sind (Micheli 1979). Es sollte versucht werden, bereits vor der Pubertät Funktionseinschränkungen und Kontrakturen in ihrem Entstehen durch gezielte Krankengymnastik zu verhindern. Normalerweise reicht hier eine ambulante Behandlung nach Brügger und Klein-Vogelbach aus (Weiß 2001).

Während der Adoleszenz werden aus den gleichen Gründen bereits reine Haltungsstörungen und geringe Scheuermann-Kyphosen behandelt. Spricht diese Behandlung positiv an und kann eine Progredienz gestoppt werden, ist diese Behandlungsweise ausreichend. Kann die Progredienz dadurch nicht gestoppt werden, ist eine stationäre Intensivrehabilitation mit Korsettbehandlung angezeigt. Im stationären Bereich kommt besonders die Behandlung nach Schroth zur Anwendung, um nicht nur einen Funktionserhalt, sondern auch einen Funktionsgewinn zu erzielen (Weiß 2001). Im Erwachsenenalter sind schmerzfreie Patienten in der Regel nicht behandlungsbedürftig, wenn sich kein progredienter Verlauf zeigt. Die Indikation zur Behandlung von Erwachsenen ergibt sich bei Auftreten von Schmerzzuständen, welche im frühen Erwachsenenalter seltener auftreten, als in späteren Lebensabschnitten (Sörensen 1964). Bei chronischen Schmerzzuständen kommt zunächst eine ambulante Behandlung vor einer stationären Intensivrehabilitation zur Anwendung. Gemeinsames Das Ziel aller krankengymnastischen Behandlungen ist u. a. eine positive Einflussnahme auf die durch die Fehlhaltung entstehenden Muskelkontrakturen (Weiß 2001). Je nach Lokalisation der Kyphose sind Kontrakturen und Verkürzungen der lumbalen Rückenstrecker, verkürzte Mm. pectoralis major et minor sowie verkürzte Nackenmuskeln beschrieben. Im Gegensatz dazu sind meist der M. quadriceps femoris, der M. tibialis anterior und die Mm. peronei, der M. rectus abdominis und die Rückenstrecker im kyphosierten Bereich überdehnt (Lehnert-Schroth u. Weiß 1992). Ziel der Behandlung ist hier eine Tonisierung der überdehnten Muskulatur und eine Relaxation der verkürzten Muskeln und Sehnen, um die muskuläre Dysbalance zunehmend aufzulösen. Kontrollen in Form von Bildaufnahmen sind hilfreich, den Behandlungserfolg zu dokumentieren und den Patienten zu motivieren (Weiß 2001).

Bislang gibt es nur wenige Studien, die den Einfluss von krankengymnastischen Übungen bei Morbus Scheuermann verfolgt haben, insbesondere im ambulanten Bereich. Jedoch konnte belegt werden, dass regelmäßige krankengymnastische Übungen die Beweglichkeit, gemessen am Finger-Boden-Abstand, der Patienten wesentlich verbessern (Somhegyi u. Mitarb. 1993).

Im stationären Bereich konnte eine durchschnittliche Aufrichtung der Kyphose von 7° bei 136 Patienten bei einem Durchschnittsalter von 20 Jahren im Zeitraum von 4–6 Wochen Dauer und mittlerem Kyphosewinkel von 61° beobachtet werden (Weiß u. Mitarb. 1999). In einer Studie mit 351 Morbus-Scheuermann-Patienten konnte belegt werden, dass nach stationärer Intensivrehabilitation sich die mit standardisierten Schmerzintensitäts- und Schmerzhäufigkeitsskalen gemessenen Beschwerden in statistisch signifikanter Weise reduzierten (Weiß u. Mitarb. 2000).

Diese Untersuchungen bestätigen die genannten Indikationen, nach denen zumindest bei strukturellen Veränderungen im Wachstumsalter und im Erwachsenenalter beim Auftreten von Schmerzzuständen eine stationäre Rehabilitation mit intensiver befundgerechter Krankengymnastik erforderlich ist (Weiß u. Mitarb. 2000).

Korsettbehandlung. Zwei Beispiele einer Korsettbehandlung aus den vergangenen Jahrhunderten zeigen die Abbildungen 5.9 und 5.10. Die moderne Korsettbehandlung begann 1944 in den USA mit der Entwicklung des Milwau-

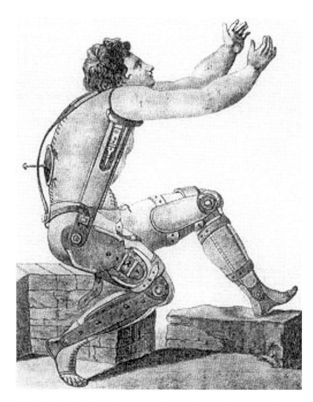

Abb. 5.10 Medizinische Korsett-Therapie aus dem Jahre 1821: Kyphosetherapie mit erstem Vorläufer des Dreipunktkorrekturprinzips (aus Borella u. Bartolommeo [1821]: Cenni D'Ortopedia. Mem Accad Science Torinot 26: 163).

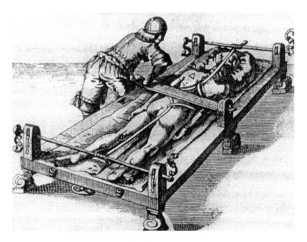

Abb. 5.9 Konservative Behandlung der Kyphose im Jahre 1666 (Scultetus, Joannes: Wund-Artzneyisches Zeug-Hauss. Frankfurt 1666. Tab. 46, S. 183: „Wie man den Ruck-Grad, welcher herauswarts gewichen gebuerend strecken, und auch widerum einrichten und zu recht bringen solle").

kee-Korsetts. Die Wirkungsweise aller Korsetts beruht auf dem Prinzip, den in Dysbalance geratenen Druck-Zug-Kräften der Wirbelsäule entgegenzuwirken und sich so der Fehlhaltung mechanisch entgegenzustellen.

Da die Wirbel bei Fehlhaltungen gegeneinander verschoben sind, muss durch das Korsett versucht werden, die Verschiebung der Wirbel aufzuheben oder zumindest einzuschränken. Das bedeutet, dass das Korsett einen Druck in die Richtung ausüben muss, in die sich einzelne Gruppen von Wirbeln bei physiologischer Haltung befinden bzw. entwickeln sollen.

Die Indikation zur Korsettbehandlung wird gestellt, wenn die Progression der Kyphose trotz intensiver Physiotherapie nicht gestoppt werden kann (Raeder 1987). Insbesondere bei noch nicht ausgereiftem Skelett wird die Korsetttherapie von vielen Autoren als effektives Mittel zur Behandlung einer Scheuermann-Kyphose angesehen (Ippolito u. Ponesti 1981, Lowe 1990, Tribus 1998).

Die Effizienz einer Therapie mit dem Milwaukee-Korsett konnte von Sachs u. Mitarb. (1987) in einer 18 Jahre andauernden Studie an 274 Patienten mit Morbus Scheuermann nachgewiesen werden. Die Korsettbehandlung bewirkt eine mechanisch unterstützte, teilaktive Aufrichtung der Wirbelsäule. Dies erfolgt nach dem 3-Punkte-Prinzip, wobei die mechanisch passive Korrektur zusätzlich von einer aktiven Aufrichtung durch den Patienten verstärkt wird. Es ist beim Anlegen des Korsetts darauf zu achten, dass die Abdominalplatte an die Symphyse heranreicht und die dorsale Druckplatte entsprechend dem Kyphosescheitel eingestellt wird. Die Sternaldruckplatte muss soweit als möglich proximal des Kyphosescheitels liegen, um eine Aufrichtung zu bewirken. Bei der juvenilen Kyphose hat sich die Versorgung mit einem Reklinationskorsett bewährt, weil dadurch eine kompensatorische Hyperlordose des Lendenwirbelbereiches und eine Beckenkippung vermieden werden.

Als Indikation zur Korsettbehandlung bei der Scheuermann-Kyphose gelten Hyperkyphosen mit einem Cobb-Winkel bis zu 74°, da ab diesem Winkel die Effizienz dieser Therapie erheblich nachlässt (Sachs u. Mitarb. 1987). Daher sehen einige Autoren diesen Wert als Grenze zur Operationsindikation an (Lowe 1990). Eine Korsetttherapie hat nur bei nicht fixierter wachsender Wirbelsäule eine Chance auf Erfolg. Das Ziel ist, die Kyphose auf einen Winkelwert von unter 60° zu korrigieren und langfristig zu halten, da bei zunehmender Kyphose im Erwachsenenalter Rückenbeschwerden zu erwarten sind (Wenger u. Rang 1993).

Die aufrichtende Wirkung der Korsettbehandlung ist durch Langzeitstudien gesichert (Montgomery u. Erwin 1981, Ponte u. Mitarb. 1985, Gutowski u. Renshaw 1988). Jedoch kann es nach einer Entwöhnung vom Korsett zum dauerhaften Wirkungsverlust kommen (Farsetti u. Mitarb. 1991). Durch das Korsett kann zwar eine Haltungsverbesserung erreicht werden, eine bestehende Keilwirbelbildung ist dadurch jedoch nicht reversibel (Hefti u. Jani 1981, Raeder 1987).

Die Korsetttherapie ist bei der Behandlung der Kyphose keine Standardtherapie und sollte nur zur Anwendung kommen, wenn ein realistischer Therapieerfolg erzielt werden kann. Die ausführliche Aufklärung des Patienten und der Eltern ist hier besonders wichtig.

Unter Berücksichtigung von Studienergebnissen kommen zur Behandlung von Kyphosen beim Morbus Scheuermann 2 Korsettmodelle zur Therapie in Betracht:
- Boston-Korsett (mit sternaler Pelotte und 3-Punkt-Korrektur),
- Gschwend-Korsett (Abb. 5.11).

Das Boston-Korsett wurde in den 70er Jahren des vorigen Jahrhunderts in den USA entwickelt. Es beruht ebenfalls auf dem Prinzip der teilaktiven Korrektur. Die in das Korsett eingearbeiteten Erhöhungen bewirken durch passiven Druck ein teilaktives Aufrichten fehlgestellter Wirbelsäulenabschnitte aus der Kyphose. Ähnlich dem Milwaukee-Korsett wird auch beim Boston-Korsett das Becken aufgerichtet.

Die Effektivität des Gschwend-Korsetts wurde 1987 von Raeder beschrieben, der bei pausenlosem Tragen des Korsetts bei frühem Therapiebeginn und einer Tragedauer von 1,5–2 Jahren eine permanente Verbesserung der Kyphose um 71% erreichen konnte. Erfahrungen mit dem Milwaukee-Korsett zeigen eine mangelnde Compliance, eine modifizierte Variante kommt aus kosmetischen Gründen nicht in Betracht (Raeder 1987, Sachs u. Mitarb. 1987).

Für das erste Therapiejahr einer Korsettbehandlung wird eine tägliche Tragedauer von 23 Stunden pro Tag empfohlen (Wenger u. Rang 1993). Danach ist zur Erhaltung des Ergebnisses nur noch ein Tragen in der Nacht nötig. Um das Resultat zu stabilisieren, wird eine Tragedauer von mindestens 18 Monaten (Montgomery 1981) bzw. 21 Monaten (Negri u. Marenghi 1984) gefor-

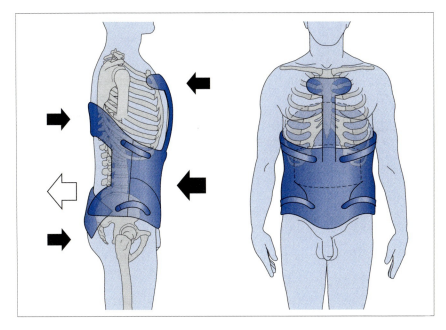

Abb. 5.11 Reklinierendes PE-Korsett zur Kyphosekorrektur nach Gschwend.

dert. Zur Verbesserung der Korsetttherapie wird die Kombination mit Krankengymnastik empfohlen, da sich beide Behandlungsformen synergistisch unterstützen und so das Therapieergebnis verbessern (Viola u. Mitarb. 1994, Platero u. Mitarb. 1997).

Am unausgereiften Skelett kann eine Korsettbehandlung einen Effekt auf die Rückbildung einer Kyphose haben (Ippolito u. Ponesti 1981, Lowe 1990, Tribus 1998). Die Indikation zur Korsetttherapie besteht deshalb, wenn die Progression der Kyphose trotz intensiver Physiotherapie nicht gestoppt werden kann (Raeder 1987).

Operative Therapie

Die Scheuermann-Kyphose ist im Allgemeinen eine langsam progressive Erkrankung, bei der nur in seltenen Fällen eine chirurgische Stabilisierung der Wirbelsäule indiziert ist (Heine u. Mitarb. 1984, Borenstein 1994). Bradford u. Mitarb. berichteten 1975 erstmals über eine posteriore spinale Fusion bei der Behandlung der Scheuermann-Kyphose. Die Indikation zur operativen Korrektur reduzierte sich in den letzten 20 Jahren zunehmend. Während in den 80er Jahren noch bei Deformitäten und/oder Schmerzzuständen eine Indikation zur Operation gestellt wurde (Bradford u. Mitarb. 1975, Taylor u. Mitarb. 1979, Herndon u. Mitarb. 1981), besteht heute Konsens darüber, dass lediglich Schmerzpatienten, die auf konservative Maßnahmen therapierefraktär sind (Lowe 1987, Otsuka u. Mitarb. 1990), für eine operative Kyphose-Korrektur infrage kommen. Eine einheitliche Meinung über einen Cobb-Winkel, ab dem eine operative Korrektur indiziert ist, besteht nicht. Die angegebenen Indikationen reichen von 50° (Ferreira-Alves u. Mitarb. 1995), über 60° (Sachs u. Mitarb. 1987) bis 74° (Lowe 1990). In allen Fällen einer operativen Versorgung ist zunächst eine konservative Vorbehandlung empfohlen (Speck u. Chopin 1986). In vielen Studien wurde bei allen Patienten eine erhebliche Besserung der Schmerzen nach operativer Korrektur festgestellt (Bradford u. Mitarb. 1975, Bradford u. Mitarb. 1980, Otsuka u. Mitarb. 1990, Taylor u. Mitarb. 1979), obwohl die Beziehung zwischen dem Grad der Deformität und Rückenschmerzen noch nicht vollständig erklärbar ist (Wenger u. Frick 1999).

Liegt noch ein ausreichendes Restwachstum des Patienten vor und ist die sagittale Deformität noch teilflexibel, so kann durch alleinige dorsale Kompressionsspondylodese eine gute Aufrichtung der Kyphose erzielt werden (Sturm u. Mitarb. 1993).

Studien berichten über exzellente Ergebnisse mit alleiniger posteriorer Fusion bei Patienten mit noch unreifen Skeletten (Speck u. Chopin 1986). Dabei wurden die Patienten jedoch vor der Operation einer Traktion zugeführt und postoperativ mit einer Gipsschiene immobilisiert. Durch die dorsale CDI-(Cotrel-Dubousset-Instrumentation-)Versorgung kann eine Aufrichtung um 20° erreicht werden (Lowe u. Kasten 1994).

Der Korrekturverlust bei rein dorsaler Fusion beträgt im Mittel 15°, daher sollte bei Kyphosen von mehr als 65° ein kombiniertes ventrales und dorsales Vorgehen zur Anwendung kommen (Bradford u. Mitarb. 1975).

Die kombinierte anteriore und posteriore Fusion geht mit generell sehr guten durchschnittlichen Korrekturergebnissen einher (Bradford u. Mitarb. 1980, Herndon u. Mitarb. 1981, Heine u. Mitarb. 1984, Speck u. Chopin 1986, Lowe 1987, Lowe u. Kasten 1994). Eine Kyphosekorrektur durch multisegmentale, V-förmige dorsale Osteotomien und dorsaler Kompressionsspondylodese wurde 1994 vorgestellt (Ponte u. Siccardi 1994). Mit dieser Methode konnte eine durchschnittliche Korrekturverbesserung von 78 auf 31° ohne nennenswerten Korrekturverlust erreicht werden.

In neuerer Zeit stellt die Thorakoskopie (VATS: video-assisted thoracoscopic surgery) eine minimalinvasive Alternative zur offenen Thorakotomie dar und wird als sicher und effektiv angesehen (Newton u. Mitarb. 1997, Regan u. Mitarb. 1997, Liljenqvist u. Mitarb. 1999, Arlet 2000, Newton u. Mitarb. 2000). Zukünftige Studien sollten deren Langzeit- und Nebenwirkungen jedoch noch verifizieren.

Die operative Korrektur einer fixierten Scheuermann-Kyphose birgt ein erhebliches Risiko und sollte Spezialzentren vorbehalten bleiben. Unter anderem sind postoperative neurologische Defizite bis hin zur Querschnittssymptomatik beschrieben. Zu den häufigen Komplikationen gehören gastrointestinale Obstruktionen, intraoperatives und postoperatives Hardwareversagen, Pseudarthrose, prominente Implantate, Progression der Kyphose, Hämothorax, Pneumothorax, pulmonale Embolie und persistierende Rückenschmerzen (Bradford u. Mitarb. 1975, Taylor u. Mitarb. 1979, Bradford u. Mitarb. 1980, Herndon u. Mitarb. 1981, Speck u. Chopin 1986, Lowe 1987, Otsuka u. Mitarb. 1990, Murray u. Mitarb. 1993, Lowe u. Kasten 1994).

Komplikationen

Obwohl die Scheuermann-Krankheit ein allgemeines Problem der Wirbelsäule innerhalb der späten Kindheit und Adoleszenz darstellt, kommt es sehr selten zu einer Entwicklung von neurologischen Defiziten (Bradford u. Garcia 1969, Ryan u. Taylor 1982, Yablon u. Mitarb. 1988). Eine Einengung des Spinalkanales mit Myelokompression wird gelegentlich durch extraduale Zysten verursacht, mit denen der Morbus Scheuermann oft vergesellschaftet ist. Weiterhin werden beim Morbus Scheuermann thorakale Bandscheibenprotrusionen beobachtet (Klein u. Mitarb. 1986). Durch die Veränderungen der Bandscheiben kann es sekundär zur Kompression des Spinalkanals und somit des Rückenmarks kommen, was jedoch insgesamt selten ist (Stambough u. Mitarb. 1992). Die Drainage der intraspinalen Zysten sowie die anteriore Dekompression und Nukleotomie mit Fusion der Wirbelkörper erbringen nach 2 Jahren gute Ergebnisse (Chiu u. Luk 1995). Eine akute Myelopathie ist eine seltene Komplikation, die bei vorliegendem Morbus Scheuermann durch zusätzliche

Faktoren, wie z. B. Winkel der Kyphose, Anzahl der betroffenen Segmente, Veränderung des pathologischen Winkels, lokale anatomische Variationen, Traumata und möglicherweise sekundäre Schädigung der Vaskularisierung des Rückenmarks begünstigt wird (Ryan u. Taylor 1982).

Durch die mechanischen Veränderungen der Wirbelsäule können zusätzlich vielfältige Komplikationen entstehen. Bei Patienten, bei denen die Kyphose mehr als 100° beträgt und der Scheitelpunkt der Krümmung zwischen dem 1. und 8. Brustwirbel liegt, können sich restriktive Ventilationsstörungen entwickeln (Murray u. Mitarb. 1993). Die abnorme Krümmung der Wirbelsäule führt nur bei sehr großen Deformitäten (Kyphose > 100°) zu kardiopulmonalen Beeinträchtigungen (Murray u. Mitr. 1993). Der Morbus Scheuermann ist oftvergesellschaftet mit Skoliose und Spondylolyse, eine Spondylolisthese ist jedoch selten. Diese Veränderungen sind in der Regel geringfügig ausgeprägt und bedürfen meist keiner Behandlung (Deacon u. Mitarb. 1985, Ogilvie u. Sherman 1987).

Durch die progressive kyphotische Verformung kann es zur Verknöcherung der anterioren Wirbelkörperbereiche kommen, was eine erhebliche Bewegungseinschränkung für den Patienten zur Folge hat (Bischofsberger 1949, Kharrat u. Dubousset 1980).

Auf die kompensatorische Hyperlordose benachbarter Wirbelsäulenabschnitte wurde bereits hingewiesen.

Literatur

Ali, R.M., D.W. Green, T.C. Patel (1999): Scheuermann's kyphosis. Current opinion in pediatrics 11: 70–75

Arlet, V. (2000): Anterior thoracoscopic spine release in deformity surgery: a meta-analysis and review. European spine journal 9: 17–23

Ascani, E., V. Salsano, G. Giglio (1977): The incidence and early detection of spinal deformities. International journal of orthopaedics and traumatology 3: 111–117

Aufdermaur, M. (1981): Juvenile kyphosis (Scheuermann's disease): radiography, histology, and pathogenesis. Clinical orthopaedics and related research 154: 166–174

Biedert, R.M., N.F. Friederich, C. Gruhl (1993): Sacral osseous destruction in a female gymnast: unusual manifestation of Scheuermann's didease? Knee surgery, sports traumatology, arthroscopy: official journal of the ESSKA (Germany) 1: 110–112

Bischofsberger, C. (1949): Partielle Synostosen von Wirbelkörpern als besonderes Endbild der juvenilen Kyphose. Archives of orthopaedic and trauma surgery 44: 73–85

Blumenthal, S.L., J. Roach, J.A. Herring (1987): Lumbar Scheuermann's: A clinical series and classification. Spine 12: 929–932

Borenstein, D. (1994): Epidemiology, etiology, diagnostic evaluation, and therapy of low back pain. Current opinion in rheumatology (United States) 6: 217–222

Bradford, D.S. (1981): Vertebral osteochondrosis (Scheuermann's kyphosis). Clinical orthopaedics and related research 158: 83–90

Bradford, D.S. (1994): Kyphosis in the elderly. In: Lonstein, J.E., Bradford, D.S., Winter, R.B., Oglivie, J.: Moe's Textbook of scoliosis and other spinal deformities. W.B. Saunders, Philadelphia

Bradford, D.S., K.B. Ahmed, J.H. Moe, R.B. Winter, J.E. Lonstein (1980): The surgical management of patients with Scheuermann's disease: A review of twenty-four cases managed by combined anterior and posterior spine fusion. The journal of bone and joint surgery (American volume) 62: 705–712

Bradford, D.S., D.M. Brown, J.H. Moe, R.B. Winter, J. Jowsey (1976): Scheuermann's kyphosis: A form of osteoporosis? Clinical orthopaedics and related research 118: 10–15

Bradford, D.S., A. Garcia (1969): Neurological complications in Scheuermann's disease: A case report and review of the literature. The journal of bone and joint surgery (American volume) 51: 567–572

Bradford, D.S., J.H. Moe, F.J. Montalvo, R.B. Winter (1974): Scheuermann's kyphosis and roundback deformity: Results of Milwaukee brace treatment. The journal of bone and joint surgery (American volume) 56: 740–758

Bradford, D.S., J.H. Moe, F.J. Montalvo, R.B. Winter (1975): Scheuermann's kyphosis: Results of surgical treatment by posterior spine arthrodesis in twenty-two patients. The journal of bone and joint surgery (American volume) 57: 439–448

Bradford, D.S., W.L. Schumacher, J.E. Lonstein, R.B. Winter (1987): Ankylosis spondylitis: experience in surgical management of 21 patients (published erratum appears in Spine 12: 590–592). Spine 12: 238–243

Brocher, J.E.W. (1946): Die Scheuermann'sche Krankheit und ihre Differentialdiagnose. Schwabe, Basel

Brocher, J.E.W. (1970): Die Scheuermannsche Krankheit. Die Scheuermannsche Krankheit und ihre Differentialdiagnose. In: Differentialdiagnose der Wirbelsäulenerkrankungen. 5. Aufl.. Thieme, Stuttgart: 191–231

Brocher, J.E.W. (1980): Die Scheuermannsche Krankheit. Die Wirbelsäule und ihre Differentialdiagnose. Thieme, Stuttgart

Brügger, A. (1986): Die Erkrankungen des Bewegungsapparates und seines Nervensystems. 2. Aufl. Fischer, Stuttgart

Chiu, K.Y., K.D. Luk (1995): Cord compression caused by multiple disc herniations and intraspinal cyst in Scheuermann's disease. Spine (United States) 20: 1075–1079

Cook, D.C., J.E. Buikstra, C.J. De Rousseau, D.C. Johanson (1983): Vertebral pathology in the afar australopithecines. American journal of physicial anthropology (United States) 60: 83–101

Cotta, H., F.U. Niethard (1983): Backache and low back pain. Diagnosis and treatment. Der Radiologe 23: 151–155

Deacon, P., C.R. Berkin, R.A. Dickson (1985): Combined idiopathic kyphosis and scoliosis: An analysis of the lateral spinal curvatures associated with Scheuermann's disease. The journal of bone and joint surgery (American volume) 67: 189–192

Dickson, R.A. (1987): Idiopathic scoliosis: Foundation for physiological treatment. Annals of the Royal College of Surgeons of England 69: 89–96

Dickson, R.A. (1992): The etiology and pathogenesis of idiopathic scoliosis. Acta orthopaedica Belgica 58: 21–25

Digiovanni, B.F., P.V. Scoles, B.M. Latimer (1989): Anterior extension of the thoracic vertebral bodies in Scheuermann's kyphosis. An anatomic study. Spine (United States) 14: 712–716

Edelmann, P. (1980): Schmerzursache und Therapie der schmerzhaften juvenilen Kyphose. In: Petersen, Dietrich: Die juvenilen Wachstumsstörungen der Wirbelsäule. Die Wirbelsäule in Forschung und Praxis. Band 89. Hippokrates, Stuttgart: 63–66

Farsetti, P., Tudisco, C., Caterini, R., Ippolito, E. (1991): Juvenile and idiopathic kyphosis. Long-term follow-up of 20 cases. Archives of orthopaedic and trauma surgery 110: 165–168

Ferguson, A.B. (1956): The etiology of pre-adolescaent kyphosis. The journal of bone and joint surgery (American volume) 38: 14–157

Ferreira-Alves, A., J. Resina, R. Palma-Rodrigues (1995): Scheuermann's kyphosis. The Portuguese technique of surgical treatment. The journal of bone and joint surgery (British volume) 77: 943–950

Findlay, A., A.N. Conner, J.M. Connor (1989): Dominant inheritance of Scheuermann's juvenile kyphosis. Journal of medical genetics 26: 400–403

Fon, G.T., M.J. Pitt, A.C. Thies (1980): Thoracic kyphosis: Range in normal subjects. American journal of roentgenology 134: 979

Freyschmidt, J. (1980): Knochenerkrankungen im Erwachsenenalter. Springer, Berlin: 304

Gehrchen, P.M., S. Heegaard, E.M. Darre (1995): Back problems in conscripts. A 10-year follow-up. Ugeskrift for laeger (Denmark) 157: 6428–6430

Gilsanz, V., D.T. Gibbens, M. Carlson, J. King (1989): Vertebral bone density inScheuermann disease. The journal of bone and joint surgery (American volume) 71: 894–897

Greenan, T.J. (1993): Diagnostic imaging of sports-related spinal disorders. Clinics in sports medicine (United States) 12: 487–505

Greene, T.L., R.N. Hensinger, L.Y. Hunter (1985): Back pain and vertebral changes simulating Scheuermann's disease. Journal of pediatric orthopedics 5: 1–7

Griffet, J., F. Bastiani (1987): Fracture of the lumbar spine in a child, simulating Scheuermann's disease. Chirurgie Pediatrique (France) 28: 259–261

Groeneveld, H.B. (1990): Sagittale Haltungsabweichungen. Kyphosen. In: Witt, A.N., H. Rettig, K.F. Schlegel, M. Hackenbroch, W. Hupfauer: Orthopädie in Praxis und Klinik. Thieme, Stuttgart: 6.1–6.42

Gschwend, N. (1964): Zur Prognose der Scheuermann'schen Krankheit. Praxis 53: 1547

Gutowski, W.T., T.S. Renshaw (1988): Orthotic results in adolescent kyphosis. Spine 13: 485–489

Halal, F., R.B. Gledhill, C. Fraser (1978): Dominant inheritance of Scheuermann's juvenile kyphosis. American journal of diseases of children 132: 1105–1107

Halm, H. (2001): Kyphosen. In: von Strempel, A.: Die Wirbelsäule. Thieme, Stuttgart: 123–186

Harreby, M., K. Neergaard, G. Hesselsoe, J. Kjer (1995): Are radiologic changes in the thoracic and lumbar spine of adolescents risk factors for low back pain in adults? A 25-year prospective cohort study of 640 school children. Spine 20: 2298–2302

Hefti, F., L. Jani (1981): Die Behandlung der Scheuermann'schen Kyphose mit dem Milwaukee Korsett. Zeitschrift für Orthopädie und ihre Grenzgebiete 119: 185–192

Heine, J., R. Stauch, H.H. Matthiaß (1984): Results of operative treatment of Scheuermann disease. Zeitschrift für Orthopädie und ihre Grenzgebiete 122: 743–749

Heithoff, K.B., C.R. Gundry, C.V. Burton, R.B. Winter (1994): Juvenile discogenic disease. Spine 19: 335–340

Herndon, W.A., J.B. Emans, L.J. Micheli, J.E. Hall (1981): Combined anterior and posterior fusion for Scheuermann's kyphosis. Spine 6: 125–130

Huwyler, J. (1965): Der Reifegrad des Skelettes bei noch florider Scheuermann'scher Krankheit. Schweizer medizinische Wochenschrift 95: 675

Ippolito, E. (1984): The osteochondroses. A new pathological concept. Ital J Orthop Traumatol 10: 203–216

Ippolito, E., M. Belloci, A. Montanaro, E. Ascani, I.V. Ponesti (1985): Juvenile kyphosis: An ultrastructural study. Journal of pediatric orthopedics 5: 315–322

Ippolito, E., I.V. Ponesti (1981): Juvenile kyphosis: Histological and histochemical studies. The journal of bone and joint surgery (American volume) 63: 175–182

Kemp, F.K., D.C. Wilson (1948): Social and nutrition faktors in adoleszent osteochondritis of the spine. British journal of socialized medicine 2: 66–70

Kharrat, K., J. Dubousset (1980): Progressive anterior vertebral fusion in children. Revue de chirurgie orthopedique et reparatrice de l'appareil moteur 66: 485–492

Klein, D.M., R.L. Weiss, J.E. Allen (1986): Scheuermann's dorsal kyphosis and spinal cord compression: case report. Neurosurgery 18: 628–631

Klein-Vogelbach, S. (1983): Funktionelle Bewegungslehre. 4. Aufl. Springer, Berlin

Knutson, F. (1948a): Observations of the growth of the vertebra body in Scheuermann's disease. Acta radiologicaoigica 30: 97–104

Knutson, F. (1948b): Remarques sur la croissance des corps vertébraux dans la maladie de Scheuermann. Acta radiologicaogica 30: 173–174

Kuhlenbäumer, C. (1977): Die Scheuermann'sche Erkrankung als Störung von Wachstum und Reifung. Medizinische Welt 28: 935–936

Lehnert-Schroth, C.H. (1998): Dreidimensionale Skoliosebehandlung. 5. Aufl. Fischer, Stuttgart

Lehnert-Schroth, C.H., H.R. Weiß (1992): Krankengymnastische Behandlung bei Morbus Scheuermann. In: Weiß, H.R.: Wirbelsäulendeformitäten. Bd. 2. Fischer, Stuttgart: 103–113

Lemire, J.J., D.R. Mierau, C.M. Crawford, A.K. Dzus (1996): Scheuermann's juvenil kyphosis. Journal of manipulative and physiological therapeutics 19: 195–201

Levin, T.L., S. Shet, W.E. Berdon, C. Ruzal-Shapiro, S. Piomelli (1995): Deferoxamine-induced platyspondyly in hypertransfused thallassemic patients. Pediatric radiology 25: 122–124

Liljenqvist, U., H. Halm, E. Hierholzer, B. Drerup, M. Weiland (1998): 3-dimensional surface measurement of spinal deformities with video rasterstereography. Zeitschrift für Orthopädie und ihre Grenzgebiete 136: 57–64

Liljenqvist, U., J. Steinbeck, T. Niemeyer, H. Halm, W. Winkelmann (1999): Thoracoscopic interventions in deformities of the thoracic spine. Zeitschrift für Orthopädie und ihrer Grenzgebiete 137: 496–502

Lindemann, K. (1931): Zur Kasuistik der angeborenen Kyphosen. Archives of orthopaedic and trauma surgery 30: 27–33

van Linthoudt, D., M. Revel (1994): Similar radiologic lesions of localized Scheuermann's disease of the lumbar spine in twin sisters. Spine 19: 987–989

Loder, E., H. Amsler, N. Gschwend (1962): Die fliegermedizinische Beurteilung der Wirbelsäule. FAJ, Dübendorf

Lopez, R.A., S.W. Burke, D.B. Levine, R. Schneider (1988): Osteoporosis in Scheuermann's disease. Spine 13: 1099–1103

Lowe, T.G. (1987): Double L-rod instrumentation in the treatment of severe kyphosis secondary to Scheuermann's disease. Spine 12: 336–341

Lowe, T.G. (1990): Current concepts review: Scheuermann's disease. The journal of bone and joint surgery (American volume) 72: 940–945

Lowe, T.G. (1999): Scheuermann's disease. Orthopedic clinics of North America 30: 475–487

Lowe, T.G., M.D. Kasten (1994): An analysis of sagittal curves and balance after Coutrel-Dubousset instrumentation for kyphosis secondary to Scheuermann's disease. Spine 19: 1680–1685

Mandell, G.A., H.T. Harcke (1993): Scintigraphy of spinal disorders in adolescents. Skeletal radiology 22: 393–401

Mandell, G.A., R.W. Morales, H.T. Harcke, J.R. Bowen (1993): Bone scintigraphy in patients with atypical lumbar Scheuermann disease. Journal of pediatric orthopedics (United States) 13: 622–627

Matthiaß, H.H. (1980): Die Klinik der Osteochondrosis spinalis adolescentium (Morbus Scheuermann). In: Die Wirbelsäule in Forschung und Praxis. Band 89. Hippokrates, Stuttgart: 15

Mau, C. (1925): Die Kyphosis dorsalis adoleszentium im Rahmen der Epiphysen und Epiphysenlinienerkrankung des Wachstumsalters. Zeitschrift für orthopädische Chirurgie 46: 145–209

McKenzie, L., D. Sillence (1992): Familial Scheuermann disease: a genetic and linkage study. Journal of medical genetics 29: 41–45

Micheli, L.J. (1979): Low back pain in adolescents: differential diagnosis. The American journal of sports medicine 7: 362–364

Moe, J.H. (1978): Scheuermann's Diesease – surgical treatment. Die Wirbelsäule in Forschung und Praxis. Bd. 72. Hippokrates, Stuttgart: 125–129

Montgomery, S. P., W.E. Erwin (1981): Scheuermann's kyphosis – long-term results of Milwaukee brace treatment. Spine 6: 5–8

Morscher, E. (1968): Diagnosis of Scheuermann's disease. Deutsche Medizinische Wochenschrift 93: 126–127

Müller, G., N. Gschwendt (1969): Endokrine Störungen und Morbus Scheuermann. Archives of orthopaedic and trauma surgery 65: 357–362

Murray, P.M., S.L. Weinstein, K.F. Spratt (1993): The natural history and long-term follow-up of Scheuermann kyphosis. The journal of bone and joint surgery. (American volume) 75: 236–248

Negri, V., P. Marenghi (1984): Juvenile kyphosis. Acta bio-medica de L'Ateneo parmense: organo della Societa di medicina e scienze naturali di Parma 55: 113–118

Newton, P.O., K.G. Shea, K.F. Granlund (2000): Defining the pediatric spinal thoracoscopy learning curve: sixty-five consecutive cases. Spine 25: 1028–1035

Newton, P.O., D.R. Wenger, S.J. Mubarak, S.R. Meyer (1997): Anterior release and fusion in pediatric spinal deformity: a comparison of early outcome and cost of thoracoscopic and open thoracotomy approaches. Spine 22: 1398–1406

Nielsen, O.G., P. Pilgaard (1987): Two hereditary spinal diseases producing kyphosis during adolescance. Acta paediatrica Scandinavica 76: 133–136

Niethard, F.U., B.M. Gärtner (1980): Die lumbale Symptomatik der thorakalen juvenilen Kyphose. In: Die Wirbelsäule in Forschung und Praxis. Band 89. Hippokrates, Stuttgart: 37–40

Niethard, F.U., J. Pfeil (1989): Orthopädie. Hippokrates, Stuttgart: 317–320

Ogilvie, J.W., J. Sherman (1987): Spondylolysis in Scheuermann's disease. Spine 12: 251–253

Otsuka, N.Y., J.E. Hall, J.Y. Mah (1990): Posterior fusion for Scheuermann's kyphosis. Clinical orthopaedics and related research 251: 134–139

Platero, D., J.D. Luna, V. Pedraza (1997): Juvenile kyphosis: effects of different variables on conservative treatment outcome. Acta orthopaedica Belgica 63: 194–201

Ponte, A., F. Gebbia, F. Eliseo (1985): Non-operative treatment of adolescent hyperkyphosis. Transactions of the annual meeting of the orthopaedic research society 9: 108

Ponte, A., G.L. Siccardi (1994): Abstract book. Annual Meeting der Scoliosis research society, Portland

Raeder, K. (1987): Behandlung der Scheuermann'schen Erkrankung mit dem aktiv-passiven Gschwend-Korsett. Zeitschrift für Orthopädie und ihre Grenzgebiete 125: 358–362

Rathke, F.W. (1965): Klinik und Therapie der sogenannten Scheuermannschen Krankheit. Schweizerische medizinische Wochenschrift 95: 673

Rathke, F.W. (1980): Die Therapie der juvenilen Wachstumsstörungen. In: Petersen, Dietrich: Die Wirbelsäule in Forschung und Praxis. Bd. 89. Hippokrates, Stuttgart: 51–57

Regan, J.J., H. Yuan, G. Mc Cullen (1997): Minimally invasive approaches to the spine. In: Springfield, D.S.: Instructional Course Lectures. Vol. 46. American Academy of Orthopaedic Surgeons, Rosemont (IL.): 127–141

Robin, G.C. (1997): The etiology of Scheuermann's disease. In: Bridwell, K.H., R.L. DeWald: The textbook of spinal surgery. 2nd ed. Vol. 1. Lippincott-Raven, Philadelphia: 1169–1173

Ryan, M.D., T.K. Taylor (1982): Acute spinal cord compression in Scheuermann's disease. The journal of bone and joint surgery (British volume) 64: 409–412

Sachs, B., D. Bradford, R. Winter, J. Lonstein, J. Moe, S. Willson (1987): Scheuermann kyphosis. Follow-up of Milwaukee-brace treatment. The journal of bone and joint surgery (American volume) 69: 50–57

Salminen, J.J., M.O. Erkintalo, J. Pentti, A. Oksanen, M.J. Kormano (1999): Recurrent low back pain and early disc degeneration in the young. Spine 24: 1316–1321

Schanz, A. (1921): Die Lehre von den statischen Insuffizienzerkrankungen mit besonderer Berücksichtigung der Insuffizientia vertebrae. Enke, Stuttgart

Scheuermann, H. (1920): Kyfosis dorsalis juvenilis. Ugeskrift for laeger 82: 385–393

Scheuermann, H. (1921): Kyphosis dorsalis juvenilis. Zeitschrift für Orthopädie und ihre Grenzgebiete 41: 305–317

Scheuermann, H.W. (1977): The classic: kyphosis dorsalis juvenilis. Clin Orthop 128: 5–7

Schmorl, G. (1930): Die Pathogenese der juvenilen Kyphose. Fortschritte auf dem Gebiete der Röntgenstrahlen 41: 359–383

Schmorl, G., H. Junghans (1951): Die Verkrümmung der Wirbelsäule. Die gesunde und die kranke Wirbelsäule in Röntgenbild und Klinik. Thieme, Stuttgart

Scholder-Hegl, P. (1965): Zur Scheuermannschen Erkrankung. Wo liegen die Grenzen zwischen dem normalen und dem pathologischen. Schweizerische medizinische Wochenschrift 95: 674

Schulthess, W. (1905): Die klinische Pathologie der Rückgratsverkrümmung. In: Joachimsthal, G.: Handbuch der orthopädischen Chirurgie. Bd. II. Fischer, Jena: 903

Scoles, P.V., B.M. Latimer, B.F. DiGiovanni, E. Vargo, S. Bauza, L.M. Jellema (1991): Vertebral alterations in Scheuermann's kyphosis. Spine 16: 509–515

Somhegyi, A., I. Ratko, B. Gomor (1993): Effect of spinal parameters in Scheuermann disease. Orvosi hetilap 134: 401–403

Somhegyi, A., Z. Toth, I. Ratko (1992): Physical measurement of the dorsal kyphosis in 14–17 year old patients with Scheuermann's disease and in matched healthy controls. Orvosi hetilap 133: 715–719

Sörensen, K.H. (1964): Scheuermann's juvenile kyphosis: Clinical appearances, radiography, aetiology and prognosis. Munksgaard, Copenhagen

Speck, G.R., D.C. Chopin (1986): The surgical treatment of Scheuermann's kyphosis. The journal of bone and joint surgery (American volume) 68: 189–193

Spitzky, H. (1912): Die biologische Stellung des Rundrückens. Verhandlungen der Deutschen Orthopädischen Gesellschaft 31: 307

Stagnara, P., G. Boulliant, R. Fauchet, J. Du Peloux (1965): Considerations on the orthopedic treatment of kypho-scoliotic paraplegia (apropos of 4 cases). Revue Neurologique 112: 122–127

Stambough, J.L., H.R. van Loveren, M.L. Cheeks (1992): Spinal cord compression in Scheuermann's kyphosis: case report. Neurosurgery (United States) 30: 127–130

Stoddard, A., J.F. Osborn (1979): Scheuermann's disease or spinal osteochondrosis: Its frequency and relationship with spondylosis. The journal of bone and joint surgery (American volume) 61: 56–58

Sturm, P.F., J.C. Dobson, G.W. Armstrong (1993): The surgical management of Scheuermann's disease. Spine 18: 685–691

Swischuk, L.E., S.D. John, S. Allbery (1998): Disk degenerative disease in childhood: Scheuermann's disease, Schmorl's nodes, and the limbus vertebra: MRI findings in 12 patients. Pediatr Radiol 28: 334–338

Taylor, T.C., D.R. Wenger, J. Stephen, R. Gillespie, W. Bobechko (1979): Surgical management of thoracic kyphosis in adolescents. The journal of bone and joint surgery (American volume) 61: 496–503

Travaglini, F., M. Conte (1982): Cifosi 25 anni dopo. Progressi in Pathologia vertebrale. In: Daggi, A.: Le cifosi. Vol. 5. Bologna: 163

Tribus, C.B. (1998): Scheuermann's kyphosis in adolescents and adults: diagnosis and management. Journal of the American academy of orthopaedics surgeons 6: 36–43

van Tulder, M.W., W.J. Assendelft, B.W. Koes, L.M. Boutler (1997): Spinal radiographic findings and non-specific low back pain. A systematic review of observational studies. Spine 22: 427–434

Viola, S., I. Andrassy, S. Kiss (1994): Experience in the conservative management of Scheuermann disease. Magyar traumatologia, ortopedia, kezsebeszet, plasztikai sebeszet 37: 161–168

Viola, S., F. Peter, I. Gyoergy, N. Szecsenyi (2000): Alkaline phosphatase level and bone density in Scheuermann's disease and in adolescent idiopathic scoliosis. Orvosi Hetilap 141: 905–909

Weiß, H.R. (2001): Krankengymnastische Behandlung der Scheuermann-Kyphose. In: v. Strempel, A.: Die Wirbelsäule. Thieme, Stuttgart: 132–135

Weiß, H.R., J. Dieckmann, H.J. Gerner (2000): Effect of intensive rehabilitation on pain in patients with Scheuermann's disease. Poster IRSSD (The International Research Society of Spinal Deformities). Meeting, 26.-30. Mai 2000, Clermont-Ferrand

Weiß, H.R., K. Lohschmidt, N. El-Obeidi (1999): Practical use of the surface meashring system – Follow-up of patients with Scheuermann's disease. The journal of bone and joint surgery (British volume) 81: 246

Wenger, D.R., S.L. Frick (1999): Scheuermann kyphosis. Spine 24: 2630–2639

Wenger, D.R., M. Rang (1993): The art and practice of children's Orthopaedics. Raven Press, New York

Winter, W.A., B.E. Veraart, W.P. Verdegaal (1981): Bone scintigraphy in patients with juvenile kyphosis (M. Scheuermann). Critical reviews in diagnostic imaging 50: 186–190

Wood, K.B., T.A. Garvey, C. Gundry, K.B. Heithoff (1995): Magnetic resonance imaging of the thoracic spine. Evaluation of asymtomatic individuals. Journal of bone and joint surgery (American volume) 77: 1631–1638

Wood, K.B., K.P. Schellhas, T.A. Garvey, D. Aeppli (1999): Thoracic discography in healthy individuals. A controlled prospective study of magnetic resonance imaging and discography in asymptomatic and symptomatic individuals. Spine 24: 1548–1555

Yablon, J.S., D.L. Kasdon, H. Levine (1988): Thoracic cord compression in Scheuermann's disease. Spine 13: 896–898

5.3 Kongenitale Kyphosen

Angeborene Kyphosen sind eine seltene, aber potenziell verheerende Anomalie der Wirbelsäule, die ohne Behandlung in schweren und manchmal katastrophalen Deformitäten endet (Winter 1977). Im Jahre 1844 beschrieb von Rokitansky erstmals einen Patienten mit kongenitaler Kyphose und Skoliose durch einen Halbwirbel (von Rokitansky 1844). Die Erstbeschreibung einer reinen thorakolumbalen kongenitalen Kyphose erfolgte 1905 durch Schulthess.

Definition

Kongenitale Wirbelsäulendeformitäten haben ihren pathogenetischen Ursprung in der Fehlentwicklung der embryonalen Wirbelsäulenanlage (Lonstein 1999), die aus der Chorda dorsalis hervorgeht. Der Zeitpunkt einer auftretenden Störung in einem bestimmten Entwicklungsstadium bestimmt Art und Ausmaß der daraus resultierenden Deformität.

Ätiologie

Ursache kongenitaler Kyphosen sind Entwicklungs- bzw. Bildungsstörungen der verschiedenen Wirbelsäulengewebe und -elemente während der Embryonal- und Fetalphase.

Pathogenese

In funktioneller Hinsicht stellt die Chorda dorsalis die erste Anlage des Achsenskeletts dar (Töndury 1958, Brocher 1970). Die sich in der 4. Embryonalwoche segmental um die Chorda dorsalis verdichtenden Mesenchymzellen bilden ein Somit bzw. Sklerotom und stellen die Ausgangszellen der Wirbelkörper dar. Jeder Wirbel entsteht aus Zellmaterial zweier benachbarter Sklerotome, ist also eine intersegmentale Struktur, wobei das obere Sklerotom mehr zum Wirbelkörper und das untere mehr zum Wirbelbogen beiträgt (Langman 1989) (Abb. 5.**12**).

Die Chorda dorsalis degeneriert überall dort, wo sie in die Wirbelkörper eingeschlossen wird. Bleiben Überreste in der Wirbelsäule erhalten, können daraus Tumoren (Chordome) entstehen.

Die histologische Entwicklung der Wirbelsäule verläuft in 3 Phasen:
- membranöse Phase,
- chondrale Phase,
- osteogene Phase.

Die enchondrale Verknöcherung der knorpelig angelegten Wirbel beginnt schon in der Embryonalperiode, die Knochenkerne werden im 3. Embryonalmonat sichtbar, endet jedoch erst mit dem 25. Lebensjahr (Langman 1989, Moore 1990).

Kommt es während der embryonalen Entwicklung durch erbliche Störungen oder andere Keimschädigungen zu Störungen der Differenzierung dieser Anlagen, treten Fehlbildungen in Form von rudimentären Ausbildungen (z.B. Halbwirbelbildung), Fehlausbildungen und pathologischen Verschmelzungen (z.B. beim Klippel-Feil-Syndrom, frühembryonale Verschmelzung und/oder Fehlen mehrerer Halswirbel) auf.

5.3 Kongenitale Kyphosen

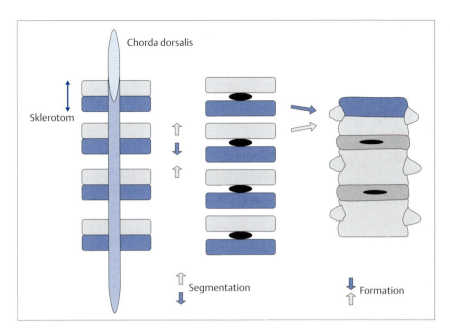

Abb. 5.12 Entwicklung der Wirbelsäule aus Sklerotomen: Sowohl Defekte in der Segmentation als auch in der Formation können zu Deformitäten führen.

Als genetische Ursache von kongenitalen Kyphosen wird ein genvermittelter mesenchymaler Gewebedefekt (Philips u. Mitarb. 1997) diskutiert bzw. eine unspezifische Schädigung in der Embryonalperiode, die die Entwicklungskontrolle der Gewebe destabilisiert (Goldberg u. Mitarb. 1997). Konkordante kongenitale Wirbelsäulendeformitäten in monozygoten Zwillingen sowie genetische Defekte in Form von Trisomie (Chen u. Mitarb. 1998) untermauern eine genetische Entwicklungsstörung (Akbarnia u. Mitarb. 1983). Patienten mit einer zystischen Fibrose haben mit zunehmendem Alter ein erhöhtes Risiko, eine Kyphose zu entwickeln (Erkkila u. Mitarb. 1978).

5.3.1 Wirbelkörperanomalien und Synostosestörungen

Die angeborenen Wirbelsäulendeformitäten lassen sich grundsätzlich nach ihrer **Lokalisation** (zervikal, zervikothorakal, thorakal, thorakolumbal, lumbal, lumbosakral), nach der **Art** (Skoliose, Kyphoskoliose, Lordoskoliose, Kyphose) oder nach **Fehlbildungstyp** (Formationsstörung, Segmentationsstörung, Mischtyp) unterscheiden (Montgomery u. Hall 1982, Philips u. Mitarb. 1997). Die Fehlbildungstypen werden in 3 Gruppen unterteilt:
- Typ I: Formationsstörung (Halb-, Keilwirbel),
- Typ II: Segmentationsstörung (anteriore Wirbelverschmelzung) (Abb. 5.**13**),
- Typ III: Mischform.

Überschreitet ein Wirbel frontal bzw. sagittal die Mediallinie nicht, handelt es sich um einen Halbwirbel mit daraus resultierender statischer Fehlhaltung. Ein Keilwirbel überschreitet zwar die Mediallinie, ist im frontalen Abschnitt jedoch verschmälert und kann dadurch zu einer Hyperkyphose führen, besonders dann, wenn er eine Wachstumsfuge besitzt, welche der Fehlhaltung eine Progredienz verleiht. Blockwirbel entstehen durch Verschmelzung benachbarter Wirbelanlagen und stellen einen Segmentationsdefekt (Stabwirbelbildung) dar. Verschmelzen benachbarte Wirbel im ventralen Bereich der Wirbelkörper, kann es ebenfalls zur Ausbildung einer Kyphose kommen.

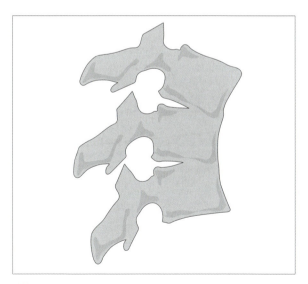

Abb. 5.13 Bei Segmentationsstörungen bleibt die Trennung der Sklerotome teilweise aus. Bei verbleibender Wachstumspotenz im segmentierten Anteil entsteht hier die Konvexität der Deformität.

Mischformen von dorsalen Keilwirbeln mit ventraler Verschmelzung stellen die schwerste Form von Fehlbildungskyphosen dar. Eine zusätzliche Progredienz dieser Fehlhaltung kann durch eine Wachstumsfuge entstehen. Bei einem inkarzerierten Keilwirbel verhindert der ventrale Segmentationsdefekt das weitere Wachstum, während der dorsale Keilwirbel mit zwei Apophysen die Wirbelsäule in eine Kyphose zwingt.

Kyphosen, die aus einem Segmentationsdefekt resultieren, stellen eher einen Entwicklungsdefekt der perivertebralen Strukturen inklusive dem Anulus fibrosus, der Ringapophyse und dem Lig. longitudinale anterius dar, als eine echte intervertebrale Stabbildung (Morin u. Mitarb. 1985).

Kongenitale Kyphosen weisen im Allgemeinen eine erhebliche Progression (Williams u. Mitarb. 1982), insbesondere während der Adoleszens, auf, welche oft zu schweren Fehlhaltungen führt (McMaster u. Singh 1999). Die Progression ist bei kongenitalen Kyphosen des Typs III (Mischform) am größten, gefolgt vom Typ I (Formationsstörung) (McMaster u. Singh 1999). Winter u. Mitarb. (1973) beschreiben in einem Beobachtungszeitraum von 6 Jahren bei 30 unbehandelten Patienten eine durchschnittliche Progredienz von 44° Cobb. Das entspricht einer Progression von ca. 7° pro Jahr. Von den 30 Patienten wiesen 24 eine Formationsstörung auf und 6 entwickelten eine Querschnittslähmung. Aufgrund der kritischen Durchblutung des Myelons war das Querschnittsrisiko bei der Lokalisation der kyphotischen Fehlbildung im Thorakalbereich am größten. Die Progredienz zeigte ihr Maximum während des präpubertären Wachstumsschubes. Doers u. Mitarb. (1997) berichten von einer Progredienz von 4,3° pro Jahr. Bei Patienten mit kongenitaler Kyphose vom Typ II (Segmentationsstörung) wurde eine Progression von 5° Cobb pro Jahr beobachtet (Mayfield u. Mitarb. 1980).

Durch das asymmetrische Wachstum kann es zu einem Abknicken des Myelons über dem Kyphosescheitel kommen. Besonders bei Entwicklungsstörungen vom Typ III (Mischform) führt die fehlende Möglichkeit des ventralen Wirbelwachstums zu einer Dorsalverlagerung des betroffenen Wirbels, was den Effekt zusätzlich verstärken kann. Bleiben solche Fehlbildungskyphosen unbehandelt, besteht die Gefahr einer Kompression des Rückenmarks und damit einer progredienten Querschnittslähmung (Winter 1994, Philips u. Mitarb. 1997, Sato u. Mitarb. 1997, McMaster u. Singh 1999). Häufig tritt eine so verursachte Querschnittslähmung während eines adoleszenten Wachstumsschubes bei einem Apex zwischen Th4 und Th9 auf, da hier die Durchblutung des Myelons primär kritisch ist (Winter u. Mitarb. 1973, Lonstein u. Mitarb. 1980, Dubousset u. Gonon 1983, Dubousset 1985).

Neben neurologischen Schädigungen hat eine kongenitale Kyphose auch pathologische Auswirkungen auf intrathorakale Organe. Restriktive Ventilationsstörungen mit konsekutiver Rechtsherzbelastung und Ausbildung eines Cor pulmonale, welches gelegentlich schon in der Adoleszens zum Exitus letalis führen kann, wurden beschrieben (Winter 1973).

Aufgrund der deutlichen Progredienz und der neurologischen Komplikationsrate müssen Kinder mit progredienter kongenitaler Kyphose zwingend einer frühen Diagnose und anschließender Behandlung zugeführt werden (Mayfield u. Mitarb. 1980, Williams u. Mitarb. 1982, Zeller u. Mitarb. 1996, Philips u. Mitarb. 1997, Lonstein 1999). Mit Verzögerung des Behandlungsbeginns steigen das Ausmaß der Fehlbildung und damit das Risiko einer operativen Intervention (Winter 1977).

Epidemiologie

Der Kyphosenscheitel kann bei kongenitalen Kyphosen in allen Höhen der Wirbelsäule liegen, wird jedoch am häufigsten (66%) zwischen Th10 und L1 beobachtet (McMaster u. Singh 1999).

Patienten mit kongenitalen Wirbelsäulendeformitäten haben in 25% Segmentationsdefekte der HWS (Klippel-Feil-Syndrom), davon 27% einen einzelnen Wirbel betreffend, wiederum 63% davon sind Defekte von C2 bzw. C3. Eine reine Kyphose haben 5,7%, eine Kyphoskoliose 12% (Winter u. Mitarb. 1984). Beim Dyggve-Melchior-Clausen-Syndrom (metaepiphysäre enchondrale Dysostosis mit dysproportioniertem Zwergwuchs, Platyspondylie, Beckenfehlbildung kombiniert mit geistiger Retardierung) kommen regelmäßig kongenitale thorakale Kyphosen vor (Schlaepfer u. Mitarb. 1981).

Diagnostik

Klinische Diagnostik

Kongenitale Kyphosen zeigen zusätzlich zu den klinischen Zeichen anderer kyphotischer Veränderungen oft weitere kongenitale Fehlbildungen wie Klumpfüße, einen Talus verticalis, Hohlfuß- oder Ballenhohlfußbildung oder Atrophien des M. triceps surae (Winter 1973, 1994). Zusätzlich sind kongenitale Kyphosen gehäuft mit Fehlbildung und Fehlanlagen des Urogenitalsystems vergesellschaftet und präsentieren dementsprechende zusätzliche Symptome (MacEwen u. Mitarb. 1972, Bernard u. Mitarb. 1985, Fromm u. Mitarb. 1994).

Bildgebende Diagnostik

Die Basis der radiologischen Diagnostik stellt die Nativröntgenaufnahme der gesamten Wirbelsäule a.-p. und seitlich dar. So kann das Ausmaß einer kongenitalen Kyphose analog zu Kyphosen anderer Genese mit der Methode nach Cobb zunächst quantitativ ermittelt werden. Zielaufnahmen durch konventionelle Technik sowie Schichtaufnahmen seitlich und a.-p. ermöglichen die Darstellung spezieller Wirbelsäulenabschnitte. Zusätzlich können die unterschiedlichen Typen der kongenitalen Kyphosen, Segmentationsstörungen mit ventraler Wirbelkörperverschmelzung und Formationsstörungen mit dorsalen Halb- oder Keilwirbeln sowie deren Mischformen radiologisch diagnostiziert werden (Abb. 5.**14** u. 5.**15**).

Da diese Bildungsstörungen nicht immer wirbelkörpersymmetrisch auftreten, resultieren oft zusätzlich skolioti-

5.3 Kongenitale Kyphosen

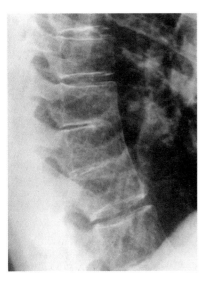

Abb. 5.14 Röntgenbild eines ventralen Segmentationsdefekts mit Kyphose.

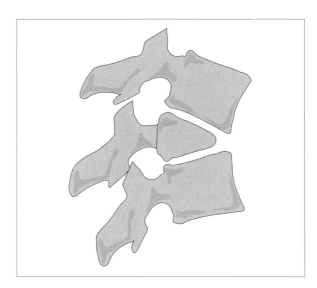

Abb. 5.15 Keilwirbelbildung. Bei fehlerhafter Formation sind Wirbelanteile nicht oder mangelhaft ausgebildet. Das Wachstum in den Fugen des verbleibenden Anteils führt zur Deformität. Sind die Wirbelbögen angelegt, resultiert eine progrediente Kyphosierung.

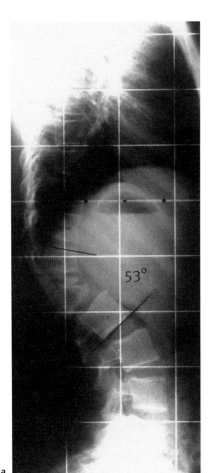

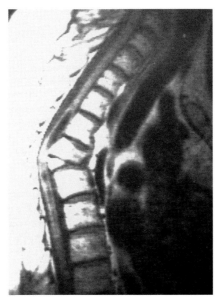

Abb. 5.16 a u. b Formationsstörung eines dorsalen Keilwirbels. Röntgenbild (**a**) und MRT (**b**) des Patienten.

sche Haltungsstörungen, die als Skoliokyphose bei überwiegender Kyphose und Kyphoskoliose bei überwiegender Skoliose bezeichnet werden. Diese zusätzlichen skoliotisch-rotatorischen Veränderungen können mit der Methode nach Nash u. Moe (1969) oder nach Perdriolle u. Vidal (1987) quantifiziert werden (Abb. 5.**16 a**).

Kongenitale Kyphosen sind überdurchschnittlich häufig mit intraspinalen Fehlbildungen vergesellschaftet (James u. Lassman 1970, Hood u. Mitarb. 1980). Daher ist vor jeder operativen Intervention eine Abklärung der intraspinalen Situation unabdingbar. Als nichtinvasive Maßnahme ist hier das MRT geeignet, um ein Tethered-Cord-Syndrom (tiefstehender Conus medullaris mit gestörter Rückenmarkaszension durch Adhäsion des Filum terminale an der Durawand) oder eine Diastematomyelie (Spaltbildung des Rückenmarks in 2 ungleiche Teile mit eigenen Rückenmarkshäuten) als Operationsrisiko sicher ausschließen zu können (Abb. 5.**16 b**).

Differenzialdiagnose

Differenzialdiagnostisch ist eine sekundäre Synostosierung nach einer abgelaufenen Fraktur oder Entzündung (z. B. Spondylitis ankylosans) von einem Segmentationsdefekt abzugrenzen. Auf eine kongenitale Synostose weisen hier eine normale Höhe der synostosierten Wirbelkörper bei vorwiegend ventraler Bandscheibenverschmälerung und eine unauffällige Spongiosabälkchenstruktur hin (Goidanich 1951). Auch eine abgelaufene bakterielle Spondylodiszitis kann durch eine postentzündliche Minderung der Zwischenwirbelhöhen, Destruktionen in den Wirbelkörpern und einen Zusammenbruch des anterioren Anteils bei Erhalt der dorsalen Wirbelelemente wie eine Kyphose mit ventraler Synostosierung imponieren.

Therapie

Konservative Therapie

Bereits 1973 beschreiben Winter u. Mitarb. den ungünstigen, progredienten Verlauf von kongenitalen Kyphosen (Winter u. Mitarb. 1973). In dieser Studie wurde ebenso die Nutzlosigkeit einer Korsettbehandlung nachgewiesen. Auch durch andere Formen der nichtoperativen Behandlung kann der natürliche progrediente Verlauf nicht beeinflusst werden (Winter 1977). Daher ist die nichtoperative Behandlung von kongenitalen Kyphosen als obsolet anzusehen.

Operative Therapie

Winter u. Mitarb. (1973) empfehlen die frühe dorsale Spondylodese bei Kyphosen von weniger als 55° Cobb-Winkel und bei Kindern, die nicht älter als 5 Jahre alt sind. Sie konnten in einer Studie mit 130 Patienten mit kongenitaler Kyphose beobachten, dass es durch die Entlastung der ventralen Abschnitte der Wirbel und deren Restwachstum postoperativ zu einer Aufrichtung der Kyphose kam.

Kyphosen von mehr als 55° Cobb (Winter u. Mitarb. 1973) bzw. 60° Cobb (Montgomery u. Hall 1982) sollten einer ventralen und dorsalen operativen Fusion ggf. mit Resektion des Keilwirbels zugeführt werden (Rodgers u. Mitarb. 1997, Kim u. Weinstein 1998). Winter u. Turek-Shay (1997) konnten in einer Untersuchung 28 Jahre nach Operation die Stabilität und Effektivität der kombinierten ventralen und dorsalen Fusion beweisen. Um effektive Resultate erzielen zu können, sollte die Kyphose präoperativ jedoch noch flexibel und kleiner als 75° Cobb sein (Rauzzino u. Mitarb. 2000).

Wird eine progrediente Querschnittssymptomatik durch den dorsalen Teil des Wirbelkörpers im Kyphosescheitel verursacht, sollte zusätzlich zur dorsalen Dekompression eine ventrale Entlastung durch Korporektomie durchgeführt werden (Lindemann 1931, Hodgson 1965, Maxwell u. Kahn 1967, Winter u. Mitarb. 1973, Leatherman u. Dickson 1979, Winter u. Mitarb. 1985, Winter 1994). Eine anteriore Resektion des Wirbelkörpers mit anschließender posteriorer ist sicher und effektiv (Leatherman u. Dickson 1979). Shimada u. Mitarb. (2000) beschrieben eine En-Bloc-Spondylektomie zur operativen Versorgung von kongenitalen Kyphosen des Typs I (Formationsstörung). Sie konnten damit eine Korrektur von über 57% ohne einen dreijährigen postoperativen Korrekturverlust erzielen.

Komplikationen

Die Entwicklung eines Cor pulmonale, insbesondere bei erniedrigtem Sauerstoffpartialdruck (z. B. während interkontinentaler Flugreisen) wird bei Patienten mit kongenitaler Kyphose beschrieben (Noble u. Davidson 1999). Weiterhin besteht ein erhöhtes Risiko für die Entwicklung einer chronisch-respiratorischen Insuffizienz aufgrund einer alveolären Hypoventilation, welche sich oft erstmals als nächtliche CO_2-Akkumulation äußert (Meinesz u. Mitarb. 1997).

Intra- und postoperative Komplikationen bei Versorgung der kongenitalen Kyphose sind vor allem neurologische Schädigungen, Paraplegie, Paraparese und Brown-Sequard-Syndrom. Neurale Störungen bedingen meist die Umsetzung von Metallimplantaten und eine genaue Inspektion des Wirbelkanals mittels MRT. Insgesamt ist die neurologische Komplikationsrate jedoch gering, sie beträgt ca. 1% (Carlioz u. Ouaknine 1994).

5.3.2 Wirbelbogenanomalien (Myelomeningozele)

Synonyme

Spina bifida.

Definition

Die offene Myelomeningozele (MMC) ist charakterisiert durch offene Wirbelbögen (Spina bifida aperta) und einer begleitenden Ausstülpung des Duralsackes (Meningozele) bzw. des Rückenmarkes (Myelomeningozele). Sie geht in den meisten Fällen mit einer unterschiedlich ausgeprägten

Querschnittssymptomatik (Paraplegie) einher (Niethard u. Pfeil 1989).

Ätiopathogenese

Die Myelomeningozele gehört zu den dsyraphischen Störungen des Neuralrohres. Pathogenetisch liegt eine ausbleibende Proliferation neuroektodermaler Zellen nach Beendigung der Migration zugrunde. Durch den postpartalen Zelenverschluss und die frühzeitige Hydrozephalustherapie hat sich die Lebenserwartung von MMC-Patienten nahezu der der Normalbevölkerung angeglichen (Carstens u. Mitarb. 1990). Aufgrund der dysraphischen Genese finden sich oft multiple assoziierte Störungen wie Hydrocephalus internus, Arnold-Chiari-Syndrom (Tiefstand der Kleinhirntonsillen mit Verlegung der Liquorzirkulation), Tethered-Cord-Syndrom (tiefstehender Conus medullaris mit gestörter Rückenmarkaszension durch Adhäsion des Filum terminale an der Durawand), Diastematomyelie, rezidivierende aufsteigende Harnwegsinfekte, Nierenanomalien, Latexallergien und psychosoziale Probleme (Koop 1994).

Der rechtzeitigen operativen Versorgung der MMC kommt große Bedeutung zu, da ansonsten fast alle betroffenen Kinder mit offener Zele an den Folgen einer aufsteigenden Entzündung der Meningen innerhalb der ersten Lebenstage versterben (Niethard u. Pfeil 1989). Ebenso sollte ein Hydrocephalus internus durch Implantation eines Shunts entlastet werden.

Epidemiologie

Die Prävalenz der Spina bifida aperta liegt bei 0,05–0,2 % mit regionalen Schwankungen, wobei die Diagnose bei 100 % der Fälle sichergestellt werden kann. Dagegen ist bei der klinisch inapparenten Okkultaform von einer erheblichen Dunkelziffer nicht diagnostizierter Fälle auszugehen, die Prävalenz wird hier auf ca. 1,6 % geschätzt. Bei einer Spina bifida aperta besteht aufgrund der Pathogenese fast immer eine Querschnittssymptomatik, abhängig von der Lokalisation der Schädigung. Bei 2–7 % der Patienten mit MMC finden sich zusätzlich ein Tethered Cord und/oder eine Diastematomyelie (Szalay u. Mitarb. 1987, Just u. Mitarb. 1988, Azimullah u. Mitarb. 1991).

Die Wirbelsäulendeformitäten bei MMC werden in 2 Gruppen unterteilt (Winter 1987, Eysel u. Mitarb. 1993, Koop 1994):
- paralytische Form,
- kongenitale Form.

Bei der kongenitalen Form handelt es sich um eine Entwicklungsstörung der Rumpfmuskulatur (Eysel u. Mitarb. 1993). Patienten mit kongenitaler Störung entwickeln eine Wirbelsäulendeformität innerhalb der ersten Monate nach der Geburt (Carstens u. Mitarb. 1990), bei paralytischen Störungen tritt eine Wirbelsäulendeformität normalerweise zwischen dem 5. und 10. Lebensjahr auf (Tachdjian 1990). In 20 % der Fälle liegt eine kongenitale Fehlbildung vor, bei den übrigen 80 % der Patienten stellen sich bei 51 % später eine Fehlentwicklung der Wirbelsäule ein (Raycroft u. Curtis 1972).

Störungen der Wirbelsäulenform bei MMC-Patienten entwickeln in Abhängigkeit vom Lebensalter wie folgt:
- bis zum 1. Lebensjahr bei 3 % (Shurtleff u. Mitarb. 1976),
- bis zum 5. Lebensjahr bei 16 % (Banta u. Mitarb. 1976),
- bis zum 10. Lebensjahr bei 19–35 % (Shurtleff u. Mitarb. 1976, Banta u. Mitarb. 1976),
- nach dem 15. Lebensjahr bei 45–90 % (Shurtleff u. Mitarb. 1976, Banta u. Mitarb. 1976, Pigott 1980).

Die **Inzidenz** von Wirbelsäulenfehlbildungen bei MMC beträgt ca. 50 % (Raycroft u. Curtis 1972, Mackel u. Lindseth 1975, Barden u. Mitarb. 1975, Banta u. Mitarb. 1976, Carstens u. Mitarb. 1990). In einer Studie von Carstens u. Mitarb. (1996) litten 151 (21 %) von 719 Patienten mit MMC an einer lumbalen Kyphose. Eine paralytische Form lag bei 44,4 % der Patienten vor, eine kongenitale bei 13,9 %. Es wurde kein Faktor gefunden, der mit der eingetretenen Progression der Kyphose korrelierte. Die Wahrscheinlichkeit, eine Wirbelsäulendeformität bei einer MMC zu entwickeln, hängt von der Höhe der Läsion, dem Alter des Patienten und dem Ort des Laminardefektes ab (Winter 1987, Carstens u. Mitarb. 1990, Tachdjian 1990).

Betrifft das Lähmungsniveau den thorakalen oder oberen lumbalen Abschnitt der Wirbelsäule, ist die Wahrscheinlichkeit einer Entwicklung von Deformitäten wesentlich höher als bei einer Querschnittssymptomatik im sakralen Abschnitt (Banta u. Becker 1986). Besteht eine neurologische Querschittssymptomatik auf thorakalem Niveau, entwickeln sich Wirbelsäulendeformitäten in 83–100 % (Mackel u. Lindseth 1975, Shurtleff u. Mitarb. 1976, Banta u. Mitarb. 1976, Moe u. Mitarb. 1978, Pigott 1980), wogegen beim Vorliegen einer Parese auf lumbalem Niveau noch in 23–90 % (Shurtleff u. Mitarb. 1976, Moe u. Mitarb. 1978), auf sakralem Niveau nur noch bei 3–9 % Skoliosen oder Kyphosen gefunden werden (Shurtleff u. Mitarb. 1976).

Neugeborene mit MMC und pathologischer Kyphose haben zu 80 % eine Lähmung im thorakalen Abschnitt der Wirbelsäule, postpartal sind bereits Kyphosewinkel von 70–90° Cobb zu beobachten, die innerhalb von 3 Jahren eine Progredienz bis zu 120° Cobb aufweisen. Die durchschnittliche Progredienz beträgt 6,4–12,1° pro Jahr (Mintz u. Mitarb. 1991).

Die kongenitale MMC-Kyphose besteht somit bereits intrauterin und hat eine postpartale Progredienz (Parsch u. Schultz 1971, Hall u. Poitras 1977, Mintz u. Mitarb. 1991), die unabhängig vom Skelettwachstum verläuft (Fürderer u. Mitarb. 1999b). Als Ursache werden die fehlend angelegten dorsalen knöchernen und ligamentären Strukturen sowie die nach ventral vor die Wirbelsäulenachse verlagerten Muskelgruppen des M. erector spinae genannt (Hoppenfeld 1967, Drennan 1970). Aus der im kyphotischen Abschnitt entstehenden Kompression der

Wirbelkörperabschlussplatten resultiert eine Wachstumshemmung, die zu einer Verstärkung der Deformität beiträgt (Barson 1965).

Diagnostik

Klinische Diagnostik

Klinisch fällt ein deutlicher Gibbus im geschädigten Gebiet auf. Da in diesem Bereich durch die kyphotische Deformität eine Druckbelastung der Haut stattfindet, liegen dort oft schwere Ulzerationen der Kutis vor. Zusätzlich kann es im Bereich der Kyphose zu Ventilationsstörungen der Lunge und Kompression der Abdominalorgane kommen. Unbehandelt zeigen die Patienten eine progressive neurologische Symptomatik (Bunch u. Mitarb. 1981).

Bildgebende Diagnostik

Bei einer MMC kann wie bei allen Kyphosen deren Ausmaß im seitlichen Strahlengang beurteilt werden. Die Bogenschlussstörung ist in einer frontalen Aufnahme darzustellen. Um eine Progredienz sicher beurteilen zu können, ist es wichtig, engmaschige Röntgenverlaufskontrollen anzufertigen und nicht nur aktuelle, sondern alle Aufnahmen, beginnend mit der ersten, miteinander zu vergleichen. Dabei sollte der Moment der Operationsindikation nicht versäumt werden. Um die intraspinalen Verhältnisse richtig beurteilen zu können, empfiehlt es sich, zusätzlich präoperativ eine MRT der Wirbelsäule und des Hirnstammes (Bradford u. Mitarb. 1991) anzufertigen, da fast alle Kinder mit MMC eine Hirnstammfehlbildung vom Arnold-Chiari-Typ I oder II (Verschiebung von Kleinhirnteilen sowie Medulla oblongata durch das Foramen magnum in den Spinalkanal mit möglicher Entstehung eines Hydrocephalus internus occlusivus) aufweisen. Weiterhin wird bei bis zu 40% der Patienten eine Hydromyelie (angeborene, mit Flüssigkeitsansammlung einhergehende lokale Erweiterung des Zentralkanals des Rückenmarks) oder Syringomyelie (Höhlenbildung innerhalb der grauen Substanz) beobachtet (Szalay u. Mitarb. 1987, Samuelsson u. Mitarb. 1987, Azimullah u. Mitarb. 1991). Die nichtinvasiven Untersuchungen mit Sonographie, CT oder MRT ermöglichen die Befundung einer Nierenfehlbildung, wie sie bei MMC häufig anzutreffen ist (Fromm u. Mitarb. 1992), sowie die Beurteilung der Beziehung der großen Gefäße zum Kyphosescheitel und daraus entstehende Störungen, da die Aorta in aller Regel nicht dem kyphotischen Radius der Veränderungen folgt (Fromm u. Mitarb. 1994). Eine Aortographie vor einer Kyphektomie ist nicht erforderlich (Fromm u. Mitarb. 1992), wohl aber die bereits beschriebene Diagnosesicherung der Nieren(fehl)lage, da diese ein potentielles Risiko während einer Kyphektomie darstellen (Loder u. Mitarb. 1991).

Da aufgrund der verdrehten Achsenverhältnisse im Bereich der Kyphose und des Kyphosescheitels die Beurteilung der Knochenqualität im MRT schwierig sein kann, ist eine CT oder Spiral-CT-Aufnahme zur dreidimensionalen Darstellung der Knochenstrukturen hilfreich.

Die nichtstrahlenbelastende pränatale Diagnostik von reinen kongenitalen Kyphosen ist mittels Ultraschall möglich, hat jedoch noch keinen Eingang in die klinische Praxis gefunden (Song u. Mitarb. 1994).

Therapie

Konservative Therapie

Alle Versuche, die Progredienz einer MMC-Kyphose durch Korsettbehandlung aufzuhalten, haben sich als ineffektiv erwiesen (Parsch u. Schulitz 1972, Poitras u. Hall 1978). Martin u. Mitarb. konnten 1994 die Überlegenheit der operativen Behandlung im Rahmen einer retrospektiven Studie eindrücklich belegen (Martin u. Mitarb. 1994). Es gibt keinerlei Studien, die den Erfolg einer konservativen Therapie bei einer angeborenen Kyphose bei MMC belegen. Daher steht die operative Versorgung der Deformität seit Mitte der 70er Jahre des vorigen Jahrhunderts im Vordergrund (Hall u. Poitras 1977).

Operative Therapie

Die operative Versorgung einer schweren Kyphose bei MMC stellt hohe Anforderungen an Patient, Eltern und Operateur. Aufgrund des bestehenden Querschnittssyndroms, das sensibel nahezu immer kranial der Deformität beginnt, steht nur sehr selten die Schmerzsymptomatik im Vordergrund. Die zunehmende sagittale Deformität führt zu Druckulzera über dem prominenten Gibbus, nicht selten verlieren die Patienten ihre Sitzfähigkeit durch den Kollaps der Wirbelsäule (Fürderer u. Mitarb. 1999b). Bei zunehmender Spannung des Myelons über dem Kyphosescheitel kann es zur Verschlechterung des neurologischen Status mit Aufsteigen des Lähmungsniveaus kommen. Über den optimalen Zeitpunkt der operativen Korrektur muss individuell entschieden werden. Lindseth (1994) schlägt vor, bei kongenitaler MMC-Kyphose eine Aufrichtung ohne Instrumentation direkt postpartal zusammen mit dem Verschluss der Zele durchzuführen. Grundsätzlich muss die Versorgung so früh wie möglich erfolgen (Hopf u. Mitarb. 1994). Aufgrund des noch zu erwartenden Wachstums der Wirbelsäule besteht jedoch ein erhebliches Risiko einer erneuten Progredienz bzw. einer Dekompensation im Anschluss an die Fusion. Daher sollte der Eingriff nach einer Empfehlung der Arbeitsgruppe Wirbelsäulendeformität der Deutschen Gesellschaft für Orthopädie und Traumatologie (DGOT) frühestens ab dem 10. Lebensjahr erfolgen, wenn nicht die bereits genannten Indikationen zu einer früheren Intervention zwingen (Hopf u. Mitarb. 1996). Um einen spannungsfreien Hautverschluss zu erreichen, kann es notwendig werden, ein oder mehrere Wirbelkörper zu entfernen. Diese so genannte Kyphektomie wurde erstmals 1972 von Sharrad u. Drennan beschrieben und stellt eine exzellente Versorgung von MMC-Patienten dar (Martin u. Mitarb. 1994, McCall 1998). Ziel ist es, eine axiale Belastungssituation zu schaffen. Dabei kann es notwendig sein, den horizontal verlaufenden Teil der Krümmung mit zu resezieren. Bei schweren 180° Gibbi kann das Ausmaß der Resektion bis zu 4 Wirbel beinhalten (Fürderer u. Mitarb. 1999b) (Abb. 5.17 a–d).

Der Einsatz einer Instrumentation ist aufgrund der prekären Weichteilsituation kritisch. Parsch u. Schulitz (1972) berichten über gute Ergebnisse durch eine nichtinstrumentierte Fusion und Nachbehandlung im Rumpf-Bein-Gips (Max-und-Moritz-Gips), ein Verfahren das jedoch hohe Anforderungen an den pflegerischen Aufwand und die Geduld der Patienten und deren Angehörigen stellt (Parsch u. Schulitz 1972). Bei der Instrumentation muss der Größe der Wirbelkörper und der dysplastischen Situation Rechnung getragen werden, da sonst das Risiko des Auftretens von Wundheilungsstörungen und Infektionen deutlich erhöht ist. Ein Auftragen bzw. Überragen des Instrumentariums nach dorsal ist zu vermeiden. Seit 1968 sind die unterschiedlichsten Verfahren beschrieben worden. Leatherman u. Dickson empfahlen 1978 die Resektion des apikalen Wirbelkörpers, gefolgt von einer posterioren Fusion mit dem Harrington-Instrumentarium (Leatherman u. Dickson 1978). Neben Platten, Zugschrauben und Zuggurtungsosteosynthesen ist es gelegentlich notwendig, das Instrumentarium von lateral an den Wirbelkörper zu befestigen (Fürderer u. Mitarb. 1999a) (Abb. 5.18 u. 5.19).

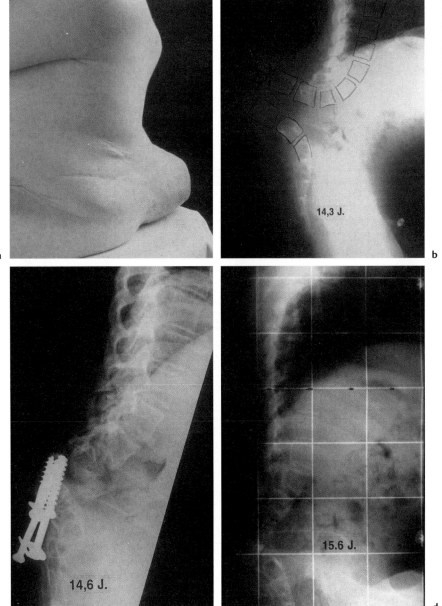

Abb. 5.17 a–d Patient mit Gibbusbildung bei thorakaler Myelomeningozele: 170° Kyphose. Die Haut über der Kyphose ist ulzerotisch vernarbt (**a** u. **b**). Operative Korrektur des Gibbus durch Resektion von 4 Wirbeln (**c**), kein Korrekturverlust nach Metallentfernung (**d**).

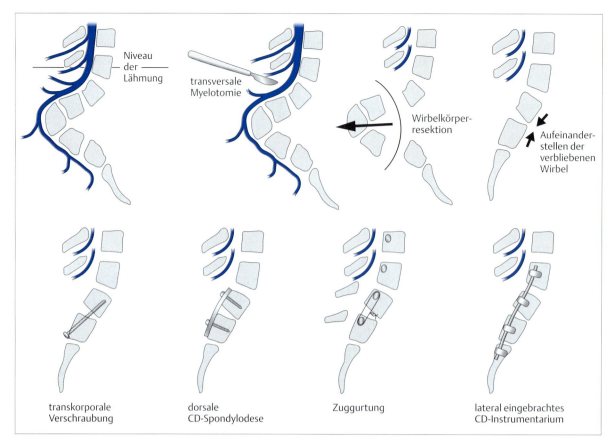

Abb. 5.18 Schematische Darstellung der Korrektur: transversale Myelotomie unterhalb des Lähmungsniveaus, Wirbelresektion und Osteosynthese mit Schrauben, dorsaler Spondylodese, Zuggurtung oder lateraler Spondylodese.

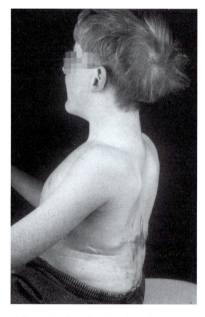

Abb. 5.19 Klinisches Ergebnis der Operation des Patienten in Abbildung 5.17 nach Resektionsvertebroklastie.

Die Mayfield-Technik (kombinierte anteriore und posteriore instrumentale Fusion in 2 Höhen) hat sich langfristig als effektiv erwiesen (Osebold 2000).

Huang u. Lubicky (1994) empfehlen eine modifizierte Gillespie-Technik, mit der sie befriedigende Ergebnisse bei MMC-Kyphose-Operationen erzielten. Lalonde u. Jarvis (1999) beschreiben eine durchschnittliche Korrektur der Kyphose von 52% durch Kordotomie in der Höhe oder unterhalb der Kyphose. Wichtig bei der operativen Versorgung ist die Intaktheit des ventrikulären Shunts, die bereits perioperativ engmaschig kontrolliert werden muss, um einen Hydrozephalus zu vermeiden. Intraoperativ sollten Druckschwankungen vermieden werden. In kritischen Fällen empfiehlt sich die interdisziplinäre orthopädisch-neurochirurgische Zusammenarbeit mit der Lösung eines Tethered Chord bzw. einer simultanen Myelotomie (Hopf u. Mitarb. 1993, Fürderer u. Mitarb.1999 b). Besonders die operative Behandlung einer schweren Kyphose durch Resektion eines oder mehrerer Wirbel kann zur akuten Insuffizienz des zerebrospinalen Abflusses führen, wobei Todesfälle beschrieben sind (Carstens u. Mitarb. 1993). Der akute Hydrozephalus ist eine lebensbedrohliche, intra- und postoperative Komplikation, die sofort neurochirurgisch versorgt werden muss. Die prä- und intraoperative Zusammenarbeit zwischen Neurochirurg und Neuropädiater ist hier dringend gefordert, da bei dieser interdisziplinären Versorgung mit transversaler Myelotomie und Anlage eines Ventrikuloperitonealen Shunts keine weiteren Komplikationen der zerebrospinalen Zirkulation beobachtet wurden (Carsten u. Mitarb. 1993). Durch intraoperative Manipulation des sakralen Myelons kann es zu Funktionsstörungen der Blase kommen, die prä- und postoperativ von einem Urologen überprüft werden muss (Fürderer u. Mitarb. 1999a). Weitere postoperative Komplikationen sind Wundheilungsstörungen mit Hautnekrosen, oberflächliche oder tiefe Wundinfekte, Harnwegsinfekte sowie Pseudarthrosenbildung und Korrekturverluste (Koop 1994). Der operative Eingriff soll vor allem den Patienten das freie Sitzen ermöglichen (Martin u. Mitarb. 1994) bzw. den Verlust des Sitzvermögens verhindern (Fürderer u. Mitarb. 1999b), die Abdominal- und Thoraxorgane entlasten sowie die im Bereich der Kyphose entwickelten Hautulzerationen zurückzubilden.

Literatur

Akbarnia, B.A., K. Heydarian, M.S. Ganjavian (1983): Concordant congenital spine deformity in monozygotic twins. Journal of pediatric orthopedics 3: 502–504

Azimullah, P.C., L.M. Smit, E. Rietveld-Knol, J. Valk (1991): Malformations of the spinal cord in 53 patients with spina bifida studied by magnetic resonance imaging. Child's nervous system 7: 63–68

Banta, J., S. Whiteman, P.M. Dyck, D.L. Hartleib, D. Gilbert (1976): Fifteen year review of myelodysplasia. The journal of bone and joint surgery (American volume) 58: 726

Banta, J.V., G.J. Becker (1986): The natural history of scoliosis in myelomeningocele. Transactions of the annual meeting of the Orthopaedic research society 10: 18

Barden, G.A., L.C. Meyer, F.H. Stelling III (1975): Myelodysplastic – Fate of those followed for twenty years or more. The journal of bone and joint surgery (American volume) 57: 643

Barson, A.J. (1965): Radiological studies of spina bifida cystica: The phenomenon of congenital lumbar kyphosis. The British journal of radiology 38: 294–300

Bernard jr., T.N., S.W. Burke, C.E. Johnston 3rd, J.N. Roberts (1985): Congenital spine deformities. A review of 47 cases. Orthopedics 8: 777–783

Bradford, D.S., K.B. Heithoff, M. Cohen (1991): Intraspinal abnormalities and congenital spine deformities: a radiographic and MRI study. Journal of Pediatric Orthopedics 11: 36–41

Brocher, J.E.W. (1970): Die Scheuermannsche Krankheit. Die Scheuermannsche Krankheit und ihre Differentialdiagnose. In: Differentialdiagnose der Wirbelsäulenerkrankungen. 5. Aufl. Thieme, Stuttgart: 191–231

Bunch, W.M., T.B. Scarff, V. Dvonch (1981): Progressive neurological loss in myelomeningocele patients. Transactions of the annual meeting of the Orthopaedic research society 5: 32

Carlioz, H., M. Ouaknine (1994): Complications neurologiques de la chirurgie du rachis chez l'enfant. (Neurologic complications of surgery of the spine in children). Chirurgie 120: 26–30

Carstens, C., H. Koch, D.R. Brocai, F.U. Niethard (1996): Development of pathological lumbar kyphosis in myelomeningocele. Journal of Bone and Joint Surgery (British volume) 78: 945–950

Carstens, C., E. Schmidt, F.U. Niethard, B. Fromm (1993): Die Columnotomie bei Patienten mit Myelomeningozele – Erfahrungen 1971–1990. Zeitschrift für Orthopädie und ihre Grenzgebiete 131: 252–260

Carstens, C., J. Vetter, U. Niethard (1990): Die Entwicklung der Lähmungsscoliose bei der Myelomeningocele. Zeitschrift für Orthopädie und ihre Grenzgebiete 128: 174

Chen, C.P., C.C. Lee, C.W. Pan, T.Y. Kir, B.F. Chen (1998): Partial trisomy 8q and partial monosomy 15q associated with congenital Hydrozephalus, diapragmatic hernia, urinary tract anomalies, congenital heart defect and kyphoscoliosis. Prenatal Diagnosis 18: 1289–1293

Cobb, J.R. (1948): Outline for the study of scoliosis. Instructional course lectures. American academy of orthopaedic surgeons 5: 261

Doers, T., J.L. Walker, K. van den Brink, D.B. Stevens, J. Heavilon (1997): The progression of untreated lumbar kyphosis and the compensatory thoracic lordosis in myelomeningocele. Developmental medicine and child neurology 39: 326–330

Drennan, J.C. (1970): The role of muscle in the development of human lumbar kyphosis. Developmental medicine and child neurology 12: 33–38

Dubousset, J. (1985): Congenital kyphosis. In: Bradford, D.S., Hensinger R.M.: Pediatric Spine. Thieme-Stratton, New York

Dubousset, J., E.P. Gonon (1983): Cyphoses et cypho-scolioses angulaires. Revue de chirurgie orthopedique et reparatrice de l'appareil moteur 2: 69

Erkkila, J.C., W.J. Warwick, D.S. Bradford (1978): Spine deformities and cystic fobrosis. Clinical orthopaedics and related research 131: 146–150

Eysel, P., C. Hopf, M. Schwarz, D. Voth (1993): Development of scoliosis in myelomeningocele. Differences in the history caused by idiopathic pattern. Neurosurgical review 16: 301–306

Fromm, B., C. Carstens, J. Graf (1994): Aortenangiographische Befunde bei Kindern mit Myelomeningozele und Lumbalkyphose. (Aortographic findings in children with myelomeningocele and lumbar kyphosis). Zeitschrift für Orthopädie und ihrer Grenzgebiete 132: 56–61

Fromm, B., C. Carstens, F.U. Niethard, R. Lang (1992): Aortography in children with myelomeningocele and lumbar kyphosis. Journal of Bone and Joint Surgery (British volume) 74: 691–694

Fürderer, S., P. Eysel, C. Hopf, J. Heine (1999b): Sagittal static imbalance in myelomeningocele patients: improvement in sitting ability by partial and total gibbus resection. European spine journal 8: 451–457

Fürderer, S., C. Hopf, M. Schwarz, D. Voth (1999a): Orthopedic and neurosurgical treatment of severe kyphosis in myelomeningocele. Neurosurgical review 22: 45–49

Goidanich, I.F. (1951): Diagnosie differenziale delle synostosi vertebrali congenite ed acquisite. La Chirurgia degli organi di movimento 36: 449–464

Hall, J.E., B. Poitras (1977): The management of kyphosis in patients with meningomyelocele. Clinical orthopaedics and related research 128: 33–40

Hodgson, A.R. (1965): Correction of fixed spinal curves. A preliminary communication. The journal of bone and joint surgery (American volume) 47: 1221–1227

Hood, R.W., E. Riseborough, A. Nehme (1980): Diastematomyelia and structural spinal deformities. The journal of bone and joint surgery (American volume) 62: 520–528

Hopf, C., P. Eysel, J.D. Rompe, R. Forst, H. Stürz, C. Carstens, P. Metz-Stavenhagen (1996): Indikationsempfehlung zur operativen Korrektur von neuromuskulären und kongenitalen Skoliosen. Orthopädische Praxis 32: 727–732

Hopf, C., W. Hopf, P. Eysel (1994): Die frühzeitige Operation neuromuskulärer Skoliosen – weshalb? Orthopädische Praxis 2: 74–76

Hopf, C., M. Schwartz, A. Wackerhagen, D. Voth (1993): The operative treatment of spinal deformities in MMC. Neurosurgical review 16: 45–52

Hoppenfeld, S. (1967): Congenital kyphosis in myelomeningocele. The journal of bone and joint surgery (British volume) 49: 276–280

Huang, T.J., J.P. Lubicky (1994): Kyphectomy and segmental spinal instrumentation in young children with myelomeningocele kyphosis. Journal of the Formosan medical association 93: 503–508

James, C.C.M., L.P. Lassman (1970): Diastematomyelia and the tight filum terminale. Journal of the neurological sciences 10: 193–196

Just, M., M. Schwarz, J.A. Ermert (1988): Magnetic resonance imaging of dysraphic myelodysplasia. Child's nervous system 4: 149–153

Kim, H.W., S.L. Weinstein, (1998): Atypical congenital kyphosis. Report of two cases with long-term follow-up. Journal of bone and joint surgery (British volume) 80: 25–29

Koop, S. E. (1994): Myelomeningocele. In: Lonstein, J.E., D.S. Bradford, R.B. Winter, J. Oglivie: Moe's Textbook of scoliosis and other spinal deformities. W.B. Saunders, Philadelphia

Lalonde, F., J. Jarvis (1999): Congenital kyphosis in myelomeningocele. The effect of cordotomy on bladder function. Journal of bone and joint surgery (British volume) 81: 245–249

Langman, J. (1989): Skelettsystem. In: Medizinische Embryologie. Taschenlehrbuch der gesamten Anatomie. Bd. 4. Thieme, Stuttgart: 141–142

Leatherman, K.D., R.A. Dickson (1978): Congenital kyphosis in myelomeningocele. Vertebral body resection and posterior spine fusion. Spine 3: 222–226

Leatherman, K.D., R.A. Dickson (1979): Two-stage corrective surgery for congenital deformities of the spine. Journal of bone and joint surgery (British volume) 61: 324–328

Lindemann, K. (1931): Zur Kasuistik der angeborenen Kyphosen. Archives of orthopaedic and trauma surgery 30: 27–33

Lindseth, R.E. (1994): Myelomeningocele. In: Weinstein, S. L.: The pediatric spine: principles and practice. Raven Press, New York

Loder, R.T., P. Shapiro, R. Towbin, D.D. Aronson (1991): Aortic anatomy in children with myelomeningocele and congenital lumbar kyphosis. Journal of Pediatric Orthopedics 11: 31–35

Lonstein, J.E. (1999): Congenital spine deformities: scoliosis, kyphosis, and lordosis. Orthopedic clinics of north America 30: 387–405

Lonstein, J.E., R.B. Winter, J.E. Moe (1980): Neurologic deficits secondary to spinal deformity: A review of the literature and report of 43 cases. Spine 5: 331–355

MacEwen, G.D., R.B. Winter, J.H. Hardy (1972): Evaluation of kidney anomalies in congenital scoliosis. The journal of bone and joint surgery (American volume) 54: 1341–1354

Mackel, J., R. Lindseth (1975): Scoliosis in Myelodysplasia. The journal of bone and joint surgery (American volume) 57: 1031

Martin jr., J., S.J. Kumar, J.T. Guille, D. Ger, M. Gibbs (1994): Congenital kyphosis in myelomeningocele: results following operative and nonoperative treatment. Journal of pediatric orthopedics 14: 323–328

Maxwell, J.A., E.A. Kahn (1967): Spinal cord traction producing ascending, reversible neurological deficit. Case report. Journal of neurosurgery 26: 331–333

Mayfield, J.K., R.B. Winter, D.S. Bradford, J.H. Moe (1980): Congenital Kyphosis due to defects of anterior segmentation. Jornal of bone and joint surgery (American volume) 62: 1291–1301

McCall, R.E. (1998): Modified luque instrumentation after myelomeningocele kyphectomy. Spine 23: 1406–1411

McMaster, M.J., H. Singh (1999): Natural history of congenital kyphosis and kyphoscoliosis. A study of one hundred and twelve patients. Journal of bone and joint surgery (American volume) 81: 1367–1383

Meinesz, A.F., T.S. van der Werf, A. Tiesma, G. Bladder, J.G. Zijlstra (1997): Gevaar voor respiratoire insufficientie door starre thorax. (Risk of respiratory insufficiency caused by thoracic rigidity), Nederlands Tijdschrift voor Geneeskunde 141: 713–717

Mintz, L.J., J.F. Sarwark, L.S. Dias, M.F. Schafer (1991): The natural history of congenital kyphosis in myelomeningocele: A review of 51 children. Spine 16: 348–350

Moe, J.H., R.B. Winter, D.S. Bradford, J.E. Lonstein (1978): Scoliosis and other spinal deformities. W.B. Saunders, Philadelphia

Montgomery, S.P., J.E. Hall (1982): Congenital kyphosis. Spine 7: 360–364

Moore, K.L. (1990): Entwicklung der Wirbelsäule. In: Embryologie. Lehrbuch und Atlas der Entwicklungsgeschichte des Menschen. 3. Aufl. Schattauer, Stuttgart: 389–392

Morin, B., B. Poitras, M. Duhaime, C.H. Rivard, D. Marton (1985): Congenital kyphosis by segmentation defect: etiologic and pathogenic studies. Journal of Pediatric Orthopedics 5: 309–314

Nash, C., J. Moe (1969): A study of vertebral rotation. The journal of bone and joint surgery (American volume) 51: 223

Niethard, F.U., J. Pfeil (1989): Orthopädie. Hippokrates, Stuttgart: 317–320

Noble, J.S., J.A. Davidson (1999): Cor pulmonale presenting in a patient with congenital kyphoscoliosis following intercontinental air travel. Anaesthesia 54: 361–363

Oldberg, C.J., E.E Fogarty, D.P. Moore, F.E. Dowling (1997): Fluctuating asymmetry and vertebral malformation. A study of palmar dermatoglyphics in congenital spinal deformities. Spine 22: 775–779

Osebold, W.R. (2000): Stability of myelomeningocele spines treated with the mayfield two-stage anterior and posterior fusion technique. Spine 25: 1344–1351

Parsch, K., K.P. Schultz (1971): Die orthopädische Frühbehandlung des Kindes mit Spina bifida cystica. Zeitschrift für Orthopädie und ihre Grenzgebiete 109: 451–457

Parsch, K., K.P. Schultz (1972): Das Spina-bifida-Kind – Klinik und Rehabilitation. Thieme, Stuttgart

Perdriolle, R., J. Vidal (1987): Morphology of scoliosis: three-dimensional evolution. Orthopedics 10: 909–915

Philips, M.F., J. Dormans, D. Drummond, L. Schut, L.N. Sutton (1997): Progressive congenital kyphosis: Report of five cases and review of the literature. Pediatric neurosurgery 26: 130–143

Pigott, H. (1980) The natural history of scoliosis in myelodysplasia. The journal of bone and joint surgery (British volume) 62: 54

Poitras, B., J.E. Hall (1978): Excision of kyphosis in myelomeningocele. Paper presented at the Scoliosis Research Society, Louisville, September 1974. In: Moe, J.H., R.B. Winter, D.S. Bradford, J.E. Lonstein: Scoliosis and other spinale deformities. W.B. Saunders, Philadelphia

Rauzzino, M.J., C.I. Shaffrey, H. Bartkowski, R. Nockels, G. Wiggins (2000): Multilevel thoracic pedicle aplasia causing congenital thoracic kyphosis: a case report. Neurosurgery 46: 988–991

Raycroft, J.F., B.H. Curtis (1972): Spinal curvature in myelomeningocele: Natural history and etiology. American academy of orthopedic surgeons symposium on myelomeningocele. Mosby, St. Louis

Rodgers, W.B., D.M. Frim, J.B. Emans (1997): Surgery of the spine in myelodysplasia. An overview. Clinical orthopaedics and related research 338: 19–35

von Rokitansky, K.F. (1844): Handbuch der pathologischen Anatomie. Bd. II. Braunmüller, Wien

Samuelsson, L., K. Bergstrom, K.A. Thuomas (1987): M.R. imaging of syringohydromyelia and Chiari malformations in myelomeningocele patients with scoliosis. American journal of neurodaliology 8: 539–546

Sato, T., S. Kokubun, Y. Tanaka, T. Aizawa (1997): Paraparesis associated with mild congenital kyphoscoliosis in an adult. Tohoku Journal of experimental medicine 183: 303–308

Schlaepfer, R., S. Rampini, U. Wiesmann (1981): Das Dyggve-Melchior-Clausen-Syndrom. Fallbeschreibung und Literaturübersicht. (Dyggve-Melchior-Clausen syndrome. Case report and review of the literature). Helvetica Paediatrica Acta 36: 543–559

Schulthess, W. (1905): Die klinische Pathologie der Rückgratsverkrümmung. In: Joachimsthal, G.: Handbuch der orthopädischen Chirurgie. Bd. II. Fischer, Jena: 903

Sharrard, W.J.W., J.C. Drennan (1972): Osteotomy excision of the spine for lumbar kyphosis in older children with myelomeningocele. The journal of bone and joint surgery (British volume) 54: 50–60

Shimada, Y., E. Abe, K. Sato (2000): Total en-bloc spondylectomy for correcting congenital kyphosis. Spinal Cord 38: 382–385

Shurtleff, D.B., R. Goiney, L.H. Gordon, N. Livermore (1976): Myelodysplasia : The natural history of kyphosis and scoliosis. Developmental medicine and child neurology 18: 126–133

Song, T.B., Y.H. Kim, S.T. Oh, J.S. Byun, E.K. Kim (1994): Prenatal ultrasonographic diagnosis of congenital kyphosis due to anterior segmentation failure. Asia-Oceania journal of obstetrics and gynaecology 20: 31–33

Szalay, E.A., J.W. Roach, H. Smith (1987): Magnetic resonance imaging of the spinal cord in spinal dysraphisms. Journal of pediatric orthopedics 7: 541–545

Tachdjian, M.O. (1990): Pediatric Orthopedics. Vol. 1. W.B. Saunders, Philadelphia: 1773–1871

Töndury, G. (1958): Entwicklungsgeschichte und Fehlbildungen der Wirbelsäule. Die Wirbelsäule in Forschung und Praxis. Bd. 7. Hippokrates, Stuttgart

Williams, F., I.W. McCall, J.P. O'Brien, W.M. Park (1982): Severe kyphosis due to congenital dorsal hemivertebra. Clinical radiology 33: 445–452

Winter, R.B. (1973): Congenital spine deformity. Natural history and treatment. Israel journal of medical sciences 9: 719–727

Winter, R.B. (1977): Congenital kyphosis. Clinical Orthopaedics and related research 128: 26–32

Winter, R.B. (1987): Myelomeningocele. In: Bradford, D., J. Lonstein, J. Moe, J. Oglivie, R.B. Winter: Moe's Textbook of scoliosis and other spinal deformities. W.B. Saunders, Philadelphia

Winter, R.B. (1994): Congenital spinal deformity. In: Lonstein, J.E., D.S. Bradfordt, R.B. Winter, J.W. Ogilvie: Moe's textbook of scoliosis and other spinal deformities. 3rd ed. W.B. Saunders, Philadelphia

Winter, R.B., J.H. Moe, J.E. Lonstein (1984): The incidence of Klippel-Feil syndrom in patients with congenital scoliosis and kyphosis. Spine 9: 363–366

Winter, R.B., J.H. Moe, J.E. Lonstein (1985): The surgical treatment of congenital kyphosis. A review of 94 patients age 5 years or older, with 2 years or more follow-up in 77 patients. Spine 10: 224–231

Winter, R.B., J.H. Moe, J.F. Wang (1973): Congenital kyphosis. Its natural history and treatment as observed in a study of 130 patients. The journal of bone and joint surgery (American volume) 55: 223–256

Winter, R.B., L.A. Turek-Shay (1997): Twenty-eight-year follow-up of anterior and posterior fusion for congenital kyphosis. A case report. Spine 22: 2183–2187

Zeller, R.D., I. Ghanem, J. Dubousset (1996): The congenital dislocated spine. Spine 21: 1235–1240

5.4 Kyphosen bei Systemerkrankungen

Definition

Krankheiten, die grundsätzlich die Entwicklung, den Aufbau oder den Stoffwechsel von Knochengewebe beeinflussen, können sich auf die Struktur des befallenen Knochenelementes auswirken und dadurch zu Veränderungen der Form und Statik führen. Daraus können sich Fehlhaltungen entwickeln.

Systemerkrankungen, die das Skelettsystem betreffen, manifestieren sich oft an der Wirbelsäule. Kommt es hierbei zu einer destruktiven Veränderung der ventralen druckaufnehmenden Abschnitte oder der dorsalen Zugelemente, ist die Kyphose die resultierende Deformität.

Die Einteilung der Kyphosen bei Systemerkrankungen erfolgt nach Kozlowski u. Rupprecht (1972), die Enzymopathien mit berücksichtigen. Bei den Wirbelkörperveränderungen aufgrund von Systemerkrankungen kommt es vermehrt zu einer ventralen Stufenbildung an einem oder auch mehreren Wirbelkörpern (Brailsford 1952, Braband 1960).

Folgende angeborene Skeletterkrankungen mit Kyphoseentwicklung können unterteilt werden:

- Osteochondrodysplasien, Entwicklungsstörungen des Knochenwachstums,
- primäre Stoffwechselstörungen und Enzymopathien,
- komplexe Krankheitsbilder mit zusätzlicher knöcherner Beteiligung.

5.4.1 Kyphosen bei Osteochondrodysplasien

Allen Wirbelfehlbildungen bei Osteochondrodysplasien liegt eine enchondrale Ossifikationsstörung zugrunde. Die Bandscheiben finden sich primär unverändert (Campbell 1931, Marquardt 1949, Seyss 1950). Die sich oft in früher Kindheit entwickelnden Kyphosen haben häufig eine starke Progredienz (Pohl 1939). Oft sind diese Erkrankungen mit der Ausbildung von Skoliosen vergesellschaftet.

Achondrogenesie, Achondrodysplasie, Chondrodysplasie

Typischerweise kommt es bei den Skelettdysplasien zur Ausbildung kyphotischer Deformitäten: zervikale Kyphosen bei diastrophischer Dysplasie, thorakolumbale Kyphosen bei Achondroplasie, Pseudoachondroplasie und den vielen kleinwüchsigen Syndromen mit metabolischer Ätiologie (Tolo 1990).

Bereits Donath u. Vogel (1925) beschrieben Kyphosen bei der Achondrogenesie sowohl im Thorakalbereich als auch im thorakolumbalen Übergang. Bei etwa 33 % der kindlichen Patienten mit Achondroplasie finden sich leichte bis mittelgradige Kyphosen, die sich nach dem Stehen- und Laufenlernen phänotypisch in einer kompensatorischen Hyperlordose der LWS ausprägen (Lutter u. Langer 1977, Hensinger 1977). Im Verlauf können sich diese Kyphosen zurückbilden, jedoch auch progredient zunehmen (Bailey 1970). Symptome treten im Erwachsenenalter oft erst im dritten oder vierten Lebensjahrzehnt auf (Vogl 1962, Lutter u. Langer 1977). Das Auftreten von neurologischen Symptomen und deren Schweregrad stehen dabei nicht in Korrelation mit dem Schweregrad der Kyphose (Duvoisin u. Yahr 1962). Bei einer vorliegenden Chondroagenesie kommt es häufig zum Auftreten einer Spinalkanalstenose mit entsprechenden Symptomen (Wackenheim u. Babin 1980).

Therapie

Beim Vorliegen einer klinisch manifesten Spinalkanalstenose muss eine Dekompression des betroffenen Wirbelsäulenabschnittes durchgeführt werden. Da die Stenose jedoch fast immer in den Bereichen der kompensatorischen Hyperlordose liegt, ist die Kyphose selbst nur sehr selten Ziel eines operativen Eingriffs.

Chondrodysplasie atelosteogenesis Typ II

Die Chondrodysplasie atelosteogenesis Typ II verläuft bereits perinatal letal. Durch pränatale Sonographie konnten Nores u. Mitarb. (1992) das Vorliegen von zervikalen Kyphosen nachweisen.

Chondrodysplasia punctata

Intrauterin entstehen bei dieser Erkrankung – synonym auch als Chondrodystrophia calcificans oder Conradi-Hünermann-Syndrom bezeichnet – pathognomonisch epiphysäre Kalkherde, die sich im frühen Kindesalter wieder zurückbilden. Sie verursachen Kyphosen der BWS und im thorakolumbalen Übergangsbereich (Spranger u. Mitarb. 1970). Auftretende zervikothorakale Spinalstenosen beim Conradi-Hünermann-Syndrom sind durch MRT-Aufnahmen zu beurteilen und zu diagnostizieren (Goodman u. Dominguez 1990).

Pseudochondroplasie, Hypochondroplasie

Auch bei diesen selten auftretenden Krankheitsbildern werden Kyphosen mit engem Spinalkanal beschrieben (Kozlowski u. Zychowiczc 1964, Remy u. Mitarb. 1973).

Thanatophorer, metatrophischer und diastrophischer Zwergwuchs

Bei diesen Erkrankungen treten gehäuft Kyphosen auf (Kozlowski u. Rupprecht 1972, Bethem u. Mitarb. 1981). Die skoliotische Komponente ist jedoch meist stärker ausgeprägt als die kyphotische.

Spondylometaphysäre Dysplasie

Im Vorschulalter manifestiert sich bei dieser Erkrankung eine meist reine Brustkyphose neben anderen zu dieser Erkrankung zählenden Fehlbildungen (Kozlowski 1973). Sie zeigt eine deutliche Progredienz und muss daher frühzeitig behandelt werden.

Therapie

Die Therapie besteht im Kindesalter zunächst in einer dorsalen dynamischen Fixierung, z. B. mit der Luque-Technik zum Erhalt des Längenwachstums bei an sich schon reduzierter Körpergröße. Regelmäßige Röntgenkontrollen müssen jedoch das Einsetzen einer kranialen Nachkyphosierung rechtzeitig erkennen lassen. Nach dem 10. Lebensjahr wird eine langstreckige dorsale Fusion empfohlen (Abb. 5.20 a – e).

Akrodysplasie

Bei der Akrodysplasie entwickeln sich thorakolumbale Kyphosen mit Plattwirbelbildung (Singleton u. Seaschner 1960, Cohen u. van Crevefeld 1963, Arkless u. Graham 1967, Kozlowski u. Rupprecht 1972).

Osteogenesis imperfecta

Unter einer Kyphose leiden 40 % der Patienten mit einer Osteopsathyrose, einer abnormen Knochenbrüchigkeit (Typ Lobstein, Osteogenesis imperfecta) (Bauze u. Mitarb. 1975) aufgrund osteoporotischer Wirbelkörperzusammen-

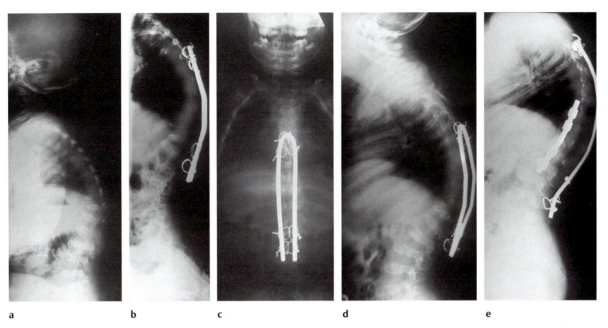

Abb. 5.20 a – e Patient mit spondylometaphysärer Dysplasie und typischer thorakaler Wirbelkörperdeformierung (**a**). Röntgenbilder nach Luque-Spondylodese seitlich (**b**) und a.-p. (**c**). Im Verlauf Anschlusskyphose kaudal der Spondylodese (**d**). Respondylodese mit dorsaler Verlängerung und ventraler Korrektur (**e**).

brüche (Falvo u. Mitarb. 1974) mit Bildung von Keilwirbeln und Fischwirbeln in der unteren BWS und LWS (Deutsch 1935, Zander 1940, Chont 1941, Kramer 1961). Dabei besteht ein enger Zusammenhang zwischen dem Grad der Erkrankung (Manifestation und Erkrankung anderer Organe) und dem Grad der Kyphose (Bauze u. Mitarb. 1975). Die in der Jungendzeit meist milden Kyphosen zeigen eine Progredienz während der Skelettreifung (Bergstrom u. Mitarb. 1971). Typisch sind die Stigmata der abnormen Knochenbrüchigkeit, die über die Ausbildung von Kompressionsfrakturen zu einer Spinalkanaleinengung führen kann.

Therapie

Die Knochenqualität lässt eine operative Therapie nur in begrenztem Umfang zu, eine Instrumentation sollte nur in Ausnahmefällen zum Einsatz kommen. Die Frakturen haben eine ausgezeichnete Ausheilungstendenz, so dass auch schwere Deformierungen nur selten eine Indikation zur Operation darstellen.

5.4.2 Kyphosen bei Enzymopathien

Bei den Enzymopathien treten Symptome meist erst im Kindesalter auf, obwohl der Stoffwechseldefekt bereits während der Embryonalphase vorliegt. Es kommt durch pathologische Akkumulation von Stoffwechselprodukten zu deren Speicherung und Ablagerung in verschiedenen Geweben einschließlich der Knochengewebe sowie zu verschiedenen Bildungs- und Entwicklungsstörungen. Die Einteilung nach dem Phänotyp wurde verlassen und stattdessen der Enzymdefekt als primäres Kriterium benannt (Kozlowski u. Rupprecht 1972).

Je nach Ursache der Störung können Stoffwechselstörungen mit Kyphoseinzidenz unterteilt werden in:
- Störungen des Kohlehydratstoffwechsels, z.B. Mukopolysaccharidosen,
- Störungen des Fettstoffwechsels, z.B. Mukolipidosen, Speicherkrankheiten (Morbus Gaucher),
- Störung des Kalzium- und/oder Phosphatstoffwechsels, z.B. Rachitis, Osteomalazie.

Mukopolysaccharidosen

Mukopolysaccharidosen sind überwiegend autosomal-rezessiv vererbte lysosomale Stoffwechselstörungen mit intrazellulärer Speicherung von Mukopolysacchariden in verschiedenen Organen (ZNS, Skelett, Leber, Milz u.a.). Ein Nachweis kann durch die mit dem Urin vermehrt ausgeschiedenen sauren Mukopolysaccharide erfolgen. Bei den Mukopolysaccharid-Speicherkrankheiten werden folgende Typen unterschieden:
- Typ I-H: Morbus Pfaundler-Hurler,
- Typ I-S: Morbus Scheie (früher Typ V),
- Typ I-H/S: Hurler-Scheie-Variante,
- Typ II: Hunter-Krankheit,

- Typ III: Sanfilippo-Krankheit (Untertypen A-D),
- Typ IV: Morbus Morquio (Untergruppen Typ A und B),
- Typ V: (frühere Bezeichnung für Typ I-S),
- Typ VI: Maroteaux-Lamy-Krankheit,
- Typ VII: Thompson-Nelson-Grobelny-Syndrom.

Morbus Pfaundler-Hurler (Typ I). Hierbei findet sich bei 92% der Patienten eine Kyphose zum Teil erheblichen Ausmaßes im Bereich der unteren BWS und im thorakolumbalen Übergangsbereich (Cocchi 1950). Gehäuft treten auch Skoliosen und in 50% der Patienten Spaltbildungen der Wirbelkörper auf (Haubenpreiser 1958).

Morbus Morquio (Typ IV). Besonders durch Veränderungen am Achsenskelett und kombinierte Becken-Wirbelsäulen-Veränderungen (Fehlbildungseinteilung nach Brailsford 1948) findet man in 82,4% der Patienten mit Morbus Morquio zumeist thorakale Kyphosen vor (Cocchi 1950). Eine Wirbelsäulendeformität ist bei dieser Erkrankung obligatorisch, kann sich jedoch sowohl als Kyphose und Lordose als auch als Skoliose darstellen. Neben einer typischerweise vorliegenden atlantoaxialen Instabilität sind zervikale Kyphosen oftmals die Ursache für die Ausbildung einer Myelopathie beim Morbus Morquio (Piccirilli u. Chadduck 1996). Im Zervikal- und Lumbalbereich kann sich eine spinale Stenose ausbilden (Wackenheim u. Babin 1980). Typisch für dieses Krankheitsbild sind höhenverminderte und keilförmig deformierte Wirbelkörper mit vergrößertem a.-p. Durchmesser (Gidion u. Mitarb. 1961). Zusätzlich sind Patienten mit Morbus Morquio anfällig für Gibbus-induzierte muskuloskeletale Komplikationen (Levin u. Mitarb. 1997).

Maroteaux-Lamy-Krankheit (Typ VI). Bei dem Typ VI (Maroteaux-Lamy) finden sich ausgeprägte Kyphosen im unteren thorakalen Abschnitt der Wirbelsäule (Rampini 1969).

Bei den übrigen Mukopolysaccharidosen (Typ II Hunter, Typ III Sanfilippo, Typ V Ullrich-Scheye, Typ VI Maroteaux-Lamy, Typ VII Thompson-Nelson-Grobelny-Syndrom) kommen Kyphosen nur sehr selten vor. Der Typ VII (Passarge u. Mitarb. 1974) gleicht dem Morbus-Pfaundler-Hurler mit seinen Wirbelsäulenveränderungen, unterscheidet sich jedoch in seinem Enzymdefekt (Beta-Glukuronidasedefekt) und Ausscheidungsprodukt (Dermatansulfatausscheidung im Urin).

AMPS-Syndrom (urinary acid mucopolysaccharides). Im Gegensatz zum Morbus Morquio werden beim AMPS-Syndrom vermehrt Keratan- und Heparansulfat aufgrund eines N-Acetylglucosamin-6-Sulfatase-Defizits mit dem Urin ausgeschieden. Da die biomechanische Auswirkung auf den Knochenstoffwechsel jedoch ähnlich ist, bilden sich auch hier thorakolumbale Kyphosen aus (Matalon u. Mitarb. 1982).

Mukolipidosen

Die Mukolipidosen (Typ I Spranger-Wiedemann, Typ II Leroux, Typ III Fukosidose) sind häufig mit Kyphosen im thorakolumbalen Bereich vergesellschaftet (Meyer 1955, Langer u. Carey 1966, Steinbach u. Mitarb. 1968, Maroteaux 1970).

Speicherkrankheiten

Bei den Speicherkrankheiten (vor allem Morbus Gaucher und Morbus Hand-Schüller-Christian) werden Kyphosen mit Wirbelkörpereinbrüchen ähnlich denen bei Osteoporose beschrieben (Junghagen 1926, Lyon u. Marum 1931, Kienböck 1932, Amstutz u. Carey 1966, Katz u. Mitarb. 1973). Der in der Allgemeinbevölkerung seltene Morbus Gaucher (Butora u. Mitarb. 1989) ist eine autosomal-rezessiv hereditäre Glycolipid-Glucocerebrosid-Speicherkrankheit, bei der sich charakteristischerweise Glucocerebroside in den Lysozymen von Makrophagen des retikuloendothelialen Systems akkumulieren. Manifestationen im Skelett finden typischerweise in langen Knochen statt und sind in der Wirbelsäule von Kindern und Adoleszenten beschrieben worden, in der sie sich als Kyphose mit Spinalkanalkompression im Apex der Fehlbildung manifestieren (Kocher u. Hall 2000). Ebenso sind sekundäre Kyphosen nach pathologischen Frakturen der Wirbelkörper beim Morbus Gaucher beschrieben worden (Butora u. Mitarb. 1989).

5.4.3 Kyphosen bei Osteomalazie und Rachitis

Die Osteomalazie bezeichnet eine mangelnde Mineralisation von Spongiosa und Kompakta des Knochengewebes, die Rachitis eine gestörte Mineralisation und Desorganisation der Wachstumsfuge. Bei Kindern können daher beide Krankheitsbilder gleichzeitig auftreten, wohingegen bei Erwachsenen nach Epiphysenschluss nur die Osteomalazie vorkommen kann. Ursächlich liegt beiden Krankheitsbildern ein Vitamin-D-Mangel zugrunde, verursacht durch verminderte Aufnahme oder Bildung. Selten liegt die Ursache in einer vom Vitamin-D unabhängigen Genese wie zum Beispiel renal tubuläre Funktionsstörungen mit Phosphatasemangel.

Ist die Mineralisation der Wirbel auf diese Weise gestört, kann es aufgrund der mangelhaft ausgebildeten intraossären Statik der tragenden Trabekel zu Kompressionsfrakturen mit Ausbildung einer Kyphose kommen. Die rachitischen Veränderungen können sich als Fischwirbel und Keilwirbel sowie durch Instabilität der Grund- und Deckplatten manifestieren (Schmidt 1942). Bei der Osteomalazie entstehen Kyphosen sowohl durch Keilwirbelbildung als auch durch Wirbelkompressionsfrakturen (Kienböck 1940).

Da die Wirbel im Verhältnis zu Extremitätenknochen eine geringere Wachstumsgeschwindigkeit aufweisen, sind Kyphosen nicht die primäre klinische Manifestation (Mueller 1984). Die Patienten klagen über Skelettschmerzen und weisen zum Teil auffällige Verformungen der tragenden Röhrenknochen (z. B. Genua vara) auf. Der sog. „rachitische Rosenkranz" lässt umschriebene Schwellungen der Rippenepiphysen an der Knorpel-Knochen-Grenze zum Sternum erkennen. Dies ist ein Hinweis auf eine reaktiv verstärkte Aktivität der Osteoblasten an dieser Gewebegrenze.

Röntgenologisch lassen sich „Looser-Umbauzonen" (Emil Looser, 1877 – 1936, Chirurg, Zürich), quer zur Längsachse der Knochen verlaufende bandförmige Aufhellungen durch unverkalktes Osteoid, nachweisen. Knochen- und Wirbeldeformierungen komplettieren das klinische Bild.

Die Therapie beider Erkrankungen stellt die Substitution mit Vitamin D dar, die zum vermehrten Calciumeinbau in die Knochen und somit zur Stabilisierung beiträgt.

5.4.4 Kyphosen bei Endokrinopathien

Bei dieser Gruppe von Krankheiten stehen hormonelle Störungen ursächlich und krankheitsbestimmend im Vordergrund. Die Störungen werden entweder durch vermehrte Hormonproduktion, z. B. bei Hyperplasie des Drüsengewebes bzw. differenzierten Adenokarzinomen, oder durch Hormonmangel ausgelöst. Dieser kann seine Ursache in einer fehlenden Hormonproduktion bei Zerstörung endokrin aktiven Drüsengewebes oder einer sekundären Rezeptorresistenz haben.

Viele endokrinologische Erkrankungen sind mit kyphotischen Fehlbildungen der Wirbelsäule vergesellschaftet. Die Ätiologie ist dabei nicht immer vollständig geklärt.

Kongenitale Hypothyreose, Myxödem

Kyphosen manifestieren sich bei der angeborenen Schilddrüsenunterfunktion und beim Myxödem unregelmäßig vor allem im thorakolumbalen Bereich und müssen radiologisch von Osteochondrodysplasien abgegrenzt werden (Wolff 1944, Svoboda 1950). Differenzialdiagnostisch muss auch eine Osteosklerose in Betracht gezogen werden (van den Dorp u. Mitarb. 1959).

Akromegalie

Neben den typischen Stigmata der verbreiterten Akren findet man bei 67 % der Patienten an der Wirbelsäule einen vergrößerten a.-p. Durchmesser der Wirbelkörper (Erdheim 1931) sowie verbreitete Intervertebralräume (Mutschlechner 1927, Brocher 1938, Steinbach u. Mitarb. 1959, Erbe u. Mitarb. 1975).

Hypophysärer Hypogonadismus

Die oft beim Hypogonadismus beobachteten kyphotischen Krümmungen im Bereich der BWS stellen keine eigenständigen strukturellen Veränderungen dar. Es handelt sich dabei eher um koinzidente, muskulär statische Haltungsfehler mit osteoporotischer Prägung (Albanese 1936, Ellegast 1962, Hornstein u. Mitarb. 1974), als um „echte" kyphotische Fehlbildungen.

Morbus Cushing

Die bei Störungen der Nebennierenrinde auftretenden kyphotischen Veränderungen der Wirbelsäule sind sekundärer Art und über eine osteoporotische Pathogenese erklärbar (Ellegast 1962, Freehill u. Lenke 1999). Ähnliches gilt für das iatrogene Cushing-Syndrom. Über den Verlust der tragenden Trabekel und der Mindermineralisation treten die typischen Veränderungen einer Osteoporose zu Tage, die Deformitäten können zum Teil noch ausgeprägter sein. Gelegentlich kann man einen völligen Wirbelkollaps (Vertebra plana) beobachten. Aufgrund des raschen Verlustes der Knochenmasse kann sich eine Paraplegie beim Cushing-Syndrom auf dem Boden einer sich schnell entwickelnden Kyphose und damit verbundener Dehnung des Rückenmarks entwickeln (Morello u. Mitarb. 1999).

5.4.5 Kyphosen bei komplexen Krankheitsbildern mit zusätzlicher knöcherner Beteiligung sowie generalisierten Muskel- und Nervenkrankheiten

Kyphosen neurogener Genese

Bei generalisierten Muskelerkrankungen kommt es aufgrund der primären oder sekundären, d. h. durch verminderte oder erloschene nervale Innervation ausgelöste, Muskeldegeneration wegen der nachlassenden Muskel-Zug-Kräfte auf die Wirbelkörper zu einem biomechanischen Kräfteungleichgewicht und dadurch zu meist progressiven Fehlhaltungen, die oftmals in einer Kyphose enden. So sind Entwicklungen einer Kyphose bei der progressiven Muskeldystrophie (Typ Erb), der kongenitalen Myatonie, der Myasthenia gravis pseudoparalytica, den zerebralparetischen Erkrankungen und der Poliomyelitis (Hawrylkiewicz u. Mitarb. 1991, Louw 1991, To u. Wong 1996) bekannt und beschrieben (Hauberg 1958).

Bei der Zerebralparese finden sich isolierte Kyphosen nur selten, meist treten kombinierte Deformitäten im Sinne von Kyphoskoliosen auf (Samilson 1970).

Therapie

Zur Korrektur der Deformität und der Propylaxe einer statischen Dysbalance mit Verlust der Geh- und Sitzfähigkeit wird die langstreckige dorsale Fusion empfohlen. Diese sollte bei einer pathologischen Beckenkippung bis auf das Os sacrum ausgedehnt werden. Auf diese Weise kann die Wirbelsäulenstatik auch bei Verlust der muskulären Elemente aufrechterhalten werden (Forst u. Mitarb. 1997, Fürderer u. Mitarb. 2000).

Neurofibromatose

Die Neurofibromatose (Morbus v. Recklinghausen, Fibroma molluscum multiplex, Elephantiasis neuromatodes) kommt bei einem von 3.000 Lebendgeburten vor (Crawford 1978). Zur sicheren Diagnosestellung der autosomaldominant vererbten Neurofibromatose mit Störung des Chromosoms 17 müssen nach Bradford u. Hu (1994) die 2 folgenden Kriterien erfüllt sein:

- sechs oder mehr Café-au-lait-Flecken größer als 5 mm bei Kindern oder 15 mm bei Erwachsenen,
- mindestens 2 Fibrome oder ein plexiformes Neurofibrom,
- zwei oder mehr Irishamartome (Lisch-Noduli),
- ossäre Läsionen, z. B. kortikale Ausdünnung mit oder ohne Pseudarthrose,
- Verwandte ersten Grades mit Neurofibromatose.

Die Diagnose Neurofibromatose (NF) wird aufgrund von dermatologischen und ophtalmologischen Untersuchungen gestellt (Overweg-Plandsoen u. Mitarb. 1997). Wirbelsäulenerkrankungen sind bei der NF häufig. In einigen Fällen entwickeln sich schwere Skoliosen und Kyphosen (Metz-Stavenhagen u. Mitarb. 2000, Durrani u. Mitarb. 2000). Die häufigste Deformität bei Neurofibromatose ist die Skoliose. Im Rahmen der dystrophischen Wirbelsäulenveränderung werden aber auch rein kyphotische Krümmungen beobachtet (Parisini u. Mitarb. 1999, Zeller u. Dubousset 2000). Bei 21 – 51 % (Chaglassian u. Mitarb. 1976) bzw. bei 64 % (Crawford 1989) der Patienten finden sich Skelettveränderungen, wobei sowohl hochgradige, spitzbogige Kyphosen (Roaf 1983, Zeller u. Dubousset 2000), als auch großbogige thorakolumbale Kyphosen beschrieben sind (Michaelis 1930, Jentschura 1952, Levin 1958, Scott 1967). Unbehandelt kann es im Verlauf zu reinen Kyphosen mit Cobb-Winkeln von 80 – 180° kommen (Winter u. Mitarb. 1988). Es besteht keine Korrelation zwischen dem Schweregrad der Grunderkrankung und dem Ausmaß der kyphotischen Fehlentwicklung (Scott 1967). Winter u. Mitarb. (1979) fanden bei 80 % der Patienten eine dystrophe anguläre Wirbelsäulenveränderung im Sinne einer Skoliokyphose. Die Deformität ist progredient und kann zu neurologischen Störungen bis hin zur Querschnittslähmung führen (Curtis u. Mitarb. 1969, Lonstein u. Mitarb. 1980, DeGushi u. Mitarb. 1995, Malawski 1995). Um diese neurologischen Komplikationen zu vermeiden, ist eine frühe operative Versorgung indiziert (Calvert u. Mitarb. 1989, Metz-Stavenhagen u. Mitarb. 2000).

Radiologisch können Veränderungen wie das „Scalloping Sign" der Wirbelkörper, eine Vergrößerung der Neuroforamina, die kortikale Ausdünnung der Rippen und Querfortsätze sowie eine erhebliche Rotation des Scheitelwirbels (Bradford u. Hu 1994, Durrani u. Mitarb. 2000) gefunden werden. Trotz operativer kombinierter ventrodorsaler Versorgung mit Fusion kann es im Langzeitverlauf zu einer deutlichen Zunahme der Skoliokyphose kommen (Wilde u. Mitarb. 1994). Insbesondere Patienten mit NF, bei denen die Wirbelsäulenveränderungen vor dem 7. Lebensjahr auftreten, sollten engmaschig überwacht werden, um eine Modulation, ein Fortschreiten der dystrophischen Veränderungen und deren Ausbreitung nicht zu übersehen (Durrani u. Mitarb. 2000). Risikofaktoren für eine substanzielle Progression der Krümmung bei der Neurofibromatose sind (Funasaki u. Mitarb. 1994):

- frühes Alter bei Erstvorstellung,
- großer Cobb-Winkel bei Erstuntersuchung,
- bereits abnormale Kyphose,
- vertebrales Scalloping,
- starke Rotation an der Spitze der Krümmung,
- Lokalisation der Spitze der Krümmung im mittleren bis kaudalen Thoraxabschnitt,
- Pencilling (bleistiftförmige Verdünnung der Epiphysen und/oder kuppenförmige Verformung einer oder mehrerer Rippen auf der konkaven Seite oder beidseitig der Krümmung),
- Pencilling von 4 oder mehr Rippen.

Therapie

Eine schwere dystrophische Krümmung mit anteriorem Wirbel-Scalloping bedarf immer der kombinierten anterioren und posterioren Stabilisierung, besonders bei jungen Patienten, auch wenn die sagittale Abweichung im Moment der Vorstellung noch nicht pathologisch sein sollte (Parisini u. Mitarb. 1999). Mit einer dorsoventralen Fusion kann bei dieser dystrophen Deformität eine ausreichende Stabilität erzielt werden (Winter u. Mitarb. 1979). Auch bei zervikalen Kyphosen sind gute Ergebnisse mit einer anterioren oder kombinierten anterioren und posterioren Fusion beschrieben (Craig u. Govender 1992).

Larsen-Syndrom

Das nach seinem Erstbeschreiber benannte Larsen-Syndrom (Larsen u. Mitarb. 1950) ist eine seltene, genpathogene Erkrankung, die sich im Kindesalter manifestiert (Bergsma 1979, Akeson u. Mitarb. 1982). Die familiäre Häufung (Latta u. Mitarb. 1971, Habermann u. Mitarb. 1976) legt eine autosomal-rezessive oder dominante Vererbung nahe. Nach dem Erstbeschreiber (Larsen u. Mitarb. 1950) äußert sich die Erkrankung in einem Komplex von

Symptomen, die unter anderem auch Wirbelsäulendeformitäten beinhaltet. Als charakteristisch und zur Diagnosesicherung erforderlich gelten:
- multiple angeborene Gelenkluxationen,
- abgeflachtes Gesicht mit prominenter Stirn, abgeflachte Nasenwurzel, vergrößerter Augenabstand,
- Equinovalgus- oder Equinovarus-Fehlstellung der Füße,
- zylindrische Finger,
- evtl. Gaumenspalte,
- evtl. Wirbelsäulensegmentationsstörungen.

In Bezug auf die Wirbelsäulenfehlentwicklungen werden gehäuft kongenitale Störungen, Kyphosen und Wirbelluxationen im HWS-Bereich beobachtet (Micheli u. Mitarb. 1976, Lefort u. Mitarb. 1983, Forese u. Mitarb. 1995). Thorakolumbale Kyphosen sind beim Larsen-Syndrom insgesamt selten (Neighbor u. Asher 2000). Unbehandelt können diese über die sekundäre Einengung des Spinalkanals zu einer schweren Myelopathie führen (Johnston u. Mitarb. 1996).

Therapie

Eine frühe dorsale Spondylodese wird favorisiert, um neurologische Ausfälle zu vermeiden (Johnston u. Mitarb. 1996). Andere operative Vorgehensweisen, wie z.B. eine rein ventrale Fusion oder eine posteriore Osteotomie mit intraoperativer Traktion und anschließender anteriorer Fusion werden nur vereinzelt angewendet (Micheli u. Mitarb. 1976, Lefort u. Mitarb. 1983, Francis u. Nobel 1988).

Marfan-Syndrom

Das Marfan-Syndrom, erstmals von Bernard Jean Antoin Marfan 1896 beschrieben, ist eine erbliche Störung der Kollagensynthese und manifestiert sich in insuffizienter Sehnen-, Bänder- und Kapselfestigkeit. Daraus resultieren an der Wirbelsäule teilweise instabile Verhältnisse, aus denen sich Skoliosen, Kyphosen und Mischformen entwickeln können (Savini u. Mitarb. 1980). Wirbelsäulenveränderungen bei Patienten mit Marfan-Syndrom sind häufig (32 von 37 Patienten) (Robin u. Mitarb. 1992). Eine zervikale Kyphose findet sich bei 16% der Patienten mit Marfan-Syndrom (Hobbs u. Mitarb. 1997). Aufgrund der engen Lagebeziehung zur A. vertebralis und des Rückenmarks im zervikalen Bereich wird daher von Sportarten, die diese Region beanspruchen, abgeraten (Hobbs u. Mitarb. 1997). Neben der zervikalen Manifestation finden sich Kyphosen aber auch im Bereich der BWS (Sponseller u. Mitarb. 1995).

Neben Wirbelsäulenveränderungen finden sich durch die Bindegewebefehlbildungen verursachte okuläre Symptome (Linsenluxationen bzw. Subluxationen), kardiovaskuläre Symptome (Aortendilatation bzw. -aneurysma, Klappenvitien) und skelettale Symptome (u.a. Pectus excavatum, Pectus carinatum, Arachnodyktalie) (Savini u. Mitarb. 1980, Bruno u. Mitarb. 1984, Diop u. Mitarb. 1994).

Hier sei auf die autosomal-dominant vererbbare CCA (congenital contractural arachnodactly) als Differenzialdiagnose hingewiesen, bei der ebenfalls eine Arachnodaktylie und bei 50% der Patienten eine Kyphose vorkommt (Sanger u. Wieman 1975, Ramos Arroyo u. Mitarb. 1985).

Therapie

Therapeutisch findet bei Marfan-Patienten eine effiziente Korsettbehandlung nur bei leichten Krümmungen Anwendung. In der Regel wird die Kyphose operativ durch eine dorsoventrale Fusion mit dorsaler Instrumentation versorgt (Robin u. Mitarb. 1992).

Ehlers-Danlos-Syndrom

Beim Ehlers-Danlos-Syndrom handelt es sich wie beim Marfan-Syndrom um eine Störung der Kollagen- und Elastinsynthese, die eine Insuffizienz der Haltungsfunktion von Bändern und Kapseln der Wirbelsäule verursacht, die normalerweise festigende Strukturen darstellen. Die Folgen können ebenso Skoliosen, Kyphosen und Mischformen sein (Beighton 1972, McMaster 1994, Behrens 2000).

Weitere neurologische Erkrankungen mit Kyphoseinzidenz

Bei der Syringomyelie werden Kyphosen der BWS und LWS beschrieben (Mutschlechner 1927, Reinhardt 1976, Mau u. Nebinger 1987, Blanco u. Kesselring 1990). Dieselben betroffenen Wirbelsäulenabschnitte finden sich bei Kyphosen, vergesellschaftet mit der Friedreich-Ataxie (Mutschlechner 1927, Perricone u. Luppis 1970, Daher u. Mitarb. 1985) und dem Morbus Parkinson (Mutschlechner 1927).

Kyphosen bei Histiocytosis-X. Die Histiocytosis-X wurde 1953 von Lichtenstein beschrieben. Er fasste damit die systemischen retikuloendothelialen Granulomatosen zusammen (Lichtenstein 1953). Darunter fallen:
- Retikulose (Morbus Abt-Letterer-Siwe),
- Lipoidgranulomatose (Morbus Hand-Schüller-Christian),
- eosinophiles Granulom.

Bei der Retikulose, einer malignen Histiozytose des frühen Kindesalters, sind keine Kyphosen bekannt.

Bei der Lipoidgranulomatose ist die Wirbelsäule in 13,1% der Fälle befallen und kann durch teils keilförmige Zusammenbrüche der Wirbel Kyphosen unterschiedlichen Ausmaßes verursachen (Fresen 1957).

Das eosinophile Granulom manifestiert sich in 7,8% der Fälle an der Wirbelsäule (Fresen 1957). Die Granulome bewirken einen Knochendichteverlust meist an nur einem befallenen Wirbel (Uehlinger 1973). Das typische Bild ist der Kollaps eines einzelnen Wirbels (Vertebra plana), der bei erhaltener Struktur des Wirbelbogens zur Kyphose führen kann.

Die Behandlung dieser meist noch jungen Patienten erfolgt in der Regel nicht operativ, da die bertroffenen Wirbel eine hohe Tendenz zum Remodeling aufweisen (Bertram u. Mitarb. 2002). Eine Ruhigstellung, ggf. in Kombination mit lokaler Kortikoidtherapie führt zur Ausheilung. Eine operative Therapie ist nur bei Instabilität oder neurologischer Symptomatik durch in den Spinalkanal verlagerte Fragmente indiziert (Nauert u. Mitarb. 1983).

5.4.6 Kyphosen bei Osteoporose

Definition

Die Osteoporose ist definiert als systemische Skeletterkrankung, charakterisiert durch geringe Knochendichte und Verschlechterung der Mikroarchitektur des Knochengewebes mit einer konsequent ansteigenden Knochenbrüchigkeit und Anfälligkeit für Frakturen (Hawker 1996). Im Vergleich zum normalen Knochen weist der osteoporotische Knochen eine Verminderung der Trabekelanzahl, eine Verdünnung der Trabekel und den Verlust von Trabekelverbindungen auf (Hawker 1996).

Während des Kinder- und Jugendalters baut sich die Knochenmasse unter dem Einfluss von Sexualhormonen auf und erreicht um das 30. Lebensjahr einen Höchstwert, den Peak Bone Mass. Frauen haben einen um 30 % geringeren Peak Bone Mass als Männer. Nach dem 40. Lebensjahr kommt es bei allen Menschen zu einem langsamen Abbau der Knochenmasse. Bei der Osteoporose übersteigt die Knochenatrophie das alterungsbedingte, physiologische Ausmaß. Es kann zwischen einer generalisierten und lokalisierten Osteoporose, z. B. beim Sudeck-Syndrom und der gelenknahen Osteoporose bei rheumatoider Arthritis, unterschieden werden.

Histologische- und zytologische Folgen der Osteoporose sind eine Apoptoseauslösung und ein numerischer Osteoblastenschwund.

Die Deutsche Arbeitsgemeinschaft Osteoporose (DAGO 1997) unterscheidet zwischen:
- postmenopausaler Osteoporose bei Frauen,
- idiopathischer Osteoporose bei Männern,
- seniler Osteoporose,
- sekundärer Osteoporose.

Zusätzlich kann man noch primäre Osteoporosen klassifizieren, bei denen eine Störung der Osteoblasten und Osteoklasten selbst zum osteoporotischen Umbau führt, wie z. B. bei der Osteogenesis imperfecta (Pollähne u. Mitarb. 1996).

Bei den Osteoporosen kann man unterschiedliche metabolische Charakteristika unterscheiden:
- Fast-Loser-Patienten: Knochenmassenverlust bei gesteigertem Umbau (high turnover), Verlust an trabekulärer Knochendichte > 3,5 % jährlich,
- Slow-Loser-Patienten: Knochenmassenverlust bei reduziertem Umbau (low turnover), Verlust an trabekulärer Knochendichte < 3,5 % jährlich.

Postmenopausale Osteoporose

Postmenopausal kommt es bei der Frau zu einem Sexualhormonmangel, insbesondere einem Mangel an Östrogenen, der einen Knochensubstanzverlust zur Folge haben kann. Dadurch erklärt sich eine für Frauen erhöhte Gefahr, im höheren Lebensalter eine Osteoporose zu entwickeln. Besonders gefährdet sind Frauen, bei denen zu Beginn der Wechseljahre die Knochendichte aufgrund von insuffizienter Mineralisierung während der Jugend bereits vermindert ist (Pollähne u. Mitarb. 1996). In Europa leiden ca. 25 % der postmenopausalen Frauen unter einer manifesten Osteoporose (Cooper u. Barret-Connor 1996, Dören 2000).

Senile Osteoporose

Eine senile Osteoporose ist zum Teil bedingt durch die veränderte Lebenssituation im Alter, die mit einer verminderten Mobilität einhergeht. Die damit verbundene Immobilisation führt aufgrund einer verminderten Knochenstoffwechselleistung zur Osteoporose. Zusätzliche Faktoren können eine falsche oder einseitige Ernährung mit Calciummangel und relativer Vitamin-D-Resistenz sein, welche ebenfalls einen Knochenabbau fördert.

Sekundäre Osteoporose

Eine sekundäre Osteoporose entwickelt sich aufgrund einer bestehenden Grunderkrankung, die negativen Einfluss auf den Knochenstoffwechsel nimmt. Hierbei können grundsätzlich verschiedene Ätiologien klassifiziert werden (Halm 2001):
- endokrinologisch (z. B. Hypogonadismus, Morbus Cushing, Hyperparathyreoidismus, Hyperthyreose),
- iatrogen/medikamentös induziert (z. B. Glucocorticoide, Heparin, Antikonvulsiva),
- hämolytisch-onkologische Genese (z. B. multiples Myelom, Plasmozytom),
- gastroenterologisch (Morbus Crohn, Colitis ulcerosa, Vitamin-D-Resistenz, Magen-Darm Resektionen),
- chronisch entzündlich (z. B. chronische Polyarthritis mit gelenknaher Osteoporose).

Eine Differenzierung zwischen altersphysiologischen Veränderungen und pathologischen Verhältnissen kann schwierig sein. Grundsätzlich nimmt die Kyphose jedoch mit dem Lebensalter zu (Milne u. Lander 1974, Healy u. Lane 1985). Die Anzahl osteoporotischer Kompressionsfrakturen korreliert positiv mit einer Zunahme einer Kyphose (DeSmet u. Mitarb. 1988). Die Kyphose wiederum korreliert positiv mit einer verminderten Knochendichte (Thevenon u. Mitarb. 1987).

Pathogenetisch führt die Höhenminderung der Bandscheibenräume im Bereich der BWS zusammen mit osteoporotischen Sinterungsfrakturen zu einer Zunahme der Kyphose. Bei der altersbedingten lumbalen Lordoseabnahme und thorakolumbalen Kyphosierung ist es die Bandscheibendegeneration zusammen mit einer Verminderung der Aktivität der Rückenstreckermuskulatur (Takemitsu u. Mitarb. 1988). Die Mehrheit (46%) der osteoporotischen Wirbelfrakturen geschieht spontan, teilweise sogar während der Bettruhe (Patel u. Mitarb. 1991).

Diagnostik

Klinische Diagnostik

Zur klinischen Diagnostik gehört die Zunahme einer Kyphose mit auftretenden Schmerzen im höheren Alter. Zwar ist eine Kyphose mit verminderter Knochendichte und Größenabnahme verbunden, sie ist aber nicht zwingend mit chronischen Rückenschmerzen, Invalidität oder schlechtem Gesundheitszustand bei älteren Frauen vergesellschaftet (Ettinger u. Mitarb. 1994). Ryan u. Mitarb. beschreiben in ihrem Krankengut von 85 Patientinnen mit postmenopausaler Osteoporose persistierende Rückenschmerzen im Bereich der LWS bei 63% und im Bereich der BWS bei 62% (Ryan u. Mitarb. 1994).

Nur ca. 50% der Patienten mit radiologisch nachgewiesenen Wirbelfrakturen bei Osteoporose geben einen akuten Beginn von Rückenschmerzen an. Daher ist anzunehmen, dass nur ca. 30% der osteoporotischen Frakturen klinisch erkannt und diagnostiziert werden und nur 8% der stationären Behandlung zugeführt werden (Ross 1997). Sobald eine Wirbelfraktur auf dem Boden einer Osteoporose diagnostiziert ist, ist das Risiko weitere Frakturen zu erleiden 7,4fach erhöht (Melton u. Mitarb. 1989).

Durch Sinterungsfrakturen an den Wirbelkörpern und Vergrößerung der Kyphose kommt es zur Abnahme der Körpergröße und zur Entwicklung des typischen „Witwenbuckels". Die Abnahme der Rumpflänge lässt das „Tannenbaumphänomen" (dorsal und seitlich überhängende Hautfalten bei relativer Überlänge der Weichteile) zu Tage treten. Im Bereich der kyphotischen Krümmung kann ein zusätzlicher Muskel-Druck-Klopf-Schmerz ausgelöst werden, der durch die zunehmend insuffizient werdenden Rückenstrecker ensteht. Nach zusätzlich vorhandenen Grunderkrankungen, die die Entstehung einer Osteoporose begünstigen, sollte geforscht werden. Neben skelettalen Komplikationen kann eine osteoporotisch instabile BWS eine pulmonale Insuffizienz hervorrufen (Blansfield u. Andrew 2000). Das Auftreten von Paraplegien aufgrund von spontanen osteoporotischen Wirbelsäulendeformitäten ist selten (Maruo u. Mitarb. 1987). Patientinnen mit radiologisch nachgewiesenen osteoporotischen Wirbelfrakturen weisen statistisch eine erhöhte Sterblichkeit, insbesondere in Bezug auf Lungenerkrankungen und Krebs auf (Kado u. Mitarb. 1999).

Bildgebende Diagnostik

Im konventionellen Röntgenbild werden osteoporotische Veränderungen von Wirbelkörpern im Sinne von Trabekelrarefizierung und Rahmenwirbeln erst sichtbar, wenn eine Minderung der Knochendichte um mindestens 30% vorliegt. Lediglich die begleitenden degenerativen Veränderungen wie Bandscheibenraumhöhenminderungen, Osteochondrose und Spondylose sind frühzeitig in der seitlichen Aufnahme zu erkennen (Abb. 5.21). Sind sowohl die obere als auch die untere Abschlussplatte der Wirbelkörper betroffen, können sich so genannte Fischwirbel ausbilden (Abb. 5.**22**).

Auf Nativröntgenaufnahmen kann eine Osteoporose zwar erkannt, ihr Schweregrad jedoch nicht genau beurteilt werden. Zur genauen nichtinvasiven Bestimmung der Knochenmineraldichte eignen sich die quantitative Computertomographie (QCT) und die DEXA (Dual-Energy-X-ray-Absorptiometry), wobei letzteres Verfahren jedoch ungenauere Ergebnisse liefert (von Strempel u. Mitarb. 1993). Die ermittelten Werte der Knochendichte von Osteoporosepatienten können sich mit Werten von Gesunden überschneiden, so dass eine exakte Abgrenzung schwerfallen kann (Cann u. Mitarb. 1985, Riggs u. Mitarb. 1990, Cummings u. Mitarb. 1995). Insbesondere wenn gleichzeitig degenerative Veränderungen mit sklerosierender Reaktion wie z.B. eine Osteochondrose oder Spondylose vorliegen, kann das Ergebnis dieser Untersuchungen falsch-negativ ausfallen. Beide Verfahren müssen auf-

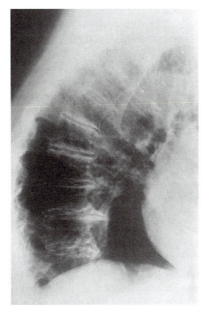

Abb. 5.21 Thorakale Kyphose bei osteoporotischer multisegmentaler Keilwirbelbildung.

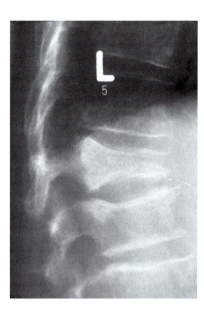

Abb. 5.22 Keilwirbelbildung bei Osteoporose.

grund der Strahlenexposition zu den invasiven Methoden gerechnet werden. In letzter Zeit kommen als Screeninguntersuchungen zunehmend ultraschallbasierte Messungen zur Anwendung, die an Radius, Kalkaneus oder Phalangen entweder über die Messung der frequenzabhängigen Schallabsorbtion oder der Schallleitungsgeschwindigkeit durch den Knochen eine Aussage zur Knochenqualität zulassen (Roux u. Mitarb. 1996, Reginster u. Mitarb. 1998). Obwohl verschiedene Untersuchungen keine Korrelation zu DEXA und QCT-Messung nachweisen konnten (Massie u. Mitarb. 1993), ist der prädiktive Wert der Ultraschallmessungen bezüglich des Frakturrisikos insbesondere auch für messferne Knochen den Standardverfahren als äquivalent anzusehen (Bauer u. Mitarb. 1999, Dubs 2002).

Kompressionsfrakturen ohne Hinterkantenbeteiligung (AO-Klassifikation Typ A1) sind mit Abstand die häufigste Frakturart (Gotzen u. Mitarb. 1992, Magerl u. Engelhardt 1994). Dabei kommt es zum Höhenverlust des Wirbelkörpers und einer zentralen Verdichtung der Spongiosa. Sind hauptsächlich die ventralen Wirbelkörperabschnitte betroffen, kann es in der Summe zu einer erheblichen kyphotischen Deformierung mit statischer Instabilität kommen, die im Volksmund wie bereits erwähnt als „Witwenbuckel" bekannt ist. Zur Beurteilung der Progression einer osteoporotischen Kyphose kann das Curviskop zuverlässige Werte liefern (Cortet u. Mitarb. 1999), aber auch der Flexicurve Ruler und das Debrunner-Kyphometer sind kostengünstige, nichtinvasive Alternativen zur radiologischen Verlaufskontrolle (Lundon u. Mitarb. 1998).

Therapie

Konservative Therapie

Die ideale konservative Therapie beginnt mit der Prävention, um eine osteoporotische Knochensituation gar nicht erst enstehen zu lassen bzw. auf einem symptomfreien Status zu halten (Hammerberg 1997). Dabei ist eine interdisziplinäre Zusammenarbeit zwischen Hausarzt, Internist, Radiologe und dem Orthopäden sinnvoll, um einerseits den Knochendichteabbau medikamentös zu verlangsamen, andererseits die Knochenzunahme zu fördern. Die Normalisierung der hormonellen Situation im Sinne einer kausalen Therapie steht bei der postmenopausalen Form im Vordergrund. Zusätzlich zur Substitution von Sexualhormonen (Östrogen, Testosteron) dient eine individuelle Therapie mit Calcium, Vitamin D, ggf. in kurzfristiger Ergänzung durch Calcitonin, der Verminderung des Knochenabbaus. In letzter Zeit haben die SERMS (selektive Östrogen-Rezeptor-Modulatoren) zunehmend Bedeutung in der Therapie der Osteoporose gewonnen (Dez 2000, Krueger 2000, Lufkin u. Mitarb. 2001). Sie werden in fortschreitendem Maße auch in der Basistherapie eingesetzt. Bei bereits bestehenden osteoporotischen Sinterungsfrakturen der Wirbelkörper werden Bisphosphonate verabreicht, um die Aktivität der Osteoklasten zu hemmen um dadurch indirekt eine Zunahme der Knochenmineralisation zu bewirken und die Frakturneigung zu verringern (Libermann 1995, Black u. Mitarb. 1996, Ringe 1996). Zusätzlich ist eine Calcium-, Vitamin-D3- und mineralstoffreiche Ernährung mit Milch und Milchprodukten, Fisch, Gemüse, Obst, Getreide und Fleisch sinnvoll und empfohlen.

Zur Schmerztherapie eignen sich zunächst nichtsteroidale Antiphlogistika als analgetische und antiphlogistische Basistherapie. Zusätzlich sollte mittels krankengymnastischer Übungen die Rückenstrecker- und Bauchmuskulatur gekräftigt werden, was ebenfalls eine Linderung der Beschwerden verschaffen kann.

Unter Berücksichtigung des sehr heterogenen Krankenguts mit unterschiedlich schweren Begleiterkrankungen muss die Therapie individuell auf die Bedürfnisse und die Möglichkeiten des jeweiligen Patienten ausgerichtet werden. Unter Umständen ist die Findung einer idealen konservativen Therapie bei Osteoporosepatienten ein langwieriger Prozess, der aus Ernährungsumstellung, Krankengymnastik und medikamentöser Therapie besteht (Levin 1991, Borchelt u. Steinhagen-Thiessen 1991). Eine Knochendichtemessung ist essenziell, um die Wirksamkeit der Behandlung bei Osteoporose im Verlauf bestimmen zu können (Blansfield u. Andrew 2000).

Eine Mieder- oder Korsettversorgung wird kontrovers diskutiert, da keine signifikante Verbesserung der Rückenfunktion im Vergleich zu funktionell behandelten Patienten nachgewiesen werden konnte, das subjektive Ergebnis der ohne externe Stabilisierung versorgten Patienten jedoch besser war. Eine Schmerzlinderung im akuten Stadium veranlasst jedoch in Einzelfällen zu einer entsprechenden Versorgung. Einschneidende langfristige Ruhigstellungsmaßnahmen wie Gipsbett oder Rumpfgips halten wir angesichts der problematischen Mobilisierung solcher Patienten für kontraindiziert.

Operative Therapie

Normalerweise verursachen osteoporotische Kompressionsfrakturen lediglich eine lokale Schmerzsymptomatik und ggf. eine kyphotische Deformierung ohne weitere signifikante Komplikationen und heilen komplikationslos unter konservativer Behandlung (Kaneda u. Ito 1997).

Im Gegensatz zu Frakturen im jüngeren Alter tritt die operative Therapie im fortgeschrittenen Alter deutlich in den Hintergrund: Unter den 682 operativ behandelten Patienten der Sammelstudie der Arbeitsgemeinschaft Wirbelsäule der Deutschen Gesellschaft für Unfallchirurgie (DGU) waren lediglich 9% älter als 60 Jahre, sogar nur 2% älter als 70 Jahre (Blauth u. Mitarb. 2000). In einer Studie von Blauth u. Mitarb. fanden sich 11 von 285 Patienten mit Frakturen der thorakolumbalen Wirbelsäule mit einem Alter von 65 Jahren oder mehr (Blauth u. Mitarb. 2000).

Bei der operativen Versorgung muss eine in dieser Patientengruppe deutlich erhöhte Morbidität berücksichtigt werden. Zudem stellt die reduzierte Knochenqualität ein erhebliches Problem bei der Instrumentation dar. Langstreckige Fusionen mit der Gefahr einer Anschlussinstabilität sind oft unausweichlich. Daher ist die Indikation zur instrumentierten Spondylodese streng zu stellen. Neben absoluten Indikationen, wie der Entwicklung eines progredienten neurologischen Defizites, stellen konservativ therapieresistente Schmerzzustände sowie eine nicht beherrschbare progressive Kyphose mit schweren Funktionseinschränkungen relative Indikationen dar (Hammerberg 1997).

Die bereits 1987 beschriebene transpedikuläre Vertebroplastie (Galibert u. Mitarb. 1987) hat in den vergangenen Jahren mehr und mehr Anwendung bei der Behandlung osteoporotischer Wirbelfrakturen gefunden (Bai u. Mitarb. 1999, Jerosch u. Mitarb. 1999, Tohmeh u. Mitarb. 1999, Grados u. Mitarb. 2000, Maynard u. Mitarb. 2000, O'Brian u. Mitarb. 2000, Heini u. Mitarb. 2001, Mathis u. Mitarb. 2001). Hierbei werden frakturgefährdete oder bereits frakturierte Wirbel transpedikulär mit biokompatiblen Kunststoffen aufgefüllt. Die Effizienz der transpedikulären Vertebroplastie ist in zahlreichen biomechanischen Studien belegt. Sowohl durch die uni- als auch die bipedikuläre Füllung kann die Stabilität der Wirbel wiederhergestellt werden (Tomeh u. Mitarb. 1999) und auch die Verwendung bioresorbierbarer Werkstoffe wie injizierbares Kalziumphosphat oder Korallengranulat zeigt eine suffiziente Restauration der biomechanischen Eigenschaften (Bai u. Mitarb. 1999, Cunin u. Mitarb. 2000, Ikeuchi u. Mitarb. 2001). Klinisch wird über eine Schmerzreduktion bei osteoporotischen Frakturen von etwa 70–90% berichtet (Jensen u. Mitarb. 1997, Schildhauer u. Mitarb. 1999, Barr u. Mitarb. 2000, Levine u. Mitarb. 2000). Von der ASG-Projektgruppe PROFI wird eine signifikante Verbesserung der Stabilität osteoporotischer Wirbel durch das prophylaktische transpedikuläre Einbringen von Polymethylmethacrylat (PMMA) berichtet (Jerosch u. Mitarb. 1999, Heini u. Mitarb. 2000). Es sind jedoch auch systemimmanente Probleme des Verfahrens aufgetaucht, die in der Technik der Wirbelkörperfüllung begründet liegen: Durch den notwendigen Druck, der zur Füllung des Wirbels insbesondere bei erfolgter Fraktur notwendig ist, kann es zu Austritt von noch flüssigem PMMA oder Kalziumphosphat kommen (Jensen u. Mitarb. 1997, O'Brian u. Mitarb. 2000). Spezielle Applikationssysteme wurden zum Aufbringen der erforderlichen Drücke von verschiedenen Autoren beschrieben (Al-Assir u. Mitarb. 2000). Bei ungünstiger Lokalisation ist die Kompression nervaler Strukturen mit Ausbildung neurologischer Defizite zu befürchten (Wilkes u. Mitarb. 1997, Wenger u. Markwalder 1999). Der Austritt des Füllmaterials in den vetebralen Venenplexus ist ebenfalls eine gefürchtete Komplikation, die jedoch selten als klinisch relevante Folge beschrieben wird (Cot-

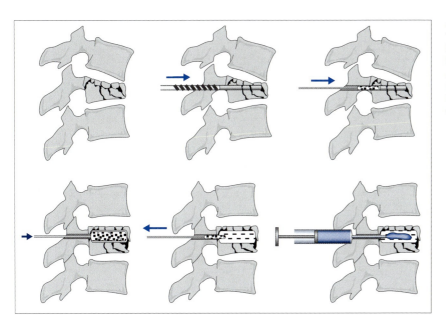

Abb. 5.23 Vertebral stenting: Transpedikulär eingebrachte Ballonkatheter mit Stents werden unter Druck expandiert. Nach Entfernung der Ballons halten die Stents die Reposition, der entstehende Raum kann mit Knochensubstitut gefüllt werden.

ten u. Mitarb. 1996, Heini u. Mitarb. 2001). Perrin u. Mitarb. (1999) berichten vom Fall einer Pulmonalarterienembolie nach perkutaner Vertebroplastie. Eine Kontrastmitteldarstellung vor Applikation der Vertebroplastie muss daher gefordert werden (McGraw u. Mitarb. 2000).

Erst kürzlich wurden von Belkoff u. Mitarb. (2001) ein Verfahren zur Dilatation von Wirbelkompressionsfrakturen mittels transpedikulärem Ballon vorgestellt. Sie berichten ebenfalls über eine mögliche Wiederherstellung der Wirbelkörperhöhe und eine Wiederherstellung der Stabilität über das Maß von osteoporotischen Wirbeln hinaus. Vielversprechende Ergebnisse zeigt eine Studie zur Stent-Vertebroplastie. Bei diesem Verfahren werden analog zur interventionellen Angiologie Stent-armierte Ballons verwendet, die transpedikulär in den Wirbelkörper eingebracht werden. Nach Dilatation auf die gewünschte Höhe kann der Ballon entfernt werden, ohne dass ein Kollaps des Wirbels zu befürchten ist. Der so entstehende Hohlraum kann dann ohne Druck mit dem gewünschten Material gefüllt werden, ohne daß ein Austritt des Füllmaterials zu erwarten ist (Fürderer u. Mitarb. 2002) (Abb. 5.**23**).

5.4.7 Zusammenfassung

Bei der Therapie von kyphotischen Haltungsschäden auf dem Boden von Systemerkrankungen muss aufgrund der sehr unterschiedlichen Ausprägung und Ätiologie eine individuelle Abwägung zur Behandlung getroffen werden. Hier gibt es keine einheitlichen Behandlungsmethoden. Grundsätzlich gilt, dass Kyphosen bei Systemerkrankungen mit neuromuskulärer Ursache maximal früh und invasiv behandelt werden sollten, um den gestörten Entwicklungszeitraum so kurz wie möglich zu halten und um eine normale Entwicklung möglichst früh zu gewährleisten. Systemerkrankungen anderer Genese werden meist konservativ behandelt.

Literatur

Akeson, W.H., P. Bornstein, M.J. Glimder (1982): Symposium on hertiable disorders of connective tissue, San Diego, California 1980. Mosby/American Academy of Orthopaedic Surgeons, St. Louis: 328–330

Al-Assir, I., A. Perez-Higueraz, J. Florensa, A. Munoz, E. Cuesta (2000): Percutaneous vertebroplasty: A special syringe for cement injection. American journal of neuroradiology 21: 159–161

Albanese, A. (1936): Die Kyphose des Wachstumsalters. Zentralorgan für die gesamte Chirurgie und ihre Grenzgebiete 81: 675

Amstutz, H.C., E.J. Carey (1966): Skeletal manifestations and treatment of Gaucher's disease. Review of 20 cases. The journal of bone and joint surgery (American volume) 48: 670–701

Arkless, R., C.B. Graham (1967): An unusual case of brachydactyly. American journal of roentgenology 99: 724–735

Bai, B., L.M. Jazrawi, F.J. Kummer, J.M. Spivak (1999): The use of an injectable, biodegradable calcium phosphate bone substitute for the prophylactic augmentation of osteoporotic vertebrae and the managment of vertebral compression fractures. Spine 24: 1521–1526

Bailey, J.A. (1970): Orthopaedic aspects of achondroplastic lesions. The journal of bone and joint surgery (American volume) 52: 1285–1301

Barr, J.D., M.S. Barr, T.J. Lemley, R.M. McCann (2000): Percutaneous vertebroplasty for pain relief and spinal stabilisation. Spine 25: 923–928

Bauer, D.C., C.C. Glüer, J.A. Cauley (1999): Broadband ultrasound attenuation predicts fractures strongly and independently of densitometry in older women. Arch Intern Med 157: 629–634

Bauze, R.J., R. Smith, M.J.O. Francis (1975): A new look of osteogenesis imperfecta. A clinical radiological and biochemical study of 200 patients. The journal of bone and joint surgery (British volume) 57: 2

Behrens, P. (2000): Das Ehlers-Danlos-Syndrom. Zeitschrift für Orthopädie und ihrer Grenzgebiete 138: 12–14

Beighton, P. (1972): Articular manifestations of the Ehlers-Danlos Sydrome. Seminars in arthritis and rheumatism 1: 246–261

Belkoff, S. M., J.M. Mathis, D.C. Fenton, R.M. Scribner, M.E. Reiley, K. Talmagde (2001): An ex vivo evaluation of an inflatable bone tamp used in the treatment of compression fracture. Spine 26: 151–156

Bergsma, D. (1979): Birth defects compendium. The National Foundation-March of Dimes, Alan R. Riss Inc., New York: 627–628

Bergstrom, K., U. Laurent, P.O. Lundberg (1971): Neurological symptoms in achondroplasia. Acta neurologica Scandinavica 47: 59

Bertram, C., J. Madert, C. Eggers (2002): Eosinophilic granuloma of the cervical spine. Spine 27: 1408–1413

Bethem, D., R.B. Winter, L. Lutter, J.H. Moe, D.S. Bradford, J.E. Lonstein, L.O. Langer (1981): Spinal disorders of dwarfism. Review of the literetute and report of eighty cases. Journal of bone and joint surgery (American volume) 63: 1412–1425

Black, D.M., S.R. Cummings, D.B. Karpf, J.A. Cauley, D.E. Thompson, M.C. Nevitt, D.C. Bauer, H.K. Genant, W.L. Haskell, R. Marcus, S.M. Ott, J.C. Torner, S.A. Quad, T.F. Reiss, K.E. Ensrud (1996): Randomised trial of effect of alendronate on risk of fracture in women with existing vertebral fractures. Fracture Intervention Trial Research Group. Lancet 348: 1535–1541

Blanco, J., J. Kesselring (1990): Neuroarthropathie, Kyphoskoliose und progrediente Tetraparese bei cervikaler Syringomyelie. (Neuroarthropathy, kyphoscoliosis and progressive tetrapareses in cervical syringomyelia). Schweizer Archiv für Neurologie und Psychiatrie 141: 407–417

Blansfield, H.N., C.B. Andrew (2000): Osteoporosis: a factor in mortality following cardiac surgery. Connecticut Medicine 64: 71–73

Blauth, M., C. Knop (1995): Studie zur Therapie thorakolumbaler Frakturen. Hefte Unfallchirurgie 257: 497–483

Blauth, M., U.F. Lange, C. Knop, L. Bastian (2000): Wirbelsäulenfrakturen im Alter und ihre Behandlung. Der Orthopäde 29: 302–317

Borchelt, M., E. Steinhagen-Thiessen (1991): Diagnose, Prophylaxe und Therapie der Osteoporose. (Diagnosis, prevention and therapy of osteoporosis). Therapeutische Umschau 48: 316–321

Braband, H. (1960): Beitrag zur Röntgendiagnostik polytoper enchondraler Dysosthosen. Fortschritte auf dem Gebiete der Röntgenstrahlen 93: 80–85

Bradford, D.S. (1994): Kyphosis in the elderly. In: Lonstein, J.E., D.S. Bradford, R.B. Winter, J. Oglilvie: Moe's textbook of scoliosis and other spinal deformities. W.B. Saunders, Philadelphia

Bradford, D.S., S.S. Hu (1994): Neuromuscular spinal deformity. In: Lonstein, J.E., D.S. Bradford, R.B. Winter, J. Oglilvie: Moe's textbook of scoliosis and other spinal deformities. W.B. Saunders, Philadelphia

Brailsford, J.F. (1948): The radiology of bones and joints. Churchill, London: 413

Brailsford, J.F. (1952): Chondro-osteo-dystrophie. The journal of bone and joint surgery (British volume) 34: 53–63

Brocher, J.E.W. (1938): Mehrfache angeborene Fehlbildungen der Wirbelsäule. Fortschritte auf dem Gebiete der Röntgenstrahlen 58: 440–447

Bruno, L., S. Tredici, M. Mangiavacchi, V. Colombo, G.F. Mazzotta, C.R. Sirtori (1984): Cardiac, skeletal, and ocular abnormalities in patients with Marfan's syndrome and in their relatives. Comparison with the cardiac abnormalities in patients with kyphoscoliosis. British Heart Journal 51: 220–230

Butora, M., R. Kissling, P. Frick (1989): Knochenveränderungen bei Morbus Gaucher. (Bone changes in Gaucher disease). Zeitschrift für Rheumatologie 48: 326–330

Calvert, P.T., M.A. Edgar, P.J. Webb (1989): Scoliosis in neurofibromatosis. The natural history with and without operation. The journal of bone and joint surgery (British volume) 71: 246–251

Campbell, D. (1931): Über eine typische Form des Zwergwuchses infolge gestörter enchondraler Ossifikation und die Frage ihrer Verwandtschaft mit der Chondrodystrophie. Röntgenpraxis; Zeitschrift für radiologische Technik 3: 751–759

Cann, C., H. Genant, F. Kolb, B. Ettinger (1985): Quantitative computed tomography for the pediction of vertebral body fracture risk. Bone 6: 1–7

Chaglassian, J.H., E.J. Riseborough, J.E. Hall (1976): Neurofibromatosis scoliosis. Natural history and results of treatment in 37 cases. The journal of bone and joint surgery (American volume) 58: 695

Chont, L. (1941): Osteogenesis imperfecta. American journal of roentgenology 45: 850

Cocchi, U. (1950): Polytope erbliche enchondrale Dysostosen. Fortschritte auf dem Gebiete der Röntgenstrahlen 72: 409–435

Cohen, P., S. van Crevefeld (1963): Periphale dysostotis. The British journal of radiology 36: 761–765

Cooper, C., E. Barrett-Connor (1996): Epidemiology of osteoporosis. In: Papapoulos, S. E., P. Lips, H.A.P. Pols, C.C. Johnston, P.D. Delmas: Osteoporosis 1996. Proceedings of the 1996 world congress on osteoporosis. Amsterdam, 18.-23. May 1996. Elvsevier, Amsterdam: 75–77

Cortet, B., E. Houvenagel, F. Puisieux, E. Roches, P. Garnier, B. Declambre (1999): Spinal curvatures and quality of life in women with vertebral fractures secondary to osteoporosis. Spine 24: 1921–1925

Cotten, A., F. Dewatre, B. Cortet, R. Assaker, D. Leblond, B. Duquesnoy, P. Chastanet, J. Claris (1996): Percutaneous vertebroplasty for osteolytic metastases and myeloma: effects on the percentage of lesion filing and the leakage of methyl methacrylate at clinical follow-up. Radiology 200: 525–530

Craig, J.B., S. Govender (1992): Neurofibromatosis of the cervical spine. A report of eight cases. The journal of bone and joint surgery (British volume) 74: 575–578

Crawford, A.H. (1978): Neurofibromatosis in children. American family physician 17: 163–170

Crawford, A.H. (1989): Pitfalls of spinal deformities associated with neurofibromatosis in children. Clinical orthopaedics and related research 245: 29–42

Cummings, S., N. Nevitt, W. Browner (1995): Risk factors for hip fracture in white women. Study of osteoporotic fractures research group. The New England journal of medicine 332: 767–773

Cunin, G., H. Boissonet, H. Petite, C. Blanchat, G. Guillemin (2000): Experimental vertebroplasty using osteoconductive granular material. Spine 25: 1070–1076

Curtis, B., R. Fischer, W. Butterfield, F. Saunders (1969): Neurofibromatosis with paraplegia. The journal of bone and joint surgery (American volume) 51: 843–861

DAGO, Deutsche Arbeitsgemeinschaft Osteoporose (1997): Osteoporose, Leitlinien Medizin. Die Empfehlung der Deutschen Arbeitsgemeinschaft Osteoporose (DAGO). 2. Aufl. Verlag im Kilian, Marburg

Daher, Y.H., J.E. Lonstein, R.B. Winter, D.S. Bradford (1985): Spinal deformities in patients with Friedreich ataxia: a review of 19 patients. Journal of Pediatric Orthopedics 5: 553–557

DeGushi, M., N. Kawakami, H. Saito (1995): Paraparesis after rib penetration of the spinal canal in neurofibromatous scoliosis. Journal of spinal disorders 8: 363–367

DeSmet, A.A., R.G. Robinson, B.F. Johnson (1988): Spinal compression fractures in osteoporotic women: patterns and relationships to hyperkyphosis. Radiology 166: 497

Deutsch, L. (1935): Kompressionsmyelitis bei idiopathischer Osteopsathyrose. Wiener klinische Wochenschrift 2: 990

Dez, J.L. (2000): Skeletal effects of selective oestrogen receptor modulators (SERMs). Human reproduction update 6: 255–258

Diop, I.B., S.A. Ba, M. Sarr, A. Kane, M. Ly, S.M. Diouf, M. Ndiaye, M. Fall, Sow (1994): Manifestations cardio-vasculaires au cours du syndrome de Marfan (SDM) a propos de 6 cas. (Cardiovascular manifestations of Marfan's syndrome apropos of 6 cases). Dakar Medical 39: 231–236

Donath, J., A. Vogel (1925): Untersuchungen über den chondrodystrophischen Zwergwuchs – das Verhalten der Wirbelsäule beim chondrodystrophischen Zwerg. Wiener Archiv für Innere Medizin 10: 1–44

Dören, M. (2000): Primäre und sekundäre Prävention der postmenopausalen Osteoporose. Reduktionsmedizin 16: 8–19

van den Dorp, F., R. Du Bois, G. Locquet (1959): Squelette et myxoedem congenital. Journal de radiologie 40: 787–794

Dubs, B. (2002): Quantitativer Ultraschall (Osteosonometrie) in der Osteoporosediagnostik. Der Orthopäde 31: 176–180

Durrani, A.A., A.H. Crawford, S.N. Chouhdry, A. Saifuddin, T.R. Morley (2000): Modulation of spinal deformities in patients with neurofibromatosis type 1. Spine 25: 69–75

Duvoisin, R.C., M.D. Yahr (1962): Compression spinal cord and root syndromes in achondroplastic dwarfs. Neurology 12: 202

Ellegast, H. (1962): Zur Röntgenologie der Wirbelsäulenveränderungen bei endokrinen Störungen. Wiener klinische Wochenschrift 79: 254–258

Erbe, W., G. Stephan, H. Böttcher (1975): Das Muster der Skelettveränderungen bei Akromegalie. Fortschritte auf dem Gebiete der Röntgenstrahlen 122: 317–322

Erdheim, J. (1931): Über Wirbelsäulenveränderungen bei Akromegalie. Virchows Archiv: an international journal of pathology 281: 197–296

Ettinger, B., D.M. Black, L. Palermo, M.C. Nevitt, S. Melnikhoff, S.R. Cummings (1994): Kyphosis in older women and its relation to back pain, disability and osteopenia: the study of osteoporotic fractures. Osteoporosis international 4: 55–60

Falvo, K.A., L. Root, P.G. Bullough (1974): Osteogenesis imperfecta. Clinical evaluation and management. The journal of bone and joint surgery (American volume) 56: 783

Forese, L.L., W.E. Berdon, H.T. Harcke, M.L. Wagner, R. Lachman, G.S. Chorney, D.P. Roye (1995): Severe mid-cervical kyphosis with cord compression in Larsen's syndrome and diastrophic dysplasia: unrelated syndromes with similar radiologic findings and neurosurgical implications. Pediatric radiology 25: 136–139

Forst, R., J. Forst, K.D. Heller, K. Hengstler (1997): Besonderheiten in der Behandlung von Skoliosen bei Muskelsystemerkrankungen. Zeitschrift für Orthopädie und ihre Grenzgebiete 135: 95–105

Francis, W.R., D.P. Nobel (1988): Treatment of cervical kyphosis in children. Spine 13: 883–887

Freehill, A.K., L.G. Lenke (1999): Severe kyphosis secondary to glucocorticoid-induced osteoporosis in a young adult with Cushing's disease. A case report and literature review. Spine 24: 189–193

Fresen, O. (1957): Das rethotheliale System: Seine physiologische Bedeutung, morphologische Bestimmung und Stellung in der Haematalogie. In: Heilmeyer, L., A. Hittmair: Handbuch der gesamten Hämatologie. Bd. I. Urban Schwarzenberg, München: 489

Funasaki, H., R.B. Winter, J.B. Lonstein, F. Denis (1994): Pathophysiology of spinal deformities in neurofibromatosis. An analysis of seventy-one patients who had curves associated with dystrophic changes. The journal of bone and joint surgery (American volume) 76: 692–700

Fürderer, S., M. Anders, B. Schwindling, M. Salick, C. Düber, K. Wenda, R. Urban, M. Glück, P. Eysel (2002): Vertebral body stenting – eine Methode zur Reposition und Augmentation von Wirbelkörperkompressionsfrakturen. Der Orthopäde 31: 356–361

Fürderer, S., C. Hopf, J. Zöllner, P. Eysel (2000): Scoliosis and hip flexion contracture in Duchenne muscular dystrophy. Zeitschrift für Orthopädie und ihre Grenzgebiete 138: 131–135

Galibert, P., H. Deramond, P. Rosat, D. LeGars (1987): Preliminary note on the treatment of vertebral angioma by percutaneous acrylic vertebroplasty. Neurochirurgie 33: 166–168

Gidion, A., A. Prader, A. Ruttimann (1961): Der „Tarzantypus" Wirbelsäulenkleinwuchs, degenerative Bandscheibenveränderungen und schmales Becken. Fortschritte auf dem Gebiete der Röntgenstrahlen 94: 472–478

Goodman, P., R. Dominguez (1990): Cervicothoracic myelopathy in Conradi-Hunermann disease: MRI diagnosis. Magnetic Resonance Imaging 8: 647–650

Gordon, G.S., J. Picchi, B.S. Roof, C.V. Soika (1973): Postmenopausal osteoporosis. American family physician 8: 74–83

Gotzen, L., D. Puplat, A. Junge (1992): Indikation, Technik und Ergebnisse monosegmentaler dorsaler Spondylodesen bei Keilkompressionsfrakturen (Grad II) der thorakolumbalen Wirbelsäule. Der Unfallchirurg 95: 445–454

Grados, F., C. Depriester, G. Cayrolle, N. Hardy, H. Deramond, P. Fardellone (2000): Long-term observations of vertebral osteoporotic fractures treated by percutaneous vertebroplasty. Rheumatology (Oxford, England) 39: 1410–1414

Habermann, E.T., A. Sterling, R.I. Dennis (1976): Larsen's syndrome: A heritable disorder. The journal of bone and joint surgery (American volume) 58: 558–561

Halm, H. (2001): Kyphosen. In: von Strempel, A.: Die Wirbelsäule. Thieme, Stuttgart: 123–186

Hammerberg, K.W. (1997): Kyphosis in the elderly. In: Bridwell, K.H., R.L. DeWald: Textbook of spinal surgery. 2nd ed., Vol. 1. Lippincott Raven, Philadelphia

Haubenpreiser, J. (1958): Congenitale enchondrale Dysostosen. Archives of orthopaedic and trauma surgery 50: 23–64

Hauberg, G. (1958): Kyphosen und Lordosen. In: Hohmann, G., M. Hackenbroch, K. Lindemann: Handbuch der Orthopädie. Bd. II. Thieme, Stuttgart: 108

Hawker, G.A. (1996): The epidemiology of osteoporosis. Journal of rheumatology 45: 2–5

Hawrylkiewicz, I., A. Klimaszewski, J. Cieslicki, W. Kossowska (1991): Niezwykla poprawa stanu zdrowia chorego z sercem plucnym w przebiegu kyfoskoliozy po domowym leczeniu tlenem. (Unusual health improvement in a patient with pulmonary heart disease in kyphosis and scoliosis after home treatment with oxygen). Pneumonologia I alergologia Polska 59: 44–47

Healy, J.H., J.M. Lane (1985): Structurel scoliosis in osteoporotic women. Clinical orthopaedics and related research 195: 216

Heini, P.F., U. Berlemann, M. Kaufmann, K. Lippuner, C. Fankhauser, P. van Landuyt (2001): Augmentation of mechanical properties in osteoporotic vertebral bones – a biomechanical investigation of vertebroplasty efficacy with different bone cements. European spine journal 10: 164–171

Heini, P.F., B. Wälchli, U. Berlemann (2000): Percutaneous transpedicular vertebroplasty with PMMA: operative technique and early results. European spine journal 9: 445–450

Hensinger, R.N. (1977): Kyphosis secondary to sceletal dysplasias and metabolic diseases. Clinical orthopaedics and related research 128: 113–128

Hobbs, W.R., P.D. Sponseller, A.P. Weiss, R.E. Pyeritz (1997): The cervical spine in Marfan syndrome. Spine 22: 983–989

Hornstein, O.P., H. Beckern, N. Hoffmann, H.P. Kleissl (1974): Pasqualini-Syndrom (Fertiler Eunuchoidismus). Deutsche medizinische Wochenschrift 99: 1907–1914

Ikeuchi, M., H. Yamamoto, T. Shibata, M. Otani (2001): Mechanical augmentation of the vetrebral body by calcium phosphate cement injection. Journal of orthopaedic science 6: 39–45

Jensen, M.E., A.J. Evans, J.M. Mathis, D.F. Kallmes, H.J. Cloft, J.E. Dion (1997): Percutaneous polymethylmethacrylate vertebroplasty in the treatment of osteoporotic vertebral body compression fractures: technical aspects. American journal of neuroradiology 18: 1897–1904

Jentschura, G. (1952): Die Rückgratverkrümmung bei Neurofibromatosis (Recklinghausen). Zeitschrift für Orthopädie und ihre Grenzgebiete 81: 143–160

Jerosch, J., T.J. Filler, E.T. Peuker, D. Gronemeyer, A. Gevargez, H. Grundei (1999): Percutaneous vertebral augmentation (PVA) in osteoporosis of the vertebrae – an experimental study. Biomedizinische Technik. Biomedical engineering 44: 190–193

Johnston, C.E. 2nd, J.G. Birch, J.L. Daniels (1996): Cervical kyphosis in patients who have Larsen-Syndrome. The journal of bone and joint surgery (American volume) 78: 538–545

Junghagen, S. (1926): Röntgenologische Skelettveränderungen beim M. Gaucher. Acta radiologica 5: 506–516

Kado, D.M., W.S. Browner, L. Palermo, M.C. Nevitt, H.K. Genant, S.R. Cummings (1999): Vertebral fractures and mortality in older women: a prospective study. Study of osteoporotic fractures research group. Archive of internal medicine 159: 1215–1220

Kaneda, K., M. Ito (1997): Back pain and neurological deficits in osteoporotic spinal fractures. Hokkaido igaku zasshi. Hokkaido journal of medical science 72: 381–387

Katz, N., H. Dorfmann, A. Hubault, A. Dijean, N. Bard, S. De Seze (1973): Maladie de Gaucher: Apropo d'une Observation a Manifestationsosteoarticulaires dominantes. Journal de radiologie 54: 61–68

Kienböck, R. (1932): Ein Fall von multiplen Xanthomen in den Knochen. Röntgen- und Laboratiriumspraxis 4: 76–78

Kienböck, R. (1940): Osteomalazie-Osteoporose-Osteopsathyroseporotische Kyphose. Fortschritte auf dem Gebiete der Röntgenstrahlen 62: 159–178

Kocher, M.S., J.E. Hall (2000): Surgical management of spinal involvement in children and adolescents with Gaucher's disease. Journal of Pediatric Orthopedics 20: 383–388

Kozlowski, K. (1973): Spondylo-metaphyseale dysplasia. Progress in pediatric radiology 4: 299–308

Kozlowski, K., E. Rupprecht (1972): Osteochondrodyplasien und Mucopolysaccharidosen. Klinik und Röntgenbild der Osteochondrodysplasien und Mucopolysaccharidosen. Akademie-Verlag, Berlin

Kozlowski, K., D. Zychowiczc (1964): Hyperchondroplasie. Fortschritte auf dem Gebiete der Röntgenstrahlen 100: 529–535

Kramer, H. (1961): Osteogenesis imperfecta tarda bei einer 40jährigen Erstgebärenden. Zentralblatt für Gynäkologie 83: 1175–1180

Krueger, P.M. (2000): Clinical use of selective estrogen receptor modulators. Journal of the american osteopathic association 100: 6–8

Langer, L.O., L.S. Carey (1966): The roentgenographic features of the H.S. mucopolysaccharidosis of Morquio (Morquio-Brailsford-Disease). American journals of roentgenology 97: 1–20

Larsen, L.J., E.R. Schottstaedt, F.C. Bost (1950): Multiple congenital dislocations associated with charakteristical facial abnormality. The journal of pediatrics 37: 574–581

Latta, R.J., C.B. Graham, J. Aase, S.M. Scham, D.W. Smith (1971): Larsen's syndrome: A skeletal dysplasia with multiple joint dislocations and unusual facies. The journal of pediatrics 78: 291–298

Lefort, G., H. Mourad, G. DeNiscault, S. Dauod (1983): Dislocation du rachis cervical superieur dans le syndrome de Larsen. Chirurgie Pediatrique 24: 211–212

Levin, B. (1958): Neurofibromatosis, clinical and roentgen manifestations. Radiology 71: 48–58

Levin, R.M. (1991): The prevention of osteoporosis. Hospital practice (Office edition) 26: 77–80

Levin, T.L., W.E. Berdon, R.S. Lachman, K. Anyane-Yeboa, C. Ruzal-Shapiro, D.P. Roye jr (1997): Lumbar gibbus in storage diseases and bone dysplasias. Pediatric radiology 27: 289–294

Levine, S.A., L.A. Perin, D. Hayes, W.S. Hayes (2000): An evidence based evaluation of percutaneous vertebroplasty. Managed care 9: 56–60

Libermann, U.A. (1995): Wirkung von oralem Alendronat auf die Knochenmineraldichte und die Häufigkeit von Frakturen bei Postmenopausaler Osteoporose. The New England journal of medicine 333: 1437

Lichtenstein, L. (1953): Histiocytosis X: Integration of eosinophilic granuloma of bone, „Letterer-Siwe"- and „Schüller-Christian"-Diseases as related manifestations of single nosologic entity. American Medical Association archives of pathology 56: 84

Lonstein, J.E., R.B. Winter, J.E. Moe (1980): Neurologic deficits secondary to spinal deformity: A review of the literature and report of 43 cases. Spine 5: 331–355

Louw, J.A. (1991): Paralytic thoracic lordosis and lumbar kyphosis. A case report. South african journal of surgery 29: 57–58

Lufkin, E.G., M. Wong, C. Deal (2001): The role of selective estrogen receptor modulators in the prevention and treatment of osteoporosis. Rheumatic diseases clinics of north America 27: 163–185

Lundon, K.M., A.M. Li, S. Bibershtein (1998): Interrater and intrarater reliability in the measurement of kyphosis in postmenopausal women with osteoporosis. Spine 23: 1978–1985

Lutter, L.D., L.O. Langer (1977): Neurologic symptoms in achondroplastic dwarfs – surgical treatment. The journal of bone and joint surgery (American volume) 59: 87

Lyon, E., G. Marum (1931): Krankheiten der Wirbelkörperepiphyse. Fortschritte auf dem Gebiete der Röntgenstrahlen 44: 498–507

Magerl, F., P. Engelhardt (1994): Brust- und Lendenwirbelsäule – Verlaufsformen. In: Witt, A.N., H. Rettig, K.F. Schlegel, M. Hackenbroch, W. Hupfauer: Orthopädie in Praxis und Klinik. Spezielle Orthopädie. Thieme, Stuttgart: 82–132

Malawski, S. (1995): Results for surgical treatment of kyphoscoliosis complicated with spinal cord injury. Chirurgia narzadow ruchu I ortopedia polska 60: 359–364

Maroteaux, P. (1970): La Mucolipidose de Typ II. Presse medicale 78: 179

Marquardt, W. (1949): Die Klinik und Röntgenologie der angeborenen enchondralen Verknöcherungsstörung. Fortschritte auf dem Gebiete der Röntgenstrahlen 71: 794–827

Maruo, S., F. Tatekawa, K. Nakano (1987): Paraplegie infolge von Wirbelkompressionsfrakturen bei seniler Osteoporose. (Paraplegia caused by vertebral compression fractures in senile osteoporosis). Zeitschrift für Orthopädie und ihrer Grenzgebiete 125: 320–323

Massie, A., D.M. Reid, R.W. Porter (1993): Screening for osteoporosis: comparison between dual energy X-ray absorbtion and broadband ultrasound attenuation in 1000 perimenopausal women. Osteoporos Int 3: 107–110

Matalon, R., R. Wappner, M. Deanching, I.K. Brandt, A. Horwitz (1982): Keratan and herparan sulfaturia: glucosamine-6-sulfate deficiency. Annals of clinical and laboratory science 12: 234–238

Mathis, J.M., J.D. Barr, S.M. Belkoff, M.S. Barr, M.E. Jensen, H. Deramond (2001): Percutaneous vertebroplasty: a developing standart of care for vertebral compression fractures. American journal of neuroradiology. 22: 373–381

Mau, H., G. Nebinger (1987): Die Skoliose als Begleiterkrankung der Syringomyelie. (Scoliosis as a concomitant disease of syringomyelia). Zeitschrift für Orthopädie und ihrer Grenzgebiete 125: 567–575

Maynard, A.S., M.E. Jensen, P.A. Schweickert, W.F. Marx, J.G. Short, D.F. Kallmes (2000): Value of bone scan imaging in predicting pain relief from percutaneous vertebroplasty in osteoporotic vertebral fractures. American journal of neuroradiology 21: 1807–1812

McGraw, J.K., B.T. Strnad, B.P. Shayle, J.S. Silber, A.L. LaValley, J.M. Boorstein (2000): Carbon dioxide and gadopentetate dimeglumine venography to guide percutaneous vertebroplasty. Cardiovascular and interventional radiology 23: 485–498

McMaster, M.J. (1994): Spinal deformity in Ehlers-Danlos syndrome. Five patients treated by spinal fusion. The journal of bone and joint surgery (British volume) 76: 773–777

Melton, L.I., S.H. Kn, M.A. Frye, H.W. Wahner, W.M. O'Fallon, B.L. Riggs (1989): Epidemiology of vertebral fractures in women. American journal of epidemiology 129: 1000–1011

Metz-Stavenhagen, P., S. Krebs, T. Seidel, F. Kraemer, H.J. Voelpel (2000): Behandlung der Skoliose und Skoliokyphose bei Neurofibromatosis Recklinghausen (NF). (Treatment of scoliosis and scoliokyphosis in Recklinghausen neurofibromatosis). Der Orthopäde 29: 524–534

Meyer, R. (1955): On unusual form of osseous dysplasia. American journal of roentgenology 73: 761–764

Michaelis, L. (1930): Über Wirbelsäulenveränderungen bei Neurofibromatose. Brun's Beiträge für klinische Chirurgie 150: 574–587

Micheli, L.J., J.E. Hall, H.G. Watts (1976): Spinal instability in Larsen-Syndrome: Report of three cases. The journal of bone and joint surgery (American volume) 58: 562–565

Milne, J.S., I.J. Lander (1974): Age effects in kyphosis and lordosis in adults. Annals of human biology 1: 327

Morello, A., G. Lentini, G. Gambino, M.G. Randisi (1999): Stretching (?) of the spinal cord as a cause of paraplegia in a patient with Cushing's syndrome. Journal of neurosurgical sciences 43: 201–203

Mueller, K.H. (1984): Stoffwechselerkrankungen. In: Witt, A.N., H. Rettig, K.F. Schlegel, M. Hackenbroch, W. Hupfauer: Orthopädie in Praxis und Klinik. Bd. III/1. Thieme, Stuttgart: 4–10

Mutschlechner, A. (1927): Seltenere und wenig beachtete Ursachen für die Entstehung von Rückgratsverkrümmungen. Zeitschrift für Orthopädie und ihre Grenzgebiete 48: 135–138

Nauert, C., J. Zornoza, A. Ayala, T.S. Harle (1983): Eosinophilic granuloma of bone: Diagnosis and management. Skeletal radiology 10: 227–235

Neighbor, S.K., M.A. Asher (2000): Thoracolumbar kyphoscoliosis in Larsen's syndrome. A case report. Clinical Orthopaedics and related research 377: 180–185

Nores, J.A., S. Rotmensch, R. Romero, C. Avila, M. Inati, J.C. Hobbins (1992): Atelosteogenesis type II: sonographic and radiological correlation. Prenatal diagnosis 12: 741–753

O'Brian, J.P., J.T. Sims, A.J. Evans (2000): Vertebroplasty in patients with severe vertebral compression fractures: A technical report. American journal of neuroradiology 21: 1555–1558

Overweg-Plandsoen, W.C., Weersink, J.H. Sillevis Smitt, P. Fleury, C.J. van Asperen (1997): Neurofibromatosis type 1: een overzicht van 196 patienten. (Neurofibromatosis type 1: a survey of 195 patients [published erratum appears in Ned Tijdschr Geneeskd 1997 Apr 19, 141/16: 808]). Nederlands Tijdschrift voor Geneeskunde 141: 624–629

Parisini, P., M. DiSilvestre, T. Greggi, S. Paderni, S. Cervellati, R. Savini (1999): Surgical correction of dystrophic curves in neurofibromatosis. A review of 56 patients. Spine 24: 2247–2253

Passarge, E., V. Wendel, W. Wöhler, H.W. Rüdiger (1974): Krankheiten infolge genetischer Defekte im lysosomalen Mucopolysaccharidabbau. Die Mucopolysaccharidspeicherkrankheiten. Deutsche medizinische Wochenschrift 99: 144–158

Patel, U., S. Skingle, G.A. Campbell, A.J. Crisp, I.T. Boyle (1991): Clinical profile of acute vertebral compression fractures in osteoporosis. British journal of rheumatology 30: 418–421

Perricone, G., F. Luppis (1970): Deformaita del nella malattia di Friedreich. (Spinal deformities in the Friedreich's disease). Chirurgia degli organi di movimento 59: 114–120

Perrin, C., V. Jullien, B. Padovani, B. Blaive (1999): Percutaneous vertebroplasty complicated by pulmonary embolus of acrylic cement. Revue des maladies respiratorires 16: 215–217

Piccirilli, C.B., W.M. Chadduck (1996): Cervical kyphotic myelopathy in a child with Morquio syndrome. Child's nervous system 12: 114–116

Pohl, F.J. (1939): Chondro-Osteodystropie (Morquio-Disease). Progressive kyphosis from congenital wedge-shaped vertebrae. The journal of bone and joint surgery 21: 187–192

Pollähne, W., T. Grieser, M. Pfeifer, H.W. Minne (1996): Diagnostik und Differentialdiagnostik primärer und sekundärer Osteoporosen. Thieme, Stuttgart, New York

Ramos Arroyo, M.A., D.D. Weaver, R.K. Beals (1985): Congenital contractural arachnodactyly. Report of four additional families and review of literature. Clinical genetics 27: 570–581

Rampini, S. (1969): Der Spaet-Hurler. Ullrich-Scheie-Syndrom, Mukopolysaccharidose V. (Late Hurler's disease. Ullrich-Scheie syndrome, mucopolysaccharidosis V). Schweizerische Medizinische Wochenschrift. Journal suisse de mededine 99: 1769–1778

Reginster, J.Y., M. Dethor, H. Pirenne, W. Dewe, A. Albert (1998): Reproducibility and diagnostic sensitivity of ultrasonometry of the phalanges to assess osteoporosis. Int J Gynaecol Obstet 63: 21–28

Reinhardt, K. (1976): Röntgendiagnostik der Wirbelsäule. In: Diethelm, L., F. Henck, O. Olsson, H. Vieten, A. Zuppinger: Handbuch der medizinischen Radiologie. Bd. VI/3. Springer, Berlin: 202

Remy, J., P. Beguery, R. Walbaum, G. Le Maitre, P. De Bruxelles (1973): A propos de cinq observations. Annales de radiologie 16: 481–493

Riggs, B., W. Hodgson, M. O'Fallon (1990): Effect of fluoride treatment on the fracture rate in postmenopausal women with osteoporosis. The New England journal of medicine 322: 802–809

Ringe, J.D. (1996): Alendronsäure. Neue Perspektiven in der Therapie der Osteoporose. Arzneimitteltherapie 12: 354–359

Roaf, R. (1983): Wirbelsäulendeformitäten. Enke, Stuttgart: 94–96

Robin, H., J.P. Damsin, G. Filipe, J.P. Lebard, H. Carlioz (1992): Deformations rachidiennes de la maladie de Marfan. (Spinal deformities in Marfan disease). Revue de chirurgie orthopedique et reparatrice de l appareil moteur 78: 464–469

Ross, P.D. (1997): Clinical consequences of vertebral fractures. The American journal of medicine 103: 30–43

Roux, C., B. Fournier, P. Laugier, C. Chappard, S. Kolta, M. Dougados, G. Berger (1996): Broadband ultrasound attenuation imaging: a new imaging method in osteoporosis. J Bone Miner Res 11: 1112–1118

Ryan, P.J., G. Blake, R. Herd, I. Fogelman (1994): A clinical profile of back pain and distability in patients with spinal osteoporosis. Bone 15: 27–30

Samilson, R.L. (1970): Hip operations in cerebral palsy. Instruction course lectures. American academy of cerebral palsy. Mosby, St. Louis

Sanger, R.G., W.B. Wieman (1975): The C.C.A. (congenital contractural arachnodactyly): a new differential syndrome for Marfan's syndrome and homocystinuria. Oral surgery, oral medicine, oral pathology, oral radiology, and endodontics 40: 354–361

Savini, R., S. Cervellati, E. Beroaldo (1980): Spinal deformities in Marfan's syndrome. Italian journal of orthopaedics and traumatology 6: 19–40

Schildhauer, T.A., A.P. Bennet, T.M. Wright, J.M. Lane, P.F. O'Leary (1999): Intravertebral body reconstruction with an injectable in-situ-setting carbonated apatite: Biomechanical evaluation of a minimally invasive technique. Journal of orthopaedic research 17: 67–72

Schmidt, M.B. (1942): Die anatomischen Veränderugen des Skeletts bei der Hurler'schen Krankheit. Zentralblatt für allgemeine Pathologie und pathologische Anatomie 79: 113–123

Scott, J.C. (1967): Scoliosis and neurofibromatosis. The journal of bone and joint surgery (British volume) 47: 240

Seyss, R. (1950): Zur Röntgenologie der Dysostosis multiplex Pfaundler-Hurler. Fortschritte auf dem Gebiete der Röntgenstrahlen 73: 749

Singleton, E.B., C.W. Seaschner (1960): Peripheral dysostosis. American journal of roentgenology 84: 499–505

Sponseller, P.D., W. Hobbs, L.H. Riley 3rd, R.E. Pyeritz (1995): The thoracolumbar spine in Marfan syndrome. The journal of bone and joint surgery (American volume) 77: 867–876

Spranger, J.W., U. Bidder, C. Voelz (1970): Chondrodysplasia punctata (Chondrodystrophia calcificans, Typ I Conrady-Hünermann). Fortschritte auf dem Gebiete der Röntgenstrahlen 113: 717–727

Steinbach, H.L., R. Feldman, M.B. Goldberg (1959): Acromegaly. Radiology 72: 535–549

Steinbach, H.L., L. Preger, H.E. Williams, P. Cohen (1968): The Hurler-syndrome without abnormal mucopolysaccareduria. Radiology 90: 472–478

von Strempel, A., M. Prokopp, C. Flindt (1993): Vergleich zweier nicht invasiver Meßmethoden zur Bestimmung der Osteoporose unter Berücksichtigung des Aschegehaltes. Acta radiologica 3: 31–36

Svoboda, W. (1950): Anguläre dorsolumbale Kyphose als unbekanntes Skelettzeichen beim congenitalen Myxoedem. Fortschritte auf dem Gebiete der Röntgenstrahlen 73: 740–749

Takemitsu, Y., Y. Harada, T. Ivahara (1988): Lumbar degenerative kyphosis: Clinical, radiological and epidemiological studies. Spine 18: 1317

Thevenon, A., B. Pollez, F. Cantegrit, F. Tison-Muchery, X. Marchandise, B. Duquesnoy (1987): Relationship between kyphosis, scoliosis, and osteoporosis in the elderly population. Spine 12: 744–745

To, W.W., M.W. Wong (1996): Kyphoscoliosis complicating pregnancy. International journal of gynaecology and obstetrics 55: 123–128

Tohmeh, A.G., J.M. Mathis, D.C. Fenton, A.M. Levine, S.M. Belkoff (1999): Biomechanical efficacy of unipedicular versus bipedicular vertebroplasty for the management of osteoporotic compression fractures. Spine 24: 1772–1776

Tolo, V.T. (1990): Spinal deformity in short-stature syndromes. Instructional course lectures 39: 399–405

Uehlinger, E. (1973): Die primären Geschwülste der Wirbelsäule. In: Kaganas, G.: Vertebragene Syndrome. Karger, Basel: 128–160

Vogl, A. (1962): The fate of the achondroplastic dwarf neurologic complications of achondroplasia. Experimental medicine and surgery 20: 108

Wackenheim, A., E. Babin (1980): The narrow lumbar canal. Springer, Berlin

Wenger, M., T.M. Markwalder (1999): Surgically controlled transpedicular methyl methylacrylate vertebroplasty with fluoroscopic guidance. Acta neurochirurgica 141: 625–631

Wilde, P.H., S.S. Uphadhyay, J.C. Leong (1994): Deterioration of operative correction in dystrophic spinal neurofibromatosis. Spine 19: 1264–1270

Wilkes, R.A., J.G. Mackinnon, W.G. Thomas (1997): Neurological derotation after cement injection into a vertebral body. The journal of bone and joint surgery (Br) 76: 155

Winter, R.B., J.E. Lonstein, M. Anderson (1988): Neurofibromatosis hyperkyphosis: a review of 33 patients with kyphosis of 80 degrees or greater. Journal of spinale disorders 1: 39–49

Winter, R.B., J.H. Moe, D.S. Bradford, J.E. Lonstein, C.V. Pedras, A.H. Weber (1979): Spine deformity in neurofibromatosis. A review of one hundered and two patients. The journal of bone and joint surgery (American volume) 61: 677–694

Wolff, J. (1944): Über das Syndrom von Pfaundler-Hurler. Zeitschrift für menschliche Vererbungs- und Konstitutionslehre 27: 682–744

Zander, G. (1940): A case of osteogenesis imperfecta tarda with platyspondylosis. Acta radiologica 21: 53–61

Zeller, R.D., J. Dubousset (2000): Progressive rotational dislocation in kyphoscoliotic deformities: presentation and treatment. Spine 25: 1092–1097

5.5 Kyphosen bei Tumoren

Definition

Destruktive Veränderungen eines oder mehrerer Wirbelkörper aufgrund eines Tumors können kyphotische Fehlhaltungen bedingen.

Ätiologie

Ursache der Kyphoseentwicklung bei Tumoren können zum einen primäre Knochentumoren sein, die vom Wirbel selbst ausgehen, zum anderen metastatisch gestreute Filiae. In der Mehrzahl der Fälle handelt es sich hierbei um Filiae eines primären Mamma-, Lungen-, Prostata- oder Nierenkarzinoms (s. Kap. 5.6).

Pathogenese

Die Destruktion der axial belasteten ventralen bzw. der zugbelasteten dorsalen Abschnitte der Wirbelsäule führt nahezu in allen Fällen eines Tumorbefalls zu einer Kyphosierung des betroffenen Wirbelsäulenabschnitts. Es folgt eine biomechanische Anteflexion der Wirbelsäule, die eine Summation erfährt, sollten mehrere Wirbelkörper betroffen sein. Die durch tumorösen Befall eingebrochenen Wirbelkörper finden sich meist im thorakolumbalen Bereich der Wirbelsäule (Dick 1984) (Abb. 5.24).

Aufgrund der tumorassoziierten Symptome wie Schmerzen und neurologische Beschwerden werden Neoplasien der Wirbelsäule in 20% der Fälle als Bandscheibenvorfall fehldiagnostiziert (Sim u. Mitarb. 1977). Es besteht ein Intervall zwischen dem Auftreten von Symptomen und der Diagnosestellung der Knochentumoren von mehreren Monaten (Eysel u. Mitarb. 1998)

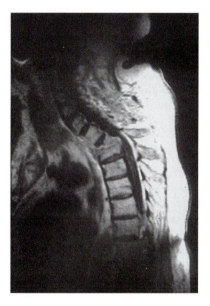

Abb. 5.24 Tumorkyphose BWK2.

Neben der Unterteilung in benigne und maligne wird zwischen primären Knochentumoren und Metastasen unterschieden. Primäre tumoröse Veränderungen an der Wirbelsäule selbst sind selten (Immenkamp u. Härle 1994). Die primären Wirbelsäulentumoren sind bei Patienten unter 21 Jahren zu ca. 70% benigne. Ist der Patient älter als 21 Jahre ist der Tumor in ca. 80% der Fälle maligner Dignität (Weinstein u. McLain 1987). Neben dem Alter kann die Lokalisation eines Tumors einen Hinweis auf seine Dignität geben: Im anterioren Abschnitt der Wirbelsäule manifestieren sich eher maligne Tumoren wie Metastasen, Myelome und Lymphome. Eine Ausnahme bilden die benignen Hämangiome und das eosinophile Granulom. Im posterioren Abschnitt des Wirbelkörpers findet man eher benigne Neoplasien wie das Osteoidosteom, das Osteoblastom oder die aneurysmatische Knochenzyste (Burgkart 1998). Im Vergleich von Wirbelkörper zu posterioren Abschnitten des Wirbels stellten Weinstein und Mc Lain folgende Verteilung fest: Im Wirbelkörper fanden sich 66 % der Tumoren, davon 41 maligne und 13 benigne. In den posterioren Elementen des Wirbels gab es 34 % der Tumoren, 10 maligne, 18 benigne (Weinstein u. McLain 1987).

Immenkamp und Härle werteten statistisch primäre Knochentumoren von insgesamt 9.871 Patienten aus und nahmen aus differenzialdiagnostischer Sicht die aneurysmatische Knochenzyste in ihre Statistik mit auf. Im gesamten Patientengut fanden sich 4,5 % benigne Tumoren. Von den benignen Tumoren manifestierten sich 4,5 % an der Wirbelsäule und 1,7 % im Sakrum. Die malignen Tumoren fanden sich zu 7,4 % an der Wirbelsäule und 4,9 % im Sakrum (Immenkamp u. Härle 1994).

5.5.1 Benigne Wirbelsäulentumoren

Benigne Tumoren der Wirbelsäule betreffen in 70 % der Fälle das männliche Geschlecht in einem Alter unter 18 Jahren (Weinstein u. McLain 1987). Während sich das Osteoidosteom und das Osteoblastom als funktionelle Kyphose äußern, manifestieren sich das eosinophile Granulom und die Histiozytose als kyphotische Deformität.

Das Leitsymptom ist der lokalisierte Schmerz, lediglich bei 30 % der Erkrankten kommt es zu neurologischen Ausfallserscheinungen. Ein Auszug aus der Statistik von Immenkamp und Härle zeigt die häufigsten benignen Wirbelsäulentumoren (ohne Sakrum). Das Osteoblastom ist mit 24,6 % der häufigste benigne Tumor der Wirbelsäule (Tab. 5.**2**).

5.5.2 Primäre maligne Wirbelsäulentumoren

Die bösartigen primären Knochentumoren stellen ca. 1 % aller primären Malignome dar und sind somit äußerst selten (Cserhati 1984, Campanacci 1990). Nur einer von 100.000 Wirbelsäulentumoren ist ein primär maligner Knochentumor. Befallen ist vor allem die BWS und die LWS, zu einer Manifestation an der HWS kommt es in weniger als 20 % der Fälle (Weinstein u. McLain 1987). Bei Patienten über dem 18. Lebensjahr sind ca. 80 % aller gefundenen Tumoren maligne (Weinstein u. McLain 1987). Die häufigsten malignen Wirbelsäulentumoren sind das Myelom und das Angiosarkom. Im Gegensatz zu den benignen Tumoren werden Wirbelsäulenmalignome in 70 % von neurologischen Ausfällen begleitet. Ein Auszug aus der Statistik von Immenkamp und Härle weist die häufigsten primär malignen Wirbelsäulentumoren (ohne Sakrum) aus (Tab. 5.3).

Das Plasmozytom (malignes Myelom, Morbus Kahler) und das Non-Hodgkin-Lymphom können zu Kyphosen führen, sind jedoch keine primär ossären Tumoren, sondern sie haben eine hämatopoetische Genese. Ebenso sind osteoporotische und osteolytische Wirbelkörperkompressionsfrakturen mit Kyphosefolge bei der CML und CLL beschrieben worden (Lindemann 1951, Schmid 1952, Jentschura 1954).

Tab. 5.2 Häufigkeit von benignen Wirbelsäulentumoren (Immenkamp u. Härle 1994)

Tumorentität	Relative Häufigkeit der benignen WS-Tumoren ohne Sakrum in Prozent (%)
Osteoblastom	24,6
Hämangiom	21,5
Aneurysmatische Knochenzyste	13,6
Benignes fibröses Histiozytom	12,5
Neurilemmom	11,1
Osteoidosteom	8,0
Chondromyxoidfibrom	3,6
Riesenzelltumor	2,9
Osteochondrom	1,8
Chondroblastom	1,6
Chondrom (solitär)	1,2

Tab. 5.3 Häufigkeit primär maligner Wirbelsäulentumoren (Immenkamp und Härle 1994)

Tumorentität	Relative Häufigkeit der malignen WS-Tumoren ohne Sakrum in Prozent (%)
Myelom	32,5
Angiosarkom	14,3
Chordom	14,0
Malignes Lymphom	10,0
Ewing-Sarkom	4,8
Fibrosarkom	4,1
Chondrosarkom	4,1
Malignes firbröses Histiozytom	2,8
Osteosarkom	1,6

Zur Differenzialdiagnose von Wirbelsäulentumoren gehören aneurysmatische Knochenzyste, das eosinophile Granulom der Histiozytosis-X und die fibröse Dysplasie (Immenkamp u. Härle 1994).

5.5.3 Sekundär maligne Knochentumoren

Knochenmetastasen von Tumoren anderer Gewebeherkunft sind 40-mal häufiger als alle übrigen Knochentumoren zusammen (Harrington 1988). Zwischen 50 und 70% aller malignen Erkrankungen können in die Wirbelsäule metastasieren. Nach Lunge und Leber findet sich die dritthäufigste Inzidenz für Metastasen in der Wirbelsäule (Boland u. Mitarb. 1982, Harrington 1986). Dabei ist das Mammakarzinom die häufigste Ursache einer Wirbelsäulenmetastase. Das erste Symptom ist in der Regel eine lokalisierte Schmerzhaftigkeit, insbesondere beim Auftreten einer pathologischen Fraktur. In 70% der Fälle geht jedoch der maligne Wirbelsäulenbefall mit einer neurologischen Symptomatik einher. McLain und Weinstein fanden bei der Auswertung von 2.748 Patienten die in der Tabelle 5.4 aufgeführte Verteilung der häufigsten sekundären Knochenmetastasen (McLain u. Weinstein 1999) (Tab. 5.4).

Wirbelsäulenmetastasen entstehen durch hämatogene, lymphogene und/oder kontinuitate Streuung bzw. Ausbreitung von Tumorzellen.

Diagnostik

Klinisch präsentieren 84,2% der Patienten mit Wirbelsäulentumoren Schmerzen, 41,4% Schwäche, 2,4% der Patienten sind asymptomatisch (Weinstein u. McLain 1987). An der Wirbelsäule ist die Dignitätsbestimmung durch bildgebende Maßnahmen noch stärker eingeschränkt als bei Knochentumoren überhaupt. Neben der konventionellen Röntgenaufnahme werden CT-Untersuchungen zur Klärung einer Stabilitätsgefährdung durch osteolytische Prozesse benötigt, die MRT kann über eine Signalveränderung im Wirbelkörper bereits vor dem Auftreten pathologischer Frakturen Aufschluss über einen Befall geben. Die Szintigraphie dient als Screeningmethode für weitere, eventuell bestehende Filiae. Bei klinischem und radiologischem Verdacht auf einen tumorösen Befall ist die Biopsie aus dem betroffenen Gebiet zur Diagnosesicherung zu fordern. Dies kann im Rahmen einer prophylaktischen oder notwendigen Stabilisierung geschehen. Zur Klärung einer operativen Indikation empfiehlt sich die CT-gesteuerte Biopsie als minimalinvasive Maßnahme.

Therapie

Vor der Therapie hat ein Staging zu erfolgen. Das onkologische Staging nach Enneking definiert das biologische Verhalten von primären Tumoren und hat sich für die Planung und Bestimmung vor chirurgischen Eingriffen als effektiv erwiesen (Enneking u. Mitarb. 1980, Enneking 1983, Enneking 1990, Boriani u. Mitarb. 1997). Für einige benigne Tumoren ist kein chirurgischer Eingriff nötig, sofern keine neurologischen Störungen vorliegen (Weinstein u. McLain 1987). Das Ziel eines operativen Eingriffs bei einem benignen Tumor ist die vollständige Entfernung desselben. Eine Stabilitätserhaltung bzw. Wiederherstellung muss hier jedoch berücksichtigt werden, um eine postoperative Kyphoseentstehung zu verhindern.

Die Gefahr eines malignen Tumors der Wirbelsäule besteht nicht zuletzt in dem wachsenden, verdrängenden und destruktiven Prozess, der zur Instabilität der Wirbelsäulenstatik und somit zur Ausbildung von Haltungsschäden wie Kyphosen und Skoliosen führen kann (Weinstein 1989). Daher wird empfohlen, eine chirurgische Planung auf der Basis des WBB-(Weinstein-Boriani-Biagnini-)Staging-Systems zu erstellen, das speziell für Tumoren der Wirbelsäule entwickelt wurde (Boriani u. Mitarb. 1997).

Die Behandlung sollte sich auf folgende Ziele konzentrieren (Weinstein u. McLain 1987):
- Stellung einer definitiven Diagnose durch eine geeignete Biopsie,
- eine geeignete chirurgische Intervention auf dem Boden des Tumortyps und Tumorstadium (Staging),
- Verhinderung pathologischer oder Wiederherstellung normaler neurologischer Funktionen,
- Erhaltung der spinalen Stabilität.

Bei malignen Tumoren können eine konservative und chirurgische Versorgung zur Anwendung kommen. Hierbei werden unterschiedliche Verfahren angewendet, um den Tumor zu entfernen bzw. zu verkleinern. Des Weiteren kommen Methoden zur Stabilisierung der Wirbelsäule zur Anwendung, um das Risiko einer postoperativen Instabilität so gering wie möglich zu halten. Operative Tumorentfernungen an der Wirbelsäule gestalten sich im Allgemeinen äußerst schwierig und lassen keine Radikalität zu, da meist der notwendige Sicherheitsabstand zu Rückenmark oder großen Gefäßen nicht eingehalten werden kann. Die Operation dient in der Regel ausschließlich einer

Tab. 5.4 **Die relativ häufigsten sekundären Wirbelsäulenmetastasen (McLain u. Weinstein 1999)**

Ort des Primärtumors	Relative Häufigkeit in Prozent (%)
Mamma	21
Lunge	14
Prostata	7,5
Niere	5,5
Gastrointestinale Tumoren	5
Schilddrüse	2,5

Tumorreduktion und Stabilisierung. Nach histologischer Diagnosesicherung wird bei Ansprache des Tumors in der Regel eine Strahlen- und/oder Chemotherapie der operativen Therapie vorangehen oder folgen. Präoperativ kann zur Verminderung der Blutung interventionell radiologisch eine Embolisation der tumorversorgenden Gefäße von Nutzen sein. Die in der Regel begleitend vorgenommenen stabilisierenden Verfahren können von ventral oder dorsal durchgeführt werden und haben das Ziel, eine weitere Kyphose und Instabilität zu verhindern.

Die pathologische Fraktur mit Kyphosierung und Gibbusbildung oder intraspinaler Tumorausbreitung ist die häufigste Indikation zur operativen Versorgung einer Tumorkyphose. Meist liegen zu diesem Zeitpunkt bereits andere Metastasen vor, die für die Prognose limitierend sind. Die drohende oder bereits beginnende Querschnittslähmung zwingt jedoch zur zumeist dorsalen Dekompression in Form einer Laminektomie und einer anschliessenden Stabilisierung mit dorsaler Instrumentation. Bei solitärem Befall eines Wirbels kann durch eine En-bloc-Spondylektomie versucht werden, kurativ tätig zu werden. Sowohl als kombiniert ventrodorsaler Eingriff als auch als rein dorsale Operation ist dies jedoch technisch extrem anspruchsvoll und obliegt wenigen Spezialzentren. Der Wirbelkörperersatz wird mit Metallimplantaten durchgeführt, da eine Knochentransplantation aufgrund einer sich eventuell anschliessenden Bestrahlung verbietet. Zur Behandlung von tumorös durchsetzten Wirbelkörpern wurde bereits 1987 die transpedikuläre Vertebroplastie beschrieben (Galibert u. Mitarb. 1987). Dabei erfolgt die transpedikuläre Füllung des Wirbels mit PMMA (Polymethylmethacrylat). Durch die thermische Reaktion bei der Polymerisation erhofft man sich eine Tumorreduktion. Nach Aushärten ist der Wirbel gegen weiteres Sintern geschützt und somit die Gefahr einer plötzlich eintretenden neurologischen Verschlechterung durch pathologische Frakturierung mit Verlegung des Spinalkanals reduziert.

Literatur

Boland, P.J., J.M. Lane, N. Sundaresan (1982): Metastatic disease of the spine. Clinical orthopaedics and related research 169: 95–102

Boriani, S., J.N. Weinstein, R. Biagnini (1997): Primary bone tumors of the spine. Terminology and surgical staging. Spine 22: 1036–1044

Burgkart, R. (1998): Epidemiologie und diagnostische Strategie. In: Hipp, E., W. Plötz, R. Burgkart, E. Schelter: Limb salvage. Zuckschwerdt, München: 10–22

Campanacci, M. (1990): Bone and soft tissue tumors. Springer, Wien: 11–12

Cserhati, M.D. (1984): Ausbreitungswege der Tumormetastasen. In: Schmitt, E.: Tumoren der Wirbelsäule. Die Wirbelsäule in Forschung und Praxis. Bd. 103. Hippokrates, Stuttgart: 21–26

Dick, W. (1984): Klinik der Wirbelsäulentumoren. In: Schmitt, E.: Tumoren der Wirbelsäule. Die Wirbelsäule in Forschung und Praxis. Bd. 103. Hippokrates, Stuttgart: 27–29

Enneking, W.F. (1983): Musculoskeletal tumor surgery. Churchill Livingstone, New York: 69–122

Enneking, W.F. (1990): Staging of musculo-skeletal neoplasm. In: Sundaresan, N., H.H. Schmidek, A.L. Schiller, D.I. Rosenthal: Tumors of the spine: Diagnosis and clinical management. W.B. Saunders, Philadelphia: 22–33

Enneking, W.F., S.S. Spainer, M.A. Goodman (1980): A system for the surgical staging of muscolskeletal sarcomas. Clinical orthopaedics and related research 153: 106–120

Eysel, P., M. Pippan, J.D. Rompe, J. Heine (1998): Die Diagnoseverzögerung bei Knochentumoren. 46. Jahrestagung der Vereinigung Süddeutscher Orthopäden e.V., Baden-Baden

Galibert, P, H. Deramond, P. Rosat, D. LeGars (1987): Preliminary note on the treatment of vertebral angioma by percutaneous acrylic vertebroplasty. Neuro-Chirurgie 33: 166–168

Harrington, K.D. (1986): Current concepts review – Metastatic disease of the spine. The journal of bone and joint surgery (American volume) 68: 1110–1115

Harrington, K.D. (1988): Metastic disease of the spine. In: Harrington, K.D.: Orthopaedic management of metastatic bone disease. Mosby, St. Louis: 309–383

Immenkamp, M., A. Härle (1994): Geschwülste der Wirbelsäule – Knochentumore. In: Witt, A.N., H. Rettig, K.F. Schlegel, M. Hackenbroch, W. Hupfauer: Orthopädie in Praxis und Klinik. Bd. V, Teil 2. Thieme, Stuttgart: 2

Jentschura, G. (1954): Die akute Wirbelsäuleninsuffizienz im Kindesalter. Fortschritte auf dem Gebiete der Röntgenstrahlen 80: 484–490

Lindemann, K. (1951): Über die Osteoporose der Wirbelsäule unklarer Ursache (Fischwirbelkrankheit). Archives of orthopaedic and trauma surgery 44: 403–411

McLain, R.F., J.N. Weinstein (1999): Tumors of the spine. In: Herkowitz, H.N., S.R. Garfin u. Mitarb.: The spine. Saunders, Philadelphia: 1186

Schmid, G. (1952): Vertebra plana totalis. Fortschritte auf dem Gebiete der Röntgenstrahlen 76: 358–361

Sim, F.H., D.C. Dahlin, R.N. Stauffer, E.R. Laws (1977): Primary bone tumors simulating lumbar disc syndrome. Spine 2: 65–74

Weinstein, J.N. (1989): Surgical approach to spine tumors. Orthopedics 12: 897–905

Weinstein, J.N., R.F. McLain (1987): Primary tumors of the spine. Spine 12: 843–851

5.6 Iatrogene Kyphosen

Definition

Bei Nichtbeachtung der Grundsätze der Biologie und Biomechanik kann auch ärztliches Handeln Ursache für kyphotische Veränderungen und Fehlentwicklungen der Wirbelsäule sein. Das kann auf operativem, nichtoperativem oder radiologischem Wege geschehen. Durch medikamentöse Behandlung mit Chelatbildnern kann beispielsweise das Bild eines Morbus Scheuermann hervorgerufen werden (s. Kap. 2.3). Operative Eingriffe, die die vordere und/oder hintere Säule affektieren, können zu einem Zusammenbruch der statischen und dynamischen Balance führen (s. Kap. 6.2 u. 6.3). Auch eine Strahlentherapie kann einen negativen Einfluss auf die Knochenentwicklung nehmen und zu kyphotischen Veränderungen führen (s. Kap. 6.4).

5.6.1 Kyphose nach dorsaler Dekompression

Die dorsal zuggurtenden Elemente, d. h. die Ligg. supra- und interspinalia, die Ligg. flava und die Wirbelbogengelenke stellen die Stabilität der Wirbelsäule gegenüber flektierenden Momenten sicher. Ein Eingriff, der einen Teil oder alle Strukturen dieser Elemente schädigt, nimmt Einfluss auf die Stabilität und kann somit die Ursache für die Entwicklung einer kyphotischen Deformität sein. Das Risiko steigt mit der Invasivität des Eingriffs. Die Unterschneidung der Wirbelbögen mit Entfernung der Ligg. flava unter Schonung der Dornfortsätze und Gelenke lässt den größten Teil der stabilisierenden Elemente intakt, während bei einer Laminektomie die Zuggurtungskette unterbrochen wird. Daher sollte Ziel eines jeden Eingriffes sein, diese Strukturen soweit als möglich zu schonen. Saito u. Mitarb. konnten 1991 zeigen, dass bei der Entfernung eines oder mehrerer Dornfortsätze an der HWS die Zugkräfte von den normalerweise druckbelasteten Wirbelgelenken aufgefangen werden müssen (Saito u. Mitarb. 1991). Umgekehrt geht eine partielle oder komplette Facettektomie mit einer erhöhten Instabilität in Flexion und Torsion einher (Zdeblick u. Mitarb. 1993). Oft ist jedoch eine radikale Dekompression notwendig, um eine Spinalkanalstenose mit entsprechender Symptomatik adäquat zu behandeln. Das Risiko, eine kyphotische Deformität im Anschluss an eine solche Operation zu entwickeln, ist deutlich erhöht, wenn eine entsprechende Behandlung im Sinne einer Stabilisierung ausbleibt. Die zugrunde liegende Ursache der Stenosierung ist bei der Entstehung sekundär und kann unterschiedlichster Art sein, wie z. B. Trauma, Spondylosis und kongenitale Stenose, Neoplasien, Tuberkulose, Osteoporose, Ossifikation des Lig. longitudinale posterior, spondylitische Myelopathien und sonstige pathologische Veränderungen an Wirbeln und Bandscheiben (Schultz u. Mitarb. 2000) (Abb. 5.**25 a**).

Ein besonders hohes Risiko zur Entwicklung einer Kyphose birgt die Serienlaminektomie durch Entfernung straffender Strukturen über mehrere Segmente in sich. Biomechanisch spielen dabei sowohl die Entfernung bzw. Beschädigung bzw. Resektion der dorsalen Bänder (Lig. supraspinale, Lig. interspinale, Lig. flavum), des Processus spinosus, des Arcus vertebralis und der kleinen Wirbelgelenke, als auch eine sekundäre Insuffizienz der Rückenstreckermuskulatur durch postoperative Vernarbung eine wesentliche Rolle (Panjabi u. Mitarb. 1975) (Abb. 5.25**b**).

Bei Kindern und Jugendlichen führt die verminderte dorsale Stabilisierung während des Wachstums zu einer vermehrten Belastung der ventralen Abschnitte der Wirbelkörper und Bandscheiben, was zu verringertem Wachstum, Keilwirbelbildung und Progredienz einer Kyphose führen kann (Yasuoka u. Mitarb. 1982). Die Entwicklung einer Postlaminektomiekyphose ist altersabhängig und liegt bei Personen unter dem 15. Lebensjahr bei 46%, bei älteren Patienten bei 6% (Yasuoka u. Mitarb. 1982). Das Risiko, postoperativ eine Kyphose zu entwickeln, ist zudem abhängig von der Lokalisation des operativen Eingriffs an der Wirbelsäule. Die Postlaminektomiekyphose ist mit 43–100% am häufigsten nach zervikalen und zervikothorakalen Dekompressionen zu beobachten. Das Risiko nimmt von kranial nach kaudal ab und beträgt bei thorakalen Eingriffen noch 36%. (Fraser u. Mitarb. 1977, Yasuoka u. Mitarb. 1982, Hirabayashi u. Mitarb. 1983, Bell u. Mitarb. 1994). An der HWS scheint die präoperative statische Stiuation eine prognostische Rolle zu spielen. Kaptain u. Mitarb. fanden das Risiko deutlich erhöht, wenn bereits präoperativ eine Steilstellung der HWS vorlag (Kaptain u. Mitarb. 2000).

Nach einer Laminektomie bei zervikaler spondylotischer Myelopathie kann sich eine Kyphose bei bis zu 21% der Patienten entwickeln (Kaptain u. Mitarb. 2000). Bei Kindern mit Laminektomie aufgrund von spinalen Tumoren liegt das Risiko sogar bei 50% (Lonstein 1977). Auch die Chiari-Dekompression birgt als Komplikation das Risiko der Entstehung einer Postlaminektomiekyphose (McLaughlin u. Mitarb. 1997). Daher ist auf eine möglichst schonende Operationstechnik zu achten.

Diagnostik

Das Auftreten der Symptome einer sagittalen statischen Dysbalance (belastungsabhängige Muskelschmerzen über dem kyphotischen Wirbelsäulenabschnitt) zusammen mit einer klinischen und radiologischen Zunahme des Cobb-Winkels lassen die Diagnose einer relevanten Postlaminektomiekyphose stellen. Gegebenenfalls kommt es zum Auftreten neurologischer Symptome (Matsumoto u. Mitarb. 1993). Eine zusätzlich vorliegende Instabilität kann durch Funktionsaufnahmen gesichert werden.

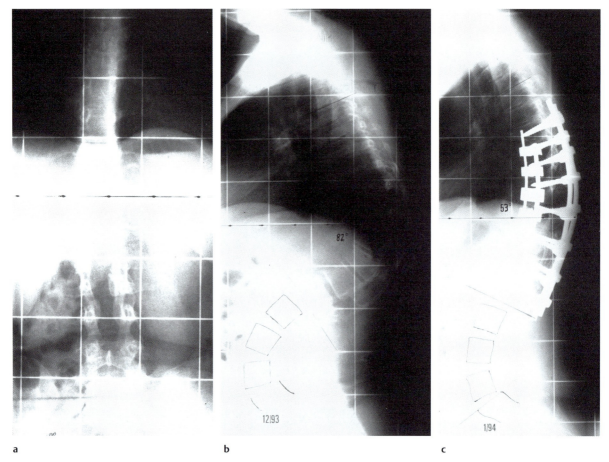

Abb. 5.25 a–c Patient nach Laminektomie von Th5 bis L3 bei Neurinom (**a**). Thorakale Postlaminektomiekyhose (**b**) und Versorgung mit dorsoventraler CD/CDH-Spondylodese (**c**).

Therapie

Die beste Therapie einer iatrogenen Kyphose ist deren Prävention. Daher ist die Kenntnis der biomechanischen Verhältnisse und deren Beeinflussung durch therapeutische Maßnahmen unerlässlich. Unter Berücksichtigung des Ausmaßes der Dekompression muss eine gleichzeitige Stabilisierung in Erwägung gezogen werden (Albert u. Vacarro 1998). An der HWS kann die Wiederherstellung des Arcus vertebralis durch eine Laminoplastie das Risiko einer Postlaminotomiekyphose wirksam verringern (Oga u. Mitarb. 2000). Das Auftrennen des Wirbelbogens ohne Durchtrennung der Bänder und dessen anschließende Rekonstruktion stellt in vielen Fällen eine Alternative zur Laminektomie dar und ist dabei relativ einfach und sicher (O'Brien u. Mitarb. 1996, Hirabayashi u. Mitarb. 1999). Kawahara u. Mitarb. (1999) fanden unter Anwendung der Laminoplastie keine postoperative Kyphose in ihrem Patientengut. Neben der auto- oder heterologen Spaninterposition sind mittlerweile verschiedene Techniken beschrieben worden (O'Brian u. Mitarb. 1996). Bei der „Open-Door-Laminoplasty" werden Wirbelkörper und Dornfortsätze durch Titanplatten (O'Brien u. Mitarb. 1996) verbunden. Wang u. Mitarb. (1998) verwenden bei ihrer Laminoplastiktechnik Fadenanker und Cerclagen. Eine Kombination aus Laminoplastie und posterolateraler Fusion kann ebenso effektive Ergebnisse bei Kindern und Adoleszenten liefern (Shikata u. Mitarb. 1990). Zur simultanen posterioren Dekompression bei nichttraumatischen Schädigungen, werden Pedikelschrauben empfohlen, mit denen eine adäquate Korrektur der Kyphose erreicht werden kann (Abumi u. Kaneda 1997).

Lonstein empfahl 1977 die sofortige Korsettversorgung bei Auftreten einer Postlaminektomiekyphose bei Kindern (Lonstein 1977). Bei weiterer Progression empfahl er eine anteriore Fusion, gegebenenfalls in Kombination mit einer dorsalen Instrumentation (Abb. 5.**25 c**).

Bei bereits vorliegender Postlaminektomiekyphose muss die Wiederherstellung der dorsalen Zuggurtung das Ziel des Eingriffs sein, um stabile Verhältnisse wiederherzustellen. Oft liegt zu diesem Zeitpunkt jedoch auch eine Pathologie des ventralen Abschnitts vor, so dass die Spon-

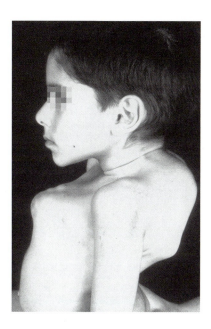

Abb. 5.26 Klinisches Bild eines Kindes nach zervikothorakaler Laminektomie aufgrund eines Tumors.

dylodese das Mittel der Wahl darstellt. Bei bereits vorliegender Postlaminektomiekyphose ist das Risiko jedoch erhöht, keine solide Fusion zu erhalten: Die Pseudarthrosenrate liegt bei alleiniger dorsaler Fusion bei 50%, bei alleiniger ventraler Fusion bei 25%, bei ventrodorsaler Fusion bei 9,5% (Matsumoto u. Mitarb. 1993). Grundsätzlich ist eine anteriore oder posteriore Versorgung möglich (Butler u. Whitecloud 1992). An der Halswirbelsäule ist die anteriore Plattenosteosynthese zur Korrektur von Fehlstellungen und zur Stabilisierung das Mittel der Wahl (Hermann u. Sonntag 1994) (Abb. 5.26). In manchen Fällen kann eine bereits vorliegende neurologische Symptomatik durch den Eingriff verbessert werden. Keinen Unterschied in der Wirksamkeit von alleiniger posteriorer Fusion, kombinierter anteriorer Dekompression mit Fusion und posteriorer instrumentaler Wirbelfusion fanden Otsuka u. Mitarb. (1998) in ihrem Patientengut. Sie konnten retrospektiv in keiner der Gruppen von 1977–1994 eine Pseudarthrosenbildung feststellen. Der mittlere Korrekturverlust betrug 5°. Die Anwendung eines Korsetts war bei keinem Patienten erfolgreich.

5.6.2 Kyphose im Anschluss an eine Spondylodese

Wird ein Abschnitt der Wirbelsäule versteift, so müssen die angrenzenden Bewegungssegmente das Bewegungsausmaß sicherstellen. Die Folge ist eine verstärkte Belastung dieser Segmente, ein Effekt, der durch die Hebelwirkung der Spondylodese noch verstärkt wird. Die Auswirkungen sind ein vorschneller Verschleiß der angrenzenden Bandscheiben und Wirbelgelenke, was sich in einer Anschlussinstabilität äußern kann. Insbesondere in primär lordotisch ausgebildeten Wirbelsäulenabschnitten kommt es dadurch zur Ausbildung einer Kyphose. Die Symptomatik entspricht der einer segmentalen Instabilität, verbunden mit einer sagittalen statischen Überbelastung.

Eine konservative Behandlung durch eine Korsettversorgung kann zu einer Schmerzlinderung führen, die Symptome sind jedoch oft nur temporär gebessert, was eine chirurgische Intervention indiziert (Dahl u. Mitarb. 1993). Krismer u. Bauer (1990) beschreiben in ihrem Patientengut eine Tendenz zu einer zunehmenden Kyphose bei 11% der Patienten nach VDS (ventraler Derotationsspondylodese). Nach einer ventralen interkorporellen Spondylodese der unteren Halswirbelsäule kommt es bei 20% der Patienten zur persistierenden Instabilität mit Kyphose oder einer sagittalen Dislokation (Blauth u. Mitarb. 1996).

Die Therapie ist analog zur Behandlung anderer sekundärer Kyphosen individuell anzupassen, besteht jedoch generell in der Wiederherstellung des sagittalen Profils mittels Spondylodese.

5.6.3 Strahleninduzierte Kyphose

Im Rahmen einer Behandlung von Tumoren ist die Einwirkung einer radioaktiven Strahlung auf Knochengewebe, speziell auf die Wirbelsäule, besonders bei Kindern mit Nephroblastom (Wilms-Tumor) beschrieben (Riseborough 1977). Aber auch bei anderen Erkrankungen sind Veränderungen des Knochengewebes an Rippen und Wirbelsäule bekannt, wie z.B. nach Bestrahlung bei Hodgkin- und Non-Hodgkin-Lymphomen, akuter lymphatischer Leukämie, Ewing-Sarkom, Rhabdomyosarkom und Neuroblastom (Butler u. Mitarb. 1990).

Im Patientengut von Paulino u. Mitarb. (2000) entwickelten 42,9% der Patienten nach einer Strahlentherapie eine Wirbelsäulendeformität, 7,1% eine Kyphose. Im Patientengut von Mayfield u. Mitarb. (1981) entwickelten 16% der Patienten mit Neuroblastom eine Post-Radiations-Kyphose. Kinder, die mit einer niedrigen Dosis behandelt wurden (< 2.400 cGy) hatten eine kleinere Inzidenz für Wirbelsäulenverkrümmungen, als Patienten, die eine Dosis über 2.400 cGy erhalten hatten.

In den bestrahlten und kyphotisch veränderten Abschnitten der Wirbelsäule kann eine Weichgewebeatrophie nachgewiesen werden (Mkipernaa u. Mitarb. 1993). Vierzig von 44 Patienten entwickeln nach Strahlentherapie eine Skoliose mit oder ohne Kyphose, wobei am häufigsten der lumbale Abschnitt der Wirbelsäule (LWK 1–3) betroffen ist (Mkipernaa u. Mitarb. 1993).

Die Radiotherapie verursacht Wachstumsstörungen und eine Osteochondrosis variablen Ausmaßes, jedoch keine Osteonekrose (Scheibel-Jost u. Mitarb. 1991). Die durch Bestrahlung verursachte Knochen- und Knorpeldegeneration ist somit pathogenetisch für sich im Kindesalter entwickelnde Wirbelsäulendeformitäten. Je nach Lokalisation der Knochendegeneration am Wirbelkörper (ventral oder lateral) können sich Kyphosen bzw. Skoliosen entwickeln.

Kinder, die jünger als 2,5 Jahre sind und einer Strahlentherapie unterzogen werden, entwickeln mit einer höheren Inzidenz eine stärkere Skoliose und lumbale Kyphose, als nach diesem Alter (Willich u. Mitarb. 1990). Die Veränderungen der Wirbelkörper nach Bestrahlung bilden sich in der Regel erst nach 5 Jahren aus, wobei die Kyphose eine Tendenz zur Progression während des adoleszenten Wachstumsschubs hat (Heaston u. Mitarb. 1979). Somit benötigen alle diese Patienten eine sorgfältige orthopädische Überwachung bis zur abgeschlossenen Skelettreife (Oliver u. Mitarb. 1978).

Literatur

Abumi, K., K. Kaneda (1997): Pedicle screw fixation for nontraumatic lesions of the cervical spine. Spine 22: 1853–1863

Albert, T.J., A. Vacarro (1998): Postlaminectomy kyphosis. Spine 23: 2738–2745

Bell, D.F., J.L. Walker, G. O'Connor, R. Tibshirani (1994): Spinal deformity after multiple-level cervical laminectomy in children. Spine 19: 406–411

Blauth, M., U. Schmidt, M. Dienst, C. Knop, P. Lobenhoffer, H. Tscherne (1996): Langzeitergebnisse von 57 Patienten nach ventraler interkorporeller Spondylodese der unteren Halswirbelsäule; Long-term outcome of 57 patients after ventrale interbody spondylodesis of the lower cervical spine. Der Unfallchirurg 99: 925–939

Butler, J.C., T.S. Whitecloud 3rd (1992): Postlaminectomy kyphosis. Causes and surgical management. Orthopaedic clinics of North America 23: 505–511

Butler, M.S., W.W. Robertson, W. Rate, G.J. D'Angio, D.S. Drummond (1990): Skeletal sequelae of radiation therapy for malignant childhood tumors. Clinical orthopaedics and related research 251: 235–240

Dahl, B.T., T. Kiaer, P. Larsen, E. T'ndevold (1993): Lumbosakral spondylolistese. Forekomst og behandlingsmuligheder. (Lumbosacral spondylolisthesis. Occurrence and therapeutic possibilities). Ugeskrift for laeger 155: 2033–2036

Fraser, R.D., D.C. Paterson, D.A. Simpson (1977): Orthopaedic aspects of spinal tumours in children. The journal of bone and joint surgery (British volume) 59: 143

Heaston, D.K., H.I. Libshitz, R.C. Chan (1979): Skeletal effects of megavoltage irradiation in survivors of Wilms' tumor. American journal of roentgenology 133: 389–395

Hermann, J.M., V.K. Sonntag (1994): Cervical corpectomy and plate fixation for postlaminectomy kyphosis. Journal of neurosurgery 80: 963–970

Hirabayashi, K., Y. Toyama, K. Chiba (1999): Expansive laminoplasty for myelopathy in ossification of the longitudinal ligament. Clinical orthopaedics and related research 359: 35–48

Hirabayashi, K., K. Watanabe, K. Wakano (1983): Expansive open-door laminoplasty for cervical spinal stenotic myelopathy. Spine 8: 693

Kaptain, G.J., N.E. Simmons, R.E. Replogle, L. Pobereskin (2000): Incidence and outcome of kyphotic deformity following laminectomy for cervical spondylotic myelopathy. Journal of neurosurgery 93: 199–204

Kawahara, N., K. Tomita, Y. Shinya, T. Matsumoto, H. Baba, T. Fujita, H. Murakami, T. Kobayashi (1999): Recapping T-saw laminoplasty for spinal cord tumors. Spine 24: 1363–1370

Krismer, M., R. Bauer (1990): Indikationen und Ergebnisse der operativen Skoliosetherapie mit der VDS-Instrumentation. Indications for and results of surgical scoliosis therapy using VDS instrumentation (ventral derotationspondylodesis). Beiträge zur Orthopädie und Traumatologie 37: 391–400

Lonstein, J.E. (1977): Post-laminectomy kyphosis. Clinical orthopaedics and related research 128: 93–100

Matsumoto, M., J.L. Cho, J.E. Lonstein, R.B. Winter (1993): Post laminectomy spine deformity. Transactions of the annual meeting of the Orthopaedic research society 17: 125

Mayfield, J.K., E.J. Riseborough, N. Jaffe, M.E. Nehme (1981): Spinal deformity in children treated für neuroblastoma. Journal of bone and joint surgery (American volume) 63: 183–193

McLaughlin, M.R., J.B. Wahlig, I.F. Pollack (1997): Incidence of postlaminectomy kyphosis after Chiari decompression. Spine 22: 613–617

Mkipernaa, A., J.T. Heikil, J. Merkanto, E. Marttinen, M.A. Siimes (1993): Spinal deformity induced by radiotherapy for solid tumours in childhood: a long-term follow up study. European journal of pediatrics 152: 197–200

O'Brien, M.F., D. Peterson, A.T.H. Casey, H.A. Crockard (1996): A novel technique for laminoplasty augmentation of spinal canal area using titanium miniplate stabilization. A computerized morphometric analysis. Spine 21: 474–483

Oga, M., F. Nakatani, K. Ikuta, T. Tamaru, J. Arima, M. Tomishige (2000): Treatment of cervical cord compression, caused by hereditary multiple exostosis, with laminoplasty: a case report. Spine 25: 1290–1292

Oliver, J.H., G. Gluck, R.B. Gledhill, L. Chevalier (1978): Musculoskeletal deformities following treatment of Wilms' tumour. Canadian medical association journal 119: 459–464

Otsuka, N.Y., L. Hey, J.E. Hall (1998): Postlaminectomy and post-irradation kyphosis in children and adolescents. Clinical orthopaedics and related research 354: 189–194

Panjabi, M.M., A.A. Whita III, R.M. Johnson (1975): Cervical spine mechanics as a function of transection of components. Journal of biomechanics 8: 327

Paulino, A.C., B.C. Wen, C.K. Brown, R. Tannous, N.A. Mayr, W.K. Zhen, G.J. Weidner, D.H. Hussey (2000): Late effects in children treated with radiation therapy for Wilms' tumor. International journal of radiation oncology, biology, physics 46: 1239–1246

Riseborough, E.J. (1977): Irradiation induced kyphosis. Clinical orthopaedics and related research 128: 101–106

Saito, T., T. Yamamuro, K. Shimizu, J. Shikata, M. Oka, S. Tsutsumi (1991): Analysis and Prevention of spinal column deformity following cervical laminectomy. I. Pathogenetic analysis of postlaminectomy deformities. Spine 16: 494–502

Scheibel-Jost, P., J. Pfeil, F.U. Niethard, B. Fromm, E. Willich, H. Kuttig (1991): Spinal growth after irradiation for Wilm's tumor. International Orthopaedics 15: 387–391

Schultz, K.D., M.R. McLaughlin, R.W. Haid, C.H. Comey, G.E. Rodts, J. Alexander (2000): Single-stage anterior-posterior decompression and stabilization for complex cervical spine disorders. Journal of neurosurgery 93: 214–221

Shikata, J., T. Yamamuro, K. Shimizu, T. Saito (1990): Combined laminoplasty and posterolateral fusion for spinal canal surgery in children and adolescents. Clinical orthopaedics and related research 259: 92–99

Wang, J.M., K.J. Roh, D.J. Kim, D.W. Kim (1998): A new method of stabilising the elevated laminae in open-door laminoplasty. The journal of bone and joint surgery. (British volume) 80: 1005–1008

Willich, E., H. Kuttig, G. Pfeil, P. Scheibel (1990): Wirbelsäulenveränderungen nach Bestrahlung wegen Wilmstumor im Kleinkindesalter. Retrospektive interdisziplinäre Langzeitstudie an 82 Kindern; vertebral changes after irradiation for Wilms' tumor in early childhood. A retrospective interdisciplinary long-term study of 82 children. Strahlentherapie und Onkologie 166: 815–821

Yasuoka, S., H.A. Peterson, C.S. MacCarty (1982): Incidence of spinal column deformity after multilevel laminectomy in children and adults. Journal of neurosurgery 57: 441

Zdeblick, T.A., J.J. Abitbol, D. Kunz, R. McCabe, S. Garfin (1993): Cervical stability after sequential capsule resection. Spine 18: 2005–2008

5.7 Kyphosen bei Entzündungen

Definition

Entzündungen der Wirbelsäule können zum einen durch Infektionen mit Krankheitserregern und zum anderen durch nichtinfektiöse Grunderkrankungen aus dem rheumatischen Formenkreis verursacht werden. Zu unterscheiden ist die primäre Entzündung der Bandscheibe, die Spondylodiszitis, von der vom Wirbelkörper ausgehenden Spondylitis.

Ätiologie

Durch die Einwanderung von Granulozyten bzw. Leukozyten in den Wirbelkörper oder die Bandscheibe und durch die Ausschüttung verschiedener Entzündungsmediatoren werden unter anderem lytische Enzyme freigesetzt, die zunächst die Matrix des Wirbels oder der Bandscheibe, nachfolgend auch die Spongiosaarchitektur des Wirbelkörpers angreifen.

Pathogenese

Die Spondylodiszitis stellt eine Weichteilinfektion dar, die primär vom Nucleus pulposus ausgeht. Sekundär kommt es bei längerer Fortdauer und progressivem Verlauf zu einem Übergreifen auf die benachbarten Grund- und Deckplatten der Wirbel. Dagegen handelt es sich bei der Spondylitis um eine primäre Osteomyelitis, die von den Wirbelkörpern ausgeht und sekundär auf benachbarte Strukturen übergreift. Die Wirbelbögen und Wirbelgelenke sind nur in Ausnahmefällen vom destruierenden Prozess betroffen und bleiben daher meist intakt. Durch entzündlich veränderte ossäre Strukturen und reaktive Abbauvorgänge kann es bei diesen Krankheitsbildern zu Einbruchfrakturen von Wirbelkörpern kommen und somit zur Ausbildung einer kyphotischen Wirbelsäulendeformität.

Bei Kindern ist eine alleinige Entzündung der Bandscheiben durch hämatogene Streuung via noch vorhandener Gefäße möglich (Reinehr u. Mitarb. 1999).

Die Epidemiologie der infektiösen Spondylodiszitis wird mit 1:250.000 Einwohnern beschrieben (Digby u. Kersley 1979), wobei Spondylodiszitiden 5% aller Knocheninfektionen ausmachen (Burke u. Brant-Zachwadzki 1985).

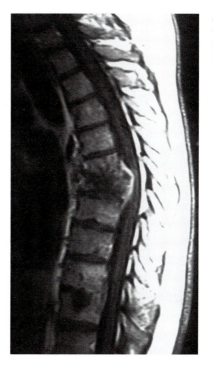

Abb. 5.27 MRT eines Patienten mit infektiöser Spondylitis.

Aufgrund ihrer Genese können Entzündungen der Wirbelsäule in infektiöse und nichtinfektiöse unterteilt werden. Kann man bei den infektiös induzierten Erkrankungen weiterhin spezifische und unspezifische Infektionen unterscheiden, sind bei den nichtinfektiösen Erkrankungen Krankheitsbilder aus dem rheumatischen Formenkreis gemeint (Abb. 5.**27**).

5.7.1 Infektiöse Entzündungen der Wirbelsäule

Die durch eine Infektion mit Krankheitserregern verursachten Entzündungen der Wirbelsäule können unterteilt werden in spezifische und unspezifische.

Bei den infektiös spezifischen Entzündungen der Wirbelsäule ist das Mycobacterium tuberculosis die häufigste Ursache, selten sind es Erreger der Gattungen Treponema pallidum, Salmonella typhi, Mycobacterium leprae oder

Brucella (Adler 1985). Die für die Tuberkulose typischen verkäsenden Granulome bilden sich dabei sekundär nach Streuung der Bakterien vom Primärherd im Körper (meist respiratorisch, gastrointestinal oder urogenital) in den Wirbelkörpern und führen zur intraössären Nekrosen. So kommt es im Endstadium der tuberkulösen Spondylodiszitis zu Wirbelkörpereinbrüchen mit Höhenminderung und zur Ausbildung einer Gibbuskyphose, die Pott bereits 1783 erstmals beschreiben konnte (Pott 1783) (Abb. 5.**28**). Eine komplette Synostosierung der Halswirbelsäule aufgrund eines tuberkulösen Befalls beschrieben erstmals Lukoschek und Niethard 1995 (Lukoschek u. Niethard 1995).

Bei den unspezifischen Entzündungen sind die häufigsten Erreger: Staphylococcus aureus, Streptokokken, Pneumokokken, Salmonellen, Escherichia coli, Haemophilus influenzae, Clostridium perfringens und Proteus mirabilis (Sindern u. Mitarb. 1993) (Abb. 5.**29**).

Opportunistische Erreger wie Candida albicans, Aspergillus fumigatus oder Aspergillus flavus können bei immungeschwächten Patienten schwere mykotische Entzündungen an der Wirbelsäule hervorrufen (Cortret u. Mitarb. 1994, Nguyen u. Mitarb. 1999). Zusätzlich kann eine Infektion mit parasitären Echinokokken eine intraössäre Zystenbildung hervorrufen (Adler 1985). Durch den Einbruch der Zysten können daraus Veränderungen der Wirbelkörper mit Kyphoseentstehung resultieren.

5.7.2 Nichtinfektiöse Entzündungen der Wirbelsäule

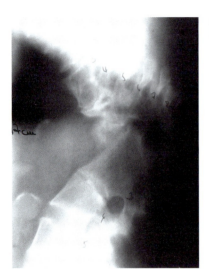

Abb. 5.28 Tuberkulöse Spondylitis mit Destruktion der unteren BWS und thorakolumbaler Gibbusbildung.

Bei den nichtinfektiösen Entzündungen handelt es sich um die Erkrankungen des rheumatischen Formenkreises, bei denen vor allem die Spondylitis ankylosans, aber auch andere Spondylarthropathien zu erwähnen sind. Dem HLA-B27-Klasse-I-Histokompatibilitätskomplex-Molekül kommt bei dieser Krankheitsgruppe diagnostisch hinweisende Bedeutung zu. Es ist bis heute jedoch noch nicht geklärt, warum nur ein kleiner Teil der HLA-B27-Träger erkrankt. Ein positiver HLA-B27-Test ist ein Hinweis, jedoch kein Beweis für den Morbus Bechterew, da auch gesunde Patienten positiv getestet werden können. Die Rheumafaktoren sind beim Morbus Bechterew in der Regel negativ.

Zu den nichtbakteriellen Spondylarthritiden gehören:
- idiopathische Spondylitis ankylosans,
- reaktive Spondarthritis,
- Spondarthritis psoriatica,
- Spondarthropathien bei Morbus Crohn, Colitis ulcerosa, kollagene Kolitis, Morbus Whipple,
- juvenile Oligarthritis Typ I,
- HLA-B27-positive Iridozyklitis bzw. Uveitis,
- SAPHO-Syndrom (Synovialitis, Akne, Pustulosis palmaris et plantaris, Hyperostosis, Ostitis),
- undifferenzierte Spondarthritis.

Diese chronisch entzündlich-rheumatischen Systemerkrankungen verursachen ankylosierende Veränderungen an der Wirbelsäule, periphere Arthritiden und befallen teilweise periphere Organe.

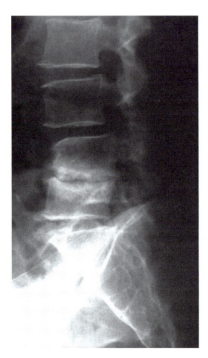

Abb. 5.29 Segmentale Kyphose L4/5 bei Spondylodiszitis.

Spondylitis ankylosans

Synonyme

Morbus Bechterew, Morbus Marie-Strümpell-Bechterew, ankylosierende Spondylitis, Spondarthritis ankylopoetica.

Definition

Die Spondylitis ankylosans ist eine HLA-B27-assoziierte (Hussein 1987) chronisch entzündlich-rheumatische Erkrankung des Achsenskeletts (Wirbelsäule, Iliosakralgelenke, Schambeinfuge, kleine Wirbelgelenke), der Extremitätengelenke und Sehnenansätze unklarer Ätiologie. Der Nachweis von Rheumafaktoren bleibt negativ.

Ätiologie

Die Ätiologie ist nicht geklärt. Ursache der kyphotischen Veränderung der Wirbelsäule könnte eine Muskelerkrankung sein (Simmons u. Mitarb. 1991), wobei unklar ist, ob diese primärer oder sekundärer Genese ist.

Epidemiologie und Verlauf

Die Prävalenz der Spondylitis ankylosans wird zwischen 0,1–2% angegeben (Calin u. Fries 1975, van der Linden u. Mitarb. 1984). Die Erkrankung beginnt zwischen der Pubertät und dem 45. Lebensjahr, wobei die meisten Ersterkrankungen sich zwischen dem 25. und 34. Lebensjahr manifestieren (Carbone u. Mitarb. 1992). Das Durchschnittsalter bei Diagnosestellung lag bei der 1.614 Patienten umfassenden Studie von Feldtkeller zwischen 34,3 und 35,3 Jahren, wobei hier – im Gegensatz zu älteren Studien – kein signifikanter Unterschied in der Verteilung zwischen männlichen und weiblichen Patienten gefunden werden konnte (Feldtkeller 1999). Der Verlauf ist bei dieser Erkrankung sehr variabel. So wurden sowohl Spontanremissionen als auch Exazerbationen beobachtet (Goudacre u. Mitarb. 1991). Nur bei schweren Krankheitsverläufen wurde eine erhöhte Mortalität beobachtet (Radford u. Mitarb. 1977, Khan u. Mitarb. 1981), ansonsten bleibt die Lebenserwartung von dieser Erkrankung unbeeinflusst (Carter u. Mitarb. 1979, Carbone u. Mitarb. 1992).

Diagnostik

Klinische Diagnostik

Bei der Spondylitis ankylosans kommt es zu einer Entzündung der Sehnen, Bänder und Gelenke mit lymphozytärem Infiltrat. Während der Remmissionsphase können sich knöcherne und kapsuläre Gelenkversteifungen (Ankylosen) entwickeln, die zu einem vollständigen Bewegungsverlust eines Gelenkes führen können. Im Verlauf der Erkrankung kann auch der Anulus fibrosus und das ventrale und dorsale Lig. longitudinale verknöchern. Dadurch können sich Knochenbrücken zwischen einzelnen Wirbeln ausbilden, die zum totalen Bewegungsverlust des Gelenkes führen. Radiologisch imponiert dabei im fortgeschrittenen Stadium die so genannte Bambusstabwirbelsäule mit Ankylosen als Ausdruck der knöchernen Wirbelverbindungen. Typischerweise manifestiert sich die Spondylitis ankylosans vom Iliosakralgelenk über die LWS, BWS bis hin zur HWS. Der Erstbeschreiber Bechterew wies auf die eingesteifte kyphotische Wirbelsäule als Hauptmerkmal dieser Erkrankung hin (Bechterew 1899).

Im Patientengut von Schilling (1974) entwickelten 39% der Patienten mit Morbus Bechterew eine kyphotisch versteifte Wirbelsäule. Die Ausbildung einer zervikalen Kyphose ist seltener als eine thorakolumbale Kyphose (Savini u. Mitarb. 1988) (Abb. 5.30). Um eine Progredienz der Erkrankung und somit eine (Teil-)Versteifung der Wirbelsäule zu verhindern, sind Mobilisation, Flachlagerung und intensive Bewegungstherapie notwendig (Drexel 1974).

Klinisch und radiologisch können die sich beim Morbus Bechterew entwickelnden Kyphosen in 5 Typen unterteilt werden (Hehne u. Mitarb. 1990):
- Typ 1: Wirbelsäule steift in physiologischer Stellung ein,
- Typ 2: Einsteifung in lumbaler Kyphose,
- Typ 3: Einsteifung in thorakaler Hyperkyphose,
- Typ 4: Einsteifung in zervikaler hochthorakaler Kyphose,
- Typ 5: Einsteifung in langbogiger Totalkyphose.

Im Verlauf der Erkrankung beschreibt Brocher 3 Stadien: Frühstadium, florides Stadium und Spätstadium (Brocher 1970). Diese Stadieneinteilung ist chronologisch nicht zwingend, so dass es zu atypischen Verläufen kommen kann und die Patienten erst im floriden Stadium auffällig werden. Das Frühstadium ist gekennzeichnet durch das

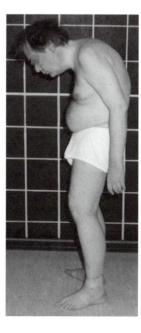

Abb. 5.30 Klinisches Bild eines Patienten mit Bechterew-Totalkyphose.

Auftreten folgender Frühdiagnosekriterien (Mau u. Mitarb. 1990):
- HLA-B27 positiv,
- Wirbelsäulenschmerzen,
- ischialgiformer Spontanschmerz und/oder positives Mennel-Zeichen,
- Spontan- oder Kompressionsschmerz im knöchernen Thorax,
- periphere Arthritis und/oder Fersenschmerz,
- Iritis/Iridozyklitis,
- eingeschränkte Beweglichkeit der HWS und/oder LWS in allen Ebenen,
- radiologisch: Syndesmophyten, Kasten-, Tonnenwirbel, Arthritis der Intervertebralgelenke.

Führendes Symptom während des floriden Stadiums sind insbesondere nächtliche Wirbelsäulen- und Thoraxschmerzen. Im Spätstadium nimmt der entzündliche Charakter der Erkrankung ab und die versteifte Wirbelsäule steht im Vordergrund der Beschwerden.

Neben Schmerzen am Achsenskelett klagen die Patienten oft über myogene Schmerzen. Eine Atrophie der Muskelfasern konnte bei allen von Simmons u. Mitarb. untersuchten Morbus Bechterew-Patienten nachgewiesen werden (Simmons u. Mitarb. 1991).

Bildgebende Diagnostik

Für die Spondylitis ankylosans sind Syndesmophyten (Verknöcherungen insbesondere im Bereich des Anulus fibrosus der Bandscheibe) als Osteophytenform charakteristisch.

Wie bei allen Kyphosen kann das Ausmaß der Veränderung in einer sagittalen Standaufnahme der gesamten Wirbelsäule mit der Methode nach Cobb (Cobb 1948) beurteilt werden. Im Frühstadium können die charakteristischen radiologischen Veränderungen beim Morbus Bechterew fehlen, frühe Erstmanifestationen können an den Iliosakralgelenken beurteilt werden (Brocher 1970). Im Vollbild der Spondylitis ankylosans zeigt sich durch die intervertebralen Knochenbrücken die bereits erwähnte Bambusstabwirbelsäule. Bei 23% der Morbus-Bechterew-Patienten können im lumbalen oder unteren thorakalen Bereich Spondylodiszitiden entzündlicher Ätiologie gefunden werden, die funktionell einer Pseudarthrose entsprechen (Hehne u. Mitarb. 1990).

Therapie

Konservative Therapie

Ziel der konservativen Therapie muss es sein, durch prophylaktische Maßnahmen die knöcherne Versteifung der Wirbelsäule in ungünstiger kyphotischer Stellung zu verhindern sowie die durch die Entzündung entstehenden Schmerzen zu lindern. Eine bereits bestehende Ankylosierung von Wirbelsäulenabschnitten kann konservativ nicht behandelt werden. Die Hauptsäulen der konservativen Therapie sind die medikamentöse Therapie und die physikalisch/krankengymnastische Behandlung.

Medikamentöse Therapie. Angewendet werden lokal und/oder systemisch nichtsteroidale Antirheumatika (NSAR), Analgetika, Muskelrelaxanzien, Steroide und Antirheumatika. Die durch die NSAR hervorgerufenen gastrointestinalen Nebenwirkungen können durch den gleichzeitigen Einsatz von modernen Protonenpumpenhemmern verringert werden. Bei starken Beschwerden der Iliosakralgelenke kann eine CT-gesteuerte Injektion mit Lokalanästhetika und Kortikoiden Linderung verschaffen (Braun u. Mitarb. 1996). In jüngster Zeit finden Tumor-Nekrose-Faktor-[alpha]-Rezeptorantagonisten zunehmend Eingang in die systemische Therapie. Erste Ergebnisse zeigen ein gutes klinisches Ansprechen auf eine Dauertherapie (Brandt u. Mitarb. 2003)

Physikalische Therapie. Obwohl bereits Bechterew 1899 (Bechterew 1899) warme Bäder positiv in Bezug auf die Mobilität beschrieben hat und Niederfrequenztherapie, Stangerbäder und Massagen beim Morbus Bechterew regelmäßig Anwendung finden, ist deren Wirksamkeit in Bezug auf die Reduktion der Ankylosierungen durch Studien bis heute nicht nachgewiesen.

Krankengymnastik. Die nach Selbstanleitung vom Patienten täglich selbstständig durchzuführenden Bewegungsübungen sind essenziell in der Behandlung des Morbus Bechterew. Nach intensiver und über Jahre dauernde Behandlung entwickelten nur 0,9% der Patienten im Krankengut von Wynn-Perry u. Deary (1980) eine eingesteifte Kyphose bei Morbus Bechterew. Eine frühe Schulung, auch der jungen Patienten, ist sehr wichtig, um die Ausbildung einer Kyphose zu verhindern (Hussein 1987). Voraussetzung für effektive Bewegungsübungen des Patienten ist jedoch eine Schmerzfreiheit, für die der Arzt den Patienten bei Bedarf medikamentös einstellen sollte. Trotz intensiver konservativer Behandlung, können sich schwere kyphotische Wirbelsäulenveränderungen bei Morbus-Bechterew-Patienten ausbilden (Weale u. Mitarb. 1995).

Operative Therapie

Eine Indikation zur operativen Intervention ist beim Morbus Bechterew aufgrund des krankheitsspezifischen Komplikationsrisikos streng zu stellen. Absolute Indikationen sind Frakturen oder Dislokationen mit neurologischen Ausfallserscheinungen. Die zunehmende Abkippung des sagittalen Wirbelsäulenprofils mit Senkung der Blickachse stellt jedoch für den Patienten oftmals eine massive Beeinträchtigung der Lebensqualität dar, so dass auch hier eine Operationsindikation gegeben sein kann. Grundsätzlich steht das gesamte Spektrum der ventralen und dorsalen Operatinsmethoden zur Verfügung. Ziehlke beschrieb eine polysegmentale dorsale Korrektur nach V-förmiger Resektion im Bereich der ankylosierten Wirbelgelenke und eine dorsale Kompression mittels Schrauben-Stab-System (Abb. 5.**31**). Hierbei wurden Korrekturen von im Mittel 43° erreicht (Hehne u. Mitarb. 1990). Eine solche polysegmentale lumbale Keilosteotomie zur Behandlung einer progressiven thorakalen Kyphose ist jedoch nur bei Patien-

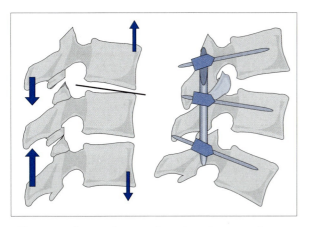

Abb. 5.31 Schematische Darstellung der polysegmentalen Extensionsosteotomie nach Ziehlke: Nach Entfernung der Facettengelenke wird über das posteriore Instrumentarium eine Kompression angebracht.

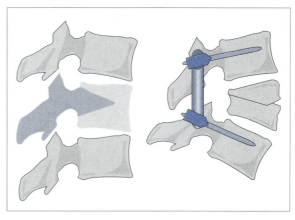

Abb. 5.32 Schematische Darstellung der Pedikelsubtraktionsosteotomie: Monosegmentale Korrektur nach transpedikulärer Resektion eines dorsalen Keils.

ten in einem milden Stadium der Erkrankung mit beweglichen Bandscheiben (Typ I und IIa) in Kombination mit stabilem Instrumentarium möglich und empfehlenswert (van Royen u. Mitarb. 1998). Eine operative Vorgehensweise im thorakalen Abschnitt der Wirbelsäule beim Morbus Bechterew stellt sich wegen ankylosierten Kostotransversalgelenken oft sehr schwierig oder unmöglich dar, so dass bereits 1945 eine Osteotomie in noch nicht oder wenig verknöcherten lumbalen Abschnitten mit postoperativem Rumpfgips für 4–6 Wochen und anschließender Korsetttherapie empfohlen wurde (Smith-Peterson u. Mitarb. 1945). Diese monosegmentale lumbale Extensionsosteotomie findet auch heute noch Anwendung (Law 1969, Jaffray u. Mitarb. 1992) und erlaubt erhebliche Korrekturgewinne (Abb. 5.**32**). Styblo u. Mitarb. berichten über einen durchschnittlichen Korrekturgewinn von 44° (Styblo u. Mitarb. 1985) bzw. 42° (Metz-Stavenhagen u. Mitarb. 2001) bei monosegmentaler Osteotomie. Dem steht eine substanziell niedrigere Komplikationsrate bei polysegmentaler dorsaler Spondylodese, im Vergleich zur monosegmentalen Versorgung (Boehm u. Mitarb. 1989) gegenüber. Eine Modifikation der Smith-Peterson-Osteotomie stellt die sog. „Eggshell Procedure" dar, die auf Ziwijan zurückzuführen ist. Es handelt sich hierbei um eine transpedikuläre dorsale Wirbelkörperkeilosteotomie, bei der die Wirbel- und Bogenwurzel mit einem Wirbelkörperkeil zunächst entfernt, anschließend der Keil durch Kompression des Instrumentariums verschlossen wird (Thomasen 1985, Jaffray u. Mitarb. 1992, Thiranont u. Netrawichien 1993, Gerscovich u. Mitarb. 1994, van Royen u. Slott 1995). Beide Verfahren finden auch im Bereich der zervikothorakalen Wirbelsäule Anwendung. (Simmons 1972, 1977). Bei Korrekturen in dieser Größenordnung sollte ein intraoperatives Monitoring mit SEP und MEP erfolgen, um eine Kompromittierung des Myelons durch die Lageänderung frühzeitig zu erkennen und die Korrektur gegebenenfalls anzupassen. Eine ausgeprägte Rigidität kann eine dreiteilige Operationstechnik erforderlich machen, wobei zunächst eine dorsale Resektion der Gelenke und eine Release erfolgt, anschließend von ventral die Wirbelsäule ein- oder mehrfach osteotomiert und danach erneut von dorsal instrumentiert wird. Mittels thorakoskopischer Verfahren kann dies auch simultan in Bauchlage erfolgen (Böhm 2002). Es gibt zwischen den Autoren bis heute keinen gemeinsamen Konsens weder bezüglich der Höhe der Osteotomie, noch des geforderten Korrekturgrades nach dieser Operation (van Royen u. Mitarb. 2000). Mit zunehmender Verbreitung der computerassistierten Operationsverfahren gewinnen die monosegmentalen Verfahren zunehmend an Verbreitung. Dies ist eventuell auf eine großzügigere Indikationsstellung durch die verbesserte Sicherheit der Verfahren zurückzuführen. In Analogie zu ligamentären Instabilitäten bei anderen Erkrankungen des rheumatischen Formenkreises kann es auch beim Morbus Bechterew zu einer Destruktion der Kopfgelenke kommen. Eine gefürchtete Komplikation stellt die atlantoaxiale Instabilität dar, bei der es zum einen durch die zunehmende Ventralverkippung des Atlas, zum anderen durch eine zunehmende Raumforderung durch den retrodentalen Pannus zu einer Kompromittierung des Myelons kommen kann. In diesem Fall ist eine atlantoaxiale Fusion geeignet, die Fehlstellung zu beseitigen. Nach erfolgter Stabilisierung komt es in der Regel zu einer Resorption des peridentalen Pannusgewebes. Stellt der Pannus ein Repositionshindernis dar, kann eine transorale Resektion notwendig sein. Es besteht bei subakuter Indikation auch die Möglichkeit, über eine transorale Injektion von Kortikosteroiden eine Pannusreduktion zu erreichen, um anschliessend die dorsale Reposition und Stabilisierung vorzunehmen (Abb. 5.**33a–c**).

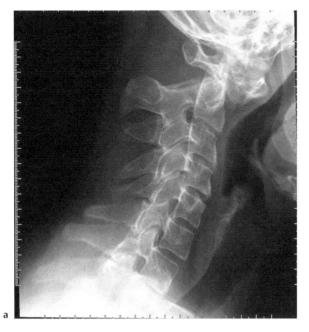
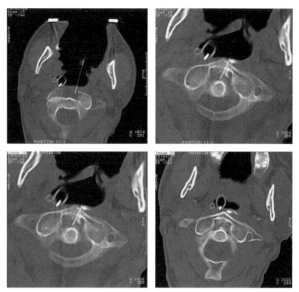
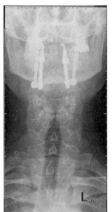
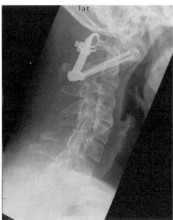

Abb. 5.33 a–c Atlantoaxiale Instabilität bei M. Bechterew.
a Die Fehlstellung ist in der Reklinationsaufnahme nicht reponibel.
b CT-gesteuerte Kortikoidinjektion ins peridentale Pannusgewebe.
c Nach 6 Wochen gelingt eine partielle Korrektur und die Stabilisation mit Magerl-Verschraubung und C1-Klammer.

Literatur

Adler, C.P. (1985): Spondylitis-Spondylodiscitis. Pathologisch-anatomische Morphologie und diagnostische Probleme. Der Radiologe 25: 291–298

Bechterew, W. (1899): Über ankylosierende Entzündung der Wirbelsäule und der großen Extremitätengelenke. Deutsche Zeitschrift für Nervenheilkunde 15: 37–44

Boehm, H., H.J. Hehne, K. Zielke (1989): Die Korrektur der Bechterew-Kyphose. (Correction of Bechterew kyphosis). Der Orthopäde 18: 142–154

Böhm, H. (2002): Operative Therapie bei Spondylitis ankylosans. In: Braun, J., Sieper, J.: Spondylitis ankylosans. UNI-MED, Bremen: 168–175

Brandt, J., A. Khariouzov, J. Listing, H. Haibel, H. Sorensen, L. Grassnickel, M. Rudwaleit, J. Sieper, J. Braun (2003): Six-month results of a double-blind, placebo-controlled trial of etanercept treatment in patients with active ankylosing spondylitis. Arthritis Rheum 48: 1667–1675

Braun J., M. Bollow, F. Seyrekbasan, H.J. Haberle, U. Eggens, A. Mertz, A. Distler, J. Sieper (1996): Computed tomography guided corticosteroid injection of the sacroiliac joint in patients with spondyloarthropathy with sacroiliitis: clinical outcome and followup by dynamic magnetic resonance imaging. J Rheumatol. 23: 659–664

Brocher, J.E.W. (1970): Die Wirbelsäulenleiden und ihre „Differentialdiagnose". 5. Aufl. Thieme, Stuttgart: 131–191

Burke, D.R., M. Brant-Zachwadzki (1985): CT of pyogenic spine infection. Neuroradiology 27: 131–137

Calin, A., Fries, J.F. (1975): The striking prevalence of ankylosing spondylitis in „healthy" W 27 positive males and females. Controlled study. The New England journal of medicine 293: 835–839

Carbone, L.D., C. Cooper, C.J. Michet (1992): Ankylosing spondylitis in Rochester, Minnesota, 1935–1989: Is the epidemiology changing? Arthritis and rheumatism 35: 1476–1482

Carter, E.T., C.H. McKenna, D.D. Brian, T. Kurland (199): Epidemiology of ankylosing spondylitis in Rochester, Minnesota, 1935–1973. Arthritis and rheumatism 22: 365–370

Cobb, J.R. (1948): Outline for the study of scoliosis. Instructional course lectures. American academy of orthopaedic surgeons 5: 261

Cortret, B., R. Richard, X. Deprez, L. Lucet, R.M. Flipo, X. Le Loet, B. Duquesnoy, B. Delcambre (1994): Aspergillus spondylodiscitis: Successful conservative treatment in 9 cases. The Journal of rheumalology 21: 1287–1291

Digby, J.M., J.B. Kersley (1979): Pyogenic non-tuberculous spinal infection: an analysis of thirty cases. The journal of bone and joint surgery (British volume) 61: 47–55

Drexel H., P. Posse (1974): Möglichkeiten der physikalischen Therapie in der Behandlung chronisch entzündlicher rheumatischer Erkrankungen. Internist 15: 322–327

Feldtkeller, E. (1999): Erkrankungsalter und Diagnoseverzögerung bei Spondylarthropathien. Zeitschrift für Rheumatologie 58: 21–30

Gerscovich, E.O., A. Greenspan, P.X. Montesano (1994): Treatment of kyphotic deformity in ankylosing spondylitis. Orthopedics 17: 335–342

Goudacre, J.A., M. Mander, W.C. Dick (1991): Patients with ankylosing spondylitis show individual patterns of variation in disease activity. The British journal of rheumatology 30: 336–338

Hehne, H.J., K. Zielke, H. Bohm (1990): Polysegmental lumbar osteotomies and transpedicled fixation for corection of long-curved kyphotic deformities in ankylosing spondylitis. Report on 177 cases. Clin Orthop 258: 49–55

Hussein, A. (1987): Die HLA-B27-assoziierten Spondyloarthritiden im Kindesalter. (HLA-B27-associated spondyloarthritis in childhood). Monatsschrift Kinderheilkunde 135: 185–194

Jaffray, D., V. Becker, S. Eisenstein (1992): Closing wedge osteotomy with transpedicular fixation in ankylosing spondylitis. Clinical orthopaedics and related research 279: 122–127

Khan, M.A., M.K. Khan, I. Kushner (1981): Survival among patients with ankylosing spondylitis: A life people analysis. The journal of rheumatology 8: 86–90

Law, A.W. (1969): Osteotomy of the spine. Clinical orthopaedics and related research 66: 70–76

van der Linden, S., H.A. Volkenborg, A. Cats (1984): Evaluation of diagnostic criteria for ankylosing spondylitis. Arthritis and rheumatism 27: 361–368

Lukoschek, M., F.U. Niethard (1995): Komplette Synostosierung der Halswirbelsäule im jugendlichen Alter. Ein bisher unveröffentlichtes Krankheitsbild. Complete synostosis of the cervical spine at a young age. A thus far unpublished disease. Zeitschrift für Orthopädie und ihre Grenzgebiete 133: 120–122

Mau W., J.G. Meran, H. Zeidler (1990): Concept and criteria of spondylarthritis. Wien Med Wochenschr. 140: 334–338

Metz-Stavenhagen, P., S. Krebs, H.J. Volpel (2001): Operationsmethoden zur Behandlung der Totalkyphose bei der Spondylitis ankylosans. Orthopäde 30: 988–995

Nguyen, T.B., N. Galezowski, J. Crouzet, F. Laroche, P. Blanche, G. Herreman (1999): Spondylodiscitis due to candida species [letter]. The journal of rheumatology 26: 237–239

Pott, P (1783): Sur une espece de paralysie des extremities inferieures. Mequiquon, Paris

Radford, E.P., R. Doll, P.G. Smith (1977): Mortality among patients with ankylosis spondylitis, not given x-ray therapy. The New England journal of medicine 297: 572–576

Reinehr, T., G. Bürk, W. Andler (1999): Die Spondylodiszitis im Kindesalter. Klinische Pädiatrie 211: 406–409

van Royen, B.J., M. de Kleuver, G.H. Slot (1998): Polysegmental lumbar posterior wedge osteotomies for correction of kyphosis in ankylosing spondylitis. European Spine Journal 7: 104–110

van Royen, B.J., A. DeGast, T.H. Smit (2000): Deformity planning for sagittal plane corrective osteotomies of the spine in ankylosing spondylitis. European Spine Journal 9: 492–498

van Royen, B.J., G.H. Slott (1995): Closing-wedge posterior osteotomy for ankylosing spondylitis. Partial corporectomy and transpedicular fixation in 22 cases. The journal of bone and joint surgery (British volume) 77: 117–121

Savini R., M. Di Silvestre, G. Gargiulo (1988): Cervical osteotomy by the Simmons method in the treatment of cervical kyphosis due to ankylosing spondylitis. Case report. Ital J Orthop Traumatol. 14: 377–383

Schilling F., K.O. Vorlaender (1974): Gammatypen der ankylosierenden Spondylitis. Verh Dtsch Ges Inn Med. 80: 1418–1420

Simmons, E.H. (1972): The surgical correction of flexion deformity of the cervical spine in ankylosing spondylitis. Clin Orthop 86: 132–143

Simmons, E.H. (1977): Kyphotic deformity of the spine in ankylosing spondylitis. Clin Orthop 128: 65–77

Simmons, E.H., G.P. Graziano, R. Heffner (1991): Muscle disease as a cause of kyphotic deformity in ankylosing spondylitis. Spine 16: 351–360

Sindern, E., E. Gläser, U. Bötel, J.P. Malin (1993): Spondylodiszitis mit spinaler und radikulärer Beteiligung. Grenzen der konservativen Behandlung. Der Nervenarzt 64: 801–805

Smith-Peterson, M.N., T.B. Larson, O.E. Aufranc (1945): Osteotomy of the spine for correction or flexion deformity in rheumatoid arthritis. The journal of bone and joint surgery 27: 1–11

Styblo, K., G.T. Bossers, G.H. Slot (1985): Osteotomy for kyphosis in ankylosing spondylitis. Acta orthopaedica scandinavica 56: 294–297

Thiranont, N., P. Netrawichien (1993): Transpedicular decancellation closed wedge vertebral osteotomy for treatment of fixed flexion deformity of the spine in ankylosing spondylitis. Spine 18: 2517–2522

Thomasen, E. (1985): Vertebral osteotomy for correction of kyphosis in ankylosing spondylitis. Clinical orthopaedics and related research 194: 142–152

Weale, A.E., C.H. Marsh, P.M. Yeoman (1995): Secure fixation of lumbar osteotomy. Surgical experience with 50 patients. Clinical Orthopaedics and related research 321: 216–222

Wynn-Perry, C.B., J. Deary (1980): Physical measures in rehabilitation. In: Moll, J.M.H.: Ankylosing spondylitis. Churchill Livingstone, Edinburgh

Ziwjan, H. (1982): Die Behandlung der Flexionsdeformitäten der Wirbelsäule bei der Bechterewschen Erkrankung. Beitr Orthop Trauma 29: 195–199

6 Skoliose

A. Wild und R. Krauspe

6.1 Idiopathische Skoliose
6.2 Neuromuskuläre Skoliose

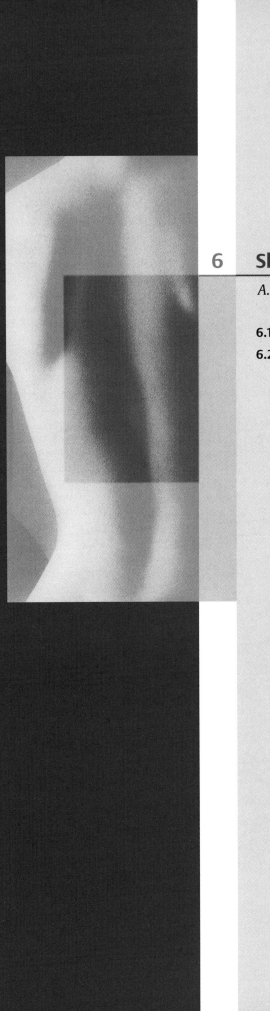

6.1 Idiopathische Skoliose

Definition

Eine Skoliose ist eine Deformität der Wirbelsäule mit einer fixierten Seitenausbiegung sowie Torsion der Wirbelkörper mit konsekutiver Rotation des Achsenorgans und einem pathologischen sagittalen Profil.

Ätiopathogenese

Die Ätiopathogenese der Skoliose gilt trotz zahlreicher Publikationen auf diesem Gebiet noch immer als ungeklärt. Es gibt sicherlich nicht nur eine Ursache in der Ätiopathogenese der Skoliose, vielmehr erscheint wahrscheinlich, dass zahlreiche Faktoren und Pathomechanismen bei der Ausbildung einer Skoliose eine Rolle spielen.

Ist die eigentliche Ursache geklärt, so spricht man von einer **symptomatischen Skoliose**. Sind die Ursachen unklar, so spricht man von einer **idiopathischen Skoliose**.

Bei der Entstehung der idiopathischen Skoliose wird eine multifaktorielle X-chromosomale Heredität diskutiert (Bar-On u. Mitarb. 2000). Burwell spekulierte 1992 über Veränderungen im zentralen Nervensystem als Ursache einer skoliotischen Fehlhaltung der Wirbelsäule (Burwell u. Mitarb. 1992).

Weitere Abnormalitäten werden mit einer idiopathischen Skoliose in Verbindung gebracht, z.B. vestibuläre und zerebelläre Funktionsstörungen, Veränderungen der Zwischenwirbelscheiben, des Weiteren sind pathologische Befunde bei histopathologischen Untersuchungen der Skelettmuskulatur beschrieben worden (Krödel u. Mitarb. 1997).

Es bleibt unklar, ob diese Veränderungen durch die Skoliose bedingt waren, also sekundär, oder ob sie ursächlich sind. Diskutiert wurde ebenfall eine Störung der Hormonregulation, speziell eines Melatoninmangels; bei Küken konnte nach Pinealektomie eine Skoliose induziert werden (Machida u. Mitarb. 2001, Turgut u. Mitarb. 2003), dieser Pathomechanismus spielt jedoch bei Menschen keine Rolle (Lowe u. Mitarb. 2000).

Es gibt mehrere Studien über Anomalien der Muskulatur bei Skoliosen. Ob diese Anomalien Ursache der Skoliose oder Folgen sind, bleibt derzeit noch ungeklärt. Bei Skolioseoperationen sind intraoperativ Biopsien entnommen und die Muskulatur histologisch und histochemisch untersucht worden. Die Autoren berichten einheitlich über einen erhöhten Anteil der Typ-I-Muskelfasern auf der Konvexseite der Skoliose gegenüber der Konkavseite. Es gibt allerdings verständlicherweise keine derartigen Untersuchungen vor dem Auftreten einer Skoliose (Bylund u. Mitarb. 1987, Ford u. Mitarb. 1988, Kennelly u. Stokes 1993).

Des Weiteren wird ein relativer Beckenschiefstand im Wachstum als Entwicklungsursache einer Skoliose diskutiert (Archer u. Dickson 1985). Dagegen fanden Hoikka u. Mitarb. (1989) jedoch keine Korrelation zwischen Beinlängendifferenz und Skoliose. Als weiterer ätiologischer Faktor wird eine erhöhte Serumkonzentration des Somatotropins diskutiert, was erklären könnte, warum Patienten mit Skoliosen etwas größer sind als gleichaltrige normale Jugendliche (Byrd 1988, Archer u. Dickson 1985, Hagglund u. Mitarb. 1992).

Eine Wachstumsstörung aufgrund des somatotropen Hormons führt zu längerem Körperwachstum und einem früheren und länger ausgeprägten pubertären Wachstumsschub.

Ein Teil der Skoliosen hat zweifelsfrei eine genetische Komponente mit hypothetisch autosomal dominantem Erbgang und inkompletter Penetranz bei variabler Expressivität, denn es zeigt sich eine höhere Inzidenz bei Verwandten ersten Grades.

Verschiedene wissenschaftliche Arbeiten beschäftigen sich mit der ZNS-Abnormalität, insbesondere dem Auftreten eines Nystagmus oder mit Abnormalitäten im Vestibularsystem.

Zusammenfassend lässt sich aber sagen, dass es derzeit Bausteine zur Aufklärung der Ätiologie der idiopathischen Skoliose gibt, welche für eine multifaktorielle Genese sprechen, aber die Ätiologie bleibt insgesamt noch ungeklärt.

Die zukünftige molekularbiologische oder humangenetische Forschung wird weiter zur Klärung der Ätiopathogenese beitragen.

Epidemiologie

Zur Epidemiologie der idiopathischen Skoliose gibt es mehrere Studien. Die wohl umfangreichste Arbeit von Shands u. Eisberg (1955) basiert auf 50.000 Röntgenaufnahmen des Thorax. Dabei zeigte sich eine Skoliose von mehr als 10° bei Individuen älter als 14 Jahren in 1,9% aller Fälle. Skoliosen von mehr als 20° wurden bei 0,5% der Individuen gefunden. Eine wesentliche Schwäche dieser Untersuchung ist, dass die Skoliosen der Lendenwirbelsäule bedingt durch die Methode nicht mit erfasst werden konnten.

Duhaime u. Mitarb. (1976) fanden bei der Durchsicht von 14.886 Röntgenübersichten des Thorax eine Skoliose von mehr als 10° in 1,1% der Fälle, dabei konnten 108 von diesen 164 Patienten nachuntersucht werden; es zeigte sich, dass 107 Patienten eine idiopathische Skoliose hatten und ein Patient eine kongenitale Skoliose. Acht Patienten hatten eine Skoliose mit einem Cobb-Winkel von mehr als 40°, 16 Patienten hatten Skoliosen zwischen 20 und 39°. Die übrigen 84 Individuen hatten Skoliosen zwischen 5 und 19°. Das Durchschnittsalter des Gesamtkollektives war 14 Jahre.

Tulit (1969) fand in seiner Studie anhand 22.089 Röntgenübersichten eine Skoliose in 337 Fällen, das entspricht einem Prozentsatz von 1,52%.

Hensinger u. Mitarb. (1975) stellten in ihrer Studie beim Schulscreening von 316.000 Schülern bei 475 Individuen eine Skoliose fest. Dies entspricht einem Prozentsatz von 0,15%. Die größte Studie im Rahmen des Schulscreenings wurde in Minnesota durchgeführt und von Lonstein u. Mitarb. (1982) publiziert. Über einen 7-Jahreszeitraum (1973–1980) wurden 1.473.697 Schüler zwischen 12 und 14 Jahren untersucht. Die Skoliosehäufigkeit lag in dieser Studie bei 1,1%.

In Studien von Inoue u. Mitarb. (1977), Span u. Mitarb. (1976), Smyrnis (1979) und Willner u. Uden (1982) konnte gezeigt werden, dass weltweit eine Prävalenz der Skoliose von ca. 1,1% festzustellen ist. Die geringgradigen Unterschiede in den Studien sind auf die verschiedenen Kriterien zur Diskriminierung einer Skoliose von skoliotischen Fehlhaltung zurückzuführen.

Bunnell (1993) konnte in seiner Arbeit nachweisen, dass Skoliosen bei Mädchen 3,5-mal häufiger sind als bei Jungen. Im Alter von 14 Jahren haben 1,2% aller Jugendlichen (1,9% aller Mädchen) eine Skoliose von über 10° und 0,5% des ganzen Kollektivs (d.h. 0,8% des weiblichen Anteils) eine Skoliose von über 20°.

Progredienz

Unter der Annahme, dass im Wachstumsalter eine Progression wahrscheinlich ist, ist es offensichtlich, dass jüngere Patienten mit stärker ausgeprägter Skoliose ein größeres Progressionsrisiko haben (1950). Untersuchungen von Tanner u. Mitarb. (1966) zeigten ein Wirbelsäulenwachstumsmaximum Im Alter zwischen 10,5 und 13,5 Jahren bei Mädchen und bei Jungen zwischen 12,5 und 15,5 Jahren.

Scott u. Morgan (1963) stellten eine erhöhte Gefahr der Skolioseprogredienz bei jungen Patienten fest. Untersuchungen von Rogala u. Mitarb. (1978) zeigten bei Krümmungen zwischen 20 und 30° eine Progredienz von nahezu 80%. Lonstein u. Carlson (1984) gaben bei Skoliosen über 20° ein 3fach höheres Progredienzrisiko gegenüber geringeren Verkrümmungen an. Bunnell (1979) bestätigt ein mit Patientenalter und Krümmungswinkel korreliertes Progredienzrisiko.

Hopf u. Mitarb. (1989) konnten zeigen, dass bei 135 Patienten mit Ausgangswinkel von 5–30° bei Definition der Progredienz im Sinne einer Krümmungszunahme von 5° eine tatsächliche Verschlechterung bei 62,2% der Patienten auftrat. Hingegen bei Definition der Progredienz als Krümmungszunahme von 5° innerhalb eines Jahres konnte nur bei 36,3% der Patienten eine Verschlechterung beobachtet werden.

Ponseti u. Friedmann (1950) und James (1954) sowie Lonstein u. Carlson (1984) fanden bei der Thorakalskoliose bzw. bei der doppelbogigen Skoliose das größte Progredienzrisiko. Diese Ergebnisse wurden von Hopf u. Mitarb. (1989) bestätigt.

Klassifikation

Die Einteilung der Skoliosen erfolgt nach ihrer Ursache in:
- idiopathische Skoliosen: häufigste Form (ca. 90%) aller Skoliosen,
- neuropathische Skoliosen: z.B. bei infantiler Zerebralparese und Meningomyelozele,
- myopathische Skoliosen: z.B. bei Arthrogryposen und Muskeldystrophien,
- osteopathische Skoliosen: z.B. bei Osteogenesis imperfekta, posttraumatisch, im Rahmen einer Tumorerkrankung, postinfektiös,
- desmogene Skoliosen: z.B. bei Narbenbildungen nach Thoraxoperationen,
- kongenitale Skoliosen (s. Kap. 4).

Es gibt prinzipiell 3 Ebenen in denen Wirbelsäulendeformitäten möglich sind. Diese werden als Skoliosen, Kyphosen und Lordosen bezeichnet. Eine Wirbelsäulendeformität kann alleine oder in Kombination entstehen. Des Weiteren werden die Deformitäten nach Ausmaß, Richtung, topographische Anatomie und Ursache klassifiziert. Eine allgemein anerkannte Klassifikation bezüglich der Ätiologie wurde von Goldstein u. Waugh (1973) aufgeführt (Tab. 6.1).

Die Klassifikation nach der topographischen Ausbreitung bezieht sich auf den Wirbelkörper, welcher den Apex der Kurve bildet (Tab. 6.2). Der apikale Wirbelkörper ist derjenige Wirbelkörper der am meisten rotiert ist, jedoch am wenigsten in der Horizontalebene gekippt ist (Abb. 6.1a–d).

Eine weitere Klassifikation wurde von King (1983) beschrieben (Tab. 6.3). Diese Einteilung hat sich vor allem im englischsprachigen Raum zur Beschreibung des Kurventyps thorakaler Kurven weitgehend durchgesetzt.

Diagnostik

Klinische Diagnostik
Anamnese. Zur Anamneseerhebung bei einer Skoliose gehört die Evaluation der Erstsymptome, der Progression und bereits erfolgter Behandlungen.

Folgende Informationen sollten erfragt werden:
- Wer hat und wann wurde die Deformität zuerst festgestellt: Schuluntersuchung, Routineuntersuchung durch den Kinderarzt, Beobachtung durch einen Freund oder die Familie oder eine Beobachtung des Patienten selbst?
- Wurde eine Verschlechterung der Deformität seit der Erstdiagnose beobachtet und wie hat sich diese Verschlechterung manifestiert, z.B. durch Vermehrung des so genannten Rippenbuckels oder Veränderungen des Taillendreieckes, Sistieren des Wachstums oder gar Verringerung der Körpergröße?

Tab. 6.1 Einteilung der Skoliosen nach ihrer Ätiologie

1. Idiopathisch	• infantil (0–3 Jahre) • juvenil (4–10 Jahre) • adoleszent (ab dem 11. Lebensjahr)	
2. Neuromuskulär	• neuropathisch • Rückenmarktumor • Rückenmarkverletzung • Poliomyelitis • andere virale Erkrankungen • spinale Muskelatrophie • Myelomeningozele • myopathisch • Arthrogrypose • muskuläre Dystrophie • kongenitale Hypotonie • Myotonia dystrophica	infantile Zerebralparese spinozerebelläre Degeneration Syringomyelie Friedreich-Erkrankung Charcot-Marie-Tooth-Erkrankung Roussy-Levy-Erkrankung u. a. Werdnig-Hoffmann Kugelberg-Welander Duchenne-Syndrom Beckengürtel-Form fazioskapuläre Form
3. Kongenital	• Fehler der Formation • Fehler der Segmentation • kombinierte Formations- und Segmentationsstörungen	Keilwirbel Halbwirbel unilateral bilateral
4. Neurofibromatose		
5. Mesenchymale Erkrankungen	• Marfan-Syndrom • Ehlers-Danlos-Syndrom • u. a.	
6. Rheumatoide Erkrankungen	• juvenile rheumatoide Arthritis • u. a.	
7. Trauma	• Fraktur • postoperativ • Bestrahlung	Postlaminektomie Postthorakoplastik/-tomie
8. Extraspinale Kontrakturen	• nach einem Empyem • nach Verbrennungen	
9. Osteochondrodystropien	• diastrophischer Zwergwuchs • Mukopolysaccharidose • spondyloepiphysäre Dysplasie • multiple epiphysäre Dysplasie • Achondroplasie	
10. Osteomyelitis	• akut • chronisch	
11. Metabolische Erkrankungen	• Osteogenesis imperfecta • Homozystinurie	
12. In Beziehungen zum lumbosakralen Übergang	• Spondylolyse und Spondylolisthese • kongenitale Anomalien des lumbosakralen Überganges	
13. Tumoren	• Tumoren der Wirbelkörper • Tumoren des Rückenmarkes, siehe auch neuromuskuläre Erkrankungen	Osteoidosteom Histiocytosis X

Tab. 6.2 Topographische Einteilung der Skoliosen

C1–C6	zervikale Kurve
C7–Th1	zervikothorakale Kurve
Th2–Th11	thorakale Kurve
Th12–L1	thorakolumbale Kurve
L2–L4	lumbale Kurve
L5–S1	lumbosakrale Kurve

- Welche Behandlung wurde bislang durchgeführt und war die Behandlung nichtoperativ oder operativ?
- Wurde eine Korsettbehandlung durchgeführt, wenn ja, durch wen und wie lange war die Tragedauer des Korsetts?

Berichtet der Patient über eine Schmerzanamnese im Zusammenhang mit der Wirbelsäulendeformität, so ist eine Abklärung der Schmerzursache notwendig.

6.1 Idiopathische Skoliose

Tab. 6.3 **King-Klassifikation**

Typ I	Thorakolumbale oder lumbale Hauptkrümmung, die deutlich stärker ausgeprägt ist als die thorakale Gegenkrümmung. Die lumbale Krümmung ist auch weniger flexibel und stärker rotiert als die thorakale. Der Apex der kaudalen Krümmung ist meistens Th11 oder L1, seltener L2. Es handelt sich somit um eine primäre thorakolumbale, seltener lumbale Skoliose. Die Häufigkeit beträgt 13%.
Typ II	S-förmige Krümmung bei der sowohl die thorakale Haupt- als auch die lumbale Gegenkrümmung die Mittellinie kreuzen. Der Cobb-Winkel ist thorakal gleich groß oder größer als lumbal, ebenso das Ausmaß der Rotation. Die Flexibilität der lumbalen Krümmung ist größer als der thorakalen. Die Häufigkeit liegt bei 33%.
Typ III	Thorakale Krümmung bei der die lumbale Gegenkrümmung die Mittellinie nicht kreuzt. Häufigkeit 33%
Typ IV	Langbogige thorakale Krümmung bei welcher L4 stark auf die Seite der Konvexität der Krümmung gekippt ist. Häufigkeit 9%.
Typ V	Thorakale Doppelkrümmung bei der Th1 gekippt ist und somit hochthorakal und tiefthorakal zwei strukturelle Krümmungen vorhanden sind. Die Häufigkeit beträgt 12%.

Kinder und Jugendliche mit idiopathischen Wirbelsäulendeformitäten klagen typischerweise nicht über Schmerzen. Wenn Schmerz ein Begleitsymptom ist, so spricht das eher für eine Scheuermann-Erkrankung, Spondylolisthese oder aber für einen Knochen- oder Rückenmarktumor.

Es muss in diesen Fällen genau evaluiert werden, wann die Beschwerden auftreten, ob sie permanent oder intermittierend, z.B. nachts, vorhanden sind, welche Auswirkungen sie auf die Aktivität und Belastbarkeit des Patienten haben und ob sie sich durch Schmerzmedikamente beeinflussen lassen.

Bei fortgeschrittenen Skoliosen ist ein besonderes Augenmerk auf die kardiopulmonale Funktion (Kurzatmigkeit) zu richten. Es sollte stets eine gründliche neurologische Untersuchung bei der Erstuntersuchung erfolgen.

Des Weiteren gehört zu den Anamnesedaten der allgemeine Gesundheitszustand des Patienten. Hierzu sollte zum Ausschluss einer Entwicklungsstörung bereits der Verlauf der Schwangerschaft der Mutter erfragt werden und ob post partum die bisherigen Meilensteine der körperlichen und geistigen Entwicklung zeitgerecht erreicht wurden.

Aufgrund der bekannten hereditären Disposition der Skoliose ist die Familienanamnese von Bedeutung.

In der Adoleszenz sind die Skelettreife sowie ihr Entwicklungsstand besonders wichtig (Anderson 1978, Marshall u. Tanner 1969 a, b). Es werden Zeichen der Pubertät befragt, der Zeitpunkt der Menarche beim Mädchen weist darauf hin, dass das Wachstum sich etwas verlangsamt und zirka $2-2^{1}/_{2}$ Jahre nach der Menarche sistieren wird. Der Pubertätsgrad, insbesondere die Wachstumsreserve, ist zusammen mit dem chronologischen und Knochenalter ein wichtiger Parameter bei der Entscheidung über die weitere Therapie.

Körperliche Untersuchung. Für die körperliche Untersuchung sollte der Patient bis auf die Unterhose entkleidet sein. Der körperliche Habitus sowie die Fazies sollten beurteilt werden. Des Weiteren wird die Sitz- und Stehgröße, die Armspanne sowie das Gewicht gemessen und notiert. Bei der Erstvorstellung sollte eine allgemeine körperliche

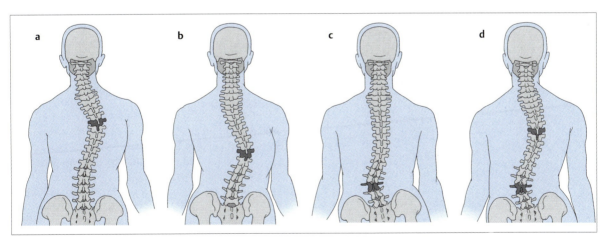

Abb. 6.1 a–d Klassifikation von Skoliosen.
a Thorakale Kurve.
b Thorakolumbale Kurve.
c Lumbale Kurve.
d Doppelkurve (thorakal und lumbal).

Untersuchung erfolgen; bei kleinwüchsigen Patienten ist auf Zeichen einer Mukopolysaccharidose zu achten. Ein hoher Gaumen ist bei hochwüchsigen Patienten pathognomonisch für das Marfan-Syndrom. Der Gehörgang sollte stets untersucht werden, um angeborene Anomalien auszuschließen. Bei einem tiefen Haaransatz ist ein Turner-Syndrom zu erwägen. Des Weiteren sollte stets eine neurologische Untersuchung, insbesondere der Reflexe (normale Bauchhautreflexe, fehlende pathologische Reflexe) durchgeführt werden. Bei der Untersuchung des Rückens sollten offensichtliche Asymmetrien der Schultern, der Schulterblätter, der Taillendreiecke sowie des Überganges vom Rumpf zum Becken beurteilt werden. Das frontale und sagittale Profil werden berücksichtigt. Eine mögliche Dekompensation der Wirbelsäule wird mit einem Lot, welches von C7 auf die Rima ani fallen sollte, überprüft. Der Abstand nach lateral zur Rima ani wird gemessen und als so genannter Überhang dokumentiert. Bei zervikalen oder zervikothorakalen Skoliosen erfolgen die Messungen von der Protuberantia occipitalis externa, anstatt von C7 wie bei tiefergelegenen Skoliosen. Der Schulterstand wird vom Akromioklavikulargelenk aus gemessen und entweder von vorn oder von hinten beurteilt. Ein Hochstand der einen Schulter im Vergleich zur Gegenseite wird gemessen und notiert. Der Verlauf des Schultergürtels, insbesondere des Überganges vom M. trapezius zum Rumpf wird ebenfalls beurteilt. Anschließend wird der Beckenstand evaluiert. Häufig bereitet das Ertasten des Beckenkammes Schwierigkeiten, es eignen sich daher eher die Spinae iliacae anterior superiores und posterior superiores zur Bestimmung des Beckenstandes (Abb. 6.2).

Der Unterschied wird in Zentimetern gemessen und notiert. Das Bewegungsausmaß der Wirbelsäule wird ebenfalls für Beugung/Streckung und Seitenneigung untersucht. Bei der Seitenneigung wird insbesondere auf die Flexibilität einer möglichen Skoliose geachtet.

Bei neuromuskulären Skoliosen oder ausgeprägten Befunden ist eine Traktion des Rumpfes besser zur Untersuchung der Flexibilität geeignet. Zur Traktionsuntersuchung wird entweder der Kopf am Processus masto-

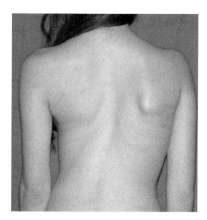

Abb. 6.2 Rechtskonvexe Thorakalskoliose.

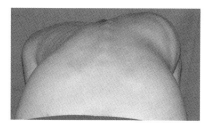

Abb. 6.3 Deutlicher Rippenbuckel bei rechtskonvexer Thorakalskoliose.

ideus mit beiden Händen festgehalten und nach kranial gezogen oder es erfolgt eine Fixation des Rumpfes in der Axilla beidseits und Gegenzug am Becken. Auf diese Weise kann die Flexibilität oder Steifigkeit der Kurven am besten beurteilt werden.

Nach der Beurteilung des frontalen Profils und der Flexibilität der Skoliose, wird das sagittale Profil beurteilt. Es ist zu untersuchen ob eine Hypo- oder Hyperkyphose bzw. eine Hypo- oder Hyperlordose vorhanden ist. Die Haltung des Patienten ist ebenso zu beurteilen wie eine Verkürzung der Pektoralismuskulatur, welche zur konsekutiven Hyperkyphose führt, oder eine Verkürzung des M. rectus abdominis, was ebenfalls zu Fehlbildungen im sagittalen Profil führen kann.

Es erfolgt nun der Vorneigetest. Der Patient beugt den nackten Oberkörper nach vorn, der Rücken wird zuerst von vorn und danach auch von hinten beurteilt. Zu erfassen ist, ob sich eine Rückenhälfte vorwölbt. Im Bereich der Brustwirbelsäule spricht man von einem Rippenbuckel, im Bereich der Lendenwirbelsäule von einem Lendenwulst. Auf der gegenüberliegenden Seite tritt meistens eine Abflachung auf, welche als Rippental bezeichnet wird, auf (Abb. 6.3). Die Asymmetrie kann mit einem Höhenmessgerät oder einem sog. Skoliometer gemessen werden. Das Skoliometer wird über dem Areal der maximalen Asymmetrie platziert und die Deformität in Graden gemessen.

Bei der Beurteilung der Haut des Patienten wird auf eine vermehrte Behaarung, auf Erosionen der Haut, Tumoren in der Mittellinie (Hinweise auf eine spinale Dysrhaphie), hyperpigmentierte Hautveränderungen, sog. Café-au-lait-Flecken und subkutane Fibrome (Hinweise auf eine Neurofibromatose) geachtet. Es können auch Narben von vorhergehenden Operationen, z. B. Thorakotomien, auf die Entstehung einer Skoliose hinweisen. Der vordere Brustkorb wird ebenfalls auf eine Deformität untersucht, insbesondere auf das Vorliegen eines Pectus excavatum oder eines Pectus carinatum. Auf der dem Rippenbuckel gegenüberliegenden Seite ist häufig ventral eine Thoraxdeformität erkennbar. Ein wichtiger Punkt bei der körperlichen Untersuchung ist das Pubertätsstadium, welches nach Tanner eingeteilt wird. Des Weiteren ist eine mögliche Gelenkhyperlaxität zu untersuchen. Hierbei eignet sich am ehesten der Abstand zwischen Daumen und Handgelenk bei maximaler Dorsalextension des Daumens. Die Hyperflexibilität wird eingeteilt in „gering", „mäßiggradig" oder „ausgeprägt". Sollte eine mäßiggradige bis ausgeprägte Hyperflexibilität vorliegen, so ist ebenfalls die Hyperextension der Finger sowie ein Genu oder Cubitus recurvatum zu überprüfen.

Zur körperlichen Untersuchung gehört auch die Beurteilung der unteren Extremitäten. Hier sollte besonders auf eine bestehende Deformität oder Kontraktur geachtet werden. Hüft- oder Kniebeugekontrakturen können konsekutiv zur Fehlstellung der Wirbelsäule führen oder als Folge einer Spondylolisthesis auftreten. Die Größe der Füße sollte verglichen werden. Bei vorliegenden Fußdeformitäten ist eine mögliche spinale Ursache der Skoliose zu bedenken.

Bildgebende Diagnostik

Der Gold-Standard der bildgebenden Diagnostik in der Beurteilung von Skoliosen ist nach wie vor die Wirbelsäulenganzaufnahme im Stehen in 2 Ebenen. Diese Wirbelsäulenganzaufnahme wird mit einem Film-Fokus-Abstand von mindestens 2 m mit Darstellung der Beckenkämme und ohne Abbildung des Kopfes durchgeführt. Anhand der Röntgenaufnahmen werden die Deformität (Skoliose, Kyphose, Lordose), Seite der Deformität und das Ausmaß beschrieben. Zusätzlich kann auf den Röntgenaufnahmen die Skelettreife beurteilt werden. Die Auswahl der weitergehenden Röntgenbilder richtet sich nach dem Schweregrad der Erkrankungen und nach den Behandlungserfordernissen. Es sind stets qualitativ sehr gute Aufnahmen erforderlich, welche eine korrekte Seitenbezeichnung und den Film-Fokus-Abstand beinhalten. Sämtliche Wirbelsäulenganzaufnahmen werden so betrachtet, als stünde der Patient mit dem Rücken zum Untersucher, d. h. die rechte Seite des Röntgenbildes ist die rechte Seite des Patienten (Abb. 6.4). Falls eine Korsettversorgung oder eine Operation geplant wird, sind neben den Standardaufnahmen sog. umkrümmende Aufnahmen notwendig, um die Flexibilität der Skoliose zu bestimmen (Abb. 6.5). Um die Strahlenbelastung insbesondere für die Mammae zu minimieren, wird der posterior-anteriore Strahlengang gewählt. Außerdem ist selbstverständlich, dass eine „Routineanforderung" unterbleibt, jedes Röntgenbild erfolgt aufgrund einer gezielten Fragestellung. Wird ein Röntgenbild angefordert, so sollte stets die Frage gestellt werden: Ändert die Information dieses Röntgenbildes meinen Behandlungsplan?

Auf der Wirbelsäulenganzaufnahme im sagittalen Strahlengang werden der Scheitelwirbel, der Neutralwirbel, der Krümmungswinkel sowie die Rotation der Wirbelsäule und die Entwicklung der Darmbeinkammapophyse nach Risser festgelegt (Risser 1958).

Als Neutralwirbel oder sog. Endwirbel einer Krümmung wird derjenige Wirbel bezeichnet, welcher am meisten gekippt und am wenigsten rotiert ist (Abb. 6.6).

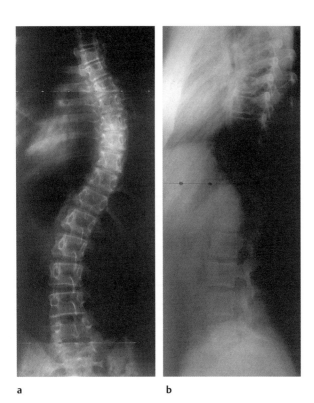

a b

Abb. 6.4 a u. b Wirbelsäulenganzaufnahmen in 2 Ebenen von einer rechtskonvexen Thorakalskoliose.

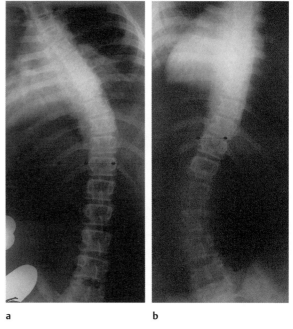

a b

Abb. 6.5 a u. b Umkrümmende Röntgenaufnahmen.

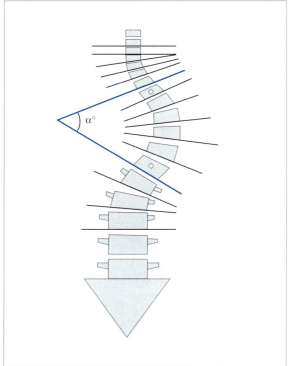

Abb 6.6 Endwirbel.

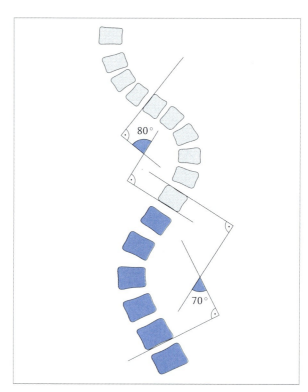

Abb. 6.7 Messung des Cobb-Winkels.

Als Scheitelwirbel wird derjenige Wirbelkörper bezeichnet, welcher am wenigsten gekippt und am meisten rotiert ist. Die maximale Rotation im Scheitelpunkt der Krümmung wird nach Nash u. Moe (1969) bestimmt.

Nachdem zunächst – wie im Kapitel Klassifikation beschrieben – die Kurve bestimmt wurde, erfolgt nun das Ausmessen der Kurve bevorzugt mit der Methode nach Cobb. Es wird eine Linie auf die Deckplatte des oberen Endwirbels und auf die Grundplatte des unteren Endwirbels gezeichnet. Sollten sich die Grund- und Deckplatten der Wirbelkörper nur ungenau darstellen, so ist es auch möglich die Pedikel zum Zeichnen dieser Linie als Anhalt zu nehmen. Auf diese Linien wird nun das Lot gefällt. Der Winkel der sich schneidenden Lote entspricht dem sog. Krümmungs- oder Skoliosewinkel nach Cobb. Bei Skoliosen über 90° ist es möglich durch direkte Verbindungen der auf die Grund- und Deckplatten gezeichneten Linien den Skoliosewinkel auszumessen (Abb. 6.7). Es konnte nachgewiesen werden, dass durch diese Messmethode die höchste Genauigkeit erzielt wird (Harrison u. Mitarb. 2001).

Die Rotation der Wirbelkörper wird anhand der Lage der Pedikel auf dem a.-p. Röntgenbild bestimmt (Nash u. Moe 1969) (Abb. 6.8). Die Rotation wird eingeteilt in 5 Grade (0–4). Eine 0°-Rotation bedeutet, dass die Pedikel

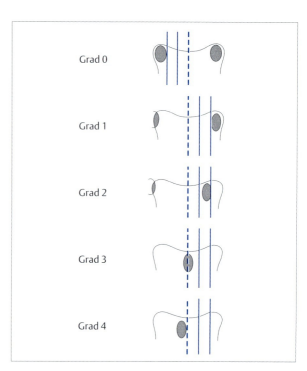

Abb. 6.8 Skizze zur Rotationsbestimmung nach Nash und Moe.

auf der a.-p. Aufnahme symmetrisch sind und einen gleichen Abstand von beiden Seitenkanten des Wirbelkörpers haben. Grad 1 bedeutet, dass der Pedikelschatten sich diskret auf die Konkavseite zu bewegt (Abb. 6.**9**). Grad 3 bedeutet das der konvexseitige Pedikel sich in der Mitte des Wirbelkörpers befindet, Grad 2 befindet sich zwischen Grad 1 und Grad 3. Und Grad 4 bedeutet, dass der Pedikelschatten sich über die Mittellinie hinweg auf die Konkavität der Kurven zu bewegt hat.

Alternativmethoden sind die von Perdriolle (1979) (Abb. 6.**10**), Coetsier u. Mitarb. (1977) und Bunnel (1988).

Die Seitenaufnahme der Wirbelsäule wird ebenso vermessen wie die Aufnahme im sagittalen Strahlengang. Der Endwirbel entspricht demjenigen Wirbel, welcher maximal in Konkavität der Krümmung geneigt ist. Kyphotische Winkel werden mit einem positiven Vorzeichen versehen und lordotische mit einem negativen, 0° entspricht einer unphysiologisch geraden Wirbelsäule. Für die umkrümmenden Aufnahmen werden die gleichen Endwirbel zur Messung verwendet wie auf der a.-p. Aufnahme der Wirbelsäule.

Skelettreife. Das Knochenalter kann gemäß dem Vorschlag von Greulich (1976) durch eine Röntgenaufnahme der linken Hand – bei allen Patienten welche jünger als 18 Jahre sind – bestimmt werden. Eine andere Möglichkeit besteht darin, auf der Wirbelsäulenganzaufnahme die Beckenkämme mit abzubilden und die Ossifikationen der Darmbeinkammapophyse nach Risser (1958) zu beschreiben (Abb. 6.**11**). Die Ossifikation beginnt normalerweise am vorderen oberen Anteil der Darmbeinkammapophyse und schreitet nach dorsal fort. Risser teilt dieses Fortschreiten der Ossifikation der Darmbeinkammapophyse in 6 Gruppen ein:
- Risser 0: Die Apophyse ist noch nicht sichtbar.
- Risser 1: Die Apophyse beginnt sich lateral zu entwickeln und beträgt bis zu 25 % des Darmbeinkammes.
- Risser 2: Die Apophyse erstreckt sich bis zur Hälfte des Darmbeinkammes.
- Risser 3: Die Apophyse umfasst bis 75 % des Darmbeinkammes.
- Risser 4: Die Beckenkammapophyse ist komplett über dem Darmbeinkamm sichtbar.
- Risser 5: Dies bedeutet eine Fusion der Darmbeinkammapophyse mit dem Ilium.

Zaoussis u. James (1958) konnten zeigen, dass die Verschmelzung über den großen Zeitraum von 7 Monaten bis 3,5 Jahren erfolgt. Der durchschnittliche Zeitraum war 2 Jahre, das chronologische Alter bei Mädchen im Durchschnitt 14,25 Jahre (von 11–18 Jahren) und 15,4 Jahre bei Jungen (12,8–17,5 Jahren). Das Risser-Zeichen 4 bedeutet, dass das Wirbelsäulenwachstum abgeschlossen ist. Dubousset u. Mitarb. (1989) konnten zeigen, dass das Risser-Zeichen 5 mit einem Abschluss des Körperwachstums einhergeht.

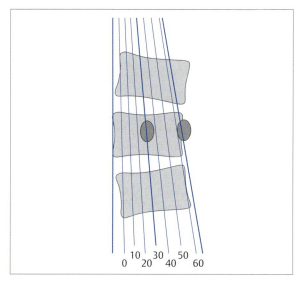

Abb. 6.10 Skizze Rotationsbestimmung nach Perdriolle.

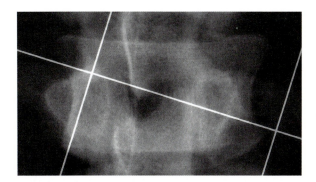

Abb. 6.9 Röntgenbild von einem Rotationsgrad 1 nach Nash und Moe.

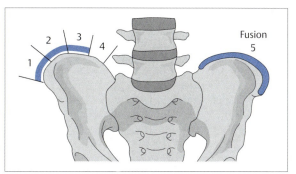

Abb. 6.11 Bestimmung des Risser-Zeichens.

Eine andere Möglichkeit zur Bestimmung der Wachstumsreserve ist die Ringapophyse des Wirbelkörpers. Diese Ringapophyse ist an der Grund- und Deckplatte des Wirbelkörpers zu erkennen und bildet einen kompletten Ring, welcher ebenfalls schrittweise mit dem Wirbelkörper fusioniert. Eine Fusion der Wirbelkörperringapophyse bedeutet ein Sistieren des Wachstums der Wirbelsäule.

Wirbelsäulenschrägaufnahmen werden in der Wahlebene nach Stagnara (1973, 1982) durchgeführt und dienen der besseren Darstellung einer Kyphoskoliose. Der Patient steht mit dem Krümmungsscheitel um 45° von der Kassette weggedreht. Diese Projektion gestattet auch eine bessere Analyse von Wirbelkörperfehlbildungen bei kongenitalen Skoliosen oder bei Skoliosen bei Neurofibromatose.

Alternative Untersuchungsverfahren

Durch eine routinemäßige röntgenologische Erfassung der Deformität besteht bei den Patienten – häufig Mädchen – ein höheres Risiko für die Entstehung eines Brustkrebses im Laufe ihres Lebens (Ron 2003). Zur Dokumentation und Verlaufskontrolle von Wirbelsäulendeformitäten wurde deswegen nach Möglichkeiten gesucht, durch fotografische Techniken die Strahlenbelastung zu reduzieren, zumal bei Röntgenuntersuchungen Gesamtstatik und Rotation der Wirbelsäule nur unbefriedigend beurteilt werden können. Die kosmetische und dreidimensionale Beeinträchtigung des Rumpfes durch Wirbelsäulendeformitäten kann am besten mit lichtoptischen Oberflächenmessverfahren quantifiziert werden. Vermessungen mit Oberflächenrastern sind nicht strahlenbelastend, kostengünstig und im Behandlungsverlauf reproduzierbar, so dass sie sich zur Screeninguntersuchung eignen.

Die Moiré-Topographie, die von Takasaki (1970) eingeführt wurde, stellt das älteste Verfahren der dreidimensionalen, fotografischen Darstellung der Wirbelsäule dar.

Zur Vorbereitung sind eine Lichtquelle, ein Raster und eine Kamera notwendig. Das Raster besteht normalerweise aus Plexiglas, durch welches gebündeltes Licht durch ein Gitter mit parallelen, lichtundurchlässigen Linien festgelegter Breite und Abstände projiziert wird. Die Breite der Linien entspricht deren Abstand zueinander. Die Breite einer Linie und eines Abstandes wird als Intervall bezeichnet und beträgt in der Regel zwischen 2 und 3 Millimetern.

Auf dem Patientenrücken stellen sich Schatten dar, die den Höhenkurven einer geografischen Karte ähneln. Sie zeigen eine etwaige Asymmetrie an. Eine Deformität kann durch seitendifferente Linienabstände oder Winkelgrade quantifiziert werden. Ein positiver Moiré-Test ergibt sich, wenn 2 oder mehr Linien seitendifferent sind.

Die Dokumentation des Befundes erfolgt fotografisch oder durch Videoerfassung. Die Zeichnung ist stark von der Positionierung abhängig.

Verschiedene Alternativen wurden seit der Einführung der Moiré-Topographie entwickelt.

Bei dem Optrimetric-Verfahren handelt es sich ebenfalls um eine lichtoptische Methode zur Vermessung der Rückenoberfläche.

Die Anlage besteht aus folgenden Hauptkomponenten: einem Patientenmessstand mit Balanceplatte, einer Projektionseinheit mit 2 Diaprojektoren, einer Videokamera, einem optischen Deckenspiegel zur Projektion sowie einer Bedienstation mit 2 Monitoren, einem Hochleistungsprinter und einem PC mit entsprechender Software.

Bei der Untersuchung werden mittels zweier Diaprojektoren über einen Deckenspiegel Lichtlinien auf den entkleideten Rücken des Patienten projiziert, welche die Verformungen und Asymmetrien der Rückenoberfläche aufzeigen. Die Dornfortsätze der Wirbelsäule werden mit Klebepunkten markiert, um später im Messbild den Wirbelsäulenverlauf ermitteln zu können. Während der Untersuchung steht der Patient auf Balanceplatten. Dabei handelt es sich um ein elektronisches Waagensystem, das seitenvergleichend die Gewichtsbelastung aufnimmt. Diese Vorrichtung garantiert kontrollierte Standbedingungen während der Messung. Die Balanceplatten bieten die Möglichkeit computergesteuert einen Ausgleich unterschiedlicher Beinlängen zu simulieren und dabei die Auswirkungen auf die Körperhaltung zu erfassen. Beim Optrimetric-Verfahren erhält der Untersucher ein Videobild, auf dem der Patient in der Rückenansicht vom Kopf bis zu den Oberschenkeln abgebildet ist.

Die Messergebnisse werden im Computer gespeichert und direkt mit Voruntersuchungen (soweit vorhanden) verglichen.

Eine Alternative ist die ISIS-Methode (Integrated Shape Imaging System).

Das ISIS-System wurde in Oxford (England) entwickelt. Es werden Lichtstreifen auf die Rückenoberfläche projiziert und mit Hilfe von Videokameras der Verlauf des Lichts auf der Rückenoberfläche mittels eines Computers dreidimensional berechnet. Aus den Schnittkonturen werden die approximativen Winkel der Deformität bestimmt. Dieses System eignet sich sehr gut zur Verlaufsbeobachtung von Skoliosen, jedoch ist die Übereinstimmung mit dem Röntgenbefund nur unbefriedigend. Bei hageren Patienten wird der Cobb-Winkel häufig zu hoch berechnet und bei Übergewichtigen hingegen unterschätzt.

Die Möglichkeit der Anfertigung einer Ganzkörperkernspintomographie bietet den Vorteil einer nicht vorhandenen Strahlenbelastung, hat jedoch den wesentlichen Nachteil, dass die Untersuchung bei einem überwiegenden Teil der Geräte nur am liegenden Patienten durchgeführt werden kann und daher eine exakte Beurteilung unter physiologischer vertikaler Belastung nicht möglich ist.

Therapie

Konservative Therapie

Wie in dem Kapitel Prävalenz beschrieben, ist eine gewisse Skoliosefehlhaltung bzw. eine Skoliose häufig. Nur einige wenige Individuen haben Deformitäten, welche eine Behandlung erfordern. Es gibt keine verlässliche und akkurate Methode, um bei der Erstvorstellung vorhersagen zu können, welche Skoliosen progredient sind. Daraus ergibt sich die Empfehlung, alle Skoliosen in fixierten Intervallen von 4–6 Monaten zu beobachten. In Abhängigkeit vom Ausmaß der Skoliose bestehen die wesentlichen Behandlungsmaßnahmen in der krankengymnastischen Übungsbehandlung, in der Korsettversorgung sowie in der evtl. notwendig werdenden Operation. Das anzustrebende Ziel der nichtoperativen Behandlung bei den leichteren Skoliosen ist, eine Progredienz zu verhindern und im Sinne einer vorbereitenden Behandlung für eine operative Therapie eine Flexibilität der Wirbelsäule zu erhalten. Die 3 Behandlungssäulen greifen regelmäßig ineinander.

Die krankengymnastische Übungsbehandlung wird im deutschsprachigen Raum seit Beginn des 20. Jahrhunderts propagiert und hat nach der Einführung von komplexen neurophysiologischen Mechanismen durch Katharina Schroth eine weite Verbreitung in Deutschland gefunden, u.a. auch durch die Arbeiten von Vojta (1965), der ursprünglich die entwicklungskinesiologische Behandlung spastischer Kinder beschrieb. Später wurde die Indikation auch auf die Behandlung von Skoliosen erweitert. Vojta entwickelte das Prinzip der Reflexlokomotion bei Skoliosepatienten, um eine bestehende muskuläre Dysbalance mit Hilfe stimulierter zentraler Mechanismen auszugleichen.

Skoliosebehandlungsverfahren wie die Methode nach Katharina Schroth beruhen auf sensomotorisch-kinästhetischer Grundlage und nutzen in erster Linie sensomotorische Rückkopplungsmechanismen, um das Haltungsgefühl zu schulen. Die dreidimensionale Skoliosebehandlung nach Schroth hat im ambulanten Bereich mittlerweile einen weiten Verbreitungsgrad erreicht.

Die krankengymnastische Übungsbehandlung der Skoliose ist im angloamerikanischen Sprachraum umstritten und wird nur wenig durchgeführt. Es gibt einige wenige Arbeiten, die die Wirksamkeit ambulanter krankengymnastischer Maßnahmen bei einer Skoliose beschreiben.

Weiss zeigt in seinen Arbeit über den Behandlungsverlauf von 118 Skoliosepatienten im Wachstumsalter mit einem durchschnittlichen Krümmungswinkel von 31°, dass sich durch eine stationäre krankengymnastische Übungsbehandlung über einen Zeitraum von knapp 3 Jahren die kardiopulmonalen Parameter signifikant verbesserten (Weiss 1992, 2003, Weiss u. Deez-Kraus 1995).

Nach Edelmann (1992) sollte in Übereinstimmung mit den Richtlinien des Arbeitskreises „Skoliose" der Deutschen Gesellschaft für Orthopädie und Orthopädische Chirurgie eine Korsettversorgung bei nachgewiesener oder begründet zu erwartender Progredienz erfolgen. Unter nachgewiesener Progredienz ist ein Fortschreiten der Skoliosekrümmung von mehr als 5° innerhalb von 6 Monaten zu verstehen. Der Indikationsbereich zur Korsettversorgung wird bei thorakalen Skoliosen ab einem Winkel zwischen 20° bis zu einem Winkel von 40° nach Cobb abgegeben; bei lumbalen Skoliosen zwischen 15 und 30° nach Cobb.

Bei der infantilen Skoliose ist in Ausnahmefällen auch eine Korsettversorgung bei ausreichender Flexibilität der Wirbelsäule mit Krümmungen von mehr als 40° möglich.

Zur Indikationsstellung einer Korsettversorgung sind neben dem Röntgenbefund und der Abschätzung von Faktoren wie Rotationszeichen, Teilfixierungen der Wirbelsäule, familiäre Skoliosebelastung und Bandlaxitäten sowie der Skoliosetyp zu beurteilen. Einfluss auf die Indikation haben ebenfalls Wachstums- und Reifestatus des Kindes, welche z.B. nach den klinischen Parametern von Tanner sowie den radiologisch bestimmbaren Zeichen des Skelettalters (Beckenkammapophyse, Wirbelkörperringapophyse, Handskelettreife) festgestellt werden. Eine Korsettversorgung ist nur dann indiziert, wenn ein Restwachstum von mindestens einem Jahr zu erwarten ist oder die Kurve eine Flexibilität von mindestens 50% aufweist.

Die biomechanischen Grundprinzipien einer Skoliosekorrektur sind Extension im Sinne von Schub- und Zugkräften, Derotation als Druckkräfte und umkrümmende Kräfte als sog. Biegekräfte. In der Korsetttherapie werden diese Kräfte passiv ausgeübt.

Die passiven Korrekturkomponenten werden nach dem 3-Punkte-Prinzip über Druckpelotten im Korsett an den jeweiligen Konvexitäten der Krümmungen ausgeübt.

Es wird zwischen Aktiv- und Passivkorsetts unterschieden. Korsetts können aus vorgefertigten Teilen (Modultechnik) oder individuell nach Abdruck gefertigt werden. Das bekannteste Aktivkorsett ist das von Blount (1965) entwickelte Milwaukee-Korsett. Dieses besteht aus einem Beckenkorb, von dem aus am Rücken 2 und vorn 1 Metallstab kopfwärts zu einer Mahnpelotte geführt werden. Durch diese Mahnpelotte wird das Kind so gehalten, dass es eine aufrechte Haltung in diesem Korsett einnimmt. Das Milwaukee-Korsett gilt als sog. aktives Distraktionskorsett mit Halsaufbau. Moe u. Kettleson (1970) konnten eine mittlere Korrektur bei den thorakalen Skoliosen von 34% sowie von 10% bei den hochthorakalen Krümmungen bei der Behandlung mit dem Milwaukee-Brace messen. Keiser u. Shufflebarger (1976) beschrieben eine Korrektur von 25% bei thorakalen und von 20% bei lumbalen Krümmungen. Carr u. Mitarb. (1980) zeigten einen mittleren thorakalen Korrekturgewinn von nur 2% lumbal und 4% thorakolumbal. Heine u. Götze (1985) fanden einen mittleren Korrekturverlust von 7°.

Lonstein u. Winter (1994) konnten bei 1.020 Patienten, welche mit einem Korsett behandelt wurden, zeigen, dass 223 davon nachfolgend operativ behandelt werden mussten. Charakteristische Merkmale des Therapieversagens waren ein Ausgangswinkel über 30° und ein frühes Auftreten der Skoliose. Bei den verblieben 791 Patienten zeigte sich beim Abschulen von der Orthese eine geringe Verbesserung des Ausgangswinkels von 0–4°. Als prognostisch ungünstige Faktoren erwiesen sich Art und Ausmaß der Skoliose, das Patientenalter, das Risser-Zeichen und der Zeitpunkt des Eintretens der Menarche. Das Milwaukee-Korsett wird heute nur noch vereinzelt angewandt und vor allem bei zervikothorakalen Deformitäten.

Mit der Entwicklung des Boston-Brace (1974) im Sinne eines Derotationskorsetts wurde der Indikationsbereich zur Korsettversorgung weiter ausgeweitet. Das Boston-Korsett ist ein in Modultechnik gefertigtes Passivkorsett. Becken und die lumbale Wirbelsäule werden mit diesem sehr engliegenden Korsett fixiert. Durch Pelotten wird ein Druck auf die Wirbelsäule in die zu korrigierende Richtung ausgeübt. Hall (1984) ging bei der Bewertung der Boston-Orthese von einem langfristigen Korrekturgewinn von 10% aus, Laurnen u. Mitarb. (1983) beschreiben ein mittleres Korrekturergebnis von 36–43%. Willers u. Mitarb. (1993) berichten nach einer mittleren Beobachtungszeit von 8,5 Jahren, dass eine Verhinderung der Progredienz ohne Veränderungen des Ausgangswinkels, der Wirbelrotation, des Rippenbuckels und der Scheitelwirbeltranslation möglich sei.

Das 1978 von J. Cheneau entwickelte Cheneau-Korsett erreichte durch die aktive Komponente als Inspirations-/Derotationskorsett die weiteste Verbreitung auch im deutschsprachigen Raum. Die Derotationsorthesen wirken nach dem Prinzip der queren transversalen Krafteinwirkung. Als Vorteile gelten die besseren Anformungen an den Körper, die erhöhte Stabilität und die relative Unsichtbarkeit. Das Cheneau-Korsett gilt als aktives Inspirations-/Derotationskorsett. Eine passive Korrektur erfolgt über den Pelottendruck, entsprechend dem 3-Punkte-Prinzip an den jeweils konvexen Abschnitten der Krümmung. Der Patient erlernt aktiv diesem Druck in die vorbereiteten Freiräume der konkaven Krümmungsseite auszuweichen (Abb. 6.12a u. b). Es werden verschiedene Derotationsorthesen aus Plastik oder aus Plastik und Metall unter-

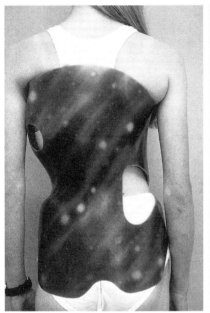
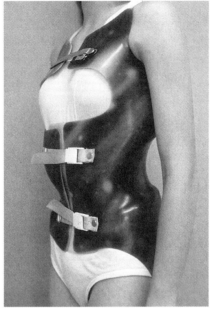

Abb. 6.12 a u. b Korsetttherapie: klinisch (**a**) und radiologisch (**b**).

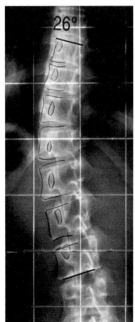
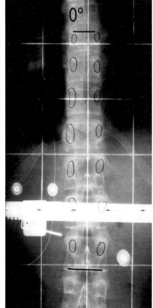

schieden (Cheneau-, Boston-, Willmington-, Stagnara- sowie Riviera-Orthese u.a.).

Nachemson u. Peterson (1995) veröffentlichen eine prospektive Studie in dem sie die Effektivität der Korsetttherapie bewiesen. Die Korsettbehandlung ist eine eingreifende, wenngleich oftmals unumgängliche Therapieform. Es ist ein konsequentes 23-stündiges Tragen des Korsetts von ausschlaggebender Bedeutung, d.h., das Korsett darf nur zur Körperpflege abgenommen werden. Bedenken über die Compliance des Patienten haben dazu geführt, dass das sog. Part-Time-Bracing evaluiert wurde. Kahanovitz u. Weiser (1989), Price u. Mitarb. (1990) sowie Coillard u. Mitarb. (2003) stellten fest, dass eine Tragedauer von 16 Stunden ähnliche Ergebnisse zeigen wie eine 23-stündige Tragedauer. Langzeitergebnisse hierüber stehen jedoch noch aus. Der Vorteil dieser reduzierten Tragedauer wird in einer höheren Compliance gesehen, da die Jugendlichen das Korsett während der Schulzeit und anderer Freizeitaktivitäten nicht tragen müssen. DiRaimondo u. Green (1988) konnten zeigen, dass bei nur 15% der untersuchten Patienten eine hohe Behandlungsbereitschaft bestand; insgesamt wurden die Orthesen in nur 65% der vorgesehenen Zeit getragen.

MacLean u. Mitarb. (1989) stellten fest, dass der psychologische Impakt einer Korsettversorgung in keinem Fall zu einer psychopathologischen Änderung führte. Sie empfahlen jedoch das sog. Part-Time-Bracing.

Apter u. Mitarb. (1978) zeigten in einer Studie, dass 38 Patientinnen die im Alter zwischen 13 und 15 Jahren mit einem Milwaukee-Korsett versorgt waren, das Bild des eigenen Körpers wirbelsäulenbetont fanden. Eine Korsettversorgung sollte daher in der Gemeinschaft mit anderen Jugendlichen durchgeführt werden, um etwaige Missstimmung innerhalb der Gruppe auffangen zu können (Weiss 1992). Mit einer Korsettbehandlung ist eine vollständige Korrektur der Skoliose so gut wie nie erreichbar. Das Krümmungsausmaß sollte mit einer Korsettbehandlung jedoch möglichst unter 50°-Cobb-Winkel gehalten werden (Montgomery u. Willner 1997, Weinstein u. Mitarb. 1981).

Karbowski u. Mitarb. (1995, 1996) sowie Weiss u. Deetz-Kraus (1995) beschreiben, dass bei Patienten mit einem Cobb-Winkel von 20–40° bei Therapiebeginn und einem Korrekturergebnis im Korsett von über 40% bei guter Compliance eine anhaltende Krümmungsverbesserung erwartet werden kann. Wird im Korsett nur eine geringgradige Korrektur von weniger als 40% erreicht und besteht ein Cobb-Winkel von = 45° bei Therapiebeginn, ist eine anhaltende Korrekturverbesserung nur in wenigen Fällen erreichbar (Anderson 1979, DiRaimondo u. Green 1988, Green 1986, Kahanovitz u. Weiser 1989). Goldberg u. Mitarb. (1993) konnten in ihrer Arbeit zeigen, dass bei 32 Patientinnen mit Risser-Stadium 0 mit und ohne Orthesenbehandlung keine Unterschiede im Hinblick auf das Progredienzverhalten zu messen waren.

Nachemson u. Peterson (1995) konnten in ihrer prospektiven Studie feststellen, dass bei Skoliosepatienten mit einem Ausgangswinkel zwischen 25 und 35° bei einer Versorgung mit Korsett eine Verschlechterung nur bei 17 von 111 Patienten bestand, während sich bei 58 von 129 Patienten, bei denen eine Behandlung ohne Korsett durchgeführt wurde, eine Progredienz der Skoliose nachweisen ließ.

Upadhyay u. Mitarb. (1995) wiesen darauf hin, dass sich eine erfolgreiche Korsettbehandlung durch Reduktion des Skoliosewinkels und der Wirbelkörperrotationen während der Orthesenbehandlung darstellte. Die Progredienz sowohl von Skoliosewinkel als auch Rotation wurde als Hinweis für ein mögliches Therapieversagen gewertet.

Eine pathologische Deformierung im sagittalen Profil, d.h. über das übliche Maß einer Hypokyphose in eine ausgehende lordotische Einstellung der Brustwirbelsäule sollte als Zeichen für eine zu erwartenden Krümmungsprogredienz betrachtet werden und zur operativen Behandlung führen.

Operative Therapie

Obwohl die nichtoperative Behandlung der Skoliose die am häufigsten durchgeführte Therapie ist, müssen Notwendigkeit und Indikation zur operativen Therapie auch bei der Orthopädie ohne operatives Spektrum bekannt sein.

Bei einer zunehmende Skoliose eines wachsenden Kindes mit einem Ausmaß von mehr als 40° besteht eine relative Operationsindikation. Eine solide Fusion der Wirbelsäule stoppt das Längenwachstum in dem fusionierten Bereich, durch den Längengewinn der Korrektur der Skoliose wird in der Regel ein größere Rumpflänge erreicht als ohne Operation entstehen würde. Bei sehr jungen Patienten kann vor einer definitiven Fusion zunächst eine Korsettbehandlung erforderlich werden, um bessere knöcherne Voraussetzungen für eine Fusion zu schaffen und die Wahrscheinlichkeit eines sog. Crankshaft-Phänomens zu verhindern.

Bei einer ausgeprägten Deformität des Thorax bei Jugendlichen besteht eine relative Indikation. Einige Orthopäden sind der Ansicht, dass selbst bei Kurven unter einem Cobb-Winkel von 50° auch bei Patienten nach der Skelettreife eine operative Therapie empfohlen werden sollte. Eine mögliche Ausnahme ist die sehr gut balancierte Doppelkurve der Wirbelsäule, welche eine Fusion bis zur Lendenwirbelsäule erfordern würde.

Dickson u. Mitarb. (1995) empfehlen eine operative Therapie im Falle einer thorakalen Lordose. Eine thorakale Lordose hat einen negativen Effekt auf die pulmonale Funktion und eine Korsettbehandlung kann die thorakale Hypokyphose verschlechtern.

Präoperative Vorbereitung. Wenn die Entscheidung zur Operation getroffen ist, sind verschiedene Vorbereitungen notwendig. Zum einen sollte sichergestellt werden, dass der Patient keine aspirinhaltigen Medikamente oder nichtsteroidalen Antiphlogistika in der Woche vor der Operation einnimmt, da diese zu einem vermehrten Blutverlust durch Thrombozytenaggregationshemmung führen können. Antikonzeptiva sollten einen Monat vor einer geplanten Operation unterbrochen werden, da gezeigt wurde, dass unter Antikonzeptiva, eine erhöhte Thromboseneigung in der postoperativen Phase besteht.

Neben den üblichen Röntgenaufnahmen sollte eine Kernspintomographie der gesamten Wirbelsäule zum Ausschluss einer intraspinalen Pathologie (Syringomyelie, Diastematomyelie oder ein Tethered-Cord-Syndrom) durchgeführt werden. Patienten mit einer neuromuskulären Skoliose sollten präoperativ eine Lungenfunktionsprüfung erhalten. Manche Autoren (Shneerson u. Simonds 2002) empfehlen bei Patienten mit einer neuromuskulären Skoliose und einer Vitalkapazität unter 30 % des Normalwertes eine prophylaktische Tracheostomie. Es hat sich jedoch gezeigt, dass Patienten mit einer neuromuskulären Skoliose, welche postoperativ auf der Intensivstation einige Tage nachbeatmet werden können, keine Tracheostomie benötigen (Wild u. Mitarb. 2001). Präoperative Eigenblutspenden werden auf speziellen Wunsch der Patienten durchgeführt, es sollte darüber aufgeklärt werden.

Bailey u. Mahoney (1987) konnten nachweisen, dass bei der elektiven Skolioseoperation bei 85 % der Patienten, welche eine autologe Blutretransfusionen erhielten, die Gabe einer homologen Blutkonserve vermieden werden konnte. Bei grenzwertigem Hb-Befund postoperativ führen wir eine Eisensubstitution durch.

Neuere Studien mit Erythropoetin (Roye 1999, Dekutoski 1999) zeigen, dass damit die Gesamtanzahl der roten Blutkörperchen vermehrt werden kann, jedoch aufgrund der hohen Kosten und Nebenwirkungen befindet sich dieses Therapiekonzept derzeit noch nicht im Routineeinsatz.

Operationsverfahren. Die Art der operativen Behandlung, mehrsegmental, ventral oder dorsal sowie die Fusionslänge und das Instrumentarium sind abhängig von Krümmungslokalisation und Flexibilität sowie ganz erheblich auch von der Erfahrung und Ausbildung des Operateurs. Bei der Anwendung von ventralen Verfahren sind Korrekturen einer Größenordnung bis zu 45 % möglich, bei dorsalen Verfahren von ca. 60 % (Hopf 2000).

Eine Reduktion der Fusionslänge führt zu einer Minderbelastung der angrenzenden Wirbelbogengelenke, so dass das Ziel jeder operativen Maßnahme eine möglichst kurze Spondylodesenstrecke ist (Abb. 6.13a–c). Insbesondere der Einsatz ventraler Operationsverfahren der Brustwirbelsäule kann mit einer Reduktion der Fusionslänge einhergehen (Hopf u. Mitarb. 1995).

MacEwen u. Mitarb. (1975) fanden bei ihrer Sammelstudie 57 neurologische Defizite bei 7.885 behandelten Patienten, dies entspricht einem neurologischen Risiko von 0,72 %. Winter (1997) beschrieb ein neurologisches Risiko von 0,3 % bei der operativen Behandlung von Wirbelsäulendeformitäten.

Als weiteres Risiko einer operativen Behandlung gilt bei vor allem jungen Patienten das von Dubousset u. Mitarb. (1989) beschriebene Crankshaft-Phänomen. Es beschreibt das Auftreten einer postoperativen Krümmungsprogredienz in einer Nachuntersuchung von 40 Patienten mit idiopathischen und neuromuskulären Skoliosen, die in einem Risser-Stadium 1 operiert worden waren. Die Zunahme des Skoliosewinkels wurde als Ergebnis des weiteren ventralen Wachstums bei dorsalen Fusionen beschrieben und wird mit der Bewegung einer Kurbelwelle (crankshaft) verglichen.

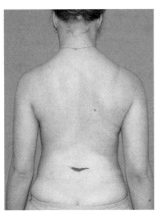
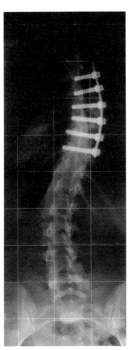
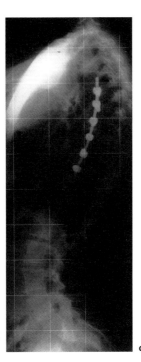

Abb. 6.13a–c Klinisches und radiologisches Ergebnis nach thorakoskopischer Korrektur einer rechtskonvexen Thorakalskoliose mit lumbalem Gegenschwung.

Um dieses Crankshaft-Phänomen zu vermeiden, empfahlen Shufflebarger u. Clark (1991) eine ventrale Fusion bei noch zu erwartendem Restwachstum der ventralen Säule.

Lee u. Nachemson (1997) fanden in einer retrospektiven Studie nach dorsaler Instrumentation bei 63 Patienten mit Risser-Zeichen 0 als Risikofaktor für das Crankshaft-Phänomen ein Alter von unter 10 Jahren bei Operation. Roberto u. Mitarb. (1997) schlugen daher bei jungen Patienten aufgrund der direkten Abhängigkeit des Auftretens des Crankshaft-Phänomens von der Skelettreife ein kombiniertes dorsoventrodorsales Vorgehen vor.

Das Langzeitergebnis einer jeden Operation zur Behandlung von Wirbelsäulendeformitäten ist abhängig von einer soliden Spondylodese.

Die von Hibbs (1912) beschriebene Technik der extraartikulären Fusion wurde im Laufe der Jahre durch eine intraartikuläre Fusionstechnik, welche die Facettengelenke einbezieht, ersetzt.

Aufgrund der Entwicklung von immer weiter verbesserter Instrumentarien zur internen Fixation der Wirbelsäule wurde die nichtinstrumentierte Fusion der Wirbelsäule im Rumpfgebiet, welche bis in die 60er Jahre in den meisten Kliniken der Standardeingriff war, durch Instrumentationen ersetzt. Damit konnte die Pseudarthrosenrate deutlich reduziert werden, ebenso wie der Korrekturverlust, welcher bei Patienten mit einer Pseudarthrose bei bis zu 39% der Korrektur lag (Moe 1967, Hopf 2000).

Moe (1967) berichtet über eine Pseudarthroseratevon 19,4% bei Patienten, welche nach einer Korrektur durch Fusion mit einem Gips behandelt wurden. Moskowitz u. Mitarb. (1980) fanden bei ihren Patienten keine wesentliche Progression bei solider Fusion.

Aus diesem Grunde ist das Ziel der Instrumentation, die Möglichkeiten einer Korrektur zu optimieren und gleichzeitig die Pseudarthrosenrate zu senken. Die ideale Instrumentation ist sicher, verlässlich und hat eine niedrige Rate von Materialfehlern. Die Instrumentation sollte stark genug sein, sämtlichen von außen einwirkenden Kräften ohne weitere äußere Fixation (Gipsverband, Korsett) standhalten zu können. Mit der Instrumentation sollte es auch möglich sein, die normalen Wirbelsäulenkonturen in der frontalen, sagittalen und transversen Ebene wieder herzustellen.

Instrumentarium. Es sind mittlerweile mehr als 70 Wirbelsäulensysteme auf dem Markt erhältlich und erprobt, jedoch erfüllt keines der Instrumentarien alle Kriterien für ein ideales System. Über 3 Jahrzehnte war die von Harrington (1962) eingeführte Instrumentation zur Behandlung von Wirbelsäulendeformitäten das Implantat der Wahl. Es wurde zunächst ein Harrington-Distraktionsstab auf der Konkavseite eingebracht, und mit einer dorsalen Spondylodese kombiniert. Postoperativ war eine Immobilisation in einem Gips für 6–9 Monate erforderlich (Harrington 1962).

Die Inzidenz einer neurologischen Komplikation wurde bei dieser Technik mit weniger als 1% und die Pseudarthroserate geringer als 10% angegeben (Gotze u. Mitarb. 1971). Die Hauptkorrekturkraft des Harrington-Stabes ist die Distraktion. Vorteile der Harrington-Instrumentation sind die einfache Applikation und das niedrige Risiko neurologischer Komplikationen bei geringen Implantatkosten. Die kosmetischen und funktionellen Ziele wie Schultergeradstand, eine symmetrische Taille, eine balancierte Wirbelsäule sowie die Reduktion des Rippenbuckels konnten weder durch die Harrington-Methode noch durch deren Modifikation erreicht werden.

Cotrel und Dubousset entwickelten sowohl das CD-Instrumentarium wie auch die frontale und sagittale Korrektur durch eine intraoperative segmentale Derotation der Wirbelsäule (Cotrel u. Dubousset 1985, Cotrel u. Mitarb. 1988).

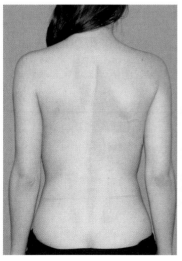
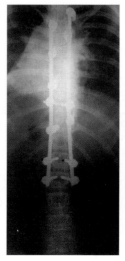
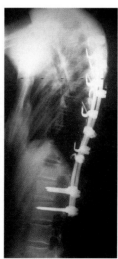

Abb. 6.14 a–c Klinisches und radiologisches Ergebnis nach dorsaler Korrektur einer rechtskonvexen Thorakalskoliose mit dem Universal-Spine-System

a b c

Eine weitere Spezifizierung wurde von Aebi und Webb mit dem Universal-Spine-System realisiert, womit eine segmentale Derotation sowie eine Translation ohne Distraktion möglich wurde (Abb. 6.**14 a – c**).

Die instrumentierte ventrale Skoliosechirurgie begann mit der Entwicklung der Dwyer-Instrumentation, welche die Seitenausbiegung der Wirbelsäule durch eine konvexseitige Kompression aufrichtet.

Die von Zielke u. Mitarb. (1975) erstmals vorgestellte **ventrale Derotationsspondylodese** war das erste Implantatsystem, mit dem ventral dreidimensional korrigiert werden konnte. Nach Ausräumung der einzelnen Bandscheiben kann unter Verkürzung der Konvexität der Krümmung eine Korrektur derselben erreicht werden. Ähnlich wie beim CD-Implantat kann auch hier die Krümmung aus der Frontalebene in die Sagittalebene gedreht und so die Skoliose nach Wunsch in eine Lordose oder Kyphose umgewandelt werden. Es hat sich in den letzten Jahren gezeigt, dass auch thorakale Kurven, welche ursprünglich nicht als Indikationsbereich der Zielke-Instrumentation angegeben wurden, sehr erfolgreich von ventral instrumentiert und korrigiert werden können. Nach kaudal ist aufgrund der Bifurkation der Gefäße ein Zugang zum 5. Lendenwirbelkörper schwierig. Wenn das Sakrum in die Fusionsstrecke einbezogen werden muss, so wird eine ergänzende Instrumentation von dorsal durchgeführt und ventral ein solider Knochenblock eingefügt.

Ventraler Standardzugang. Für den ventralen Zugang wird der Patient in Seitenlage positioniert und zwar auf der Konkavseite der Wirbelsäulendeformität. Es wird eine geschwungene Inzision über der Rippe durchgeführt, welche mindestens ein Bewegungssegment höhergelegen ist als der oberste zu intrumentierende Wirbelkörper. Dies ist bei den meisten thorakolumbalen Deformitäten in der Regel die 9. Rippe. Der Schnitt wird nach ventral verlängert und parallel zum M. rectus abdominis geführt. Es wird nun die 9. Rippe entnommen, der Thorax eröffnet und die Lunge retrahiert (ggf. einseitige Beatmung via Doppellumentubus). Anschließend erfolgt der Zugang nach Hodgson wie er von Faug (1964) beschrieben wurde. Am Rippenknorpel wird retroperitoneal schrittweise das Peritoneum vom Zwerchfell abgelöst. Nach stumpfer Präparation wird die auf der Wirbelsäule verlaufende Pleura parietalis soweit wie erforderlich nach kranial und kaudal gespalten. Es erfolgt anschließend nach Identifikation der in der Wirbelkörpermitte verlaufenden Intervertebralgefäße die Durchtrennung derselben, zwischen zuvor gelegten Ligaturen. Danach erfolgt die Ausräumung der Bandscheiben mit Durchtrennung des Lig. longitudinale anterius. Nach dem die Grund- und Deckplatten angefrischt wurden, erfolgt die schrittweise Instrumentation der Wirbelkörper und je nach Implantat werden 1 oder 2 Schrauben in jeden Wirbelkörper optional mit verschiedenen Unterlegscheiben eingebracht. Nach dem die Schrauben gesetzt wurden, erfolgt die Instrumentation mit einem oder zwei Stäben und eine schrittweise Kompression der Konvexseite mit Transplantation von kortikospongiösen Chips auf die Konkavseite. Wichtig ist, dass eine Korrektur der Wirbelsäule von kaudal nach kranial erfolgt um einen etwaig überstehenden Stab besser kürzen zu können oder aber eine Irritation des Zwerchfelles durch einen überstehenden Stab zu vermeiden. Nachdem der Stab eingebracht wurde, erfolgt nach der Kompression der Konvexseite eine Derotation der Wirbelsäule. Nach der Korrektur der Skoliose wird nun ein die Pleura parietalis über dem Instrumentarium mit fortlaufender Vicryl-Naht sorgfältig verschlossen, danach Readaptation der abgelösten Zwerchfellschenkel und unter Orientierung an Haltefäden Rekonstruktion des Zwerchfelles einschließlich der beiden Rippenknorpelhälften. Einlage einer Bülau-Drainage. Längenadaptierte Naht der Rumpfmuskulatur sowie ein schichtweiser Wundverschluss.

Dorsaler Zugang. Bei der dorsalen Operationstechnik erfolgen in Bauchlagerung zunächst ein medianer Hautschnitt, eine Präparation der Subkutis und eine Faszieneröffnung über den Dornfortsatzspitzen mit dem Elektromesser. Anschließend erfolgt ein subperiostales Abschieben der Muskulatur von der Wirbelsäule. Dabei werden ausgezogene Kompressen auf den Laminae nach lateral geschoben, um kleinere Blutungen sofort zu tamponieren. Im thorakalen Bereich erfolgt die Präparation unter Einschluss der Querfortsätze. Im lumbalen Bereich sollen lateral mindestens die Wirbelgelenke dargestellt werden, besser jedoch auch die Querfortsätze. Das Setzen der Pedikelschrauben kann zum einen in herkömmlicher Technik mittels Markierung unter Bildverstärkerkontrolle oder mit Hilfe der computernavigierten Operationstechnik erfolgen. Studien von Schlenzka u. Mitarb. (2000a, b) haben gezeigt, dass es durch die computernavigierte Technik zu einer signifikanten Verringerung der Pedikelschraubenfehllage kommt. Der Pedikel befindet sich im thorakalen Bereich am Ansatz des Querfortsatzes unmittelbar distal und 2 mm lateral der Gelenkfortsatzmitte, lumbal liegen die Pedikel kaudolateral am kranialen Wirbelgelenk in Höhe der Querfortsatzbasis.

Die Eröffnung des Knochens mit der Luer-Zange verhindert das Abgleiten des Pfriems beim Ansetzen an dieser Stelle. Beim Eröffnen des Pedikels mit dem Pfriem und nachfolgend mit der Ahle ist die jeweilige Pedikelkonvergenz thorakal ca. 10° und lumbal ca. 15° zu berücksichtigen. Pedikelhaken werden nur im thorakalen Bereich in kranialer Richtung verwandt. Hierzu muss ein Teil der kaudalen Gelenkfacette mit dem Osteotom rechtwinklig reseziert werden. Laminahaken können sowohl an den Laminae als auch an den Querfortsätzen eingesetzt werden. Das Setzen von sublaminären Drähten erfordert eine Flavektomie kaudal und kranial des Wirbelbogens, um stumpf miteinander verschweißte Cerclagen-Drähte in kraniokaudaler Richtung unter der Lamina durchführen zu können. Diese Instrumentation mit sublaminären Drähten hat eine höhere neurologische Komplikationsrate als die Instrumentation mit Haken und Schrauben. Nach dem die Wirbelsäule mit Haken, Schrauben und Drähten instrumentiert ist, erfolgt das Einbringen des Korrekturstabes. Es gibt dafür unterschiedliche Techniken.

Wir bevorzugen das Einbringen eines konvexseitigen konturierten Stabes und die Unterstützung der Korrektur der Wirbelsäule durch Druck des konvexseitigen Stabes auf die Wirbelsäule. Anschließend erfolgt das Einbringen des konkavseitigen Stabes und eine segmentale Derotation und Translation der Wirbelkörper an den Stab. Zur Korrektur der Lordose und Kyphose werden die Längsstäbe vor der Implantation auf das erwünschte Korrekturmaß vorgeschränkt. Nach der Stabmontage muss eine sorgfältige Knochentransplantation erfolgen. Wir bevorzugen hierzu demineralisierten Knochen und Augmentieren das Implantat mit Knochenmark, welches durch eine Yamshidi-Nadelpunktion aus dem Beckenkamm entnommen wird. An Regionen mit Laminahaken wird die Flavektomie vor Knochenauflagerung mit Kollagenvlies abgedeckt. Es erfolgt nun ein engmaschiger Wundverschluss, wobei die Muskulatur in 2 Schichten genäht wird, um eine Kompression der spongiösen Höhle zu erreichen. Eine Drainage wird subfaszial eingebracht. Fasziennaht, Subkutannaht und z. B. intrakutane Hautnaht sowie ein steriler Wundverband schließen die Operation ab.

Eine weitere Möglichkeit der dorsalen Korrektur, vor allem von neuromuskulären und infantilen Skoliosen, ist die sogenannte sublaminäre Verdrahtung nach Luque (1982). Eduard Luque hat die Behandlung vor allem von neuromuskulären Skoliosen mit sublaminären Drähten inauguriert. Dabei werden die Korrekturstäbe präkonturiert und an die Wirbelsäule abgepasst, wobei die Wirbelsäule durch sukzessives Anziehen der sublaminär eingebrachten Drähte korrigiert wird. Wenger u. Mitarb. (1982) konnten im Vergleich zur traditionellen Harrington-Instrumentation bessere mechanische Eigenschaften der primären Stabilität in der frontalen, sagittalen und transversalen Ebene zeigen.

Nachbehandlung

Am Ende jeder Instrumentation sollte vor dem Wundverschluss eine Röntgenuntersuchung der Wirbelsäule in 2 Ebenen erfolgen. Es werden der Sitz der einzelnen Implantate und das erzielte Korrekturergebnis beurteilt. Korrekturen können zu diesem Zeitpunkt noch durchgeführt werden. Postoperativ sollte bei Risikopatienten eine Thromboembolieprophylaxe mit niedermolekularen Heparinen erfolgen. Ein schrittweiser Übergang auf die normale orale Ernährung des Patienten ist erst nach Wiedereinsetzen der Darmtätigkeit zu empfehlen. Nach Stabilisierung der Kreislaufverhältnisse kann eine zügige Mobilisation begonnen werden. Skoliosekorrekturen sollten in der Regel primär belastungsstabil sein und bedürfen daher keiner äußeren Fixation. Die Frage, ob eine externe Orthese angepasst wird, hängt ab von der Grunderkrankung, der korrigierten Deformität, der verwendeten Implantate sowie von der Knochenfestigkeit, welche z. B. bei einer medikamentös induzierten Osteopenie (Therapie bei Anfallsleiden) reduziert sein kann.

Minimalinvasiv eingebrachte Instrumentationen mit erheblicher kyphotischer Belastung sowie langstreckige Fusionen unter Einschluss des Sakrums sowie Instrumentationen bei schlechten knöchernen Verhältnissen sollten mit einem Korsett gestützt nachbehandelt werden.

Ergebnisse

Mehrere Autoren konnten eine durchschnittliche beständige Korrektur der Seitausbiegung in Abhängigkeit von der Flexibilität mit der Harrington-Instrumentation zwischen 30 und 50% nachweisen (Cochran u. Mitarb. 1983, Cochran u. Nachemson 1985, Humke u. Mitarb. 1995, Lovallo u. Mitarb. 1986, Willers u. Mitarb 1993).

Humke konnte in seiner Studie bei dem Ausgangswert von 67,8° eine Korrektur von 51,3% feststellen, welche sich aber nach 12,4 Jahren um 20,8% verschlechterte (1995).

Weatherley u. Mitarb. (1987) sowie Dickson u. Harrington (1973) konnten zeigen, dass der Korrekturverlust im ersten postoperativen Jahr am größten ist, aber auch dass bei einem Vergleich von 8 Gruppen mit insgesamt 578 Patienten die Korrekturergebnisse sich verbesserten und der Korrekturverlust mit zunehmender Erfahrung und verbesserter Spondylodesetechnik abnahmen. Es besteht Übereinstimmung bei den genannten Autoren, dass eine wesentliche Korrektur in der axialen Ebene, d. h. eine Derotation, mit dem Harrington-Instrumentarium nicht möglich ist. Aufgrund des Profils der Harrington-Instrumentation ist auch keine Korrektur der thorakalen Hypokyphose möglich.

Aaro u. Dahlborn (1982) konnten nachweisen, dass es durch die Distraktionswirkung zu einer signifikanten Abnahme des sagittalen Tiefendurchmessers des Brustkorbes kommt, was sich durch Verwendung eines konvexseitigen Kompressionsstabes noch verstärkt. Willers u. Mitarb. (1993) wiesen nach, dass es durch die ungünstige sagittale Gesamtstatik zu einer Abflachung der lumbalen Lordose kommt, was eine kompensatorische Steilstellung der Halswirbelsäule bis hin zur Krümmungsumkehr zur Folge haben kann. Während der Effekt auf die Halswirbelsäule in aller Regel keine Beschwerden macht, treten insbesondere lumbal vermehrt Beschwerden auf.

Cochran u. Mitarb. (1983) konnten mit ihrer Langzeitstudie nachweisen, dass nach durchschnittlich 9 Jahren bei 1.524 Patienten mit Instrumentation bis L4 oder L5 eine Retrolisthese im distalen Anschlusssegment, degenerative Facettengelenkveränderungen und Bandscheibenraumhöhenminderungen vorlagen.

Mit dem Cotrel-Dubousset-Instrumentarium (CD-Instrumentarium) oder auch ähnlichen Instrumentarien liegen die Korrekturergebnisse zwischen 48 und 69% (Takahashi u. Mitarb. 2002, Roye u. Mitarb. 1992, Lepsien u. Mitarb. 2002).

Das Verfahren von Cotrel-Dubousset mit dreidimensionaler Korrektur bewirkt eine kyphosierende Korrektur der Brustwirbelsäule. Durch die Derotation des CD-Instrumentariums zeigen sich Korrekturen des sagittalen Profiles von 10–20° (Dubousset 1990, Dubousset u. Zeller

1998, Cruickshank u. Mitarb. 1989, Krismer u. Mitarb. 1992).

Eine sehr gute Korrektur der Frontalebene ist mit den ventralen Instrumentationen zu erreichen. Für das Zielke-Instrumentarium werden Korrekturergebnisse von 62–87% beschrieben (Giehl u. Mitarb. 1992). Die ventralen Verfahren führen durch das Entfernen der Bandscheiben grundsätzlich zu einer Kyphosierung der Wirbelsäule. Diese ist im lumbalen und thorakolumbalen Bereich unerwünscht, eine Kyphosierung kann aber auch durch das Einbringen von Knochenspänen oder künstlichen Implantaten vermieden bzw. vermindert werden. Eine sehr effiziente Derotation lässt sich ebenfalls mit dem ventralen Instrumentarium durchführen. Durch die Entfernung des vorderen Längsbandes und der Bandscheiben sind die stärksten Widerstände gegen eine Derotation eliminiert. Zudem ist im lumbalen Bereich die Beweglichkeit der Wirbelsäule größer als im thorakalen Abschnitt. Derotationen um durchschnittlich über 30% sind in der Literatur beschrieben (Giehl u. Mitarb. 1992).

Durch die Entwicklung der dreidimensionalen Instrumentation nach Cotrel u. Dubousset und die Weiterentwicklung durch Aebi u. Webb mittels polysegmental angreifenden primär stabilen Doppelstabsystemen – die mit Haken oder Schrauben angebracht werden – die eine hohe Primärstabilität garantieren, konnten sehr gute Korrekturen in der frontalen Ebene zeigen.

Humke u. Mitarb. (1995) zeigten eine im Vergleich zur Harrington-Instrumentation bessere Korrektur durch das CD-Instrumentarium von 66,3% versus 51,3%.

Lenke u. Mitarb. (1998) konnten bei 76 Patienten mit einem Nachuntersuchungszeitraum von 5–10 Jahren postoperativ eine Korrektur von knapp 50% nachweisen, welche sich durchschnittlich weitere 3 Jahre später nur um 1° verschlechterte.

Auch die Korrektur der Translation des Scheitelwirbels und der Schrägstellung des untersten instrumentierten Wirbels war mit knapp über 40 bzw. 33%, 3 und 6 Jahre nach der Operation weitgehend unverändert.

Humke u. Mitarb. (1995) sowie Lenke u. Mitarb. (1998, 1993) konnten nachweisen, dass mit dem CD-Instrumentarium im Vergleich zur Harrington-Instrumentation in mehr als 50% der Fälle ein lumbales Segment eingespart werden kann, ohne dass sich das negativ auf die frontale und sagittale Balance auswirkt.

Lonstein (1994) hält die Fusionsstrecken bei der CD-Instrumentation im Vergleich zur Harrington-Instrumentation für identisch.

Mit den ventralen Instrumentationstechniken konnten u. a. Luk u. Mitarb. (1989) eine initiale Korrektur von 88% nachweisen, welche 6 Jahre postoperativ lediglich einen Korrekturverlust von 4° zeigte.

Kohler u. Mitarb. (1990) fanden bei 21 Patienten mit einem Mindestnachbeobachtungszeitraum von 10 Jahren und einer Ausgangskrümmung von 56° eine initiale Korrektur auf 4,3°, somit in jedem Fall mehr als 80%, bei der Nachuntersuchung wurde ein Korrekturverlust um 9,7° auf 14° ermittelt.

Denis (1994) zeigte durchschnittlich nach 6,9 Jahren eine verbliebene Korrektur von 67%, wobei die thorakolumbalen und lumbalen Skoliosen mit 73 bzw. 70% eine wesentliche bessere Korrigierbarkeit aufwiesen als thorakal mit 57%.

Komplikationen

Als wesentliche Komplikationen sind passagere oder verbleibende neurologische Schädigungen bis hin zur kompletten Querschnittslähmung zu nennen. Des Weiteren kann es zu intraoperativen Blutungen durch Verletzung der großen abdominellen Gefäße kommen. Früh- bzw. Spätinfektionen können zum Ausbau des Instrumentariums zwingen. Patienten mit neuromuskulären Skoliosen, insbesondere bei Myelomeningozelen weisen ein erhöhtes Infektionsrisiko auf. Durch Nichtbeachten biomechanischer Prinzipien oder bei ungenügender Spondylodesetechnik können durch Materialermüdung Schrauben- und Stabbrüche oder eine Lösung der Implantatverbindungen auftreten. Intraoperativ kann es zu Frakturen der dorsalen und ventralen Wirbelsäulenstrukturen kommen und somit zu einem direkten Auslockern der Implantate. In aller Regel darf postuliert werden, dass ein Materialversagen ein Hinweis auf die Ausbildung einer Pseudarthrose ist.

Bei Verwendung von autogener Beckenkammspongiosa besteht an der Entnahmestelle die Gefahr von Infektionen, Hämatombildungen sowie Sensibilitätsstörungen und bei Verwendung von homogenem Material prinzipiell die Gefahr einer übertragbaren Infektion mit Hepatitis-, HIV- oder BSE-Erregern.

Stagnara (1973) berichtet in einem Zeitraum von 20 Jahren über 4 medulläre neurologische Komplikationen bei 172 Patienten (2,4%) mit Skoliosen mit einem Cobb-Winkel über 100°, davon waren 2 vollständige Paraplegien. Diese Inzidenz schwerer Komplikationen weist darauf hin, dass die Korrektur von hochgradigen Skoliosen mit einem deutlich erhöhten neurologischen Risiko einhergeht. Es sind Fälle beschrieben (Dommisse 1974) bei denen eine Störung der Blutversorgung des Rückenmarks als wahrscheinlichste Ursache einer neurologischen Schädigung anzusehen ist. Die Grundlage solcher Durchblutungsstörungen ist in der marginalen Blutversorgung des Rückenmarks im thorakalen Abschnitt zu sehen. Eine starke Verlängerung wie es die dorsalen Eingriffe zum Teil beinhalten, kann zu einer partiellen oder vollständigen Drosselung der Blutzufuhr des Myelon führen. Der genaue Mechanismus ist derzeit noch nicht bekannt.

Eine Sammelstatistik der Scoliosis Research Society aus den Jahren 1971–1979 ergab bei 33.250 Operationen eine neurologische Komplikationshäufigkeit von 1%. Die Hälfte davon wiederum betraf periphere Nerven, die andere Hälfte war zentralen Ursprungs.

Nach MacEwen (1972) ist die Chance der Rückbildung der Ausfälle umso größer, je rascher der Längszug entfernt wird. Der Aufwachtest nach Stagnara (1973) stellt somit ein einfaches und zuverlässiges Mittel zur intraoperative

Funktionsüberprüfung der motorischen Funktionen dar. Mittlerweile gilt das Neuromonitoring als Standard, dass zur perioperativen Funktionskontrolle des Rückenmarks durch somatosensorisch-evozierte Potentiale (SSEP) und/ oder motorisch-evozierte Potentiale (MEP) zur neurologischen Überwachung eingesetzt wird. Eine weitere Möglichkeit das neurologische Risiko bei hochgradigen Skoliosen zu senken ist die präoperative Extensionsbehandlung mit der Haloextension (Abb. 6.**15**).

Wilber u. Mitarb. (1984) konnten in ihrer Studie zeigen, dass die Luque-Verdrahtung mit einem neurologischen Risiko von 17 % einhergeht.

Neuere Studien von Sengupta u. Mitarb. (2002) zeigen eine neurologische Komplikationsraten von weniger als 2 %, diese beinhaltet vor allem 3 Typen: Myelonschädigung, Nervenwurzelschädigung und Verletzungen des Duralsackes durch die Drähte.

Nervenwurzelverletzungen sind die häufigste neurologische Komplikation und führen zu einer Hyperästhesie, die sich in der Regel nach 2 Wochen wieder normalisiert.

Songer (1998) empfahl die Verwendung von sublaminärem Titankabel anstatt Kabel aus monofilamentartigem rostfreiem Stahl.

Wild u. Mitarb. (2002) empfahlen die Instrumentation mit Titankabel, das durch die besseren biomechanischen Eigenschaften die Vorteile einer Titaninstrumentation mit denen der sublaminären Drähte verbindet.

Kardiovaskuläre Komplikationen entsprechen dem allgemeinen Risiko größerer Operationen am Stütz- und Bewegungsapparat.

Respiratorische Komplikationen sind vor allem bei neuromuskulären Skoliosen und einer bereits präoperativ existierenden eingeschränkten Vitalkapazität zu erwarten und bedürfen entsprechender Vorbereitungen.

Harms u. Mitarb. (1980) haben das sog. Spinal-Traction-Syndrom beschrieben, bei der es durch eine Magendilatation nach Korrektur der Skoliose zur Inappetenz, Erbrechen bis hin zum Ileus kommen kann. Wird das Syndrom nicht rechtzeitig erkannt und behandelt, kann es zu paralytischem Ileus, Magenperforation und letztlich zum Exitus führen.

Pathogenetisch kommt es im Bereich des duodenojejunoalen Überganges zur Behinderung der Passage zwischen Aorta und A. mesenterica inferior durch Abschnürung am sog. Treitz-Band. Diese Abschnürung kann zum einen durch eine Dehnung des Magens, aber auch z. B. durch den Druck eines Gipsverbandes auf das Abdomen, kommen. Erstmaßnahmen muss die Absaugung des Mageninhaltes sein, gleichzeitig sollte eine Regulierung des Elektrolythaushaltes erfolgen.

Giehl u. Mitarb. (1992) beschrieben Schraubenlockerungen im kranialen Endwirbelbereich, welche sie in erster Linie auf operationstechnische Fehler zurückführen, z. B. auf zu kurz gewählte Schrauben mit lediglich monokortikaler Verankerung.

Moe u. Mitarb. (1983) und Moe u. Byrd (1987) gaben eine Schraubenausriss- bzw. Schraubenlockerungsrate von 29 % bei der ventralen Derotationsspondylodese an.

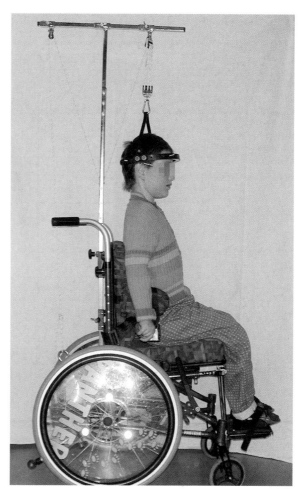

Abb. 6.15 Patient mit einer Rollstuhl-Haloextension.

Die Pseudarthroserate wird bei der ventralen Derotationsspondylodese mit 9–63,6 % angegeben (Horton u. Mitarb. 1988, Kaneda 1996, Karbowski u. Mitarb. 1996, Luk u. Mitarb. 1989).

Literatur

Aaro u. Dahlborn (1982): The effect of Harrington instrumentation on the longitudinal axis rotation of the apical vertebra and on the spinal and ribcage deformity in idiopathic scoliosis studied by computer tomography. Spine 7 (5): 456–462

Anderson, B. (1979): The patient with scoliosis. Carole, a girl treated with bracing. Am J Nurs 79 (9): 1592–1598

Anderson, M. (1978): Posterior spinal fusion with Harrington instrumentation using "balanced" anesthesia. South Med J 71 (6): 660–661

Apter, A., G. Morein, H. Munitz, S. Tyano, B. Maoz, H. Wijsenbeek (1978): The psychosocial sequelae of the Milwaukee brace in adolescent girls. Clin Orthop 131: 156–159

Archer, I.A., R.A. Dickson (1985): Stature and idiopathic scoliosis. A prospective study. J Bone Joint Surg Br. 67 (2): 185–188

Bailey jr., T.E., O.M. Mahoney (1987): The use of banked autologous blood in patients undergoing surgery for spinal deformity. J Bone Joint Surg Am 69 (3): 329–332

Bar-On, E., Y. Floman, S. Sagiv, K. Katz, R.D. Pollak, C. Maayan (2000): Orthopaedic manifestations of familial dysautonomia. A review of one hundred and thirty-six-patients. J Bone Joint Surg Am 82-A (11): 1563–1570

Bernau, A., W. Seeger (1996): Reduzierung der Strahlenexposition bei Wirbelsäulenganzaufnahmen von Jugendlichen. Z Orthop 4: 302–304

Blount, W.P. (1965): Non-operative treatment of scoliosis with the Milwaukee brace. Manit Med Rev 45 (8): 478–480

Bunnel, W.P. (1988): The natural history of idiopathic scoliosis. Clin Orthop. (229): 20–25

Bunnel, W.P. (1979): Treatment of idiopathic scoliosis. Orthop Clin North Am 10: 4

Bunnell, W.P. (1993): Screening for adolescent idiopathic scoliosis. JAMA 269: 2667–2672

Burwell, R.G., A.A. Cole, T.A. Cook, T.B. Grivas, A.W. Kiel, A. Moulton, A.S. Thirlwall, S. S. Upadhyay, J.K. Webb, S. A. Wemyss-Holden u. Mitarb. (1992): Pathogenesis of idiopathic scoliosis. The Nottingham concept. Acta Orthop Belg 58 (1): 33–58

Bylund, P., E. Jansson, E. Dahlberg, E. Eriksson (1987): Muscle fiber types in thoracic erector spinae muscles. Fiber types in idiopathic and other forms of scoliosis. Clin Orthop 214: 222–228

Byrd, J.A. (1988): Current theoris on the etiology of idiopathic scoliosis. Clin Orthop 229: 114–119

Carr, W.A., J.E. Moe, R.B. Winter, J.E. Lonstein (1980): Treatment of idiopathic scoliosis with the Milwaukee Brace. J Bone Joint Surg 62-A: 599–612

Cochran, T., A.L. Nachemson (1985): Long-term anatomic and functional changes in patients with adolescent idiopathic scoliosis treated with the Milwaukee Brace. Spine 10: 127–133

Cochran, T., L.Irstam, A. Nachemson (1983): Long-term anatomic and functional changes in patients with adolescent idiopathic scoliosis treated by Harrington rod fusion. Spine 8: 576–584

Coetsier, M., M. Vercauteren, P. Moerman (1977): A new radiographic method for measuring vertebral rotation scoliosis. Acta Orthop Belg 43 (5): 598–605

Coillard, C., M.A. Leroux, K.F. Zabjek, C.H. Rivard (2003): Spine Cor – a non-rigid brace for the treatment of idiopathic scoliosis: post-treatment results. Eur Spine J 12 (2): 141–148

Cotrel, Y., J. Dubousset (1985): New segmental posterior instrumentation of the spine. Orthop Trans 9: 118–127

Cotrel, Y., J. Dubousset, M. Guillaumat (1988): New universal instrumentation in spinal surgery. Clin Orthop 227: 10–23

Cruickshank, J.L., M. Koike, R.A. Dickson (1989): Curve patterns in idiopathic scoliosis. A clinical and radiographic study. J Bone Joint Surg Br 71 (2): 259–263

Dekutoski, M.B. (1999): Blood loss and transfusion management in spinal surgery. Orthopedics 22 (1): 155–157

Denis, F. (1994): Anterior surgery in scoliosis. Clin Orthop 300: 38–44

Dickson, J.H., P.R. Harrington (1973): The evolution of the Harrington instrumentation technique in scoliosis. J Bone Joint Surg Am 55 (5): 993–1002

Dickson, J.H., S. Mirkovic, P.C. Noble, T. Nalty, W.D. Erwin (1995): Results of operative treatment of idiopathic scoliosis in adults. J Bone Joint Surg Am 77 (4): 513–523

DiRaimondo, C.V., N.E. Green (1988): Brace-wear compliance in patients with idiopathiuc scoliosis. J Pediatr Orthop 8: 143–146

Dommisse, G.F. (1974): The blood supply of the spinal cord. A critical vascular zone spinal surgery. J Bone Joint Surg Br 56 (2): 225–235

Dubousset, J. (1990): CD-Instrumentation bei Beckenschiefstand. Orthopäde 19: 300–309

Dubousset, J., J.A. Herring, H. Shufflebarger (1989): The crankshaft phenomenon. J Pediatr Orthop 9: 541–550

Dubousset, J., R. Zeller (1998): Therapeutic strategies in neuromuscular spinal deformities. In: Bitan, F., J. Margulies, M. Neuwirth: Spine: State of the art reviews. Vol. 12. Hanley Belfus, Philadelphia: 13–19

Duhaime, M., J. Archambault, B. Poitras (1976): School screening for scoliosis. Presented to the Quebec Scoliosis Society, Montreal

Edelmann, P. (1992): Brace treatment in idiopathic scoliosis. Acta Orthop Belg 58: 85–90

Fang, H.S., G.B. Ong, A.R. Hodgson (1964): Anterior spinal fusion: The operative approaches. Clin Orthop. 35: 16–33

Ferguson, R.L., B.L. Allen (1983): Staged correction of neuromuscular scoliosis. J Pediatr Orthop 3: 555–562

Ferguson, R.L., B.L. Allen jr. (1988): Considerations in the treatment of cerebral palsy patients with spinal deformities. Orthop Clin North Am 19 (2): 419–425

Ford, D.M., K.M. Bagnall, C.A. Clements, K.D. McFadden (1988): Muscle spindles in the paraspinal musculature of patients with adolescent idiopathic scoliosis. Spine 13 (5): 461–465

Giehl, J.P., J. Völpel, E. Heinrich, K. Zielke (1992): Correction of the sagittal plane in idiopathic scoliosis using the Zielke procedure (VDS). Int Orthop 16: 213–218

Goldberg, E.J., F.E. Dowling, J.E. Hall, J.B. Emans (1993): A statistical comparison between natural history of idiopathic scoliosis and brace treatment in skeletally immature adolescent girls. Spine 18: 902–908

Goldstein, L.A., T.R. Waugh (1973): Classification and terminology of scoliosis. Clin Orthop Jun 93: 10–22

Gotze, H.G., M. Immenkamp, H.H. Matthiass (1971): Surgical treatment of scoliosis using the Harrington instrumentation. Z Orthop Ihre Grenzgeb 109 (14): 573–598

Green, N.E. (1986): Part-time bracing of adolescent idiopathic scoliosis. J Bone Joint Surg 68-A: 738

Greulich, W.W. (1976): Some secular changes in the growth of American-born and native Japanese children. Am J Phys Anthropol 45 (3): 553–568

Hagglund, G., J. Karlberg, S. Willner (1992): Growth in girls with adolescent idiopathic scoliosis. Spine 17 (1): 108–111

Hall, J.E. (1984): Endergebnisse der Behandlung der Skoliose mit dem Boston-Brace. Vortrag anlässlich eines Fortbildungskurses am 08.10.84 in Amsterdam

Harms, J., C. Schwaiger, G. Biehl, J. Schmitt (1980): Spinal traction syndrome. Z Orthop Ihre Grenzgeb 118 (2): 246–250

Harrington, P.R. (1962): Treatment of scoliosis. Correction and internal fixation by spine instrumentation. J Bone Joint Surg 44-A: 591–599

Harrison, D.E., D.D. Harrison, R. Cailliet, T.J. Janik, B. Holland (2001): Radiographic analysis of lumbar lordosis: centroid, Cobb, TRALL, and Harrison posterior tangent methods. Spine 26 (11): E 235–242

Heine, J., H.G. Götze (1985): Endergebnisse der konservativen Behandlung der Skoliose mit der Milwaukee-Orthese. Z Orthop 123: 323–337

Hensinger, R.N., G.D. McEwen (1976): Spinal deformity associated with heritable neurologic conditions: Spinal muscular atrophy, Friedreich ataxia, familial dysautonomia, and Charcot-Marie-Tooth disease. J Bone Joint Surg 58-A:13–24

Hensinger, R.N., H.R. Cowell, G.D. MacEwen u. Mitarb. (1975): Orthopaedic screening of school-age children: Review of a 10-year experience. Orthop Rev 4: 23–28

Hoikka, V., M. Ylikoski, K. Tallroth (1989): Leg-length inequality has poor correlation with lumbar scoliosis. A radiological study of 100 patients with chronic low-back pain. Arch Orthop Trauma Surg 108 (3): 173–175

Hopf, C. (2000): Criteria for treatment of idiopathic scoliosis between 40 degrees and 50 degrees. Surgical vs. conservative therapy. Orthopade 29 (6): 500–506

Hopf, C., E. Sandt, J. Heine (1989): Die Progredienz unbehandelter idiopathischer Skoliosen im Röntgenbild. Röfo 151: 311–316

Hopf, C., P. Eysel, J. Dubousset (1995): CDH – Vorläufiger Ergebnisbericht über ein primär-stabiles ventrales Wirbelsäuleninstrumentarium. Z Orthop 133: 274–281

Hopf, C.G., P. Eysel (2000): One-stage versus two-stage spinal fusion in neuromuscular scoliosen. J Pediatr Orthop B 9 (4): 234–243

Horton, W.C., R.T. Holt, J.R. Johnson (1988): Zielke instrumentation in idiopathic scoliosis: Late effects and minimizing complications. Spine 13: 1145–1149

Humke, T., D. Grob, H. Scheier, H. Siegrist (1995): Cotrel-Dubousset and Harrington instrumentation in idiopathic scoliosis: a comparison of long-term results. Eur Spine 4 (5): 280–283

Inoue, S., A. Shinoto, I. Ohki (1977): The moire topography for early detection of scoliosis and evaluation after surgery. Presented to the combined meeting of the Scoliosis Research Society and Japanese Scoliosis Society, Kyoto, Japan

James, J.I. (1954): Idiopathic scoliosis: The prognosis, diagnosis and operative indications related to curve patterns and the age onset. J Bone Joint Surg 36-B: 36

James, J.I. (1956): Paralytic scoliosis. J Bone Joint Surg 38-B: 660

Kahanovitz, N., S. Weiser (1989): The psychological impact of idiopathic scoliosis on the adolescent female. A preliminary multicenter study. Spine 14 (5): 483–485

Kahanovitz, N., S.P. Arnoczky, F. Kummer (1985): The comparative biomechanical, histollogic, and radiographic analysis of canine lumbar dics treated by surgical excision on chemonucleolysis. Spine 10 (2): 178–183

Kaneda, K., Y. Shono, S. Satoh, K. Abumi (1996): New anterior instrumentation for the management of thoracolumbar and lumbar scoliosis. Application of the Kaneda two-rod system. Spine 21: 1250–1261

Karbowski, A., C. Hopf, J. Heine (1995): Endergebnisse der konservativen Behandlung der Skoliose – ein Vergleich zwischen Milwaukee- und Cheneau-Orthese. Orthop Praxis 1: 15

Karbowski, A., U. Liljenqvist, D. Bettin, J. Heine (1996): Langfristige Behandlungsergebnisse ventraler und kombinierter ventrodorsaler Spondylodesen in der operativen Therapie der Skoliose. Z Orthop 134: 81–88

Katz, D.E., B.S. Richards, R.H. Browne, J.A. Herring (1997): A comparison between the Boston brace and the Charleston bending brace in adolescent idiopathic scoliosis. Spine 15: 1302–1312

Keiser, R.P., H.L. Shufflebarger (1976): The Milwaukee-brace in idiopathic scoliosis. Clin Orthop 118: 19–24

Kennelly, K.P., M.J. Stokes (1993): Pattern of asymmetry of paraspinal muscle size in adolescent idiopathic scoliosis examined by real-time ultrasound imaging preliminary study. Spine 18 (7): 913–917

King, A.G. (1983): Scoliosis in the community. Br Med J (Clin Res Ed) 286 (6375): 1442

Kohler, R., O. Galland, H. Mechin, C.R. Michel, M. Onimus (1990): The Dwyer procedure in the treatment of idiopathic scoliosis. 10-year follow-up review of 21 patients. Spine 15 (2): 75–80

Krismer, M., R. Bauer, W. Sterzinger (1992): Scoliosis correction by Cotrel-Dubousset instrumentation. The effect of derotation and three dimensional correction. Spine 17(8): 263–269

Laurnen, E.L., J.W. Tupper, M.P. Mullen (1983): The Boston-Brace in thoracic scoliosis. Spine 8: 388–395

Lee, C.S., A.L. Nachemson (1997): The "crankshaft" phenomenon after posterior Harrington fusion in skeletally immature patients with thoracic or thoracolumbar idiopathic scoliosis followed to maturity. Spine 22 (1): 58–67

Lenke, L.G., K.H. Bridwell, C. Baldus, K. Blanke, P.L. Schoenecker (1993): Ability of Cotrel-Dubousset instrumentation to preserve distal lumbar motion segments in adolescent idiopathic scoliosis. J Spinal Disord. 6 (4): 339–350

Lenke, L.G., K.H.Bridwell, K. Blanke, C. Baldus, J. Weston (1998): Radiographic results of arthrodesis with Cotrel-Dubousset instrumentation for the treatment of adolescent idiopathic scoliosis. A five to ten-year follow-up study. J Bone Joint Surg Am 80 (6): 807–814

Lepsien, U., V. Bullmann, L. Hackenberg, U. Liljenqvist (2002): Long-term results of posterior correction and fusion of scoliosis using the Cotrel-Dubousset instrumentation. Z Orthop Ihre Grenzgeb 140 (1): 77–82

Lonstein, J.E. (1994): Idiopathic scoliosis. In: Lonstein, J.E., D.S. Bradford, R.B. Winter, J.W. Ogilvie: Moe's textbook of scoliosis and other spinal deformities. 3rd ed. Saunders, Philadelphia

Lonstein, J.E., J.M. Carlson (1984): The prediction of curve progression in untreated idiopathic scoliosis during growth. J Bone Joint Surg Am 66 (7): 1061–1071

Lonstein, J.E., R.B. Winter (1994): The Milwaukee-brace for the treatment of adolescent idiopathic scoliosis. A review of one thousand and twenty patients. J Bone Joint Surg A-76: 1207–1221

Lonstein, J.E., R.B. Winter, J.H. Moe, D.S. Bradford, S.N. Chou, M.D. Pinto (1980): Neurological deficits secundary to spinal deformity. Spine 5: 331

Lonstein, J.E., S. Bjorkland, M.H. Wanninger, R.P. Nelson (1982): Voluntary school screening for scoliosis in Minnesota. J Bone Joint Surg 64-A: 481–488

Lovallo, J.L., J.V. Banta, T.S. Renshaw (1986): Adolescent idiopathic scoliosis treated by Harrington-rod distraction and fusion. J Bone Joint Surg Am 68 (9): 1326–1330

Lowe, T.G. (1987): SRS Morbidity and Mortality Committee, Report 1987

Lowe, T.G., M. Edgar, J.Y. Margulies, N.H. Miller, V.J. Raso, K.A. Reinker, C.H. Rivard (2000): Etiology of idiopathic scoliosis: current trends in research. J Bone Joint Surg Am 82-A: 1157–1168

Luk, K.D.K., J.C.Y. Leong, L.C.S. Hsu (1989): The comparative results of treatment in idiopathic thoracolumbar and lumbar scoliosis using the Harrington, Dwyer and Zielke instrumentation. Spine 3: 275–280

Luque, E.R. (1982): Segmental spinal instrumentation for correction of scoliosis. Clin Orthop 163: 192–198

MacEwen, G.D. (1972): Operative treatment of scoliosis in cerebral palsy. Reconstr Surg Traumatol 13: 58

MacEwen, G.D., W.P. Bunnell, K. Sriram (1975): Acute neurologic complications in the treatment of scoliosis. A report of the Scoliosis Research Society. J Bone Joint Surg Am 57: 404–408

Machida, M., J. Dubousset, T. Satoh, I. Murai, K.B. Wood, T. Yamada (2001): Pathologic mechanism of experimental scoliosis in pinealectomized chickens. Spine 26 (17):E 385–391

MacLean jr., W.E., N.E. Green, C.B. Pierre, D.C. Ray (1989): Stress and coping with scoliosis: psychological effects on adolescents and their families. J Pediatr Orthop 9 (3): 257–261

Marshall, W.A., J.M. Tanner (1969): Variations in pattern of pubertal changes in girls. Arch Dis Child 44 (235): 291–303

Marshall, W.A., J.M. Tanner (1970): Variations in the pattern of pubertal changes in boys. Arch Dis Child 45 (239): 13–23

Martin, J.P. (1965): Curvature of the spine in post-encephalitic parkinsonism. J Neurol Neurosurg Psychiatry 28 (5): 395–400

McCarthy, R.E. (1999): Management of neuromuscular scoliosis. Orthop Clin North Am 30 (3): 435–449

Moe, J.H. (1967): Complications of scoliosis treatment. Clin Orthop 53: 21–30

Moe, J.H., D.N. Kettleson (1970): Idiopathic scoliosis. Analysis of curve patterns and the preliminary results of Milwaukee brace treatment in 169 patients. J Bone Joint Surg 52-A:1509–1533

Moe, J.H., G.A.Purcell, D.S. Bradford (1983): Zielke instrumentation (VDS) for correction of spinal curvature. Clin Orthop 180: 133–153

Moe, J.H., J.A. Byrd III (1987): Idiopathic scoliosis. In: Moe's Textbook of scoliosis and other spinal deformities. W.B. Saunders, Philadelphia

Montgomery, F., S. Willner (1997): The natural history of idiopathic scoliosis. Incidence of treatment in 15 cohorts of children born between 1963 and 1977. Spine 22 (7): 772–774

Moskowitz, A., J.H. Moe, R.B.Winter, H. Binner (1980): Long-term follow-up of scoliosis fusion. J Bone Joint Surg Am 62 (3): 364–376

Nachemson, A.L., L.E. Peterson (1995): Effectiveness of treatment with a brace in girls who have adolescent idiopathic scoliosis. A prospective, conrolled study based on data from the Brace Study of the Scoliosis Research Society. J Bone Joint Surg Am 77 (6): 815–822

Nash, C.L., J.H. Moe (1969): A study of vertebral rotation. J Bone Joint Surg Am 51: 223

Pellengahr, C., A. Krodel, J. Muller-Hocker, D. Pongratz (1998): Rapidly progredient scoliosis associated with multicore disease. Arch Orthop Trauma Surg. 117 (6–7): 411–414

Perdriolle, R. (1979): La scoliose. Maloine, Paris

Ponseti, I.V., B. Friedmann (1950): Prognosis in idiopathic scoliosis. J Bone Joint Surg 32-A: 381

Price, C.T., D.S. Scott, F.E. Reed, M.F. Riddick (1990): Night-time bracing for adolescent idiopathic scoliosis with the Charleston bending brace. Preliminary report. Spine 15: 1294

Risser, J.C. (1958): The iliac apophysis: an invaluable sign in the management of scoliosis. Clin Orthop 11: 111

Roberto, R.F., J.E. Lonstein, R.B. Winter, F. Denis (1997): Curve progression in Risser stage 0 or 1 patients after posterior spinal fusion for idiopathic scoliosis. J Pediatr Orthop. 17 (6): 718–725

Rogala, E.J., D.S. Drummond, J. Gurr (1978): Scoliosis incidence and natural history. J Bone Joint Surg 60-A: 173–176

Ron, E. (2003): Cancer risks from medical radiation. Health Phys 85 (1): 47–59

Roye jr., D.P. (1999): Recombinant human erythropoietin and blood management pediatric spine surgery. Orthopedics 22 (1): 158–160

Roye, D.P. jr., J.P. Farcy, J.B. Rickert, D. Godfried (1992): Results of spinal instrumentation of adolescent idiopathic scoliosis by King type. Spine. 17 (8 Suppl): S270–S273

Schlenzka, D., T. Laine, T. Lund (2000a): Computer-assisted spine surgery: principles, technique, results and perspectives. Orthopäde 29 (7): 658–69

Schlenzka, D., T. Laine, T. Lund (2000b): Computer-assisted spine surgery. Eur Spine J 9 (1): 57–64

Scott, J.C., T.H. Morgan (1963): The natural history and prognosis of infantile idiopathic scoliosis. J Bone Joint Surg 45-A: 587

Sengupta, D.K., S.H. Mehdian, J.R. McConnell, S.M. Eisenstein, J.K. Webb (2002): Pelvic or lumbar fixation for the surgical management of scoliosis in Duchenne muscular dystrophy. Spine 27 (18): 2072–2079

Shands jr., A.R., H.B. Eisberg (1955): Incidence of scoliosis in state of Delaware: Study of 50.000 minifilms of chest made during survey for tuberculosis. J Bone Joint Surg 37-A: 1243

Shneerson, J.M., A.K. Simonds (2002): Noninvasive ventilation for chest wall and neuromuscular disorders. Eur Respir J 20 (2): 480–487

Shufflebarger, H.L., C.E. Clark (1991): Prevention of the "crankshaft" phenomenon. Spine 16: 5409–5411

Smyrnis, P.N. (1979): School screening for scoliosis in Athen. J Bone Joint Surg 61-B: 215

Songer, M. (1998): Techniques of posterior cervical spine fusion. Surg Technol Int VII: 403–417

Span, Y., G. Robin, M. Makin (1976): Incidence of scoliosis in school children in Jerusalem. J Bone Joint Surg 58-B: 379

Stagnara, P. (1973): Traitement chirugical des scolioses majeures de l'adulte. Réunion du Groupe d'étude de la Scoliose et da la Scoliosis Research Society, Lyon

Stagnara, P. (1982): Scoliosis in adults. Consequences of idiopathic scoliosis in adulthood. Chirurgie 108 (4): 356–363

Takahashi, S., J. Delecrin, N. Passuti (2002): Surgical treatment of idiopathic scoliosis in adults: an age-related analysis of outcome. Spine 27 (16): 1742–1748

Takasaki, H. (1970): Moiré topographie applied optics 9: 1467–1472

Tanner, T.M., R.H. Whitehouse, M. Takaishi (1966): Standards from birth to maturity for height, weight height velocity and weight velocity: British Children I and II. Arch Dis Child 41: 454–471

Tulit, A. (1969): Screening of vertebral scoliosis by mass x-ray pictures. Tuberk Tudobet 22: 44–45

Turgut, M., C. Yenisey, A. Uysal, M. Bozkurt, M.E. Yurtseven (2003): The effects of pineal gland transplantation on the production spinal deformity and serum melatonin level following pinealectomy in the chicken. Eur Spine J (Epub ahead of print)

Upadhyay, S.S., I.W. Nelson, E.K. Ho, L.C. Hsu, J.C. Leong (1995): New prognostic factors to predict the final outcome of brace treatment in adolescent idiopathic scoliosis. Spine 20 (5): 537–545

Vojta, V. (1965): Early diagnosis of a spastic infantile syndrome. Beitr Orthop Traumatol 12 (9): 543–545

Weatherley, C.R., V. Draycott, J.F. O'Brien, D.R. Benson, K.C. Gopalakrishnan, J.H. Evans, J.P. O'Brien (1987): The rib deformity in adolescent idiopathic scoliosis. J Bone Joint Surg 2: 179–182

Weinstein, S.L., D.C. Zavala, I.V. Ponseti (1981): Idiopathic scoliosis long-term follow-up and prognosis in untreated patients. J Bone Joint Surg 63-A: 702–712

Weiss, H.R. (1992): Besonderheiten der krankengymnastischen Rehabilitation im Erwachsenenalter. Rehabilitation 31: 38–42

Weiss, H.R. (2003): Conservative treatment of idiopathic scoliosis with physical therapy and orthoses. Orthopäde 32 (2): 146–156

Weiss, H.R., K. Deez-Kraus (1995): Quality criteria of scoliosis bracing assessment of primary correction. J Bone Joint Surg Br 77-B: 260

Wenger, D.R., J.J. Carollo, J.A. Wilkerson jr., K. Wauters, J.A. Herring (1982): Laboratory testing of segmental spinal instrumentation versus traditional Harrington instrumentation for scoliosis treatment. Spine 7 (3): 265–269

Wilber, R.G., G.H. Thompson, J.W. Shaffer, R.H. Brown, C.L. Nash jr. (1984): Postoperative neurological deficits in segmental spinal instrumentation. A study using spinal cord monitoring. J Bone Joint Surg Am 66 (8): 1178–1187

Wild, A., H. Haak, M. Kumar, R. Krauspe (2001): Is sacral instrumentation mandatory to address pelvic obliqu in neuromuscular thoracolumbar scoliosis to myelomeningocele? Spine 26 (14): E 325–329

Wild, A., K. Seller, M. Jager, P. Raab, R. Krauspe (2003): One-or two-step instrumentation for thoracolumbar scoliosis due to myelomeningocele? Z Orthop Ihre Grenzgeb 141 (1): 59–64

Willers, U., H. Normelli, S. Aaro, O. Svensson, R. Hedlund (1993): Long-term results of Boston brace treatment on vertebral rotation in idiopathic scoliosis. Spine 18: 432–435

Willers, U., R. Hedlund, S. Aaro, H. Normelli, L. Westman (1993): Long-term results of Harrington instrumentation in idiopathic scoliosis. Spine 18 : 713–717

Willner, S., A. Uden (1982): A prospective prevalence study of scoliosis in southern Sweden. Acta Orthop Scand 53: 233–237

Winter, R.B. (1997): Spine update: Neurologic safety in spinal deformity surgery. Spine 22: 1527–1533

Wood, K.B., E.E. Transfeldt, J.W. Ogilvie, M.J. Schendel, D.S. Bradford (1991): Rotational chnages of the vertebral-pelvic axis following Cotrel-Dubousset instrumentation. Spine 16: 404–408

Zaoussis, A., J.I.P. James (1958): The iliac apophysis and the evolution of curves in scoliosis. J Bone Joint Surg 40-B: 442

Zielke, K., R. Stunkat, J. Duquesne, F. Beaujean (1975): Ventrale Derotationsspondylodese. Orthopädische Praxis 11: 562

6.2 Neuromuskuläre Skoliose

Bei zahlreichen Erkrankungen des neuromuskulären Systems kann eine Wirbelsäulendeformität auftreten. Der Beginn dieser Erkrankung liegt häufig in der frühen Kindheit und führt zu einer frühzeitig auftretenden und rasch progredienten Wirbelsäulendeformität.

Die Einteilung der neuromuskulären Skoliosen erfolgt nach dem im Abschnitt Klassifikation angegebenen Schema.

Patienten mit einer neuromuskulären Wirbelsäulendeformität haben per Definition eine neurologische Dysfunktion, welche auch nach Wachstumsabschluss zu einer Progression der Deformität führen kann. Darüber hinaus erfordern neuromuskuläre Erkrankungen häufig eine lebenslange medizinische Betreuung und Therapie der verschiedenen Fehlbildungen und Deformitäten, die nicht nur spinal, sondern auch zerebral, am Fuß-, Knie- und Hüftgelenk, urogenital, gastrointestinal oder anderen Lokalisationen vorhanden sein können. Die Wirbelsäulendeformität wiederum kann über einen zunehmenden Beckenschiefstand zu einer Körperimbalance führen, dadurch müssen die oberen Extremitäten eine kompensatorische Stützfunktion ausüben, was zu einer funktionellen Tetraplegie führt (Wild u. Mitarb. 2002) (Abb. 6.**16**).

Die Untersuchung von Patienten mit neuromuskulären Wirbelsäulendeformitäten entspricht im Wesentlichen der unter „körperlicher Untersuchung" aufgeführten Weise. Darüber hinaus ist es wichtig, sämtliche Gelenke der Patienten zu untersuchen und zu beurteilen, ob sich spastische, funktionelle oder strukturelle Kontrakturen oder schlaffe Lähmungen finden. Ein besonderes Augenmerk sollte auf den Beckenschiefstand und die Hüftgelenkfunktion gerichtet werden. Ein Beckenschiefstand gilt als fixiert, wenn er sich beim liegenden Patienten nicht korrigieren lässt. Die Flexibilität der Wirbelsäule wird bei neuromuskulären Skoliosen in der Regel nicht wie bei idiopathischen Skoliosen durch Bending-Aufnahmen sondern besser durch axiale Traktion überprüft. Aufgrund der häufig höhergradigen Skoliosen bei neuromuskulären Erkrankungen sollte der Lungenfunktion ein besonderes Augenmerk gelten. Postoperativ ist eine verlängerte Nachbeatmung zu planen.

Zur präoperativen Abklärung gehört stets die Durchführung einer a.-p. Wirbelsäulenganzaufnahme im Liegen und Stehen – oder im Sitzen, falls der Stand nicht möglich ist – sowie eine Seitenaufnahme im Liegen und eine Traktionsaufnahme.

Therapie

Im Gegensatz zu den idiopathischen Skoliosen ist bei einer neuromuskulären Erkrankung eine krankengymnastische Übungsbehandlung stets erforderlich, bevorzugt auf neurophysiologischer Basis, z. B. nach Vojta. Bei einer Progredienz von mehr als 20° ist eine Korsettbehandlung mit einer rumpfumfassenden Orthese zu empfehlen (Lonstein u. Renshaw 1987). Eine Sitzschale nach Maß kann bei Wirbelsäulendeformitäten im Rahmen von neuromuskulären Erkrankungen bei stehunfähigen Patienten, welche auf einen Rollstuhl angewiesen sind, zur Vorbeugung von Druckulzera und möglicher externer Korrektur einer Skoliose und eines Beckenschiefstandes sinnvoll werden (Carlson u. Mitarb. 1978, Lonstein u. Renshaw 1987).

Eine operative Therapie sollte stets dann erwogen werden, wenn es zu einer Progredienz von über 30–40° gekommen ist. Die operative Technik entspricht im Wesentlichen denen der idiopathischen Skoliosen, sie sollte jedoch aufgrund einer häufig bestehenden Osteopenie (welche medikamentös durch Antikonvulsiva induziert sein kann) multisegmental und immer langstreckig erfolgen.

Biomechanische Untersuchungen haben den Vorteil der sublaminären Verdrahtung nachweisen können (Wenger u. Mitarb. 1982), die klinischen Ergebnisse bei der operativen Behandlung neuromuskulärer Skoliosen mit sublaminären Drähten sind überzeugend (Abb. 6.**17 a–d**).

Zahlreiche Studien haben ein Korrekturausmaß von 40–60 % nachweisen können, die Pseudarthroserate beträgt abhängig von Diagnose und Alter des Patienten zwischen 6,5 und 13 %. Dies führte zu einer Empfehlung des ventrodorsalen Vorgehens bei neuromuskulären Skoliosen.

Sengupta u. Mitarb. (2002) empfehlen eine Fusion proximal bis mindestens Th3, um eine kraniale Progression und Kyphosierung bei zu kurzer Instrumentation zu vermeiden. Ob eine Fusion zum Sakrum durchgeführt wird ist abhängig vom Beckenschiefstand und notwendig bei einer evtl. auftretenden funktionellen Tetraplegie (Boachie-Adjei u. Lonner 1996).

Die **Galveston-Technik**, welche das Sakroiliakalgelenk kreuzt, kann zu einer sakralen Auslockerung als Folge des sog. Scheibenwischereffektes führen (Allen u. Ferguson 1988, Gau u. Mitarb. 1991).

Aufgrund der häufigen Notwendigkeit einer Instrumentation bis zum Sakrum ist prinzipiell die Indikation zur Augmentierung mit Knochenersatzmaterialien gegeben (McCarthy u. Mitarb. 1999, Montgomery u. Willner 1997).

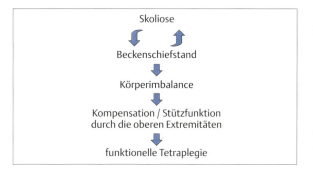

Abb. 6.16 Evolution der kompensatorischen Tetraplegie.

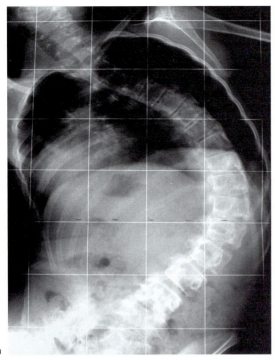
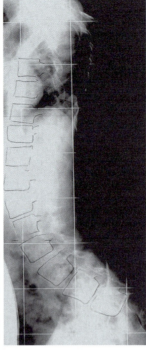

Abb. 6.17 a–d Prä- und postoperative Aufnahmen in 2 Ebenen einer Hybridinstrumentation bei hochgradiger Wirbelsäulendeformität.
a u. **b** ICP bei 14-jährigem Patient: Th3–L5 90°, PO 35°.
c u. **d** Hybridinstrumentation USS Small Sature Atlas Titan Kabel: Th2–L5 35°, PO 15°.

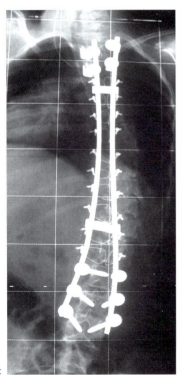
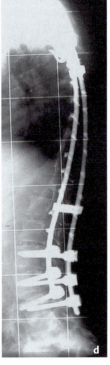

6.2.1 Spinale Muskelatrophie

Die spinale Muskelatrophie ist eine genetisch determinierte Erkrankung, welche durch eine Atrophie der Vorderhornzellen des Rückenmarks entsteht. Die Patienten entwickeln eine Schwäche und Hypotonie, Areflexie und einen Tremor bei normaler Sensibilität. Es werden 3 verschiedene Arten einer spinalen Muskelatrophie beschrieben.

Die **infantile spinale Muskelatrophie oder Werdnig-Hoffmann-Erkrankung** wird häufig in den ersten Lebensmonaten durch eine Muskelschwäche oder Hypotonie diagnostiziert. Patienten mit einer spinalen Muskelatrophie vom Typ Werdnig-Hoffmann sterben häufig in den ersten beiden Lebensjahren.

Eine **intermediäre Form** als sog. **chronische Werdnig-Hoffmann-Erkrankung** führt zu Symptomen im Kleinkindalter, zeigt jedoch keine rasch letale Progredienz. Die Lebenserwartung reicht bis in die 3. Lebensdekade (Schwentker u. Gibson 1976).

Die **juvenile Form** der **spinalen Muskelatrophie** – auch bekannt als **Kugelberg-Welander-Erkrankung** – tritt häufig im Alter vom 2.–12. Lebensjahr auf. Diese Patienten haben eine annähernd normale Lebenserwartung. Eine Skoliose kommt bei diesen Patienten häufig vor, die Prävalenz liegt bei 30–90 % (Evans u. Mitarb. 1981, Phillips u. Mitarb. 1990). Daher entwickeln diese Patienten lange thorakolumbale Kurven, welche sich bei Verlust der Gehfähigkeit rasch verschlechtern können. Es besteht keine Einigkeit über die Indikation zu einer Korsettbehandlung, insbesondere aufgrund der reduzierten Lungenfunktion (Aprin u. Mitarb. 1982, Daher u. Mitarb. 1985a, b) und der mangelnden Akzeptanz bei Patienten und Betreuern.

Bei extremen Formen kann eine präoperative Haloextension zur verbesserten Lungenfunktion und zu optimierten operativen Ergebnissen führen (Aprin u. Mitarb. 1982, Wild u. Mitarb. 2002).

6.2.2 Muskeldystrophie Typ Duchenne

Die Duchenne-Muskeldystrophie ist eine geschlechtschromosomal rezessive Erkrankung, welche sich in einer zunehmenden Muskelschwäche äußert. Zum Zeitpunkt der Geburt erscheint der Patient unauffällig, bis zum Alter von 5 Jahren entwickelt sich eine zunehmende Gangunsicherheit (Brooke u. Mitarb. 1989).

Aufgrund der zunehmenden Kontrakturen durch Muskelverkürzung ist ein frühzeitiges Weichteilrelease nach Rideau sinnvoll (Brooke u. Mitarb. 1989, Lord u. Mitarb. 1990). Der Verlust der Gehfähigkeit tritt ein im Alter von 7–15 Jahren ein, mit einem Durchschnitt ab dem 10. Lebensjahr (Cambridge u. Drennan 1987, Rodillo u. Mitarb. 1989). Bei 95% der Patienten die rollstuhlabhängig werden, entwickelt sich eine Skoliose (Dubowitz 1964, Rodillo u. Mitarb. 1989). Nicht alle Patienten, welche eine Skoliose entwickeln, zeigen eine Progression der Skoliose selbst. Daher wurde von der Arbeitsgemeinschaft Wirbelsäulendeformitäten der DGOOC eine Indikation zur operativen Therapie bei einer Progredienz von = 10° und einer Wirbelsäulendeformität von 20° Cobb-Winkel angegeben.

Die operative Therapie besteht in der Regel in einer dorsalen langstreckigen Instrumentation.

6.2.3 Infantile Zerebralparese

Eine Wirbelsäulendeformität entwickelt sich bei infantiler Zerebralparese in 21–78% aller Patienten (Balmer u. McEwen 1970, Madigan u. Wallace 1981). Das größte Risiko zur Entwicklung einer Wirbelsäulendeformität haben Patienten mit einer Tetraparese (Thometz u. Simon 1988). Aufgrund der muskulären Dysbalance bei den in der Regel spastischen Patienten ist auch nach Wachstumsabschluss mit einer Progredienz der Skoliosen zu rechnen. Die häufig langstreckigen thorakolumbalen Skoliosen bedürfen der gleichen therapeutischen Überlegungen und Anstrengungen wie bei den bereits beschriebenen.

Bei der Progredienz über 40° sollte eine dorsale Instrumentation mit einem Hybridsystem (proximal sublaminäre Drähte und distal Pedikelschrauben) erfolgen. Eine Korrektur der Kurve kann mit einer dorsalen Instrumentation von 49–76% erreicht werden, die Pseudarthrosenrate wird in der Literatur von 0–10° angegeben (Allen u. Ferguson 1982, Ferguson u. Mitarb. 1988, Gau u. Mitarb. 1991). Postoperativ kann es durch fortbestehende deformierende Kräfte zu einem größeren Korrekturverlust kommen.

6.2.4 Spinale Dysraphien

Die spinalen Dysraphien werden im Kapitel 4.2 beschrieben.

Literatur

Allen jr., B.L., R.L. Ferguson (1988): A 1988 perspective on the Galveston technique of pelvic fixat. Orthop Clin North Am 19 (2): 409–418

Aprin, H., J.R. Bowen, G.D. MacEwen, J.E. Hall (1982): Spine fusion in patients with spinal muscular atrophy. J Bone Joint Surg Am 64 (8): 1179–1187

Balmer, G.A., G.D. MacEwen (1970): The incidence and treatment of scoliosis in cerebral palsy. J Bone Joint Surg Br 52 (1): 134–137

Boachie-Adjei, O., B. Lonner (1996): Spinal deformity. Pediatr Clin North Am 43 (4): 883–897

Brooke, M.H., G.M. Fenichel, R.C. Griggs, J.R. Mendell, R. Moxley, J. Florer, W.M. King, S. Pandya, J. Robinson, J. Schierbecker u. Mitarb. (1989): Duchenne muscular dystrophy: patterns of clinical progression and effects of supportive therapy. Neurology 39 (4): 475–481

Cambridge, W., J.C. Drennan (1987): Scoliosis associated with Duchenne muscular dystrophy. J Pediatr Orthop 7: 436–440

Carlson, D.W., D.R. Engelman, A.J. Bart (1978): Epidural anesthesia for cesarean section in kyphoscoliosis. Anesth Analg 57 (1): 125–128

Daher, Y.H., J.E. Lonstein, R.B. Winter (1984): Spinal deformities in patients with muscular dystrophy other than Duchenne: review of 11 patients having surgical treatment. Spine 10: 614

Daher, Y.H., J.E. Lonstein, R.B. Winter, D.S. Bradford (1985a): Spinal surgery in spinal muscular atrophie. J Pediatr Orthop 5: 391–395

Daher, Y.H., J.E. Lonstein, R.B. Winter u. Mitarb. (1985b): Spinal deformities in patients with arthrogryposis: a review of 16 patients. Spine 10: 609

Dubowitz, V. (1964): Infantile muscular atrophy. A prospective study with particular reference to a slowly progressive variety. Brain 87: 707–714

Ducongé, P. (1991): Le corset actif ou 3 valves. In: Ducongé, P.: La scoliose. Vingt années de recherches et d'experimentation. Sauramps, Montpellier: 151–165

Evans, G.A., J.C. Drennan, B.S. Russmann (1981): Functional classification and orthopaedic management of spi muscular atrophy. J Bone Joint Surg Br 63-B (4): 516–522

Gau, Y.L., J.E. Lonstein, R.B. Winter, S. Koop, F. Denis (1991): Luque-Galveston procedure for correction and stabilization on neuromuscular scoliosis and pelvic obliquity: a review of 68 patients. J Spinal Disord 4 (4): 399–410

Lonstein, J.E., T.S. Renshaw (1987): Neuromuscular spine deformities. In: The American Academy of Orthopaedic Surgeons: Instructional course lectures. Vol. 36. Mosby, St. Louis

Lord, J., B. Behrman, N. Varzos u. Mitarb. (1990): Scoliosis associated with Duchenne muscular dystrophy. Arch Phys Med Rehabil 71: 13

Madigan, R.R., S.L. Wallace (1981): Scoliosis in the institutionalised cerebral palsy population. Spine 6: 583

McCarthy, R.E., W.L. Bruffett, F.L. McCullough (1999): S rod fixation to the sacrum in patients with neuromuscular spinal deformities. Clin Orthop 364: 26–31

Montgomery, F., S. Willner (1997): The natural history of idiopathic scoliosis. Incidence of treatment in 15 cohorts of children born between 1963 and 1977. Spine 22 (7): 772–774

Phillips, D.P., D.P. Roye jr., J.P. Farcy, A. Leet, Y.A. Shelton (1990): Surgical treatment of scoliosis in a spinal muscular atrophy population. Spine 15 (9): 942–945

Rodillo, E., M.L. Marioni, J.Z. Heckmatt, V. Dubowitz (1989): Scoliosis in spinal muscular atrophy: review of 63 cases. J Cild Neurol 4 (2): 118–123

Schwentker, E.P., D.A. Gibson (1976): The orthopaedic aspects of spinal muscular atrophy. J Bone Joint Surg Am 58 (1): 32–38

Sengupta, D.K., S.H. Mehdian, J.R. McConnell, S.M. Eisenstein, J.K. Webb (2002): Pelvic or lumbar fixation for the surgical management of scoliosis in Duchenne muscular dystrophy. Spine 27 (18): 2072–2079

Thometz, J.G., S.R. Simon (1988): Progression of scoliosis after skeletal maturity in institutionalised adults who have cerebral palsy. J Bone Joint Surg 70-A: 1290

Wenger, D.R., J.J. Carollo, J.A. Wilkerson jr., K. Wauters, J.A. Herring (1982): Laboratory testing of segmental spinal instrumentation versus traditional Harrington instrumentation for scoliosis treatment. Spine 7 (3): 265–269

Wild, A., M. Jager, R. Kramer, A. Wernet, R. Krauspe (2002): A new technique for the surgical management of deformities the growing spine. Biomed Tech (Berl) 47 (11): 270–271

7 Spondylolyse und Spondylolisthese

R. E. Willburger

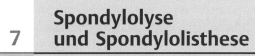

Definition

Die Spondylolyse ist eine Spaltbildung in der Interartikularportion des Wirbelbogens (Abb. 7.**1**). Bei der Spondylolisthese (dem sog. Wirbelgleiten) handelt es sich um eine Ventralverlagerung des kranialen Wirbels im betroffenen Segment (Abb. 7.**2**).

Ätiologie und Pathogenese

Durch eine verminderte Belastbarkeit der Interartikularportion kommt es dort zu einer Defektbildung (Spondylolyse). In deren Folge ist die Beweglichkeit des betroffenen Wirbelsäulensegmentes erhöht. Aufgrund der hierdurch geänderten Biomechanik können Formveränderungen der Grund- und Deckplatten des betroffenen Bewegungssegmentes auftreten, die ein ventrales Abgleiten (Spondylolisthese) des jeweiligen Wirbels begünstigen. Auch degenerative Veränderungen im Bewegungssegment können ohne Spaltbildung in der Interartikularportion zu Verschiebungen der Wirbelkörper untereinander führen.

Viele Spondylolysen und auch Spondylolisthesen bestehen ohne jegliche Beschwerden. Eine akute Beschwerdesymptomatik im Bereich der Lendenwirbelsäule muss auch nicht unbedingt durch eine vorliegende Spondylolyse oder Spondylolisthese verursacht sein. Nach Meinung vieler Autoren ist der natürliche Verlauf der Spondylolyse relativ gutartig. Das Patientenalter und Ausmaß der Spondylolisthese zum Zeitpunkt der Diagnosestellung ist ein wichtiger prognostischer Faktor für die zu erwartenden Rückenbeschwerden (Rosenberg 1975). Die meisten hochgradigen isthmischen Spondylolisthesen (Typ II) entwickeln sich im Alter von 10–14 Jahren und mit Ausnahme vom Segment L4/5 ist ein zunehmendes Abgleiten im Erwachsenenalter weniger häufig (Grobler u. Mitarb. 1989). Wenn ein Wirbelkörper weniger als 10% abgeglitten ist, entspricht die Wahrscheinlichkeit zukünftig auftretender Rückenbeschwerden etwa der der Normalbevölkerung, bei über 25% abgeglittenem Wirbelkörper ist diese Wahrscheinlichkeit jedoch erhöht (Saraste 1987). Degenerative Veränderungen beim Erwachsenen führen, mit Ausnahme der degenerativen Spondylolisthese (Typ III), eher zu einer Stabilisierung des Bewegungssegmentes.

Epidemiologie

Nach Frederickson u. Mitarb. (1984) beträgt die Spondylolyserate 4,4% bis zum Alter von 6 Jahren und 6% beim Erwachsenen. Die Häufigkeit scheint auch vom Geschlecht und der Volksgruppe abhängig zu sein. Hensinger beschrieb 1983 das geringste Vorkommen bei schwarzen Frauen mit 1,1% und das größte Vorkommen bei weißen Männern mit 6,4% (Grobler u. Wiltse 1991). Nach der Arbeit von Simper (1986) sind Eskimos zu 54% von Spondylolysen betroffen. Besonders häufig wurden Spondylolysen auch bei Gewichthebern (Libson u. Mitarb. 1982), Speerwerfern und Gymnasten (Rossi 1978) beschrieben. Rossi

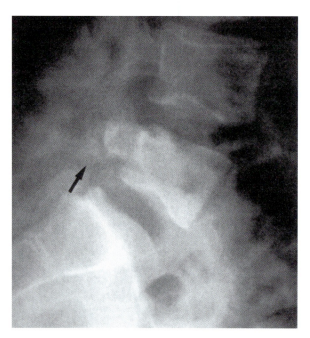

Abb. 7.1 Spondylolyse.

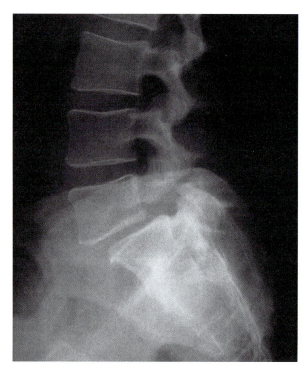

Abb. 7.2 Spondylolisthese.

fand 1978 bei 50% der Gymnasten des italienischen Olympiateams eine Spondylolyse. Steinbrück u. Mitarb. (1980) geben nach Untersuchung von 19 Speerwerfern der Spitzenklasse eine Spondylolyserate von 47% an. Wiederholte Hyperextension und Rotation scheinen für das Auftreten dieser Spondylolysen ursächlich zu sein (Letts u. Mitarb. 1986). Nach Roche u. Rowe (1951) tritt die isthmische Spondylolisthese (Typ II) im Segment L5/S1 in 82%, L4/5 in 11,3%, L3/4 in 0,5%, L2/3 in 0,3% und den anderen Segmenten in 5,8% der Fälle auf.

Zur Häufigkeit der degenerativen Spondylolisthese (Typ III) liegen unterschiedliche Beobachtungen vor. Valkenburg u. Haanen (1982) fanden bei der Analyse von Röntgenaufnahmen bei 10% der Frauen im Alter über 60 Jahren eine degenerative Spondylolisthese. Farfan (1980) beschrieb nach Untersuchungen an Autopsiepräparaten eine Häufigkeit von 4,1%. Die degenerative Spondylolisthese betrifft vorwiegend das Segment L4/5, gefolgt vom Segment L3/4, und tritt bevorzugt bei Frauen jenseits des 40. Lebensjahres auf. Eine Sakralisation von L5 besteht in diesen Fällen 4-mal häufiger als in der Normalbevölkerung (Rosenberg 1975).

Eine traumatische Spondylolisthese (Typ IV) mit akuter Fraktur entsteht durch ein erhebliches Trauma bei zuvor normaler anatomischer Struktur (Grobler u. Wiltse 1991). Ohne begleitende Wirbelkörperfraktur ist dies sicherlich eine absolute Seltenheit. Grobler u. Wiltse (1991) berichten über keinen solchen Fall ohne eine begleitende Wirbelkörperfraktur.

Die pathologische Spondylolisthese (Typ V) tritt in Abhängigkeit der verursachenden generalisierten Knochenerkrankungen bzw. lokalen Knochendestruktion nur selten auf.

Postoperative Spondylolisthesen (Typ VI) werden mit der zunehmenden Anzahl von Wirbelsäulenoperationen auch vermehrt beschrieben (Brunet u. Wiley 1984, Frymoyer u. Mitarb. 1979). Nach dorsalen Mittellinienfusionen wurden sie bei bis zu 2,5% der Patienten als Spätkomplikation beobachtet. Durchschnittlich 22,6 Jahre nach posterolateraler bisegmentaler Fusion von L4–S1 berichten Wiltse u. Hambly (1994) über 11% degenerative Spondylolisthesen im Segment L3/4 und nach posterolateraler monosegmentaler Fusion von L5–S1 über 14% im Segment L4/5. In einer Kontrollgruppe mit Kreuzschmerzen und entsprechenden Röntgenbildern, aber ohne vorhergehende Wirbelsäulenoperation, betrug die Häufigkeit entsprechender degenerativer Spondylolisthesen 11,9% bzw. 2,4%. In der Untersuchungsgruppe hatten 2,3% in beiden Segmenten eine degenerative Spondylolisthese entwickelt, in der Kontrollgruppe niemand. In der Spondylodesegruppe war also 4-mal häufiger eine degenerative Spondylolisthese nachweisbar als in der nicht an der Wirbelsäule operierten Kontrollgruppe (Wiltse u. Hambly 1994).

Klassifikation der Spondylolisthese

Die verbreitetste Klassifikation der Anterolisthesis geht auf Wiltse, Newman u. Macnab (1976) zurück und unterscheidet zwischen einer dysplastischen, isthmischen, degenerativen, traumatischen und pathologischen Spondylolisthese. Diese Einteilung wurde 1989 von Wiltse u. Rothman modifiziert und durch eine postoperative Gruppe ergänzt (Tab. 7.1).

Typ I. Die angeborene, **dysplastische Spondylolisthese** ist durch eine Gefügestörung mit verminderter Belastbarkeit des lumbosakralen Überganges charakterisiert. Beim Subtyp A sind die dysplastischen, axial ausgerichteten Gelenkfortsätze nicht in der Lage den Vorwärtsschub des Wirbelkörpers aufzuhalten. Die hieraus resultierende Spondylolisthese tritt häufig zusammen mit einer Spina bifida auf. Wynne-Davies u. Scott (1979) fanden bei 11 von 12 Patienten mit dysplastischer Spondylolisthese eine Spina bifida occulta. Beim Subtyp B begünstigen die sagittal ausgerichteten Wirbelgelenke ein Ventralgleiten.

Typ II. Die **isthmische Spondylolisthese** entsteht im Wesentlichen durch eine Stress- oder Ermüdungsfraktur der Pars interarticularis mit nachfolgendem Ventralgleiten des Wirbels (Wiltse u. Mitarb. 1975). Beim Subtyp A werden für die Entstehung des Lysespaltes im Bereich der Pars interarticularis akute oder wiederholt einwirkende Kräfte angenommen. Nach Letts u. Mitarb. (1986) sind wiederholte Flexions-Extensions-Bewegungen oder häufig wiederholte Haltungen in verstärkter Lendenlordose in Kombination mit Wirbelsäulenrotation als Ursache für die Lyse anzusehen. Die Elongation der Pars interarticularis beim Subtyp B wird auf eine einzige Stressfraktur oder auf mehrfach verheilte zurückgeführt. Die Pars interarticularis wird hierbei verlängert.

Tab. 7.1 **Klassifikation der Spondylolisthese (nach Wiltse und Rothman 1989)**

Typ I	angeborene oder dysplastische Spondylolisthese
Subtyp A	axiale Ausrichtung der dysplastischen Gelenkfortsätze
Subtyp B	sagittale Ausrichtung der Gelenkfortsätze
Typ II	isthmische Spondylolisthese
Subtyp A	Lyse im Bereich der Pars interarticularis
Subtyp B	sekundäre Elongation der Pars interarticularis
Typ III	degenerative Spondylolisthese
Typ IV	traumatische Spondylolisthese
Typ V	pathologische Spondylolisthese
Typ VI	postoperative Spondylolisthese

Sowohl für die dysplastische Spondylolisthese (Typ I) als auch isthmische (Typ II) wird als Ursache eine kongenitale Komponente angenommen. Angeborene Defekte, wie eine Spina bifida und Hypoplasie posteriorer Anteile des Sakrums, wurden bei 94% der dysplastischen und 32% der isthmischen Spondylolisthesen gefunden (Wynne-Davies u. Scott 1979). Ein weiterer Hinweis für die angeborene Komponente ist das familiär gehäufte Vorkommen dieser Spondylolisthesen (Wynne-Davies u. Scott 1979, Shahriaree u. Mitarb. 1979).

Typ III. Bei der **degenerativen Spondylolisthese** handelt es sich um ein Ventralgleiten eines Wirbels aufgrund verschleißbedingter Veränderungen des angrenzenden Zwischenwirbelraumes und der Wirbelgelenke. Die Benennung dieses Phänomens mit dem Begriff der degenerativen Spondylolisthese wurde von Newman u. Stone (1963) vorgeschlagen. Diese Erkrankungsform betrifft vorwiegend das Segment L4/5 und tritt gehäuft im Zusammenhang mit einer Sakralisation des 5. Lendenwirbelkörpers bzw. mit einem deutlich oberhalb der Beckenkammebene liegenden 4. Lendenwirbel auf (Rosenberg 1975, Farfan u. Kirkaldy-Willis 1981). Junghanns (1931) hat den Begriff der Pseudospondylolisthese geprägt. Hierbei handelt es sich um eine Ventraldislokation meist des 4. Lendenwirbels ohne Veränderung des Isthmus oder eine Spaltbildung. Der gesamte Wirbel einschließlich des Bogens und aller Fortsätze gleitet nach ventral. Charakteristisch ist eine fortgeschrittene Arthrosis deformans an den kaudalen Bogengelenken des vorgeschobenen und an den kranialen Bogengelenken des kaudal gelegenen Wirbels in einem Ausmaß, wie es sich an den übrigen Wirbeln nicht findet. Die kaudal des ventraldislozierten Wirbels gelegene Bandscheibe ist meist stark erniedrigt.

Typ IV. Die **traumatische Spondylolisthese** entsteht durch eine akute Verletzung mit Fraktur außerhalb der Pars interarticularis. So kann zum Beispiel eine Fraktur der Pedikel zu einem Ventralgleiten des Wirbelkörpers führen (Grobler u. Wiltse 1991).

Typ V. Bei der **pathologischen Spondylolisthese** ist die Knochenfestigkeit vermindert und der nach ventral gerichtete Schub des kranial gelegenen Wirbels kann nicht verhindert werden. Dies wird durch eine lokale oder generalisierte Knochenerkrankung verursacht und führt zu einer Lyse oder Elongation der Pars interarticularis. Eine solche lokale Knochendestruktion kann durch Infektionen oder Tumoren bedingt sein. Entsprechende generalisierte Skeletterkrankungen sind nach Macnab (1990) zum Beispiel die Osteomalazie, die Osteopetrose, die Osteochondrodysplasie, die Arthrogrypose, die von-Recklinghausen-Krankheit, das Marfan-Syndrom und das Larsen-Syndrom.

Typ VI. Eine **postoperative Spondylolisthese** tritt infolge einer Wirbelsäulenoperation auf. Ursächlich sind häufig ausgedehnte Dekompressionen mit teilweiser oder vollständiger Entfernung von Wirbelgelenken (Grobler u. Wiltse 1991). Aber auch nach dorsalen Spondylodesen ohne Dekompression des Wirbelkanales werden sekundäre Spondylolisthesen im Segment oberhalb der Fusion beobachtet (Frymoyer u. Mitarb. 1979, Brunet u. Wiley 1984, Wiltse u. Hambly 1994). Als mögliche Ursache hierfür werden eine Devaskularisation des Wirbelbogens, unbeabsichtigte Fraktur zum Zeitpunkt der Dekortikation oder Schwächung des Wirbelbogens durch die Dekortikation mit sekundärer Ermüdungsfraktur, aber auch vermehrte mechanische Belastung im Segment durch die Fusion diskutiert (Macnab u. Dall 1971, Kostuik u. Frymoyer 1991).

Diagnostik

Klinische Diagnostik

Bei der Inspektion fällt häufig eine vermehrte Lendenlordose und bei höheren Abrutschgraden und schlanken Patienten eine Stufenbildung im Bereich der Dornfortsatzreihe der unteren Lendenwirbelsäule (das sog. Sprungschanzenphänomen) auf (Abb. 7.**3**). Bei Kindern mit Elongation der Pars interarticularis (Spondylolisthese Typ II, Subtyp B) besteht gelegentlich ein spastisches Gangbild und eine Hüftlendenstrecksteife (Bauer u. Kerschbaumer 1986). Diese werden durch Druck von dorsal auf die Cauda equina ausgelöst mit daraus resultierendem Spasmus der ischiokruralen Muskulatur. In diesen Fällen kann auch eine Irritation der Nervenwurzel S1 auftreten. Bei der lytischen Form der Spondylolisthese (Typ II, Subtyp A) wird vor allem die Nervenwurzel L5 bedrängt. Meistens werden

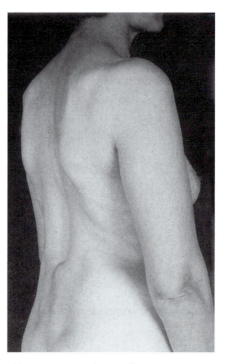

Abb. 7.3 Sprungschanzenphänomen.

ziehende, oft belastungsabhängige Kreuzschmerzen angegeben, die in einen oder beide Oberschenkel ausstrahlen können. Es finden sich jedoch bei Irritation von Nervenwurzeln auch über den Oberschenkel hinausgehende Schmerzbänder. Diese können durch Kompression, Zug und auch hypertrophes Gewebe aus dem Lysespalt bedingt sein. Eine neurologische Untersuchung ist zum Ausschluss einer radikulären Irritation oder Läsion vor allem der Nervenwurzeln L5 und S1 notwendig.

Ein radikulärer Beinschmerz wird bei 15% der Patienten mit isthmischer Spondylolisthese (Typ II) gefunden (Grobler u. Wiltse 1991). Dieser Beinschmerz ist überwiegend durch verlagertes Bandscheibengewebe in Höhe des Parsdefektes oder der angrenzenden Segmente verursacht. Bandscheibenvorfälle im gleichen Segment sind jedoch relativ selten. Wiltse u. Hutchinson (1964) beobachteten dies in nur 2 von 50 Fällen. Weitere mögliche Schmerzursachen sind fibrokartilaginäres Gewebe im Bereich des Parsdefektes und die Dehnung einer Nervenwurzel. Fibrokartilaginäres Gewebe am proximalen Ende des Parsdefektes kann die um den Pedikel L5 verlaufende L5-Nervenwurzel bedrängen. Die S1-Nervenwurzel wird gewöhnlich erst ab einem Ventralgleiten des 5. Lendenwirbelkörpers von 50% insbesondere durch die Sakrumhinterkante irritiert.

Die überwiegende Anzahl der Patienten mit degenerativer Spondylolisthese (Typ III) klagt ausschließlich über Kreuzschmerzen. Diese sind vorwiegend auf die Arthrose der Wirbelgelenke zurückzuführen. Ein Fortschreiten der Erkrankung kann Beinschmerzen, eine Ischialgie oder auch Claudicatio spinalis hervorrufen. Typischerweise wird durch die lokale Spinalkanalstenose in Höhe L4/5 die L5-Nervenwurzel irritiert. Der klinische Untersuchungsbefund ohne Bewegungseinschränkung, mit fehlenden Nervenwurzeldehnungszeichen und keinen neurologischen Ausfällen steht häufig im Gegensatz zu den belastungsabhängig auftretenden Beschwerden. Die Symptome werden, wie meistens bei der Spinalkanalstenose, durch forcierte Lordose verstärkt und durch Flexion der Lendenwirbelsäule vermindert. Die klinische Symptomatik scheint nicht mit dem Ausmaß der degenerativen Spondylolisthese zu korrelieren (Rosenberg 1975). Eine Kompression der Cauda equina mit einer Paraparese oder Blasen-/Mastdarmstörung ist selten. Die Stenose entsteht durch einen guillotinenartigen Effekt mit Annäherung der inferioren L4-Gelenkfortsätze gegen die Oberkante des 5. Lendenwirbelkörpers.

Bildgebende Diagnostik
Röntgenaufnahmen in 2 Ebenen, möglichst im Stehen angefertigt, bilden die Grundlage für die Wirbelsäulendiagnostik. Im a.-p. Strahlengang sollte besonders auf lumbosakrale Anomalien geachtet werden. Von besonderem Interesse sind ein unvollständiger Bogenschluss (Spina bifida) und Assimilationen. In der Lumbosakralregion spricht man von einem Übergangswirbel entweder im Sinne einer Lumbalisation von S1 oder Sakralisation von L5. Im letzten Fall sind in der Regel die Querfortsätze verbreitert. Eine Spondyloptose (vollständiges Abkippen eines Wirbels) (Abb. 7.4) stellt sich in der anteroposterioren Aufnahme als „umgekehrter Napoleonshut" dar. Auf der Seitaufnahme kann der Lumbosakralwinkel (Ferguson-Winkel) beurteilt werden (Abb. 7.5), der in der Regel vergrößert ist. Dieser wird gebildet von einer durch die Mitte des Zwischenwirbelraumes L5/S1 gezogenen Linie und der Horizontalen und beträgt normalerweise nicht mehr als 34° (Thurn u. Bücheler 1986).

Das Ausmaß des Wirbelgleitens kann mit verschiedenen Verfahren quantifiziert werden. Bei der gebräuchlichsten Methode wird das Ausmaß anhand der Seitaufnahme nach Meyerding in 4 Grade (Grad 1–4) unterteilt. Hierzu wird die Deckplatte kaudal des verlagerten Wirbelkörpers geviertelt und als Maßstab für die Gradeinteilung verwendet (Abb. 7.6). Steht zum Beispiel die Hinterkante des ventral verschobenen Wirbelkörpers im dorsalen Viertel der

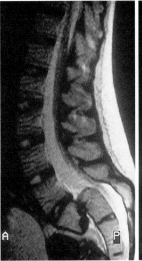
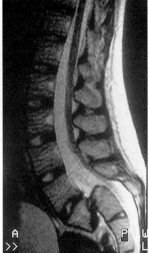

Abb. 7.4 Spondyloptose.

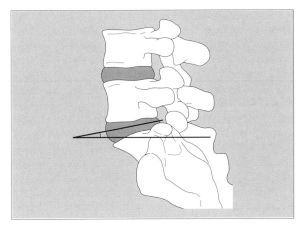

Abb. 7.5 Lumbosakralwinkel (Ferguson-Winkel).

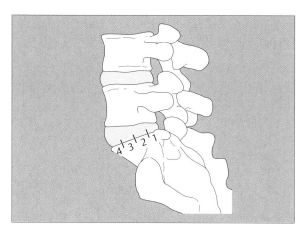

Abb. 7.6 Einteilung des Wirbelgleitens nach Meyerding (Grad 1–4).

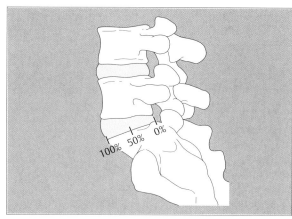

Abb. 7.7 Prozentuale Angabe der Verschiebung im Vergleich zur kaudal gelegenen Deckplatte.

kaudal gelegenen Deckplatte, so handelt es sich definitionsgemäß um eine erstgradige Spondylolisthese nach Meyerding. Genauer ist jedoch die prozentuale Angabe der Verschiebung im Vergleich zur kaudal gelegenen Deckplatte. Hierbei wird die Länge der ventralen Verschiebung durch die Länge der kaudal gelegenen Deckplatte geteilt und mit 100 multipliziert (Abb. 7.7).

Schrägaufnahmen, normalerweise in 45°-Rotation angefertigt, dienen der Beurteilung der Bogenwurzeln, Foramina intervertebralia und Wirbelgelenke. Häufig erlauben erst diese Schrägaufnahmen eine sichere Beurteilung der Interartikularportion. Eine dort befindliche Lysezone stellt sich typischerweise in Form des sog. „Hundehalsbandes" dar (Abb. 7.8). In bis zu 20% der Fälle besteht nur ein unilateraler Defekt der Pars interarticularis (Roche u. Rowe 1951).

Funktionsaufnahmen der Lendenwirbelsäule mit Flexion und Extension erlauben eine grobe Abschätzung der segmentalen Beweglichkeit. Sie können für eine eventuelle Operationsplanung hilfreich sein, um präoperativ Information über die mögliche Spontanreposition bei entsprechender Lagerung zu erhalten.

Die **Knochenszintigraphie** ist bei akuter Symptomatik zur Diagnose und Therapieplanung insbesondere bei Jugendlichen sinnvoll. Sie ist bei noch intakter Pars interarticularis in der Lage eine drohende Stressfraktur durch dort erhöhte Aktivität anzuzeigen. Außerdem können frische Defekte, die noch eine konservative Heilungsmöglichkeit aufweisen, von alten Defekten unterschieden werden. Hierfür ist sie das Verfahren mit der höchsten Sensitivität. Nach Pennell u. Mitarb. (1985) ist bei Patienten mit chronischen Beschwerden, die einen großen und sklerosierten Defekt im Bereich der Pars interarticularis aufweisen, in nur 17% das Szintigramm positiv.

Die **Computertomographie** (CT) bietet die Möglichkeit dysplastische (Typ I) und isthmische Spondylolisthesen (Typ II) zu unterscheiden. Dies ist bei der operativen Therapie für die Beurteilung der Pedikelform wichtig. In

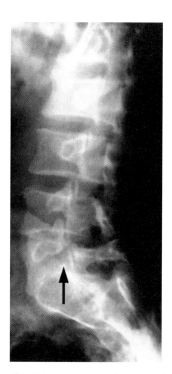

Abb. 7.8 Lysezone in der Interartikularportion („Hundehalsband" in der Schrägaufnahme).

einem dysplastischen Pedikel kann die Platzierung von Schrauben häufig erheblich schwieriger sein als in einem normal geformten Pedikel. Wichtig ist außerdem die Suche nach anderen Ursachen für die Beschwerden, z.B. einem Bandscheibenvorfall. Auch das fibrokartilaginäre Gewebe kann im Lysespalt zu einer Nervenbedrängung führen. Des Weiteren kann zur Lokalisation des Hauptschmerzpunktes unter CT-Kontrolle eine gezielte Injektion insbesondere in den Lysespalt erfolgen.

Die **Magnetresonanztomographie** (MRT) erlaubt eine bessere Beurteilung der Bandscheiben und gegebenenfalls der Nervenwurzelkompression. Für die Beurteilung der knöchernen Defekte ist es jedoch – trotz der immer weiter verbesserten Sequenzen – dem CT noch unterlegen. Szypryt u. Mitarb. (1989) haben in einer MRT-Untersuchung festgestellt, dass bei bestehender Spondylolisthese bis zum Alter von 25 Jahren Bandscheibendegenerationen nicht gehäuft, bei älteren Patienten dagegen im Vergleich zur Normalbevölkerung signifikant gehäuft auftreten. Farfan (1980) beobachtete auch vermehrt degenerative Veränderungen in der Bandscheibe oberhalb des Defektes. Für die präoperative Beurteilung der Bandscheiben und Nervenwurzelkompression empfiehlt sich somit die Durchführung eines MRT. Die Pedikeldimension kann präoperativ besser im CT beurteilt werden.

Die **Diskographie** ist im Gegensatz zum CT und MRT ein invasives Verfahren. Es hat somit zusätzliche Risiken, insbesondere das der Infektion, erlaubt aber auch eine Etagendiagnostik über die eventuell durch die Injektion ausgelösten Schmerzen (sog. memory pain). Ferner ist es das am besten geeignete Verfahren, die klinische Relevanz der Bandscheibendegeneration zu beurteilen. Eine Evaluation der Schmerzursache im Gleitsegment aber auch im Segment oberhalb der Spondylolisthese ist durch die Diskographie möglich (Abb. 7.**9**).

Die **Radikulographie** kann mit 0,5–1 ml Lokalanästhetikum zur Abklärung einer Wurzelirritation benutzt werden. Bei Zusatz von Kortison hat sie auch eine therapeutische Wirkung. Bei der Spondylolisthese ermöglicht sie eine sichere Wurzeldiagnostik und erlaubt die Beurteilung, ob eine Irritation der austretenden Nervenwurzel im Neuroforamen oder der darunter liegenden Nervenwurzel im Bereich der Wirbelkörperhinterkante vorliegt.

Die **Myelographie** verliert aufgrund des CT und MRT zunehmend an Bedeutung. Sie ist jedoch derzeit das einzige Verfahren, das intraoperativ nach Reposition zur Beurteilung der Spinalkanalweite eingesetzt werden kann. Dies ist insbesondere bei der operativen Therapie degenerativer Spondylolisthesen von Bedeutung, da die Myelographie die Entscheidung über die Notwendigkeit einer zusätzlichen Dekompression erleichtert.

Therapie

Die Notwendigkeit und Art der Behandlung einer Spondylolyse oder Spondylolisthese ist vom Alter des Patienten, dem Beschwerdeausmaß, der Schmerzlokalisation, der Progredienz des Gleitvorganges, deren Auswirkungen auf die übrige Wirbelsäule und dem Ansprechen auf die Erstmaßnahmen abhängig (Tab. 7.**2** u. 7.**3**).

Kinder und Jugendliche. Wird bei einem beschwerdefreien Kind als Zufallsbefund eine Spondylolyse oder eine Spondylolisthese mit Verschiebung von weniger als 50% festgestellt, sollte bei Beschwerdefreiheit zur Kontrolle des weiteren Gleitvorganges jährlich bis zum Abschluss des Wachstums ein bildgebendes Verfahren erfolgen. Ansonsten sollten die Aktivitäten der Kinder, inklusive der Teilnahme am Schulsport, nicht eingeschränkt werden. Leistungssport, speziell mit wiederholten Lordosierungen der Lendenwirbelsäule, z.B. Kunstturnen, Speerwerfen oder Delfinschwimmen sollte dagegen vermieden werden.

Bei akuter Beschwerdesymptomatik mit tiefsitzendem Kreuzschmerz muss eine bildgebende Diagnostik erfolgen und gegebenenfalls therapeutisch eingegriffen werden. Bei Kindern ist zunächst eine konservative Behandlung angezeigt, außer bei starker Progredienz des Gleitvorganges und akuten Wirbelbogenfrakturen. Speziell bei Spondylo-

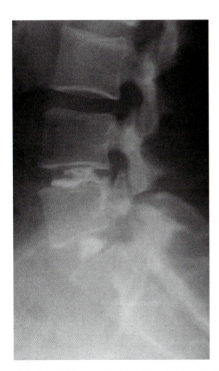

Abb. 7.9 Diskographien bei Spondylolyse L5/S1.

Tab. 7.2 **Operationsindikationen**

- Konservativ nicht beherrschbare Schmerzen
- Ausgeprägte Haltungsstörungen
- Ventralgleiten von über 50% (Meyerding Grad III und IV) beim Kind und Jugendlichen
- Stark progredientes Wirbelgleiten
- Neurologisches Defizit

Tab. 7.3 **Konservative Therapie**

- Kräftigung der rumpfstabilisierenden Muskulatur, insbesondere der Bauchmuskulatur zur Entlordosierung
- Physikalische Therapie
- Ggf. Gipsbehandlung bei positivem Szintigramm
- Ggf. Infiltrationen

lysen mit erst kurz bestehender Symptomatik oder nach Traumen kann es sinnvoll sein, eine Ruhigstellung des lumbosakralen Überganges im Gipskorsett durchzuführen. Dabei sollte im Korsett die Position angestrebt werden, die zur bestmöglichen Annäherung der Wirbelbogenränder führt. Nach 3 Monaten Gipsbehandlung sollte für weitere 6 Monate ein entsprechendes Überbrückungsmieder, begleitet von intensivem Rücken- und Bauchmuskeltraining, getragen werden.

Bei Spondylolisthesen mit dysplastischen, elongierten Interartikularportionen, mit großem Bogendefekt und langer Beschwerdedauer steht die Beseitigung der Beschwerden im Vordergrund. Hierzu reicht häufig eine krankengymnastische Behandlung aus, die gegebenenfalls durch eine vorübergehende Korsettbehandlung ergänzt werden kann.

Eine Operation sollte im Kindes- und Jugendalter bei konservativ therapieresistenten Beschwerden, neurologischen Ausfällen und stark progredientem Gleitvorgang durchgeführt werden. Bei Jugendlichen mit Ventralverschiebungen von mehr als 50%, also Meyerding Grad III und IV, sollte primär eine operative Stabilisierung erwogen werden, da die Wahrscheinlichkeit der Zunahme mit entsprechenden Beschwerden und die Erschwerung des operativen Vorgehens groß ist (Boxall u. Mitarb. 1979, Morscher u. Dick 1990).

Zur Auswahl des Verfahrens muss das Ziel des Eingriffes klar sein. Es kann eine Stabilisation mit oder ohne Dekompression und Reposition durchgeführt werden. Des Weiteren spielen die bereits angesprochene Beschwerdeursache und -lokalisation bei der Auswahl des Verfahrens eine Rolle. Bei Jugendlichen mit fortgeschrittener Ventralverschiebung (über 50%) ist die Stabilisation in verbesserter Stellung das Hauptziel. Bei nicht abgeschlossenem Wachstum kann eine rein dorsale Spondylodese nicht mit Sicherheit ein weiteres Ventralgleiten verhindern (Boxall u. Mitarb. 1979), da die Spondylodesestrecken umgebaut werden. Es ist somit bei Jugendlichen eine interkorporelle Spondylodese vorzuziehen. Eine Restfehlstellung kann hier toleriert werden (Morscher u. Dick 1990). Bis zum Abschluss des Wachstums sollten auch nach operativer Therapie Progredienzkontrollen erfolgen.

Wenn konservativ therapieresistente Schmerzen die Operationsindikation darstellen, muss die Schmerzursache geklärt werden. Im Gegensatz zum Erwachsenen gehen beim Jugendlichen die Schmerzen gehäuft von der Spondylolysezone aus (Morscher u. Dick 1990). In diesen Fällen bietet sich die Fusion der Spondylolysezone an. Voraussetzung hierfür ist eine noch intakte Bandscheibe im Olistheseseegment. Nach Befreiung der Spondylolysezone vom Bindegewebe und Auffüllung mit Spongiosa wird von der Hinterkante des spondylolytischen Bogens eine Zugschraube durch die Interartikularportion in den Processus articularis superior eingebracht (Buck 1970). Vorteil dieser Methode ist, dass kein Bewegungssegment versteift wird. Nachteil ist, dass vor allem bei dysplastischen Wirbelbögen die Größenverhältnisse zur Verankerung der Schraube zu klein sind. Eine Modifikation stellt die **Hakenschraube** nach **Morscher** dar. Diese Schraube wird in der Basis des Processus articularis superior verankert, der Haken fasst den Wirbelbogen und durch Anziehen der Mutter wird eine Kompression auf den mit autologer Spongiosa aufgefüllten Lysespalt ausgeübt (Morscher u. Dick 1990). Der entscheidende Vorteil zum Verfahren nach Buck ist, dass die Schraube nicht durch die Spondylolysezone verläuft und somit die ganze Lysezone für die Spongiosaplastik zur Verfügung steht. Weitere Möglichkeiten stellen Drahtzuggurtungen mit Spongiosaplastiken dar (Bradford u. Iza 1985). Vorteil auch dieser „direkten Reparatur" des Parsdefektes ist, wie bei den beiden anderen, die Erhaltung der segmentalen Beweglichkeit jedoch ohne spezielle Implantate.

Die alleinige Bogenresektion nach Gill u. White (1963) sollte aufgrund der zu erwartenden starken Zunahme der Spondylolisthese vor Abschluss des Wachstums keinesfalls durchgeführt werden.

Erwachsene. Im Erwachsenenalter ändert sich das Vorgehen aufgrund der geringeren Wahrscheinlichkeit der Zunahme des Gleitprozesses und den schlechteren Ergebnissen bei dem Versuch die Interartikularportion auf konservativem Weg zu konsolidieren. Im Gegensatz zum Jugendlichen tritt die Spondylolysezone als Schmerzauslöser in den Hintergrund und degenerative Veränderungen, vor allem der Bandscheiben, treten hinzu. Beschwerdefreie Erwachsene sollten außer dem Hinweis auf „rückengerechtes Verhalten" und intensives Bauch- und Rückenmuskeltraining zunächst nicht behandelt werden. Bei lokalen Rückenschmerzen sollte zunächst eine konsequente konservative Therapie durchgeführt werden. Ganz im Vordergrund stehen physikalische Anwendungen mit Kräftigung der die Wirbelsäule stabilisierenden Bauch- und Rückenmuskulatur. Die Korsettbehandlung wird kontrovers diskutiert. Die vorübergehende Korsettversorgung mit begleitender Krankengymnastik kann zur Beschwerdebekämpfung sinnvoll sein, sollte aber in keinem Fall als Dauertherapie angewendet werden. Beim Erwachsenen liegt dann eine Operationsindikation vor, wenn die Schmerzen, Haltungsstörungen und neurologischen Beschwerden trotz konsequenter konservativer Therapie über mindestens 3 Monate weiterhin bestehen. Dieser Zeitraum gilt nicht bei relevanten neurologischen Ausfällen oder nicht beherrschbaren Schmerzzuständen. Auch beim Erwachsenen bestimmt die Schmerzursache und -lokalisation die Wahl der Methode. Lysespaltrekonstruktionen sind jedoch aufgrund der häufig bestehenden Bandscheibendegeneration und gestörten Segmentbeweglichkeit nur selten indiziert. In diesen Fällen ist die Fusion angezeigt. Hierbei bieten interkorporelle Verfahren die Möglichkeit, durch Distraktion und Reposition die Höhe des Zwischenwirbelraumes und somit auch die Weite des Foramen intervertebrale wiederherzustellen. Zur Reposition bei hochgradigen Spondylolisthesen kann eine Vertebrektomie oder Osteotomie der Sakrumvorderkante notwendig sein. Steht die Kompression neuraler Elemente im Vordergrund, muss besonders bei degenerativen Veränderungen die mechanische Bedrängung durch eine Dekompression beseitigt werden. Die alleinige Bogenresektion nach Gill u. White (1963) sollte nur dann durchgeführt werden, wenn die osteophytären Veränderungen die Wirbelsäule selbst bereits ausreichend stabilisieren und nahezu eine Segmentfusion vorliegt. Dies kann bei degenerativen Spondylolisthesen gewöhnlich nach dem 50. Lebensjahr der Fall sein. Wenn bei fortgeschrittenen Spondylolisthesen (Meyerding Grad IV, Spondyloptose) die Wirbelsäulenstatik wesentlich gestört ist, kann die Reposition das Hauptziel der Behandlung darstellen.

Zur Reposition solcher hochgradiger Spondylolisthesen stehen verschiedene dorsale und ventrodorsale Verfahren zur Verfügung (Bradford 1979, Harms u. Mitarb. 1985, Harrington u. Dickson 1976, Schöllner 1975). Diese beruhen in der Regel auf kombinierten Distraktions-/Repositionsmanövern. Die Methoden von Schöllner (1975) und Harms u. Mitarb. (1985) verbinden die Korrektur aller Komponenten der Deformität (Ventralverlagerung des Körperschwerpunktes, Vertikalisierung des Sakrums, Kyphose im Gleitsegment) mit einer auf ein einziges Segment beschränkten Fusion. Bei jedem reponierenden Verfahren besteht die Gefahr sensibler und motorischer Ausfälle, die typischerweise oft erst nach Stunden oder Tagen eintreten. Sind diese rein zugbedingt, erholen sie sich gewöhnlich vollständig. Auch eine Entfernung des Bogens von L5 vor der Reposition vermeidet nicht sicher eine Nervenwurzelkompression. Bei der Reposition sind zwei Probleme gegeneinander abzuwägen: zum einen die neurologischen Komplikationen, über die vor allem nach Reposition höhergradiger Spondylolisthesen berichtet wird, zum anderen die statischen Störungen bei unvollständig reponierter Spondylolisthese mit vermehrter Hohlkreuzbildung und Überlastung der angrenzenden Segmente. Mit zunehmendem Alter kann es hierbei ebenfalls zu Störungen der Statik kommen. Somit stellt sich die Frage, ob eine vollständige Reposition auch in der Gruppe der Patienten mit im Vordergrund stehender Deformität sinnvoll ist. Nach Morscher u. Dick (1990) reicht eine Kyphoseaufrichtung im Gleitsegment von 20–30° aus, um die Statik ausreichend zu verbessern. Wenn keine radikuläre Symptomatik vorliegt ist außer bei größeren Repositionen kein Vorgehen mit Eröffnung des Spinalkanals indiziert.

Nachbehandlung

Die Nachbehandlung wird unterschiedlich gehandhabt. Bei der Korsettnachbehandlung ist zu berücksichtigen, dass insbesondere die Ruhigstellung des lumbosakralen Überganges (L5–S1) durch die gängigen Modelle nicht ausreichend gewährleistet werden kann. Dies führt dazu, dass die Nachbehandlung mit Korsett durchaus umstritten ist. Trotzdem wird empirisch bei nichtinstrumentierten Fusionsverfahren aufgrund der fehlenden Primärstabilität eine Ruhigstellung im Korsett von 3–4 Monaten bevorzugt. In Abhängigkeit von der Konsolidierung der Fusionsstrecke im Röntgenbild kann das Korsett langsam abtrainiert werden. Bei den instrumentierten Verfahren ist bezüglich der Primärstabilität zwischen dorsalen, ventralen oder kombinierten Verfahren zu unterscheiden, da diese bezüglich ihrer biomechanischen Stabilität unterschiedlich zu beurteilen sind. Bei rein dorsaler Fusion ist die ventrale Bandscheibenbelastung nur um ca. 50% reduziert. Hier ist somit aufgrund der Belastungen, die in der Konsolidierungsphase auftreten können, eine zusätzliche Abstützung durch ein Korsett sinnvoll. Demgegenüber ist bei dorsoventralen Verfahren in der Regel keine Korsettbehandlung notwendig. Bei rein ventralen Fusionen ist zu unterscheiden, ob diese mit oder ohne zusätzliche Stabilisierung durchgeführt werden. Hierbei benötigen die Verfahren mit ventraler Abstützung in der Regel, d.h. wenn eine gute Knochenqualität vorliegt, keine Korsettbehandlung. Ohne Abstützung und bei schlechter Knochenqualität sollte eine Korsettnachbehandlung erwogen werden.

Ergebnisse

Bei Spondylolysen mit erst kurz bestehender Symptomatik oder nach Traumen führt nach Zippel (1980) die dreimonatige Ruhigstellung des lumbosakralen Übergangs im Gipskorsett mit anschließender Anlage eines Überbrückungsmieders für 6 Monate zu einer knöchernen Durchbauung der Spondylolyse in 70% bei Kindern vor dem 6. Lebensjahr und in 50% zwischen dem 6. und 11. Lebensjahr. Die Korsettbehandlung ist jedoch weiterhin umstritten. Es ist nicht geklärt, wie häufig akute Stressfrakturen der Pars interarticularis ohne spezielle Therapiemaßnahmen folgenlos heilen. Merbs (1995) vermutet anhand seiner anatomischen Untersuchungen eine relativ hohe Spontanheilungsrate. Nach Behandlung mit einem modifizierten Boston-Korsett, das 23 Stunden am Tag über 6 Monate getragen wurde und anschließend über 6 Monate entwöhnt wurde, beschrieben Steiner u. Micheli (1985) eine Heilung des Parsdefektes bei 12 von 67 Patienten (18%). Nach der Arbeit von Morita u. Mitarb. (1995) ist die Heilungsrate des Defektes von der Dauer seines Bestehens abhängig. Sie untersuchten 185 Erwachsene mit Spondylolyse und teilten diese in akute, fortgeschrittene und terminale Defekte ein. Die konservative Behandlung führte bei 73% der akuten Defekte, bei 38,5% der fortgeschrittenen und bei keinem der terminalen Defekte zur Heilung (Morita u. Mitarb. 1995).

Die operative Behandlung der Spondylolyse mit der Verschraubung nach Buck führt entsprechend der vorliegenden Literatur in durchschnittlich 80% zu einer Fusion des Defektes (Albrecht u. Pollähne 1983, Jakab 1987, Saraste 1987, Zippel u. Hähnel 1990). Bei Verwendung der Hakenschraube nach Morscher werden ebenfalls Fusionsraten um 80% beschrieben (Morscher u. Mitarb. 1984, Albassir u. Mitarb. 1990, Hefti u. Mitarb. 1992). Die Durchbauungsrate und klinischen Ergebnisse sind jedoch stark altersabhängig. Während diese bei Kindern und Jugendlichen meist gut sind, bleibt bei Erwachsenen die Konsolidierung oft aus und die klinischen Ergebnisse sind unbefriedigend (Winter u. Jani 1989, Winter u. Mitarb. 1990). Morscher u. Dick (1990) beschrieben bei 88% der unter 20-Jährigen und bei 71% der über 20-Jährigen ein gutes oder ausgezeichnetes Operationsergebnis. Die Pseudarthrosenrate war stark altersabhängig und betrug bei den unter 20-Jährigen 6% und bei den über 20-Jährigen 30% (Morscher u. Dick 1990). Nach segmentaler Drahtfixation und Spongiosaplastik berichteten Bradford u. Iza (1985) über eine Fusionsrate von 90%.

Die Ergebnisse der operativen Therapie im Erwachsenenalter sind stark abhängig von dem angewendeten Verfahren. Es werden Fusionsraten zwischen 60 und 95% beschrieben (Lehmann u. LaRocca 1981, Möller u. Mitarb. 1992, Turner u. Mitarb. 1992, Wiltse u. Hambly 1994, Halm u. Mitarb. 1996, Dick u. Elke 1997, Metz-Stavenhagen u. Mitarb. 1997, Schnee u. Mitarb. 1997). Instrumentierte Verfahren sind bezüglich der Fusionsrate den nichtinstrumentierten Operationsverfahren überlegen. Die Fusionsrate korreliert jedoch nicht unbedingt mit dem für die Patienten subjektiven Operationsergebnis (Turner u. Mitarb. 1992). Die Patientenzufriedenheit liegt meist deutlich unter der Fusionsrate. Häufigster Grund für die Unzufriedenheit sind anhaltende Rückenschmerzen (Schnee u. Mitarb. 1997). Hier spielen sicherlich auch sozioökonomische Faktoren, wie zum Beispiel die Zufriedenheit am Arbeitsplatz und in der Familie sowie Versicherungsansprüche eine Rolle.

Die Reposition hochgradiger Spondylolisthesen birgt immer das Risiko ernsthafter neurologischer Komplikationen (Hohmann u. Stürz 1997, Albrecht u. Mitarb. 1998), in ca. 6% der Fälle treten anhaltende Fußheberparesen auf (Transfeldt 1987, Transfeld u. Mitarb. 1988). Dieses Risiko ist bei in situ Fusionen erheblich geringer, die Rate der Pseudarthrosen hingegen deutlich höher (Seitsalo u. Mitarb. 1990, Burkus u. Mitarb. 1992).

Rein dorsale Fusionen verhindern nicht in allen Fällen ein Fortschreiten des Gleitprozesses, da sie auch bei Durchbauung der Fusionsstrecke einem Umbau unterliegen (Harris u. Weinstein 1987, Hensinger 1989, Seitsalo u. Mitarb. 1990, Burkus u. Mitarb. 1992).

Literatur

Albassir, A., I. Samson, L. Hendrick (1990): Traitement de la Spondylolyse douloureuse par le chrochet de Morscher. Acta Orthop Belg 56: 489–495

Albrecht, S., H. Kleihues, C. Gill, A. Reinhardt, W. Noack (1998): Repositionsverletzungen der Nervenwurzel L5 nach operativer Behandlung höhergradiger Spondylolisthesen und Spondyloptosen – In vitro Untersuchungen. Z Orthop 136: 182–191

Albrecht, W.-D., W. Pollähne (1983): Die operative Behandlung durch Druckosteosynthese bei Spondylolisthesis vera im Lendenwirbelbereich. Med u Sport 4: 126–132

Bauer, R., F. Kerschbaumer (1986): Wirbelsäule und Brustkorb: Spondylolisthese. In: Jäger, M., C.J. Wirth: Praxis der Orthopädie. Thieme, Stuttgart: 709–713

Boxall, D., D.S. Bradford, R.B. Winter, J.H. Moe (1979): Management of severe spondylolisthesis in children and adolescents. J Bone Joint Surg (Am) 61: 479–495

Bradford, D.S. (1979): Treatment of severe spondylolisthesis. A combined approach for reduction and stabilization. Spine 4: 423–429

Bradford, D.S., J. Iza (1985): Repair of the defect in spondylolysis or minimal degrees of spondylolisthesis by segmental wire fixation and bone grafting. Spine 10: 673–679

Brunet, J.A., J.J. Wiley (1984): Acquired spondylolysis after spinal fusion. J Bone Joint Surg (Br) 66: 720–724

Buck, J.E. (1970): Direct repair of the defect in spondylolisthesis. J Bone Joint Surg (Br) 52: 432–437

Burkus, J.K., J.E. Lonstein, R.B. Winter, F. Denis (1992): Long-term evaluation of adolescents treated operatively for spondylolisthesis. J Bone Joint Surg (Am) 74: 693–704

Dick, W., R. Elke (1997): Die Bedeutung des sagittalen Profils und der Reposition bei der Spondylolisthesis Grad III-V. Orthopäde 26: 774–780

Farfan, H.F. (1980): The pathological anatomy of degenerative spondylolisthesis: A cadaver study. Spine 5: 412–418

Farfan, H.F., W.H. Kirkaldy-Willis (1981): The present status of spinal fusion in the treatment of lumbar intervertebral joint disorders. Clin Orthop 158: 198–214

Frederickson, B.E., D. Baker, W.J. McHolick, H.A. Yuan, J.P. Lubicky (1984): The natural history of spondylolysis and spondylolisthesis. J Bone Joint Surg (Am) 66: 699–707

Frymoyer, J.W., E.N. Hanley jr., J. Howe, D. Kuhlmann, R.E. Matteri (1979): A comparison of radiographic findings in fusion and non-fusion patients ten or more years following lumbar disc surgery. Spine 4: 435–440

Gill, G.G., H.L. White (1963): Surgical treatment of spondylolisthesis without spine fusion. A long term follow-up of operated cases. Acta Orthop Scand Suppl 85: 5–9

Grobler, L.J., L. Haugh, L.L. Wiltse, J.W. Frymoyer (1989): L4–5 isthmic spondylolisthesis: Clinical and radiological review of 52 cases. Presented at the Meeting of the International Society for the Study of the Lumbar Spine. Kyoto, Japan

Grobler, L.J., L.L. Wiltse (1991): Classification, non-operative, and operative treatment of spondylolisthesis. In: Frymoyer, J.W., T.B. Ducker, N.M. Hadler, J.P. Kostuik, J.N. Weinstein, T.S. Whitecloud III: The Adult Spine (vol. 2). Raven Press, New York: 1655–1704

Halm, H., W.H.M. Castro, U. Liljenqvist, U. Hegerfeld (1996): Langzeitergebnisse der operativen Behandlung von Spondylolisthesen mit der Sakralplatte nach Schöllner. Z Orthop 134: 219–225

Harms, J., D. Stoltze, M. Grass (1985): Operative Behandlung der Spondylolisthese durch dorsale Reposition und ventrale Fusion. Orthop Praxis 12: 996–1001

Harrington, P.R., J.H. Dickson (1976): Spinal instrumentation in the treatment of severe progressive spondylolisthesis. Clin Orthop 117: 157–163

Harris, I.E., S.L. Weinstein (1987): Long-term follow-up of patients with grade-III and IV spondylolisthesis. Treatment with and without posterior fusion. J Bone Joint Surg (Am) 69: 960–969

Hefti, F., W. Seelig, E. Morscher (1992): Repair of lumbar spondylosis with hook-screw. Int Orthop 16: 81–85

Hensinger, R.N. (1983): Spondylosis and spondylolisthesis in children and adolescents. Instr Course Lect, Am Acad Orthop Surg. St. Louis: C. V. Mosby, 32: 132–151

Hohmann, F., H. Stürz (1997): Differentialindikation zur lumbosakralen Fusions- und Repositionsoperation beim Wirbelgleiten. Orthopäde 26: 781–789

Jakab, G. (1987): Die operative Behandlung der Spondylolisthesis mit Kompressionsschrauben. Arch Orthop Unfall Chir 90: 103–111

Junghanns, H. (1931): Spondylolisthesis ohne Spalt im Zwischengelenkstück („Pseudospondylolisthesen"). Arch Orthop Unfall Chir 29: 118–127

Kostuik, J.P., J.W. Frymoyer (1991): Failures After Spinal Fusion. In: Frymoyer, J.W., T.B. Ducker, N.M. Hadler, J.B. Kostuik, J.N. Weinstein, T.S. Whitecloud III: The Adult Spine (vol. 2). Raven Press, New York: 1655–1704

Lehmann, T.R., H.S. LaRocca (1981): Repeat lumbar surgery. A review of patients with failure from previous lumbar surgery treated by spianl canal exploration and lumbar spinal fusion. Spine 6: 615–619

Letts, M., T. Smallmann, R. Afanasiev, G. Gouw (1986): Fracture of the pars interarticularis in adolescent athletes: A clinical biomechanical analysis. J Ped Orthop 6: 40–46

Libson, E., R.A. Bloom, G. Dinari (1982): Symptomatic and asymptomatic spondylolysis and spondylolisthesis in young adults. Int Orthop 6: 259–261

Macnab, I., D. Dall (1971): The blood supply of the lumbar spine and its application to the technique of intertransverse lumbar fusion. J Bone Joint Surg (Br) 53: 628–638

Macnab, I. (1990): Backache. 2. Auflage. Williams and Wilkins, Baltimore: 84–103

Merbs, C.F. (1995): Incomplete spondylolisthesis and healing. Spine 20: 2328–2334

Metz-Stavenhagen, P., R. Sambale, H.-J. Völpel, N. von Stavenhagen (1997): Behandlung der Spondylolisthese. Operation in situ oder Repositionsspondylodese. Orthopäde 26: 796–803

Möller, J., R.H. Wittenberg, L.-P. Nolte, M. Jergas, R. Willburger, J. Krämer (1992): Results of lumbosacral distraction spondylodesis for the treatment of spondylolisthesis, failed-back syndrome, and lumbar instability. Eur Spine J 1: 117–124

Morita, T., T. Ikata, S. Katoh, R. Miyake (1995): Lumbar spondylolysis in children and adolescents. J Bone Joint Surg (Br) 77: 620–625

Morscher, E., B. Gerber, J. Fasel (1984): Surgical treatment of spondylolisthesis by grafting and direct stabilisation of spondylolysis by means of a hook screw. Arch Orthop Trauma Surg 103: 175–178

Morscher, E., W. Dick (1990): Differentialindikation verschiedener operativer Verfahren bei der Spondylolisthesis. In:. Matzen, K.A: Wirbelsäulenchirurgie Spondylolisthesis. Thieme, Stuttgart: 34–44

Newman, P.H., K.H. Stone (1963): The etiology of spondylolisthesis with a special investigation. J Bone Joint Surg (Br) 45: 39–59

Pennell, R.G., A.H. Maurer, A. Bonakdarpour (1985): Stress injuries of the pars interarticularis: radiologic classification and indications for scintigraphy. Am J Rad 145: 763–766

Roche, M.B., G.G. Rowe (1951): Incidence of separate neural arch and coincident bone variations. Anat Rel 109: 233–252

Rosenberg, N.J. (1975): Degenerative spondylolisthesis: Predisposing factors. J Bone Joint Surg (Am) 57: 467–474

Rosenberg, N.J., W.L. Bargar, B. Friedman (1981): The incidence of spondylolysis and spondylolisthesis in nonambulatory patients. Spine 6: 35–38

Rossi, F. (1978): Spondylolysis, spondylolisthesis, and sports. J Sports Physical Fitness 18: 317–340

Saraste, H. (1987): Long term clinical and radiological follow-up of spondylolysis and spondylolisthesis. J Pediatr Orthop 7: 631–638

Schnee, Ch.L., A. Freese, L.V. Ansell (1997): Outcome analysis for adults with spondylolisthesis treated with posterolateral fusion and transpedicular screw fixation. J Neurosurg 86: 56–63

Schöllner, D. (1975): Ein neues Verfahren zu Reposition und Fixation bei Spondylolisthesen. Orthop Praxis 11: 270–274

Seitsalo, S., K. Oesterman, H. Hyvärinen, D. Schlenzka, M. Poussa (1990): Severe spondylolisthesis in children and adolescents: along-term review of fusion in situ. J Bone Joint Surg (Br) 72: 259–265

Shahriaree, H., K. Sajadi, S. A. Rooholamini (1979): A family with spondylolisthesis. J Bone Joint Surg (Am) 61: 1256–1258

Simper, L.B. (1986): Spondylolysis in eskimo skeletons. Acta Orthop Scand 57: 78–80

Steinbrück, K., H. Krahl, G. Rompe (1980): Bedeutung mechanischer Faktoren bei der Entstehung der Spondylolyse (Untersuchungen an Leistungssportlern). Z Orthop 118: 456–457

Steiner, M.E., L.J. Micheli (1985): Treatment of symptomatic spondylolysis and spondylolisthesis with the modified Boston brace. Spine 10: 937–943

Szypryt, E.P., P. Twining, R.C. Mulholland, B.S. Worthington (1989): The prevalence of disc degeneration associated with neural arch defects of the lumbar spine assessed by magnetic resonance imaging. Spine 14: 977–981

Thurn, P., E. Bücheler (1986): Röntgendiagnostik der Knochen und Gelenke. In: Thurn, P., E. Bücheler: Einführung in die radiologische Diagnostik. Thieme, Stuttgart: 147–161

Transfeld, E.E., G.K. Dendrinos, D.S. Bradford (1988): Paresis of proximal lumbar roots after reduction of L5-S1 spondylolisthesis. Spine 14: 884–887

Transfeldt, P. (1987): The cause of neurologic deficit in acute spondylolisthesis (listhetic crisis) and reduction of grades III-IV spondylolisthesis. J Pediatr Orthop 7: 365–366

Turner, J.A., M. Ersek, L. Herron (1992): Patient outcome after lumbar spinal fusions. JAMA 268: 907–911

Valkenburg, H.A., H.C.M. Haanen (1982): The epidemiology of low back pain. In: White, A.A., S. L. Gordon: Proc Am Assoc Orthop Surg Symposium on Low Back Pain: 9–22

Wiltse, L.L., E.H. Widell jr., D.W. Jackson (1975): Fatigue fracture: The basic lesion in isthmic spondylolisthesis. J Bone Joint Surg (Am) 57: 17–22

Wiltse, L.L., L.G. Rothman (1989): Spondylolisthesis: Classification, diagnosis, and natural history. Seminars in Spine Surgery 1 (2): 78–94

Wiltse, L.L., M.F. Hambly (1994): Degenerative changes in the first two segments above a lumbosacral fusion: a 22.6 year (average) follow-up. In: Wittenberg, R.H., R. Steffen: Instrumented spinal fusion. Thieme, Stuttgart: 178–189

Wiltse, L.L., P.H. Newman, I. Macnab (1976) Classification of spondylolysis and spondylolisthesis. Clin Orthop 117: 116–135

Wiltse, L.L., R.H. Hutchinson (1964): Surgical treatment of spondylolisthesis. Clin Orthop 35: 116–135

Winter, M., L. Jani (1989): Results of screw osteosynthesis in spondylosis and low-grade spondylolisthesis. Arch Orthop Trauma Surg 108: 96–99

Winter, M., L. Jani, P. Arnold (1990): Die Osteosynthese des Wirbelbogens bei der lumbalen Spondylodese und der geringen Spondylolisthesis – Ergebnisse und neue Techniken. In: Maatzen, A.: Wirbelsäulenchirurgie Spondylolisthesis. Thieme, Stuttgart: 133–138

Wynne-Davies, R., J.H.S. Scott (1979): Inheritance and spondylolisthesis. A radiographic family survey. J Bone Joint Surg (Br) 61: 301–305

Zippel, H. (1980): Die Spondylolisthesen. Med u Sport 20: 65–71

Zippel, H., H. Hähnel (1990): Operative Behandlung von Spondylolyse/Spondylolisthesis. In: Maatzen, A.: Wirbelsäulenchirurgie Spondylolisthesis. Thieme, Stuttgart: 63–70

8 Infektionen der Wirbelsäule

K. M. Peters

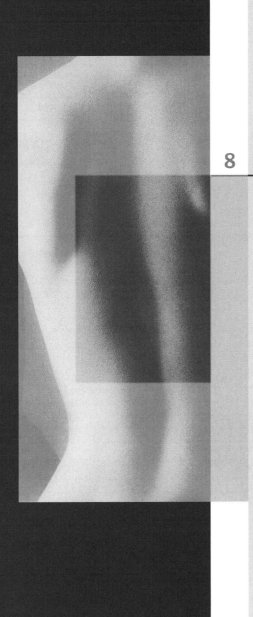

8.1 Einleitung
8.2 Unspezifische Spondylodiszitis
8.3 Spezifische Spondylitis
8.4 Diszitis
8.5 Hämatogene pyogene Facettengelenkinfektion (HPFJI)
8.6 Spinaler epiduraler Abszess (SEA)

8.1 Einleitung

Als **Spondylitis** wird eine Osteomyelitis eines Wirbelkörpers durch unspezifische oder spezifische Erreger mit Beginn in den der Bandscheibe benachbarten Wirbelkörperabschnitten bezeichnet. Sekundär kommt es zum Übergreifen der Entzündung auf den Bandscheibenraum.

Bei der **Spondylodiszitis** beginnt die Entzündung primär im Bandscheibenraum und greift sekundär auf die Grund- und Deckplatten der benachbarten Wirbelkörper über. Häufig werden die Begriffe Spondylitis und Spondylodiszitis synonym verwendet, da im Regelfall bei Diagnosestellung bereits eine entzündliche Destruktion von Wirbelkörpern und Bandscheibenraum vorliegt.

Die **Diszitis** stellt eine isolierte Entzündung der Bandscheibe, die überwiegend im Kindesalter auftritt, dar.

Als **hämatogene Facettengelenkinfektion** wird eine primäre, lokalisierte eitrige Entzündung eines Facettengelenks nahezu ausschließlich der LWS bezeichnet.

Der **spinale epidurale Abszess** stellt eine umschriebene eitrige Infektion des Epiduralraumes dar.

Wie bei der Osteomyelitis lassen sich auch bei den Infektionen der Wirbelsäule je nach der Art der Erreger unspezifische von spezifischen Infektionen unterscheiden. Im Gegensatz zur Osteomyelitis der Röhrenknochen spielen spezifische Infektionen bei der Wirbelsäule aber eine weitaus größere Rolle: Je nach dem untersuchten Patientenkollektiv wird das Verhältnis spezifischer zu unspezifischer Wirbelsäuleninfektionen zwischen 1:10 bis 7:3 angegeben (Eysel u. Peters 1997).

Die spezifische Infektion der Wirbelsäule wird stets, die unspezifische meist durch hämatogene Keimaussaat aus einem wirbelkörperfernen primären Infektionsherd (z.B. Urogenitaltrakt) verursacht. Äußerst selten können auch Pilze, Viren, Rickettsien, Spirochäten oder Protozoen insbesondere bei abwehrgeschwächten Patienten als Erreger einer Spondylodiszitis gefunden werden (Abb. 8.1).

Literatur
Eysel, P., K.M. Peters (1997): Spondylodiszitis. In: Peters, K.M., B. Klosterhalfen: Bakterielle Infektionen der Knochen und Gelenke. Bücherei des Orthopäden. Bd. 69. Enke, Stuttgart: 52–67

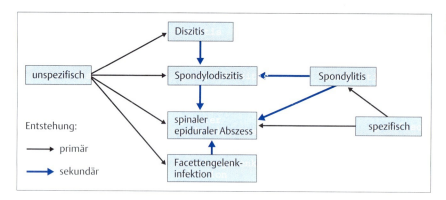

Abb. 8.1 Einteilung der bakteriellen Infektionen der Wirbelsäule.

8.2 Unspezifische Spondylodiszitis

Ätiopathogenese

In der Mehrzahl der Fälle gehen der Spondylodiszitis wirbelkörperferne bakterielle Infekte voraus, vor allem im Bereich des Bauchraumes, Beckens und Urogenitaltrakts (septische Aborte, postpartale Infektionen, Pyelonephritiden etc.). Insbesondere immunsupprimierte Patienten zeigen eine vermehrte Tendenz, Knocheninfektionen in der Wirbelsäule auszubilden. Weitere Risikofaktoren für die Entstehung einer unspezifischen Spondylodiszitis sind: Multimorbidität, Diabetes mellitus, Alkoholismus, Drogenabhängigkeit, Mangel- oder Fehlernährung.

Die Entzündung beginnt in den Abschlussplatten der Wirbelkörper und setzt sich von dort auf die Bandscheibe fort. Von zentraler Bedeutung sind hierbei die spinalen Venenplexus. Die Venen der Wirbelsäule bilden ein kompliziertes Plexussystem um die Wirbelkörper herum, entlang dem Spinalkanal sowie durch den Knochen hindurch. Es liegen zahlreiche Verbindungen zu den segmentalen Venen und zum portalen System vor. Wegen dieser Anastomosen und dem Fehlen von Klappen in diesen Venen ist eine Strömungsumkehr mit retrogradem Durchfluss möglich. Das kann eine metastatische Infektion in einer generalisierten hämatogenen Entzündungsphase begünstigen. Die fortschreitende Entzündung ist durch eine ausgedehnte Knochendestruktion mit Ausbildung von osteolytischen Herden gekennzeichnet. Das Entzündungsinfiltrat wird polymorphkernig granulozytär dominiert mit fakultativer Ausbreitung auf die umliegenden Weichteilgewebe (Senkungsabszess) bzw. mit Ausbreitung auf die Bandscheibe. Die Entzündung betrifft insbesondere die ventralen Abschnitte der Wirbelsäule. Wirbelbögen und Wirbelbogengelenke werden nicht destruiert (Abb. 8.2).

Chronische Verläufe – vergleichbar mit der chronischen Osteomyelitis der langen Röhrenknochen – sind bei der unspezifischen Spondylodiszitis nicht anzutreffen. In Abhängigkeit von der Virulenz der Erreger finden sich jedoch Sonderformen wie z.B. die plasmazelluläre Spondylodiszitis.

Im Vergleich zur endogenen, durch hämatogene Keimaussaat entstandenen Spondylodiszitis, ist eine exogene Spondylodiszitis selten. Sie entsteht durch direkte bakterielle Kontamination, z.B. nach Nukleotomie, Diskographie und Chemonukleolyse. Die Rate exogener Spondylodiszitiden nach lumbaler Nukleotomie wird zwischen 0,1 und 3% angegeben (Frank u. Trappe 1989). Der häufigste Erreger der unspezifischen Spondylodiszitis mit 30–40% der Infektionen ist der Staphylococcus aureus, gefolgt von Streptokokken, Pneumokokken, Escherichia coli, Haemophilus influenzae, Clostridium perfringens und Proteus mirabilis (Sindern 1993). Mykotische Spondylodiszitiden entstehen überwiegend durch Infektionen mit Candida albicans, Aspergillus fumigatus, Aspergillus flavus und Cryptococcus neoformans (Frazier u. Mitarb. 2001).

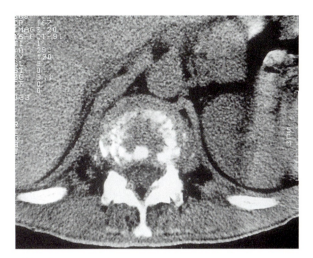

Abb. 8.2 CT des LWK1 eines 70-jährigen Patienten mit Spondylodiszitis. Wirbelkörper völlig durchsetzt, Wirbelbogen und Dornfortsatz unbeteiligt.

Epidemiologie

Da eine Meldepflicht nicht besteht, sind die Angaben über die Häufigkeit der unspezifischen Spondylodiszitis ungenau. Digby u. Kersley (1979) geben eine Erkrankungshäufigkeit von 1:250000 Einwohnern an. Der Anteil der Spondylodiszitis an der Gesamtgruppe pyogener Knochenerkrankungen beträgt 3–4%.

Erkrankungsalter. Das bevorzugte Erkrankungsalter der unspezifischen Spondylodiszitis liegt zwischen 50 und 60 Jahren. In 10% der Fälle sind die Patienten jünger als 30 Jahre.

Lokalisation. Rund zwei Drittel aller Spondylodiszitiden sind in der LWS und der unteren BWS lokalisiert (Abb. 8.3). Die HWS ist in weniger als 5% betroffen.

In 10–20% sind zwei bis mehrere, in der Regel benachbarte Bewegungssegmente gleichzeitig befallen (Mehretagenspondylodiszitis) (Abb. 8.4).

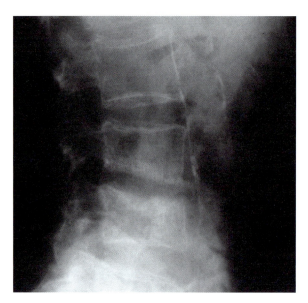

Abb. 8.3 Spondylodiszitis LWK3/4 bei einer 76-jährigen Patientin.

Klassifikation

Nativradiologisch lassen sich 4 Stadien der Spondylodiszitis unterscheiden (Eysel u. Peters 1997) (Abb. 8.**5 a – d**):

- **Stadium I**: Infolge der Entzündung der Bandscheibe kommt es zu einem Druckverlust und zu einer radiologisch darstellbaren Erniedrigung des Intervertebralraumes.
- **Stadium II**: Die Entzündung schreitet fort, es entwickeln sich Erosionen der angrenzenden Wirbelkörperdeck- und -grundplatten.
- **Stadium III**: Im Stadium III der Spondylodiszitis führen die entzündlichen Veränderungen der betroffenen Wirbelkörper zu einer in der Regel kyphotischen Deformierung der Wirbelsäule, wobei in einigen Fällen auch eine Veränderung im frontalen Wirbelsäulenprofil im Sinne einer skoliotischen Deformität zu beobachten ist.
- **Stadium IV**: Infolge der reaktiven Knochenumbauten kommt es zu einer Ankylosierung, d. h. knöchernen Fusion in kyphotischer Fehlstellung, des entzündeten Wirbelsäulenbereiches.

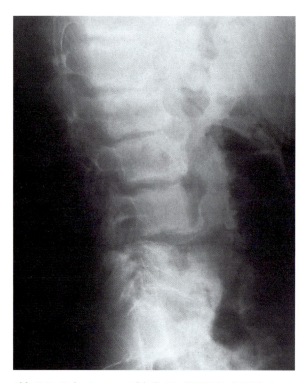

Abb. 8.4 Mehretagenspondylodiszitis BWK12 bis LWK5 bei einem 40-jährigen Patienten.

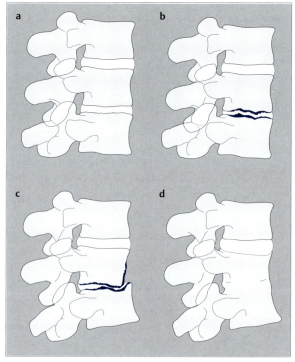

Abb. 8.5 Nativradiologische Stadien der Spondylodiszitis (nach Eysel u. Peters 1997).

Diagnostik

Klinische Diagnostik

Die klinische Symptomatik der Spondylodiszitis ist im Frühstadium sehr uncharakteristisch. Im Vordergrund stehen belastungsabhängige Rückenschmerzen. Im Gegensatz zu degenerativ bedingten Wirbelsäulenerkrankungen treten die Schmerzen auch nachts und in Ruhe auf. Weitere Symptome sind subfebrile bis febrile Temperaturen, Müdigkeit und Gewichtsverlust. Im weiteren Verlauf dieser schleichend progredient verlaufenden Form der Spondylodiszitis treten in 30–40% der Fälle radikuläre oder pseudoradikuläre Symptome auf:
- dermatomprojizierte Schmerzen, z.B. gürtel- oder halbgürtelförmige Schmerzen bei Befall der BWS,
- positives Lasègue-Zeichen oder positives Femoralisdehnungszeichen bei LWS-Befall.

Beim Verdacht auf eine Spondylodiszitis sollte gezielt gefragt werden nach:
- vorausgegangenen bakteriellen Infekten als primärer Fokus,
- vorausgegangenen Eingriffen an der Wirbelsäule (Lumbalpunktion, Periduralanästhesie, Diskographie, Chemonukleolyse, Nukleotomie) als Ursache für eine exogene Spondylodiszitis,
- prädisponierenden Erkrankungen wie Diabetes mellitus, Alkoholismus, HIV-Infektionen oder Multimorbidität,
- einer Tuberkulose in der Vorgeschichte als Hinweis auf eine Spondylitis tuberculosa.

Bei der körperlichen Untersuchung fällt ein ausgeprägter lokaler Klopfschmerz der Wirbelsäule bei nur geringem Druckschmerz auf.

Weitere typische Untersuchungsbefunde sind ein Stauchungsschmerz der Wirbelsäule, ein Fersenfallschmerz, eine Schon- oder Steifhaltung der Wirbelsäule und ein positives Pseudo-Gower-Zeichen. Das Pseudo-Gower-Zeichen ist positiv, wenn sich ein Patient nach Vornüberneigen nur mit Mühe und durch Abstützen mit den Händen auf den Oberschenkeln wieder aufrichten kann.

In 13–26% der Fälle zeigt die Spondylodizitis einen hoch akuten Verlauf mit septischem Krankheitsgeschehen mit den Symptomen:
- Schüttelfrost,
- steiler Temperaturanstieg,
- rasch progrediente Lähmungserscheinungen bis zur Ausbildung einer inkompletten oder kompletten Para- oder Tetraplegie.

Bei intraspinaler Abszessbildung kann es neben direkten druckbedingten neurologischen Ausfallerscheinungen auch zu einer meningitischen Reizung kommen. Möglich sind ebenfalls Symptome von Seiten benachbarter Organe wie Schluckstörung bei retropharyngealem Abszess oder die Entwicklung eines paralytischen Ileus bei retroperitonealer Abszedierung.

Die septische Verlaufsform der Spondylodiszitis stellt eine Notfallsituation dar!

Labordiagnostik

Beim klinischen Verdacht auf eine Spondylodiszitis ist eine laborchemische Diagnostik unverzichtbar. Bei der schleichend progredienten Verlaufsform der unspezifischen Spondylodiszitis sind die Entzündungsparameter häufig nur mäßiggradig erhöht. Eine Leukozytose ist bei der Spondylodiszitis nicht obligat (Tab. 8.1).

Die septische Verlaufsform hingegen weist eine massive Erhöhung der Entzündungsparameter auf: Sturzsenkung, massive Erhöhung der Akute-Phase-Proteine, Leukozytose mit Linksverschiebung, Thrombozytose.

Im Fieberschub abgenommene Blutkulturen sind vor allem bei der schleichend progredienten Form der Spondylodiszitis häufig auch nach mehrfacher Abnahme negativ! Sapico (1996) gelang auf diese Weise nur bei ca. 25% seiner Patienten mit Spondylodiszitis ein Keimnachweis.

Bildgebende Diagnostik

Röntgen. Am Anfang der bildgebenden Diagnostik der Spondylodiszitis steht das Nativröntgenbild in zwei Ebenen (Abb. 8.6a–c, Tab. 8.2). Nativradiologisch ist in den frühen Stadien der Spondylodiszitis eine sichere Unterscheidung von degenerativen Wirbelsäulenveränderungen nicht möglich. Bei der weiter fortgeschrittenen Spondylodiszitis mit hochgradiger Wirbelkörperdestruktion ist eine

Tab. 8.1 Sensitivität und diagnostische Spezifität der Entzündungsparameter bei der Spondylodiszitis

Entzündungsparameter	Sensitivität in %	Diagnostische Spezifität in %
BSG	83	43
CRP	75	71
PMN-Elastase	67	81
Leukozytenzahl	18	90

Tab. 8.2 Radiologische Zeichen einer Spondylodiszitis

- Reaktionslose Erniedrigung des betroffenen Zwischenwirbelraumes
- Erosionen der beteiligten Grund- und Deckplatten
- Zunehmende keilförmige Deformität der betroffenen Wirbelkörper (anguläre Kyphose)
- Verbreiterter Weichteilschatten (z.B. verbreiterter Psoasschatten auf der a.-p. LWS-Aufnahme) bei paraspinaler Abszessbildung
- Reparationszeichen:
  - zunehmende Glättung und Scharfkonturierung der Defekte
  - perifokale Spongiosasklerose
  - Ausbildung von Reparationsosteophyten bis zur Verblockung der betroffenen Wirbelkörper

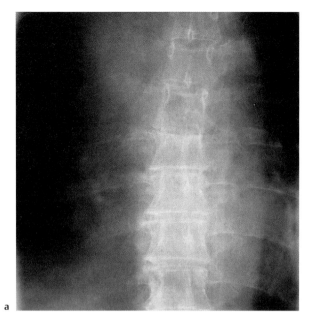
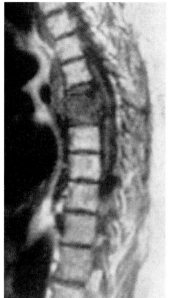

Abb. 8.6 a–c Spondylodiszitis BWK5/6 bei einer 59-jährigen Patientin.
a u. **b** Nativröntgenaufnahmen a.-p. und seitlich. Der Intervertebralraum Th5/6 ist aufgehoben.
c MRT der BWS. Wirbelkörper Th5 und 6 nicht mehr abgrenzbar, Verdacht auf einen paravertebralen Abszess.

Unterscheidung von tumorbedingten Destruktionen und pathologischen Frakturen nativradiologisch häufig nicht sicher möglich. Die Sensitivität des Nativröntgenbildes liegt bei 82%, die Spezifität entsprechend nur bei 57% (Modic u. Mitarb. 1985). Das Nativröntgenbild dient insbesondere der Verlaufsbeobachtung.

Die Wirbelsäulenstatik kann anhand von Standaufnahmen beurteilt sowie das Einwachsverhalten eines operativ eingebrachten Knochenspanes dargestellt werden. Bei vorhandenen Implantaten ist eine artefaktfreie Beurteilung möglich (Abb. 8.**7**).

Die durch die Überlagerung der Schultern erschwerte Beurteilung der mittleren und oberen Brustwirbelsäule lässt sich mit Hilfe der konventionellen Tomographie verbessern. Mit einer konventionellen Tomographie ist weiterhin eine frühere und genaue Darstellung der Erosionen der Grund- und Deckplatten möglich.

Dreiphasen-Szintigraphie. Die Dreiphasen-Szintigraphie weist für die Spondylodiszitis eine Sensitivität von 90% bei einer Spezifität von 78% auf (Modic u. Mitarb. 1985).

Eine sichere Differenzialdiagnose zu tumorbedingten oder aktiven degenerativen Veränderungen der Wirbelsäule ist allerdings nicht möglich. Nach Einführung der MRT hat die Szintigraphie in der Diagnostik der Spondylodiszitis an Bedeutung verloren. Die Indikation beschränkt sich heute im Wesentlichen auf die Suche weiterer osteomyelitischer Herde innerhalb und außerhalb der Wirbelsäule (z.B. Mehretagenspondylodiszitis, multifokale Osteomyelitis) (Abb. 8.**8**).

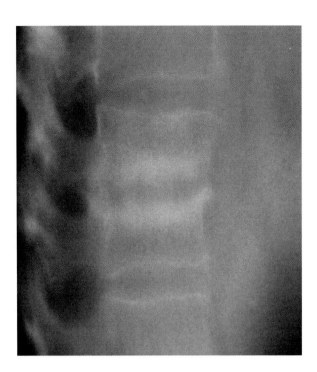

Abb. 8.7 76-jährige Patientin mit einer Spondylodiszitis LWK1/2. Durch die seitliche Tomographie kommt das Ausmaß der Destruktion der beteiligten Wirbelkörper gut zur Darstellung.

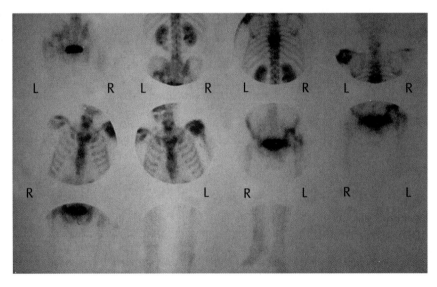

Abb. 8.8 Szintigraphie eines 55-jährigen Patienten mit Spondylodiszitis BWK7/8 und Schulterempyem links nach septischer Streuung bei infizierter Hüft-TEP-Lockerung.

Computertomographie. Das CT hat ebenso wie die Szintigraphie in der Diagnostik der Spondylodiszitis an Bedeutung verloren. Als reines bildgebendes Verfahren spielt die CT in erster Linie in der Notfalldiagnostik im Rahmen akuter neurologischer Ausfälle bei nicht vorhandenem MRT zur Beurteilung der intraspinalen Entzündungsausbreitung eine Rolle.

CT-gesteuerte Punktion. Einen wichtigen Platz in der Diagnostik der Spondylodiszitis nimmt die CT-gesteuerte Punktion ein (Abb. 8.**9**). Sie erfolgt sowohl unter diagnostischen als auch therapeutischen Gesichtspunkten. Ist eine konservative Behandlung der Spondylodiszitis geplant, kann vor Einleitung der antibiotischen Therapie durch eine CT-gesteuerte Feinnadelpunktion des Entzündungsherdes ein Keimnachweis angestrebt werden. Bei 27–65 % der Patienten gelingt der Erregernachweis durch CT-gesteuerte Punktion, bei 55–89 % die histologische Sicherung der Diagnose Spondylodiszitis. Neben der rein diagnostischen Punktion ist es möglich, einen Abszess CT-gesteuert zu punktieren und eine perkutane Drainage einzulegen (Abb. 8.**10** u. 8.**11**). Ein paravertebraler Abszess kann perkutan abgeleitet werden, ohne dass ein operativer Eingriff notwendig wird.

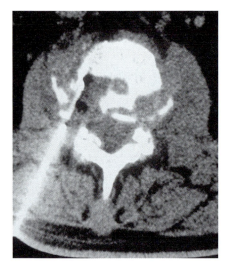

Abb. 8.9 CT-gesteuerte Punktion eines Wirbelkörpers.

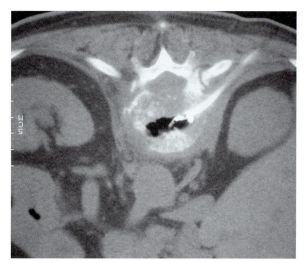

Abb. 8.11 Perkutan und CT-kontrolliert eingebrachte Drainage.

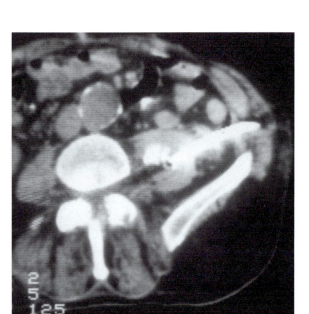

Abb. 8.10 CT-gesteuerte Drainage eines Psoasabszesses.

Magnetresonanztomographie. Die Einführung der MRT hat auch in der Frühdiagnostik der Spondylodiszitis einen deutlichen Fortschritt erbracht. Die Sensitivität der MRT liegt bei der Spondylodiszitis bei 96%, die Spezifität bei 92% (Modic u. Mitarb. 1985). Mittels MRT kann die gesamte Wirbelsäule im longitudinalen Schnitt dargestellt werden. Somit kann die exakte Ausdehnung des Wirbelsäulenbefalls sowie die Affektion anderer Wirbelsäulenabschnitte nachgewiesen werden.

Es können sowohl intraspinale als auch paravertebrale Entzündungsausbreitungen aufgedeckt werden (s. Abb. 8.6a).

Differenzialdiagnose

In den frühen Stadien der Spondylodiszitis ist nativradiologisch eine sichere Unterscheidung von degenerativen Wirbelsäulenveränderungen nicht möglich. Bei der Osteochondrose findet sich ebenfalls eine Erniedrigung des Zwischenwirbelraumes. Fakultativ sind darüber hinaus Erosionen der Wirbelkörperdeck- und -grundplatten möglich. In fortgeschrittenen Stadien der Spondylodiszitis mit hochgradiger Wirbelkörperdestruktion ist eine Unterscheidung von tumorbedingten Destruktionen und pathologischen Frakturen häufig nicht möglich.

Die Differenzialdiagnose einer Spondylodiszitis von degenerativen Veränderungen im Sinne einer Osteochondrose oder erosiven Osteochondrose erfolgt durch die MRT. Im Unterschied zur Spondylodiszitis weist bei der erosiven Osteochondrose die betroffene Bandscheibe in der T_2-gewichteten Aufnahme nie eine Signalintensitätszunahme auf.

Eine weitere wichtige Differenzialdiagnose der Spondylodiszitis stellen Wirbelsäulentumoren dar. Im Gegensatz zur Spondylodiszitis sind sowohl primäre als auch sekundäre Tumoren der Wirbelsäule in der Regel auf die Wirbelkörper selbst beschränkt und betreffen nicht den Zwischenwirbelraum mit den Deck- und Grundplatten. Sie beginnen außerdem häufig nicht zentral sondern lateral und pedikelbetont. Der Befall der Bandscheibe im Sinne einer Signalintensitätszunahme in der T_2-gewichteten Aufnahme der MRT spricht für eine Entzündung, wogegen die auf einen Wirbelkörper beschränkte Infiltration und Destruktion auf einen Tumor hinweist.

Im Gegensatz zur Spondylodiszitis sind bei der Spondylitis ankylosans in der Regel mehrere Segmente befallen. Betroffen sind hier zumeist die untere BWS sowie die LWS. Im weiteren Verlauf der Spondylitis ankylosans zeigen sich ausgeprägte ankylosierende Verknöcherungen im Bereich des Längsbandes. Weitere Unterscheidungskriterien zur Spondylodiszitis sind das Auftreten einer meist beidseitigen Sakroiliitis und der laborchemische Nachweis des HLA B27 bei ca. 90% der Patienten (s. Kap. 9).

Der akute Morbus Scheuermann tritt in der Regel bei Jugendlichen auf und betrifft die BWS. Typisch sind radiologisch wie auch histologisch mehrsegmentale Bandscheibenherniationen in die Deck- und Grundplatten (Schmorl-Knötchen) sowie eine keilförmige ventrale Verschmälerung der betroffenen Wirbelkörper mit ventralem Ossifikationsdefekt.

Die destruktive Spondylarthropathie geht klinisch ebenfalls mit Rückenschmerzen, radiologisch mit einer intervertebralen Höhenminderung und Defekten der angrenzenden Wirbelkörperabschlussplatten einher. Sie tritt bei 9% der Hämodialyse-Patienten auf.

Die Spondylosklerosis hemispherica zeigt nativradiologisch eine supradiskale, im vorderen und mittleren Wirbelkörperdrittel gelegene, obligatorisch kuppel- oder helmförmige konvexe Wirbelverdichtung. 80% der Fälle sind hier mit umschriebenen Ossifikationen des vorderen Längsbandes vergesellschaftet.

Therapie

In der Behandlung der unspezifischen Spondylodiszitis konkurrieren operative und konservative Therapieverfahren miteinander.

Es sollte initial stets ein Keimnachweis angestrebt werden. Dieser erfolgt entweder durch die Abnahme von Blutkulturen oder durch CT-gesteuerte Herdpunktionen sowie bei der operativen Behandlung durch einen intraoperativ entnommenen Abstrich.

Konservative Therapie

Eine konservative Behandlung der Spondylodiszitis erfolgt vor allem in frühen Stadien ohne größere knöcherne Destruktion und ohne das Vorliegen neurologischer Ausfälle. Das Grundprinzip der konservativen Behandlung stellt die konsequente Ruhigstellung des betroffenen Wirbelsäulenabschnittes sowie eine meist mehrmonatige antibiotische Behandlung dar. Die antibiotische Behandlung beginnt in der Regel parenteral, möglichst nach Erreger- und Resistenzaustestung (Tab. 8.3).

Nach ein bis zwei Wochen erfolgt die Umstellung auf ein orales Antibiotikum. Die antibiotische Behandlung sollte bis zu zwei Monate nach Normalisierung der Entzündungsparameter fortgesetzt werden.

Gelingt es nicht, den Keim zu identifizieren und die Resistenz zu testen oder ist der Patient bereits septisch bzw. in einem sehr schlechten Allgemeinzustand, ist unverzüglich mit einer breit wirksamen parenteralen antibiotischen Therapie zu beginnen. Unter Berücksichtigung des auslösenden Keimspektrums hat sich die Gabe eines

Tab. 8.3 Empfehlungen zur erregerspezifischen antibiotischen Therapie der unspezifischen Spondylodiszitis

Antibiotika	Methicillin-empfindlicher Staphylococcus aureus	Methicillin-resistenter Staphylococcus aureus	Streptokokken	Escherichia coli	Haemophilus influenzae	Pseudomonas aeruginosa
Staphylokokken-Penicilline, z. B. Oxacillin, Flucloxacillin	+++					
Aminopenicilline, z. B. Ampicillin, Amoxycillin	./.		+++	++	+++	./.
Acylureidopenicilline, z. B. Azlocillin, Piperacillin			+++	+++	+++	+++
Cephalosporine der 1. und 2. Generation	+++		+++	++/+++	-/+++	./.
Cephalosporine der 3. Generation, z. B. Cefotaxim, Ceftriaxon	++		+++		+++	
Pseudomonas-Cephalosporine, z. B. Ceftazidin, Cefsulodin						+++
Glykopeptid-Antibiotika, Vancomycin, Teicoplanin		+++	+++			
Clindamycin	+++	+++	+++	./.		./.
Imipenem	++		+++	./.	+++	+++
Aztreonam	./.	./.	./.	+++	+++	++
Fluorochinolone, z. B. Ciprofloxacin, Ofloxacin	+++	+++	./.	+++	+++	+++

Cephalosporins der 2. oder 3. Generation in Kombination mit einem Aminoglykosid bewährt.

Die Art und Dauer der Immobilisation richtet sich nach dem Ausmaß der knöchernen Destruktion und nach der Lokalisation des Herdes. Bei einem Befall der HWS bzw. der oberen und mittleren BWS können die Patienten selbst bei ausgedehnteren Wirbelkörperdefekten rasch mit einer Orthese mobilisiert werden. Die Orthese sollte die Wirbelsäule reklinieren, um die Kraftübertragung über die Wirbelbogengelenke zu leiten und damit die ventralen, von der Entzündung bevorzugt betroffenen Wirbelsäulenabschnitte zu entlasten.

Befindet sich der Spondylodiszitisherd im thorakolumbalen Übergang oder im Bereich der mittleren LWS, sollten Patienten mit größeren Defekten bis zum radiologischen Nachweis einer beginnenden knöchernen Durchbauung, d.h. in der Regel mindestens 6 Wochen, liegend in einer individuell angeformten Gips- oder Kunststoffliegeschale behandelt werden. Hierdurch soll zum einen eine bestmögliche Ruhigstellung als auch eine Stützung der Wirbelsäule zur Verhinderung einer Kyphosierung ermöglicht werden. Eine inkonsequente Ruhigstellung bzw. eine alleinige antibiotische Behandlung kann zu einem therapierefraktären Verlauf mit persistierenden Schmerzen, einem Fortbestehen der entzündlichen Aktivität sowie vermehrten ossären Destruktionen und einem zunehmenden Stellungsverlust des betroffenen Wirbelsäulenabschnittes führen.

Die anschließende Mobilisierung der Patienten erfolgt bei wöchentlicher Kontrolle der Entzündungsparameter mit einem reklinierenden stabilen Kunststoffmieder. Ist die Entzündung in der unteren LWS oder dem lumbosakralen Übergang lokalisiert, ist eine suffiziente Miederbehandlung nicht möglich. Hier wird die Liegedauer des Patienten erst beim Erreichen einer stabilen knöchernen Defektüberbrückung beendet.

Neben der regelmäßigen Kontrolle der Entzündungsparameter ist eine nativradiologische Kontrolle zunächst in 6-wöchigen Abständen erforderlich. Kommt es unter der Mobilisation zu einer zunehmenden Kyphosierung des betroffenen Wirbelsäulenabschnittes oder zu einem erneuten Anstieg der Entzündungsparameter, ist eine erneute Immobilisation erforderlich.

Die konservative Behandlung wird in der Regel bei der schleichend progredienten Form der Spondylodiszitis durchgeführt, wenn keine höhergradigen Destruktionen der Wirbelsäule vorliegen. Kommt es im konservativen Behandlungsverlauf jedoch zu einer Zunahme der knöchernen Destruktionen bzw. zum Ausbleiben einer knöchernen Fusion nach Ablauf von 3 Monaten, ist eine Indikation für eine sekundäre operative Stabilisierung gegeben.

Beim Vorliegen von prävertebralen Abszessen oder Senkungsabszessen ist es möglich, die konservative Therapie durch eine perkutane, CT-gesteuert eingebrachte Abszessdrainage als minimalinvasives Verfahren zu ergänzen (Weber u. Mitarb. 1998). Die Abszessdrainage bleibt in der Regel über eine Woche im Herd liegen. Nach computertomographischer Kontrolle des resorbierten Abszesses und Sistieren der Sekretion aus der Drainage ist ihre Entfernung möglich.

Operative Therapie

Eindeutige Indikationen zur operativen Behandlung einer Spondylodiszitis stellen rasch progrediente neurologische Ausfallerscheinungen, intraspinale Raumforderungen, z.B. in Form eines epiduralen Abszesses und fortgeschrittene Destruktionen der Wirbelkörper mit höhergradigem knöchernen Substanzverlust und kyphotischer Angulation dar. Ebenso sollten diagnostisch unklare Fälle mit fortbestehendem Tumorverdacht einer operativen Behandlung zugeführt werden. Die operative Behandlung ermöglicht eine deformierte Wirbelsäule zu reponieren, den Spinalkanal zu öffnen, prävertebrale Abszesse zu drainieren und bei Verwendung eines primär stabilen Implantates die Patienten postoperativ rasch zu mobilisieren.

Die operative Behandlungsstrategie der Spondylodiszitis besteht heute in einem ventralen Débridement des Herdes mit Knochenspanimplantation und ein- oder zweizeitig vorgenommener dorsaler Instrumentation. Dorsal kann winkelstabil transpedikulär oder auch hakenverankert instrumentiert werden. Der wesentliche Vorteil einer einzeitigen Stabilisierung liegt in einer raschen Mobilisierbarkeit des Patienten ohne wesentlichen Repositionsverlust. Einen Nachteil stellt der zweite Zugang von dorsal mit einer Erweiterung des Operationstraumas dar. Zudem ist es bei hakenverankerten Implantaten zum Erzielen einer ausreichenden Primärstabilität erforderlich, gesunde Nachbarsegmente in die Fusionsstrecke einzubeziehen. Dies sollte insbesondere an der LWS vermieden werden.

Die Verwendung ventraler Implantate ermöglicht Débridement, Defektüberbrückung und Stabilisierung von einem Zugang aus. Bei winkelstabilen Instrumentarien kann die Fusion auf den betroffenen Abschnitt beschränkt werden. An der Halswirbelsäule geschieht dies mittels unterschiedlich geformter Platten. Die Entwicklung stabiler mit 2 Schrauben pro Wirbel verankerten ventralen Systemen (z.B. Kaneda Device, TSH, CDH, Ventrofix) ermöglicht auch an der Rumpfwirbelsäule eine intraläsionale Instrumentation. Bei einer solchen Instrumentation können die Patienten postoperativ zügig ohne Mieder mobilisiert werden (Eysel u. Peters 1997).

Nachbehandlung

In der Immobilisationsphase der Spondylodiszitisbehandlung umfasst die krankengymnastische Therapie neben Atemtherapie, Kreislaufanregung und Thromboseprophylaxe isometrische Übungen.

Ist die Spondylodiszitis in der unteren LWS (LWK3–LWK5) lokalisiert, ist bei der krankengymnastischen Behandlung eine Flexion in den Hüftgelenken zu vermeiden. Ist die Spondylodiszitis in Höhe LWK1/2 oder kranial davon lokalisiert, ist eine Beugung im Hüftgelenk bis 45°, bei einer Lokalisation auf Höhe BWK10/11 oder kranial davon bis 90° erlaubt.

Der Patient sollte frühzeitig lernen, das Becken unter Ganzkörperanspannung zu heben sowie sich en bloc für die tägliche Pflege zu drehen. Die Mobilisationsphase der Spondylodiszitisbehandlung wird auf dem Stehbrett begonnen, wobei stets das Kunststoffmieder anzulegen ist. Bei rückläufigen Entzündungsparametern, stabilen Kreislaufverhältnissen und regelrechten Röntgenkontrollen erfolgt eine wochenweise Steigerung der Aufrichtung des Stehbrettes (Beginn mit 30°), und es werden zunehmend isometrische Übungen mit Widerständen eingesetzt. Nach Abschluss der Stehbrettphase schließt sich die Mobilisation des Patienten im Gehwagen an, gefolgt von einem Bücktraining im Korsett und einem Mattenprogramm mit Übungen in Bauchlage und im Vierfüßlerstand. Bei weiterhin stabilen Entzündungsparametern folgt danach die Phase des Abtrainierens des Korsetts (Peltzer 1997).

Komplikationen

Konservative Therapie. Ein wesentliches Problem der konservativen Behandlung stellt in erster Linie eine lange Immobilisationsdauer bei den überwiegend älteren, häufig multimorbiden Patienten mit ihren bekannten Risiken wie Thrombose, Embolie, Pneumonie und Dekubitalulzera dar. Insbesondere eine insuffiziente oder inkonsequente konservative Behandlung kann zu einer fortschreitenden knöchernen Destruktion mit progredienten Schmerzen sowie dem Auftreten von neurologischen Komplikationen führen. Eine weitere Komplikation der konservativen Therapie ist eine ausbleibende oder unvollständige knöcherne Fusion der betroffenen Wirbelkörper unter Ausbildung einer chronischen Instabilität und eines chronischen Schmerzsyndroms.

Operative Therapie. Durch die Standardisierung der ventralen Zugangswege und die Entwicklung suffizienter Instrumentationssysteme ist die operative Therapie der Spondylodiszitis heute komplikationsarm. Mögliche Komplikationen liegen in Gefäßverletzungen, der Dislokation von eingebrachten autologen Rippen- oder Beckenkammspänen, dem Ausbleiben einer knöchernen Durchbauung im Fusionsbereich und einer sekundären Zunahme der Kyphosierung.

Insbesondere bei der Notwendigkeit zu einer längerstreckigen ventralen Fusion mit Verwendung von entsprechend langen Knochenspänen steigt die Rate der Spandislokationen mit der anschließenden Entwicklung einer Kyphose. Die alleinige ventrale Knochenspaninterposition führt zunächst zu einer weiteren Destabilisierung der Wirbelsäule. Aus diesem Grund müssen die Patienten postoperativ immobilisiert werden und sind zumeist 6 Monate auf ein Mieder angewiesen.

Ergebnisse

Die Ergebnisse der Behandlung der unspezifischen Spondylodiszitis hängen wesentlich von einer primär korrekten Entscheidung zu einem konservativen oder operativen Vorgehen ab.

Konservative Therapie. Weber u. Mitarb. (1998) fanden bei 37 konservativ und zum Teil zusätzlich mit perkutaner CT-gesteuerter Abszessdrainage behandelten Patienten in einem Nachbeobachtungszeitraum von 2 Jahren nur in einem Fall eine Reaktivierung der Spondylodiszitis mit erneut auftretender klinischer Symptomatik.

Stevenson u. Manning (1962) erreichten bei konservativ behandelter Spondylodiszitis nach einer mittleren Immobilisationszeit von 12 Monaten lediglich in 56% der Fälle eine knöcherne Fusion des betroffenen Wirbelsäulenabschnittes. Krödel u. Stürz (1989) berichteten über eine Fusionsrate von 50% bei einer durchschnittlichen Liegedauer von 6,5 Wochen.

Operative Therapie. Stoltze u. Mitarb. (1992) beschrieben in ihrem großen Kollektiv operativ behandelter Patienten mit bakterieller Spondylodiszitis eine Beseitigung oder wesentliche Besserung der Schmerzsymptomatik in 90,9% der Fälle und eine Restitution oder wesentliche Besserung der neurologischen Symptomatik in 69,6%. Kienapfel u. Mitarb. (1994) berichteten über eine knöcherne Fusionsrate ihrer operativ behandelten Patienten nach 6 Monaten von 87% und nach 30 Monaten von 100%. Waren 61% der Patienten präoperativ als bettlägerig bis sehr stark behindert eingestuft worden, war postoperativ kein Patient mehr bettlägerig. Lediglich 11% der Patienten waren noch als sehr stark behindert einzustufen.

Vergleicht man die Ergebnisse der operativen mit denen der konservativen Spondylodiszitisbehandlung, lässt sich feststellen, dass die Immobilisations- und Hospitalisationsphase der operierten Patienten deutlich geringer ist, da die Ausheilung bei den operativ versorgten Patienten schneller von statten geht, was sich an einer schnelleren knöchernen Fusionierung der betroffenen Segmentbereiche dokumentieren lässt. Darüber hinaus sind die Fusionsraten nach operativer Therapie höher, sie werden mit 66–100% angegeben (Kemp u. Mitarb. 1973, Krödel u. Stürz 1989).

Literatur

Digby, J.M., J.M. Kersley (1979): Pyogenic non-tuberculous spinal infection. J Bone Joint Surg 61-B: 47–55

Eysel, P., K.M. Peters (1997): Spondylodiszitis. In: Peters, K.M., B. Klosterhalfen: Bakterielle Infektionen der Knochen und Gelenke. Bücherei des Orthopäden. Bd. 69. Enke, Stuttgart: 52–67

Franck, A.M., A.E. Trappe (1989): Die Spondylodiszitis nach lumbaler Bandscheiben-Operation. Neurochirurgia 31: 205–209

Frazier, D.D., D.R. Campbell, T.A. Garvey, S. Wiesel, H.H. Bohlman, F.J. Eismont (2001): Fungal infections of the spine. J Bone Joint Surg 83-A: 560–565

Kemp, H.B.S., J.W. Jackson, J.D. Cook (1973): Anterior fusion of the spine for infective lesions in adults. J. Bone Joint Surg 50-B: 715–734

Kienapfel, H., R. Rau, J. Orth, M. Helfen, M. Pfeiffer, P. Griss (1994): Ergebnisse der operativen Therapie der Spondylitis und Spondylodiszitis. Orthop Praxis 34: 704–709

Krödel, A., H. Stürz (1989): Differenzierte operative und konservative Therapie der Spondylitis und Spondylodiszitis. Z Orthop 127: 587–596

Modic, M.T., H.D. Feiglin, D.W. Piraino, F. Boumphrey, M.A. Weinstein, P.M. Duchesneau, S. Rehm (1985): Vertebral osteomyelitis: Assessment using MR. Radiology 157: 157–166

Peltzer, H. (1997): Krankengymnastische Nachbehandlung der Spondylodiszitis. In: Peters, K.M., B. Klosterhalfen: Bakterielle Infektionen der Knochen und Gelenke. Bücherei des Orthopäden. Bd. 69. Enke, Stuttgart: 68

Sapico, F.L. (1996): Microbiology and antimicrobial therapy of spine infections. Orthop Clin North Am 27: 9–13

Sindern, E., E. Gläser, U. Bötel, J.P. Malin (1993): Spondylodiszitis mit spinaler und radikulärer Beteiligung. Grenzen der konservativen Behandlung. Nervenarzt 64: 801–805

Stevenson, F.H., C.W. Manning (1962): Tuberculosis of the spine, treated conservatively with chemotherapy. Tubercle 43: 406–410

Stoltze, D., H. Böhm, J. Harms (1992): Operative Behandlung bei bakterieller Spondylitis und Spondylodiszitis. In: Rahmanzadeh, R., A. Meißner: Fortschritte in der Unfallchirurgie. 10. Steglitzer Unfalltagung. Springer, Heidelberg: 3–8

Weber, M., K.D. Heller, D. Wirtz, S. Zimmermann-Picht, P. Keulers, K.W. Zilkens (1998): Perkutane CT-gesteuerte Punktion und Drainage der Spondylodiszitis – ein minimal invasives Verfahren. Z Orthop 136: 375–379

8.3 Spezifische Spondylitis

Definition

Bei der spezifischen Spondylitis handelt es sich in erster Linie um eine Skelettuberkulose, hervorgerufen durch Mycobacterium tuberculosis. Infektionen durch andere spezifische Erreger wie Treponema pallidum, Bruzellabakterien (Brucella abortus, Brucella suis, Brucella mellitensis) oder Salmonellen sind sehr selten (s. Abb. 8.**1**).

Ätiopathogenese

Die Tuberkulose des Skelettsystems ist immer eine hämatogene spezifische Osteomyelitis. Sie entsteht stets durch Streuung, z. B. aus einem primären Lungenherd. Bei 3–5 % einer generalisierten Tuberkulose entwickelt sich eine Skeletttuberkulose. Bei HIV-positiven Patienten mit Tuberkulose steigt der Anteil des ossären Befalls auf 60 % (Moon 1997). Eine primäre Knochentuberkulose gibt es nicht. Mit einem Anteil von ca. 50 % aller Skeletttuberkulosen ist die Wirbelsäule der häufigste ossäre Manifestationsort (Tuli 1997).

Es lässt sich eine hämatogene Frühstreuung unmittelbar im Anschluss an die Primärinfektion von einer Spätstreuung nach mehrjährigem symptomfreien Intervall unterscheiden. Die Frühstreuung tritt insbesondere bei einer reduzierten Infektabwehr und bei einem ausgeprägten Primärkomplex auf. Die Spätstreuung ist eine Erkrankung des höheren Lebensalters. Die Streuquelle wird oft nicht entdeckt. Der Prozess der Spätstreuung wird begünstigt durch konsumierende Erkrankungen wie z. B. Neoplasien, Alkoholismus und die Behandlung mit Immunsupressiva.

Die Spondylitis tuberculosa breitet sich von den vorderen Kantenabschnitten der Wirbelkörper entlang der Bandscheibe aus. Dadurch kommt es zu einer nahezu spiegelbildlichen Destruktion des Knochengewebes ober- und unterhalb der Bandscheibe. Bei einer raschen Einschmelzung kann es zu Wirbelkörperkompressionsfrakturen mit Gibbusbildung, dem typischen Bild einer Spondylitis anterior kommen (Abb. 8.**12**). Hiervon abzugrenzen ist die Spondylitis posterior, die tuberkulöse Entzündung von Wirbelbögen, Dorn- und Querfortsätzen.

Wenig durchblutetes Gewebe, wie das der Bandscheiben, ist kein primärer Sitz von tuberkulösen Wirbelsäuleninfektionen. Die Bandscheiben werden sekundär fortschreitend von den benachbarten Wirbelkörpern betroffen. Bei der tuberkulösen Gibbusbildung schmilzt der Gallertkern der Bandscheibe relativ schnell ein, während sich der Faserring als erheblich widerstandsfähiger erweist (Abb. 8.**13**).

Epidemiologie

Die Spondylitis tuberculosa ist wie alle anderen Formen der tuberkulösen Erkrankungen in der Bundesrepublik Deutschland sowie in anderen entwickelten Ländern selten geworden. Waren es 1950 noch 29 Neuerkrankungen einer Spondylitis tuberculosa auf eine 1 Mio. Einwohner, lag diese Zahl für 1982 bei 2,4 (Lukas 1985, Saegler 1967).

8.3 Spezifische Spondylitis

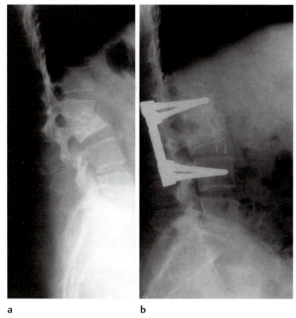

Abb. 8.12 a u. b Spondylitis anterior tuberculosa LWK2/3 bei einer 37-jährigen Patientin. Vor (**a**) und nach (**b**) operativer Herdausräumung und Spondylodese LWK2–4 mit Fixateur interne.

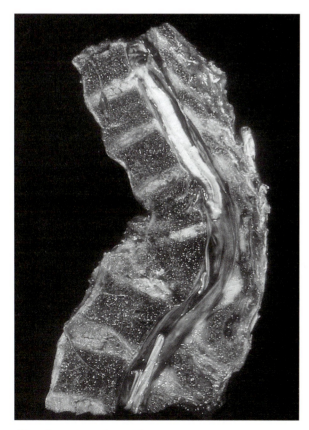

Abb. 8.13 Tuberkulöse Gibbusbildung. Reste des Faserringes kommen noch zur Darstellung.

Erkrankungsalter. Der Erkrankungsgipfel der Spondylitis tuberculosa hat sich im Laufe der Jahrzehnte in immer höhere Lebensdekaden verschoben und liegt in Deutschland heute zwischen 55–70 Jahren. Im Geschlechtsverhältnis wird ein leichtes Überwiegen des männlichen Geschlechtes bei den Erkrankten gefunden. In Entwicklungsländern sowie bei gleichzeitiger HIV-Infektion liegt der Erkrankungsgipfel deutlich niedriger.

Lokalisation. Der häufigste Sitz der Spondylitis tuberculosa ist die kaudale Brustwirbel- sowie die Lendenwirbelsäule. Kranial von BWK4 ist das Auftreten der Spondylitis tuberculosa nur noch selten.

Klassifikation

Je nach dem Befallsmuster des betroffenen Wirbelsäulenabschnittes unterscheidet man eine Spondylitis anterior als ventral betonte Entzündung des Wirbelkörpers von der selteneren Spondylitis posterior mit Beteiligung von Wirbelbögen, Dorn- und Querfortsätzen.

Eine kombinierte anterior-posteriore Läsion tritt allerdings häufiger auf als früher angenommen (Mehta u. Bhojraj 2001).

Hiervon abzugrenzen ist noch die heute extrem seltene tuberkulöse Erkrankung des subokzipitalen Bereiches, das Malum suboccipitale. Hier liegt ein isolierter Befall der kleinen Wirbelgelenke (Spondylarthritis tuberculosa) vor, ein Befallsmuster, das in anderen Bereichen der Wirbelsäule ungewöhnlich ist.

Bei der Spondylitis anterior werden zwei Formen unterschieden:
- **Spondylitis anterior superficialis**: Bei dieser seltenen Form der tuberkulösen Wirbelsäuleninfektion handelt es sich um eine oberflächliche Erkrankung des Wirbelkörpers im vorderen Anteil. Die Infektion breitet sich unter dem straffen Lig. longitudinale anterius aus.
- **Spondylitis anterior profunda**: Hier handelt es sich um das typische Krankheitsbild der Wirbelkörpertuberkulose. Durch hämatogene Streuung kommt es zur Ausbildung miliarer Herde in der Wirbelkörperspongiosa, die entweder spontan ausheilen oder konfluieren und sich vergrößern. In Deckplattennähe befinden sich 60% der Herde, 20% im vorderen Wirbelkörperanteil, davon 10% dorsal (Kastert 1957). In 75% der Fälle sind zwei benachbarte Wirbel betroffen. Der isolierte zentrale Befall eines Wirbelkörpers (sog. zentrosomatische Form) findet sich nur zu 4% (Abb. 8.**14**). Der Befall mehrerer Wirbelkörper ist ebenfalls möglich und häufiger als bei der unspezifischen Spondylodiszitis: Befall von 3 Wirbeln in 16%, von 4 Wirbeln in 9% und von 5 Wirbeln in 7% (Ghimicescu 1985). Werden die an Tuberkulose erkrankten Wirbel durch eine Gruppe gesunder Wirbel getrennt, spricht man von multipler Herdbildung (Kastert u. Uehlinger 1964).

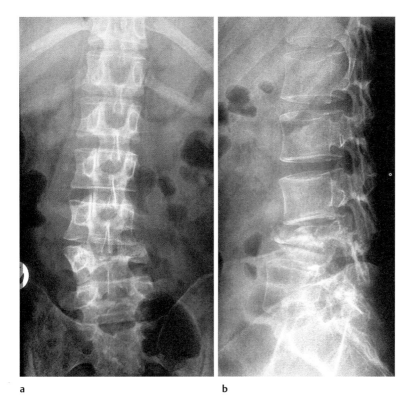
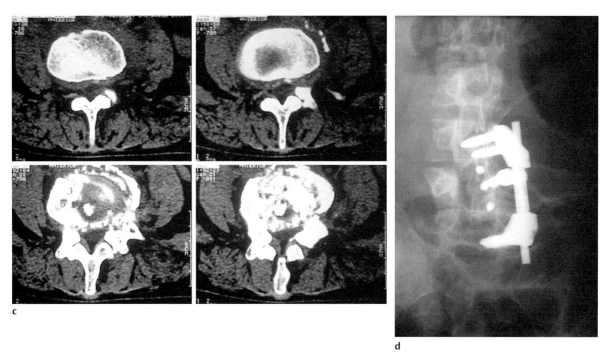

Abb. 8.14 a–d Isolierter Befall des LWK4 mit Hinterkantenbeteiligung bei einem 31-jährigen HIV-infizierten Patienten:
a u. **b** Nativröntgen a.-p. und seitlich.
c Das CT zeigt die Destruktion des gesamten Wirbels inklusive Hinterkante und Wirbelbogen.
d Operative Revision und Stabilisierung mit Fixateur interne LWK3–5.

Diagnostik

Klinische Diagnostik

Bei jedem Spondylitisverdacht ist die Frage nach vorausgegangenen Schutzimpfungen, Vorerkrankungen, insbesondere einer Pleuritis, einer Lymphknoten- oder Lungentuberkulose oder einem Erythema nodosum obligat. Ebenso wichtig sind Angaben über mögliche Kontaktpersonen oder -tiere sowie Auslandsreisen.

Ein wichtiges, wenn auch unspezifisches, klinisches Zeichen der Spondylitis tuberculosa ist die Bewegungsbehinderung der Wirbelsäule mit Steifhaltung und starker Muskelspannung. Kinder klagen über Bauchschmerzen, vermeiden das Laufen und Sitzen und stützen sich mit den Händen ab. Wie bei der unspezifischen Spondylodiszitis besteht auch bei der Spondylitis tuberculosa ein umschriebener starker Klopfschmerz. Weitere wichtige Hinweise auf einen entzündlichen Wirbelprozess sind der Stauchungs- und Erschütterungsschmerz der Wirbelsäule. Ein weiteres klinisches Zeichen ist das knopfförmige Vorspringen eines Dornfortsatzes. Eine starke Gibbusbildung oder die vollständige Ausbildung der Pott-Trias (Psoasabszess, Wirbelkörperzerstörung mit Gibbusbildung und Paraplegie) wird heute in Deutschland kaum noch beobachtet. In Indien wird die Pott-Trias dagegen heute noch bei 15–20% aller Patienten mit Wirbelsäulentuberkulose angetroffen (Shanmugasundaram 1987). In Entwicklungsländern ist die Spondylitis tuberculosa auch heute noch die Hauptursache für die Entstehung einer kyphotischen Deformität. Insbesondere Kinder, die zum Zeitpunkt der tuberkulösen Infektion unter 10 Jahre alt sind, haben ein erhebliches Risiko, eine schwere Deformität zu entwickeln (Rajasekaran 2001). Ist bei der Spondylitis tuberculosa die obere Halswirbelsäule betroffen, ist das Drehen des Kopfes unmöglich. Der Kopf weist eine typische Fehlhaltung auf, beim Drehen geht der gesamte Rumpf des Patienten mit (Schulze 1998). Bei einer gründlichen neurologischen Untersuchung wird besonderes Augenmerk auf beginnende Querschnittszeichen oder Nervenwurzelkompressionssyndrome gelegt.

Labordiagnostik

Im Gegensatz zur unspezifischen Spondylodiszitis zeichnet sich eine tuberkulöse Wirbelsäuleninfektion laborchemisch in der Regel durch eine geringe entzündliche Aktivität aus: Die BSG ist nur mäßig erhöht, eine Leukozytose liegt nur selten vor, dafür häufig eine Lymphozytose. Spezifische Marker zur Unterscheidung einer spezifischen von einer unspezifischen Infektion existieren bisher nicht. Beim Verdacht auf eine tuberkulöse Spondylodiszitis ist ein Tine-Test durchzuführen.

Bildgebende Diagnostik

Röntgen. Am Anfang der bildgebenden Diagnostik beim Verdacht auf Spondylitis tuberculosa steht das Nativröntgenbild in zwei Ebenen. Um keine klinisch stummen Zweitherde zu übersehen, empfiehlt sich bei fortbestehendem Verdacht einer Spondylitis tuberculosa die radiologische Untersuchung der übrigen Wirbelsäule.

Ist die Diagnose einer Spondylitis gestellt, sollten auch benachbarte Regionen in die Untersuchung einbezogen werden:

- Röntgenuntersuchung der Thoraxorgane zum Ausschluss einer gleichzeitig bestehenden aktiven Lungentuberkulose bzw. zur Identifizierung von Residuen einer durchgemachten spezifischen Lungen- und Pleuraerkrankung,
- Abdomenübersichtsaufnahme zum Ausschluss eines Senkungsabszesses im Psoasbereich bzw. zum Nachweis von verkalkten mesenterialen Lymphknoten.

Bei unklaren knöchernen Befunden empfiehlt sich die Durchführung einer konventionellen Tomographie.

Die Spondylitis tuberculosa zeigt in ihrem Ablauf charakteristische röntgenologische Veränderungen, die von Malluche (1947) in 5 Stadien unterteilt wurden (Tab. 8.4). Die Übergänge in den einzelnen Stadien sind fließend. Reparative Vorgänge können mit fortschreitenden Destruktionen kombiniert sein. Im Kindesalter sind die Destruktionen meist wesentlich stärker ausgebildet als beim Erwachsenen. In der Reparationsphase kommt es bei stärkerer Gibbusbildung dann zu einem reaktiven, ausgleichen-

Tab. 8.4 Nativradiologische Stadien der Spondylitis tuberculosa (nach Malluche 1947)

Stadium	Radiologischer Befund
Stadium des noch unauffälligen Röntgenbildes	
Initialstadium	verminderter Kalksalzgehalt der betroffenen Wirbelkörper und/oder umschriebene Verdichtungen infolge von Knochennekrosen, spindelförmige Auftreibungen des paravertebralen Weichteilschattens als Hinweis auf Abszessbildung
Stadium der Destruktion	Fortschreiten des Zusammenbruchs der betroffenen Wirbelkörper
Stadium der Reparation	periostale Neubildungen und Osteophyten
Stadium der Ausheilung	Verblockung der betroffenen Wirbel

den, überschießenden Wachstum der Nachbarwirbelkörper (Schulze 1998).

Dreiphasenszintigraphie. Die Dreiphasenszintigraphie kann im Frühstadium einer Spondylitis tuberculosa zur weiteren differenzialdiagnostischen Abklärung hilfreich sein sowie bei der Klärung der Aktivität von Entzündungsherden.

Computertomographie. Wie bei der unspezifischen Spondylodiszitis spielt die CT in erster Linie in der Notfalldiagnostik im Rahmen akuter neurologische Ausfälle bei nicht vorhandenem MRT zur Behandlung der intraspinalen Entzündungsausbreitung eine Rolle.

CT-gesteuerte Punktion. Siehe Kapitel 8.2.

Magnetresonanztomographie. Die MRT gilt heute als Methode der Wahl zur frühen Diagnose aller Wirbelsäuleninfektionen. Der Nachweis gelingt 3–6 Wochen nach Infektion bei der Spondylitis tuberculosa und bereits 7–20 Tage nach Infektion bei der unspezifischen Spondylodiszitis. Eine Differenzierung zwischen unspezifischer und tuberkulöser Spondylodiszitis ist mittels MRT nicht sicher möglich. Das Ausmaß der Bandscheibenzerstörung scheint aber bei der unspezifischen Spondylodiszitis ausgeprägter zu sein als bei der spezifischen (Maiuri u. Mitarb. 1997). Im Vergleich zum Nativröntgenbild lässt sich auf der MRT der Befall der Wirbel exakter herausarbeiten, und es zeigen sich vermehrt kombinierte anteriore und posteriore Wirbelinfektionen (Mehta u. Bhojrai 2001).

Differenzialdiagnose

Die Differenzialdiagnosen der Spondylitis tuberculosa entsprechen denen der unspezifischen Spondylodiszitis.

Therapie

Konservative Therapie
Den Mittelpunkt der Therapie stellt die kausale Behandlung der Tuberkulose mit Tuberkulostatika dar. Die Monotherapie mit nur einem Tuberkulostatikum ist wegen der zu erwartenden Resistenzbildung der Erreger weitgehend verlassen worden und bei der Behandlung der Spondylitis tuberculosa nicht indiziert.

Die Therapie der Wahl ist eine Langzeittherapie über 12–18 Monate. Schulze (1998) empfiehlt für die Initialphase eine Vierfachkombination bestehend aus Rifampicin (RMB), Isonikotinsäurehydrazid (INH), Pyrazinkarbonsäureamid (PZA) und Ethambutol (EMB) über einen Zeitraum von bis zu 12 Monaten. In der anschließenden Stabilisierungsphase erfolgt eine Dreifach- oder Zweifachbehandlung bestehend aus INH, RMP und EMB oder Streptomycin (SM). Diese Stabilisierungsphase erstreckt sich über weitere 6 Monate. In Entwicklungsländern werden kürzere Behandlungsdauern von 6–9 Monaten favorisiert.

Auch bei der konservativen Behandlung der Spondylitis tuberculosa ist eine konsequente Ruhigstellung des betroffenen Wirbelsäulenabschnittes erforderlich. Wie bei der unspezifischen Spondylodiszitis wird auch hier eine Gips- oder Kunststoffliegeschale individuell angefertigt. In der Praxis hat sich eine drei- bis viermonatige Liegezeit bei der konservativen Behandlung der Spondylitis tuberculosa bewährt. Die Immobilisationsdauer richtet sich nach dem Ausmaß der Destruktion und der Lokalisation des Herdes.

Operative Therapie
Eindeutige Indikationen zur operativen Therapie einer tuberkulösen Spondylitits stellen wie auch bei der unspezifischen Spondylodiszitis progrediente neurologische Ausfallserscheinungen, intraspinale Raumforderungen sowie fortgeschrittene Destruktionen der Wirbelkörper mit zunehmender spinaler Deformität über 30° sowie das Fehlschlagen einer primär konservativen Behandlung über 6–8 Wochen dar. Die Art des operativen Vorgehens richtet sich nach der Lokalisation und dem Ausmaß der knöchernen Destruktion. Unter Zuhilfenahme des MRT teilten Mehta u. Bhojraj (2001) Patienten mit thorakaler Wirbelsäulentuberkulose in 4 Gruppen (A–D) ein:

- Patienten der **Gruppe A** wiesen eine reine Spondylitis anterior ohne posteriore Beteiligung auf. Es erfolgte ein transthorakales Débridement mit spinaler Dekompression und Implantation eines Knochenspans.
- Patienten der **Gruppe B** wiesen eine kombinierte anterior-posteriore Wirbelbeteiligung, eine Kyphose und Instabilität auf. Hier erfolgte eine zweizeitige Operation, zunächst mit posteriorer Instrumentation, gefolgt von einer anterioren Dekompression und Knochenspanimplantation.
- Die **Gruppe C** umfasste multimorbide Patienten mit hohem Operationsrisiko mit kombinierter anterior-posteriorer Wirbelbeteiligung oder rein anteriorer tuberkulöser Spondylitis. Hier erfolgte ein rein posteriores Vorgehen mittels spinaler Dekompression transpedikulär und posteriorer Stabilisierung. Eine anteriore Stabilisierung erfolgte nicht.
- Der **Gruppe D** wurden Patienten mit einer Spondylitis posterior ohne Instabilität oder Deformität zugeordnet. Hier erfolgte keine Instrumentation oder Fusion, sondern lediglich eine posteriore Dekompression.

Nachbehandlung
Die krankengymnastische Behandlung der konservativ behandelten Spondylitis tuberculosa entspricht der der unspezifischen Spondylodiszitis.

Die Nachbehandlung nach operativer Behandlung der Spondylitis tuberculosa richtet sich nach der Art und Ausdehnung des Prozesses, der Art des operativen Eingriffes und nach der Erfahrung des einzelnen Operateurs. Entsprechend wird die postoperative Immobilisationsphase unterschiedlich angegeben. Mittelmeier u. Mitarb. (1985) geben bei dorsolateralen Eingriffen eine durchschnittliche Immobilisationsdauer von 12 Wochen, bei gleichzeitiger

Stabilisierung nach Herdausräumung von ventral von 4–6 Wochen an. Schulze (1998) gibt eine postoperative Immobilisationsphase in der Gipsliegeschale je nach Ausdehnung des Befundes und der Heilungstendenz zwischen 8 Wochen und 4 Monaten an.

Komplikationen

Die Angaben über das Auftreten von neurologischen Komplikationen der Spondylitis tuberculosa liegen in der Literatur meist zwischen 12 und 17% (Schulze 1998). Die neurologischen Komplikationen reichen von Wurzelreizsyndromen über inkomplette bis zu kompletten Querschnitten. Meist haben inkomplette Frühlähmungen bei frischer Spondylitis tuberculosa eine wesentlich bessere Prognose als so genannte Spätlähmungen, die häufig mit Durchblutungsstörungen aufgrund von Narben, Schwielen, Arachnitiden, Gefäßverschlüssen und Sequestern kompliziert sind. Sie entwickeln sich im Unterschied zu den Frühlähmungen meist langsam und schubweise.

Komplikationen konservativ behandelter Patienten mit Spondylitis tuberculosa können sich trotz erfolgreicher Ausheilung des Infektes in einer zunehmenden Kyphosebildung und sekundär neurologischen Ausfällen manifestieren.

Ergebnisse

Konservative Behandlung. Parthasarathy (1985) führte bei 283 Kindern mit tuberkulöser Spondylitis eine konservative Therapie durch und berichtete nach einem Follow-up von 10 Jahren über eine knöcherne Fusion des entzündeten Wirbelsäulenabschnittes bei 73% seiner Patienten. Die Höhe des betroffenen Wirbelkörpers verringerte sich um 51%, und bei 56% der Patienten kam es zu einer Kyphosierung von mehr als 11°. Rajasekaran (2001) untersuchte Kinder mit konservativ behandelter tuberkulöser Kyphose nach und fand bei konsequent durchgeführter Therapie eine Verschlechterung des Kyphosewinkels von initial durchschnittlich 35 auf 41° nach 15 Jahren. Krödel u. Sturz (1989) beschrieben eine Fusionsrate von 83% nach konservativer Behandlung und einer Immobilisationsdauer von 9 Wochen.

Operative Behandlung. Rajasekaran u. Shanmugasundaram (1987) berichteten über 90 Patienten mit Spondylitis tuberculosa. 60 Patienten wurden einer konservativen Behandlung und 30 Patienten einer operativen Therapie mittels ventraler Entlastung und Spanverblockung zugeführt. In der konservativ behandelten Gruppe trat bei 19 Patienten eine schwere progrediente Gibbusbildung auf, in der operativen Gruppe hingegen lediglich bei 3 Patienten, wobei in allen diesen Fällen eine Fraktur oder Dislokation des Rippenspanes vorlag.

Hodgson u. Stock (1960) fanden bei 100 Patienten mit ventraler Herdausräumung und anschließender autologer Spanverblockung lediglich in 2 Fällen die Ausbildung einer Pseudarthrose. Es wurde jedoch in 7 Fällen eine Fraktur und in 5 Fällen einer Dislokation des eingebrachten autologen Rippenspanes beobachtet. Bei einem Patienten wurde eine zunehmende Kyphosierung beschrieben. Masayoshi u. Mitarb. (1993) kombinierten eine ventrale Fusion mit einer zusätzlichen dorsalen Stabilisierung. Bei allen 11 behandelten Patienten kam es zu einer knöchernen Fusion ohne Kyphosierung.

Literatur

Ghimicescu, R. (1985). Spondylitis tuberculosa: Langzeitergebnisse konservativer Behandlung. In: Weber, U., H. Rettig, H. Jungbluth: Knochen- und Gelenktuberkulose. Perimed, Erlangen

Hodgson, A.R., F.E. Stock (1960): Anterior spine fusion for the treatment of tuberculosis of the spine. J Bone Joint Surg 42-A: 295–310

Kastert, J. (1957): Die Spondylitis tuberculosa und ihre operative Behandlung. Thieme, Stuttgart

Kastert, J., E. Uehlinger (1964): Skelettuberkulose. In: Hein, J., H. Kleinschmidt, E. Uehlinger: Handbuch der Tuberkulose. Bd. IV: Formenkreis der extrapulmonalen hämatogenen Tuberkulose. Thieme, Stuttgart

Krödel, A., H. Stürz (1989): Differenzierte operative und konservative Therapie der Spondylitis und Spondylodiszitis. Z Orthop 127: 587–596

Lukas, W. (1985): Spondylitis tuberculosa – zur epidemiologischen Entwicklung in der Bundesrepublik. In: Weber, U., H. Rettig, H. Jungbluth: Knochen- und Gelenktuberkulose. Perimed, Erlangen

Maiuri, F., G. Iaconetta, B. Gallichio, A. Manto, F. Briganti (1997): Spondylodiscitis. Clinical and magnetic resonance diagnosis. Spine 22: 1741–1746

Malluche, H. (1947): Die Wirbeltuberkulose. Ihre Entstehung und Entwicklung im Röntgenbild. Thieme, Leipzig

Masayoshi, O., T. Arizono, M. Takasita, Y. Sugioka (1993): Evaluation of the risc of instrumentation as a foreign body in spine tuberculosis. Spine 18: 1890–1894

Mehta, J.S., S.Y. Bhojraj (2001): Tuberculosis of the thoracic spine. A classification based on the selection of surgial strategies. J Bone Joint Surg 83-B: 859–863

Mittelmeier, H., O. Schmitt, B.D. Katthagen u. Mitarb. (1985) Spondylitis tuberculosa – Ergebnisse der operativen Behandlung. In: Weber, U., H. Rettig, H. Jungbluth: Knochen- und Gelenktuberkulose. perimed, Erlangen

Moon, M.S. (1997): Tuberculosis of the spine: Controversis and a new strategy. Spine 22: 1791–1797

Parthasarathy, R. (1985): Madras study of tuberculosis of spine. Assessment and follow-up. In: Shanmugasundaram, T.K.: Current concepts in bone and joint tuberculosis. International Bone and Joint Tuberculosis Club. Madras, India: 10–12

Rajasekaran, S., T.K. Shanmugasundaram (1987): Prediction of the angle of gibbus deformity in tuberculosis of the spine. J Bone Joint Surg 69-A: 503–509

Rajasekaran, S. (2001): The natural history of post-tubercular kyphosis in children. J Bone Joint Surg 83-B: 954–962

Saegler, J. (1967): Das medizinische, berufliche und soziale Schicksal der in den Jahren 1950 bis 1959 an Spondylitis tuberculosa erkrankten Hamburger. Inauguraldissertation, Hamburg

Schulze, W. (1998): Die Tuberkulose der Wirbelsäule. In: Richter, R., W. Schulze: Knochen- und Gelenktuberkulose. Bücherei des Orthopäden. Bd. 72. Enke, Stuttgart: 42–94

Shanmugasundaram, T.K. (1987): Bone and joint tuberculosis. Surgery: 1060–1066

Tuli, S.M. (1997): Tuberculosis of the sceletal system: bones, joints, spine and bursal sheats. 2nd ed. Jaypee Brothers, Bangalore

8.4 Diszitis

Definition

Die Diszitis ist als isolierte Entzündung der Bandscheibe im Vergleich zur Spondylodiszitis sehr selten.

Ätiopathogenese

Die Bandscheiben von Neugeborenen und Kindern bis zum Alter von 2 Jahren sind gut durchblutet. Etwa ab einem Alter von 13 Jahren findet man keine Gefäße mehr.

Aufgrund der noch vorhandenen Gefäßversorgung der Bandscheibe ist im Kindesalter das Auftreten einer primären Diszitis ohne Wirbelkörperbeteiligung möglich. Eine Diszitis im Kindesalter entsteht immer endogen. Häufigster Erreger der stets unspezifischen Diszitis sind grampositive Kokken, insbesondere Staphylococcus aureus.

Erkrankungsalter. Die isolierte Diszitis ist eine Erkrankung im Kindesalter. Fischer (1993) führt 3 Erkrankungsgruppen mit unterschiedlichen klinischen Manifestationen der Diszitis auf: Neugeborene, 1- bis 3-jährige Kinder sowie Kinder über 9 Jahre.

Beim Erwachsenen wird eine Diszitis als iatrogene Folge einer Bandscheibenoperation beobachtet, wobei der Übergang zur Spondylodiszitis fließend ist.

Diagnostik

Klinische Diagnostik

Das führende Symptom der Diszitis im Kleinkindesalter sind Hüft- oder Beinschmerzen, verbunden mit Hinken bzw. einer Verweigerung des Gehens (63%), gefolgt von Kreuzschmerzen (27%) (Brown u. Mitarb. 2001). Zu 9% besteht eine schmerzlose Beinschwäche. An klinischen Zeichen finden sich ein Verlust der Lendenlordose (40%), paraspinale Muskelverspannungen (20%) sowie ein Gibbus (18%).

Neurologische Symptome treten zu 9% auf, der sog. Coin-Test (Unfähigkeit des Kindes sich vorzuneigen, um z.B. eine Münze aufzuheben) ist zu 50% positiv. Bei 27% fanden Brown u. Mitarb. (2001) keine klinischen Zeichen.

Labordiagnostik

Wie die anderen Infektionen der Wirbelsäule zeigt auch die Diszitis eine Erhöhung der Entzündungsparameter. Brown u. Mitarb. (2001) fanden bei 40% ihrer Patienten eine BSG mit einem Einstundenwert über 50 mm, bei 80% lag der Einstundenwert der BSG über 20 mm. Eine Erhöhung des CRP zeigte sich nur bei 40%. Bei 36% bestand keine Leukozytose.

Bildgebende Diagnostik

Röntgen. Das Nativröntgenbild in zwei Ebenen stellt wiederum die radiologische Basisdiagnostik dar. Eine Höhenminderung des Intervertebralraumes kann auf eine Diszitis hinweisen.

Magnetresonanztomographie. Die MRT ist in der Diagnostik der Diszitis unentbehrlich. Wie auch bei der Spondylodiszitis weist der betroffene Intervertebralraum eine ausgeprägte Signalverstärkung auf, die sich auch auf die angrenzenden Abschnitte der Wirbelkörper erstrecken kann. Nach Kontrastmittelgabe ist ebenfalls ein deutliches Enhancement zu beobachten. Brown u. Mitarb. (2001) fanden darüber hinaus bei 75% der betroffenen Kinder paraspinale entzündliche Veränderungen.

Therapie

Die Behandlung der unspezifischen Diszitis besteht in einer intravenösen antibiotischen Behandlung. Hierunter kommt es zu einem schnellen Abklingen der Beschwerden und klinischen Symptome der Diszitis.

Komplikationen

Es ist das Auftreten einer geringgradigen Kyphose nach Diszitis beschrieben worden.

Ergebnisse

Brown u. Mitarb. (2001) konnten bei 9 Kindern mit Diszitis eine Nachuntersuchung nach durchschnittlich 21 Monaten durchführen. Alle Kinder präsentierten sich schmerzfrei mit regelrechter Wirbelsäulenentfaltbarkeit ohne Deformität und ohne neurologische Auffälligkeiten. Radiologisch zeigte sich eine Höhenminderung des betroffenen Intervertebralraumes von weniger als 25% mit einer fortbestehenden Sklerose der Wirbelkörperabschlussplatten. Zwei Kinder wiesen eine Höhenminderung des Intervertebralraumes zwischen 25–50% auf und zeigten eine knöcherne Fusion der benachbarten Wirbelkörper nach 20 Monaten.

Literatur

Brown, R., M. Hussain, K. McHugh, V. Novelli, D. Jones (2001): Discitis in joung children. J Bone Joint Surg 83-B: 106–111

Fischer, G. (1993): Discitis. In: Sheldon, Kaplan: Current therapy in paediatric infectious deseases. St. Louis, Missouri: 105–109

8.5 Hämatogene pyogene Facettengelenkinfektion (HPFJI)

Die HPFJI ist als isolierte eitrige Entzündung eines Facettengelenks sehr selten. Muffoletto u. Mitarb. (2001) ermittelten 27 Fälle in der Literatur und führten 6 weitere eigene Fälle auf. Der Anteil der HPFJI an der Gesamtzahl pyogener spinaler Infektionen wird zwischen 0,2 und 4 % angegeben, wobei davon auszugehen ist, dass die korrekte Diagnose häufig übersehen wird.

Ätiopathogenese

Die HPFJI entsteht stets endogen. Risikofaktoren für das Auftreten einer HPFJI sind eine vorausgegangene oder fortbestehende extraspinale Infektion, ein Diabetes mellitus, eine langfristige Cortisonmedikation, Alkoholismus und immunsupprimierende Erkrankungen (Muffoletto u. Mitarb. 2001). Der häufigste Erreger ist Staphylococcus aureus mit 81 %.

Erkrankungsalter. Das mittlere Erkrankungsalter wird mit 55 Jahren (48–75 Jahre) angegeben.

Lokalisation. Die Infektion betrifft nahezu ausschließlich lumbale Facettengelenke. In der Literatur wird lediglich eine zervikale Manifestation (1 von 33 Fällen) beschrieben.

Diagnostik

Klinische Diagnostik
Das nahezu obligate Symptom der lumbalen HPFJI ist ein akut einsetzender, vorwiegend unilateraler tiefer Kreuzschmerz, der auch in Ruhe nicht abklingt (97 %). Weitere Symptome sind Fieber (70 %), Radikulopathien (44 %) und Paresen (9 %). Im Vergleich zur Spondylodiszitis treten die Symptome in der Regel heftiger und akuter auf.

Labordiagnostik
BSG und CRP sind stets erhöht. Eine Leukozytose liegt nur bei 47 % vor.

Bildgebende Diagnostik
Das **Nativröntgenbild** ist initial bei der HPFJI unauffällig. Erst 6–12 Wochen nach Infektbeginn zeigt sich eine erosive Arthritis im betroffenen Facettengelenk. Die Untersuchung der Wahl ist auch bei der HPFJI wiederum die **MRT**. Bereits 2 Tage nach Symptombeginn lässt sich eine HPFJI kernspintomographisch diagnostizieren. Es zeigt sich eine Gelenkerosion und Schwellung sowie ein paraspinales Muskelödem. Nach Gadoliniumgabe lässt sich epidurales Granulationsgewebe bzw. ein paraspinaler oder epiduraler Abszess nachweisen.

Therapie

Die konservative Behandlung der HPFJI besteht in einer antibiotischen Behandlung, wobei Muffoletto u. Mitarb. (2001) zunächst 2 Wochen intravenös behandeln und anschließend über 6 Wochen die antibiotische Therapie oral weiterführen.

Die perkutane CT-gesteuerte Drainage des infizierten Facettengelenks oder eines paraspinalen Muskelabszesses in der Folge einer HPFJI hat eine Erfolgsrate von ca. 85 %. Liegt ein epiduraler Abszess mit neurologischen Defiziten vor, ist die notfallmäßige Indikation zum operativen Vorgehen mittels offener Facettotomie, Laminektomie und direkter Dekompression des Epiduralraumes erforderlich.

Komplikationen

Komplikationen der primär unbehandelten HPFJI können das Auftreten eines epiduralen Abszesses (25 %), eines paraspinalen Abszesses (39 %) sowie die Entwicklung von epiduralem Granulationsgewebe (38 %) sein.

Als iatrogene Komplikation wurde das Auftreten posteriorer paraspinaler Muskelabszesse nach perkutanen Facettengelenkinjektionen beschrieben (Cook u. Mitarb. 1999, Mangee u. Mitarb. 2000).

Literatur
Cook, N., P. Hanrahan, S. Song (1999): Paraspinal abscess following facet joint injection. Clin Rheumatol 18: 52–53
Mangee, M., S. Kannangara, B. Dennien (2000): Paraspinal abscess complicating facet joint injection. Clin Nucl Med 25: 71–73
Muffoletto, A.J., L.M. Ketonen, J.T. Mader, B.N. Crow, A.G. Hadjipavlou (2001): Hematogenous pyogenic facet joint infection. Spine 26: 1570–1576

8.6 Spinaler epiduraler Abszess (SEA)

Der SEA ist eine seltene, aber lebensbedrohliche eitrige Infektion des Epiduralraumes und stellt damit eine orthopädisch-chirurgische Notfallsituation dar.

Ätiopathogenese

Der SEA entsteht endogen entweder primär durch hämatogene Keimaussaat aus einem extraspinalen Fokus, z.B. Furunkel, Pharyngitis oder dentaler Abszess und ist dann im posterioren Bereich des Spinalkanals lokalisiert oder aber durch eine direkte Keimbesiedlung als Folge einer benachbarten Spondylodiszitis, wobei er sich dann bevorzugt im anterioren Bereich des Spinalkanals befindet. Darouiche u. Mitarb. (1992) fanden bei 43 Patienten mit SEA zu 44% eine Spondylodiszitis.

Aufgrund der zunehmenden Zahl der wirbelsäulennahen Injektionen in der Schmerztherapie sowie der epiduralen Katheterimplantationen steigt der Anteil der exogenen, iatrogen verursachten SEA an.

Häufigster Erreger des SEA ist mit 57–73% wiederum Staphylococcus aureus. Je nach der Herkunft des untersuchten Patientenkollektivs stehen spezifische Infektionen mit Mycobacterium tuberculosis mit 25% bereits an zweiter Stelle (Kaufman u. Mitarb. 1980). Mykotische Infektionen mit Aspergillen, Kryptokokken und Blastomyceten können bei Immunsuppression z.B. bei Patienten mit AIDS auftreten.

Epidemiologie

Die Inzidenz des SEA wird mit 0,2–2,0 pro 10 000 Hospitaleinweisungen angegeben. Sie ist insbesondere in den Industrieländern ansteigend, wobei ein steigendes Alter der Bevölkerung, eine größere Anzahl an spinalen Operationen, Drogenmissbrauch sowie der Einsatz immunsupprimierender Medikamente und Antibiotika als mögliche Ursachen genannt werden.

Erkrankungsalter. Das durchschnittliche Erkrankungsalter der SEA wird mit 62 Jahren (48–75 Jahren) angegeben. Im Kindesalter tritt ein spinaler epiduraler Abszess ausgesprochen selten auf (Jacobsen u. Sullivan 1994).

Lokalisation. SEA sind bevorzugt in der BWS sowie der LWS lokalisiert (Lanfermann u. Mitarb. 1996).

Diagnostik

Klinische Diagnostik

Hervorstechendes Symptom des SEA ist der akute heftige Rücken- bzw. Kreuzschmerz gefolgt von Fieber. Neurologische Symptome sind in ihrer Ausprägung sehr unterschiedlich und reichen von reinen Sensibilitätsstörungen über Paraparese, Sphinkterinsuffizienz bis hin zur kompletten Paraplegie. Liegt der SEA auf Höhe der BWS, besteht mit 81,8% das größte Risiko einer Kompression des Duralsackes mit nachfolgender Paraplegie bzw. Paraparese. Bei lumbaler Lokalisation des SEA traten diese Komplikationen hingegen nur zu 7,7% auf (Hadjipavlou u. Mitarb. 2000).

Labordiagnostik

Es liegt in der Regel eine massive Erhöhung der Entzündungsparameter vor.

Bildgebende Diagnostik

Lokalisation und Ausdehnung eines SEA lassen sich am besten mittels **MRT** nachweisen. Akalan u. Özgen (2000) verglichen die radiologischen Verfahren in ihrer Wertigkeit zur Diagnosestellung eines SEA und fanden positive Ergebnisse mittels des Nativröntgens bei 16,6%, mittels der Myelographie bei 91,6%, der Myelo-CT bei 100% sowie der MRT bei ebenfalls 100% der Fälle.

Differenzialdiagnosen

Aufgrund der in der Regel foudroyanten klinischen Symptomatik mit massiven Erhöhungen der Entzündungsparameter ist die Diagnose eines SEA meist eindeutig. Differenzialdiagnostisch kann in Einzelfällen ein tumoröses Geschehen ausgeschlossen werden.

Therapie

Die Therapie der Wahl des spinalen epiduralen Abszesses ist eine Kombination aus operativer Dekompression des Rückenmarks und der Nervenwurzeln sowie einer antibiotischen Therapie, die initial hochdosiert intravenös erfolgen sollte. Die antibiotische Therapie sollte möglichst unmittelbar nach Abstrichgewinnung bei noch ausstehendem Keimnachweis mit bakterizider Aktivität gegenüber Staphylokokken, Anaerobiern und gramnegativen Keimen erfolgen. Die parenterale antibiotische Behandlung sollte für mindestens 4 Wochen durchgeführt werden, in Abhängigkeit vom weiteren klinischen Verlauf und einer ggf. zugrunde liegenden Spondylodiszitis auch erheblich länger bis zur Normalisierung der Entzündungsparameter (s. Kapitel 8.2, Therapie der unspezifischen Spondylodiszitis).

Ergebnisse

Die Prognose des SEA hängt im Wesentlichen von einer schnellen Diagnosestellung ab. Liegt bereits bei der Erstvorstellung eine Paraparese vor, ist das Operationsergebnis vor allem vom Zeitraum des Beginns der neurologischen Ausfälle bis zur operativen Dekompression entscheidend. In einer Untersuchung von Maslen u. Mitarb. (1993) kam es bei Patienten mit einem Zeitintervall von über 12 Stunden zu keiner postoperativen neurologischen Erholung mehr, bei einem Zeitintervall über 36 Stunden zum Tod des Patienten. Mackenzie u. Mitarb. (1998) beschrieben bei einem Zeitintervall unter 8 Stunden nach dem Auftreten neurologischer Symptome gute postoperative Ergebnisse.

Die Mortalität nach SEA wird in der Literatur zwischen 5,8–14% angegeben (Akalan u. Özgen 2000, Danner u. Hartman 1987, Maslen u. Mitarb. 1993). Dabei spielt es für die Prognose keine Rolle, ob es sich um einen endogenen, durch hämatogene Keimaussaat entstandenen SEA oder durch einen exogenen iatrogenen SEA nach epiduraler Anästhesie oder Analgesie gehandelt hat (Reihsaus u. Mitarb. 2000). Liegt bei der Erstvorstellung des Patienten mit SEA bereits eine manifeste Sepsis vor, ist die Prognose meist infaust (Redekop u. Del Maestro 1992).

Literatur

Akalan, N., T. Özgen (2000): Infection as a cause of spinal cord compression: A review of 36 spinal epidural abscess cases. Acta Neurochir (Wien) 142: 17–23

Danner, R.L., B.J. Hartman (1987): Update of spinal epidural abscess: 35 cases and review of the literature. Rev Infekt Dis 9: 265–274

Darouiche, R.O., R.J. Hamil (1992): Bacterical spinal epidural abscess: a review of 43 cases and literature survey. Medicine 71: 369–385

Hadjipavlou, A.G., J.T. Mader, T. Necessary, A.J. Muffoletto (2000): Hematogenous pyogenic spinal infections and their surgical management. Spine 25: 1668–1679

Hlavin, M.L., K.J. Kaminski, J.S. Ross (1990): Spinal epidural abscess: a 10 year perspective. Neurosurgery 27: 177–184

Jacobsen, F.S., B. Sullivan (1994): Spinal epidural abscess in children. Orthopedics 17: 131–138

Kaufman, D.M., J.G. Kaplan, N. Litman (1980): Infectious agents in spinal epidural abscess. Neurology 30: 844–850

Lanfermann, H., W. Heindel, M. Gierenz (1996): Die kernspintomographische Diagnose des intra- und paraspinalen Abszesses. Röfo Fortschr Geb Röntgenstr Neuen Bildgeb Verfahr 165: 36–42

Mackenzie, A.R., R.B.S. Laing, C.C. Smith, G.F. Kaar, F.W. Smith (1998): Spinal epidural abscess: the importance of early diagnosis and treatment. Neurol Neurosurg Psychiatry 65: 209–212

Maslen, D.R., S.R. Jones, M.A. Crisplin (1993): Spinal epidural abscess: optimizing patient care 153: 1713–1721

Redekop, G.J., R.F. Del Maestro (1992): Diagnosis und management of spinal epidural abscess. Can J Neurol Sci 19: 180–187

Reihsaus, E., H. Waldbaur, W. Seeling (2000): Spinal epidural abscess: a meta-analysis of 915 patients. Neurosorg Rev 23: 175–204

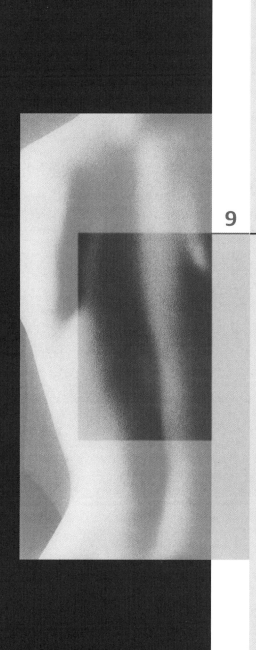

9 Nichtinfektiöse Entzündungen der Wirbelsäule

K. M. Peters

9.1 Einleitung
9.2 Seronegative Spondylarthropathien
9.3 Wirbelsäulenmanifestation bei chronischer Polyarthritis

9.1 Einleitung

Nichtinfektiöse Entzündungen der Wirbelsäule werden in unterschiedlicher Manifestation und Ausprägung durch Erkrankungen des rheumatischen Formenkreises hervorgerufen. Eine entzündliche Beteiligung der Wirbelsäule ist nicht nur für seronegative Spondylarthropathien typisch, sondern gehört auch zum klinischen Bild der chronischen Polyarthritis.

9.2 Seronegative Spondylarthropathien

Synonyme

Spondylarthritis, Spondarthritis.

Definition

Unter dem Begriff der seronegativen Spondylarthropathien wird eine heterogene Gruppe verwandter chronisch-entzündlicher Gelenkerkrankungen mit Beteiligung des Achsenorgans und bevorzugt der unteren Extremitäten sowie einer Assoziation zum HLA-B27 zusammengefasst.

Hierzu zählen derzeit 5 wesentliche Untergruppen:
- Spondylitis ankylosans,
- reaktive Spondylarthritis (mit und ohne Reiter-Syndrom),
- Spondylarthritis psoriatica,
- Spondylarthritis bei chronisch-entzündlichen Darmerkrankungen:
  - Enteritis regionalis (Morbus Crohn),
  - Colitis ulcerosa,
  - kollagene Kolitis,
  - Morbus Whipple,
- undifferenzierte Spondylarthritis.

Einige Autoren führen als weitere Untergruppen die juvenile Oligoarthritis Typ II und die HLA-B27-positive Iridozyklitis bzw. Uveitis auf, weil diese häufig in eine Spondylarthritis oder Spondylitis ankylosans übergehen.

Die Zuordnung des SAPHO-Syndroms (Spondylarthritis hyperostotica pustulopsoriatica) ist fraglich, weil zwar keine ausgeprägte genetische Assoziation zum HLA-B27 besteht, andererseits aber durch die Wirbelsäulen- und Hautbeteiligung Gemeinsamkeiten mit den Spondylarthritiden vorliegen (Engel 2001).

Folgende Gemeinsamkeiten liegen bei den Spondylarthropathien vor: Der Manifestationsschwerpunkt besteht in einem Befall des Achsenskeletts mit Sakroiliitis und seltener Spondylitis (Abb. 9.1). Die Beteiligung der peripheren Gelenke zeigt sich als meist asymmetrische Oligo- bis Polyarthritis. Eine Kalkaneopathie tritt als Enthesiopathie auf. Symptomüberlappungen finden sich an Haut, Nägeln, Augen, Magen-Darm- und Urogenitaltrakt. Es handelt sich stets um ein chronisch-entzündliches Geschehen mit einer Assoziation zum HLA-B27 und einer familiären Häufung als genetische Disposition. Klinisch finden sich nie Rheumaknoten, laborchemisch fehlen Rheumafaktoren (seronegativ). Sakroiliitis, Syndesmophyten und paraspinale Ossifikationen sind typische radiologische Zeichen.

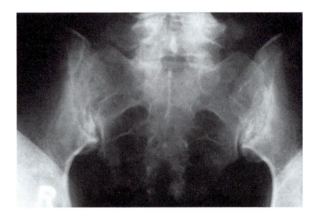

Abb. 9.1 Beidseitige Sakroiliitis bei 48-jähriger Patientin mit seronegativer Spondylarthropathie. Die kaudalen Abschnitte der Iliosakralgelenke sind vermehrt sklerosiert, unscharf und weisen Erosionen auf, beginnende Brückenbildungen insbesondere links.

Gemäß den Klassifikationskriterien der European Spondylarthropathy Study Group (ESSG) liegt eine Spondylarthropathie vor, wenn ein Hauptkriterium und mindestens ein Nebenkriterium erfüllt sind. Zu den Hauptkriterien zählen der entzündliche Rückenschmerz und die asymmetrische periphere Arthritis mit Betonung der unteren Extremitäten, zu den Nebenkriterien eine positive Familienanamnese (Verwandte 1. oder 2. Grades mit Spondylitis ankylosans, Psoriasis, akuter Uveitis, reaktiver Arthritis, chronisch-entzündlicher Darmerkrankung), eine Psoriasis, eine chronisch-entzündliche Darmerkrankung, ein alternierender Gesäßschmerz, eine Enthesiopathie sowie eine akute Diarrhoe, eine akute Urethritis sowie eine Sakroiliitis (radiologische Sakroiliitis bilateral Grad II–IV oder unilateral Grad III–IV). Die Sensitivität der ESSG-Kriterien beträgt 86 %, die Spezifität 87 %. Die Variationsbreite der Sensitivität beträgt für die einzelnen Spondylarthropathien zwischen 78–100 %. In der wichtigen Abgrenzung der

Spondylyarthropathien zur chronischen Polyarthritis kommt der Bestimmung des Rheumafaktors eine große Bedeutung zu, da Spondylarthropathien stets Rheumafaktor-negativ sind. Die Diagnose einer seronegativen chronischen Polyarthritis sollte nur dann gestellt werden, wenn sowohl die ESSG-Kriterien für eine Spondylarthropathie als auch das HLA-B27 negativ sind und keine weiteren Hinweise auf eine reaktive oder para- bzw. postinfektiöse Arthritis bestehen (Engel 2001).

9.2.1 Spondylitis ankylosans

Synonyme

Spondylarthritis ankylopoetica, Morbus Bechterew, Morbus Marie-Strümpell-Bechterew, ankylosierende Spondylitis.

Definition

Bei der Spondylitis ankylosans handelt es sich um eine chronische entzündlich-rheumatische Systemerkrankung mit Hauptmanifestation am Achsenskelett und den Iliosakralgelenken. Es kommt zu ankylosierenden und destruierenden Veränderungen mit typischem Haltungsbild. Periphere Gelenkmanifestationen betreffen vorwiegend die unteren Extremitäten und sind eher selten.

Typisch sind Enthesiopathien im Bereich der Spina iliaca, der Symphyse, der Trochantären, der Tuberositas tibiae und des Kalkaneus. Extraartikuläre Krankheitsmanifestationen treten häufiger auf als bei anderen Spondylarthropathien. In ca. 90 % der Fälle besteht eine Assoziation mit dem HLA-B27.

Ätiopathogenese

Einem oder mehreren Erregern, insbesondere Klebsiellen, Chlamydien und Mykoplasmen, bzw. chronischen Entzündungsherden wie einer Prostatitis, Urethritis, Zervizitis oder Enteritis wird eine auslösende Rolle im Zusammenhang mit disponierenden immungenetischen Faktoren zugeschrieben. Durch die HLA-B27-Assoziation besteht eine gesteigerte immunologische Reaktionsbereitschaft in Form von Autoimmunprozessen durch Induktion zytotoxischer T-Zellen als Folge einer intrazellulären bakteriellen Infektion. Möglicherweise liegen Kreuzreaktionen zwischen körpereigenen und bakteriellen Antigenen vor.

Im Anfangsstadium der Erkrankung kommt es zu entzündlichen Veränderungen an den Iliosakralgelenken, Wirbelgelenken sowie den Rippen-Wirbel-Gelenken. Es folgt eine Bindegewebeproliferation mit chondroider Umwandlung des Kollagens und anschließender enchondraler Ossifikation des neugebildeten Knorpels. Diese Bindegewebeneubildung spielt sich vor allem in der subligamentären Schicht des perivertebralen Bindegewebes, am Anulus fibrosus sowie an den genannten Gelenken ab. Endpunkt des entzündlichen Prozesses sind Verknöcherungen der bindegewebigen Verbindungen mit der Folge einer knöchernen Ankylose, verursacht durch die destruktiven Prozesse der Entzündung an der Wirbelvorderkante (Spondylitis anterior), an der vorderen Wirbelfläche oder der Grenzfläche zum Discus intervertebralis (Spondylitis, Diszitis) (Engel 2001).

Epidemiologie

In Deutschland lässt sich bei etwa 8 % der Bevölkerung das HLA-B27 nachweisen. An einer Spondylitis ankylosans erkranken 0,1–0,5 % der Gesamtbevölkerung, HLA-B27-positive Merkmalsträger weisen hingegen eine Erkrankungshäufigkeit von ca. 5 % auf. Ist das Individuum HLA-B27-negativ, liegt die Erkrankungshäufigkeit nur bei 0,5 %. Bei Verwandten 1. und 2. Grades mit Morbus Bechterew steigen die Prävalenzraten auf 10–50 %. Andererseits bleiben über 90 % der HLA-B27-positiven Merkmalsträger gesund.

Das Verhältnis betroffener Männer zu Frauen wird heute mit 2:1–3:1 angegeben, wobei Frauen insgesamt leichtere Verläufe zeigen, seltener geröntgt werden und damit häufiger der Diagnosestellung entgehen. An der Spondylitis ankylosans erkranken insbesondere Jugendliche und jüngere Erwachsene.

Erkrankungsalter. Der Gipfel des Manifestationsalters liegt zwischen 25 und 30 Jahren. Ein Krankheitsbeginn vor dem 16. und nach dem 45. Lebensjahr ist selten. Eine späte Erstmanifestation haben 5 % der Patienten mit einem gesicherten Krankheitsbeginn jenseits des 40. Lebensjahres. Auch heute vergehen noch durchschnittlich 7 Jahre seit Beschwerdebeginn, bis die Diagnose einer Spondylitis ankylosans definitiv gestellt wird.

Klassifikation

Die Spondylitis ankylosans lässt sich klinisch in 4 Stadien einteilen:
1. **Prodromal-** oder **Verdachtsstadium**: Neben allgemeinen Symptomen wie Müdigkeit, subfebrilen Temperaturen und einem vermehrten Schwitzen treten frühmorgendliche, den Schlaf unterbrechende Kreuzschmerzen sowie ein morgendliches, manchmal mehrere Stunden anhaltendes Steifigkeitsgefühl im Kreuz auf. Auch Arthralgien an stammnahen Gelenken, Fersenschmerzen oder eine Uveitis können Prodromalsyndrome sein. Das Prodromalstadium kann sich über Monate bis Jahre hinziehen.
2. **Stadium der Sakroiliitis**: Lässt sich radiologisch eine Sakroiliitis objektivieren, ohne dass bereits weitere Veränderungen an der Wirbelsäule bestehen, liegt das präspondylitische Stadium bzw. Stadium der Sakroiliitis vor. Klinisch ist in diesem Stadium die Wirbelsäule noch frei beweglich. Der frühmorgendliche Kreuzschmerz ist jetzt persistierend. Schmerzen und Steifigkeit an den vertebragenen Übergangsregionen (zervi-

kothorakal, thorakolumbal und lumbosakral) weisen auf eine aufsteigende Symptomatik hin, können jedoch noch nicht objektiviert werden.
3. **Versteifendes Wirbelsäulenstadium**: Als erste Zeichen einer Bewegungseinschränkung der Wirbelsäule fallen an der LWS eine verminderte Lateralflektion und Rotation auf. Die reduzierte Entfaltung der Rumpfwirbelsäule bei der Inklination zeigt sich durch ein eingeschränktes Schober-Zeichen. Es kommt zu einer charakteristischen Abflachung der Lendenlordose, die meist von einem ausgeprägten paralumbalen Muskelhartspann begleitet wird. Der Befall der BWS zeigt sich häufig in einer Verstärkung der Brustkyphose, wobei Kostovertebral-, Kostosternal- und nicht selten auch Sternoklavikulargelenke beteiligt sind. Die Atembreite ist vermindert, die Brustatmung wird zunehmend durch eine reine Zwerchfellatmung ersetzt. Es zeigt sich dann das Bild des sog. „Fußballbauches". Das Gangbild wird kleinschrittig mit Pendelbewegungen der Arme zur Kompensation der eingeschränkten Wirbelsäulenrotation. Schulter und Hüfte werden als stammnahe große Gelenke in die Versteifung mit einbezogen. Bei Beteiligung der HWS erfolgt die Einsteifung meist in einer vermehrten Ventralneigung.
4. **Endstadium**: Im Endstadium ist der Versteifungsprozess abgeschlossen. Das Ausmaß der Behinderung ist vor allem durch die Versteifung gegeben. Meist resultiert eine Versteifung mit verstrichener Lendenlordose, verstärkter Brustkyphose und Ventralneigung der HWS. Die resultierende Verminderung des Blickfeldes nach oben wird von den Patienten durch eine Beugestellung in Hüft- und Kniegelenken kompensiert. Persistierende Fehlhaltungen, sekundäre Arthrosen, insbesondere der Hüftgelenke und eine manifeste Osteoporose führen zu einem chronischen Schmerzsyndrom an Wirbelsäule und peripheren Gelenken (Abb. 9.2).

Die Übergänge zwischen den einzelnen Stadien der Spondylitis ankylosans sind fließend. In jedem Stadium kann die Krankheit zum Stillstand kommen.

Diagnostik

Klinische Diagnostik

Das klinische Bild der Spondylitis ankylosans ist vielfältig. Die Krankheitsverläufe sind sehr variabel und reichen von einem blanden Verlauf, insbesondere bei Frauen, bis hin zu einer vollständigen Einsteifung der Wirbelsäule. Das Leitsymptom der Spondylitis ankylosans ist der nächtlich auftretende, tiefsitzende Kreuzschmerz. Dieser von dem Patienten in der Regel ganz typisch geschilderte Schmerz (entzündlicher Rückenschmerz) hat folgende Charakteristik:
- tiefsitzend in Höhe der Iliosakralgelenke,
- teilweise in die Leistenregion ausstrahlend,
- teilweise ischialgiform ausstrahlend,
- gürtelförmig ausstrahlend in Höhe der BWS bzw. des thorakolumbalen Übergangs.

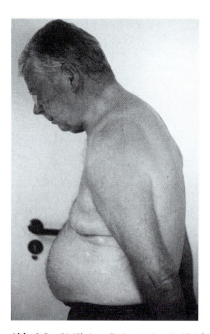

Abb. 9.2 61-jähriger Patient mit seit 45 Jahren bekannter Spondylitis ankylosans im Endstadium: aufgehobene Lendenlordose, verstärkte Kyphosierung der BWS und Ventralneigung der HWS mit Blickneigung nach unten, Ausbildung eines „Fußballbauches".

Der Kreuzschmerz bessert sich typischerweise durch Bewegung und verschlechtert sich in Ruhe. Er wird wahrscheinlich durch eine Zugspannung am Anulus fibrosus und den Längsbändern bei den nächtlichen Quellungsvorgängen der Bandscheiben verursacht. Weitere Symptome der Spondylitis ankylosans sind ein morgendlicher Anlaufschmerz, eine zunehmende Steifigkeit der Wirbelsäule und Enthesiopathien, vor allem im Bereich der Fersenbeine plantar, am Ansatz der Achillessehnen, im Bereich der Sitzbeinhöcker, der Beckenkämme, der Trochantären sowie am Übergang von Rippen, Rippenknorpel und Sternum. Zusätzlich entwickelt sich bei 20–75% der Patienten eine periphere Mon- bis Oligoarthritis mit asymmetrischem Muster vorwiegend an den großen Gelenken der unteren Extremitäten. Eine atlantoaxiale Arthritis wie bei der chronischen Polyarthritis kann auch gelegentlich bei der Spondylitis ankylosans auftreten. Durch Lockerung und schließlich Ausriss des Ligamentum transversum atlantis kommt es zur atlantoaxialen Dislokation (bei 2% akut) mit einer mehr oder weniger starken Kompression des Zervikalmarks. Äußerst selten wird im Verlauf einer Spondylitits ankylosans auch das Auftreten eines Cauda-equina-Syndroms beobachtet. Eine Zervikalarthritis kann bei Frauen die Erstmanifestation einer Spondylitis ankylosans sein. Weitere Charakteristika für eine „weibliche Verlaufsform" der Spondylitis ankylosans sind das gehäufte Auftreten einer Polyarthritis, eine Symphysitis sowie das Aussparen der BWS und LWS bei der Wirbelsäulenmanifestation.

Tab. 9.1 **Skelettale und extraskelettale Manifestationen der Spondylitis ankylosans**

Skelettmanifestationen	Sakroiliakalgelenke	Sakroiliitis
	Wirbelsäule	nichtbakterielle Spondylitis/Spondylodiszitis, Syndesmophyten, Bandverknöcherungen, Spondylarthritis, atlantoaxiale Dislokation, Osteoporose
	Symphyse	Symphysitis
	Gelenke	stammnahe Arthritis (Schulter- oder Hüftgelenke), periphere Arthritis als Oligo- bis Polyarthritis (20–30%), Enthesiopathien (20–30%)
Extraskelettale Manifestationen		Augenentzündungen (Iritis und Iridozyklitis in 25–30%), kardiovaskuläre Beteiligung (Herzklappenbeteiligung und Reizleitungsstörungen in ca. 10%), pulmonale Beteiligung (Lungenfibrose und zystische Oberlappenfibrose in 1–2%), Cauda-equina-Syndrom, Kolitis (im klinischen Bild einem Morbus Crohn ähnelnd, selten), Nierenbeteiligung (interstitielle Nephritis oder IgA-Nephropathie; Amyloidose nach langjährigem Krankheitsverlauf, selten; medikamentös induzierte Nierenschädigung bei langjähriger NSAR-Medikation in ca. 10% der Fälle)

In der Tabelle 9.1 sind die Skelettmanifestationen und extraskelettalen Manifestationen der Spondylitis ankylosans zusammengefasst.

Labordiagnostik
Entscheidend für die Diagnosestellung einer Spondylitis ankylosans sind die Klinik und die Röntgenmorphologie. Die Labordiagnostik hat ihren Stellenwert in der Bestimmung der Aktivität der Entzündung, insbesondere auch im Verlauf der Erkrankung unter Therapie. Unter den Entzündungsparametern hat sich die Bestimmung des CRP bewährt. Da die Spondylitis ankylosans immer Rheumafaktor-negativ ist, dient die initiale Bestimmung der Rheumafaktoren zur Abgrenzung des entzündlichen Geschehens gegenüber einer chronischen Polyarthritis. Über 90% der Patienten mit Spondylitis ankylosans sind HLA-B27 positiv. Da aber andererseits etwa 8% der deutschen Bevölkerung HLA-B27-Merkmalsträger sind, hat die Bestimmung nur eine geringe diagnostische Relevanz. Unter Berücksichtigung der übrigen Diagnosekriterien der Spondylitis ankylosans kann eine positive HLA-B27-Bestimmung die Verdachtsdiagnose verstärken. Ein positiver HLA-B27-Status sollte aber keineswegs vorschnell zur Diagnosestellung einer Spondylitis ankylosans führen! Auch andere Erkrankungen des rheumatischen Formenkreises weisen eine hohe HLA-B27-Assoziation auf:
- Morbus Reiter: 90%,
- reaktive Arthritis: 90%,
- darmassoziierte Spondylarthropathie: 70%,
- Psoriasisarthropathie mit Wirbelsäulenbeteiligung: 60%,
- juvenile chronische Arthritis: 30%.

Selbst Patienten mit chronischer Polyarthritis haben zu 10% einen positiven HLA-B27-Nachweis.

Bildgebende Diagnostik
Röntgen. Unter den bildgebenden Verfahren steht an erster Stelle das Nativröntgen. Zur Abklärung der klinischen Verdachtsdiagnose sollten zunächst Aufnahmen der LWS im a.-p. Strahlengang sowie eine Beckenübersicht gemacht werden. Die ersten radiologischen Veränderungen finden sich fast ausschließlich an den sakroiliakalen Gelenken und kommen als Pseudoerweiterung der Iliosakralgelenkspalten durch Demineralisation zur Darstellung. Wegen Überlagerung der Sakroiliakalgelenke im a.-p. Strahlengang sind bei unklaren Befunden Zielaufnahmen (Technik nach Barsony) und Tomographien durchzuführen. Die beidseitige symmetrische Sakroiliitis mit einem Nebeneinander von Destruktions-, Sklerose- und Ankylosezeichen, das sog. bunte Bild nach Dihlmann, stellt den typischen radiologischen Befund einer Spondylitis ankylosans dar. Krankheitsspezifische Wirbelsäulenveränderungen treten nur extrem selten vor SIG-Veränderungen auf. Hauptlokalisationen der Wirbelsäule sind die BWS und LWS. Folgende radiologische Wirbelsäulenveränderungen können im Krankheitsverlauf einer Spondylitis ankylosans auftreten:
- **Syndesmophyten**: Strikt vertikale Verknöcherungen der äußeren Schichten des Anus fibrosus (anuläre Syndesmophyten) oder der inneren Schichten des Längsbandes (ligamentäre Syndesmophyten) in $^2/_3$ der Fälle. Am thorakolumbalen Übergang zuerst zu erkennen.
- **Mixtasyndesmophyten**: Mischform aus Spondylophyt und Syndesmophyt, in erster Linie bei einer senilen Verlaufsform einer Spondylitis ankylosans, erscheinen im Vergleich zum Syndesmophyt kräftiger und plumper. Bei vorwiegendem Auftreten von Mixtasyndesmophyten sind eine psoriatische Spondylarthropathie und ein Morbus Reiter auszuschließen.
- **Parasyndesmophyten**: Vertikale Verknöcherungen ohne direkten Wirbelkörperkontakt, seltenes Auftreten bei der klassischen Spondylitis ankylosans, eher bei der psoriatischen Spondylarthropathie.
- **Andersson-Läsion**: Osteodestruktive Veränderungen an den Grund- und Deckplatten im unteren BWS- und LWS-Bereich als Zeichen einer Spondylodiszitis bzw. Diszitis, meist mehrsegmental im oder knapp unterhalb des Kyphosescheitels.

- **Romanus-Läsion**: Vorderer Wirbelkantendefekt als Zeichen einer Spondylitis anterior. Der Defekt ist immer von einer breiten Sklerose umgeben. Die recht typische dreieckige Sklerosierung wird als glänzende Ecke bezeichnet.
- **Tonnen- und Kastenwirbel**: Entstehen durch Umbauvorgänge an der Ventralseite der Wirbelkörper, die normalerweise konkav ist.
- **Bambusstab**: Radiologisches Endstadium einer Spondylitis ankylosans mit komplettem spondylitischen Überbrückungsprozess (Abb. 9.3a u. b, 9.3c, 9.4a). An den Facettengelenken kommt es zu einer Spondylarthritis mit ebenfalls sekundär knöchernem Durchbau.

Im p.-a. Röntgenbild zeigt sich dieses Phänomen als sog. doppelte Trambahnschiene, zwei dichte vertikal verlaufende Streifen neben den Dornfortsätzen (Abb. 9.4b).

Hehne u. Mitarb. (1990) haben nach chirurgisch-relevanten Gesichtspunkten unterschiedliche **Ossifikationstypen** der Spondylitis ankylosans definiert:
- **Typ 1 (spondylarthritischer Typ)**: Ossifikation von ausschließlich dorsalen Wirbelsäulenelementen, keine Syndesmophytose,
- **Typ 2 (Anulustyp)**: inkomplette (Typ 2a) oder komplette (Typ 2b) anuläre Ossifikation durch ventrale und/oder laterale Syndesmophyten,
- **Typ 3**: partielle (Typ 3a) oder totale ostotische Ossifikation (Typ 3b) als inkompletter oder kompletter Bambusstab.

Destruktion und Sklerosierung im Bereich der Symphyse weisen auf eine Symphysitis hin. Eine vollständige Ankylosierung des Symphysenspaltes ist selten.

An peripheren Gelenken sind in erster Linie Hüftgelenke mit 36% sowie Schultergelenke mit 23% betroffen. Weitere Gelenkbeteiligungen bei der Spondylitis ankylosans: Sternoklavikulargelenke 11–28%, Kniegelenke 18%, Sprunggelenke 7%, Zehengrundgelenke 7%, Ellenbogengelenke 6%, Akromioklavikulargelenke 6%, Kiefergelenke 4–10%, Handgelenke 5%, Fingergelenke 5% (Engel 2001).

Computertomographie. Bei unklaren nativradiologischen Befunden der Sakroiliakalgelenke sollte sich in der weiteren Diagnostik eine Computertomographie anschließen. Die typische Symptomtrias der Sakroiliitis mit subchondraler Sklerosierung, Erosionen sowie peri- oder transartikulären Knochenknospen und/oder -brücken mit nachfolgenden Verschmälerungen oder Erweiterungen des Gelenkraumes lässt sich mit der CT oftmals besser darstellen. Darüber hinaus wird die CT zur Aufdeckung spinaler Komplikationen wie Spinalkanalstenose, segmentale Instabilität und Wirbelkörperfrakturen eingesetzt.

Kernspintomographie. Die Kernspintomographie hat vor allem in der Frühdiagnostik der Spondylitis ankylosans einen erheblichen Fortschritt gebracht, da Ödeme und Infiltration des Knochenmarkes durch Granulationsgewebe früh zu Signalveränderungen im Fettmark von Sakrum und Ilium führen.

Skelettszintigraphie. Die Aussagekraft der Skelettszintigraphie ist bei Affektion der sakroiliakalen Gelenke sehr limitiert. Bereits im normalen Zustand zeigt sich im Bereich der ISG eine deutliche Nuklidmehrbelegung im Vergleich zu den benachbarten Strukturen. Darüber hinaus kann es bei Überlastungsreaktionen wie Beckenschiefstand und Skoliose, Hypermobilität in den ISG sowie bei jungen Patienten zu falsch positiven Befunden kommen. Ist bereits eine partielle Ankylosierung der ISG erfolgt,

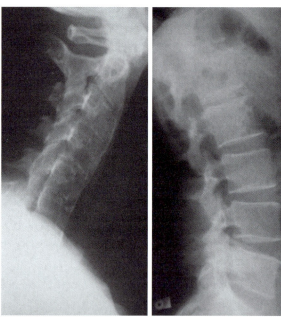
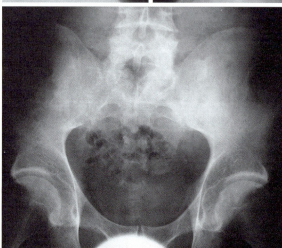

Abb. 9.3a–c 56-jähriger Patient mit langjährig bekannter Spondylitis ankylosans: Ankylosierung C2–C7 (**a**), Aussparung der LWS (**b**) und Ankylosierung beider ISG (**c**). Klinisch FBA von 0 cm.

9.2 Seronegative Spondylarthropathien

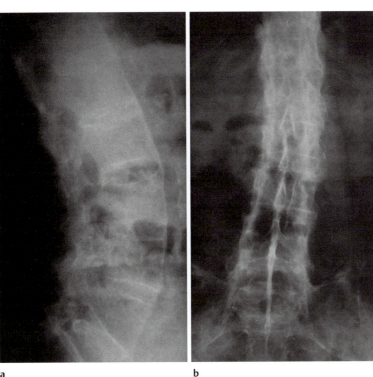

Abb. 9.4 a u. b 80-jähriger Patient mit Spondylitis ankylosans im Endstadium mit ausgeprägter Osteoporose. Bambusstab in der Seitenaufnahme der LWS (**a**), „doppelte Trambahnschiene" in der p.-a. Aufnahme (**b**).

Tab. 9.2 Frühdiagnosekriterien für die Spondylitis ankylosans

Kriterien	Punkte
HLA-B27 positiv	1,5
Wirbelsäulenschmerz vom entzündlichen Typ	1
Ischialgiformer Spontanschmerz und/oder positives Mennell-Zeichen	1
Spontan- oder Kompressionsschmerz im knöchernen Thorax und/oder eingeschränkte Atembreite (< 2,5 cm)	1
Periphere Arthritis und/oder Fersenschmerz	1
Iritis/Iridozyklitis	1
Eingeschränkte Beweglichkeit der HWS und/oder der LWS in allen Ebenen	1
BSG-Erhöhung	1
Röntgen: Syndesmophyten, Kasten-, Tonnenwirbel, Romanus-, Andersson-Läsion, Arthritis der Kostovertebral- und/oder der Intervertebralgelenke	1

Bewertung
Ab mindestens 3,5 Punkten ist die Frühdiagnose einer Spondylitis ankylosans zu stellen. Ausschlusskriterien stellen traumatische, degenerative oder andere nicht entzündliche Wirbelsäulenerkrankungen dar, z. B. eine Psoriasisarthritis oder eine reaktive Arthritis, maligne, infektiöse, metabolische oder endokrinologische Erkrankungen oder andere Gründe für eine erhöhte BSG bzw. ein positiver Rheumafaktor.

resultieren daraus nicht selten falsch negative Befunde der Skelettszintigraphie.

Aus der Kombination von klinischen, laborchemischen und radiologischen Befunden haben Mau u. Mitarb. (1990) die Frühdiagnosekriterien für die Spondylitis ankylosans entwickelt (Tab. 9.**2**) (Engel 2001). Die New-York-Kriterien zur Diagnose der Spondylitis ankylosans sind zur Frühdiagnose nicht geeignet.

Osteodensitometrie. Da eine stammnahe Osteoporose schon in der Frühphase der Spondylitis ankylosans bei 25 % der Patienten auftritt, sollte eine Knochendichtemessung (LWS und Schenkelhälse) in der Diagnostik der Spondylitis ankylosans obligat sein. Im fortgeschrittenen Stadium einer Spondylitis ankylosans kann eine Beurteilung der Osteodensitometrie im LWS-Bereich durch erhebliche Umbauten und Syndesmophytenbildungen deutlich erschwert sein und falsch negative Befunde vortäuschen. Hier ist dann der Befund der Schenkelhalsmessung ausschlaggebend.

Differenzialdiagnose

Da der klinische Verlauf einer Spondylitis ankylosans äußerst variabel und vielfältig sein kann, ist die differenzialdiagnostische Abgrenzung bisweilen schwierig. Die klinischen Beschwerden einer Spondylitis ankylosans können in wechselnder Heftigkeit radiologischen Veränderungen monate- bis jahrelang vorausgehen. Differenzialdiagnosen im engeren Sinne stellen das Reiter-Syndrom, die

Spondylarthritis psoriatica, die enteropathischen Spondylarthropathien sowie das SAPHO-Syndrom (Synovialitis, Akne, Pustulosis palmaris et plantaris, Hyperostosis, Ostitis) dar.

Bei zervikalem Befall einer Spondylitis ankylosans ist eine Zervikalarthritis bei chronischer Polyarthritis abzugrenzen. Eine weitere Differenzialdiagnose sind die bakteriellen Spondylitiden bzw. Spondylodiszitiden.

Als Differenzialdiagnosen im weiteren Sinne sind Wirbelsäulentumoren, degenerative Wirbelsäulenerkrankungen, eine axiale Osteoporose, Haltungs-, Stellungs- und Formfehler der Wirbelsäule sowie eine ISG-Arthrose zu nennen.

Erhebliche differenzialdiagnostische Schwierigkeiten kann eine HLA-B27-negative Spondylitis ankylosans mit später Manifestation mit sich bringen.

Therapie

Eine kausale Therapie der Spondylitis ankylosans wie auch der anderen seronegativen Spondylarthropathien ist bis heute nicht möglich. Im Mittelpunkt der Therapie stehen konservative symptomatische Behandlungsmaßnahmen mit den Zielen Hemmung der Entzündungsaktivität und Minderung des Schmerzes, Verhinderung der Progredienz der Erkrankung bzw. des Auftretens neuer Entzündungsschübe, Erhalt der Wirbelsäulenbeweglichkeit sowie Verhinderung sekundärer Schäden durch die schmerz- oder destruktionsbedingte Fehlstellung der Wirbelsäule. Eine operative Behandlung der Spondylitis ankylosans ist auf Endstadien mit ausgeprägten kyphosierenden Destruktionen der Wirbelsäule, bei eingetretener atlantoaxialer Dislokation und bei ausgeprägter Arthrose betroffener großer Gelenke beschränkt.

Konservative Therapie
Die konservative Therapie gliedert sich in folgende Gruppen:
- Physiotherapie und physikalische Therapie,
- Ergotherapie,
- schmerz- und entzündungshemmende Therapie,
- psychosomatische Therapie,
- Strahlentherapie.

Physiotherapie und physikalische Therapie stellen die tragende Säule im Gesamtbehandlungskonzept der Spondylitis ankylosans dar. Hauptaufgaben sind Entzündungshemmung, Dehnung verkürzter Muskulatur, Kräftigung insuffizienter Muskulatur, insbesondere der aufrichtenden Muskulatur, Aufrichtung der Körperhaltung, Erhalt und Verbesserung der kardiopulmonalen Leistungsfähigkeit, Erhöhung der Kraft-Ausdauer-Leistung und Förderung der Atemkapazität.

In der Akutphase der Spondylitis ankylosans steht die Entzündungshemmung im Vordergrund. Aus dem Bereich der physikalischen Therapie werden hier die Kryotherapie, entweder als lokale Eis- oder Kaltluftapplikationen oder als Behandlung in der Kältekammer, indifferent temperierte Bäder (Temperatur zwischen 30–36 °C), Stanger-Bäder sowie diadynamische Ströme eingesetzt.

Im subakuten oder chronischen Stadium ohne wesentliche Entzündungsaktivität stehen vielfältige Behandlungsmethoden aus dem Bereich der physikalischen Therapie zur Wahl:
- Peloide, heiße Rolle, Heusack, warme/heiße Bäder und Güsse,
- Kryotherapie,
- Ultraschalltherapie,
- Elektrotherapie (diadynamische Ströme, Mittelfrequenz),
- Thermotherapie (Kurzwelle, Mikrowelle, Infrarot-A-Tiefenwärme),
- Massagen (klassische Massagen, Bindegewebemassagen, Fußreflexzonenmassagen, Unterwasserdruckstrahlmassagen, Akupunktmassagen).

Grundlage der krankengymnastischen Behandlung als Einzel- und Gruppentherapie ist eine stadienbezogene und an der Pathobiomechanik orientierte Vorgehensweise. Voraussetzung hierzu ist eine genaue Befundanalyse von Haltung, Gangbild, Muskelzustand sowie Wirbelsäulengelenkzustand. Es hat sich die Einteilung des Patienten mit Spondylosis ankylosans in funktionelle Stadien bewährt, da sich die Zielsetzung der krankengymnastischen Therapie entsprechend den Stadien verändert:
- Stadium 1: kein Funktionsdefizit in Be- und Entlastung,
- Stadium 2: geringes Funktionsdefizit in Belastung, in Entlastung voll korrigierbar,
- Stadium 3: deutliches Funktionsdefizit, nur noch in Entlastung partiell korrigierbar,
- Stadium 4: ausgeprägte Funktionsdefizite, auch bei vollständiger Entlastung nicht mehr korrigierbar.

Im **Stadium 1** liegt der Schwerpunkt der Krankengymnastik auf Schmerzlinderung, Erhaltung der Wirbelsäulen-, Thorax- und Gelenkfunktionen sowie auf einer präventiven Rückenschulung. Mit zunehmender Fehlstatik und daraus resultierenden muskulären Dysbalancen gewinnen in den **Stadien 2–4** krankengymnastische Übungen zur Mobilisation der Wirbelsäule und der Gelenke, zur Muskelkräftigung und -dehnung sowie zur Verbesserung des Atemvolumens an Bedeutung. In dem muskulären Ungleichgewicht sind die tonischen Muskeln bei erhaltener Kraft verkürzt und die phasischen Muskeln abgeschwächt (Bitsch u. Mitarb.). In jedem funktionellen Stadium der Spondylitis ankylosans ist darüber hinaus die Atemgymnastik von großer Wichtigkeit. Einen großen Stellenwert im krankengymnastischen Therapiekonzept hat auch die Krankengymnastik im Bewegungsbad, da durch den Wasserauftrieb Wirbelsäule und Gelenke entlastet, die Muskulatur entspannt und die Bewegung dadurch schmerzärmer wird. Durch den Wasserwiderstand kommt es zu einer verbesserten Körperwahrnehmung und Muskelkräftigung. Durch den hydrostatischen Druck wird zudem die Ausatmung erleichtert. Die Behandlung im Schlingentisch wird insbesondere in den Stadien 2–4 mit den Zielen der Mobilisation, Dehnung und Muskelkräftigung eingesetzt. Frühzeitig sollte jeder Patient krankengymnastische Übungen selbst erlernen und ein tägliches Eigenübungsprogramm durchführen. Neben der Krankengymnastik stellt die **Sporttherapie** eine wichtige Säule im Behandlungskonzept der Spondylitis ankylosans dar. Ziele der Sporttherapie sind eine Verbesserung bzw. ein Erhalt der Beweglichkeit der Wirbelsäule und der Atembreite, eine Förderung der Ausdauerleistung und eine Vermeidung von muskulären Dysbalancen und Fehlhaltungen durch Kräftigung insuffizienter und Dehnung verkürzter Muskeln. Weiterhin sollen die koordinativen Fähigkeiten der Patienten optimiert werden. Über die Trainingsintensität muss bei jedem Patienten mit Spondylitis ankylosans individuell entschieden werden. Ziel ist ein wöchentliches Trainingsprogramm über viele Jahre. Ein weiteres Ziel ist die Ermutigung des Patienten mit Spondylitis ankylosans zu regelmäßiger eigenständiger, sportlicher Aktivität. Zu empfehlende Sportarten sind hierbei Rückenschwimmen, Walking, Waldlauf, Skilanglauf, Radfahren sowie Bogenschießen, Tauchen und Golf. In fortgeschrittenen Stadien der Spondylitis ankylosans mit weitgehender Fixierung der Wirbelsäule sind Sportarten mit Sturzgefahr zu vermeiden.

Ergotherapie. Die Ergotherapie nimmt mit ihren vielfältigen Aufgaben eine Sonderstellung im Behandlungsplan der Spondylitis ankylosans ein. Auch wenn der Schwerpunkt der Ergotherapie in der Behandlung von Gelenkerkrankungen liegt, profitieren auch wirbelsäulenerkrankte Patienten mit Spondylitis ankylosans von der funktionellen Ergotherapie, deren Ziele die Mobilisation und Verbesserung der Muskelfunktionen sind. Darüber hinaus sind die im Rahmen der Ergotherapie durchgeführten beratenden Leistungen, wie z.B. Hilfsmittelberatung und ergonomische Arbeitsplatzgestaltung und das Selbsthilfetraining, von Wichtigkeit.

Schmerz- und entzündungshemmende Therapie. Neben den beschriebenen Verfahren aus dem Bereich der physikalischen Therapie erfolgt eine schmerz- und entzündungshemmende Therapie durch eine medikamentöse Behandlung, in deren Mittelpunkt bei der Spondylitis ankylosans nichtsteroidale Antirheumatika (NSAR) stehen. Die Wahl und Dosierung des NSAR sollte vom Schmerzgrad, den tageszeitlichen Schwankungen der Schmerzen und der Verträglichkeit abhängig gemacht werden. Retardierte Präparate eignen sich vor allem als spät abendliche Gabe, um die am frühen Morgen auftretenden Schmerzen noch wirksam unterdrücken zu können. Nach wie vor sind Indometacin und die Oxicame Mittel der ersten Wahl, insbesondere wegen ihrer günstigen Pharmakokinetik über 24 Stunden. Die Gabe von Phenylbutazon mit seiner langen Halbwertzeit sollte auf die Akutbehandlung beim Bechterew-Schub beschränkt bleiben. Reine Analgetika und Muskelrelaxanzien sollten nur in Ausnahmefällen und zeitlich befristet eingesetzt werden. Die systemische Gabe von Glucocorticoiden sollte nur in akuten Phasen der Erkrankung als Stoßtherapie für 2–3 Tage erfolgen. Ausnahmen können Fälle mit hoch entzündlicher Gelenkbeteiligung darstellen. Die reine Wirbelsäulenmanifestation der Spondylitis ankylosans spricht hingegen nur gering auf eine Corticoidtherapie an. Basistherapeutika sollen auch bei der Spondylitis ankylosans den Langzeitverlauf in Bezug auf Schubhäufigkeit und -intensität mildern. Hier liegen die meisten Erfahrungen mit Sulfasalazin (Azulfidine RA) vor. Es profitierten besonders diejenigen Patienten, bei denen gleichzeitig eine entzündliche Darmerkrankung vorliegt. Sulfasalazin hat verschiedenen Studien zufolge einen günstigen Einfluss auf die periphere Gelenkbeteiligung, eine Wirbelsäulenmanifestation der Spondylitis ankylosans bleibt aber nahezu unbeeinflusst.

Beim Vorliegen einer stammbetonten und peripheren Osteoporose im Rahmen einer Spondylitis ankylosans erfolgt wie bei der idiopathischen Osteoporose eine Behandlung mit Kalzium und Vitamin D. Der Einsatz von antiresorptiven Medikamenten wie Bisphosphonaten richtet sich nach der individuellen Knochenstoffwechselsituation des Patienten.

Psychosomatische Therapie. Auch bei Patienten mit Spondylitis ankylosans bleiben chronische Schmerzen und progrediente Funktionseinschränkungen nicht ohne Folgen auf die psychosoziale Situation der Betroffenen. Abhängig von der psychischen Grundhaltung des Patienten und vom Krankheitsstadium ergeben sich vielfältige Probleme im psychosomatischen, zwischenmenschlichen und beruflichen Bereich. Aus psychologischer Sicht können 3 Subtypen bei der Spondylitis ankylosans unterschieden werden:
- Subtyp I (sog. adaptierter Regulationstyp nach Fischer): Patienten mit stabiler Selbstwertregulation (relativ geringer Leidensdruck, geringes subjektives Krankheitserleben, 52% der Patienten),
- Subtyp II (sog. narzistischer Typ): Patienten mit bedrohtem Selbstwertgefühl, aber Stabilisierung durch aktive Gegenregulationsbemühungen (35% der Patienten),
- Subtyp III (sog. psychosomatischer Regulationstyp): Patienten mit ausgesprochen instabilem Selbstwertgefühl (13% der Patienten).

Ein psychologisches Therapiekonzept mit den Hauptzielen der Schmerz- und Krankheitsbewältigung muss sowohl das klinische Krankheitsstadium der Spondylitis ankylosans als auch die persönlichkeitsorientierten Subtypen berücksichtigen. Während beim Subtyp I keine spezielle psychotherapeutische Behandlung notwendig ist, braucht der Subtyp III eine intensive Psychotherapie. Der Subtyp II benötigt allenfalls eine unterstützende begleitende Therapie (Bitsch u. Mitarb.).

Strahlentherapie. Bei Patienten mit schweren Verlaufsformen der Spondylitis ankylosans mit hoher Krankheits- und Schmerzintensität kann eine Therapie mit ^{224}RA-Radiumchlorid (SpondylAT) hilfreich sein. Das aktuelle Therapieschema umfasst 10 Einzelgaben von je 1 MBq in wöchentlichem Abstand. Hieraus resultiert eine Knochendosis von 6 Gy (Braun u. Mitarb. 2001).

Operative Therapie

Ist es zu einer Versteifung der Wirbelsäule in einer funktionell sehr ungünstigen Stellung gekommen, so dass das Blickfeld des Patienten massiv eingeschränkt wird, kann eine spinale Osteotomie indiziert sein. Bei fixierten kyphotischen Deformitäten im Bereich der Rumpfwirbelsäule und den Ossifikationstypen 1 und 2a nach Hehne u. Zielke (1990) sollte die polysegmentale dorsale Lordosierungsspondylodese nach Zielke durchgeführt werden, wodurch regelhaft Korrekturen zwischen 40 und 50° erreicht werden. Bei den Ossifikationstypen 2b und 3 sollte der monosegmentalen dorsalen transpedikulären Wirbelkörperteilosteotomie mit nachfolgender intravertebraler Osteoklasie (Closing wedge) der Vorzug gegeben werden. Im Bereich der HWS ist weiterhin eine zervikothorakale Extensionsosteotomie C7/Th1 mit Korrektur und Stabilisierung im Halo-Rumpfgips das Verfahren der Wahl (Halm 2001).

Eine Indikation zu einer operativen Versteifung einzelner Wirbelsäulensegmente besteht dann, wenn bei fast völlig eingesteifter Wirbelsäule nur noch wenige Wirbelsäulensegmente entzündet oder gelockert sind (Syndrom des letzten Gelenks mit segmentaler Hypermobilität).

Bei atlantoaxialer Dislokation im Rahmen einer Spondylitis ankylosans ist wie bei der chronischen Polyarthritis eine zervikale Fusion erforderlich. Isolierte Spondylodiszitiden bedürfen in der Regel keiner operativen Therapie. Bei Beteiligung stammnaher Gelenke kann sich rasch eine Sekundärarthrose entwickeln, so dass je nach Schmerzzustand und Funktionseinschränkung ein endoprothetischer Ersatz erforderlich sein kann. Nach endoprothetischem Hüftgelenkersatz zeigen Patienten mit Spondylitis ankylosans das vermehrte Auftreten ausgeprägter heterotoper Ossifikationen, so dass zur Ossifikationsprophylaxe unmittelbar postoperativ eine Radiatio vorzunehmen ist.

Komplikationen

Bei einer atlantoaxialen Dislokation kann es zu einer mehr oder weniger starken Kompression des Zervikalmarkes mit schweren neurologischen Ausfallerscheinungen wie Para- und Tetraplegien kommen. Weiterhin sind neurologische Ausfälle durch eine intermittierende Insuffizienz der A. intravertebralis möglich. Ein Cauda-equina-Syndrom im Rahmen einer Spondylitis ankylosans ist äußerst selten. Bei zunehmender Einsteifung der Wirbelsäule und gleichzeitiger Osteoporose kann es im Bereich der Wirbelsäule vermehrt zu Frakturen kommen. In der HWS sind C5/C6 oder C6/C7 die typischen Lokalisationen der in der Regel quer verlaufenden Frakturen.

Auch aus den Bereichen der extraskelettalen Manifestationen der Spondylitis ankylosans kann es zu Komplikationen kommen: Synechien, Glaukom und Katarakt nach Uveitis anterior, Aorteninsuffizienz und Aortitis bei kardiovaskulärer Beteiligung, Reizleitungsstörungen mit lebensbedrohlichem totalen AV-Block mit Adams-Stokes-Anfällen sowie in seltenen Fällen die Entwicklung einer Urämie nach langem Krankheitsverlauf bei Spondylitis ankylosans mit Nierenbeteiligung. Bei der medikamentösen Behandlung können die typischen Komplikationen nach Einsatz von NSAR, Corticoiden und Basistherapeutika auftreten.

Bei der Durchführung von spinalen Osteotomien zur Aufrichtung bei ausgeprägter Kyphosierung wurden schwere neurologische und abdominelle Komplikationen beschrieben. Bei 130 operierten Patienten waren 10 Todesfälle zu beklagen (Harris u. Mitarb. 1975, Law 1976, Simmons 1972). Hehne u. Mitarb. (1990) ermittelten in einer retrospektiven Untersuchung bei 177 Patienten mit polysegmentaler dorsaler Lordosierungsspondylodese nach Zielke eine Mortalitäts- und neurologische Komplikationsrate von ca. 2%. Die Reoperationsrate lag bei 7% (Halm 2001). Für die dorsale Wirbelkörperteilosteotomie mit nachfolgender Osteoklasie nach Ziwjan wird eine Mortalitätsrate von ebenfalls 2% angegeben. Als reversible Komplikationen wurden eine Anurie in 9%, eine Darmparese in 6%, Nervenwurzelirritationen und Wundinfektionen in jeweils 2% der Fälle angegeben. Durch Benutzung eines winkelstabilen dorsalen Pedikelschrauben-Stab-Systems wird die initiale Stabilität der dorsalen Wirbelkörperosteotomie erheblich erhöht. Bei der zervikothorakalen Korrekturosteotomie beschrieben Hehne u. Zielke (1990) bei 14% der Fälle neurologische Komplikationen

Ergebnisse

Die Mortalität ist bei Spondylitis ankylosans bedingt durch Komplikationen extraartikulärer Manifestationen, sekundäre Amyloidose, Wirbelkörperfrakturen und medikamentöse Nebenwirkungen, insbesondere nichtsteroidaler Antirheumatika, auf das 1,5fache erhöht. Prognostisch ungünstige Faktoren bei der Spondylitis ankylosans sind eine hohe Entzündungsaktivität, eine Hüftgelenkbeteiligung sowie eine Bewegungseinschränkung der LWS, Wurstfinger und/oder -zehen, eine Oligoarthritis, ein Krankheitsbeginn vor dem 16. Lebensjahr sowie ein schlechtes Ansprechen auf NSAR. Die Spondylitis ankylosans führt aber insgesamt nur selten zur Erwerbsunfähigkeit. Eine Spontanheilung (Ausbrennen) kommt in <1% der Fälle vor. Durch die unterschiedlichen Krankheitsmanifestationen und Verlaufsformen der Spondylitis ankylosans ist der Erfolg durchgeführter Behandlungen schwer einzuschätzen. Der positive Effekt der krankengymnastischen Therapie beruht nicht nur auf einer Aufrechterhaltung bzw. Verbesserung der Wirbelsäulenbeweglichkeit, sondern auch in einer Verbesserung des allgemeinen Gesundheitszustandes. Von einer intensiven Physiotherapie profitieren insbesondere jüngere Spondylitis-ankylosans-Patienten mehr als ältere sowie Frauen mehr als Männer.

Fortgeschrittene Stadien der Spondylitis ankylosans mit Entwicklung eines Bambusstabes treten bei Frauen signifikant seltener auf als bei Männern (7–12% versus 14–34%).

Das Krankheitsstadium 4 erreichen nach 15-jähriger Krankheitsdauer 12% der Männer im Vergleich zu 2% der Frauen. Frauen verbleiben häufiger in weniger fortgeschrittenen Krankheitsstadien. Eine HWS-Beteiligung ist hingegen bei Frauen häufiger als bei Männern. Während bei Männern die funktionellen Einschränkungen im Vordergrund stehen, sollen Frauen wesentlich stärker durch die Schmerzen beeinträchtigt sein (Bitsch u. Mitarb.).

Halm u. Mitarb. (1995) konnten bei 175 Patienten mit fixierter Kyphose der Rumpfwirbelsäule auf dem Boden einer Spondylarthropathie den positiven Einfluss von Korrekturosteotomien im Hinblick auf die Parameter Mobilität, Schmerzen, Ängstlichkeit und Depression nachweisen. Hehne u. Zielke (1990) berichteten bei 22 Patienten nach zervikothorakaler Extensionsosteotomie über einen Korrekturgewinn von durchschnittlich 35°, einen Stehgrößengewinn von 6,5 cm und eine Reduktion des Flèche cervicale von 11 cm.

9.2.2 Spondylarthritis psoriatica

Synonyme

Spondarthritis psoriatica, Osteoarthropathia psoriatica.

Definition

Die Spondylarthritis psoriatica ist die fakultative Achsenskelettbeteiligung der Krankheitsgruppe der Arthritis psoriatica, einer destruktiven, proliferativ osteoplastisch verlaufenden Gelenkerkrankung.

Die Spondylarthritis psoriatica kann vor, begleitend zu oder nach der Manifestation einer Psoriasis vulgaris an der Haut auftreten. Sie ist gekennzeichnet durch die Kombination einer Synovialitis mit dem osteoklastischen Abbau gelenknahen Knochens sowie mit der besonderen Form einer Knochenneubildung mit periostalen Proliferationen und entsprechenden typischen radiologischen Zeichen.

Ätiopathogenese

Die Ätiopathogenese der Spondylarthritis psoriatica ist nicht geklärt. Es besteht offensichtlich eine erbliche Disposition mit HLA-B17, HLA-B27 und HLA-CW6. Die Häufigkeit des HLA-B27 beträgt bei Psoriatikern mit Wirbelsäulenbeteiligung 65%, bei isolierter Sakroiliitis hingegen nur 25%. Ähnlich wie bei der Spondylitis ankylosans reichen diese genetischen Dispositionen jedoch nicht allein aus, um zur Manifestation der Krankheit zu führen. Es müssen auch hier zusätzliche, noch nicht bekannte exogene Faktoren hinzukommen.

Epidemiologie

Die Häufigkeit der Psoriasis vulgaris beträgt in der Normalbevölkerung bis zu 2%. Lediglich bei 3–10% der Psoriatiker tritt eine Arthritis psoriatica auf, ein Achsenskelettbefall (Spondylarthritis psoriatica) tritt je nach Stadium nur in 10–30% der Fälle mit Arthritis psoriatica auf.

Es besteht keine Geschlechtsprädisposition.

Erkrankungsalter. Das Alter des Erkrankungsbeginns liegt vor dem 40. Lebensjahr, in den meisten Fällen treten Skelettveränderungen 5–15 Jahre nach den ersten Hautveränderungen auf.

Diagnostik

Klinische Diagnostik

Die Diagnose einer Spondylitis psoriatica lässt sich häufig nur durch die sorgfältige Untersuchung des Patienten mit Arthritis psoriatica oder alleiniger Psoriasis vulgaris stellen. Die Krankheit weist eine relativ langsame Progredienz auf, Schubsituationen wie bei der Spondylitis ankylosans sind deutlich seltener. Die Patienten haben auch meist weniger Beschwerden (Engel 2001). In einem Drittel der Fälle tritt eine asymptomatische, häufig einseitige Sakroiliitis auf.

Labordiagnostik

Die Labordiagnostik der Spondylarthritis psoriatica entspricht der der Spondylitis ankylosans. BSG und CRP sind oft nicht erhöht.

Bildgebende Diagnostik

Das Auftreten von Parasyndesmophyten ist bei der Spondylarthritis psoriatica als auch beim Reiter-Syndrom typisch. Daneben finden sich auch Syndesmophyten. Diese sind aber im Vergleich zur ankylosierenden Spondylitis häufiger asymmetrisch. Eine Sakroiliitis und Spondylitis tritt in 20–40% der Fälle auf, sie betrifft vor allem ältere Männer. Charakteristischerweise ist bei der Arthritis psoriatica eher die mittlere und untere LWS und weniger der thorakolumbale Übergang betroffen. Selten kommen atlantoaxiale Subluxationen und ein Befall der oberen HWS vor.

Differenzialdiagnose

Die schwierigste Differenzialdiagnose der Spondylarthritis psoriatica besteht gegenüber dem Reiter-Syndrom. Bei beiden Erkrankungen treten osteodestruktive und proliferative Veränderungen kombiniert auf. Auch beim Reiter-Syndrom können psoriasiforme Haut- und Nagelveränderungen vorliegen. Die paraspinalen Ossifikationen sind bei der Spondylarthritis psoriatica weniger plump als beim Reiter-Syndrom. Weiterhin sind bei der Psoriasisarthropathie Hände und Füße gleichermaßen betroffen (insbesondere distale Interphalangealgelenke), während beim Reiter-Syndrom der Befall der unteren Gliedmaßen im Vordergrund steht, hier vor allem die Metatarsophalangealgelenke.

Therapie

Die therapeutischen Prinzipien der Spondylarthritis psoriatica sind ebenfalls symptomorientiert und entsprechen denen einer Spondylitis ankylosans. Als effektives Basistherapeutikum hat sich Methotrexat erwiesen. Neue Therapieoptionen ergeben sich aus dem Einsatz von Leflunomid (Gause u. Mitarb. 2001). Im Falle von therapiefraktären Verläufen kommt Cyclosporin A zur Anwendung, das günstige Effekte sowohl auf die Gelenkentzündungen als auch die Hautveränderungen hat. Die Prognose der Spondylosis psoriatica ist in Bezug auf die Einsteifung der Wirbelsäule in aller Regel günstiger.

9.2.3 Reaktive Spondylarthritis (mit und ohne Reiter-Syndrom)

Definition

Nach intestinalen und urogenitalen Infektionen (insbesondere durch Chlamydien) kommt es zu einer reaktiven Arthritis. Die Trias aus reaktiver Arthritis bzw. Spondylarthritis, Urethritis und Konjunktivitis wird als Reiter-Syndrom bezeichnet. Die Assoziation zum HLA-B27 beträgt wie bei der Spondylitis ankylosans 90%.

Ätiopathogenese

Bei einer genetischen Prädisposition kommt es nach Kontakt mit bakteriellen Antigenen unterschiedlicher Erreger (Chlamydien, Ureaplasma urealyticum, Yersinien, Salmonellen, Shigellen, Campylobacter) über eine immunologische Reaktion der Gelenkmembranen zur Ausbildung einer Arthritis. Es wird vermutet, dass sich ein aus den Gelenkstrukturen stammendes arthritogenes Peptid spezifisch an HLA-B27-Moleküle bindet. Bei Sensibilisierung von T-Lymphozyten gegen dieses Peptid infolge einer enteritischen oder urethritischen Infektion mit Erregern, die eine peptidähnliche Struktur aufweisen, wird eine chronische Arthritis durch autoreaktive T-Zellen ausgelöst.

Epidemiologie

Die Prävalenz der reaktiven Arthritis liegt bei ca. 0,5%. Männer und Frauen sind etwa gleich häufig betroffen.

Erkrankungsalter. Die reaktive Arthritis ist eine Erkrankung des mittleren Lebensalters, sie tritt meist unterhalb des 40. Lebensjahres auf.

Vorhergehende Infektionen lassen sich nur in 50–70% der Fälle eruieren. Die Häufigkeit einer reaktiven Arthritis beträgt nach einer Darminfektion mit Yersinien ca. 30%, bei anderen Darmkeimen liegt sie bei unter 2%. Neuinfektionen treten nicht selten nach einem erst kürzlich zurückliegenden Wechsel des Sexualpartners auf.

Diagnostik

Klinische Diagnostik

Die gezielte Anamnese gibt bereits entscheidende Hinweise auf die Diagnose. Es ist somit gezielt nach vorausgegangenen gastrointestinalen und bronchopulmonalen sowie urethralen Infektionen, Stuhlgangsabnormalitäten und Wechsel des Sexualpartners zu fragen. Zu Beginn der Erkrankung treten häufig Fieber sowie eine erhebliche Störung des Allgemeinbefindens auf. Fersenschmerzen und nächtliche Kreuzschmerzen sind Hinweise auf eine spondylarthritische Beteiligung. Bei 75% der Patienten mit chronischem Reiter-Syndrom kommt es zu einer klinischen Mitbeteiligung des Achsenskeletts, fast immer tritt eine asymmetrische Sakroiliitis auf. Der Krankheitsverlauf kann somit einer Spondylitis ankylosans gleichen, die Einsteifungstendenz der Wirbelsäule ist jedoch ähnlich wie bei der Spondylarthritis psoriatica nicht so ausgeprägt.

Bildgebende Diagnostik

In der frühen Phase des Reiter-Syndroms finden sich bei 5% der Patienten radiologisch nachweisbare entzündliche Veränderungen der Sakroiliakalgelenke, wobei die Sakroiliitis typischerweise unilateral auftritt. Bei chronischem Verlauf steigt die sakroiliakale Beteiligung bis zu 70% an. Die Veränderungen gleichen dann dem bunten Bild der Sakroilitis bei der Spondylitis ankylosans. Bei Beteiligung des Achsenskeletts treten wie auch bei der Spondylarthritis psoriatica Parasyndesmophyten auf, die vorwiegend am thorakolumbalen Übergang lokalisiert sind. Es können aber auch Syndesmophyten sowie im Endstadium eine Bambusstabwirbelsäule auftreten, allerdings deutlich seltener als bei der Spondylitis ankylosans.

Differenzialdiagnose

Eine wichtige Differenzialdiagnose des akuten Reiter-Syndroms ist die Gonokokkenarthritis als weitere postvenerische Arthritis, insbesondere da häufig simultane Infektionen mit Gonokokken und Chlamydien vorkommen. Weitere Differenzialdiagnosen sind in den anderen seronegativen Spondylarthropathien zu sehen.

Therapie

Die entzündunghemmende medikamentöse Therapie ist entsprechend wie bei den anderen Spondylarthropathien. Bei chronischer Spondylarthritis bzw. chronischer reaktiver Arthritis ist Sulfasalazin das Mittel der Wahl. Nur im Stadium der akuten Entzündung (akute Urethritis bzw. Enteritis) ist zur Elimination der Erreger eine antibiotische Therapie angezeigt (bevorzugt Tetrazykline oder Erythromycin). Eine Partnerbehandlung muss unbedingt angestrebt werden.

9.2.4 Spondylarthritis bei chronisch-entzündlichen Darmerkrankungen

Definition

Als seronegative Spondylarthritis bei Enteropathien werden entzündliche Manifestationen im Bereich der Sakroiliakalgelenke und der Wirbelsäule bei primären entzündlichen Darmerkrankungen bezeichnet.

Ätiopathogenese

Die Ursache der Arthritis bzw. der Spondylarthritis bei entzündlichen Darmerkrankungen ist unbekannt. Möglicherweise gelangen Antigene aus der sehr permeablen, entzündlich veränderten Darmwand ins Blut und führen zu immunologischen Vorgängen in der Synovialis. Der Nachweis von T-Lymphozyten mit Spezifität für enterobakterielle Antigene in entzündeten Gelenken, die mit Autoantigenen kreuz reagieren und somit den Entzündungsprozess aufrecht erhalten können, unterstreicht diese Hypothese. Histomorphologische Befunde, weitere extraintestinale Manifestationen und das Ansprechen auf Immunsupressiva sprechen für eine Störung der Autoimmunität und der Immunregulation (Bitsch u. Stein). Es besteht auch hier eine familiäre Prädisposition. Einen Wirbelsäulenbefall haben 50–90% HLA-B27-positive Patienten mit einer entzündlichen Darmerkrankung.

Epidemiologie

Je nach der entzündlichen Darmerkrankung ist der Anteil an Spondylarthropathien unterschiedlich:
- Morbus Crohn: Spondylarthritis 25%, Sakroiliitis 15%, häufig klinisch stumm,
- Colitis ulcerosa: Spondylarthritis 6%, Beginn häufig vor der Darmerkrankung, Sakroiliitis 14%, in der Regel asymptomatisch,
- Morbus Whipple: Spondylarthropathie 18%.

Erkrankungsalter. Der Altersgipfel der Spondylarthropathie bei Colitis ulcerosa und Morbus Crohn liegt zwischen dem 15. und 30. Lebensjahr. Ein tiefsitzender morgendlicher Kreuzschmerz ist hinweisend auf eine Sakroiliitis, die bei Männern mit Colitis ulcerosa 2- bis 3-mal häufiger vorkommt als bei Frauen. Die Symptomatik der Spondylarthropathie entspricht der bei Spondylitis ankylosans. Bei Patienten mit Morbus Crohn, Colitis ulcerosa oder Morbus Whipple sollte obligat nach einer Achsenskelettbeteiligung gesucht werden. Gleiches gilt umgekehrt für Patienten mit einer seronegativen Spondylarthritis.

Bildgebende Diagnostik

Der Befall der Iliosakralgelenke ist symmetrisch, wobei sich bei fortgeschrittener Entzündung alle Komponenten des bunten Bildes zeigen. An der Wirbelsäule zeigen sich Erosionen der Wirbelkörper, Formveränderungen und Syndesmophyten. Eine Bambuswirbelsäule kann auch als Endstadium einer enteropathischen Spondylarthritis auftreten.

Differenzialdiagnose

Differenzialdiagnostisch sind die Spondylitis ankylosans sowie die übrigen seronegativen Spondylarthropathien abzugrenzen. Bei einseitiger Sakroiliitis kann eine septische Arthritis ursächlich sein, die durch das Übergreifen des Entzündungsprozesses per continuitatem (vor allem beim Psoasabszess) entsteht.

Therapie

Die wichtigste Maßnahme in der Behandlung enteropathischer Arthritiden ist die Therapie der Grunderkrankung. In Abhängigkeit von der Schwere ihres Verlaufs wird Sulfasalazin allein oder in Kombination mit Glucocorticoiden verabreicht. Glucocorticoide sind insbesondere bei peripherer Gelenkbeteiligung erfolgreich. NSAR sind bei enteropathischen Arthritiden nur mit großer Vorsicht einzusetzen (Gause u. Mitarb. 2001)

9.2.5 Undifferenzierte Spondylarthritis

Definition

Bei den undifferenzierten Spondylarthritiden handelt es sich um entzündliche Gelenkerkrankungen unklarer Ätiologie, zum Teil mit extraartikulären Organmanifestationen ohne vorausgegangenen Infekt und ohne bestehende chronisch-entzündliche Darmerkrankungen. Auch das Vorliegen einer rheumatoiden Arthritis, einer Kollagenose, einer systemischen Vaskulitis oder einer Sarkoidose ist klinisch und serologisch ausgeschlossen.

Bei 19 % der primär so klassifizierten Patienten, vornehmlich derjenigen mit Befall mehrerer Gelenke ohne Achsenskelettmanifestation und/oder mit positivem Rheumafaktor lässt sich im Verlauf eine rheumatoide Arthritis, bei ca. 5 % der Fälle eine Spondylitis ankylosans und bei 3 % eine Arthritis psoriatica diagnostizieren. In Einzelfällen demaskiert sich eine enteropathische Spondylarthritis, eine Sarkoidose oder ein SAPHO-Syndrom. Oft lässt sich mit empfindlichen Methoden ein Erreger als auslösender Trigger vermuten, so dass die Erkrankung bei 10–30 % der Patienten als reaktive Arthritis klassifiziert werden kann (Saal u. Mitarb. 1997).

Epidemiologie

Engel (2001) gibt für die Berliner Bevölkerung eine Prävalenz von 0,7 % an. Das genetische Merkmal HLA-B27 fehlt bei 70–95 % der Patienten mit undifferenzierter Spondylarthropathie. Die Entzündungsaktivität ist meist nur spärlich ausgeprägt, im Vordergrund stehen Schmerzen.

Erkrankungsalter. Die Patienten sind meist jünger als 45 Jahre, wobei Männer und Frauen gleichermaßen betroffen sind.

Diagnostik

Klinische Diagnostik

Es bestehen zunächst sehr diskrete, später kontinuierlich zunehmende tief sitzende Rückenschmerzen mit Ausstrahlung ins Gesäß oder die Oberschenkel, eine morgendliche Steifigkeit des gesamten Körpers mit Besserung nach Bewegungsübungen sowie Schmerzen und Schwellungen an Händen oder Füßen und Fersenschmerzen.

Bildgebende Diagnostik

Im Gegensatz zu den übrigen seronegativen Spondylarthropathien fehlen bei der undifferenzierten Spondylarthropathie zumeist radiologische Veränderungen.

Differenzialdiagnose

Differenzialdiagnostisch kommen alle übrigen seronegativen Spondylarthropathien infrage. Gegenüber der Fibromyalgie unterscheidet sich die undifferenzierte Spondylarthropathie durch ein promptes Ansprechen auf nichtsteroidale Antirheumatika.

Therapie

Die undifferenzierte Spondylarthropathie spricht gut auf NSAR an. Da die Hälfte der Fälle, die zunächst als undifferenzierte Spondylarthritis klassifiziert werden, im Verlauf in ein nosologisch eindeutig definiertes Krankheitsbild eingeordnet werden können, sind die Prognose sowie der weitere Verlauf wie bei den entsprechenden Krankheiten. Andernfalls kommt es meist zur Ausheilung nach 3–12 Monaten. Es besteht nur ein geringes Chronizitätsrisiko.

Literatur

Bitsch, T., A. Stein: Enteropathische Spondylarthritiden. In: Bitsch, T.: Facharztleitfaden Rheumatologie. Steinkopff, Darmstadt, in Vorbereitung

Bitsch, T., J. Ernst, H. Franck: Spondylitis ankylosans (M. Bechterew). In: Bitsch, T.: Facharztleitfaden Rheumatologie. Steinkopff, Darmstadt, in Vorbereitung

Braun, J., E.M. Lemmel, B. Manger, R. Rau, H. Sörensen, J. Sieper (2001): Therapie der ankylosierenden Spondylitis (AS) mit Radiumchlorid (^{224}SpondylAT). Z Rheumatol 60: 74–83

Engel, J.M. (2001): Nicht infektiöse Spondylarthritiden. In: von Strempel, A.: Die Wirbelsäule. Thieme, Stuttgart: 299–320

Gause, A., B. Manger, J.R. Kalden, G.R. Burmester (2001): Therapie entzündlich rheumatischer Erkrankungen: Vom Standard in die Zukunft. Internist 42: 223–236

Halm, H. (2001): Kyphosen. In: von Strempel, A.: Die Wirbelsäule. Thieme, Stuttgart: 123–186

Halm, H., P. Metz-Stavenhagen, K. Zielke (1995): Results of surgical correction of kyphotic deformities of the spine in ankylosing spondyitis on the basis of the modified arthritis impact measurement scales. Spine 20: 1612–1619

Harris, A.G., J.S. Heron, W.A. Renwick (1975): Anaesthesia for posterior cervical osteotomy. Can Anaesth Soc J 22: 84

Hehne, H.J., K. Zielke (1990): Die kyphotische Deformität bei Spondylitis ankylosans. Klinik, Radiologie, Therapie. In: Schulitz, K.P.: Die Wirbelsäule in Forschung und Praxis. Bd. 112. Hippokrates, Stuttgart

Hehne, H.J., K. Zielke, H. Böhm (1990): Polysegmental lumbar osteotomies and transpedicled fixation for correction of long-curved kyphotic deformities in ankylosing spondylitis. Report on 177 cases. Clin Orthop 258: 49–55

Law, W.A. (1976): Ankylosing spondylitis and spinal osteotomy. Proc R Soc Med 69: 715

Saal, J.G., H. Dürk, I. Kötter (1997): Manual Rheumatologie. Chapman & Hall, London: 30–56

Simmons, E.H. (1972): The surgical correction of flexion deformity of the cervical spine in ankylosing spondylitis. Clin Orthop 86: 132

9.3 Wirbelsäulenmanifestation bei chronischer Polyarthritis

Synonyme

Rheumatoide Arthritis.

Definition

Die chronische Polyarthritis ist eine entzündliche, nichtinfektiöse, meist chronisch progredient verlaufende Systemerkrankung des Bindegewebes. Sie kann sämtliche peripheren und stammnahen Gelenke und darüber hinaus die mit einer Synovialis ausgekleideten Sehnenscheiden und Schleimhäute sowie fakultativ innere Organe befallen.

Kommt es im Rahmen einer chronischen Polyarthritis zu einer Beteiligung der Wirbelsäule, ist in erster Linie die HWS, insbesondere der kraniozervikale Übergang betroffen. Nach einer ein- bis dreijährigen Laufzeit der chronischen Polyarthritis weisen 30% der Patienten eine HWS-Beteiligung auf, nach 10- bis 12-jähriger Laufzeit sind es 44% (Keitel 1992). In seltenen Fällen sind auch Brust- und Lendenwirbelsäule Sitz chronisch-entzündlicher Veränderungen (Gschwend u. Mitarb. 1981). Eine Sakroiliitis im Rahmen einer chronischen Polyarthritis tritt in 5% auf.

Ätiopathogenese

Bei der chronischen Polyarthritis kommt es primär zum Befall der kleinen Blutgefäße, der Synovia und der Bindegewebestrukturen. Bei der rheumatischen Beteiligung der Halswirbelsäule sind die synoviale Auskleidung der über 30 Gelenke der HWS und die zahlreichen Schleimbeutel betroffen. Das Zerstörungspotential der vertebralen rheumatoiden Spondylitis und Bursitis ist vergleichsweise so groß wie jenes der chronischen Polyarthritis der Hand- oder Fußgelenke. Knorpelschwund, Knochenerosionen, Bandrupturen und Bandscheibenzerstörungen führen zur Instabilität der HWS mit intervertebralen Subluxationen. Hierdurch können Schäden sowohl am Rückenmark als auch an den Vertebral- und Basilararterien entstehen. Durch poliferatives Pannusgewebe kann zusätzlich ein Druck auf Gefäße und Nerven entstehen. Hierdurch kann es zu einer Abflussbehinderung des Liquors aus dem 4. Ventrikel mit nachfolgender Hirndrucksymptomatik kommen (von Strempel 2001).

Klassifikation

Die typischen Instabilitäten einer rheumatoiden Arthritis bei HWS-Befall sind:
- **Atlantodentale Dislokation**: Durch die Zerstörung des atlantodentalen Gelenks zwischen dem Dens axis und dem vorderen Atlasbogen sowie posterior durch Zerstörung der gelenkartigen Verbindungen mit dem Lig. transversum kommt es zur Verschiebung des Atlas zusammen mit dem Schädel über den Dens axis nach ventral. Liegt eine atlantodentale Verschiebung von über 4 mm vor, sind weitere Strukturen des atlantoaxialen Kapselbandapparates sowie die Gelenkfacetten von C1 und C2 zerstört (Abb. 9.6).
- **Vertikale Dislokation**: In der Folge einer atlantodentalen Dislokation, aber auch isoliert kann es zu einer Densaufwärtsdislokation (pseudobasiläre Impression, vertikale Subluxation) kommen. Neben einer Zerstörung des Kapsel-Band-Apparates und der Kopfgelenke wird die vertikale Dislokation durch die Destruktion des subchondralen Knochens gefördert. Es kommt zu einer Kippung des Atlas nach ventral-kaudal, so dass sich der hintere Atlasbogen dem Hinterhaupt annähert. Der Axis nähert sich an die Okzipitalkondylen, die durch destruktive Veränderungen abgeflacht sind. Als Ergebnis kommt es zu einem Tiefertreten des Kopfes und zu einer Penetration des Dens axis in das Foramen occipitale magnum hinein (Halla u. Mitarb. 1982).
- **Subaxiale Instabilität**: Durch chronisch-entzündliche Veränderungen der kleinen Wirbelgelenke, der intraspinalen Bänder und der Bandscheiben können Ventralverschiebungen des kranialen über den kaudal gelegenen Wirbel erfolgen (s. Abb. 9.5). Hierdurch resultiert eine relative Enge des subaxialen zervikalen Spinalkanals.
- **Multiple Dislokation**: Das Vollbild der HWS-Destruktion im Rahmen einer chronischen Polyarthritis ist gekennzeichnet durch subaxiale Instabilitäten, eine Densaufwärtsdislokation und eine atlantodentale Dislokation.

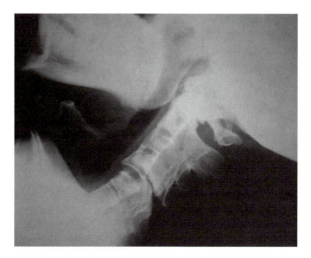

Abb. 9.5 36-jähriger Patient mit juveniler rheumatoider Arthritis mit ankylosierter HWS nach Spondylarthritis und Hypermobilität im Segment C4/C5 (Syndrom des letzten Gelenks).

Diagnostik

Klinische Diagnostik

Die klinischen Symptome eines Rheumatikers mit HWS-Befall sind äußerst variabel und reichen von völliger Symptomlosigkeit selbst bei fortgeschrittenen radiologischen Veränderungen über chronische Nackenschmerzen bis zu Myelopathiezeichen mit Gefühlsstörungen, Lähmungen und unspezifischen Störungen wie Schwindel, Übelkeit, Schluckstörungen, Ohrgeräuschen, Luftnot und Augensymptomen. Das klinische Leitsymptom für die Beteiligung der HWS ist der C1/C2-Schmerz. Dieser Nackenschmerz ist meist Initial- und Leitsymptom ebenso wie ein Kloßgefühl und Schluckbeschwerden. Im Krankengut von Thabe (1997) fehlt der C1/C2-Schmerz lediglich bei 8% der Rheumatiker.

Während die chronische Polyarthritis ihren Hauptmanifestationsort im Bereich des okzipitozervikalen Übergangs und der mittleren HWS hat, kommt es bei der juvenilen chronischen Arthritis zu entzündlichen Veränderungen der unteren und mittleren HWS mit folgender Ankylosierung und einer daraus resultierenden erheblichen Instabilität der Kopfgelenke (Abb. 9.5).

Bildgebende Diagnostik

Röntgen. Die radiologische Untersuchung der HWS bei chronischer Polyarthritis besteht aus einer HWS in zwei Ebenen, einer a.-p. Aufnahme des Dens axis sowie Funktionsaufnahmen der HWS in Ante- und Retroflexion. Hierbei können folgende Messungen am Röntgenbild vorgenommen werden:

- atlantodentale Distanz: Abstand zwischen der Rückfläche des vorderen Atlasbogens und der vorderen Begrenzung des Dens axis, gemessen auf der Höhe der mittleren Atlasebene. Pathologisch sind Werte über 3 mm beim Erwachsenen und über 5 mm beim Kind.
- Abstandsmessung der Densspitze zur McGregor-Linie sowie zur McRae-Linie zur Erfassung der pseudobasilären Impression.
- Subaxiale Instabilität: Die Ventralverschiebung des kranialen über dem kaudal gelegenen Wirbel erfolgt in Anlehnung an die Einteilung nach Meyerding.

Über die Durchführung einer konventionellen Tomographie ergeben sich weitergehende Hinweise zur Abschätzung einer Osteodestruktion und Subluxation.

Entsprechend den Larsen-Stadien lassen sich 5 radiologische Stadien der HWS-Beteiligung bei chronischer Polyarthritis unterscheiden:

- Stadium I: Demineralisierung der gelenknahen Anteile,
- Stadium II: atlantodentale Dislokation von 4–6 mm sowie ein Befall mehrerer Segmente der mittleren und unteren HWS,
- Stadium III: atlantodentale Dislokation ventral von über 6–8 mm, ein Zerfall der Massa lateralis mit beginnender basilärer Impression sowie Densarosionen und Destruktionen der kleinen Wirbelgelenke der unteren HWS,
- Stadium IV: atlantodentale Instabilität mit einer Dislokation von mehr als 8 mm, basilare Impression, ausgeprägte Densarosionen sowie Destruktionen der kleinen Wirbelgelenke mit konsekutiven Subluxationen,
- Stadium V: Stadium der Ankylosierung durch bindegewebige oder auch knöcherne Fixierungen der gelenkigen Anteile.

Computertomographie. Die CT kann frühzeitig knöcherne Arosionen, Frakturen, insbesondere des Dens axis und des Atlasbogens aufdecken.

Magnetresonanztomographie. Durch eine MRT lassen sich das Ausmaß des Pannusgewebes um die Densspitze, eine Kompression des Rückenmarkes und auch Echoveränderungen im Myelon als Ausdruck einer fortgeschrittenen Myelondegeneration darstellen. Für die Indikationsstellung zur operativen Therapie und die Detailplanung der Operation ist die MRT heute unverzichtbar (Abb. 9.7).

Elektromyographie. Neurologische Symptome können beim rheumatischen Befall einer HWS schleichend und inkonstant auftreten. Hier kann der Einsatz einer Elektromyographie hilfreich sein.

Differenzialdiagnose

Die wichtigste Differenzialdiagnose einer HWS-Manifestation einer chronischen Polyarthritis stellen die seronegativen Spondylarthropathien dar, besonders bei ausgedehnter Ankylosierung der unteren und mittleren HWS. Im Rahmen einer juvenilen chronischen Polyarthritis kann es zu Abgrenzungsschwierigkeiten kommen, insbesondere bei gleichzeitig positivem HLA-B27.

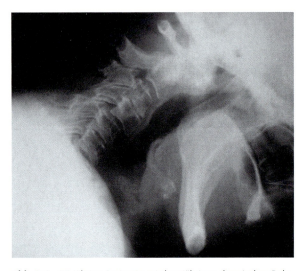

Abb. 9.6 77-jährige Patientin mit langjähriger chronischer Polyarthritis. In der Funktionsaufnahme sind in Inklination eine atlantodentale Subluxation sowie eine Gefügelockerung in den nachfolgenden Segmenten zu erkennen.

Therapie

Konservative Therapie

Eine konservative Behandlung der rheumatischen Halswirbelsäule erfolgt im Larsen-Stadium I durch konsequente Behandlung des Rheumatikers mit NSAR und Basistherapeutika, um den chronisch-entzündlichen Verlauf der Erkrankung einzuschränken. Weiterhin wird krankengymnastische Therapie zur Stabilisierung der HWS durchgeführt. Bei zunehmender Instabilität ist das Tragen einer weichen Zervikalstütze zunächst nachts und in Gefahrensituationen (z. B. während einer Autofahrt), später auch ganztätig erforderlich.

Operative Therapie

Folgende Operationsindikationen bestehen bei Patienten mit HWS-Manifestation einer chronischen Polyarthritis (Grob 1998, Thabe 1997):

- therapieresistenter Kopf- und Nackenschmerz (C1/C2-Schmerz),
- segmentale Instabilität,
- zervikale Myelopathie,
- weniger als 6 mm a.-p. Durchmesser des Myelons in der Flexionsaufnahme der MRT,
- a.-p. Durchmesser des retrodentalen Spinalkanals von weniger als 14 mm.

Bei Instabilitäten in den Segmenten C0 bis C3 sollten dorsale Spondylodesen mit Einschluss des Okziputs Verwendung finden. Thabe (1997) bezieht das Okziput generell in die Spondylodese mit ein, da nach segmentalen Spondylodesen zwischen C1 und C2 nach 2–3 Jahren revisionsbedürftige Instabilitäten im Bereich C0/C1 auftraten. Ist eine Reposition des Atlasbogens nicht möglich oder liegen durch Synovialmassen im ventralen Bereich des Dens oder durch einen destruierten Dens Repositionshindernisse vor, ist eine Resektion des Atlasbogens in Kombination mit einer Verschraubung des Okziputs mit Plattenfixation über C2/C3 indiziert. Alternativ kann eine Densresektion mit ventraler Osteosynthese durchgeführt werden. Liegt ein Densabriss oder eine basiläre Invagination vor, ist die Indikation für eine transoral durchgeführte ventrale Spondylodese gegeben. Bei einer kombinierten subaxialen Instabilität können zur Entlastung des Myelons und zur Wiederherstellung des Alignements der HWS eine ventrale Spondylektomie mit interkorporeller Anlagerung eines Kortikalisspans sowie eine Retention mittels Plattenosteosynthese erforderlich werden. Um einen Stellungsverlust und eine mögliche Plattendislokation bei osteoporotischem Knochen zu vermeiden, sollte in zweiter Sitzung eine dorsale instrumentierte Spondylodese erfolgen (von Strempel 2001).

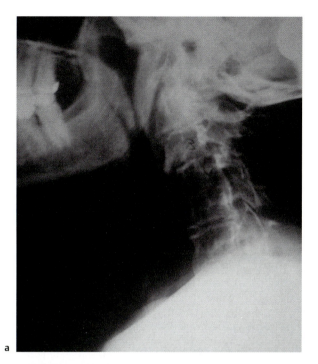

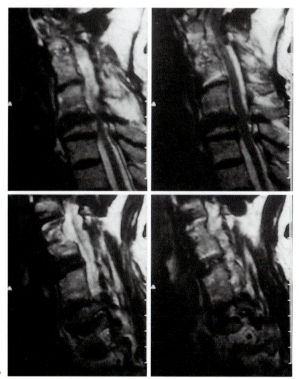

Abb. 9.7 a u. b 71-jährige Patientin mit fortgeschrittener HWS-Beteiligung bei chronischer Polyarthritis. Die seitliche Röntgenaufnahme der HWS (**a**) und die MRT der HWS (**b**) zeigen eine hochgradige Destruktion des Dens axis und des HWK 4 sowie eine Subluxation im atlantookzipitalen und atlantoaxialen Gelenk.

Nachbehandlung

Die beschriebenen Spondylodesen benötigen keine externe Fixation mit einem Halo oder Gipsverband. Eine äußere Abstützung erfolgt mittels einer weichen Zervikalstütze, die bis 6 Wochen postoperativ ganztägig sowie weitere 6 Wochen nachts getragen wird.

Komplikationen

Bei fortschreitender Subluxation ist auf allen Stufen der HWS mit Symptomen einer Rückenmarkkompression oder Abknickung der A. vertebralis zu rechnen. Am häufigsten sind hierbei Komplikationserscheinungen bei atlantodentaler und atlantookzipitaler Verschiebung. Smith u. Mitarb. (1972) fanden bei 30 von 150 Patienten mit atlantoaxialer Subluxation Zeichen einer Medullarkompression und/oder einer zunehmenden arteriellen Insuffizienz. Die neurologischen Symptome können sich hierbei in allen Schweregraden von einfachen Parästhesien über eine zunehmende Muskelschwäche bis hin zum Vollbild der Tetraplegie manifestieren (Gschwend u. Mitarb. 1981). Bei einer Insuffizienz der A. vertebralis durch pathologische Wirbelverschiebungen kommt es zu Ischämiezeichen des Hirnstammes mit klinischen Zeichen wie Schwindel, Brechreiz, Dysphagie und Ohrensausen. Todesfälle treten als Folge einer Kompression des Rückenmarkes oder der Vertebralarterien mit Atem- und Kreislaufstillstand auf. Mikulowski u. Mitarb. (1975) fanden bei rund 10% ihrer verstorbenen Polyarthritiker als Ursache eine Rückenmarkkompression durch Verschiebung in den Kopfsegmenten der Halswirbelsäule.

Eine Komplikation nach HWS-Fusion beim Rheumatiker stellt die Ausbildung einer Hypermobilität und einer Segmentlockerung in dem unter der Fusionsstrecke liegenden Abschnitt dar.

Ergebnisse

Durch die Stabilisierung des okzipitozervikalen Übergangs und der darunter liegenden Halswirbelsäulensegmente ist eine dauerhafte Heilung im Sinne einer Vermeidung der schwerwiegenden Folgen der atlantodentalen Luxation zu erreichen. Die unmittelbare Gefährdung des Patienten durch eine hohe Querschnittslähmung kann somit ausgeschlossen werden. Entscheidend ist, dass der stabilisierende Eingriff rechtzeitig ausgeführt wird. Liegt bereits präoperativ eine ausgeprägte Myelopathie vor, ist die Erholungstendenz des Rückenmarkes auch nach Stabilisierung und Dekompression gering. Die perioperativen Komplikationen steigen danach deutlich an (von Strempel u. Mitarb. 1992). Bei Rheumatikern mit HWS-Beteiligung ist deshalb eine engmaschige Kontrolle mit regelmäßiger neurologischer Untersuchung (Kontrolle des Vibrationsempfindens, der Tiefensensibilität und auch der Berührungssensibilität) erforderlich. Zusätzlich sollten jährliche Röntgenkontrollen der HWS in zwei Ebenen mit maximaler Vor- und Rückneigung erfolgen.

Zygmunt u. Mitarb. (1994) fanden bei 147 Patienten, die in der Originalmethode nach Brattström-Granholm fusioniert worden waren, bei einer mittleren Nachuntersuchungszeit von 55 Monaten eine klinische Besserung bei 87% der Patienten, 8% waren unverändert. Lediglich 5% der Patienten wiesen progressive klinische Symptome trotz operativer Versorgung auf.

Literatur

Grob, D. (1998): Chirurgische Eingriffe an der Halswirbelsäule bei Polyarthritis. Indikation und Operationsstrategie. Orthopäde 27: 177–181

Gschwend, N., M. Scherer, U. Munzinger (1981): Entzündliche Veränderungen der Wirbelsäule bei der chronischen Polyarthritis. Orthopäde 10: 155–168

Halla, J.T., S. Fallahi, J.G. Hardin (1982): Nonreducible rotational head tilt and lateral mass collaps. Arthritis Rheum 25: 1316–1324

Keitel, W. (1992): Klinik der Synovialitis und Tenosynovialitis. In: Häntzschel, Otto, Nassanova: Rheumatoide Arthritis, eine systemische Erkrankung. Johann Ambrosius Barth, Leipzig

Mikulowski, P. u. Mitarb. (1975): Sudden death in rheumatoid arthritis with atlanto-axial dislocation. Akta Med Scand 198: 445–451

Smith, P.H., R.L. Benn, J. Sharp (1972): Natural history of rheumatoid cervical luxations. Ann Rheum Dis 31: 431

von Strempel, A. (2001): Operative Therapie der instabilen rheumatischen Halswirbelsäule. In: von Strempel, A.: Die Wirbelsäule. Thieme, Stuttgart: 321–326

von Strempel, A., O. Welke, H. van den Boom (1992): Ergebnisse nach Fusionsoperationen an der instabilen Halswirbelsäule bei Patienten mit chronischer Polyarthritis. Akt Rheumatol 17: 94–101

Thabe, H. (1997): Praktische Rheumaorthopädie. Chapmen & Hall, London

Zygmunt, S., H. Säveland, U. Rydholm (1994): Occipito-cercical fusion for rheumatoid atlanto-axial subluxation. Akt Rheumatol 19: 186–191

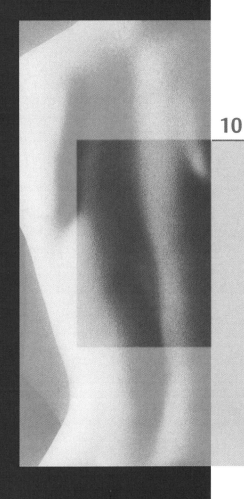

10 Degenerative Wirbelsäulenerkrankungen

10.1 Epidemiologie und Klassifikation
J. Krämer

10.2 Degenerative Halswirbelsäulenerkrankungen
F. Rubenthaler, A. Senge und A. Weidner

10.3 Degenerative Brustwirbelsäulenerkrankungen
F. Rubenthaler und A. Senge

10.4 Degenerative Lendenwirbelsäulenerkrankungen

- 10.4.1 Ätiologie und Pathogenese
  J. Ludwig, K. Tiedjen und J. Krämer

- 10.4.2 Klinische Krankheitsbilder der LWS
  J. Ludwig, K. Tiedjen und J. Krämer

- 10.4.3 Konservative Therapie der LWS
  J. Ludwig, K. Tiedjen und J. Krämer

- 10.4.4 Minimalinvasive intradiskale Therapie lumbaler Bandscheibenvorfälle
  R.H. Wittenberg und R. Steffen

- 10.4.5 Lumbale Mikrodiskotomie
  J. Grifka

- 10.4.6 Spondylodese
  R. Haaker

- 10.4.7 Bandscheibenprothese
  K. Büttner-Janz

- 10.4.8 Postdiskotomiesyndrom
  J. Krämer und R. Willburger

- 10.4.9 Rückenschule
  C.H. Ullrich, A.B. Flothow und S. Authorsen

10.1 Epidemiologie und Klassifikation

J. Krämer

10.1.1 Epidemiologie degenerativer Wirbelsäulenerkrankungen

Es gibt kaum einen Menschen, der nicht irgendwann im Laufe seines Lebens an Beschwerden leidet, die auf degenerative Veränderungen der Wirbelsäule zurückzuführen sind. Die damit verbundenen Rückenschmerzen sind nicht nur epidemiologisch sondern auch individualmedizinisch ein bedeutendes Gesundheitsproblem. Erkrankungs- und Arbeitsunfähigkeitsraten führen zu hohen direkten und indirekten Kosten, insbesondere durch den Produktionsausfall für die Gesellschaft (Waddell 1998, Linton 1998, Arzneimittelkommission 2000).

Die Symptome degenerativer Wirbelsäulenerkrankungen machen sich schon bei Jugendlichen (Orthopädie-Memorandum 2001) und jungen Erwachsenen bemerkbar. Die erste ernsthafte Erkrankung im Leben eines erwachsenen Menschen, die ärztliche Hilfe erforderlich macht, ist in der Regel eine orthopädische mit bevorzugter Lokalisation an der Wirbelsäule und am Kniegelenk (Ludwig u. Mitarb. 1999). Die Prävalenz von Rückenschmerzen aufgrund degenerativer Wirbelsäulenerkrankungen setzt sich auch im weiteren Leben fort. Bei einer Befragung einer repräsentativen Normstichprobe berichteten 40% der Befragten über oft oder immer bestehende Rückenschmerzen (Jaeckel u. Mitarb. 1993). Die Prävalenz von Rückenschmerzen steigt zwischen dem 40. und 60. Lebensjahr an und sinkt danach wieder ab. Frauen berichten etwa 1,2-mal häufiger über dieses Symptom als Männer. Die Lebenszeitprävalenz von Rückenschmerzen beträgt in Deutschland nach Untersuchungen von Raspe u. Kohlmann (1993) über 80% und die Punktprävalenz (Rückenschmerzen heute) etwa 35%.

Dementsprechend häufig werden Ärzte wegen degenerativer Wirbelsäulenerkrankungen konsultiert. Jeder 10. Patient in einer Allgemeinpraxis und jeder 2 Patient beim Orthopäden sucht den Arzt wegen eines Wirbelsäulensyndroms auf (Krämer 1997).

Die einzelnen Wirbelsäulenabschnitte sind unterschiedlich häufig von bandscheibenbedingten Erkrankungen betroffen. Lumbalsyndrome überwiegen mit 62% vor den Zervikalsyndromen mit 36% und den Thorakalsyndromen mit 2% (Krämer 1997).

Die sozialen medizinischen Folgen dieser Erkrankungen lassen sich allein daran messen, dass Rückenschmerzen in Deutschland hinsichtlich der Arbeitsunfähigkeitstage bei den gesetzlich versicherten Personen an erster Stelle stehen, außerdem machen sie 17% aller Neuzugänge der Berufs- und Erwerbsunfähigkeitsrenten aus und sind damit auch hier führend. Bei den stationären Rehabilitationsmaßnahmen gehen 26% aller Fälle auf Rückenschmerzen zurück (Arzneimittelkommission 2000).

10.1.2 Klassifikation nach der Morphologie

Morphologisch fassbare Veränderungen bei degenerativen Wirbelsäulenerkrankungen sind makroskopisch und mikroskopisch bei der Präparation von Wirbelsäulen bei der Operation oder postmortal am Präparat zu finden. **Pathologisch anatomische Kriterien** sind sichtbare Risse und Zergliederungen des Bandscheibengewebes, Wirbelkantenausziehungen, arthrotische Ausziehungen an den Wirbelgelenken, Gelenkkapselverdickungen, jeweils mit den histologischen Befunden. Diese Veränderungen gelten für alle Wirbelsäulenabschnitte. Klassifikationen nach morphologischen Gesichtspunkten finden sich in der Literatur bei: Bell u. Mitarb. 1990, Bernick u. Mitarb. 1991, Bogduk 2000, Kirkaldy-Willis 1984, Nachemson u. Jonsson 2000, Roberts 1985, Rothman u. Simeone 1982, Schmorl u. Junghanns 1968, Wiesel u. Rothman 1982.

Alle degenerativen Veränderungen im Zwischenwirbelabschnitt werden unter dem Begriff „Diskose" zusammengefasst und in verschiedene Stadien klassifiziert, die bestimmten klinischen Syndromen in verschiedenen Altersabschnitten zugeordnet werden können (Krämer 1997).

Weitere morphologische **Klassifikationen** orientieren sich an den **bildgebenden Verfahren**. In den Röntgenübersichtsaufnahmen erfolgt die Orientierung und Einteilung nach der Höhenabnahme des Zwischenwirbelabschnitts, der Sklerosierung der Deck- und Bodenplatten (Osteochondrose) und nach dem Ausmaß der spondylotischen Ausziehungen (Spondylose) (Tiedjen u. Müller 2001). Die Veränderungen im Zwischenwirbelabschnitt, d.h. im röntgentransparenten Raum, erkennt man nur nach Kontrastmittelinjektionen als Diskographie. In der Literatur finden sich unterschiedliche Angaben und Einteilungen (Crock 1983, Hudgins 1977, Mooney u. Mitarb. 1988, Weinstein u. Mitarb. 1988).

Die Klassifikation erfolgt in 4 normale und 5 pathologische Typen (Krämer 1997) (Abb. 10.**1**). Bei Typ 5–8 ist noch eine intradiskale Therapie möglich, beim Typ 9 mit epiduralem Abfluss kommt eine Operation infrage.

Die Weichteilstrukturen im Zwischenwirbelabschnitt lassen sich zunehmend besser auch im MRT darstellen (Krämer u. Köster 2001). Eine Klassifikation nach dem Degenerationszustand im MRT stammt von Modic (1999).

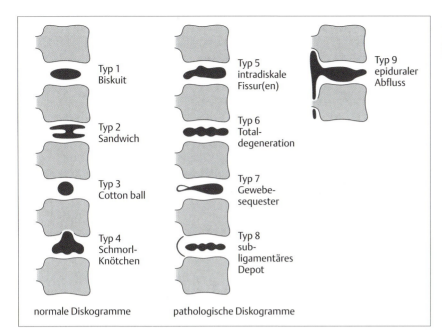

Abb. 10.1 Klassifikation der Diskogramme nach Kontrastmittelkonfiguration.

10.1.3 Klassifikation nach der klinischen Symptomatik

Die klinische Einteilung degenerativer Wirbelsäulenerkrankungen erfolgt nach dem betroffenen Wirbelsäulenabschnitt. Danach unterscheidet man Zervikal-, Thorakal- und Lumbalsyndrome (Krämer 1997). Die Begriffe erlauben keinerlei Rückschlüsse auf die Ätiologie und Pathogenese der Erkrankung. Sie besagen lediglich, dass von dem betroffenen Wirbelsäulenabschnitt Beschwerden ausgehen. Nach Leiber u. Olbrich (1990) steht Syndrom für Symptome, die durch charakteristischen Verlauf, Anamnese und Prognose miteinander verbunden sind. Die Beibehaltung dieser Bezeichnungen erscheint gerechtfertigt, einmal weil sie aus dem allgemein medizinischen Sprachgebrauch nicht mehr wegzudenken sind und zum anderen, weil die bandscheibenbedingten Erkrankungen, vor allem an der HWS und LWS, derartig häufig sind, dass Beschwerdezustände anderer Genese in diesen Wirbelsäulenabschnitten zu den Ausnahmen zählen.

Halswirbelsäule

Der übergeordnete Begriff Zervikalsyndrom kennzeichnet ganz allgemein HWS-Beschwerden auf degenerativer Basis, welche nicht durch Tumoren, Entzündungen und dergleichen hervorgerufen werden. Bleiben die Beschwerden auf die HWS-Region beschränkt, so spricht man vom lokalen Zervikalsyndrom und analog zum Kreuzschmerz vom Nackenschmerz. Das lokale Zervikalsyndrom (Nackenschmerz) wird wiederum unterteilt in einen einfachen und einen komplizierten Nackenschmerz. Einfache Nackenschmerzen bilden sich rasch wieder zurück, bei komplizierten Nackenschmerzen besteht die Gefahr der Chronifizierung (gelbe Flagge). Gleiches gilt für das zervikobrachiale Syndrom, wenn die Schmerzen von der HWS-Region in die Schulter und den Arm ausstrahlen, gleichwohl ob es sich um radikuläre oder pseudoradikuläre Syndrome handelt. Das zervikozephale Syndrom bezeichnet alle von der Halswirbelsäule ausgehende Nacken-/Kopfschmerzen, Schwindelerscheinungen sowie Hör-, Seh- und Schluckstörungen. Die hierfür eingesetzten Begriffe wie Migraine cervicale oder oberes Zervikalsyndrom werden der Ätiologie und Pathogenese nicht gerecht (Tab. 10.1).

Alarmierende Symptome (rote Flagge) bei degenerativen Erkrankungen der Halswirbelsäule ergeben sich bei Hinweisen auf eine zervikale Myelopathie mit Gangstörungen und Paralysen sowie bei einer Anamnese mit Trauma, Tumor, Krankheitsgefühl und Gewichtsverlust. Hier muss nach anderen Ursachen geforscht werden.

Brustwirbelsäule

Obwohl die Brustwirbelsäule mitunter starke degenerative Veränderungen in den bildgebenden Verfahren zeigt, sind Krankheitserscheinungen wesentlich seltener als an der Hals- und Lendenwirbelsäule. Die Klassifikation erfolgt wie in den anderen Wirbelsäulenabschnitten in lokale, radikuläre und pseudoradikuläre Thorakalsyndrome. Beim radikulären Thorakalsyndrom, das auch als Interkostalneuralgie bezeichnet wird, finden sich typische gürtelförmige Schmerzen mit diskreten Störungen der Algesie, die sich segmental einordnen lassen. Radikuläre und pseudo-

Tab. 10.1 Klassifikation degenerativer HWS-Erkrankungen (Zervikalsyndrom)

Nackenschmerz (lokales Zervikalsyndrom)		Nacken-Arm-Schmerz (zervikobrachiales Syndrom)		Nacken-Kopfschmerz (zervikozephales Syndrom)	Alarmierende Symptome (rote Flagge)
einfach	kompliziert	einfach	kompliziert		
		proximale Ausstrahlung	distale Ausstrahlung	Kopfschmerz	zervikale Myelopathie
Mechanisch ausgelöst	gelbe Flagge	mechanisch ausgelöst	gelbe Flagge	Schwindelerscheinungen	Gangstörungen
Bewegungsabhängig		bewegungsabhängig	Paresen	Hör-, Seh- und Schluckstörungen	Paralysen
Mäßiger Leidensdruck	Nachtschlaf gestört	mäßiger Leidensdruck	Nachtschlaf gestört		Anamnese mit Trauma, Tumor, Entzündung
Kurz dauernd (< 6 Tage)	> 1 Woche	kurz dauernd (< 6 Tage)			Krankheitsgefühl
20–60 Jahre	< 20 Jahre > 60 Jahre	20–60 Jahre			Gewichtsverlust
					Laborveränderungen

Tab. 10.2 Klassifikation degenerativer BWS-Erkrankungen (Thorakalsyndrom)

Einfacher BWS-Schmerz (lokales Thorakalsyndrom)	Komplizierter BWS-Schmerz	Alarmierende Symptome
Mechanisch ausgelöst	gelbe Flagge	rote Flagge
Bewegungsabhängig	nach vorn ausstrahlend	Myelopathie
Mäßiger Leidensdruck		Gangbildstörungen
Kurz dauernd	länger andauernd	Paralysen
20–60 Jahre	< 20 Jahre > 60 Jahre	Herz-Kreislauf-Störungen
		Anamnese: • Trauma • Tumor • Entzündung • Krankheitsgefühl • Gewichtsverlust • Laborveränderungen

radikuläre Beschwerden können auch von arthrotischen Veränderungen der Kostotransversalgelenke ausgehen.

Das medulläre Thorakalsyndrom auf degenerativer Basis wird von einer Rückenmarkkompression aufgrund eines medialen Bandscheibenvorfalls im BWS-Bereich ausgelöst (Tab. 10.**2**).

Lendenwirbelsäule

Die Klassifikation von Symptomen aufgrund degenerativer Erkrankungen an der Lendenwirbelsäule sieht eine Dreiteilung in einfache Kreuzschmerzen, Kreuz-Bein-Schmerzen und alarmierende Wirbelsäulensymptome vor (Arzneimittelkommission 2000, Waddell 1998, Nachemson u. Jonsson 2000) (Tab. 10.**3**). Diese Einteilung entspricht weitgehend dem Konzept des Arbeitskreises degenerative Wirbelsäulenerkrankungen der DGOT mit der Unterteilung in ein lokales Lumbalsyndrom, ein lumbales Wurzelsyndrom und differenzialdiagnostische Abgrenzung von alarmierenden Symptomen (Krämer 1997). Wesentliche Unterscheidungsmerkmale sind das Auftreten sog. Yellow-Flags für chronifizierende Faktoren und Red-Flags für Alarmsymptome als Zeichen schwerer Krankheiten (Waddell 1998, Nachemson u. Jonsson 2000).

Tab. 10.3 Klassifikation degenerativer Erkrankungen (Lumbalsyndrom)

Kreuzschmerz (lokales Lumbalsyndrom)		Kreuz-Bein-Schmerz (lumbales Wurzelsyndrom)		Alarmierende WS-Symptome (rote Flagge)	
einfach	kompliziert	einfach	kompliziert		
Mechanisch ausgelöst	gelbe Flagge	mechanisch ausgelöst	gelbe Flagge	neurologisch	Kaudasyndrom Gravierende Paresen weitere neurologische Symptome
Bewegungsabhängig	anhaltende Flexionssperre	bewegungsabhängig	Parästhesien und leichte Paresen	Anamnese	Tumor Trauma Steroide u.ä. Krankheitsgefühl Gewichtsverlust positionsabhängiger Dauerschmerz
Kurz dauernd	länger anhaltend	Ausstrahlung in Gesäß und Oberschenkel kurz dauernd	Reflexdifferenzen	Befund	bildgebende Destruction Labor auffällig Fieber
20–60 Jahre	Deformitäten < 20 Jahre > 60 Jahre		Ausstrahlung in Unterschenkel und Fuß länger anhaltend		

10.1.4 Klassifikation nach Morphologie, Klinik und Verlauf

Die morphologischen Veränderungen im Zwischenwirbelabschnitt zeigen im Laufe des Lebens einen charakteristischen Verlauf. Besonders die degenerativen Veränderungen in den unteren Abschnitten der Hals- und Lendenwirbelsäule lassen sich in Hinblick auf ihre klinische Symptomatik bestimmten Lebensabschnitten zuordnen. In den ersten Lebensjahrzehnten steht die Bandscheibe im Vordergrund, beim älteren Menschen sind es die sekundären, degenerativen Veränderungen im hinteren Abschnitt der Bewegungssegmente mit arthrotischer Verdickung der Wirbelgelenke und Einengung des Spinalkanals. Einige Stadien der Wirbelsäulendegeneration sind durch größte Krankheitsgefährdung gekennzeichnet, andere, wie die Anfangs- und Schlussphase verlaufen meistens klinisch stumm. Beschwerden entstehen auch nur dort, wo sich die degenerativen Veränderungen in unmittelbarer Umgebung schmerzempfindlicher Strukturen entwickeln und mit kurzfristigen Form- und Volumenschwankungen einhergehen. Die Diskosestadien (Krämer 1997) werden in 3 Abschnitte eingeteilt (Abb. 10.2):
* Frühphase: Jugendliche und junge Erwachsene,
* zweites Stadium: mittlerer Lebensabschnitt,
* drittes Stadium: ältere Menschen.

Das **1. Stadium** der Bandscheibendegeneration, das mit dem Verschwinden der Blutgefäße im 2.–4. Lebensjahr einsetzt, verläuft symptomlos. Erste Beschwerden machen sich unter Umständen zwischen dem 12. und 20. Lebensjahr bemerkbar, wenn intradiskale Massenverschiebungen plötzlich zu Verspannungen oder Vorwölbungen des hinteren Längsbandes führen. Beim Jugendlichen entwickelt sich das Bild der Hüftlendenstreckseife.

Zwischen dem 20. und 35. Lebensjahr geht das erste Stadium allmählich in das **2. Stadium** der Diskose über. Es finden sich kleine radiäre Risse in den zentral gelegenen Anteilen des Anulus fibrosus, in die der Gallertkern eindringen kann. Die temporären Verlagerungen des Nucleus pulposus nach dorsal führen zu Spannungen und Vorwölbungen des hinteren Längsbandes. Es entstehen akute Krankheitsbilder, wie der akute Schiefhals und die Lumbago, die rasch wieder verschwinden, da der intakte Anulus fibrosis ein weiteres Vordringen verhindert und Rückverlagerungsmöglichkeiten gegeben sind. Während des 2. Stadiums im mittleren Lebensabschnitt nehmen Widerstandskraft und Elastizität des Anulus fibrosus weiter ab. Das zentral gelegene mobile Bandscheibengewebe verlagert sich unter asymmetrischer Kompression des Zwischenwirbelabschnitts immer weiter in die Peripherie. Es kommt zur Bandscheibenprotrusion und zum Prolaps.

Im **3. Stadium**, d.h. nach dem 60. Lebensjahr zeigt das Bandscheibengewebe wegen Austrocknung und Fibrosierung immer weniger Tendenz sich nach dorsal zu ver-

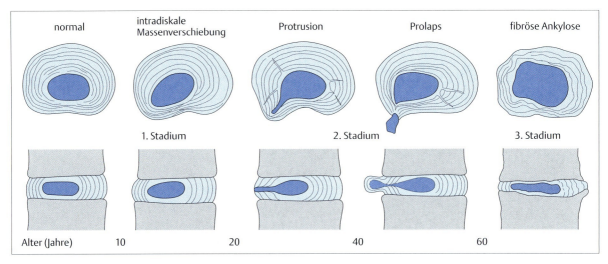

Abb. 10.2 Stadien der Diskose (Bandscheibendegeneration).

lagern. Das Bandscheibengewebe ist verfestigt. Trotz der eindrucksvollen pathologisch anatomischen Veränderungen stellt sich mit der Teilversteifung ein Zustand relativer Beschwerdefreiheit ein. Es kommt zur sog. wohltätigen Teilversteifung der Wirbelsäule im Alter (Idelberger 1970). Vertebragene Symptome gehen nach dem 60. Lebensjahr weniger von den Bandscheiben selbst, sondern vielmehr von den sekundären degenerativen Veränderungen aus. In den Vordergrund treten Spondylarthrosen und Symptome der degenerativen Spinalkanalstenose mit chronischem Wurzelreizsyndrom durch laterale knöcherne Bedrängungen der Nervenwurzeln und dem zentralen Spinalkanalstenosesyndrom mit Claudicatio spinalis.

10.1.5 Prädiskotische Deformitäten

Bei angeborenen oder erworbenen Deformitäten der Stütz- und Bewegungsorgane, die einer vermehrten mechanischen Beanspruchung einer oder mehrer Bandscheiben ausgesetzt sind, werden die Stadien der Diskose in den betroffenen und angrenzenden Bewegungssegmenten rascher durchschritten. Es handelt sich in erster Linie um Form- und Funktionsstörungen an den Stütz- und Bewegungsorganen, welche eine anhaltende asymmetrische Belastung einer oder mehrer Zwischenwirbelabschnitte zur Folge haben. Anhaltende asymmetrische Belastung führt zu Stoffaustauschstörungen in der konkavseitigen Bandscheibenhälfte. Auf diesen Anteil des Intervertebralabschnitts wirkt sich fast der gesamte Belastungsdruck aus, der sich sonst auf die ganze Bandscheibe verteilt. Schon der Ruhetonus der Rumpfmuskulatur erzeugt bei Wirbelsäulenverbiegungen im konkavseitigen Bandscheibenabschnitt so große Belastungsdrücke, dass dort Flüssigkeit und niedermolekulare Stoffwechselsubstrate nicht hingelangen können. Der Stoffwechsel der faser- und knorpelbildenden Zellen ist in diesen Gewebsbezirken gestört.

Auch fixierte Bewegungssegmente, etwa durch Blockwirbelbildung nach Spondylitis oder nach Fusion, entwickeln in den benachbarten Bewegungssegmenten infolge verstärkter mechanischer Beanspruchung vorzeitig degenerative Veränderungen im Zwischenwirbelabschnitt und in den Wirbelgelenken.

Prädiskotische Deformitäten stellen ein Krankheitspotential dar, sie müssen nicht zwangsläufig mit Krankheitserscheinungen verbunden sein. So ist z. B. von Skoliosen bekannt, dass sie im Hauptkrümmungsabschnitt aufgrund der vorzeitig eingetretenen Fibrosierung des Zwischenwirbelabschnitts eher selten Bandscheibenvorwölbungen und Vorfälle aufweisen.

Tab. 10.4 Prädiskotische Deformitäten

HWS	BWS/LWS
Muskulärer Schiefhals	pathologische Lordose
Narbenzug	Morbus Scheuermann
Oberarmamputation	Beinlängendifferenz
Blockwirbel	Spondylolyse
In Fehlstellung verheilte Wirbelfrakturen und Entzündungen	Spondylolisthese
Plexusparese	asymmetrischer Übergangswirbel
Trapeziusparese	Oberschenkelamputation
	hypersegmentierte LWS
	in Fehlstellung verheilte Wirbelfrakturen und Entzündungen

Literatur

Arzneimittelkommission der Deutschen Ärzteschaft (2000): Therapieempfehlungen bei Kreuzschmerzen. 2. Aufl. Deutscher Ärzteverlag

Bell, L.G., K. Young-Hin, W. Kirkaldy-Willis 1990: Anatomy of low back pain. In: Weinstein, J., S. Wiesel: The lumbar spine. Saunders, Philadelphia

Bernick, S., J. Walker, W. Paule (1991): Age changes to the anulus fibrosus in human intervertebral discs. Spine 16: 520

Bogduck, N. (2000): Klinische Anatomie von Lendenwirbelsäule und Sacrum. Springer, Berlin

Crock, H.V. (1983): Practice of Spinal Surgery. Springer, Berlin

Hudgins, W.R. (1977): Diagnostic accuracy of lumbar discography. Spine 2: 305

Idelberger, K. (1970): Lehrbuch der Orthopädie. Springer, Heidelberg

Jaeckel, W., R. Cziske, N. Gerdes, E. Jacobi (1993): Epidemiologie rheumatischer Beschwerden. Z Rheumatol 52: 281–288

Kirkaldy-Willis, W.H. (1984): Spine up date 1984. University of California Press, Berkeley (Calif.)

Krämer, J. (1997): Bandscheibenbedingte Erkrankungen. 4. Aufl. Thieme, Stuttgart

Krämer, J., Köster, O. (2001): MRT-Atlas der Lendenwirbelsäule. Thieme, Stuttgart

Leiber, B., G. Olbrich (1990): Die klinischen Syndrome. 7. Aufl. Urban & Schwarzenberg, München

Linton, St. (1998): The socioeconomic impact of chronic back pain: is anyone benefiting? Pain 75: 163–168

Ludwig, U., R. Radke, S. Schröder (1999): Epidemiologie Orthop. Erkrankungen. Z Orthop 137 (3): 6–8

Maniadakis, N., A. Gray (2000): The economic burden of back pain in the UK. Pain 84: 95–103

Modic, M.T. (1999): Degenerative disk disease and back pain. MRI Clin North Am 7: 481–492

Mooney, V. u. Mitarb. (1988): Position statement on discography. Spine 13: 1343

Nachemson, A., E. Jonsson (2000): Neck and back pain. Lippincott, Philadelphia

Orthopädie-Memorandum (2001): Verlag Storck Druckerei, 76646 Bruchsal

Raspe, H., T. Kohlmann (1993): Rückenschmerzen eine Epidemie unserer Tage? Deutsches Ärzteblatt 90: 2165–2172

Roberts, B.V. (1985): The pathology and interrelation of intervertebral disc lesions. In: Jayson, M.: The lumbar spine and back pain. Pittmann, London

Rothman, R., F. Simeone (1982): The Spine. Saunders, Philadelphia

Schmorl, G., H. Junghanns (1968): Die gesunde und die kranke Wirbelsäule in Röntgenbild und Klinik. 5. Aufl. Thieme, Stuttgart

Tiedjen, K., K.M. Müller (2001): Pathologie der degenerativen Wirbelsäulenerkrankungen. Springer, Berlin

Waddell, G. (1998): The back pain revolution. Churchill Livingstone, Edinburgh (London)

Weinstein, J., W. Claverie, S. Gibson (1988): The pain of discography. Spine 13: 1344

Wiesel, S., R. Rothman (1982): Spinal terms. Saunders, Philadelphia

10.2 Degenerative Halswirbelsäulenerkrankungen

F. Rubenthaler und A. Senge

10.2.1 Einführung

Anatomische Grundlagen

Die Halswirbelsäule kann in ihrer Gesamtheit nicht als homogener Bewegungsabschnitt des Achsskeletts gesehen werden, sondern sollte zur besseren Differenzierung der krankhaften Veränderungen, aber auch wegen der unterschiedlichen Untersuchungstechniken in einen oberen und einen unteren Halswirbelsäulenabschnitt unterteilt werden (Krämer 1997). Den oberen Abschnitt bilden die Hinterhauptschuppe mit ihren Gelenkkondylen (C0), der sich daran anschließende Atlas (C1) und der Axis (C2). Das Gelenk zwischen Hinterhauptschuppe und kranialen Gelenkfortsätzen des Atlas (C0/C1) hat die Form eines Eigelenks. Flexion und Extension mit entsprechenden Gleitbewegungen sind die vordergründigen Bewegungsrichtungen. Geringfügige Seitenneigung und Rotation ist in diesem Gelenk ebenfalls möglich. Bei der Seitenneigung kommt es jedoch zu einer gleichseitigen Lateralisation von C1, so dass eigentlich von einer Bewegung zwischen C0/C2 gesprochen werden sollte, bei der C1 nur als passives „Interponat" mitwirkt. Das Gelenk zwischen Atlas und Axis (C1/C2) dient ausschließlich der Rotation. Eine Flexion in diesem Gelenk ist unphysiologisch und deutet auf eine Insuffizienz des Lig. transversum mit konsekutiver atlantoaxialer Instabilität, wie sie bei der primär chronischen Polyarthritis vorkommen kann, hin. Das Gelenk C2/C3 zeigt in seinem Aufbau dieselben Charakteristika wie die folgenden Gelenke der HWS bis zum Segment C7/TH1. Hier kommen erstmalig zwei weitere Gelenke hinzu, nämlich das Kostotransversal- und das Kostovertebralgelenk der ersten Rippe. Im Bereich der unteren HWS finden sich insbesondere drei wichtige Strukturen die zu degenerativen Veränderungen an der HWS beitragen können. Hier sollten die Wirbelgelenke, die Unkovertebralgelenke und das Bandscheibenfach erwähnt werden (Bogduk 1982, Bogduk u. Mitarb. 1988, Dvorak u. Grob 1999, Dvorak u. Mitarb. 1992, Exner 1954, Krämer 1997, Lang 1991, Panjabi u. Mitarb. 1994, Rothman u. Simeone 1982, Töndury 1947, von Luschka 1858, von Strempel 2001, von Torklus u. Gehle 1987, White 1988). Neben dieser funktionell ausgerichteten Beschreibung der anatomischen Gegebenheiten an der HWS findet sich im Kapitel

1 eine ausführliche deskriptive Darstellung der Anatomie der Halswirbelsäule.

Diagnostik

Klinische Diagnostik

Anamnese. Für die differenzierte Diagnostik und Therapie von Beschwerden im HWS-Bereich ist neben der Anamnese zu Unfallereignissen oder Vorerkrankungen eine umfassende klinische Untersuchung der Halswirbelsäule und der angrenzenden Regionen nötig. Bei der Anamneseerhebung muss ein besonderes Augenmerk auf die Chronologie der Schmerzentstehung gelegt werden, um wertvolle Informationen über mögliche Pathologien zu erlangen. Von entscheidender Bedeutung ist außerdem die Festellung, ob es sich um lokale Beschwerden handelt oder ob es Hinweise auf ausstrahlende Symptome im Sinne von Brachialgien oder sonstigen radikulären Affektionen gibt.

Untersuchung. Bei der Untersuchung kann bereits der Aspekt des Patienten Hinweise auf Zwangs oder Fehlhaltungen geben. Aufgrund der mannigfaltigen Ursachen für die Schmerzentstehung an der HWS ist es notwendig, dass der Untersucher einen seinen Untersuchungskenntnissen angepassten Standarduntersuchungsgang exerziert, um eine Orientierung für die weiteren diagnostisch-therapeutischen Maßnahmen zu bekommen. Bereits während der Anamneseerhebung sowie dem anschließenden Auskleiden für die klinische Untersuchung gewinnt man bei sorgfältiger Inspektion wertvolle Hinweise durch mögliche Fehlhaltungen des Kopfes, der Schultern oder Veränderungen im zervikothorakalem Übergang. Auch Ausweich- und Trickbewegungen sowie Vermeidungsreaktionen geben wichtige Hinweise. Im Anschluss daran folgt eine eingehende klinische Untersuchung, die nach Möglichkeit in einer dem Untersucher zusagenden standardisierten Form ablaufen sollte. Alternativen zu der standardisierten Untersuchung sollten aber auf jeden Fall möglich sein, um das individuelle Krankheitsbild des Patienten berücksichtigen zu können. Hier erweisen sich Kenntnisse im Bereich der manuellen Diagnostik als besonders hilfreich. Durch die Qualität des Endanschlags erhält der Untersucher Hinweise auf die mögliche Ursache der Bewegungsstörung. So werden sog. „harte" von „weichen" Endanschlägen der Bewegungsrichtung unterschieden. Ein „weicher" Anschlag im normalen Bewegungsradius ohne Verursachung von Schmerzen limitiert durch Muskel-, Bänder- und Kapselspannung gilt als **physiologisches Bewegungsausmaß**. Darüber hinaus erhält man durch die passive Überprüfung über die Grenzen des physiologischen Bewegungsausmaßes hinaus das **anatomische Bewegungsausmaß**. Ein „harter" Anschlag bei der Überprüfung des anatomischen Bewegungsausmaßes lässt an knöcherne Veränderungen des untersuchten Bewegungssystems denken. Zur orientierenden Überprüfung einer möglichen Insuffiziens der A. vertebralis und vor Manipulationen sollte der De-Kleyn-Test durchgeführt werden. Da der Test eine Minderversorgung des nachgeschalteten Vertabralisstromgebietes provozieren kann, sollte er nur bei Differenzierung der Ursache von Schwindel, Übelkeit, visuellen Erscheinungen und Ähnlichem sowie vor Manipulationen erfolgen. Voraussetzung ist eine unauffällige Blutdrucksituation, intakte Pulse des Armes, der A. carotis und der A. subclavia. Der Test kann im Liegen und Sitzen erfolgen. Wegen möglicher Reaktionen empfiehlt es sich, den Patienten liegend zu untersuchen. Der Kopf überragt das Ende des Untersuchungstisches und wird vom Untersucher in eine maximale Rotations- und Extensionslage gebracht. Diese Position wird für mindestens 20 s beibehalten. In dieser Zeit wird der Patient aufgefordert zu sprechen, um ein entsprechendes Monitoring zu gewährleisten. Der Test ist als pathologisch zu werten, wenn Schwindel, Übelkeit, Nystagmus, Müdigkeit oder visuelle Störungen auftreten. Die Wertigkeit des De-Kleyn-Tests ist aufgrund seiner niedrigen Spezifität nur sehr eingeschränkt. Insgesamt können lediglich 33% der Patienten mit A.-vertebralis-Insuffizienzen durch den Test ermittelt werden (Arnetoli u. Mitarb. 1989).

Zur Verbesserung der Dokumentation und Vergleichbarkeit bei Folgeuntersuchungen oder Studien gibt es eine Vielzahl apparativer Messmethoden, z.B. Graviditätsgoniometer, Elektrogoniometer oder Motion Analyser. In Studien mit solchen Geräten konnte nachgewiesen werden, dass mit zunehmendem Alter die Beweglichkeit der HWS in allen Ebenen mit Ausnahme der Rotation in Flexion abnimmt. Die Rotation in Flexion nimmt sogar mit steigendem Alter zu (Dvorak u. Mitarb. 1992, Ecklin 1960, Graf-Baumann u. Mitarb. 1996, Wolff 1967). Um klinisch einen Hinweis auf mögliche pathologische Veränderungen zu erhalten, ist eine manualmedizinische Untersuchung zur Verifizierung einer lokalen Funktionsstörung hilfreich.

Bildgebende Diagnostik

Spezielle funktionsradiologische Untersuchungen. Bei gezielten Fragestellungen der segmentalen Hyper- oder Hypomobilität sowie Veränderungen im kraniozervikalen Übergang können funktionsradiologische Untersuchungen erforderlich sein. Prinzipiell sind passiv durchgeführte Funktionsröntgenaufnahmen aussagekräftiger als aktive, so dass Patienten in ausreichender Analgesie und ggf. Myotonolyse untersucht werden sollten. In einigen Fällen ist aber aufgrund der Schmerzhaftigkeit sowie der vitalen Bedrohung des Patienten durch die Untersuchung eine Narkose unabdingbar (Dvorak u. Grob 1999). Kontraindiziert sind diese Untersuchungen jedoch bei frischen oder nicht ausgeheilten Frakturen, bei ausgeprägten atlantoaxialen Instabilitäten, Tumoren und ausgeprägten Degenerationen. Als weiteres radiologisches Verfahren, das insbesondere zur Darstellung von knöchernen Destruktionen und Einengungen des Spinalkanals und der Neuroforamina dient, ist das Computertomogramm zu erwähnen. Zusätzliche Informationen zur besseren Beurteilung und ggf. operativen Planung dienen dreidimensionale Rekonstruktionen der CT-Daten. Bei Fragen zu möglichen Instabilitäten (insbesondere Rotationsinstabilitäten) der oberen HWS dient das sog. **Funktions-CT**, bei dem sowohl Schultergürtel als auch der Kopf in der gewünschten Position durch nichtdehnbare Bänder fixiert werden (Gronewaller u. Kopp 1999).

Computer- und Magnetresonanztomographie. Die Computertomographie kann in Kombination mit einer Myelographie bei Fragen einer intraspinalen Weichteilraumforderung (Tumor, Prolaps) eingesetzt werden, wenn eine Magnetresonanztomographie nicht zur Verfügung steht oder eine unklare Differenz zwischen den klinischen Befunden und den nativen CT- oder MRT-Befunden besteht. Allgemein ist jedoch die MRT bei Fragen der bindegewebigen Raumforderung im Spinalkanal der CT überlegen.

Szintigraphie. Zur Diagnostik entzündlicher oder tumoröser Erkrankungen an der HWS hat die Szintigraphie ihre Domäne. Mit der Szintigraphie können spondylitische und diszitische Herde sowie osteoblastische Tumoren und Frakturen erkannt werden. Zur weiteren Differenzierung der erregerbedingten Entzündungen kann das Leukozytenszintigramm hilfreich sein. Auch konventionelle Schichtaufnahmen können bei der Diagnostik destruierender Prozesse richtungsweisenden Charakter besitzen.

Probatorische bildgestützte Injektionen. Als weiteres spezielles Diagnostikum an der HWS sind die invasiv-radiologischen Untersuchungen zu nennen. Dazu gehören die diagnostisch-therapeutisch eingesetzte **probatorische lokale Infiltration** unter Bildverstärkerkontrolle und die an der HWS selten eingesetzte **Diskographie** (Abb. 10.3). Auch die probatorische Infiltration wird relativ selten als Diagnostikum eingesetzt. Durch zeitweiser Schmerzausschaltung durch Gelenkpunktionen ist eine entsprechende Segmentzuordnung möglich. In der Literatur wird jedoch aufgrund der plurisegmentalen Innervation der HWS-Segmente die Aussagekraft unterschiedlich beurteilt (Bogduk 1982). Auch die diagnostische Aussagekraft der Diskographie wird aufgrund der bereits erwähnten plurisegmentalen Innervation der HWS eher kritisch eingeschätzt. Auch spielt im Unterschied zur Lendenwirbelsäule die Ausbildung der von Luschka 1858 erstmals beschriebenen Horizontalspalten eine wichtige Rolle. Die Bandscheiben sind dadurch nicht wie an der LWS eindeutig ihrem Degenerationszustand nach einzuteilen. Auch muss das Verfahren aufgrund seiner hohen Rate an schwerwiegenden Komplikationen sehr kritisch beurteilt werden. So konnte in einer Serie von 31 Diskographien, die Connor u. Darden (1993) durchführten, eine Komplikationsrate von 13 % für schwerwiegende neurologische Schäden durch die Diskographie gefunden werden. In einem Fall entwickelte sich sogar eine Tetraplegie aufgrund eines Epiduralabszesses. Auch Lowine u. Ferguson (1989) und Guyer u. Mitarb. (1988) konnten die Entstehung von Diszitiden und intraspinalen Infekten nach Diskographien beobachten, so dass die Wertigkeit dieses Verfahrens aufgrund der schwerwiegenden Komplikationen kritisch eingeschätzt werden muss (Altenstein 1967, Cloward 1958 a, Smith u. Nichols 1957).

10.2.2 Pathologisch-anatomische Veränderungen

An der HWS finden sich oftmals identische oder ähnliche Beschwerdebilder bei unterschiedlichsten pathomorphologischen Veränderungen. Es ist daher notwendig die Krankheitsbilder zum einen durch ihre pathomorphologischen Veränderungen und zum anderen durch ihre klinischen Erscheinungsbilder zu beschreiben. Die Behandlungsmethoden der konservativen und operativen Therapie werden ausführlich in den Kapitel 10.2.4 und 10.2.5 beschrieben.

Arthrosen der oberen HWS

Die Arthrosen des okzipitozervikalen Überganges sind im Vergleich zu den rheumatischen Veränderungen und anlagebedingten Fehlbildungen im Bereich der Atlantookzipitalgelenke sowie des Atlantoaxialgelenks bei komplexen Fehlbildungssyndromen eher eine Seltenheit. Häufig handelt es sich um sekundäre Veränderungen durch anderweitig geschädigte Regionen der HWS.

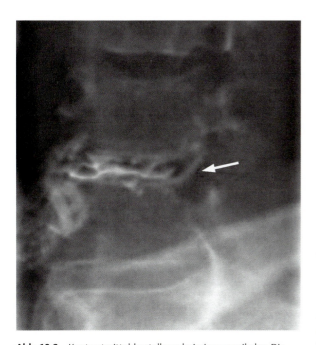

Abb. 10.3 Kontrastmitteldarstellung bei einer zervikalen Diskographie.

Atlantookzipitale Arthrose

Definition

Die atlantookzipitale Arthrose ist eine seltene degenerative Verschleißkrankheit der Gelenke zwischen den Hinterhauptkondylen und der jeweiligen Fovea articularis superior der Massa lateralis des Atlas. Die Flexions-/Extensionsbewegung der oberen HWS ist dabei schmerzhaft eingeschränkt.

Ätiopathogenese

Das Atlantookzipitalgelenk ist lediglich in der Lage kleine Bewegungen in Flexions- und Extensionsrichtung (sog. Chin-in-Postition) auszuführen. Die Entwicklung einer Arthrose in diesem Gelenk ist häufig durch kompensatorische Mehrbelastung bei Veränderungen in anderen Segmenten der HWS oder als Reaktion bei segmentaler Instabilität im Gelenk C0/C1 zu werten. Durch reduzierte Rotationsfähigkeit der unteren HWS im höheren Alter konnte Dvorak eine kompensatorisch neu aufgetretene Rotationsfähigkeit im Gelenk C0/C1 um 10° zu beiden Seiten feststellen (Dvorak u. Mitarb. 1992). Normalerweise findet physiologisch keine Rotation in diesem Gelenk statt (Dvorak u. Grob 1999, Lang 1991, von Torklus u. Gehle 1987).

Epidemiologie

Die Arthrose im Gelenk C0/C1 stellt als primäre Veränderung im Bereich der oberen HWS eine Seltenheit dar. Erst durch anlagebedingte Veränderungen der Kopfgelenke oder lokale Instabilitäten kann es sekundär in diesen Fällen häufiger zu Arthrosen des C0/C1-Gelenks kommen. Patienten mit Down-Syndrom leiden durchschnittlich in 63% der Fälle an einer Instabilität im Gelenk C0/C1. Im höheren Alter ist bei diesen Patienten mit erheblichen arthrotischen Veränderungen in dieser Region zu rechnen. Frost u. Mitarbeiter (1999) schildern in diesem Zusammenhang den Fall einer 49-jährigen Patientin mit Down-Syndrom. Durch erhebliche osteophytäre Reaktionen des C0/C1-Gelenks, bedingt durch eine instabilitätsinduzierte Arthrose, kam es zu erheblichen Myelonkompressionen mit Ausbildung einer Tetraplegie und einer progredienten Ateminsuffizienz mit Todesfolge.

Diagnostik

Klinische Diagnostik
Bei Patienten mit Arthrose im C0/C1-Gelenk ist insbesondere die Flexions-/Extensionsbewegung der oberen HWS schmerzhaft eingeschränkt (Chin-in-Position). Auch die Seitenneigung der oberen HWS (Kopf) ist durch die Seitenverschiebung des Atlas bei dieser Bewegung häufig schmerzauslösend. Die Patienten klagen über einen bewegungsabhängigen Nacken- und Hinterhauptkopfschmerz. Gelegentlich kommt es auch zu Ausstrahlungen in das Gesicht. Auch die bereits beschriebenen Myelonveränderungen können durch die raumfordernden Osteophyten entsprechende klinische Symptome verursachen.

Bildgebende Diagnostik
Die primäre radiologische Diagnostik der atlantookzipitalen Arthrose ist ausgesprochen kompliziert. Die Darstellung im Röntgenbild in 2 Ebenen ist häufig schwierig sowie die Bildgebung schwer zu interpretieren. Bei gezielter Fragestellung zu dieser Veränderung kann ein CT der Region hilfreich sein (Dvorak u. Grob 1999).

Therapie

Konservative Therapie
Die nichtoperative Therapie der C0/C1-Arthrose unterliegt in erster Linie den allgemeinen Vorgaben der Arthrosebehandlung. Da es sich beim C0/C1-Gelenk um ein echtes Gelenk mit Knorpel, Kapsel und Synovialis handelt, sollte hier die arthrosebedingte schmerzhafte reaktive Synovialitis/Kapsulitis medikamentös behandelt werden. Die lokale intraartikuläre Injektion von Corticosteroiden stellt sich hier jedoch aufgrund der möglichen schwerwiegenden Komplikationen und der schwierigen Zugangswege als nicht gut praktikabel dar. Manualtherapeutische Behandlungen mit Mobilisationen und Traktionen sowie physikalischen Maßnahmen können symptomadaptiert zum Einsatz kommen. Neben dem Einsatz von NSAID und systemisch applizierten Corticosteroiden zur Behandlung der Kapsulitis bleiben im Rahmen der konservativen Behandlung häufig nur symptomreduzierende Maßnahmen durch Tragen von Zervikalstützen und die systemische Schmerztherapie übrig (Badtke u. Mudra 1994, Barop 1996, Delaney u. Mitarbeiter 1980, Gross 1994, Krämer u. Nentwig 1999, Tilscher u. Eder 1989, Travell u. Simons 1992)

Operative Therapie
Als operative Möglichkeit der Behandlung von atlantookzipitalen Arthrosen bleibt lediglich die Fusion des Gelenks C0/C1. Bei einer Arthrose in diesem Gelenk stellt diese Therapie als alleiniger Eingriff eine Rarität dar. Häufiger wird die C0/C1-Fusion bei komplexeren Veränderungen im kraniozervikalen Übergang im Rahmen einer okzipitozervikalen Fusion eingesetzt (Magerl 1986, Newman u. Sweetman 1969).

Atlantoaxiale Arthrose

Definition

Das Atlantoaxialgelenk besteht aus insgesamt vier gelenkigen Verbindungen. Zum einen die beiden seitlich angelegten Articulationes atlantoaxiales laterales und der Articulatio atlantoaxialis mediana, die aus dem Gelenk zwischen vorderem Atlasbogen und dem Dens axis sowie der

10.2 Degenerative Halswirbelsäulenerkrankungen

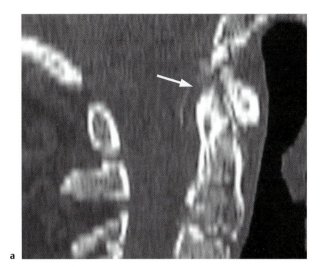

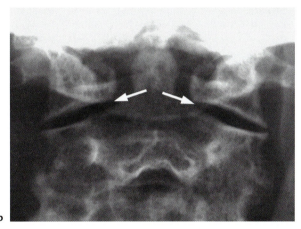

Abb. 10.4 a u. b CT einer Arthrose des C1/C2-Gelenks zwischen Dens axis und vorderem Atlasbogen (**a**). Initiale Arthrose der lateralen C1/C2-Gelenke im Röntgenbild (**b**).

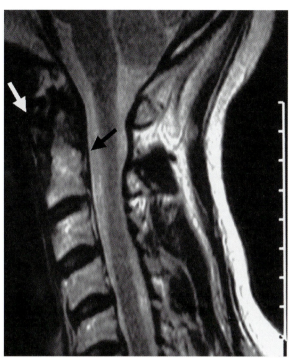

Abb. 10.5 MRT mit deutlich erkennbarer Densarrosion bei chronischer Polyarthritis (aus Wirth, C.J.: Praxis der Orthopädie. Thieme 2001).

hinteren Front des Dens axis und dem Lig. transversum atlantis besteht (Abb. 10.4 a u. b). Zirka 50 % der HWS-Rotation (ca. 26° beiderseits) finden im Gelenk C1/2 statt.

Ätiopathogenese

Wie im Gelenk C0/C1 sind in den atlantoaxialen Gelenken primär arthrotische Veränderungen sehr selten anzutreffen. Hauptursache für die Entwicklung einer Arthrose im atlantoaxialen Gelenk sind Instabilitäten, die durch Rupturen oder Überdehnungen der das Kopfgelenk überbrückenden Bänder entstehen oder sekundäre Veränderungen im Rahmen von kongenitalen Fehlbildungen (Frost u. Mitarb. 1999). Hier sind in erster Linie die Ligg. alaria und das Lig. apicis dentis zu nennen, die vom Apex dentis jeweils zum lateralen sowie zum vorderen Rand des Foramen magnum ziehen. Instabilitäten durch Veränderungen in diesem Bereich beziehen sich immer auf das obere und untere Kopfgelenk, da diese Bänder beide Gelenke (C0/C1 und C1/C2) überbrücken. Eine isolierte Instabilität im Gelenk C1/C2 kann bei Rupturen oder Überdehnungen des Lig. transversum atlantis entstehen. Bei diesem Band handelt es sich um eine, mit einer knorpeligen Gelenkfläche versehene, ausgeprägte stabile Struktur, die nicht zu derartigen Veränderungen neigt. Häufige Ursache für eine isolierte Instabilität im Gelenk C1/C2 sind rheumatische Veränderungen im Bereich des Dens axis und des Lig. transversum atlantis (Ehrat u. Mitarb. 1996) (Abb. 10.5).

Epidemiologie

Die atlantoaxiale Arthrose stellt ein sehr seltenes Krankheitsbild dar (Ehrat u. Mitarb. 1996). Primäre arthrotische Veränderungen in den Gelenken im Segment C1/C2 werden in der Literatur nicht beschrieben. Die häufig vorhandene Arthritis im Gelenk zwischen Dens axis, Lig. transversum atlantis und vorderem Atlasbogen ist bei rheumatischen Grunderkrankungen, dann auch oft in Verbindung mit einer entsprechenden Instabilität, zu finden.

Diagnostik

Klinische Diagnostik

Das klinische Beschwerdebild bei der atlantoaxialen Arthrose wird angeführt von einem initialen Rotationsschmerz, begleitet von Ausstrahlungen in die okzipitoparietale Region, in die Kiefergelenke und in beide Zahnreihen (Dvorak u. Grob 1999). Durch die manualtherapeutische Palpation des Processus spinosus C2 in leichter Flexion kann bei einer ausgeprägten Instabilität eine deutliche Mehrbeweglichkeit im Segment C1/C2 ertastet werden.

Bildgebende Diagnostik

In den Nativröntgenaufnahmen der HWS in 2 Ebenen sind arthrotische Veränderungen in den Articulationes atlantoaxiales laterales und der Articulatio atlantoaxialis mediana bei entsprechenden radiologischen Zeichen gut zu erkennen. Zur Diagnostik der Veränderungen im Bereich der ligamentären Strukturen die sekundär zur Arthrose führen können, sind Funktionsaufnahmen der HWS in seitlichem Strahlengang notwendig, um eine vermehrte atlantoaxiale Distanz in der Articulatio atlantoaxialis mediana zu verifizieren (Buetti-Bäumli 1954, Gutmann 1981) (Abb. 10.6 a u. b). Zum indirekten Nachweis der Zerstörung der Ligg. alaria sind Funktions-CT der HWS notwendig (Gronewaller u. Kopp 1999). Die Beurteilung der Ligg. alaria im MRT wird kontrovers diskutiert (Dvorak u. Grob 1999).

Therapie

Konservative Therapie

Ähnlich wie die nichtoperative Therapie der C0/C1-Arthrose unterliegt die konservative Therapie der Atlantoaxialgelenkarthrose den allgemeinen Vorgaben der Arthrosebehandlung. Die lokale intraartikuläre Injektion von Corticosteroiden ist im Vergleich zur Infiltration im Segment C0/C1 relativ einfach. Ein transoraler Zugang unter Bildverstärkerkontrolle lässt eine relativ sichere Punktion des Gelenks C1/C2 zu. Lokale Desinfektion mit Schleimhautdesinfektionsmitteln verhindern schwerwiegende Komplikationen wie Gelenkinfektionen relativ sicher (Hildebrand u. Mitarb. 1987, Kothe u. Mitarb. 2002). Manualtherapeutische Behandlungen mit Mobilisationen und Traktionen sowie physikalische Maßnahmen können symptomadaptiert zum Einsatz kommen. Ferner können NSAID und systemisch applizierte Corticosteroide zur Behandlung der Kapsulitis eingesetzt werden. Ähnlich wie bei der atlantookzipitalen Arthrose kann die Verordnung einer Zervikalstütze Linderung verschaffen. Bei fehlender Besserung und Kontraindikationen zum operativen Vorgehen kann systemische Schmerztherapie durchgeführt werden (Krämer u. Nentwig 1999).

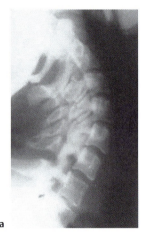
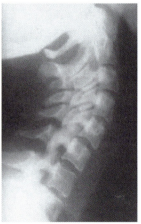
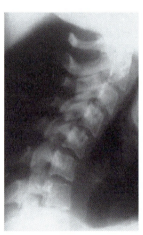
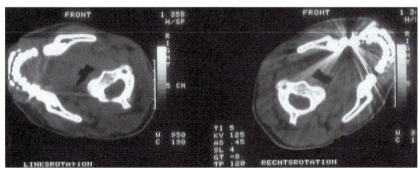

Abb. 10.6 a u. b Funktionsaufnahmen der HWS.
a Aktive funktionsradiologische Aufnahmen der HWS: Bei Reklination und Inklination können bei einem Defekt des Lig. transversum unter Zentrierung der Densregion unterschiedliche Abstände zwischen Dens axis und vorderem Atlasbogen auffällig werden.
b Funktions-CT der HWS: Deutlich erkennt man die vermehrte Rotationsfähigkeit zwischen Schädel und Atlas nach links als Zeichen einer Insuffizienz der Lig. alaria.

Operative Therapie

Die operative Therapie der konservativ nicht beherrschbaren Arthrose C1/C2 ist die atlantoaxiale Fusion durch transartikuläre Verschraubung mit Fixierung durch Kabelcerclagen nach Magerl (Grob u. Mitarb. 1991 a, 1991 b, Magerl 1986). Durch den Einsatz moderner computergestützter Operationsverfahren sind die Eingriffe weniger invasiv und durch eine Reduzierung von Schraubenfehlplatzierungen, die teilweise mit letalen Verletzungen der A. vertebralis einhergehen, auch vom operativen Risiko für den Patienten akzeptabler (Jeanneret 1996, Weidner u. Mitarb. 2000).

Unkovertebralarthrosen der mittleren und unteren HWS

Definition

Da die Unkovertebralgelenke keine ursprünglich anlagebedingt vorhandenen Strukturen sind, sondern sich erst im Laufe des Lebens ausbilden, handelt es sich bei der Unkovertebralarthrose nicht um arthrotische Veränderungen. Die Beschwerdesymptomatik wird vielmehr durch die Hypertrophie der unkovertebralen Region mit korrespondierenden Wurzelkompressionssyndromen verursacht (Abb. 10.7).

Ätiopathogenese

Die Unkovertebralgelenke sind primär als Gelenk nicht vorhanden. Erst ab dem 5. Lebensjahr kommt es zu starkem Wachstum der Proccessus uncinati mit Ausbildung von „Anlagerungsgelenken". Dieses wird durch Ausbildung von sog. Horizontalspalten gefördert, die als Gelenkpalt der Unkovertebralgelenke fungieren (von Luschka 1858) (Abb. 10.8). Dieser Vorgang ist physiologisch, führt aber im höheren Alter zu Anbaureaktionen der Unci corpori, welche das Neuroforamen anteromedial einengen können (Dihlmann 1987, Kuhlendahl 1953, Lang 1991, Stahl u. Huth 1980).

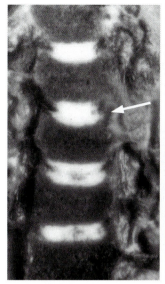
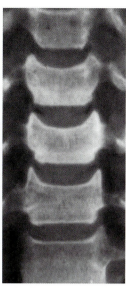

Abb. 10.8 Dünnschichtpräparat der HWS: Gut sind die unkovertebralen Fortsätze mit den dazwischen liegenden Horizontalspalten zu erkennen.

Epidemiologie

Die Unkovertebralgelenkarthrose stellt einen physiologischen Alterungsprozess der menschlichen Halswirbelsäule dar. In Abhängigkeit vom Ausprägungsgrad der Knochenneubildung im Bereich der Proccessus uncinati und der Größe der entsprechenden Neuroforamina können diese Veränderungen zu entsprechenden Radikulopathien an der HWS führen. Zirka 2/3 der Radikulopathien der HWS werden durch knöcherne Einengungen der Neuroforamina verursacht (Benini 1987, Bogduk u. Marsland 1988, Krämer 1997, Salemi u. Mitarb. 1996). Diese knöchernen Stenosen werden durch eine Kombination aus Osteochondrosen, Wirbelbogengelenkarthrosen und Unkovertebralgelenkarthrosen verursacht.

Diagnostik

Klinische Diagnostik

Das klinische Beschwerdebild wird durch die kompressionsbedingte Radikulopathie bestimmt. Selten führt die Unkovertebralgelenkarthrose ohne Stenose des Neuroforamens zu lokalen bewegungsabhängigen Beschwerden der HWS.

Bildgebende Diagnostik

Die Proccessus uncinati sind in den Nativröntgenaufnahmen der HWS in 2 Ebenen gut zu erkennen. Zur Beurteilung der hypertrophiebedingten Einengung der abgehen-

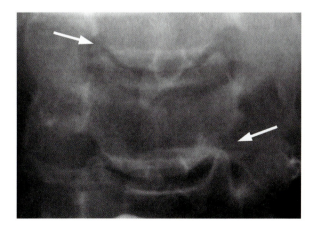

Abb. 10.7 Röntgenbild arthrotisch veränderter Unkovertebralgelenke.

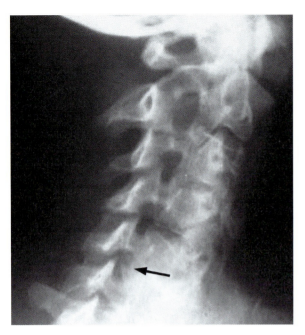

Abb. 10.9 Röntgenbild einer knöchernen Foramenstenose C5/6.

den Nervenwurzel können 45°-Schrägaufnahmen zur Darstellung der Neuroforamina sowie ein CT oder MRT der HWS herangezogen werden (Abb. 10.9).

Therapie

Konservative Therapie
Die konservative Behandlung der Unkovertebralgelenkarthrose hängt von der klinischen Manifestation des Beschwerdebildes ab. Bei radikulären Beschwerdebildern, ausgelöst durch Einengung der Neuroforamina, ist neben den allgemeinen konservativ orthopädischen Therapieformen (Hong 1999, Persson 1997) die physikalischen (Nemec 1955, Pärtan 1953, Wolf 1956) und manuellen Therapie (Aker u. Mitarb. 1996, Dvorak u. Mitarb. 1993, Graf-Baumann u. Mitarb. 1996, Graf-Baumann u. Schilgen 1997, Wolff 1967) sowie analgetisch/antiphlogistische Medikation (Krämer u. Nentwig 1999), die gezielte Injektionsbehandlung der stenosebedingten Radikulopathie angezeigt. Mögliche Injektionsformen sind die gezielte periradikuläre Infiltration (zervikale Spinalnervenanalgesie = CSPA) mit Lokalanästhetika und ggf. Corticosteroiden (Albers 1974, Arnetoli u. Mitarb. 1989, Barop 1996, Bogduk 1981, Grifka 1996, Gros 1949, Gross 1994, Haaker u. Mitarb. 1995, Herget 1943, Moore 1965, Neuermann u. Penzholz 1953, Pieper 1950, Reischauer 1956, Rössler 1963, Rubenthaler u. Mitarb. 2000, Schmitt 1955, Tilscher u. Eder 1989, Travell u. Simons 1992). Weitere Möglichkeiten bestehen in der epiduralen Applikation von Steroiden (epidural-zervikale Injektion) unter Bildverstärkerkontrolle (Baric 1992, Delaney u. Mitarb. 1980, Rowlingson u. Kirschenbaum 1986, Waldman 1991, Waldman u. Mitarb. 1987). Bei Beschwerden durch lokale Veränderungen des Unkovertebralgelenks können CT-gesteuerte Infiltrationen des entsprechenden Gelenks mit Corticosteroiden durchgeführt werden (Dvorak u. Grob 1999).

Operative Therapie
Kommt es unter intensiver konservativer Behandlung zu keiner dauerhaften Besserung der radikulären Beschwerdesymptomatik oder nimmt die stenosebedingte Radikulopathie entsprechend zu, sollte eine dekomprimierende Operation im Sinne einer Unkoforaminektomie erwogen werden. Häufig handelt es sich jedoch um kombiniert verursachte Stenosen durch Unkovertebralarthrosen, Osteochondrosen und Wirbelbogengelenkarthrose, so dass zusätzlich zur lokalen Dekompression auch die Spondylodese eingesetzt wird (Clement u. O'Leary 1990, Robinson u. Smith 1955, Smith u. Robinson 1958, Cloward 1958b).

Osteochondrosen der mittleren und unteren HWS

Definition

Bei der Osteochondrose handelt es sich um einen degenerativen Aufbrauch der Bandscheibe mit reaktiven Veränderungen (Abstützungsreaktionen) der Wirbelkörpergrund- und Deckplatten (Abb. 10.10).

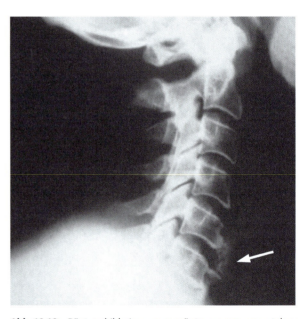

Abb. 10.10 Röntgenbild eines ausgeprägten monosegmentalen Spondylophyten C5/6 als Zeichen der knöchernen Reaktion auf eine Osteochondrose.

Ätiopathogenese

Aufgrund der hohen Beweglichkeit der unteren HWS, bedingt durch die frühe Entwicklung der Horizontalspalten und der starken Beanspruchung durch das relativ hohe Kopfgewicht, kommt es schon frühzeitig zu Zermürbungen der Bandscheibe mit konsekutiver Höhenminderung und zunehmender Kyphosierung des betroffenen Segments. Radiologisch können Abstützungsreaktionen mit Sklerosierung der Grund- und Deckplatten beobachtet werden (Buetti-Bäumli 1954, Thurn u. Bücheler 1986). Folge dieser Instabilität des Bewegungssegmentes ist die reaktive Bildung von Spondylophyten. Auch die benachbarten Bewegungssegmente werden durch die Kyphose im veränderten Segment zu einer kompensatorischen Hyperlordose gezwungen und können dadurch zu möglichen zusätzlichen Problemen führen (Benini 1987, Ecklin 1960, Krämer 1997, Kuhlendahl 1953, Panjabi u. Mitarb. 1994).

Epidemiologie

Die zervikale Spondylose/Osteochondrose ist nach A.A. White (1988) die häufigste Ursache für Rückenmarkstörungen. Insbesondere im Bereich der Segmente C5/C6 bis C7/Th1 sind häufig osteochondrotische Reaktionen zu erkennen. In der 3. und 4. Lebensdekade treten hier die ersten erkennbaren Veränderungen auf. Häufig sind diese Veränderungen jedoch zunächst ohne beschwerdeauslösende Relevanz (Gore u. Sepic 1986, Salemi u. Mitarb. 1996). Eine gefürchtete Komplikation, die durch massive spondylophytäre Raumforderungen im Rückenmarkskanal auftreten kann, ist die zervikale Myelopathie die besonders in der 7. und 8. Lebensdekade auftritt (Benini 1996, Ebara u. Mitarb. 1988, LaRocca 1988).

Diagnostik

Klinische Diagnostik

Die Osteochondrose verursacht in der Regel keine Beschwerden. Vielmehr die kompensatorische Hyperlordose der Nachbarsegmente und das „Aufeinandersinken" der kleinen Wirbelgelenke im betroffenen Abschnitt verursachen lokale Beschwerden (Bogduk u. Marsland 1988, McLain 1994). Klinisch sind vor allem schmerzhafte Bewegungseinschränkungen bei Reklination zu finden. Insbesondere die Rotation in Reklination (Spurling-Test) verursacht Beschwerden im Bereich der Wirbelbogengelenke der unteren HWS. Gelegentlich tritt bedingt durch die massive Raumforderung der Spondylophyten in den Spinalkanal eine langsam progrediente Myelopathie in den Vordergrund. Selten können durch massive Spondylophytenbildung nach ventral Schluckbeschwerden oder Fremdkörpergefühle in der Speiseröhre hervorgerufen werden.

Bildgebende Diagnostik

Die Bandscheibenzwischenräume sind in den Nativröntgenaufnahmen der HWS in 2 Ebenen gut zu erkennen. Mögliche Einengungen des Wirbelkanals oder der Neuroforamina sind durch CT, Myelo-CT oder MRT zu verifizieren.

Therapie

Konservative Therapie

Durch die zunächst bestehenden lokalen Beschwerden, die durch die verstärkte Belastung der kleinen Wirbelgelenke vorhanden sind, besteht eine gute Besserungstendenz der Beschwerden durch Traktionen (Grifka u. Mitarb. 1989, Krämer 1989, Miehlke 1956, Persson u. Mitarb. 1997), physikalischen Maßnahmen (Nemec 1955, Pärtan 1953, Wolf 1956), muskelstabilisierender Physiotherapie und Manualtherapie (Aker u. Mitarb. 1996, Dvorak u. Mitarb. 1993, Graf-Baumann u. Mitarb. 1996, Graf-Baumann u. Schilgen 1997, Wolff 1967) sowie medikamentös analgetisch/muskelrelaxierenden Maßnahmen (Krämer u. Nentwig 1999). Auch die periartikuläre Infiltrationsbehandlung (Albers 1974, Badtke u. Mudra 1994, Barop 1996, Grifka 1996, Gross 1994, Haaker u. Mitarb. 1995, Rössler 1963, Tilscher u. Eder 1989, Travell u. Simons 1992) der kleinen Wirbelgelenke führt häufig zu einer wesentlichen Beschwerdebesserung. Bei Anzeichen einer sich entwickelnden zervikalen Myelopathie ist nach neurologischer Verifizierung ein rasches operatives Vorgehen zu erwägen.

Operative Therapie

Besteht aufgrund einer Osteochondrose eine dauerhafte lokale oder ausstrahlende Beschwerdesymptomatik, so ist die Fusion und Distraktion dieses Segmentes angezeigt. Durch eine dosierte Distraktion des Segmentes kann eine Erweiterung des entsprechenden Neuroforamens und eine Distension der kleinen Wirbelgelenke erreicht werden (Clement u. O'Leary 1990, Robinson u. Smith 1955, Smith u. Robinson 1958, Cloward 1958b, Gore u. Sepic 1984, Graham 1989, Kehr 1987, Kostuik u. Mitarb. 1993, Morscher u. Mitarb. 1986). Hier kann jedoch durch gezielte probatorische Injektionen der angeschuldigten Kleinwirbelgelenke zunächst eine zweifelsfreie Segmentzuordnung stattfinden (Dvorak u. Grob 1999). Bei der operativen Behandlung der Myelopathie steht die Dekompression des Myelons im Vordergrund. Bei isolierter Ausbildung eines großen Spondylophyten kann eine ventrale Resektion mit anschließender Segmentfusion ausreichend sein. Die klassische Dekompression kann in ventraler oder dorsaler Technik durchgeführt werden.

Arthrosen der Wirbelbogengelenke der mittleren und unteren HWS

Definition

Degenerative Veränderungen der Wirbelbogengelenke können auf zweierlei Art zu Beschwerden im HWS-Bereich führen. Zum einen führt die mögliche Aktivierung der Arthrose zu lokalen Beschwerden im Bereich der Wirbelbogengelenke und zum anderen kann die natürliche Entwicklung der Arthrose mit entsprechenden osteophytären Reaktionen zu Nervenkompressionssyndromen führen (Bogduk 1982, Bogduk u. Marsland 1988, Jencker 1982, Kuhlendahl 1953, McLain 1994, Moraldo u. Oppel 1984).

Ätiopathogenese

Die Arthrose der Wirbelbogengelenke (Abb. 10.**11**) wird meist durch die segmentale Gefügestörung eingeleitet. Durch das „Zusammensacken" des Bewegungssegmentes, verursacht durch die Bandscheibendegeneration, entsteht ein erhöhter Druck im Gelenk. Dadurch verstärkt sich die Degeneration in diesem Segment. Die Folgen sind lokale und pseudoradikuläre Schmerzen, die von den die Gelenkkapsel versorgenden Rr. meningei und Rr. dorsales ausgehen. Dadurch wird ein reflektorischer Muskelhartspann mit zunehmenden lokalen Beschwerden ausgelöst. Weiterhin können durch die klassischen arthrosebedingten Veränderungen radikuläre Schmerzbilder entstehen. Durch osteophytäre Reaktionen der Wirbelbogengelenke kommt es zur Hypertrophie mit möglicher Einengung im Bereich des dorsokaudalen Neuroforamens (Benini 1987, Bogduk u. Marsland 1988, Bogduk u. Mitarb. 1988, Kuhlendahl 1953).

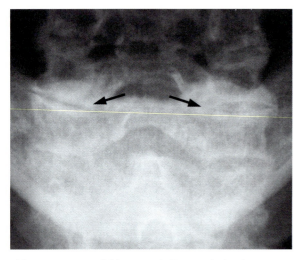

Abb. 10.11 Röntgenbild einer Wirbelbogengelenkarthrose.

Epidemiologie

Das Vorkommen von Wirbelbogengelenkarthrosen ist eng an die Entstehung der segmentalen Osteochondrose gekoppelt und folgt keiner eigenen Häufigkeitsverteilung. Nahezu immer findet sich die Kombination von Wirbelbogengelenkarthrose und Osteochondrose (Krämer 1997).

Diagnostik

Klinische Diagnostik

Die Wirbelbogengelenkarthrose ist in erster Linie im unteren HWS-Bereich anzutreffen. Lokale Druckschmerzen über den tastbaren Wirbelbogengelenken und ein paravertebraler Muskelhartspann geben erste Hinweise auf ein schmerzhaftes Facetten-Syndrom. Auch Hypomobilitäten der Wirbelbogengelenke im Sinne von manualmedizinisch erfassbaren „Blockierungen" oder Funktionsstörungen ohne Arthrose verursachen ähnliche Beschwerdebilder (FAC-Lehrmaterial 1999). Bei der Bewegungsprüfung imponiert vor allem eine schmerzhafte Bewegungseinschränkung bei Reklination. Insbesondere die Rotation in Reklination (Spurling-Test) verursacht Beschwerden im Bereich der Wirbelbogengelenke der unteren HWS (Dvorak u. Mitarb. 1992). Auch radikuläre Beschwerdebilder, die sich langsam entwickelt haben, lassen neben der Unkovertebralgelenkarthrose und der mediolateral betonten Osteochondrose an eine ossär bedingte Foramenstenose durch Wirbelbogengelenkhypertrophie denken.

Bildgebende Diagnostik

Erst die Röntgendiagnostik kann bei lokalen, pseudoradikulären oder radikulären Beschwerden im Bereich der unteren HWS Aufschluss über die mögliche Ursache geben. Eine Wirbelbogengelenkarthrose kann in den Röntgenaufnahmen der HWS in 2 Ebenen gut erkannt werden. Zur Beurteilung der möglichen Nervenwurzelkompression durch Wirbelbogengelenkhypertrophie sind CT oder MRT sinnvoll.

Therapie

Konservative Therapie

Die Behandlung der lokalen und pseudoradikulären Beschwerden ist denen der konservativen Behandlung bei segmentaler Osteochondrose ähnlich. Im Vordergrund steht die symptomatische Behandlung der fortschreitenden Gelenkdegeneration. Durch Traktionen (Grifka u. Mitarb. 1989, Krämer 1989, Miehlke 1956, Persson u. Mitarb. 1997), physikalische Maßnahmen (Nemec 1955, Pärtan 1953, Wolf 1956), muskelstabilisierender Krankengymnastik (Aker u. Mitarb. 1996, Dvorak u. Mitarb. 1993, Graf-Baumann u. Mitarb. 1996, Graf-Baumann u. Schilgen 1997, Wolff 1967) und medikamentös analgetisch/muskelrelaxierenden Maßnahmen (Krämer u. Nentwig 1999) kann eine Beschwerdereduktion und Funktionsverbesserung erreicht werden. Als kausaler Behandlungsansatz zur Reduktion der Arthroseaktivierung sind bildverstärkerkontrollierte oder CT-gesteuerte Punktionen der kleinen Wirbelgelenke mit Corticosteroiden sinnvoll (Dvorak u. Grob 1999). Bei osteophytär bedingten Radikulopathien besteht zusätzlich durch gezielte periradikuläre Infiltration (zervikale Spinalnervenanalgesie) mit Lokalanästhetika und ggf. Corticosteroiden die Möglichkeit, eine Reduktion des Wurzelödems und somit eine verminderte Wurzelkompression zu erzielen. Weitere Möglichkeiten sind epidurale Applikation von Steroiden unter Bildverstärkerkontrolle (epidural-zervikale Injektion) (Baric 1992, Delaney u. Mitarb. 1980, Rowlingson u. Kirschenbaum 1986, Waldman 1991).

Operative Therapie

Bei dauerhaften starken lokalen Beschwerden, zunehmender radikulärer Ausstrahlung oder Entwicklung von deutlichen Paresen wichtiger Arm- und Handmuskeln trotz intensiver konservativer Behandlung sollte eine distrahierende/fusionierende und ggf. dekomprimierende Operation erwogen werden. Durch eine dosierte Distraktion des Segmentes kann eine Erweiterung des entsprechenden Neuroforamens und eine Distension der kleinen Wirbelgelenke erreicht werden. Alternativ kann die Abtragung der osteophytären Strukturen im Bereich der Wirbelbogengelenke über einen dorsalen Zugang erforderlich sein (Clement u. O'Leary 1990, Robinson u. Smith 1955, Smith u. Robinson 1958, Cloward 1958b, Gore u. Sepic 1984, Graham 1989, Kehr 1987, Kostuik u. Mitarb. 1993, Morscher u. Mitarb. 1986).

Zervikaler Bandscheibenvorfall

Definition

Durch Verlagerung von Bandscheibenmaterial, insbesondere von Anteilen des Nucleus pulposus in den Spinalkanal, können Kompressionssyndrome des Rückenmarks oder der Nervenwurzeln entstehen.

Ätiopathogenese

Der Degenerationsprozess läuft bei der zervikalen Bandscheibe im Unterschied zur lumbalen völlig anders ab. Durch die Ausbildung der Unkovertebralgelenke und Horizontalspalten findet eine frühzeitige Degeneration des Nucleus pulposus statt (von Luschka 1858). Da der Faserring ventral und lateral besser ausgebildet ist, kommt es insbesondere zu Verlagerungen von Bandscheibenmaterial in Richtung des Spinalkanals (Krämer 1997). Durch die entsprechende Lokalisierung des Bandscheibenmaterials kann es durch eine zentrale Raumforderung zur Entwicklung einer Myelopathie oder lateral zur Entwicklung einer Radikulopathie kommen.

Epidemiologie

Der zervikale Bandscheibenvorfall ist aufgrund der, im Vergleich zur lumbalen Bandscheibe, völlig anders verlaufenden Degeneration seltener anzutreffen. Zirka $1/3$ der orthopädischen Patienten mit Bandscheibenvorwölbungen haben ihre Problematik im Bereich der HWS. Nahezu die restlichen verbleibenden 2/3 der Patienten mit Bandscheibenvorwölbungen haben ihren Bandscheibenschaden an der LWS (Krämer 1981, Salemi u. Mitarb. 1996).

Diagnostik

Klinische Diagnostik

Kardinalsymptom für das Vorliegen eines echten zervikalen Bandscheibenvorfalls ist das rasche und heftige Auftreten einer entsprechenden Radikulopathie. Im Unterschied zu den ossär bedingten Wurzelbedrängungen kommt es beim Vorfall zu einer Akutsymptomatik mit einem radikulären Schmerzbild und möglicherweise auch zu Muskelparesen und Reflexausfällen. Bei einem zentralen Prolaps mit Myelonkompression können heftige Akutsymptome fehlen. Lediglich eine lokale oder pseudoradikuläre Schmerzausstrahlung, die durch den R. meningeus des hinteren Längsbandes vermittelt wird, kann auftreten. Es gilt jedoch, die langsam fortschreitende Myelopathie zu erkennen und schnellstmöglich aufgrund der fehlenden Remissionstendenz zu behandeln (White 1988, Benini 1996, Ebara u. Mitarb. 1988, LaRocca 1988).

Bildgebende Diagnostik

Das Nativröntgenbild gibt über den Nachweis einer Segmenterniedrigung einen indirekten Hinweis auf das mögliche Vorliegen eines Banscheibenprolapses. Letztlich kann nur das MRT sichere Informationen über das Vorliegen eines Vorfalles geben. Zur besseren Beurteilung der Raumforderung kann ein CT in Myelographietechnik hilfreich sein (Abb. 10.12 a u. b).

Therapie

Konservative Therapie

Durch Traktionen (Grifka u. Mitarb. 1989, Krämer 1989, Miehlke 1956, Persson u. Mitarb. 1997), physikalische Maßnahmen (Nemec 1955, Pärtan 1953, Wolf 1956), muskelstabilisierender Krankengymnastik (Aker u. Mitarb. 1996, Dvorak u. Mitarb. 1993, Graf-Baumann u. Mitarb. 1996, Graf-Baumann u. Schilgen 1997, Wolff 1967) und medikamentös analgetisch/muskelrelaxierenden Maßnahmen (Krämer u. Nentwig 1999) kann eine Beschwerdereduktion und Funktionsverbesserung erreicht werden. Häufig liegen durch die Kompression der Nervenwurzel ein Wurzelödem und eine Stauung der epiduralen Venen vor. Durch entsprechende antiphlogistische Maßnahmen kann durch die Reduktion des Wurzelödems eine ausreichende Besserung erzielt werden. Bei ausgeprägten Radikulopathien besteht ähnlich wie bei der ossär bedingten

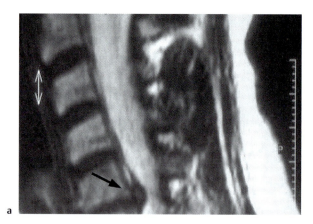

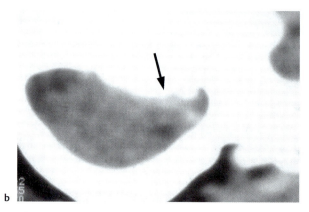

Abb. 10.12 a u. b Bandscheibenprolaps.
a MRT-Aufnahme mit großem Bandscheibenprolaps C5/6.
b Computertomogramm mit großem links mediolateralem verkalktem Bandscheibenprolaps.

Wurzelkompression die Möglichkeit, durch gezielte periradikuläre Infiltration (zervikale Spinalnervenanalgesie) mit Lokalanästhetika und ggf. Corticosteroiden eine Reduktion des Wurzelödems und somit eine verminderte Wurzelkompression zu erzielen (Albers 1974, Badtke u. Mudra 1994, Barop 1996, Bogduk 1981, Grifka 1996, Gros 1949, Gross 1994, Haaker u. Mitarb. 1995, Herget 1943, Moore 1965, Neuermann u. Penzholz 1953, Pieper 1950, Reischauer 1956, Rössler 1963, Rubenthaler u. Mitarb. 2000, Schmitt 1955, Tilscher u. Eder 1989, Travell u. Simons 1992). Weitere Möglichkeiten bestehen in der epiduralen Applikation von Steroiden unter Bildverstärkerkontrolle (epidural-zervikale Injektion) (Baric 1992, Delaney u. Mitarb. 1980, Rowlingson u. Kirschenbaum 1986, Waldman 1991).

Operative Therapie

Bei dauerhaften starken lokalen Beschwerden oder zunehmender radikulärer Ausstrahlung mit Entwicklung von deutlichen Paresen wichtiger Arm- und Handmuskeln sollte eine distrahierende/fusionierende und ggf. dekomprimierende Operation erwogen werden. Die ventrale Spondylodese in unterschiedlichen Techniken hat sich hier als herausragende Technik erwiesen (Clement u. O'Leary 1990, Robinson u. Smith 1955, Smith u. Robinson 1958, Cloward 1958 b, Gore u. Sepic 1984, Graham 1989, Kehr 1987, Kostuik u. Mitarb. 1993, Morscher u. Mitarb. 1986).

10.2.3 Klinische Krankheitsbilder der HWS

Zervikalsyndrome

Zervikalsyndrome sind Beschwerdebilder, die mit pathologischen Veränderungen im Nacken-Hals-Bereich einhergehen. Hauptursachen sind muskuläre Verspannungen und arthrotische Veränderungen sowie harte (Osteochondrosen, Osteophyten, Unkovertebralarthrosen) und weiche (Protrusionen und Prolapse) Affektionen der Nervenwurzeln und Reizungen der Nn. occipitales. Neben den lokalen Zervikalsyndromen unterscheidet man die Zervikozephalgien von den Zervikobrachialgien. Bei den Affektionen die zu ausstrahlenden Beschwerden führen, werden in radikuläre oder pseudoradikuläre Syndrome unterschieden. Bei den radikulären Zervikalsyndromen sind insbesondere die Zervikobrachialgiesyndrome mit Affektion einer einzelnen Nervenwurzel eindrucksvoll. Die pseudoradikuläre Ausstrahlung wird häufig durch Affektionen der Wirbelbogengelenke mit Schmerzerscheinungen der Gelenkkapselrezeptoren über den R. meningeus vermittelt (Jencker 1982, Krämer 1997, Krämer u. Nentwig 1999, Krämer 1981, von Strempel 2001).

Lokales Zervikalsyndrom

Definition

Das lokale Zervikalsyndrom wird in erster Linie durch muskuläre Verspannungen, Fehlstellung der Wirbelbogengelenke, lokalen Instabilitäten und arthrotische Veränderungen sowie harten (Osteochondrosen, Osteophyten, Unkovertebralarthrosen) und weichen (Protrusionen und Prolapse) Affektionen von Nervenwurzeln ausgelöst. Es handelt sich hierbei um lokale Schmerzhaftigkeiten ohne Ausstrahlung (Bogduk 1982, Bogduk u. Marsland 1988, Bogduk u. Mitarb. 1988, Dvorak u. Mitarb. 1990, Jencker 1982, Krämer 1997, Lang 1991, Panjabi u. Mitarb. 1994, von Strempel 2001).

Ätiopathogenese

Die Ursachen für lokale Zervikalsyndrome können vielseitig sein. Häufig liegen muskuläre Verspannungen ausgelöst durch Reizung der Wirbelbogengelenke oder der

Nn. occipitales vor (Wrete 1934). In den mittleren Altersdekaden kommt es hauptsächlich durch degenerative Knochenneubildungen in der Unkovertebralregion, aber auch durch Verschmälerungen der Intervertebralräume durch Protrusionen oder Sequester von Bandscheibengewebe zur Einengung der Neuroforamina mit konsekutiver Wurzelreizsymptomatik. Im akuten Stadium der Radikulopathie kann es durch mechanische Irritation und damit verbundener Freisetzung von Entzündungsmediatoren zur Ausbildung einer Arachnoiditis mit konsekutivem Wurzelödem kommen, welches die zusätzliche Einengung fördert (Frank 1995). Diese Syndrome sind radikulärer Natur und werden entsprechend ihrer Ausstrahlung als Zervikobrachialgien noch in die entsprechenden Segmente unterteilt (Krämer 1981).

Diagnostik

Klinische Diagnostik
Bei der klinischen Untersuchung finden sich beim lokalen Zervikalsyndrom ein positionsabhängiger Schulter-Nacken-Schmerz, eine schmerzbedingte Reduktion der HWS-Beweglichkeit sowie häufig ein Hartspann der paravertebralen HWS-Muskulatur. Neurologische Ausfallerscheinungen und Schmerzausstrahlungen fehlen gänzlich (Krämer 1997).

Bildgebende Diagnostik
Als Grundlagendiagnostik zur Darstellung degenerativer knöcherner Veränderungen sollte bei andauernden Beschwerden (einige Tage bis wenige Wochen) ein Röntgenbild der Halswirbelsäule in 2 Ebenen erstellt werden. Die dargestellten degenerativen Veränderungen im Röntgenbild korrelieren selten mit den aktuellen Beschwerdebildern. Das Röntgenbild dient ebenfalls zum Ausschluss von Malignomen und Entzündungen. Eine weiterführende Diagnostik ist klassischerweise beim lokalen Zervikalsyndrom nicht erforderlich. Es sollte jedoch erwähnt werden, dass insbesondere durch die optimale Weichteildarstellung sowie dem sagittalen Anschnitt der gesamten HWS dem MRT eine überragende Bedeutung in der Diagnostik an der HWS zukommt. Bei anhaltenden lokalen Beschwerden sollte insbesondere bei fehlenden nativradiologischen Korrelaten eine MRT-Diagnostik eingeleitet werden, um weichteilige Veränderungen, wie gutartige oder bösartige Raumforderungen an der HWS auszuschließen.

Therapie

Konservative Therapie
Das lokale Zervikalsyndrom ist der konservativen orthopädischen Behandlung gut zugänglich. Da es sich in erster Linie um lokale muskuläre Probleme ohne starke pathologische Veränderungen der knöchernen oder weichteiligen Strukturen des Bewegungssegmentes handelt, sind wenig invasive Maßnahmen ausreichend. Neben der Traktionstherapie, einer stabilisierenden Krankengymnastik und physikalischen Maßnahmen können kurzzeitige Einnahmen von nichtsteroidalen Antirheumatika und Muskelrelaxanzien sowie lokale Triggerpunktinfiltrationen und Quaddelungen hilfreich sein (Badtke u. Mudra 1994, Barop 1996, Travell u. Simons 1992).

Operative Therapie
Eine operative Therapie ist aufgrund der relativ milden Beschwerdesymptomatik und den fehlenden pathomorphologischen Veränderungen beim lokalen Zervikalsyndrom nicht angezeigt.

Zervikozephalgien

Definition
Unter einem zervikozephalen Syndrom versteht man ein Zervikalsyndrom, welches mit Kopfschmerzen, Schwindelattacken, mitunter auch mit Hör-, Seh- und Schluckstörungen einhergeht.

Ätiopathogenese

Das zervikozephale Syndrom kann durch eine Bedrängung der A. vertebralis und des Halssympathikus im Bereich der Halswirbelsäule verursacht werden. Als Störfaktoren kommen ferner Fehlstellungen der Gelenke am zervikookzipitalen Übergang, Achsenabweichungen der Halswirbelsäule und Einengung des A. vertebralis im Foramen processus transversus durch laterale knöcherne Ausziehungen an den Processus uncinati C4–C7 infrage. Häufig spielen muskuläre Verspannungen und Reizungen der Nn. occipitales eine wichtige Rolle beim zervikozephalen Syndrom. Meistens handelt es sich um eine Kombination der genannten Ursachen (Decher 1969, Flock 1970, Kummer 1984, Oppel u. Fritz 1986, Pöllmann u. Mitarb. 1996, Terrache 1984, Tilscher 1984).

Diagnostik

Klinische Diagnostik
Führendes Symptom beim zervikozephalen Syndrom sind Kopfschmerzen, die anfallsweise in Abhängigkeit von der Kopfhaltung auftreten bzw. sich verstärken. Durch bestimmte Kopfbewegungen lassen sich zervikale Kopfschmerzen auslösen, verschlimmern oder auch kupieren. Die Erscheinungsformen zervikaler Kopfschmerzen sind unterschiedlich. Die Kopfschmerzen sind gelegentlich mit Schwindelerscheinungen, subjektiven Sehstörungen und teilweise objektivierbaren Symptomen des Vestibularapparates verbunden. Gleichgewichtsstörungen und Schwindelgefühle treten beim zervikozephalen Syndrom ebenfalls in Abhängigkeit von bestimmten Kopfhaltungen auf: Bei Rotation der Halswirbelsäule entsteht ein Drehschwindel, der meistens nur wenige Sekunden bis Minuten anhält. Oft ruft nur die Kopfdrehung nach einer bestimmten Seite den Drehschwindel hervor, häufig auch die Hyperextension. Viele Patienten geben an, dass die

Schwindelattacken bei allen plötzlichen Kopfbewegungen, vor allem beim raschen Nachobenschauen, auftreten. Schwindelattacken zervikaler Genese können auch vom Propriozeptorenfeld der Kopf- oder Kiefergelenke verursacht werden. Die Diagnoseerhärtung eines zervikal bedingten Kopfschmerzes erfolgt nach Ausschluss anderer Kopfschmerzursachen, wie z. B. der Migräne und dem Morbus Menière durch probatorische Behandlung mit einer Halskrawatte, physikalischen Maßnahmen, nichtsteroidalen Antiphlogistika, paravertebralen Injektionen und perineuralen Infiltrationen der Nn. occipitales majores.

Bildgebende Diagnostik

Wie beim Zervikobrachialgiesyndrom steht am Anfang der Diagnostik zunächst die Röntgenübersichtsaufnahme der Halswirbelsäule in 2 Ebenen. Zur weiteren Abklärung beim Verdacht eines Bandscheibenprolapses oder einer knöchernen Raumforderung stehen Computertomographie und Magnetresonanztomographie der HWS und zum Ausschluss intrakranieller Prozesse des Schädels ebenfalls das MRT oder CT zur Verfügung.

Therapie

Konservative Therapie

Wie auch bei den lokalen Zervikalsyndromen ist die konservative Therapie anzustreben. Physikalische Maßnahmen (Nemec 1955, Pärtan 1953, Wolf 1956) und lokale Injektionsbehandlung (Albers 1974, Badtke 1994, Barop 1996, Bogduk 1981, Grifka 1996, Gros 1949, Gross 1994, Haaker u. Mitarb. 1995, Herget 1943, Moore 1965, Neuermann u. Penzholz 1953, Pieper 1950, Reischauer 1956, Rössler 1963, Rubenthaler u. Mitarb. 2000, Schmitt 1955, Tilscher u. Eder 1989, Travell u. Simons 1992) werden von einer stabilisierenden krankengymnastischen Übungsbehandlung unterstützt. Neben der weiterführenden Diagnostik hat die manuelle Medizin (Aker u. Mitarb. 1996, Dvorak u. Mitarb. 1993, Graf-Baumann u. Mitarb. 1996, Graf-Baumann u. Schilgen 1997, Wolff 1967) auch bei der Therapie der Zervikozephalgien ihre Bedeutung.

Operative Therapie

Bei persistierenden starken zervikozephalen Beschwerden kann unter gewissen Umständen eine operative Therapie notwendig sein. Ist eine Wurzelkompression Ursache für die Beschwerden, kann in analoger Weise zur operativen Behandlung der Zervikobrachialgie eine ventrale Dekompression mit Spondylodese oder seltener auch dorsale Dekompression durchgeführt werden. Bei einer zervikalen Instabilität, welche die beschriebenen Beschwerden verursacht, kann bei Instabilitäten der unteren und mittleren HWS eine ventrale oder dorsale Spondylodese der betroffenen Segmente indiziert sein. Bei Störungen im kraniozervikalen Übergang finden dorsale Versteifungen ihren Einsatz (Grob u. Mitarb. 1991a, 1991b, Panjabi u. Mitarb. 1994).

Zervikobrachialgiesyndrom

Definition

Das Zervikobrachialgiesyndrom ist durch wirbelsäulenbedingte Schmerzen im Bereich der Halswirbelsäule mit Ausstrahlung in ein, dem Spinalnerven entsprechendes, Dermatom charakterisiert. Die Zervikobrachialgiesyndrome beginnen mit dem C5-Syndrom, da erst ab der Nervenwurzel C5 eine nervale Ausstrahlung in den Arm besteht.

Ätiopathogenese

Durch degenerative Veränderungen im Bereich des entsprechenden Bewegungssegmentes kommt es zu Kompressionen oder Irritation des Spinalnervs. Hierbei kommt es zu Beschwerden im Bereich des entsprechenden Dermatoms im Sinne von Schmerzen, Parästhesien oder Hypästhesien (Benini 1987, Dvorak u. Mitarb. 1990, Krämer 1981, Kuhlendahl 1953, Moraldo u. Oppel 1984, von Strempel 2001).

Diagnostik

Klinische Diagnostik

Beim Zervikobrachialgiesyndrom ist bei der klinischen Untersuchung oft eine Abschwächung der Muskeleigenreflexe oder Muskelparesen festzustellen. Leitsymptom ist jedoch die segmentale armbetonte Schmerzausstrahlung. Ab dem Segment C4 kann es zu Schmerzausstrahlung in den Arm kommen. Häufigste Affektionen findet man in den Dermatomen C6–8 mit Ausfällen bis in die Hände. Bei der klinischen Untersuchung werden die Bewegungsausmaße der Halswirbelsäule in Reklination, Inklination, Rotation und Seitenneigung aktiv als auch passiv untersucht. Ferner wird im Seitenvergleich die Kraft der Kennmuskeln des Armes, der Schulter und der Hand überprüft (Abb. 10.13a–c). Weiterhin kontrolliert man die seitengleiche Auslösbarkeit der motorischen Eigenreflexe. Unspezifische Tests an der Halswirbelsäule sind der Extensions-Test (Verbesserung der klinischen Symptome unter Extension der HWS) sowie des Lhermitte-Zeichen (Zunahme der Beschwerden oder Auftreten von Brachialgien oder Parästhesien unter Kompression/Flexion der HWS). Es schließt sich die segmentale Untersuchung der Halswirbelsäule sowie Überprüfung der Kopfgelenke an, für die eine manualmedizinische Ausbildung von Vorteil ist.

Typische Zeichen von Schädigung sind:
- C5-Syndrom: Bei Schädigung der C5-Wurzel kommt es zu Schmerzen und Hypästhesien im Bereich der ventralen Oberarmregion und Abschwächung des M. deltoideus. In Analogie kann es wie beim C6-Syndrom zur Abschwächung des Bizepssehnenreflexes kommen.

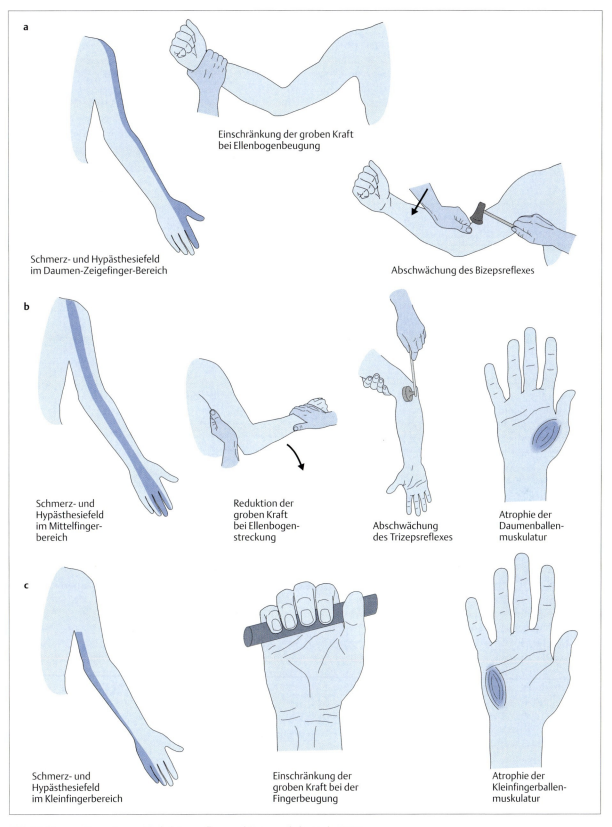

Abb. 10.13 a–c Dermatome, Muskeleigenreflexe und Kennmuskeln an der HWS.
a C6-Syndrom. **b** C7-Syndrom. **c** C8-Syndrom.

- **C6-Syndrom:** Hierbei handelt es sich um Affektionen der zwischen C5/C6 austretenden Nervenwurzel C6. Gekennzeichnet ist das Beschwerdebild durch Schmerzausstrahlung und Hypästhesie im Daumen- und Zeigefingerbereich und des radialseitigen Unterarms. Es kann eine Kraftminderung der Ellenbogenbeuger mit Abschwächung der Bizepssehnenreflexe kommen.
- **C7-Syndrom:** Das Dermatom der C7-Wurzel ist im Vergleich zu den anderen deutlich kleiner und betrifft lediglich den Bereich des Mittelfingers. Die palmarseitigen Handflexoren, die Daumenballenmuskulatur und der M. triceps fungieren als Kennmuskeln. Eine Abschwächung des Trizepssehnenreflexes kann vorliegen.
- **C8-Syndrom:** Das C8-Syndrom ist gekennzeichnet durch Schmerzausstrahlung und Hypästhesie im Ring- und Kleinfingerbereich. Eine Kraftminderung der Fingerbeuger und -spreizer mit Atrophie der Kleinfingerballenmuskulatur ist zu finden.

Bildgebende Diagnostik

Wie auch beim lokalen Zervikalsyndrom kann bei andauernden Beschwerden (einige Tage bis wenige Wochen) ein Röntgenbild der Halswirbelsäule in 2 Ebenen erstellt werden. Auch hier sollte jedoch erwähnt werden, dass insbesondere durch die optimale Weichteildarstellung sowie dem sagitalen Anschnitt der gesamten HWS dem MRT eine überragende Bedeutung in der Diagnostik an der HWS zukommt. Insbesondere bei klinischen Anzeichen eines Nervenschadens mit Abschwächung der motorischen Eigenreflexe oder der Kennmuskeln sowie Hypästhesien im entsprechenden Dermatom sollte eine weiterführende Diagnostik, mit Computertomographie oder besser mit Magnetresonanztomographie eingeleitet werden. Bei zunehmenden Paresen sollte zur weiteren Beurteilung eine apparative neurologische Untersuchung erfolgen.

Therapie

Konservative Therapie

Die zervikale Radikulopathie ist eine in aller Regel sich selbst limitierende benigne Erkrankung. Aufgrund der guten therapeutischen Erfolge wird in erster Linie die konservative orthopädische Behandlung durchgeführt. Da es sich bei den zervikalen Wurzelreizsyndromen häufig um akute Exazerbationen einer chronisch fortschreitenden Degeneration der Halswirbelsäule handelt, gilt es diese in der Akutphase auf ein erträgliches Niveau zu reduzieren. Die fortschreitende Degeneration ist weder durch konservative noch operative Maßnahmen aufzuhalten. Seltener als an der Lendenwirbelsäule sind bandscheibenbedingte Radikulopathien zu finden. Jedoch sind auch diese in den meisten Fällen einer konservativen Behandlung gut zugänglich. Hier wird neben der Traktionstherapie (Grifka u. Mitarb. 1989, Krämer 1989, Miehlke 1956, Persson u. Mitarb. 1997), der Krankengymnastik (Aker u. Mitarb. 1996, Dvorak u. Mitarb. 1993, Graf-Baumann u. Mitarb. 1996, Graf-Baumann u. Schilgen 1997, Wolff 1967) sowie physikalischer (Nemec 1955, Pärtan 1953, Wolf 1956) und medikamentöser Maßnahmen (Krämer 1997, Krämer u. Nentwig 1999) die zervikale Injektionsbehandlung als besonders effektiv erachtet (Albers 1974, Badtke u. Mudra 1994, Barop 1996, Bogduk 1981, Grifka 1996, Gros 1949, Gross 1994, Haaker u. Mitarb. 1995, Herget 1943, Moore 1965, Nauermann u. Penzhold 1953, Pieper 1950, Reischauer 1956, Rössler 1963, Rubenthaler u. Mitarb. 2000, Schmitt 1955, Tilscher u. Eder 1989, Travell u. Simons 1992).

Operative Therapie

Bei persistierenden starken Beschwerden trotz intensiver konservativer Therapie stehen operative Verfahren als Alternative zur Auswahl. In Abhängigkeit von den verursachenden Strukturen die eine Radikulopathie provozieren, stehen ventrale und dorsale dekomprimierende und fusionierende Verfahren zur Auswahl. Wichtige Indikationen für ein operatives Vorgehen sind die progrediente zervikale Myelopathie sowie gravierende Paresen wichtiger Arm- oder Handmuskeln (Clement u. O'Leary 1990, Robinson u. Smith 1955, Smith u. Robinson 1958, Cloward 1958b, Gore u. Sepic 1984, Graham 1989, Kehr 1987, Kostuik u. Mitarb. 1993, Morscher u. Mitarb. 1986).

Zervikale Myelopathie

Definition

Bei der zervikalen Myelopathie, auch zervikomedulläres Syndrom genannt, handelt es sich um meist irreversible Rückenmarksymptome, die von einer Kompression des Rückenmarks durch degenerative, traumatische oder entzündliche Veränderungen der zervikalen Bewegungssegmente mit Raumforderungen im Spinalkanal ausgehen.

Ätiopathogenese

Im Bereich der mittleren und unteren Halswirbelsäule ist der Epiduralraum um das Rückenmark sehr eng. Große Ausweichmöglichkeiten des Myelons sind daher nicht möglich. Durch chronischen Druck auf das Rückenmark, ausgelöst durch langsam an Größe zunehmende osteophytäre Veränderungen, kann es zu irreversiblen Schäden des zervikalen Rückenmarks kommen (Byrne u. Waxman 1990, Ebara u. Mitarb. 1988, Frank 1995, LaRocca 1988, White 1988).

Diagnostik

Klinische Diagnostik

Die Ausfallerscheinungen der betroffenen Strukturen können sich durch radikuläre Ausfälle und Zeichen langer Bahnen mit pathologischen Reflexen (Pyramidenbahn) manifestieren. Spastische Paraparese mit Kloni und positivem Babinski-Zeichen und Sphinkterstörung treten meist später auf. Schmerzen fehlen häufig. Beim Übergang ins das chronische Stadium treten Gangstörungen und Ataxien auf. Die Rückenmarkschädigung beim zervikalen Diskusprolaps tritt im Gegensatz zum bandscheibenbedingten Kaudasyndrom der Lendenwirbelsäule ganz allmählich auf (Dvorak u. Mitarb. 1990, Ebara u. Mitarb. 1988). Bei dem klinischen Verdacht auf eine zervikale Myelopathie sollte jedoch immer eine umfassende neurologische Untersuchung mit neurophysiologischer Diagnostik erfolgen, um den Verlauf der Erkrankung besser beurteilen zu können.

Bildgebende Diagnostik

Röntgenaufnahmen der Halswirbelsäule zum Ausschluss destruierender Raumforderungen im Bereich des zervikalen Rückenmarks stellen die ersten diagnostischen Maßnahmen dar (Abb. 10.14a u. b). Die Diagnosesicherung erfolgt durch die neurologische Untersuchung und die Darstellung durch die Magnetresonanztomographie, die auch in der Frühphase der Erkrankung als besonders sensitiv gilt. Die Magnetresonanztomographie gibt im Falle einer zervikalen Myelopathie sichere Hinweise auf eine Affektion des zervikalen Rückenmarks. Jedoch auch die Computertomographie und die Myelographie – auch als Kombination dieser beiden Verfahren – können unter Kenntnis der klinischen Befunde die Diagnose der zervikalen Myelopathie erhärten.

Therapie

Konservative Therapie

Bei beginnenden Zeichen einer zervikalen Myelopathie ohne den Nachweis einer Befundprogression sind konservative Behandlungsverfahren durchaus in der Lage eine Befundstabilisierung zu erreichen. Dazu gehören Krankengymnastik auf neurophysiolgischer Basis, die medikamentöse Schmerztherapie, physikalische Maßnahmen und die temporäre Verordnung einer Zervikalstütze. Die fortschreitende Schädigung des Rückenmarks durch entsprechende Kompression muss engmaschig kontrolliert und bei relevanten Befunden frühzeitig einer operativen Therapie zugeführt werden (Dvorak u. Mitarb. 1990).

Operative Therapie

Einzige Möglichkeit zur Verhinderung des Fortscheitens der Rückenmarkschädigung ist die operative Dekompression. Dadurch sollen die irreversiblen neurologischen Schäden in ihrer Progression aufgehalten und eine oft nur geringfügige Remission ermöglicht werden (Byrne u. Waxman 1990).

10.2.4 Spezielle konservative Therapie des Zervikalsyndroms

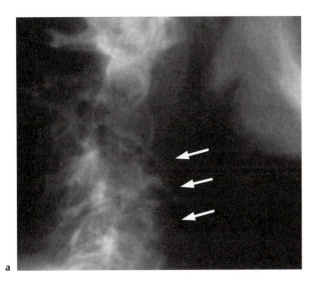

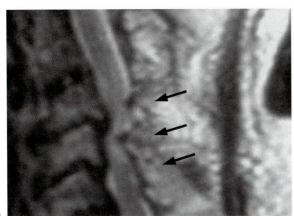

Abb. 10.14a u. b Das Röntgenbild zeigt ausgeprägte degenerative Veränderungen der gesamten HWS (**a**). Das entsprechende MRT zeigt ausgeprägte degenerative Veränderungen mit spinaler Stenose und konsekutiver Myelonaffektion (**b**).

Trotz unterschiedlicher Entstehungsweise und Erscheinungsformen der Zervikalsyndrome werden häufig ähnliche therapeutische Mittel angewendet.

Kausale nichtoperative Behandlungsmethoden dienen der Reduktion der Radikulopathie durch Verminderung des entzündungsbedingten Ödems der Nervenwurzel. Ebenso kausal wirkt stabilisierende Krankengymnastik bei lokalen Instabilitäten (Levoska u. Keinänen-Kiukaanniemi 1993). Wärme, Elektrotherapie, Massagen und Analgetika sollen die sekundären Erscheinungen wie schmerzhafte Myogelosen und Bewegungseinschränkungen beseitigen und den Circulus vitiosus Schmerz – Verspannung – Fehlhaltung – Schmerz unterbrechen. Im Rahmen der verbesserten klinischen Wissenschaft sind bisher nur wenige aussagefähige Studien zu konservativen Behandlungsverfahren durchgeführt worden. Nicht zuletzt aufgrund der häufig fehlenden Möglichkeit der Plazebokontrolle und der über Jahrzehnte empirisch bekannten Wirksamkeit verschiedener Behandlungsverfahren stehen heute zu diesen Bereichen nur selten verbindliche Ergebnisse zur Verfügung. In den Tabellen 10.5 bis 10.8 sind verschiedene Ergebnisse von prospektiv randomisierten Studien zu konservativen und operativen Behandlungen bei degenerativen HWS-Erkrankungen dargestellt. Bei den Studien, die operative und konservative Behandlungen gegenüberstellen, sind keine signifikanten Unterschiede festzustellen

Die über Jahrzehnte betrieben orthopädische Schmerztherapie in ihrer kombinierten Form stellt jedoch auch heute trotz fehlender plazebokontrollierter Studien einen wichtigen Baustein in der Behandlung zervikaler Schmerzsyndrome dar. Mit der Einbeziehung der modernen Algesiologie und Psychotherapie ist eine interdisziplinäre Behandlungsform chronischer Schmerzpatienten heute schon in vielen Zentren Standard. Dadurch bietet sich auch die Möglichkeit, frühzeitig Chronifizierungstendenzen zu erkennen und mit multimodalen Behandlungsansätzen frühestmöglich zu beginnen (Krämer u. Nentwig 1999).

Chronifizierung des Schmerzes. Neben der somatischen Ursache des Schmerzes (nozizeptiv, entzündlich oder neuropathisch) muss insbesondere auf die Dauer und damit auch auf die Veränderung des Schmerzcharakters geachtet werden. Bei lang anhaltenden Schmerzzuständen, die initial lokalen Charakter besaßen, kann durch den protrahierten Schmerzverlauf eine zunehmende Ausstrahlung nichtradikulären Charakters hinzutreten. Gleiches gilt für die zunehmende Ausstrahlung beim pseudoradikulären Schmerzsyndrom. Auch bei dem radikulären Schmerzbild, welches zunächst eine gute Dermatomzugehörigkeit mit möglicherweise vorhandenen neurologischen Ausfällen zeigt, kann durch die Dauer des Schmerzes eine Ausbreitung über die Dermatomgrenzen hinaus entstehen, wodurch der diagnostisch wertvolle radikuläre Charakter verloren geht. Wann und ob eine Schmerzchronifizierung eintritt, ist im Allgemeinen noch nicht sicher voraussagbar. Für den einzelnen ist jedoch durch aufwendige psychologische Diagnostik die Differenzierung zwischen akuten und chronischen sowie somatischen und psychosomatischen Beschwerdebildern möglich (Krämer u. Nentwig 1999).

Wärme

Die lokale Applikation von Wärme kann durch reflektorische Hyperämie und Entspannung der paravertebralen Muskeln schmerzhafte Verspannungen reduzieren. Gleichzeitig beeinflusst Wärme die Leitungsgeschwindigkeit der motorischen Nerven und die spinalmotorische Aktivität der Motoneurone, so dass es zur Entspannung schmerzhaft hypertoner Muskelpartien kommt. Wärme kann durch direkten Kontakt in Form von Fango- und Moorpackungen oder als strahlende Wärme wie Rotlicht und Heißluft angewendet werden. Auch im Bereich der Elektrotherapie wird der Wärmeeffekt therapeutisch genutzt (Aker u. Mitarb. 1996). Lediglich Lewith (1981) konnte eine Studie mit geringer statistischer Aussagefähigkeit nach den Kriterien der evidenzbasierten Medizin vorstellen. Er konnte keinen signifikanten Unterschied zwischen Infrarotlichtbehandlung und Plazebo erkennen.

Elektrotherapie

Bei der Elektrotherapie unterscheidet man hochfrequente, niederfrequente und mittelfrequente Ströme, die zur Schmerzlinderung und Gewebeerwärmung benutzt werden. Die Therapie mit mittelfrequentem Strom wird auch als Interferenzstromtherapie bezeichnet.

Hochfrequente Ströme werden insbesondere zur Gewebeerwärmung ohne weiter elektrische Wirkung angewendet. In der Praxis werden sie als Kurzwelle (5×10^6 Hz), Diathermie (3×10^6 Hz), Mikrowellentherapie (20.000 Hz) angewendet.

Tab. 10.5 Ergebnisse der operativen Therapie

Name	Jahrgang	Anzahl (n)	Beschwerdebild	Verglichene Maßnahmen	Ergebnis der Studie

Savoleinen	1998	91	CBS bei Bandscheibenprolaps	• nur Diskektomie
				• Fusion
				  – mit Platte
				  – ohne Platte
					nach 4 Jahren keine Unterschiede

Van den Bent	1996	42	CBS bei Bandscheibenprolaps	• nur Diskektomie • Zementinterponat	keine Unterschiede

Zoega	1998	27	CBS bei Bandscheibenprolaps	• 1-Etagen-Fusion
				  – mit Platte
				  – ohne Platte
				• 2-Etagen-Fusion
				  – mit Platte
				  – ohne Platte
					bei 2-Etagen-Fusion: Anwendung einer Platte signifikant besser

Tab. 10.6 Ergebnisse der konservativen Therapie

Name	Jahrgang	Anzahl (n)	Beschwerdebild	Verglichene Maßnahmen	Ergebnis der Studie
Basmajian	1978	83	schmerzhafte Muskelverspannungen	• Cyclobenzaprin • Diazepam • Placebo	bessere Muskelerweichung für Cycloberzaprin
Barnsley	1994	41	HWS-Distorsion	Facetteninjektion • mit Steroid • ohne Steroid	keine Unterschiede
Brochgrevink	1998	201	akute HWS-Distorsion	nach dem Unfall 14 Tage • AU + Halskrawatte • „act as usual"	nach 6 Monaten bessere Ergebnisse für „act as usual"
Castergnera	1994	28	Zervikobrachialgie	epidurale Steroidinjektion • mit Morpin • ohne Morphin	Keine Unterschiede
Foley-Nolan	1990	20	akute HWS-Distorsion	• 12 Wochen Krawatte mit pulsierender Magnetfeldtherapie • oder mit NSAID • oder mit Anweisung zur stündlichen Bewegungsübung	keine Unterschiede
Gennis	1996	92	akute HWS-Distorsion	• 2 Wochen konsequent Halskrawatte • nur Entlastung und Analgesie ohne Krawatte	keine Unterschiede nach 6–12 Wochen
Goldie	1970	73	Zervikobrachialgie	• Isometrische Übungen • Traktionstherapie	keine Unterschiede nach 24 Wochen
Koes	1992	256 (auch LWS)	unspezifischer Nackenschmerz	• Physiotherapie • manuelle Therapie • allgem. Hausarztintervention	Physio und Manuelle besser als Hausarzt
Jordan	1998	119	unspezifischer Nackenschmerz	• manuelle Therapie • Muskelaufbautraining • Physiotherapie	keine Unterschiede
Lewith	1981	26	schmerzhafte Osteoarthrosen der HWS	• Rotlichttriggerpunktbehandlung • Placebo	keine Unterschiede
Levoska	1993	47	Zervikobrachialgie	• nur Physikalische Therapie • Krankengymnastik	Nach 1 Jahr KG besser bei Funktion und Schmerz
Mealy	1986	61	akute HWS-Distorsion	• 2 Wochen Krawatte und Ruhe • frühe Mobilisation	nach 8 Wochen besser für frühe Mobilisation
Nordemar	1981	30	akuter Nackenschmerz	• Krawatte • TENS • manuelle Therapie	TENS schnellere Verbesserung der ROM, manuelle Therapie nicht besser als Krawatte
Rubenthaler	2000	57	Zervikobrachialgie	• Spinalnervenanalgesie mit Mepivacain • Placebo	besser als Placebo nach 14-tägiger Behandlung
Stav	1993	42	schmerzhafte Osteoarthrosen und Bandscheibenprolaps	• Epidurale Steroide • Paravertebrale Steroide	epidurale Steroide besser
Thomas	1991	44	schmerzhafte Osteoarthrosen der HWS	• Akupuntur – Placebo • Diazepam – Placebo	Akupunktur besser als Placebomedikation
Trock	1994	81	unspezifischer Nackenschmerz	• Physiotherapie • manuelle Therapie • allgem. Hausarztintervention	Physiotherapie und manuelle Therapie besser als Hausarzt
Zylbergold	1985	100	Zervikobrachialgie	• pulsierender Magnetfeldtherapie • Placebo	pulsierender Magnetfeldtherapie besser nach 1 Monat Follow up

Tab. 10.7 Vergleich von operativer und konservativer Therapie

Name	Jahrgang	Anzahl (n)	Beschwerdebild	Verglichene Maßnahmen	Ergebnis der Studie
Persson	1997	81	Zervikobrachialgie	• Cloward-Fusion • Physiotherapie • Krawatte	kurzfristig schnellere Beschwerdebesserung bei OP, nach 1 Jahr keine Unterschiede
Sampath	1999	503	CBS bei Bandscheibenprolaps	nichtrandomisierte Beobachtung • 33% operiert • 67% konservativ	nach Operation schnellere Beschwerdebesserung, jedoch 26% der operierten sind postoperativ verschlimmert

Tab. 10.8 Relevante nicht randomisierte Beobachtungen

Name	Jahrgang	Anzahl (n)	Beschwerdebild	Verglichene Maßnahmen	Ergebnis der Studie
Saal	1996	26	CBS bei Bandscheibenprolaps	Prospektive Verfolgung der Patienten	20 von 26 Patienten nach 1 Jahr konservativer Therapie (KG, Medikamente) zufrieden
Busch	1997	13	CBS bei Bandscheibenprolaps mit neurologischem Defizit	Prospektive Verfolgung der Patienten	12 von 13 Patienten zeigen im MRT nach 1 Jahr deutliche Reduktion des Prolaps nach epiduraler Injektion

Mittelfrequenzströme sind sinusförmige Wechselströme mit Frequenzen zwischen 1 und 1.000 Hz. Das Prinzip der Mittelfrequenz oder Interferenzstromtherapie besteht in der Erzeugung des biologisch wirksamen Frequenzbereiches im Organismus selbst. Bei der Interferenzstromtherapie werden 2 mittelfrequente, biologisch reizlose Ströme dem Körper zugeführt. Die Frequenzen der beiden Ströme differieren bis zu 100 Hz. Durch Superposition entsteht im Körper ein amplituden- und frequenzmodulierter Strom mit niedriger, d. h. biologisch wirksamer Frequenz. Die Vorteile der Interferenzstromtherapie liegen darin, dass die schmerzempfindliche Haut und die äußeren Gewebeschichten durch reizunwirksame, mittelfrequente Ströme überwunden werden, während die niederfrequenten Ströme zwischen 0 und 100 Hz erst in tieferen Gewebeschichten entstehen und dort schmerztherapeutisch wirken.

Niederfrequente Stromarten (15–250 Hz) kommen bei der Galvanisation unter Verwendung von Gleichströmen zur Anwendung. In diesem Frequenzbereich kommt es zur Über- oder Depolarisation der Zelle. Dem konstant fließenden galvanischen Strom (z. B. in Form des Stanger-Bades) wird eine schmerzlindernde Wirkung zugeschrieben.

Prospektiv randomisierte Studien zur Elektrotherapie sind nicht auffindbar, lediglich zur gepulsten elektromagnetischen Therapie zeigen die Ergebnisse signifikant bessere Wirkungen als Plazebo (Foley-Nolan u. Mitarb. 1990, Foley-Nolan u. Mitarb. 1992, Trock u. Mitarb. 1994).

Medikamente

Die medikamentöse Therapie beim Zervikalsyndrom ist zum einen symptomatisch und soll die physikalisch-mechanischen Maßnahmen unterstützen, zum anderen hat sie aber auch durch ihre antiinflamatorisch-antiödematöse Wirkung einen kausalen Therapieansatz. Mit dem rechtzeitigen Einsatz wirksamer Analgetika gelingt es, die schmerzbedingten reflektorischen Spannungszustände der Muskulatur zu reduzieren. Mit einer zusätzlichen antiphlogistischen Komponente können sekundär entzündliche Veränderungen der mechanisch irritierten nervalen Teile im Bewegungssegment reduziert werden. Zur weiteren Reduktion des schmerzhaften Muskelhartspanns werden Myotonolytika eingesetzt. Neben Myotonolytika haben auch Sedativa und Transquilzer, die sich häufig in Kombinationspräparaten befinden oder zusätzlich verordnet werden, eine indirekt muskelrelaxierende Wirkung (Basmajian 1978).

Prinzipiell sollten nichtopioide Analgetika und ggf. NSAID die Basis für den Aufbau einer medikamentösen Schmerzbehandlung sein. Bei stärkeren Schmerzen können bedarfsweise Opioide unterschiedlicher Wirkstärke hinzugenommen werden. Bei chronischen Schmerzen haben insbesondere trizyklische Antidepressiva eine positive Wirkung auf die Schmerzverarbeitung. Auch Antikonvulsiva (Carbamazepin und Gabapentin) finden ihre Anwendung bei der Behandlung chronisch neuropatischer Schmerzbilder.

Unterschiedliche Ergebnisse zeigen randomisierte Studien für den Einsatz von Muskelrelaxanzien. Im Rahmen der Akutbehandlung konnten signifikant bessere Ergebnisse mit Tetrazepam gegen Plazebo erreicht werden (Salzmann u. Mitarb. 1993). Hier sei jedoch auf das Abhängigkeitspotenzial der Benzodiazepinabkömmlinge hingewiesen, so dass ein Präparat diese Wirkstoffgruppe nur kurzfristig zum Einsatz kommen sollte. Bei der Behandlung chronischer Schmerzzustände an der HWS konnten signifikant bessere Ergebnisse durch den Einsatz von Cyclobenzaprin gefunden werden (Basmajian 1978). Eine weitere Studie zeigte, dass die Behandlung mit Diazepam keine signifikanten Unterschiede im Vergleich zu Plazebo erbrachte (Thomas u. Mitarb. 1991). Kontrollierte Studien zu NSAID, trizyklische Antidepressiva oder Analgetika sind nicht vorhanden.

Halskrawatte

Der gezielte kurze oder mittelfristige Einsatz einer Halskrawatte vereint unterschiedliche Behandlungsansätze. Durch Immobilisation, lokale Wärme und Entlastung werden die Bewegungen reduziert, die zu mechanischen Irritationen der entsprechenden Strukturen geführt haben. Durch die etwas kyphotische Einstellung der HWS kommt es zu einer leichten Distraktion der HWS mit Vergrößerung der Foramina intervertebralia (Persson u. Mitarb. 1996, Persson u. Mitarb. 1997).

Bei einem posttraumatischen Zervikalsyndrom wird der Einsatz von Halskrawatten heute differenzierter betrachtet. Die Ruhigstellung der gezerrten Muskeln und intervertebralen Bandverbindungen ist nur bei ausgeprägten Schmerzsyndromen und höhergradigen HWS-Verletzungen erforderlich. Nach längerer Immobilisation der HWS durch eine Halskrawatte muss die Muskulatur durch stabilisierende Krankengymnastik allmählich wieder an ihre eigentlichen Aufgaben herangeführt werden.

Aus den vorhandenen kontrollierten Studien können keine eindeutigen Schlüsse gezogen werden. So zeigen die Studien von Gennis u. Mitarb. (1996) sowie von Mealy u. Mitarb. (1986), dass kein signifikanter Unterschied zwischen der 14-tägigen Behandlung mit Halskrawatte oder Mobilisation ohne Krawatte in der Akutphase von HWS-Distorsionen vorhanden ist. Hingegen zeigt Brochgrevink u. Mitarb. (1998), dass bessere Ergebnisse ohne Ruhigstellung erreicht werden. Für die Behandlung chronischer Zervikalsyndrome konnte kein signifikanter Unterschied für die Behandlungserfolge mit oder ohne Halskrawatte gefunden werden (Persson u. Mitarb. 1997). Es sollte also, wenn überhaupt, in der Akutphase eines Zervikalsyndroms lediglich kurzfristig und symptomabhängig eine Halskrawatte verordnet werden. Für den Bereich der chronischen HWS-Syndrome liegen keine richtungsweisenden Daten vor, so dass auch hier im Einzelfall entschieden werden muss.

Massage

Mit einer gezielten Massage im Bereich der schmerzhaft verhärteten Muskulatur soll durch Reduktion des Muskelhartspanns auch eine Reduktion der Schmerzen erzielt werden. Auch hat der mechanische Reiz der Massage mit vermehrter Wahrnehmung dieser propriozeptiven Reize einen positiven Effekt auf die Schmerzwarnehmung. Beim akuten Zervikalsyndrom können die Schmerzen durch Massage verstärkt werden, da Manipulationen am Hals mit einer Nervenwurzelirritation im gelockerten Bewegungssegment verbunden sein können.

Zur Behandlung zervikaler Schmerzzustände durch Massage sind keine kontrollierten Studien vorhanden.

Traktionsbehandlung

Diskusprotrusionen, hypertrophe Wirbelbogengelenke oder unkovertebrale Osteophyten in unmittelbarer Nähe einer Nervenwurzel können bei geringer Höhenänderung des Bewegungssegments zu Beschwerden führen. Die Traktion setzt daher an verschiedenen Punkten des Bewegungssegmentes an (Krämer 1989, Goldie u. Landquist 1970, Zylbergold u. Pieper 1985):
- Erweiterung des Foramen intervertebrale,
- Erweiterung des Zwischenwirbelabschnitts,
- Dehnung paravertebraler Muskeln und Bänder,
- Reposition abnormer Wirbelgelenkstellungen.

Traktion mit gleichzeitiger Kyphosierung der HWS erweitert das Foramen intervertebrale und reduziert dadurch den Druck auf die Nervenwurzel.

Die Traktionsbehandlung der HWS bewirkt weiterhin eine Dehnung der inter- sowie paravertebralen Bandverbindungen und der Nackenmuskeln.

Durch Traktion werden die aneinandergepressten Facetten der Wirbelbogengelenke entlastet. Höhenänderungen der Bandscheiben verändern auch die Mittelstellung der Wirbelgelenke.

Für die mechanische Streckung der HWS kann ein schonender, gut dosierbarer Zug, z. B. mit der Glisson-Schlinge durchgeführt werden. Die Glisson-Traktion erfolgt grundsätzlich im Liegen. Die Zugrichtung sollte nicht in Verlängerung der Körperachse, sondern nach vorn im Sinne einer leichten HWS-Kyphosierung erfolgen. Die Wahl der Gewichte sollte vom Körpergewicht aber auch von der Situation der krankhaft veränderten Struktur abhängig gemacht werden. Ein Patient mit instabilitätsbedingten Beschwerden bedarf weniger Traktionsenergie als bei Beschwerden die von einer Arthrose der Wirbelbogengelenke ausgehen. Gewichte von 1–3 kg kommen zur Anwendung.

Zu dieser Behandlungsform sind wenige kontrollierte Studien vorhanden. So findet sich zur Behandlung chronischer Schmerzbilder nur eine Studie mit geringer statistischer Wertigkeit, die keinen therapeutischen Nutzen aufzeigt (Goldie u. Landquist 1970). Gleiches gilt für die

Behandlung akuter Schmerzsyndrome (Trock u. Mitarb. 1994).

Manuelle Therapie

Durch Mobilisationen oder Manipulationen mit axialer Zugrichtung können schmerzhafte und funktionell relevante Minderbeweglichkeiten unterschiedlicher Ursache segmental diagnostiziert und behandelt werden. Zur Verbesserung der Beweglichkeit können neben klassischen Mobilisations- und Manipulationsgriffen auch Muskeldehnungs- und -deaktivierungstechniken wie die postisometrische Relaxation oder Muscle-energy-Techniken angewendet werden. Indikationen für die manuelle Therapie bei Zervikalsyndromen sind akut einsetzende, nicht allzu heftige schmerzhafte Bewegungsreduktionen. Auch segmentale Nervenwurzelreizerscheinungen beim zervikobrachialen Syndrom, sei es, dass sie durch eine harte oder eine weiche Bedrängung im Foramen intervertebrale hervorgerufen werden, können durch schonende Mobilisation mit weichen Techniken verbessert werden (Goldie u. Landquist 1970, Gross u. Mitarb. 1996, Koes u. Mitarb. 1992, Koes u. Mitarb. 1993, Shekelle u. Coulter 1997).

Eine Vielzahl randomisierter Studien ist zu dieser Behandlungsform vorhanden. Häufig werden jedoch unterschiedliche Behandlungsformen miteinander verglichen. Lediglich Koes u. Mitarb. (1992, 1993) stellten eine plazebokontrollierte Studie vor, die eine bessere Wirksamkeit als Plazebo, jedoch nicht bessere Wirkung als Physiotherapie zeigte.

TENS (Transkutane elektrische Nervenstimulation)

Die transkutane elektrische Nervenstimulation wird zur elektrischen Reizung der A-Fasern von peripheren Nerven durch die Haut mit inhibitorischer Wirkung auf das Hinterhorn des Rückenmarks und Aktivitätsminderung der C-Fasern im gleichen Segment eingesetzt. Ziel der Anwendung ist die Aktivierung „schmerzblockierender" Nervenfasern. Hierbei wird ein peripherer Nerv stimuliert, der entweder das schmerzhafte Areal direkt sensibel versorgt oder den Rückenmarksegmenten dieses Areals entspricht (Pärtan 1953).

Die TENS-Wirkung variiert von Patient zu Patient beträchtlich. Eine Schmerzreduktion kann sofort einsetzten. Im Durchschnitt tritt die Wirkung nach 20 Minuten ein.

Wichtig ist die individuelle Anpassung. Insgesamt sind die Behandlungserfolge in der kurzfristigen TENS-Therapie über wenige Wochen besser als bei längerfristigem Einsatz. Nach einigen Monaten kommt es zu einer Abschwächung der Wirksamkeit.

Nordemar u. Mitarb. (1981) konnten geringe Hinweise auf eine schmerzreduzierte Bewegungsverbesserung im Vergleich zur Behandlung mit Halskrawatte, Analgetika und Patientenschulung aufzeigen.

Lokale Injektionsbehandlung an der Halswirbelsäule

Durch lokale Applikation analgetischer und antiphlogistischer Mittel gewinnt man direkten Einfluss auf die Schmerzursachen von Zervikalsyndromen (Stav u. Mitarb. 1993). Bei der therapeutischen Lokalanästhesie (TLA) an der HWS gilt es, den Circulus vitiosus Schmerz – Muskelverspannung – Schmerz am Ort seiner Entstehung zu unterbrechen.

Als Reizquelle kommt in erster Linie die Gegend des Foramen intervertebrale mit den lateralen Anteilen des Processus uncinatus in unmittelbarer Nachbarschaft von abgehender Spinalnervenwurzel und A. vertebralis mit ihrem vegetativen Geflecht infrage.

Lokale Muskelinfiltration

Die Infiltration schmerzhafter Muskelareale oder die verschiedenen neurotherapeutischen Verfahren in Form subkutaner Quaddeln bieten als Routinemethoden in der Praxis – ähnlich wie bei Wärmeapplikationen und Massagen – Hilfen zur Unterbrechung der Schmerzkette in der Peripherie. Durch Infiltration der schmerzhaft verhärteten Muskulatur, besonders am oberen Trapeziusrand und im Bereich der Mm. rhomboidei, mit einem Lokalanästhetikum kann eine Reduktion schmerzhafter Muskelverspannungen erreicht werden (Hong 1999). Kontrollierte Studien sind zu dieser Therapieform nicht erhältlich.

Zervikale Sympathikusblockade

Die zervikale Sympathikusblockade, insbesondere die Blockade des Ganglion stellatum, wurde in der Vergangenheit unselektiert zur Behandlung zervikaler Schmerzsyndrome eingesetzt (Bogduk 1981, Gros 1949, Herget 1943, Mandl 1953, Neuermann u. Penzholz 1953, Pieper 1950, Reischhauer 1956). Heute wird neben dem Einsatz bei sympathischer Reflexdystrophie, Kausalgie, Postzosterneuralgie oder jeglicher anderer Erkrankung mit sympathischer Reflexaktivierung die zervikale Sympathikusblockade beim zervikozephalen Syndrom mit Hörstörungen eingesetzt (Decher 1969, Flock 1970, Pöllmann u. Mitarb. 1996, Tilscher 1984). Für die Infiltration des Ganglion stellatum werden sowohl ventrale als auch laterale und dorsale Techniken angegeben. Während Herget (1943) einen direkten ventralen Weg in diese Region erwähnt, beschreibt Mandl (1953) einen eher ventrolateralen Zugang. Nachteil des ventrolateralen Zugangs ist eine mögliche endodurale Injektion bei schräger Nadelrichtung. Zur Vermeidung von Gefäßkomplikationen und möglichen Punktionen des Ösophagus hat sich in unserem Hause der dorsale Zugang zur Blockade des Ganglion stellatum mit einer hinreichenden Sicherheit und Genauigkeit bewährt. Die Injektion von dorsal hat gegenüber den ventralen Methoden den Vorteil, dass der Patient die Vorneigung des Kopfes angenehmer empfindet als die starke Reklination der HWS. Ferner kann die gleiche Technik auch für höher gelegene Segmente verwendet werden, wenn eine reine Spinalnervenanalgesie erzielt werden soll.

Zervikale Nervenwurzelblockade

Durch die gezielte repetitive Umflutung des zervikalen Spinalnervs mit Lokalanästhetikum kann eine Desensibilisierung und Schmerzreduktion erreicht werden. Hiermit hat man die Möglichkeit, die Reizquelle im Bewegungssegment direkt auszuschalten. Insbesondere zervikobrachiale Syndrome können mit dieser Injektionstechnik gut behandelt werden. Die zervikale Nervenwurzelblockade wird im Sitzen bei Flexion der HWS durchgeführt. Die Einstichstelle liegt ca. 3–4 cm lateral der markierten Medianlinie und auf der halben Distanz zwischen zwei Dornfortsätzen. Eine ausreichend lange Kanüle (mindestens 8 cm) und eine 10-ml-Spritze gefüllt mit einer 0,5%igen Scandicainlösung wird senkrecht zur Hautoberfläche in die Tiefe vorgeschoben bis sie nach 3–6 cm Kontakt mit der Massa lateralis erhält; nun wird die Nadelspitze unter ständiger Aspiration und Applikation eines kleinen Lokalanästhetikadepots oben außen an der seitlichen Knochenbegrenzung vorbeigeführt und etwa 0,5–1 cm weiter vorgeschoben (Abb. 10.15 a–d) und in der Nähe der austretenden Nervenwurzel wird das verbliebene Lokalanästhetikum appliziert.

Wegen möglicher Kreislaufreaktionen lassen wir die Patienten nach der Injektion eine halbe Stunde lang liegen, um sie unter klinischer Beobachtung zu haben. Aktive Verkehrstüchtigkeit ist bei der Verwendung von Scandicain

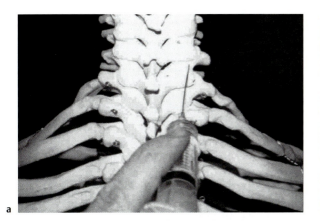

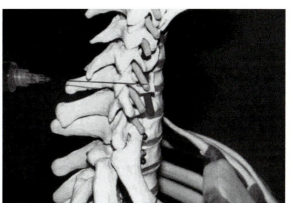

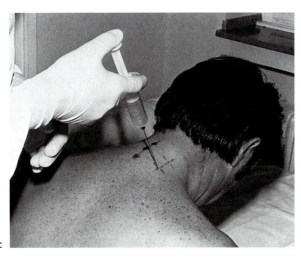

Abb. 10.15 a–d Zervikale Spinalnervanalgesie.
a Vorschieben der Injektionskanüle auf die Massa lateralis.
b Die Kanüle wird nach kraniolateral ca. 0,5–1 cm über die Massa lateralis nach ventral vorgeschoben und dort das Medikament im Bereich der Nervenwurzeln appliziert.
c Sitzende Position des Patienten bei der Infiltration von dorsal (aus Krämer: Bandscheibenbedingte Erkrankungen 4. Aufl., Thieme 1997).
d Markierung der Injektionsstelle (aus Krämer, J.: Bandscheibenbedingte Erkrankungen 4. Aufl., Thieme 1997).

0,5 % frühestens nach 5 Stunden gegeben. Wesentlichste Komplikation bei den Wurzelblockaden von C7 und C8 ist die Pleurapunktion mit Ausbildung eines Pneumothorax. Das einfache Anstechen der Lungenspitze führt gewöhnlich nicht zum Pneumothorax, da sich die Verletzungsstelle sofort wieder schließt. Weiterhin sind Kollapszustände durch eine Einwirkung auf das nahegelegene Ganglion stellatum möglich. Auch zu dieser Behandlungsform sind wenige aussagefähige Studien bekannt. Im Rahmen einer prospektiv-randomisierten Doppelblindstudie bei Patienten mit Zervikobrachialgie mit zervikalen Nervenwurzelblockaden über einen Zeitraum von 14 Tagen konnten Rubenthaler u. Mitarb. (2000) signifikant bessere Schmerzlinderungen mit Mepivacain gegen isotone Kochsalzlösung aufgezeigt werden. Hier wurden 57 Patienten mit einem Zervikobrachialgiesyndrom Injektionen in der Technik der zervikalen Wurzelblockade mit Mepivacain (n = 28) oder physiologischer NaCl-Lösung (n = 29) verabreicht. Der Therapieerfolg wurde durch den geblindeten Patienten und Therapeuten nach frühestens dreitägiger Behandlung beurteilt. Bei fehlendem Therapieerfolg wurde eine einmalige Injektion mit Mepivacain und Triamcinolonacetonid durchgeführt. Am Ende der stationären Behandlung, nach durchschnittlich 14 Tagen, bewerteten die Patienten die Befundänderung auf einer Skala von 1–4 (beschwerdefrei – keine Besserung). Der durchschnittliche Therapieerfolg auf der Skala von 1–4 lag in der Mepivacaingruppe bei 2,15, in der NaCl-Gruppe bei 2,54 (p < 0,038). In der Mepivacaingruppe musste nur zweimal eine Steroidinjektion verabreicht werden, in der NaCl-Gruppe 16-mal (p < 0,01).

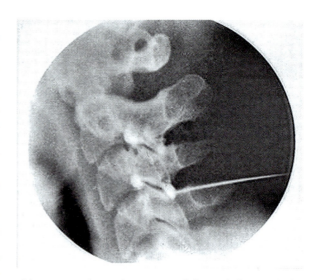

Abb. 10.16 Arthrographie eines zervikalen Wirbelbogengelenks (aus Dvorak/Grob: Halswirbelsäule – Diagnostik und Therapie. Thieme 1999).

Zervikale Wirbelbogengelenkinfiltration

Die zervikale Wirbelbogengelenkinfiltration wird in erster Linie bei Zervikalsyndromen, die mit einer pseudoradikulären Ausstrahlung in die Arme ohne segmentale Identifikation einhergehen, eingesetzt. Bei dieser Beschwerdesymptomatik handelt es sich um Schmerzen, die über die Rr. dorsales des Spinalnervs vermittelt werden. Diese Rr. dorsales versorgen die Kapsel der Wirbelbogengelenke. Die Injektion kann beim sitzenden oder liegenden Patienten durchgeführt werden. Die HWS sollte leicht kyphosiert werden. Durch Vorschieben einer dünnen Kanüle ca. 2 cm paravertebral jeweils in der Mitte zwischen zwei Dornfortsätzen erreicht man bei knöchernem Kontakt der Massa lateralis die periartikuläre Region. Eine direkte Punktion des Wirbelbogengelenks im Sinne einer intraartikulären Injektion ist nicht erforderlich und könnte auch nur unter Röntgenkontrolle erreicht werden (Abb. 10.**16**).

Es reicht jedoch die periartikuläre Applikation des Medikaments aus, um eine Wirkung auf die Gelenkkapsel und die nervalen Strukturen zu erzielen. Das Vorschieben der Nadel erfolgt unter ständiger Aspiration bis zum Knochenkontakt auf der dorsalen Gelenkfacette. Durch die polysegmentale Verteilung der Rr. dorsales auf bis zu 6 von einer Spinalwurzel versorgte Segmente, empfiehlt es sich mindestens 2 übereinander liegende Segmente gleichzeitig zu infiltrieren. Prinzipiell ist dies subkutan durch ein verkippen der Nadel nach kaudal oder kranial ohne erneuten Einstich möglich. Um jedoch eine optimale Kontrolle und eine genaue Platzierung des Medikamentendepots zu gewährleisten, ist ein erneuter Hauteinstich in der beschriebenen Technik besser. Es sollten jeweils ca. 2 ml eines Steroid-Lokalanästhetikum-Gemisches mit 20 mg Triamcinolon und 10 ml eines niedrig konzentrierten Lokalanästhetikums an jeder Punktionsstelle appliziert werden.

Zu dieser Behandlungsform konnte lediglich eine randomisierte Studie bei chronischen Schmerzbildern nach HWS-Distorsionen gefunden werden (Barnsley u. Mitarb. 1994). Es konnten hier jedoch keine Unterschiede in der Behandlung mit Cortison oder ausschließlich Lokalanästhesie gefunden werden.

Zervikale epidurale Injektion

Bei persistierenden Zervikalsyndromen, die unter lokaler Injektionsbehandlung und unter Ausschöpfung aller übrigen konservativen Möglichkeiten keine nachhaltige Besserung aufweisen, besteht die Möglichkeit einer direkten Applikation einer Steroid-Kochsalz-Lösung durch das interlaminäre Fenster in den Epiduralraum der unteren Halswirbelsäule. Wegen des erhöhten Risikos, gegeben durch ZNS-Nähe und epidurale Kontrastmittelgabe, ist diese Behandlungsmethode nur am Ende des Behandlungsspektrums bei Therapieresistenz gegenüber allen anderen Verfahren einzusetzen. Insbesondere kompressionsbedingte

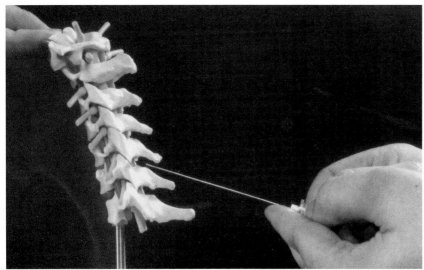

Abb. 10.17 a–c Epidurale zervikale Injektion.
a Stichrichtung der speziell angeschliffenen Spinocan-Kanüle.
b Lagerung des Patienten zur Kaudalisierung der Schultern bei Injektion der unteren HWS-Segmente.
c Epidurale Kontrastmittelansammlung (Epidurogramm) vor der Applikation der Medikamente.

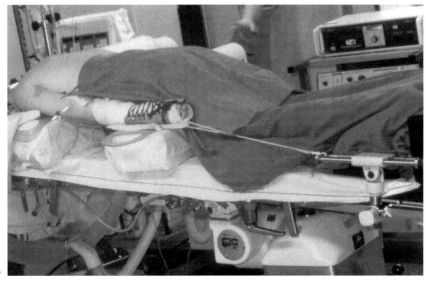

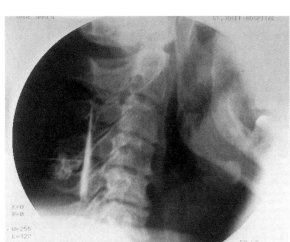

zervikale Radikulopathien mit entsprechendem Wurzelödem können mit dieser Technik gut behandelt werden. Die Nervenwurzel wird an der Stelle vom Antiphlogistikum umspült, wo sie von Osteophyten des Processus uncinatus oder (und) disloziertem Bandscheibengewebe mechanisch gereizt wird und ödematös aufgequollen eingeklemmt ist. Durch die Wurzelabschwellung wird die relative Raummenge in der Umgebung des Spinalnervs soweit beseitigt, dass die gestauten epiduralen Venen abfließen und das perineurale Ödem sich weiter abbaut (Stav u. Mitarb. 1993).

Der Eingriff wird in Stand-by-Anästhesie bei liegendem venösem Zugang durchgeführt (Abb. 10.17 a–c). Der Patient befindet sich in Bauchlage mit Unterpolsterung des Brustkorbs zur besseren Kyphosierung der Halswirbelsäule. Dadurch wird der interlaminäre Zugang erleichtert. Wird die Punktion der Etage C6/7 oder C7/Th1 angestrebt, muss der Patient die Schultern aktiv kaudalisieren oder es werden durch die Lagerung die Arme fußwärts gezogen, um einen seitlichen Strahlengang zu ermöglichen. Unter Röntgendurchleuchtung legt man die Einstichstelle fest, um das interlaminäre Fenster der entsprechenden Etage gut zu erreichen und führt eine 22-G-Spinocankanüle bis zum knöchernen Kontakt zum Wirbelbogen unter Bildwandlerkontrolle vor. Unmittelbar oberhalb des Bogenrandes schiebt man die Nadel mit einer 0,9%igen kochsalzhaltigen Spritze unter ständigem Stempelandruck in das Lig. flavum vor. Plötzlicher Widerstandsverlust (loss of resistance) signalisiert die epidurale Nadelspitzenlage. Um die Position der Nadelspitze abzusichern, wird eine seitliche Bildwandlerkontrolle durchgeführt. Anschließend tauscht man die Spritze gegen eine kontrastmittelhaltige Spritze. Das nachfolgende Epidurogramm mit 1–2 ml Kontrastmittelgabe soll die epidurale Nadellage sichern und dokumentieren. Anschließend erfolgt die Injektion von 3–5 ml 0,9%iger NaCl-Lösung, versehen mit 10–20 mg Triamcinolon. Nach der Injektion sollte der Patient so oft es ihm möglich ist auf der schmerzhaften Seite liegen, damit sich die Steroidlösung in der betroffenen Unkovertebralregion sammelt.

Eine Besserung der Beschwerden tritt gelegentlich schon nach einigen Stunden in der Regel aber am darauf folgenden Tag ein.

Wie bei der lumbal-epiduralen Injektion kann es zur Durapunktion mit postpunktionellem Kopfschmerz kommen. Als Behandlungsmaßnahme sind hier Flachlagerung, Analgetika und Flüssigkeitszufuhr zu empfehlen.

Bei der Behandlung von chronischen Schmerzsyndromen konnten Stav u. Mitarb. (1993) darlegen, dass die epidurale Gabe im Vergleich zu intramuskulärer Applikation signifikant besser ist. Eine Hinzunahme von Morphin zur epiduralen Gabe von Cortison erbringt jedoch keine Veränderung (Castagnera u. Mitarb. 1994).

10.2.5 Spezielle operative Therapieverfahren des Zervikalsyndroms

A. Weidner

Ventrale Operationsverfahren

Vorbereitung zum ventralen Eingriff
Es ist ratsam, bereits vor einer Operation eine Zervikalstütze anzupassen, die bei der Narkoseeinleitung angelegt sein sollte, um extreme Bewegungen der HWS bei der Intubation zu verhindern. Bei einer ventralen Raumforderung im Wirbelkanal würde bei einer Flexion das Rückenmark zusätzlich komprimiert. Bei Operationen im unteren HWS Bereich müssen die Schultern mit Pflasterverbänden nach kaudal gezogen werden, damit intraoperativ dieser Bereich mit dem Bildwandler ausreichend beurteilt werden kann. Mit einer Lagerungsrolle unter den Schulterblättern und einem Lagerungsring für den Hinterkopf wird eine Lordose der HWS eingestellt.

Ventraler Zugang zur HWS
Je nach Präferenz des Operateurs kann der Hautschnitt an der linken oder rechten mediolateralen Halsseite angelegt werden. Für eine Diskektomie in ein oder zwei Segmenten und für eine Spondylektomie eines einzelnen Wirbelkörpers ist ein in eine Hautfalte gelegter quer verlaufender Hautschnitt ausreichend, ansonsten wird ein Zugang entlang des medialen Randes des M. sternocleidomastoideus gewählt. Das Platysma wird durchtrennt und der mediale Rand des M. sternocleidomastoideus aufgesucht und nach lateral gehalten. Die mittlere Halsfaszie (Lamina praetrachealis), die den in der Tiefe sichtbaren M. omohyoideus umscheidet, wird mit Pinzetten angehoben und nach kranial und kaudal über dem zu erreichenden Wirbelsegment inzidiert. Als nächster Schritt wird die A. carotis palpiert und an ihrem medialen Rand in die Tiefe präpariert. Mit einem Wundhaken wird die Schilddrüse sowie Luft- und Speiseröhre nach medial gehalten und etwas angehoben, bis die tiefe Halsfaszie (Lamina praevertebralis) sichtbar wird. Diese wird in der Mittellinie über der Bandscheibe bzw. dem Wirbelkörper gespalten. Die medialen Ränder des M. longus colli werden mit einem Raspatorium jeweils nach lateral geschoben und unter diese Ränder kann ein selbsthaltender Retraktor eingesetzt werden. In die Wirbelköper werden Stifte eingebracht, über die der Zwischenwirbelraum aufgespreizt wird (Abb. 10.**18**).

Ventrale Dekompression
Diskektomie/Unkoforaminotomie. Das vordere Längsband wird inzidiert. Anschließend wird mit Fasszangen die Bandscheibe entfernt. Die Hinterkanten der Wirbel werden mit einem scharfen Löffel gesäubert und das hintere Längsband inspiziert. Mit Mikrostanzen oder mit einem Drillbohrer werden die Osteochondrosen auf der klinisch relevanten Seite entfernt. Meist kann man bei einem Bandscheibenvorfall mit einem scharfen Häkchen den Sequester erfassen und herausziehen. Bei in den Wirbelkanal verlagerten Sequestern (präoperatives CT oder MRT!) ist es notwendig, das hintere Längsband lateral zu resezieren. Mit einem Nervenhäkchen werden der Wirbelkanal und das Zwischenwirbelloch ausgetastet. Findet man einen Sequester, kann er herausluxiert werden. Osteochondrose müssen mit einem Drillbohrer oder einer Stanze abgetragen werden. Eine Diskektomie und Dekompression kann bei klinischer Notwendigkeit in mehreren Etagen vorgenommen werden.

Beschränkt sich die Kompression nur auf das Zwischenwirbelloch, kann auf das vollständige Ausräumen der Bandscheibe verzichtet werden. Das Unkovertebralgelenk wird von medial mit dem Drillbohrer aufgeweitet und somit das Zwischenwirbelloch erweitert (Johnson u. Mitarb. 2000). Eine Fusion ist bei dieser Technik aber nicht möglich.

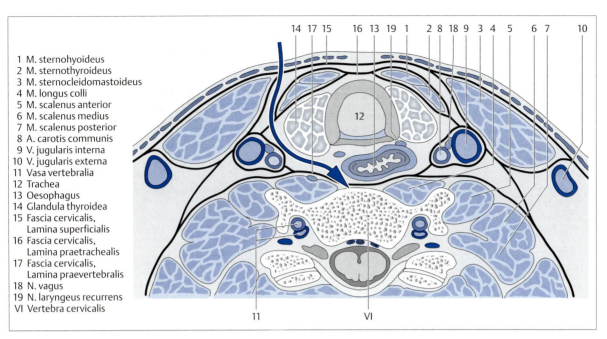

1 M. sternohyoideus
2 M. sternothyroideus
3 M. sternocleidomastoideus
4 M. longus colli
5 M. scalenus anterior
6 M. scalenus medius
7 M. scalenus posterior
8 A. carotis communis
9 V. jugularis interna
10 V. jugularis externa
11 Vasa vertebralia
12 Trachea
13 Oesophagus
14 Glandula thyroidea
15 Fascia cervicalis, Lamina superficialis
16 Fascia cervicalis, Lamina praetrachealis
17 Fascia cervicalis, Lamina praevertebralis
18 N. vagus
19 N. laryngeus recurrens
VI Vertebra cervicalis

Abb. 10.18 Anatomische Strukturen in Höhe des 6. Halswirbels. Um den Wirbelkörper und die Bandscheibe zu erreichen, müssen außer Subkutangewebe und Platysma nur die 3 Schichten der Halsfaszie durchtrennt werden.

Spondylektomie. Wenn die Raumforderung nicht auf den Zwischenwirbelraum beschränkt ist, kann es unmöglich sein, eine ausreichende Dekompression allein durch eine Diskektomie zu erreichen. In diesem Fall muss die Kompression durch die Entfernung der Wirbelkörperhinterwand erreicht werden. Zuerst werden dabei die angrenzenden Bandscheiben ausgeräumt, danach wird mit einem Luer das vordere Drittel des Wirbelkörpers abgetragen. Mit einem Drillbohrer wird dann die restliche Spongiosa entfernt, bis nur noch eine dünne Schicht der hinteren Kortikalis des Wirbels übrig bleibt. Die Seitenwände des Wirbels werden belassen. Im kaudalen Zwischenwirbelfach wird das hintere Längsband eröffnet und die Dura dargestellt. Dabei ist es wichtig, die Dura bereits dort darzustellen, wo noch keine Adhäsionen mit dem hinteren Längsband bestehen. Mit einem Nervenhäkchen können dann fast immer Adhärenzen zwischen Dura und hinterem Längsband stumpf gelöst werden. Die osteochondrotischen Randwülste einschließlich der Hinterwand können kaudal und kranial gut erreicht werden. Sie werden mit einem scharfen Löffel oder einer Stanze abgetragen. Auf diese Weise werden der Wirbelkanal und die Zwischenwirbellöcher in zwei Segmenten dekomprimiert. Eine anschließende Fusion mit einem Beckenkammspan und einer Osteosynthese ist unabdingbar.

Ventrale Fusion

Nach einer Diskektomie ist bei degenerativen Erkrankungen mit bereits präoperativ eingetretener Einsteifung des Bewegungssegmentes eine Fusion nicht immer unbedingt notwendig (Pointillart u. Mitarb. 1995, Sonntag u. Klara 1996).

Bis vor wenigen Jahren war es Standard, einen autologen Beckenkammspan in den Zwischenwirbelraum einzubringen. Um eine Spanentnahme und die damit verbundenen Komplikationen zu vermeiden, wurde anfangs Knochenzement als Platzhalter eingefügt (Grote u. Mitarb. 1991). Später wurden Platzhalter aus inerten Materialien (z. B. Titan) angeboten, die jetzt allgemein akzeptiert sind (Kaden u. Mitarb. 1993, Kehr u. Mitarb. 1993). Die Abbildung 10.**19** zeigt ein Interponat aus Titan. Verwendet werden auch Hohlkörper (Cages), sie müssen aber nicht unbedingt mit autologem Knochen gefüllt werden, da sie im Gegensatz zu einem eingebrachten Knochenspan nicht eingebaut, sondern nur umbaut werden, was für die Stabilität der HWS ausreichend ist (Payer u. Mitarb. 2003).

Bei präoperativer Gefügestörung oder bei einer nachgewiesenen Instabilität erscheint manchen Autoren ein Knochenspan oder ein Interponat nicht ausreichend. Sie fordern eine zusätzliche ventrale Osteosynthese wie nach einer Spondylektomie (Sonntag u. Klara 1996, Wang u. Mitarb. 2000). Anfangs wurden die Platten mit Schrauben, die auch die Hinterwand des Wirbels fassen mussten, an die Wirbel fixiert. Verbesserte Schraubengewinde und auch eine festere Verbindung der Schraube mit der Platte

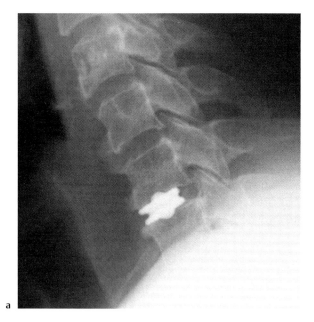

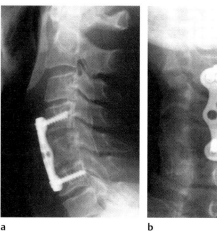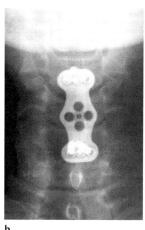

Abb. 10.20 a u. b Laterales (**a**) und a.-p. (**b**) Röntgenbild einer ventralen Osteosynthese. Ein autologer Beckenkammspan wurde nach Teilentfernung des 5. Halswirbels zwischen 4. und 6. Halswirbel eingesetzt. Die Titanplatte verhindert eine Luxation des Spans.

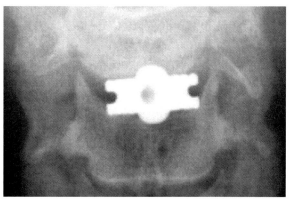

Abb. 10.19 a u. b Laterales (**a**) und a.-p. (**b**) Röntgenbild eines Interponats aus Titan als Platzhalter nach einer Diskektomie. Das Interponat wird knöchern umbaut. Als Interponate werden auch Hohlkörper (Cages) aus Kunststoffen verwendet, die knöchern durchbaut werden.

ermöglichten es, die Schrauben monokortikal einzubringen (Abb. 10.20 a u. **b**). Das Risiko einer Dura- oder Rückenmarkverletzung wird dadurch reduziert. Allerdings haben diese starren Systeme den Nachteil, dass der Knochenspan nicht immer unter Kompression in die angrenzenden Wirbel einheilen kann. Dies wird durch dynamische Systeme erreicht, wobei einerseits die Schrauben so mit der Platte fixiert sind, dass sie sich nicht herausdrehen können, andererseits aber in dem Plattenloch noch gleiten können, dass die Grenzschicht zwischen Implantat und Spanlager im Wirbel unter einer ständigen Kompression steht. Bei degenerativen Erkrankungen ist eine ventrale Osteosynthese allein biomechanisch ausreichend.

Nachbehandlung bei ventralen Operationstechniken

Nach einer Diskektomie mit Einsatz eines Knochenspans oder Interponats ist eine Zervikalstütze nur bei Nackenschmerzen notwendig. Nach einer Osteosynthese wird sie in der Regel für 4–6 Wochen verordnet. Die Stütze sollte schrittweise abgeschult werden: Abnahme der Stütze vormittags und nachmittags für jeweils 1 Stunde mit wöchentlicher Steigerung um 1 Stunde. Eine isometrische Krankengymnastik sollte den Patienten bekannt sein und auch in Eigenregie täglich durchgeführt werden.

Zur Beurteilung der Fusion sind Röntgenaufnahmen intraoperativ, zwischen dem 3.–6. postoperativen Tag und nach 6 Wochen erforderlich. Bei einer Osteosynthese ist eine weitere Dokumentation nach 6 Monaten sinnvoll.

Komplikationen bei ventralen Operationstechniken

Der ventrale Zugang bietet aufgrund des Zuganges besondere Komplikationsmöglichkeiten, die in der Tabelle 10.9 aufgelistet sind.

Klinisch bedeutsam sind Verletzungen des N. laryngeus recurrens. Bei einem linksseitigen Zugang ist die Wahrscheinlichkeit den Nerv zu verletzen geringer, da er weiter kaudal das Operationsfeld kreuzt. Nicht nur die direkte Verletzung führt zu Funktionsstörungen, sondern auch die Kompression durch die Blockung des endotrachealen Tubus kommt als Ursache in Betracht. Ein Tubus mit der Möglichkeit, den Cuff-Druck zu überwachen, vermindert die Häufigkeit dieser Verletzung von 6,4 auf 1,7 % (Apfelbaum u. Mitarb. 2000, Ratnaraj u. Mitarb. 2002).

Verletzungen der A. carotis und der A. vertebralis oder des N. laryngeus superior sind ebenso selten wie ein Pneumothorax oder die Verletzung des Ductus thoracicus bei Operation am zervikothorakalem Übergang.

Tab. 10.9 Komplikationen des ventralen Zugangs zur Halswirbelsäule (nach Grumme u. Kolodziejczyk 1994)

Komplikationen	Bereich (%)/Maximum (%)
Infektion	0,1 – 1,3/3,0
Weichteilhämatom	0,2 – 0,5/11,0
Ösophagusverletzung	0,03 – 0,2/0,7
Schluckstörung:	
gravierend	0,6 – 1,00
gering	30,0 – 80,0
Sympathikusläsion (Horner-Syndrom)	0,3 – 1,0/4,0
Läsion des N. laryngeus recurrens:	
reversibel	0,7 – 2,9/16,0
permanent	0,3 – 1,0

Tab. 10.10 Komplikationen bei der Dekompression von Nervenwurzel und Rückenmark bei dem ventralen Zugang zur Halswirbelsäule (nach Grumme u. Kolodziejczyk 1994)

Komplikationen	Bereich (%)/Maximum (%)
Epidurales Hämatom	0,6 – 1,0/3,0
Nervenwurzelverletzung	0,4 – 1,8
Neurologische Verschlechterung:	
reversibel	2,4 – 3,3
permanent	1,5
Radikuläre Verschlechterung	0,8 – 3,2
Medulläre Verschlechterung	0,3 – 0,7
Querschnittssyndrom	0,1 – 0,4
Brown-Sequard-Syndrom	0,2 – 0,3

Komplikationen bei der Dekompression sind in der Tabelle 10.10 erwähnt. Gravierende neurologische Ausfälle traten in der Serie von Flynn (1982) bei 1 von 355 Operationen auf. Das Operationsmikroskop und ein entsprechendes Instrumentarium sind hilfreich, derartige Komplikationen zu vermeiden. Duraverletzungen lassen sich meist nicht primär verschließen, sondern müssen durch Auflagern von Muskelstückchen abgedichtet werden. Selten ist zusätzlich eine lumbale Liquordrainage notwendig.

Die Komplikationen der Spanentnahme werden unterschätzt. Verletzungen des N. cutaneus femoralis oder des N. inguinalis führen zu Schmerzen, Abrisse der Spina iliaca anterior sind beschrieben (Schnee u. Mitarb. 1997).

Eine Instabilität des operierten Segments ohne eine Fusion tritt in 0,95 – 6,3% auf. Setzt man einen Knochenspan ohne Osteosynthese ein, so ist ein Verrutschen in 0,7% – 6% zu beachten. Eine Pseudarthrosenrate von 3 bis zu 26% ist in der Literatur beschrieben (Cauthen u. Mitarb. 1998, Grumme u. Kolodziejczyk 1994, Heidecke u. Mitarb. 2000).

Das Implantatversagen ist von vielen Faktoren abhängig: Einen Einfluss haben das Ausmaß der präoperativen Instabilität, die Knochenqualität (Osteoporose) und die Anzahl der zu fusionierenden Segmente (Lowery u. McDonough 1998). Eine sorgfältige Präparation des Spanlagers und die Beachtung der Grundsätze der Biomechanik können die Pseudarthrosenrate senken. Das verbesserte Design der Schrauben und Platten hat Lockerungen verringert. Jede Schraubenlockerung sollte wegen der Gefahr einer Ösophagusverletzung ausnahmslos revidiert werden. Sie kann auch noch nach Jahren auftreten, so dass bei Schluckstörungen immer eine Röntgenaufnahme angefertigt werden sollte (Newhouse u. Mitarb. 1989).

Ergebnisse ventraler Operationstechniken

Die Aussagen in der Literatur über das Behandlungsergebnis sind nur mit Einschränkungen zu verwerten, da die Patientenselektion und die Methoden der Auswertung sehr unterschiedlich sind. Auch beeinflusst der Zeitpunkt der Befragung das Ergebnis. Eine Verbesserung der radikulären Beschwerden ist ohne eine simultane Fusion in 81% der Fälle zu erreichen, eine spontane Fusion tritt in 74% ein. Ein Nachteil sind Nackenschmerzen, die bis zu 2 Monate bestehenden können, und ein Interskapularschmerz (Yamamoto u. Mitarb. 1991). Mit einer Spondylodese durch einen Knochenspan nach einer Dekompression lässt sich in 81% der Fälle das Beschwerdebild bessern. Eine zusätzliche Osteosynthese hat nur einen geringen Effekt auf das Ergebnis (Zoega u. Mitarb. 2000). Das Ergebnis von Fusionen mit einem Knochenspan ist abhängig davon, ob eine Nervenwurzelkompression operiert wurde oder eine Myelopathie. Bei einer Nervenwurzelkompression lassen sich die Beschwerden in 93% der Fälle bessern, bei einer Myelopathie nur in 62%. Die Prognose der Myelopathie ist besser, wenn die Symptome weniger als ein Jahr bestanden (Heidecke u. Mitarb. 2000).

Biomechanische Untersuchungen haben ergeben, dass Interponate eine gute Alternative zu einem Knochenspan sind (Wilke u. Mitarb. 2000). Klinische Arbeiten unterstützen diese Aussage (Hacker u. Mitarb. 2000). Hohlkörper müssen nicht mit autologem Knochen gefüllt werden, um ein gutes klinisches Ergebnis zu erreichen (Payer u. Mitarb. 2003).

Kontraindikation für ventrale Operationstechniken

Eine vergrößerte Schilddrüse kann den Zugang zur HWS unmöglich machen, ebenso ein Tracheostoma, wobei zusätzlich die Infektionsgefahr erhöht ist. Vorausgegangene Operationen an der HWS sind eine relative Kontraindikation, da aufgrund von Vernarbungen das Risiko der Verletzungen von Speise- oder Luftröhre besteht.

Die Pseudarthrosenrate ist bei einer manifesten Osteoporose erhöht. Eine ventrale Osteosynthese sollte in diesem Fall zusätzlich von dorsal fusioniert werden, um das

Risiko einer Schrauben- oder Plattenlockerung so gering wie möglich zu halten.

Dorsale Operationsverfahren

Vorbereitung zum dorsalen Eingriff

Bei der Intubation darf weder eine extreme Flexion noch Extension der HWS auftreten, weil dadurch das Rückenmark zusätzlich komprimiert werden kann. Der Kopf wird in einer Mayfield-Klammer fixiert, so dass auch in der Bauchlagerung eine stabile Neutralstellung der HWS möglich ist. Pflasterzügel ziehen die Schultern nach kaudal. Dieser Zug komprimiert die Gefäße in der Nackenmuskulatur und verringert dadurch den intraoperativen Blutverlust. Mit einem Bildwandler wird präoperativ überprüft, ob die HWS in ausreichender Lordose gelagert ist und ob auch die unteren Segmente einsehbar sind.

Dorsaler Zugang zur HWS

Nach einem Hautschnitt in der Mittellinie ist es wichtig, in dem gefäßfreien Lig. nuchae bis zu den Dornfortsätzen zu präparieren. Subperiostal sollte die Muskulatur von den Dornfortsätzen und den Halbbögen bis zu dem lateralen Rand der Wirbelbogengelenke abgelöst werden. Man sollte vermeiden, die Muskulatur auch von dem Dornfortsatz des 2. Halswirbels abzulösen, da diese Ansätze für die postoperative Stabilität wichtig sind.

Für eine Foraminotomie kann dieser Zugang auch einseitig vorgenommen werden. Ein transmuskulärer Minizugang für eine Foraminotomie schont die Muskulatur. Nur über den Gelenkflächen wird die Muskulatur jeweils in Faserrichtung gespalten, um dann einen Retraktor einzusetzen.

Dorsale Dekompression

Foraminotomie. Mit einer Fräse oder einer Stanze wird zuerst vom kranialen Halbbogen am Übergang zu dem Gelenk etwas Knochen entfernt. Von hier aus wird von dem kaudalen Gelenkfortsatz des kranialen Wirbels etwa 30 % seiner Breite weggefräst, so dass in der Tiefe der kraniale Gelenkfortsatz des kaudalen Wirbels sichtbar wird, dessen Spitze ebenfalls reseziert wird. Auf diese Weise wird das Foramen von dorsal eröffnet (Abb. 10.21 a u. b). Mit feinen Nervenhäkchen wird das Foramen intervertebrale ausgetastet. Bandscheibensequester lassen sich mit Fasszangen entfernen. Die Nervenwurzel wird identifiziert und mit feinen Stanzen oder einem Mikrodrillbohrer werden die Osteochondrosen abgetragen. Die laterale Hälfte des Gelenks sollte aber erhalten bleiben, um die Stabilität nicht zu gefährden. Dadurch ist eine zusätzliche Stabilisierung nicht notwendig.

Laminektomie/Hemilaminektomie. Mit einer Laminektomie in einer oder mehreren Höhen wird bei einer zervikalen spinalen Stenose das Rückenmark von dorsal entlastet. Eine Gelenkresektion gehört nicht zu einer Laminektomie, kann aber kombiniert werden. Bei einseitiger Enge kann es ausreichend sein, nur einen Halbbogen (Hemilaminektomie) zu entfernen.

Zur Laminektomie werden die Dornfortsätze an ihrer Basis abgetragen. Mit einem stumpfen Nervenhäkchen wird in der Mittellinie in der Lücke zwischen dem rechten und dem linken Lig. flavum der Wirbelkanal eröffnet. Die innere Kortikalis des kranialen Wirbelbogens wird ausgetastet und Adhäsionen von gestauten Venen und epiduralem Fett gelöst. Diese interlaminäre Öffnung des Wirbelkanals wird mit einer feinen Stanze in der Mittellinie nach kranial erweitert. Durch diese Öffnung lässt sich das epidurale Fett von der Dura mit einem Dissektor abschieben.

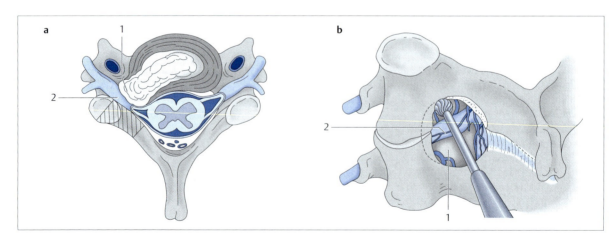

Abb. 10.21 a u. b Foraminotomie zur Behandlung eines Bandscheibenvorfalls. Schraffiert ist in der anatomischen Skizze (**a**) die sparsame Resektion von Wirbelgelenk und Wirbelbogen eingezeichnet. In der Skizze des Operationssitus (**b**) ist der Bandscheibenvorfall (1) unterhalb des Spinalnervs (2) zu erkennen.

Sobald die Dura identifiziert ist, kann die Eröffnung des Wirbelkanals nach kranial und kaudal erfolgen. Dabei ist es wichtig, dass der Stanzenfuß vorsichtig zwischen Dura und Wirbelbogen geschoben wird. Zu Beginn sollte jeweils das laterale Drittel der Bögen belassen werden, da durch die gestauten epiduralen Venen stärkere und störende Blutungen entstehen können. Erst wenn in der Mittellinie der vorgesehene Bereich dekomprimiert ist, sollte das laterale Drittel der Bögen weggenommen werden. Dabei besteht die Gefahr, die Nervenwurzel im Bereich der Wurzelachsel zu verletzen, wenn der Stanzenfuß von kaudal nach kranial in den Wirbelkanal eingeführt wird. Risikoärmer ist es, wenn die Stanze über der Nervenwurzel von kranial-medial nach kaudal-lateral gleiten kann. Ein gutes Zeichen für eine ausreichende Dekompression ist das Nachlassen der Blutung aus vormals gestauten Venen. Mit einer bipolaren Koagulation und durch das temporäre Auflagern von Wattekompressen wird die Blutstillung erreicht.

Laminoplastik/Open-Door-Laminoplasty. Durch Wegnahme der Wirbelbögen ist zwar eine Dekompression erreichbar, es besteht jedoch die Gefahr einer Instabilität und die Entwicklung einer Postlaminektomie-Kyphose – in manchen Serien bis zu 21% der Fälle (Kaptain u. Mitarb. 2000). Durch diese Kyphose entsteht zusätzlich das Risiko einer ventralen Kompression des Rückenmarks am Kyphosescheitel.

Vor allem japanische Autoren haben Techniken entwickelt, die das Risiko einer Kyphose vermindern (Hirabayashi u. Satomi 1988, Itoh u. Tsuji 1985). Die Wirbelbögen werden nicht mit der Stanze entfernt, sondern en bloc herausgeschnitten und wieder eingesetzt. Da der Wirbelkanal erweitert werden soll, musste beidseits eine Lücke bestehen bleiben, die aber verhinderte, dass die Wirbelbögen einheilten. Erst mit der Open-Door-Laminoplasty wird erreicht, dass es an der Sollbruchstelle (dem Schanier der Tür) wieder zu einer knöchernen Fusion kommen kann. Auf der Gegenseite werden Platzhalter oder Knochenstückchen zwischen Wirbelbogen und Gelenk eingefügt, die die Tür offen halten (Abb. 10.22). Es bleibt somit einerseits die intersegmentale Beweglichkeit erhalten, andererseits hat die Muskulatur an den erhaltenen Dornfortsätzen eine Ansatzmöglichkeit und kann so die Kyphose verhindern.

Dorsale Fusion

Früher wurde mit Drahtcerclagen um die Dornfortsätze versucht, die HWS zu stabilisieren. Biomechanisch ist diese Konstruktion ungünstig, da sie nicht rotationsstabil ist. Auch ließ sich dieses Verfahren nicht nach einer Laminektomie anwenden. Erst durch eine Osteosynthese wurde ein Durchbruch erreicht: Schrauben werden in die Knochen der dorsalen Wirbelbogengelenke gebohrt und über Konnektoren können sie bilateral mit einem Stab als Längsträger verbunden werden. Der Eintrittspunkt der Schrauben auf der dorsalen Gelenkfläche liegt 2 mm medial und kranial des Zentrums der jeweiligen Gelenkfläche. Der Winkel der Schraubenachse zur Gelenkaußenfläche beträgt 30° nach lateral und 20° nach kranial (Wellman u. Mitarb. 1998, Magerl u. Mitarb. 1987). Bei dieser Bohrrichtung sind Verletzungen der Spinalnerven oder der A. vertebralis nicht zu befürchten, zumal man einen Bohrer mit einer Tiefenbegrenzung (14–16 mm) verwenden sollte (Abb. 10.23 a–c).

In speziellen Fällen können die Schrauben auch in die Bogenwurzel eingedreht werden. Dies ist zwar biomechanisch günstiger, jedoch mit dem Nachteil verbunden, dass nach lateral ein größerer Bereich freigelegt werden muss,

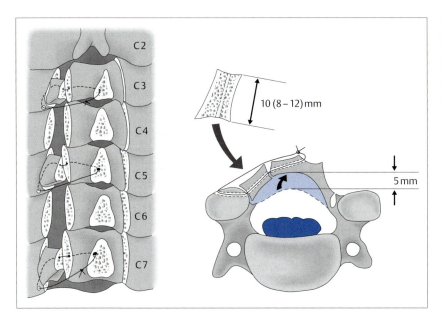

Abb. 10.22 Open-Door-Laminoplasty nach Itoh (1985): Die Wirbelbögen werden wie ein Türflügel einseitig umgebrochen und so der Wirbelkanal erweitert. Offengehalten wird diese „Tür" durch ein Knochenstück in der „Türöffnung".

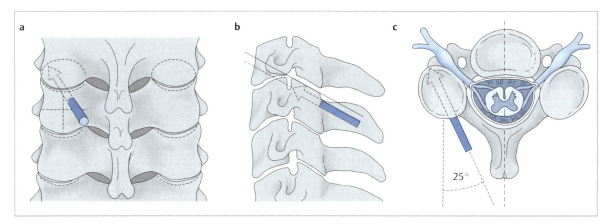

Abb. 10.23 a–c Dorsale Osteosynthese an der HWS. Schraubeneintrittspunkt (**a**) und -richtung in dem zervikalen Gelenkfortsatz in der von Magerl u. Grob (1987) beschriebenen Technik. Die Schraubenrichtung verläuft parallel zu dem Gelenkspalt (**b**) und um ca. 25° nach lateral abgewinkelt (**c**). Siehe auch Abb. 10.**24 c**

um die Schrauben in die Längsachse der Bogenwurzel einbringen zu können (Abumi u. Kaneda 1997).

Durch Verschieben der Konnektoren auf dem Längsträger lässt sich die Lordose einrichten. Gelingt es, die Gelenke außerdem unter Kompression zu bringen, ist eine zusätzliche Transplantation von autologer Spongiosa nicht notwendig. Diese Technik lässt sich auch nach einer Dekompressionslaminektomie anwenden.

Nachbehandlung nach dorsalen Operationstechniken

Da bei dorsalen Eingriffen mit Ausnahme des transmuskulären Zugangs zur Foraminotomie immer die Muskulatur von den Ansätzen abgelöst werden muss, ist für 4–6 Wochen eine Zervikalstütze sinnvoll. Bei Schmerzen sollten ausreichend Schmerzmittel verordnet werden. Das weitere Vorgehen ist identisch mit der Nachbehandlung bei ventralen Zugängen.

Komplikationen nach dorsalen Operationstechniken

Die möglichen Komplikationen sind für die Foraminotomie in der Tabelle 10.**11** und für die Laminektomie in der Tabelle 10.**12** zusammengestellt. Durch subtile Technik und mit der Hilfe von Mikroskop oder Lupenbrille lassen sich Verletzungen von Nervenwurzel, Dura und Rückenmark vermeiden. Postoperative Instabilitäten sind bei degenerativen Erkrankungen nach Laminektomie seltener als bei Fehlbildungen oder Tumoren (Guigui u. Mitarb. 1998).

Bei dorsalen Osteosynthesen sind Verletzungen des Spinalnervs und der A. vertebralis beschrieben, aber durch die bereits beschriebene Bohrrichtung vermeidbar. Meist entstehen die Gefäßverletzungen, weil Anomalien im Verlauf der Arteria vertebralis präoperativ nicht erkannt wurden. Die Laminoplastiken haben weniger Komplikationen als Laminektomien mit einer Fusion (Heller u. Mitarb. 2001).

Tab. 10.11 Komplikationen und Therapieversagen der Foraminotomie bei zervikaler Myelopathie (nach Grumme u. Kolodziejczyk 1994)

Komplikationen	Bereich (%)/ Maximum (%)
Infektion	1,4–2,0
Motorische Verschlechterung	0,4–0,7/3,0
Sensible Verschlechterung	5,7
Medulläre Symptome	0,1–0,2
Reoperation von ventral	3,5–6,5
Rezidiv:	
echtes	0,5–4,0
Gegenseite	0,5–10,8
Therapieversagen:	
„weicher" Vorfall	3,6–6,0/10,0
„harter" Vorfall	8,0–10,0/30,0
Nacken-/Schulterschmerzen	10,0–14,8/25,0

Tab. 10.12 Komplikationen und Therapieversagen der Laminektomie bei der zervikalen Myelopathie (nach Grumme u. Kolodziejczyk 1994)

Komplikationen	Bereich (%)/ Maximum (%)
Gesamtkomplikationen	10,0–20,0
Letalität	2,0–4,0/17,0
Duraverletzung	2,0–3,0
Epidurales Hämatom	1,0
Wundinfektion	2,0–3,0/12,0
Neurologische Verschlechterung	4,6–26,0
Therapieversagen	bis 50,0

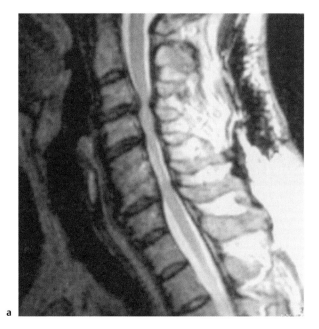
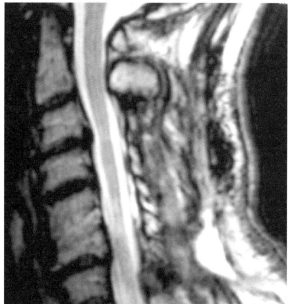

Schrauben- oder Stablockerungen kommen vor, haben aber keine so schwerwiegende Bedeutung wie bei der ventralen Fusion, da die gelockerten Schrauben für das umliegende Gewebe keine große Gefahr darstellen.

Ergebnisse dorsaler Operationstechniken

Bei einer **Foraminotomie** liegt die Versagerquote bei 3,6–6 % bei einem weichen Vorfall und zwischen 8 und 10 % bei einer Osteochondrose (Henderson u. Mitarb. 1983, Odom u. Mitarb. 1958). Rezidive in der gleichen Etage und auf der gleichen Seite sind bei einer Foraminotomie möglich, da die Bandscheibe von dem dorsalen Zugang nicht ausgeräumt werden kann. Bleibt die laterale Hälfte der Gelenkfortsätze erhalten, ist eine postoperative Instabilität nicht zu befürchten (Raynor u. Mitarb. 1987).

Da die zervikale Myelopathie multifaktoriell entsteht, ist es sehr schwierig, die Behandlungsergebnisse von Laminektomien oder Laminoplastiken zu vergleichen.

Das Prinzip einer dorsalen Entlastung besteht darin, dass das Rückenmark sich nach dorsal verlagern kann und somit die ventrale Kompression verringert wird (Abb. 10.24 a–c). Durch die Verlagerung nach dorsal verkürzt sich zudem das Rückenmark und erhält seine ovale Form wieder. Dadurch wird die intramedulläre Gefäßarchitektur wieder hergestellt und die Durchblutung verbessert (Aita u. Mitarb. 1998, Matsuyama u. Mitarb. 1995).

Generell sind gute Behandlungsergebnisse nur in 10–20 % der Fälle erreichbar, befriedigende in etwa 50 % und in 10–15 % der Fälle tritt postoperativ eine Verschlechterung auf, die nicht auf eine der genannten Komplikationen zurückgeführt werden kann. In ca. 25 % der Fälle ist die zervikale Myelopathie chirurgisch nicht behandelbar (Epstein u. Mitarb. 1982, Grumme u. Kolodziejczyk 1994).

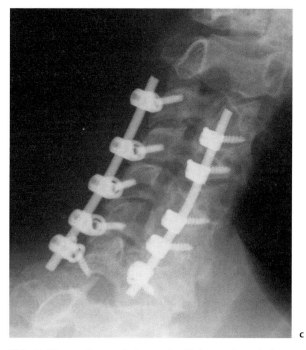

Abb. 10.24 a–c Formveränderung des Rückenmarks nach dorsaler Dekompression. Kompression des Rückenmarks zwischen 3./4. und 4./5. Halswirbel von ventral. Eine Raumforderung zwischen 5./6. Halswirbel wurde zuvor von ventral entfernt und eine Fusion vorgenommen (**a**). Nach zusätzlicher dorsaler Dekompression (**b**) hat sich das Rückenmark nach dorsal verlagert. Eine ventrale Kompression besteht nicht mehr. Eine Osteosynthese (**c**) erfolgte, um eine Instabilität und postoperative Kyphose zu verhindern.

Stärkere, behandlungsbedürftige Nacken-/Schulterschmerzen treten in etwa einem Viertel aller dorsalen Zugänge auf (Hosono u. Mitarb. 1996).

Kontraindikationen dorsaler Operationstechniken

Ein medialer Bandscheibenvorfall sollte nicht von dorsal, sondern ausschließlich von ventral entfernt werden, da jede Manipulation am Rückenmark das Risiko von postoperativen neurologischen Ausfällen erhöht.

Bei einer präoperativ bestehenden Kyphose wird durch eine Laminektomie das Risiko einer weiteren Zunahme erhöht. Bei atypischem Verlauf der A. vertebralis kann es unmöglich sein, eine Schraube in den Gelenkfortsatz einzudrehen.

Bewertung der Operationsverfahren

Generell haben dorsale Operationstechniken eine geringere Rate an Zugangskomplikationen. Auch sind Schrauben- und Plattenlockerungen dorsal nicht so schwerwiegend wie bei ventralen Osteosynthesen. Bei allen Operationstechniken gilt aber, dass es immer auf die Erfahrung der Operateure mit dem jeweiligen Verfahren ankommt.

Methode der Wahl bei einem medialen Vorfall oder einer vorwiegend medialen Osteochondrose in einem oder zwei Segmenten ist der ventrale Zugang. Bei einer ventromedialen Osteochondrose, die sich über mehr als zwei Segmenten erstreckt, werden in der Literatur die dorsalen Techniken bevorzugt (Yonenobu u. Mitarb. 1992), jedoch sind auch ventrale Zugänge mit Mehr-Etagen-Spondylektomien akzeptiert (Hirabayashi u. Bohlman 1995).

Bei einseitiger Wurzelkompression mit Nackenschmerzen ist der ventrale Zugang mit simultaner Fusion empfehlenswert. Fehlen dagegen stärkere Nackenschmerzen, kann eine einseitige Foramenstenose oder Wurzelkompression durch eine Foraminotomie von dorsal adäquat behandelt werden, da eine zusätzliche Fusion nicht erforderlich ist.

Es ist anzunehmen, dass in der Zukunft, intersomatische Interponate oder Hohlkörper gefüllt mit Knochenersatzstoffen den klassischen Beckenkammspan weiter verdrängen werden. Ob sich die Erwartungen an den Bandscheiben- oder Nukleus-pulposus-Ersatz an der Halswirbelsäule erfüllen, ist noch unbestimmt: Die Systeme müssen auch nach 5 Jahren noch mobil sein und es muss nachweisbar sein, dass nicht nur die Degeneration der angrenzenden Segmente radiologisch aufgehalten wurde, sondern dass auch klinisch die Beschwerden im Vergleich zu einer Fusion geringer sind.

Literatur

Abumi, K. K. Kaneda (1997): Pedicle screw fixation for nontraumatic lesions of the cervical spine. Spine 22: 1853–1863

Aita, I., K. Hayashi, Y. Wadano, T. Yabuki (1998): Posterior movement and enlargement of the spinal cord after cervical laminoplasty. J Bone Joint Surg 80-B: 33–37

Aker, P.D., A.R. Gross, C.H. Goldsmith u. Mitarb. (1996): Conservative management of mechanical neck pain: systematic overview and meta-analysis. BJM 313: 1291–1296

Albers, H. (1974): Zur Effektivität der paravertebralen Injektion nach Reischauer. Diss., Düsseldorf

Altenstein, G. (1967): Discographie an Hals und Lendenwirbelsäule. Z Orthop 102: 357

Apfelbaum, R.I., M.D. Kriskovich, J.R. Haller (2000): On the incidence, cause, and prevention of recurrent laryngeal nerve palsies during anterior cervical spine surgery. Spine 25: 2906–2912

Arnetoli, G., A. Amadori, P. Stefani, G. Nuzzaci (1989): Sonography of vertebral arteries in De Kleyn's position in subjects and in patients with vertebrobasilar transient ischemic attacks. Angiology 40 (8): 716–720

Badtke, G., I. Mudra (1994): Neuraltherapie. Ullstein und Mosby, Berlin

Baric, A. (1992): Erfahrungen mit der epiduralen Applikation von Methylprednisolon im Zervikalbereich. Schmerz 6: 15

Barnsley, L., S. M. Lord, B.J. Wallis u. Mitarb. (1994): Lack of effect of intraarticular corticosteroids for chronic pain in the cervical zygapophyseal joints. N Engl J Med 330: 1047–1050

Barop, H. (1996): Lehrbuch und Atlas der Neuraltherapie. Hippokrates, Stuttgart

Basmajian, J.V. (1978): Cyclobenzaprine hydrochloride effect on skeletal muscle spasm in the lumbar region and neck: double-blind controlled clinical and laboratory studies. Arch Phys Med Rehabil 59: 58–63

Benini, A. (1987): Clinical features of cervical root compression C5-C8 and their variations. Neuro-Orthopedics 4: 74–88

Benini, A. (1996): Die zervikale Myelopathie: Anatomopathologie, Klinik und Therapie. Schweizerische Rundschau für Medizin (Praxis) 85: 1383–1387

Benninghoff (1985): Makroskopische und mikroskopische Anatomie des Menschen. Urban & Schwarzenberg, München

Bogduk, N. (1981): Local anesthetic block of the second cervical ganglion: a technique with applikation in cervical headache. Cephalgia 1: 41–50

Bogduk, N. (1982): The clinical anatomy of the cervical dorsal rami. Spine 7: 319–330

Bogduk, N., A. Marsland (1988): The cervical zygapophysial joints as a source of neck pain. Spine 13: 610–617

Bogduk, N., M. Windsor, A. Inglis (1988): The innervation of the cervical intervertebral discs. Spine 13: 2–8

Brochgrevink, G.E., A. Kaasa, D. McDonagh u. Mitarb. (1998): Acute treatment of whiplash neck sprain injuries. Spine 23: 2531

Buetti-Bäumli, C. (1954): Funktionelle Röntgendiagnostik der Halswirbelsäule, Thieme, Stuttgart

Busch, K., R. Chaudhuri, S. Hillier u. Mitarb. (1997): The pathomorphologic changes that accompany the resolution of cervical radiculopathy: a prospective study with repeated magnetic resonance imaging. Spine 22: 183–187

Byrne, T.N., S. G. Waxman (1990): Spinal cord compression: Diagnosis and principles of management. Davis, Philadelphia: 47–58

Castagnera, L., P. Maurette, V. Pointillart u. Mitarb. (1994): Long-term results of cervical epidural steroid injection with and without morphine in chronic cervical radicular pain. Pain 58: 239–243

Cauchoix, J., C. Ficat, B. Girard (1978): Repeat surgery after disc excision. Spine 3: 256–259

Cauthen, J.C., R.E. Kinard, J.B. Vogler, D.E. Jackson, O.B. DePaz, O.L. Hunter, L.B. Wasserburger, V.M. Williams (1998): Outcome analysis of noninstrumented anterior cervical discectomy and interbody fusion in 348 patients. Spine 23: 188–192

Clement, D.H., P.F. O'Leary (1990): Anterior cervical discectomy and fusion. Spine 15: 1023–1025

Cloward, R.B. (1958a): Cervical diskography. Technique and use in diagnosis of ruptured cervical discs. AJR 79: 563–574

Cloward, R.B. (1958b): The anterior approach for removal of ruptured cervical discs. J Neurosurg 15: 602–617

Connor, P.M., B.V. Darden (1993): Cervical discography complications and clinical efficacy. Spine 18: 2035–2038

Decher, H. (1969): Die zervikalen Syndrome in der Hals-Nasen-Ohren-Heilkunde. Thieme, Stuttgart

Delaney, T., J. Rowlingson, H. Carron u. Mitarb. (1980): The effects of steroids on nerves and meninges. Anaesth Analg 59: 610–614

Dihlmann, W. (1987): Gelenke, Wirbelverbindungen. 3. Aufl. Thieme, Stuttgart

Dvorak, J., B. Janssen, D. Grob (1990): The neurological work-up in patients with cervical spine disorders. Spine 15: 1017–1022

Dvorak, J., D. Grob (1999): Halswirbelsäule. Thieme, Stuttgart

Dvorak, J., D. Loustalot, H. Baumgartner, J. Antinnes (1993): Frequency of complications of manipulation of the spine. Eur Spine J 2: 136–139

Dvorak, J., J.A. Antinnes, M.M. Panjabi, D. Loustalot, M. Bonomo (1992): Age and gender retated normal motion of the cervical spine. Spine 17: 393–398

Ebara, S., K. Yonenobu, K. Fujiwara, K. Yamashita, K. Ono (1988): Myelopathy hand characterized by muscle wasting. A different type of myelopathic hand in patients with cervical spondylosis. Spine 13: 785–791

Ecklin, U. (1960): Die Altersveränderungen der Halswirbelsäule. Springer, Berlin

Ehrat, C., D. Grob, J. Dvorak (1996): Die posttraumatische atlanto-axiale Arthrose. Orthopäde 25: 542–545

Epstein, J., Y. Janin, R. Carras, L. Lavine (1982): A comparative study of the treatment of cervical spondylotic myeloradiculopathy. Experience with 50 cases treated by means of extensive laminectomy, foraminotomy, and excision of osteophytes during the past 10 years. Acta Neurochir (Wien) 61: 89–104

Exner, G. (1954): Die Halswirbelsäule. Thieme, Stuttgart

FAC Lehrmaterial – Manuelle Medizin (1999): Springer, Berlin

Flock, H. (1970): Zervikalbedingte Hör- und Gleichgewichtsstörungen. In: Trostdorf, E., H. Stender: Wirbelsäule und Nervensystem. Thieme, Stuttgart

Flynn, T.B. (1982): Neurologic complication of anterior cervical interbody fusion. Spine 7 (6): 536–539

Foley-Nolan, D., C. Barry, R.J. Coughlan u. Mitarb. (1990): Pulsed high frequency (27 MHz) electromagnetic therapy for persistant neck pain: a double-blind, placebo-controlled study of 20 patients. Orthopedics 13: 445–450

Foley-Nolan, D., K. Moore, M. Codd u. Mitarb. (1992): Low energy high frequency pulsed electromagnetic therapy for acute whiplash injury. Scand J Rehabil Med 24: 51–59

Frank, E. (1995): HLA-DR expression on arachnoid cells: a role in fibrotic inflammation surrounding nerve roots in spondylotic cervical myelopathy. Spine 20: 2093–2096

Frost, M., W.E. Huffer, C.I. Sze, D. Badesch, A.G. Cajade-Law, B.K. Kleinschmidt-DeMasters (1999): Cervical spineabnormalities in Down Syndrome. Clin Neuropathol 18 (5): 250–259

Gennis, P., L. Miller, E.J. Gallagher u. Mitarb. (1996): The effect of soft collars on persistant neck pain in patients with whiplash injury. Acta Emerg Med 3: 568–573

Goldie, I., A. Landquist (1970): Evaluation of the effects of different forms of physiotherapy in cervical pain. Scand J Rehabil Med 2–3: 117–121

Gore, D.R., S. B. Sepic (1984): Anterior cervical fusion for degenerated or protruded disc: a review of one hundred forty-six patients. Spine 9: 667–671

Gore, D.R., S. B. Sepic (1986): Roentgenographic findings of the cervical spine in asymptomatic people. Spine 11: 521–524

Graf-Baumann, T., A. Möhrle, W. Weissauer (1996): Chirotherapie – Untersuchung und Behandlung. Manuelle Med 34: 1–3

Graf-Baumann, T., M. Schilgen (1997): Vertebralisläsion und Chirotherapie an der Halswirbelsäule – praktische Konsequenzen. Manuelle Med 35: 249 253

Graham, J. (1989): Complications of cervical spine surgery. Spine 14: 1046

Grifka, J. (1996): Injektionstherapie bei Zervikalsyndromen. Orthopäde 25: 524–532

Grifka, J., D. Drüppel, U. Oppel, J. Krämer (1989): Anatomisch-pathologische Grundlagen der Flexionstherapie an der HWS. Rheuma 9: 131–135

Grob, D., B. Jeanneret, M. Aebi, T. Markwalder (1991b): Atlanto-axial fusion with transarticular screw-fixation. J Bone Joint Surg 73-B: 972–976

Grob, D., J. Crisco, M.M. Panjabi, J. Dvorak (1991a): Biomechanical evaluation of four different posterior atlanto-axial fixation techniques. Spine 17: 480–490

Gronewaller, E., A. Kopp (1999): Ruptur der Lig. alaria zwischen Dens axis, Atlas und rechtem Condylus des Os occipitale. Rofo Fortschr Geb Röntgenstr Neuen Bildgeb Verfahren 171: 35–36

Gros, H. (1949): Über die Gefahren bei der Novocainblockade des Sympathicusgrenzstranges. Dtsch Med Rdsch 5: 592

Gross, A.R., P.D. Aker, C. Quarterly (1996): Manual therapy in the treatment of neck pain. Rheum Dis Clin North Am 22: 579–598

Gross, M. (1994): Lehrbuch der Therapeutischen Lokalanästhesie. Hippokrates, Stuttgart

Grote, W., R. Kalff, K. Roosen (1991): Die operative Behandlung zervikaler Bandscheibenvorfälle. Zentralblatt für Neurochirurgie 52: 101–108

Grumme, T., D. Kolodziejczyk (1994): Komplikationen in der Neurochirurgie. Blackwell Wissenschafts-Verlag, Berlin

Guigui, P., M. Benoist, A. Deburge (1998): Spinal deformity and instability after multilevel cervical laminectomy for spondylotic myelopathy. Spine 23: 440–447

Gutmann, G. (1981): Die Halswirbelsäule. Funktionsanalytische Röntgendiagnostik der Halswirbelsäule und der Kopfgelenke. Fischer, Stuttgart

Guyer, R.D., R. Collier, P.W. Stith, D.D. Ohnmessis, G.H. Hochschuler, R.F. Rashbaum, J.J. Regan (1988): Discitis after discography. Spine 13: 1352–1354

Haaker, R., K. Bernsmann, T. Kielich (1995): Spezielle Nebenwirkungen der Injektionsbehandlung an der Wirbelsäule. Orthop Praxis 10/31: 694–699

Hacker, R.J., J.C. Cauthen, T.J. Gilbert, S. L. Griffith (2000): A prospective randomized multicenter clinical evaluation of an anterior cervical fusion cage. Spine 25: 2646–2655

Heidecke, V., N. Rainov, T. Max, W. Burkert (2000): Outcome in Cloward anterior fusion for degenerative cervical spinal disease. Acta Neurochirurgica 142: 283–291

Heller, J.G., C.C. Edwards II, H. Murakami, G.E. Rodts (2001): Laminoplasty Versus laminectomy and fusion for multilevel cervical myelopathy. Spine 26: 1330–1336

Henderson, C.M., R.G. Henessy, H.M. Shuey, E.G. Shadelford (1983): Posterior-lateral foraminotomy as an exclusive operative technique for cervical radiculopathy: A review of 846 consecutively operated cases. Neurosurgery 13: 504–512

Herget, R. (1943): Eine einfache Technik zur zeitweiligen Ausschaltung des Ganglion stellatum. Chirurg: 680

Hildebrandt, G., A.L. Agnoli, J. Zierski (1987): Atlanto-axial dislocation in rheumatoid arthritis – diagnostic and therapeutic aspects. Acta Neurochir 84: 110–117

Hirabayashi, K., H. Bohlman (1995): Multilevel cervical spondylosis. Laminoplasty versus anterior decompression. Spine 20: 1732–1734

Hirabayashi, K., K. Satomi (1988): Operative procedure and results of expansive open-door laminoplasty. Spine 13: 870–876

Hong, C.Z. (1999): Considerations and recommendations regarding myofascial triggerpoint injection. J Musc Pain 2: 29–59

Hosono, N., K. Yonenobu, K. Ono (1996): Neck and shoulder pain after laminoplasty. Spine 21: 1969–1973

Itoh, T., H. Tsuji (1985): Technical improvements and results of laminoplasty for compressive myelopathy in the cervical spine. Spine 10: 729–736

Jeanneret, B. (1996): Posterior rod system of the cervical spine: a new implant allowing optimal screw insertion. Eur Spine J 5: 350–356

Jencker, F.L. (1982): Das Cervikalsyndrom. Springer, Wien

Johnson, J.P., A.G. Filler, D.Q. McBride, U. Batzdorf (2000): Anterior cervical foraminotomy for unilateral radicular disease. Spine 25: 905–909

Jordan, A., T. Bendix, H. Nielsen u. Mitarb. (1998): Intensive training, physiotherapy, or manipulation for patients with chronic neck pain: a prospective, single-blinded, randomized clinical trial. Spine 23: 311–319

Kaden, B., S. Swamy, H.J. Schmitz, H. Reddemann, G. Fuhrmann, U. Gross (1993): Das Titan-Implantat als alternative Fusionsmöglichkeit im HWS-Bereich – erste klinische Erfahrungen. Zentralblatt für Neurochirurgie 54: 166–170

Kahle, W., H. Leonhardt, W. Platzer (1986): Taschenatlas der Anatomie. Thieme, Stuttgart

Kaptain, G.J., N.E. Simmons, R.E. Replogle, L. Pobereskin (2000): Incidence and outcome of kyphotic deformity following laminectomy for cervical spondolotic myelopathy. J Neurosurg 93: 199–204

Kehr, P. (1987): Combined anterolateral and anteromedial approaches of the lower cervical spine. In: Kehr, P., A. Weidner: Cervical spine. Springer, Berlin

Kehr, P.H., A.G. Graftiaux, F. Gosset, I. Bogorin, K. Bencheikh (1993): Coral as graft in cervical spine surgery. Orthop Traumatol 3: 287–293

Koes, B.W., L.M. Bouter, H. van Mameren u. Mitarb. (1993): A randomized clinical trial of manual therapy and physiotherapy for persistant back and neck complaints: subgroup analysis and relationship between outcome measures. J Manipulative Physiol Ther 16: 211–219

Koes, B.W., L.M. Bouter, P.G. Knipschild u. Mitarb. (1992): The effectiveness of manual therapy, physiotherapy and treatment by the general practitioner for nonspecific back and neck complaints: a randomized clinical trial. Spine 17: 28–35

Kostuik, J.P., P.J. Conolly, S. Esses, P. Suh (1993): Anteriorcervical plate fixation with the titanium hollow screw plate system. Spine 18: 1273–1278

Kothe, R., L. Wiesner, W. Rüther (2002): Die rheumatische Halswirbelsäule – Aktuelle Konzepte zur Diagnostik und Therapie. Orthopäde 31 (12): 1114–1122

Krämer, J. (1981): Zur Terminologie und Epidemiologie der Zervikalsyndrome. Z Orthop 119: 589

Krämer, J. (1989): Flexionsorthesen an der Halswirbelsäule. Orthop Techn 3: 127

Krämer, J. (1996): Orthopädische Schmerztherapie. Deutsches Ärzteblatt 93 (30) B: 1538–1542

Krämer, J. (1997): Bandscheibenbedingte Erkrankungen. 4. Aufl. Thieme, Stuttgart

Krämer, J., C.G. Nentwig (1999): Orthopädische Schmerztherapie. Enke, Stuttgart

Kuhlendahl, H. (1953): Monoradikuläre Kompression und osteogene Konstriktion cervikaler Nervenwurzeln. Langenbecks Arch Klein Chir 276: 146

Kummer, B. (1984): Anatomische Grundlagen zum zerviko-zephalen Syndrom. Z Orthop 122: 616

Lang, J. (1991): Klinische Anatomie der Halswirbelsäule. Thieme, Stuttgart

LaRocca, H. (1988): Cervical spondylotic myelopathy. Natural history. Spine 13: 854–855

Levoska, S., S. Keinänen-Kiukaanniemi (1993): Active or passive physiotherapy for occupational cervicobrachial disorders? A comparison of two treatment methods with a 1-year follow-up. Arch Phys Med Rehabil 74: 425–430

Lewith, G.T. (1981): A randomized trail to evaluate the effect of infra-red stimulation of local trigger points, versus placebo, on the pain caused by cervical osteoarthrosis. Acupuncture Electrother Res 6: 277–284

Lowery, G.L., R.F. McDonough (1998): The significance of hardware failure in anterior cervical plate fixation patients with 2- to 7-year follow-up. Spine 23: 181–187

Lowine, S. P., G.G. Ferguson (1989): Spinal subdural empyema complicating cervical discography. Spine 14: 1415–1417

Magerl, F. (1986): Spondylodesen an der oberen Halswirbelsäule. Acta Chir Aust 43: 69

Magerl, F., D. Grob, P. Seemann (1987): Stable dorsal fusion of the cervical spine (C2 -Th1) using hook plates. In: Kehr, P., A. Weidner: Cervical spine I. Springer, Wien: 217–221

Mandl, F. (1953): Blockade und Chirurgie des Sympathicus. Springer, Wien

Matsuyama, Y., N. Kawakami, K. Mimatsu (1995): Spinal cord expansion after decompression in cervical myelopathy. Spine 20: 1657–1663

McLain, R.F. (1994): Mechanoreceptor endings in human cervical facet joints. Spine 19: 495–501

Mealy, K., H. Brennan, G.C. Fenelon (1986): Early mobilisation of acute whiplash injuries. BMJ 292: 656–657

Miehlke, K. (1955/56): Die intermittierende Extensionsbehandlung bei degenerativen Erkrankungen der Wirbelsäule. Therapiewoche 6: 390

Moore, D.C. (1965): Block of the cervical plexus. In: Regional block. 4th ed. Thomas, Springfield: 112–122

Moraldo, M., U. Oppel (1984): Neurologische Symptome bei Zervikobrachialsyndromen. Z Orthop 122: 421

Morscher, E., F. Sutter, H. Jenny, S. Olerud (1986): Die vordere Verplattung der Halswirbelsäule mit dem Hohlschraubenplattensystem aus Titantium. Chirurg 57: 702–707

Nachemson, A.L., E. Jonsson (2000): Neck and Backpain – The scientific evidence of causes, diagnosis, and treatment. Lippincott, Philadelphia

Nemec, H. (1955): Neue Wege in der Elektromedizin. Atti Soc med Bolzano

Neuermann, E., H. Penzholz (1953): Erfahrungen mit der Novocainblockade des Ganglion stellatum. Ärztl Wschr: 425

Neundörfer, B. (1985): Differentialdiagnose der Interkostalneuralgie. In: Hohmann, D.: Neuroorthopädie. Bd. III. Springer, Berlin

Newhouse, K.E., R.W. Lindsey, C.R. Clark, J. Lieponis, M.J. Murphy (1989): Esophageal perforation following anterior cervical spine surgery. Spine 14: 1051–1053

Newman, P., R. Sweetman (1969): Occipito-cervical fusion: An operative technique and its indications. J Bone Joint Surg 51-B: 423–431

Nordemar, R., C. Thörner (1981): Treatment of acute cervical pain: a comparative study. Pain 10: 93–101

Odom, G.L., W. Finney, B. Woodhall (1958): Cervical disc lesions. JAMA 166: 23–28

Oppel, U., G. Fritz (1986): Durchflussmessungen an der A. vertebralis in Abhängigkeit von Flexion und Extension. Mitt-Bl Dtsch Ges Orthop Traumatol 16: 83

Panjabi, M.M., C. Lydon, A. Vasavada, D. Grob, G.G. Crisco, J. Dvorak (1994): On the understanding of clinical instability. Spine 19: 2642–2650

Pärtan, J. (1953): Über die Behandlung entzündlicher und degenerativer Gelenkerkrankungen mit interferierenden Wechselströmen mittlerer Frequenz. Wien Klein Wschr 65: 624

Payer, M., D. May, A. Reverdin, E. Tessitore (2003): Implantation of an empty carbon fiber composite frame cage after single-level anterior cervical disectomy in the treatment of cervical disc herniation: preliminary results. J Neurosurg 98: 143–148

Persson, L., M. Karlberg, M. Magnusson (1996): Effects of different treatments on performance in patients with cervical root compression: a randomized prospective study assessing the importance of the neck in postural control. J Vestib Res 6: 439–453

Persson, L.C.G., C.A. Carlsson, J.Y. Carlsson (1997): Long-lasting cervical radicular pain managed with surgery, physiotherapy, or a cervical collar – a prospective, randomized study. Spine 22: 751–758

Pieper, W. (1950): Todesfälle nach Novocainblockade des Halsgrenzstranges. Zbl Chir 1/4: 220

Pointillart, V., A. Cernier, J.M. Vital, J. Senegas (1995): Anterior disectomy without interbody fusion for cervical disc herniation. Eur Spine J: 45–51

Pöllmann, W., M. Keidel, V. Pfaffenrath (1996): Kopfschmerzen und die Halswirbelsäule – Eine kritische Übersicht. Nervenarzt 67: 821–836

Ratnaraj, J., T. Alexandre, T. McHugh, M.A. Cheng, C. Lauryssen (2002): Effects of decreasing endotracheal tube cuff pressures during neck retraction for anterior cervical spine surgery. J Neurosurg 97: 176–179

Raynor, R., R. Moskovich, P. Zidel, J. Pugh (1987): Alterations in primary and coupled neck motions after facetectomy. Neurosurgery 21: 681–687

Reischhauer, F. (1956): Über die ambulante Novocainblockade des Ganglion stellatum und der Spinalwurzel beim Zervikalsyndrom. Dtsch Med J 9/10: 457

Robinson, R.A., G.W. Smith (1955): Anterolateral cervical disc removal and interbody fusion for cervical disc syndrome. Bull Johns Hopkins Hosp 96: 223–224

Rössler, H. (1963): Gezielte lokale Behandlung zervikaler Irritationssyndrome. Z Orthop 97: 223

Rothman, R., F. Simeone (1982): The Spine. Saunders, Philadelphia

Rowlingson, J., L. Kirschenbaum (1986): Epidural analgesic techniques in the management of cervical pain. Anesth Analg 65: 939

Roy-Camille, R., C. Mazel (1992): Stabilization of the cervical spine with posterior plates in screws. In: Camins, M.B., P.E. O'Leary: Disorders of the cervical spine. Williams and Willkins, Baltimore

Rubenthaler, F., D. Boluki, R.H. Wittenberg (2000): Isotone Kochsalzlösung gegen Lokalanästhetika bei der zervikalen Spinalnervenanalgesie – eine prospektiv randomisierte Doppelblindstudie. Schmerz 14: 92–96

Saal, J.S., J.A. Saal, E.F. Yurth (1996): Nonoperative management of herniated cervical disc with radiculopathy. Spine 21: 1877–1883

Salemi, G., G. Savettieri, F. Meneghini, M.E. Di Benedetto, P. Ragonese, L. Morgante, A. Reggio, F. Patti, F. Grigoletto, R. Di Perri (1996): Prevalence of cervical spondylotic radiculopathy: a door-to-door survey in a Sicilian municipality. Acta Neurol Scand 93: 184–188

Salzmann, E., O. Wiedemann, L. Löffler, H. Sperber (1993): Tetrazepam in the treatment of acute cervical syndrom: randomized double-blind pilot study comparing tetrazepam and placebo. Fortschr Med 111: 544–548

Sampath, P., M. Bendebba, J.D. Davis u. Mitarb. (1999): Outcome in patients with cervical radiculopathy. Spine 24: 591–597

Savolinen, S., J. Rinne, J. Hernesniemi (1998): A prospective randomized study of anterior single-level cervical disc operations with long-term follow-up: surgical fusion is unnecessary. Neurosurgery 43: 51–55

Scharfetter, F., K. Twerdy (1977): Der thorakale Diskusprolaps. Ther Umsch 34: 412

Schirmer, M. (1985): Der thorakale Bandscheibenvorfall. Orthopäde 14: 112

Schirmer, M. (1985): Thorakale Bandscheibenvorfälle. In: Hohmann, D.: Neuroorthopädie. Bd. III. Springer, Berlin

Schmitt, W. (1955): Die Novocainblockade des Ganglion stellatum. Barth, Leipzig

Schnee, C.L., A. Freese, R.J. Weil, P.J. Marcotte (1997): Analysis of harvest morbidity and radiographic outcome using autograft for anterior cervical fusion. Spine 22: 2222–2227

Shekelle, P.G., I. Coulter (1997): Cervical spine manipulation: summary report of a systematic review of the literatur and a multidisciplinary expert panel. J Spinal Disord 10: 223–228

Smith, G.W., P.J. Nichols (1957): The technic of cervical discography. Radiology 68: 718–720

Smith, G.W., R.A. Robinson (1958): The treatment of certain cervical spine disorders by anterior removal of the intervertebral disc and interbody fusion. J Bone Joint Surg 40-A: 607–623

Sonntag, V.K.H., P. Klara (1996): Controversy in spine care is fusion necessary after anterior cervical discectomy? Spine 21: 1111–1113

Stahl, C., F. Huth (1980): Morphologischer Nachweis synovialer Spalträume in der Uncovertebralregion zervikaler Bandscheiben. Z Orthop 118: 721

Stav, A., L. Ovadia, A. Sternberg u. Mitarb. (1993): Cervical epidural steroid injection for cervicobrachialgia. Acta Anaesthesiol Scand 37: 562–566

Terrache, K. (1984): Das zervikozephale Syndrom aus der Sicht des HNO-Arztes. Z Orthop 122: 617–618

Thomas, M., S. V. Eriksson, T. Lundberg (1991): A comparative study of diazepam and acupuncture in patients with osteoarthritis pain: a placebo controlled study. Am J Chin Med 19: 95–100

Thurn, P., E. Bücheler (1986).: Röntgendiagnostik der Knochen und Gelenke. In: Thurn, P., E. Bücheler: Einführung in die radialogische Diagnostik. Thieme, Stuttgart: 147–161

Tilscher, H., M. Eder (1989): Infiltrationstherapie. Hippokrates, Stuttgart

Tilscher, H. (1984): Das zerviko-zephale Syndrom. Z Orthop 122: 618

Todd, R., S. Haddad (1991): Herniated thoracic disks. J Spinal Disord 4: 397

Töndury, G. (1947): Zur Entwicklung funktioneller Strukturen im Bereich der Zwischenwirbelscheiben. Schweiz Med Wschr 77: 643–650

Torklus von D., W. Gehle (1987): Die obere Halswirbelsäule. Thieme, Stuttgart

Travell, J.G., D.G. Simons (1992): Myofascial pain and dysfunction. The trigger point manual. Williams and Wilkins, Baltimore

Trock, D.H., A.J. Bollet, R. Markoll (1994): The effect of pulsed electromagnetic fields in the treatment of osteoarthritis of the knee and the cervical spine: report of randomized, double blind, placebo controlled trials. J Rheumatol 21: 1903–1911
van den Bent, M.J., J. Oosting, E.J. Wouda u. Mitarb. (1996): Anterior cervical discectomy with or without fusion with acrylate: a randomized trial. Spine 21: 834–839
von Luschka, H. (1858): Die Halbgelenke des menschlichen Körpers. Reimer, Berlin
von Strempel, A. (2001): Die Wirbelsäule. Thieme, Stuttgart
Waldman, S. (1991): Cervical epidural abscess following cervical epidural nerv block. Anesth Analg 72: 717–718
Waldman, S., G. Feldstein, M. Allen (1987): Cervical epidural blod patch for treatment of cervical dural puncture headache. Anesth Rev 14: 23–25
Wang, J.C., P.W. McDonough, K.K. Endow, R.B. Delamarter (2000): Increased fusion rates with cervical plating for two-level anterior cervical discectomy and fusion. Spine 25: 41–45
Weidner, A., M. Wahler, S.T. Chiu, C.G. Ullrich (2000): Modification of C1-C2 transarticular screw fixation by image-guided surgery. Spine 15, 25 (20): 2668–2673, discussion 2674
Wellman, B., K. Follett, V. Traynelis (1998): Complications of posterior articular mass plate fixation of the subaxial cervical spine in 43 consecutive patients. Spine 23: 193–200
White, A.A. (1988): Symposium on cervical sypondylotic myelopathy. Spine 13: 829–839
White, A.A., M.M. Panjabi (1990): Clinical biomechanics of the spine. Lippincott, Philadelphia
Wilke, H.J., A. Kettler, L. Claes (2000): Primary stabilizing effect of interbody fusion devices for the cervical spine: an in vitro comparison between three different cage types and bone cement. Eur Spine J 9: 410–416
Wolf, S.H. (1956): Interferenzstrom-Therapie. Elektromed 1: 1
Wolff, H.D. (1967): Bemerkungen zur manuellen Therapie. Manu Med 5: 13
Wrete, M. (1934): Über die Verbindungen der Cervicalnerven mit den sympathischen Grenzsträngen beim Menschen. Z Mikr Anat Forsch 1: 425
Yamamoto, I., A. Ikeda, N. Shibuya, R. Tsugane, O. Sato (1991): Clinical long-term results of anterior discectomy without interbody fusion for cervical disc disease. Spine 16: 272–279
Yonenobu, K., N. Hosono, M. Iwasaki, M. Asano, K. Ono (1992): Laminoplasty versus subtotal corpectomy. A comparative study of results in multisegmental cervical spondylotic myelopathy. Spine 17: 1281–1284
Zoega, B. (1998): Cervical discectomy and fusion with or without plate fixation: a randomized clinical and radiografic study on outcome and cost-utility. Thesis, Göteburg Universität, Schweden. Aus: Nachemson, A.L., E. Jonsson (2000): Neck and Backpain – The scientific evidence of causes, diagnosis, and treatment. Lippincott, Philadelphia
Zoega, B., J. Karrholm, B. Lind (2000): Outcome scores in degenerative cervical disc surgery. Eur Spine J 9: 137–143
Zylbergold, R.S., M.C. Pieper (1985): Cervical spine disorder: a comparison of three types of traction. Spine 10: 867–871

10.3 Degenerative Brustwirbelsäulenerkrankungen

F. Rubenthaler und A. Senge

10.3.1 Thorakalsyndrome

Definition

Unter einem Thorakalsyndrom versteht man Krankheitserscheinungen, die durch Funktionsstörungen oder degenerative Veränderungen thorakaler Bewegungssegmente verursacht werden. Häufig sind degenerative Veränderungen der Wirbelbogen- oder Kostotransversalgelenke und Osteochondrosen anzutreffen. Seltener als an der Hals-und Lendenwirbelsäule findet man Bandscheibenverlagerungen. Eine Sonderform im Sinne eines radikulären Thorakalsyndroms stellt die Interkostalneuralgie dar (Krämer 1994, Krämer u. Nentwig 1999).

Ätiopathogenese

Thorakalsyndrome treten aufgrund von „Blockierungen" häufig als akutes Schmerzbild der Wirbelbogen-, Kostovertebral- und/oder Kostotransversalgelenke auf (Wedderkopp u. Mitarb. 2001). Langanhaltende Thorakalsyndrome sind eher eine Seltenheit. Die Ursache liegt in der speziellen Anatomie und Biomechanik der thorakalen Bewegungssegmente. Die Brustwirbelsäule wird über weite Strecken durch ein „Stützgerüst" aus Rippen und Brustbein zusätzlich stabilisiert. Lediglich im unteren Abschnitt der BWS kommt es gehäuft zu Beschwerden, da die hier ansetzenden Rippenknochen durch die fehlende Verbindung zum Brustbein keine zusätzliche Stabilität bieten. Wegen des relativ großen Durchmessers der Foramina intervertebralia führen jedoch bandscheibenbedingte Vorwölbungen oder osteogene Neubildungen selten zu Kompressionssyndromen. Anders als im Bereich der Hals- und Lendenwirbelsäule befinden sich die Foramina intervertebralia der Brustwirbelsäule nicht hinter den Bandscheiben, sondern auf der Höhe des Wirbelkörpers. Daher können nur sehr ausgedehnte Sequester, die sich im Epiduralraum nach oben oder unten verlagern, einen Kontakt mit einer Spinalnervenwurzel erhalten und klinische Symptome verursachen (Abb. 10.**25 a** u. **b**).

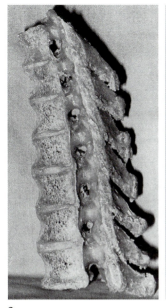
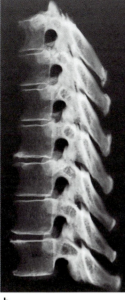

Abb. 10.25 a u. b Lateraler Sagittalschnitt durch die mittlere Brustwirbelsäule. Die Foramina intervertebralia befinden sich nicht neben den Bandscheiben, sondern auf der Höhe der Wirbelkörper.

Epidemiologie

Bandscheibenschäden der Brustwirbelsäule spielen im Vergleich zur Hals- und Lendenwirbelsäule nur eine untergeordnete Rolle (Macnab 1990). Dies gilt sowohl für die Frequenz als auch für die Schwere der Krankheitserscheinungen. Lediglich 2% aller bandscheibenbedingten Erkrankungen betreffen die Brustwirbelsäule. Obwohl die Bandscheibendegeneration alle Wirbelsäulenabschnitte einbezieht und die Brustwirbelsäule mitunter sogar verstärkt davon betroffen ist, kommen hier klinische Symptome nur sehr selten vor (Okada u. Mitarb. 1997).

Diagnostik

Klinische Diagnostik

Häufigste Ursache für akute Beschwerden im Brustwirbelsäulenbereich sind neben den eigentlichen Wirbelgelenken die Wirbel-Rippen-Gelenke (Kostotransversalgelenke), die gegen den unteren Teil der Foramina intervertebralia vorspringen und den Spinalnerv in den freien oberen Abschnitt drängen. Lokale Druck- und Klopfschmerzhaftigkeiten sowie richtungsabhängige Bewegungs- und Atemschmerzen sind charakteristisch. Ein im degenerativ veränderten Bewegungssegment lokalisierter Schmerz, der sich beim Husten und Pressen verstärkt, kann seine Ursache in einem thorakalen Bandscheibenprolaps haben. Im Zusammenhang damit können sich medulläre oder radikuläre Symptome entwickeln (Lyu u. Mitarb. 1999, Knoller u. Haag 1999). Bei einer medialen Lokalisation des thorakalen Diskusprolapses entstehen medulläre Symptome, die meistens uncharakteristisch sind und sich je nach Ausmaß der Kompression in Form von mehr oder weniger ausgeprägten Myelopathien zeigen können (Boukobza u. Mitarb. 1993). Es finden sich Sensibilitätsstörungen in den Beinen, Blasen-Mastdarm-Störungen, Reflexanomalien und Gangbehinderungen (Stillerman u. Mitarb. 1998). Zu bedenken ist, dass der Conus medullaris, also das Ende des Myelons mit seinen Steuerungszentren für die Blasen- und Mastdarmfunktion auf der Höhe des BWK12/LWK1 zu finden ist. Bei den meisten Patienten beginnen die Krankheitserscheinungen mit einer gewissen Kraftlosigkeit in beiden Beinen. Daneben findet sich ein lokaler Druck- und Bewegungsschmerz im betroffenen Brustwirbelsäulenabschnitt. Wenn sich ein Bandscheibenvorfall im Bereich der Brustwirbelsäule mehr nach dorsolateral entwickelt, können Nervenwurzelreizerscheinungen im Sinne von Interkostalneuralgien entstehen.

Bildgebende Diagnostik

Erste Hinweise auf degenerative Veränderungen der BWS können im Nativröntgen in 2 Ebenen gewonnen werden. Häufig sind jedoch im höheren Alter verschleißbedingte Veränderungen ohne entsprechende Symptomatik die Regel, so dass die Nativröntgenaufnahmen zunächst zum Ausschluss von tumorösen, osteopenischen oder entzündlich destruierenden Veränderungen dienen (Thurn u. Bücheler 1986). Zur Darstellung knöcherner Veränderungen eignet sich die Computertomographie. Sollte ferner die Frage einer entsprechenden spinalen oder foraminalen Enge bestehen, eignet sich die Myelographie mit nachfolgender Computertomographie. Zur verbesserten Beurteilung der Weichteilverhältnisse eignet sich die Magnetresonanztomographie (Goh u. Mitarb. 2000). Dadurch können entsprechende Raumforderungen gut beurteilt und häufig eine richtunggebende Artdiagnose gestellt werden. Ferner können kompressionsbedingte Veränderungen des Myelons schon vor dem Auftreten von myelopathischen Symptomen erkannt und entsprechend behandelt werden.

10.3.2 Interkostalneuralgie

Eine Sonderform des Thorakalsyndroms ist die Interkostalneuralgie, die in erster Linie nicht durch degenerative Veränderungen der BWS entsteht, sonder als gemeinsames Symptom an der BWS durch verschiedenste Krankheiten zu betrachten ist.

Definition

Radikuläres Beschwerdebild im Bereich des Thorax, das durch unterschiedlichste Irritationen der thorakalen Spinalnerven hervorgerufen wird.

Ätiologie und Pathogenese

Eine Interkostalneuralgie kann verschiedene Ursachen haben. In erster Linie kommen segmental ausstrahlende Schmerzen bei und nach einem Herpes zoster infrage. Segmentale Schmerzen können auch von den Kostotransversalgelenken durch Kompression der Nervenwurzel im Foramen intervertebrale ausgehen. Das sog. Kostotransversalgelenksyndrom entsteht durch entzündliche oder arthrotische Veränderungen sowie Stellungsanomalien in diesen Gelenken. Solche Beschwerden entstehen spontan oder z. B. bei Spreizung des Interkostalraumes nach thoraxchirurgischen Eingriffen oder nach Rippenfrakturen. Weiterhin können Entzündungen, Tumoren und erweiterte Brustwandarterien beim Kollateralkreislauf Ursachen einer Interkostalneuralgie sein. Differenzialdiagnostisch muss auch an die Blockierung eines Kostotransversalgelenks gedacht werden, weil dabei ebenfalls gürtelförmig ausstrahlende, atemabhängige Schmerzen auftreten können.

Diagnostik

Klinische Diagnostik

Die Symptomatologie der thorakalen Spinalnervenwurzel erschöpft sich im Allgemeinen in typisch lokalisierten gürtelförmigen Schmerzen, eventuell diskreten Störungen der Algesie, deren Topik sich aus dem Dermatomschema ergibt. Ein wichtiges diagnostisches Kriterium für die Interkostalneuralgie durch degenerative Veränderungen ist auch an der Brustwirbelsäule die Positionsabhängigkeit der Beschwerden: Unter Entlastung bzw. Traktion lassen sie nach, bei Belastung und bestimmten Köperdrehbewegungen verstärken sie sich. Bei forcierter und vertiefter Atmung kommt es zu plötzlichen, blitzartigen Schmerzausstrahlungen im Rippenverlauf. Die ventralen Äste der thorakalen Spinalnerven versorgen als Nn. intercostales die Wand des Brustkorbs, und zwar die Interkostalmuskulatur, die Kostotransversalgelenke, die Pleura parietalis und die Haut. Bei Reizung eines thorakalen Spinalnervs entsteht eine Interkostalneuralgie. Dabei können unter anderem Schmerzprojektionen hervorgerufen werden, wie wir sie bei myokardialen Ischämien oder einem Pneumothorax kennen. Kann jedoch die Symptomatik durch Lageänderung beeinflusst werden und besteht zudem noch ein lokaler Druck- oder Klopfschmerz, ist die Diagnose eines Thorakalsyndroms nach Ausschluss viszeraler Ursachen wahrscheinlich.

Bildgebende Diagnostik

Die Röntgenaufnahmen der BWS in 2 Ebenen zeigen häufig keine wesentlichen Veränderungen. Im Rahmen der weiteren Diagnostik bei thorakalen Beschwerdebildern gilt es zunächst durch interdisziplinäre Beurteilung andersgeartete Ursachen auszuschließen (KHK, Myokardischämie, Zosterneuritis). Erst hieran sollte sich eine orthopädische Diagnostik mit Computertomographie, Magnetresonanztomographie oder Myelographie anschließen.

Therapie

Sofern keine bedrohlichen Rückenmarksymptome mit klinisch relevanten Lähmungen oder myelopathischen Veränderungen vorliegen, ist die Behandlung beim Thorakalsyndrom konservativ. Hier gilt es, durch symptomatische Therapie mit physikalischen Maßnahmen, Elektrotherapie, Krankengymnastik, verschiedenen Infiltrationstechniken mit einem Lokalanästhetikum und nicht zuletzt der manuellen Medizin die Beschwerden auf ein akzeptables Maß zu reduzieren. Ähnlich dem Schema bei der Behandlung zervikaler und lumbaler Syndrome sollte eine symptomangepasste konservative Behandlung erfolgen (Krämer u. Nentwig 1999, Haaker u. Mitarb. 1995). Bei den Injektionen stehen neben den üblichen Triggerpunktinfiltrationen auch Injektionen im Bereich der Rippen- und Wirbelbogengelenke sowie Infiltrationen im Bereich der Interkostalnerven zur Verfügung. Epidurale Injektionen mit Steroidlösungen sind ähnlich wie an der HWS mit Durchleuchtungsuntersuchung und Kontrastmittelapplikation in Lost-of-Resistance-Technik denkbar, werden in unserer Klinik jedoch nicht eingesetzt und finden in der Literatur keine Erwähnung.

Bei Kompressionserscheinungen des Rückenmarks und unerträglichen Schmerzzuständen sollte operiert werden. Den Bandscheibenvorfall kann man durch eine Hemilaminektomie oder von lateral durch eine erweiterte Kostotransversektomie erreichen. Die Kostotransversektomie stellt auch das operative Verfahren bei ausgeprägten entzündlichen oder arthrotischen Veränderungen im Bereich dieses Gelenks dar. Die Komplikationsrate ist bei diesen Eingriffen wegen der möglichen Rückenmarksläsionen relativ hoch, daher sollte eine strenge Indikationsstellung erfolgen. Die Literatur zu konservativen und operativen Behandlungsergebnissen ist aufgrund der niedrigeren Fallzahlen sehr gering. Über größere Fallzahlen bei 82 Patienten berichten Stillerman u. Mitarb. (1998). Bei den operativen Verfahren überwiegen jedoch Berichte zu Ergebnissen bei transthorakalem Vorgehen mit Spondylodese in Analogie des Vorgehens an der HWS (Winter u. Siebert 1993, Coleman u. Mitarb. 1990, Currier u. Mitarb. 1994, Dinh 2001). Es werden jedoch auch transpedikuläre und kostovertebrale Zugänge beschrieben.

Literatur

Boriani, S., R. Biagini, F. De Lure, P. Rocella, V. Veronesi, S. Dalbuono, M. Di Fiore (1994): Two-level thoracic disc herniation. Spine 19 (21): 2461–2466

Boukobza, M., A. Tebeka, J.P. Sichez, L. Capelle (1993): Thoracic disc herniation and spinal cord compression. MRI and gadolinium-enhancement. J Neuroradiol 20 (4): 272–279

Coevoet, V., F. Benoudiba, C. Lignieres, G. Said, D. Doyon (1997): Spontaneous and complete regression in MRI of thoracic disk herniation. J Radiol 78 (2): 149–151

Coleman, R.J., P.J. Hamlyn, P. Butler (1990): Anterior spinal surgery for multiple thoracic disc herniations. Br J Neurosurg 4 (6): 541–543

Currier, B.L., F.J. Eismont, B.A. Green (1994): Transthoracic disc excision and fusion for herniated thoracic discs. Spine 19 (3): 323–328

Dinh, D.H., J. Tompkins, S. B. Clark (2001): Transcostovertebral approach for thoracic disc herniations. J Neurosurg 94 (1): 38–44

Goh, S., C. Tan, R.I. Price, S. J. Edmondton, S. Song, S. Davis, K. Singer (2000): Influence of age and gender on thoracic vertebralbody shape and disc degeneration: an MR investigation in 169 cases. J Anat 197: 647–657

Haaker, R., K. Bernsmann, T. Kielich (1995): Spezielle Nebenwirkungen der Injektionsbehandlung an der Wirbelsäule. Orthop Praxis 10/31: 694–699

Jho, H.D. (1997): Endoscopic microscopic transpedicular thoracic discectomy. Technical note. J Neurosurg 87 (1): 125–129

Knoller, S. M., M. Haag (1999): Paralysis of the foot as the first symptom of a herniated thoracic disc. Zentralbl Neurochir 60 (4): 191–195

Korovessis, P.G., M. Stamatakis, A. Michael, A. Baikousis (1997): Three-level thoracic disc herniation: case report and review of the literature. Eur Spine J 6 (1): 74–76

Korovessis, P.G., M.V. Stamatakis, A. Baikousis, D. Vasiliou (1997): Transthoracic disc excision with interbody fusion. 12 patients with symptomatic disc herniation followed for 2–8 years. Acta Orthop Scand Suppl 275: 12–16

Krämer, J. (1994): Bandscheibenbedingte Erkrankungen. 3. Aufl. Thieme, Stuttgart

Krämer, J. (1996): Orthopädische Schmerztherapie. Deutsches Ärzteblatt 93 (30-B): 1538–1542

Krämer, J., C.G. Nentwig (1999): Orthopädische Schmerztherapie. Enke, Stuttgart

Le Roux, P.D., M.M. Haglund, A.B. Harris (1993): Thoracic disc disease: experience with the transpedicular approach in twenty consecutive patients. Neurosurgery 33 (1): 58–66

Lyu, R.K., H.S. Chang, L.M. Tang, S. T. Chen (1999): Thoracic disc herniation mimicking acute lumbar disc disease. Spine 24 (4): 416–418

Macnab, I. (1990): Backache. 2. Aufl. Williams and Wilkins, Baltimore

Morandi, X., N. Crovetto, B. Carsin-Nicol, M. Carsin, G. Brassier (1999): Spontaneous disappearance of a thoracic disc hernia. Neurochirurgie 45 (2): 155–159

Okada, Y., K. Shimizu, K. Ido, S. Kotani (1997): Multiple thoracic disc herniations: case report and review of the literature. Spinal Cord 35 (3): 183–186

Rogers, M.A., H.A. Crockard (1994): Surgical treatment of the symptomatic herniated thoracic disk. Clin Orthop (300): 70–78

Rudert, M., B. Tillmann (1993): Lymph and blood supply of the human intervertebral disc. Acta Orthop Scand 64: 37–43

Schellhas, K.P., S. R. Pollei, R.H. Dorwart (1994): Thoracic discography. A safe and reliable technique. Spine 19 (18): 2103–2109

Stillerman, C.B., T.C. Chen, W.T. Couldwell, W. Zhang, M.H. Weiss (1998): Experience in the surgical management of 82 symptomatic herniated thoracic discs and review of the literature. J Neurosurg 88 (4): 623–633

Thurn, P., E. Bücheler (1986): Röntgendiagnostik der Knochen und Gelenke. In: Thurn, P., E. Bücheler: Einführung in die radiologische Diagnostik. Thieme, Stuttgart: 147–161

Turgut, M. (1998): Three-level thoracic disc herniation: case report and review of the literature. Eur Spine J 7 (4): 348–350

Turgut, M. (2000): Spinal cord compression due to multivel thoracic disc herniation: surgical decompression using a „combined" approach. A case report and review of the literature. J Neurosurg Sci 44 (1): 53–59

Wedderkopp, N., C. Leboeuf-Yde, L.B. Andersen, K. Froberg, H.S. Hansen (2001): Back pain reporting pattern in a Danish population-based sample of children and adolescents. Spine 26 (17): 1879–1883

Winter, R.B., R. Siebert (1993): Herniated thoracic disc at T1-T2 with paraparesis. Transthoracic excision and fusion, case report with 4-year follow-up. Spine 18 (6): 782–784

Wood, K.B., J.M. Blair, D.M. Aepple, M.J. Schendel, T.A. Garvey, C.R. Gundry, K.B. Heithoff (1997): The natural history of asymptomatic thoracic disc herniations. Spine 22 (5): 525–530

10.4 Degenerative Lendenwirbelsäulenerkrankungen

10.4.1 Ätiologie und Pathogenese

J. Ludwig, K. Tiedjen und J. Krämer

Ätiologie

Die Hauptursache der Bandscheibendegeneration beim Menschen und speziell der unteren lumbalen Bewegungssegmente liegt in der frühzeitigen Alterung bradytropher Gewebe, die sich durch statische und mechanische Einflüsse – in erster Linie durch die axiale Belastung beim aufrechten Gang – ergibt. Die unteren lumbalen Bandscheiben stellen die größten zusammenhängenden, nicht vaskularisierten Gebilde im menschlichen Organismus dar. Bewegungsarmut und Haltungskonstanz in ungünstiger Position beeinträchtigen die bewegungsabhängigen Flüssigkeitsverschiebungen an der Bandscheibengrenze (Krämer 1997).

Neben vertikaler Wirbelsäuleneinstellung und Haltungskonstanz wirken auch anlagebedingte Faktoren beim frühzeitigen Auftreten degenerativer Bandscheibenveränderungen mit. Hinweise für eine endogene Komponente finden sich bei zahlreichen Autoren (Armstrong 1965, Bogduk 2000, Brocher, 1973, Heppner u. Mitarb. 1971, 1984, Nachemson u. Jonsson 2000, Schmorl u. Junghanns 1968, Torgerson u. Dotter 1976, Waddell 1998).

Pathogenese

Die ungünstigen Ernährungsverhältnisse im Zwischenwirbelabschnitt, vor allem im Bereich der stark belasteten unteren lumbalen Bandscheiben begünstigen früh einsetzende degenerative Veränderungen. Der Gefäßverlust (Töndury 1947) führt zusammen mit der anhaltenden Druckbelastung zur Abnahme des Wassergehaltes und zum Zellschwund (Bogduk 2000). Im weiteren Verlauf stellen sich Zusammenhangstrennungen im Bandscheibengewebe in Form von konzentrischen Spalten und radiären Fissuren ein. Das Höhlensystem des Gallertkerns erweitert sich und schafft Verbindungen zu den Fissuren im Anulus fibrosus. Wegen der fehlenden Vaskularisation finden im Bandscheibengewebe selbst keine reparativen Vorgänge statt (Tab. 10.13).

Entsprechend den Diskosestadien kommt es anfangs zu intradiskalen Massenverschiebungen bei intaktem Anulus fibrosus (Stadium 1). In den darauffolgenden Stadien 2 und 3 sind die geographischen Bandscheibenstrukturen weitgehend aufgehoben und die Anulus-fibrosus-Fasern aufgebrochen (Abb. 10.26, 10.27 a u. b und 10.28 a u. b).

Tab. 10.13 Überlegungen zur Ätiologie und Pathogenese der lumbalen Bandscheibendegeneration

Autoren	Jahr	Inhalt
Püschel	1930	abnehmender Wassergehalt
Schmorl	1932	Verlagerungen von Bandscheibengewebe
Coventry	1945	Alterung bradytropher Gewebe
Töndury	1947	Gefäßverlust der Bandscheibe
Friberg u. Hirsch	1950	anatomisch-klinische Relevanz
Junghanns	1951	funktionelle Pathologie
Kuhlendahl u. Richter	1952	frühzeitiger Zellschwund in der Bandscheibe
Lindemann u. Kuhlendahl	1953	pathologisch-anatomische Ursachen
Hirsch u. Nachemson	1954	aseptische Zwischenwirbelkrankheit
Harris u. MacNab	1954	strukturelle Änderungen
Güntz	1958	aseptische Degeneration
Krämer	1973	osmotisches System Bandscheibe
Panjabi u. White	1980	biomechanische Ursachen
Müller u. Schulz	1988	biomechanische Ursachen
McCulloch	1989	chirurgische Pathologie
Bell u. Kirkaldy Willis	1990	pathologisch-anatomische Veränderungen
Bogduk	2000	klinische Anatomie

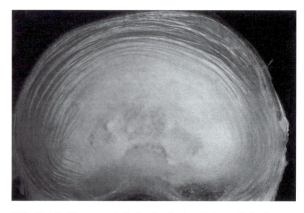

Abb. 10.26 Transversalschnitt durch eine LWS-Bandscheibe im Segment L2/3. Weitgehend regelrechte Textur der Faserringlamellen, nur marginale Auflockerung der Gallertkernregion mit intradiskaler Massenverschiebung, ohne Überragen der Wirbelkörperhinterkante.

10.4 Degenerative Lendenwirbelsäulenerkrankungen

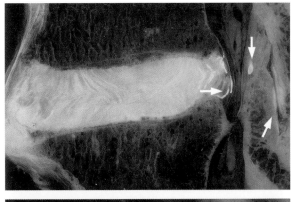

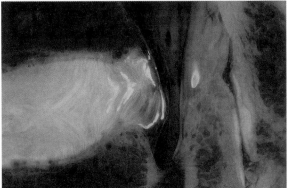

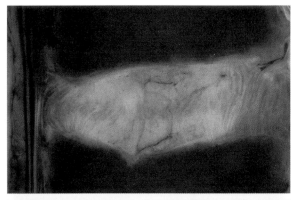

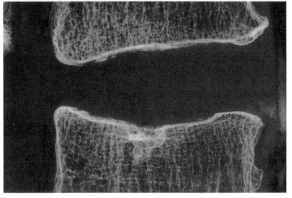

Abb. 10.27 a u. b Sagittalschnitt eines LWS-Präparates Segment L4/5. Disseminierte Kalzifikationen in den dorsalen Faserringlamellen und dem hinteren Längsband. Isolierter Herd im Lig. flavum (Pfeil). Aufsicht in den Facettengelenkraum (Pfeil). Geographische Bandscheibenstruktur im Nucleus pulposus und Anulus fibrosus. Die Vorwölbung (Protrusion) überragt die Wirbelkörperhinterkante. Fissuren im Anulus fibrosus: Diskosestadium 2.

Abb. 10.28 a u. b Segment L3/4 mit Fissur im Bereich des Anulus fibrosus. Eine Fissur reicht bis in die Deckplatte L4 mit Einbruch von Bandscheibengewebe in den Wirbelkörper. Geographische Bandscheibenstruktur und Fissuren entsprechen Diskosestadium 2.

Diskosestadium 1. Intradiskale Massenverschiebung ohne Perforation des Anulus fibrosus und ohne Überragen der Wirbelkörperhinterkante.

Diskosestadium 2. Geographische Bandscheibenstruktur im Nucleus pulposus und Anulus fibrosus weitgehend erhalten. Verlagerung des zentral mobilen Bandscheibengewebes mit Überragen der Wirbelkörperhinterkante. Fissuren im Anulus fibrosus.

Diskosestadium 3. Die geographische Bandscheibenstruktur ist weitgehend aufgehoben, die Anulus-fibrosus-Fasern sind aufgebrochen und zerfasert, der Nucleus pulposus ist zergliedert und weist ein Höhlensystem auf. Wassergehalt und Quellfähigkeit sind vermindert. Das Höhlensystem kann sich mit Gas füllen und in bildgebenden Verfahren dargestellt werden (Armstrong 1965, Genant 1984, Hoeffken 1951, Knutsson 1944, Schmorl u. Junghanns 1968) (Abb. 10.29, 10.30 a – d und 10.31).

Die Zusammenhangstrennung im Anulus fibrosus bei noch erhaltenem Quelldruck des zentralen mobilen Band-

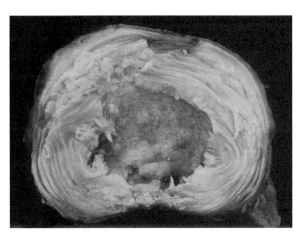

Abb. 10.29 Erhebliche degenerative Veränderungen im Segment L4/5. Verlust der zentralen Gallertkernanteile und Texturunterbrechung der Faserringlamellen. Die geographische Bandscheibenstruktur ist weitgehend aufgehoben, es besteht Diskosestadium 3.

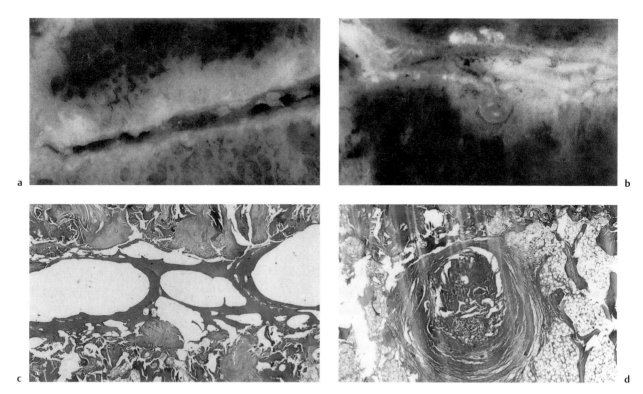

Abb. 10.30 a–d Vergleichende makromorphologische und histopathologische Befunde bei fortgeschrittenem Diskosestadium 3.

a Intervertebralraum L5/S1 mit subtotaler Destruktion des Zwischenwirbelgewebes, Höhenminderung und fokalen Kontaktzonen der Deckplatten (Vergrößerung 4×).

b Histologischer Schnitt der zentralen Anteile des Intervertebralraumes mit fibrösen Bindegewebseinlagerungen zwischen den Markraumtrabekeln. Stellenweise Durchsetzung des Intervertebralraumes mit Knochentrabekeln. Präparat wie unter (a) (Vergrößerung 63×, HE-Färbung).

c Makromorphologisches Bild eines Deckplatteneinbruchs im Segment L4/5. Deutliche Höhenabnahme des Zwischenwirbelabschnitts mit Sklerose der Endplatten. Konsolidiertes Schmorl-Knötchen unter Niveau der kaudalen Wirbeldeckplatte.

d Korrespondierendes histomorphologisches Schnittbild. Konzentrische fibröse Bindegewebelamellen umschließen das disloziierte Gewebe. Angrenzende fetthaltige Markräume (Vergrößerung 63×, HE-Färbung).

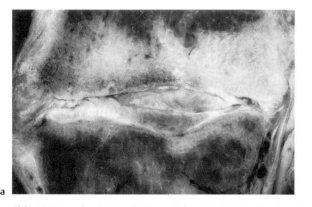
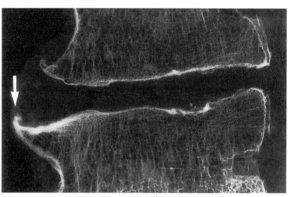

Abb. 10.31 a u. b Fortgeschrittene Diskose im Stadium 3 mit ventraler Spondylophytenbildung und Verdichtung der angrenzenden Markraumanteile (Pfeil).

scheibengewebes ist Grundlage der biomechanischen Konstellation zur Verlagerung von Bandscheibengewebe im mittleren Lebensabschnitt (Krämer 1997).

Es kommt zu Vorwölbungen oder Vorfällen des Bandscheibengewebes nach außen, unter Umständen mit Kompression von Nervenstrukturen. Diese Verlagerungen von Bandscheibengewebe, die grundsätzlich in allen Wirbelsäulenabschnitten stattfinden können, haben in der unteren Lendenwirbelsäule ihre besondere Bedeutung. Die degenerativen Veränderungen der Bandscheiben L4/5 sowie L5/S1 spielen sich, anders als an der BWS und der oberen LWS, in unmittelbarer Nachbarschaft der Spinalnerven ab. Die Zwischenwirbellöcher mit den austretenden Spinalnerven finden sich an der LWS in Höhe der Bandscheibe. Sie werden außerdem dorsal durch die Facetten der Wirbelgelenke begrenzt, so dass auch hier Irritationsmöglichkeiten bestehen.

Osteochondrose, Spondylose. Die degenerativen Bandscheibenveränderungen sind zunächst auf den Zwischenwirbelabschnitt beschränkt und spielen sich im röntgenologisch transparenten Raum ab. Man sieht im Röntgenbild allenfalls eine Verschmälerung des Zwischenwirbelabschnitts. Das Zusammensinken der Bandscheiben hat eine vermehrte Druckbelastung der Wirbelgelenke und eine Einengung der Foramina intervertebralia zur Folge. Reaktive Veränderungen gehen nicht vom Bandscheibengewebe selbst, sondern von den benachbarten Wirbeln aus. Da es sich bei den regenerativen Vorgängen in diesem Stadium auch um Knochenveränderungen handelt, werden sie nach Schmorl (1932) unter dem Begriff „Osteochondrose" zusammengefasst. Die angrenzenden Wirbelkörperschlussplatten zeigen sklerotische Verdichtungen mit einer unregelmäßigen Konturierung. Im Gegensatz zur Spondylitis erstreckt sich die Sklerosierungszone bei der Osteochondrose nur auf den schlussplattennahen Anteil des Wirbelkörpers. Vereinzelt kommen, wie bei der Arthrose, subchondrale Geröllzysten vor.

Mit der Bandscheibenlockerung kommt es auch zur übermäßigen Zerrung an den intervertebralen Bandverbindungen. Betroffen ist vor allem das vordere Längsband, welches die Bandscheiben frei überspringt und mit Sharpey-Fasern am Wirbelkörper jenseits der Randleisten ansetzt. An dieser Stelle entstehen knöcherne Reaktionen, die sich im weiteren Verlauf des Längsbandes entwickeln. Spondylotische Randwülste mit ihrem typischen erst horizontalen Abgang und dann vertikalen Verlauf entstehen im Bereich des Längsbandes am vorderen und seitlichen Rand der Wirbelkörper. Durch den Reiz der Knochenneubildung werden immer größere Bezirke erfasst, so dass mitunter ausgedehnte Randwulstbildungen, eine sog. Spondylosis hyperostotica entstehen lassen. Trotz der eindrucksvollen Veränderungen bestehen keine entsprechenden Beschwerden (Abb. 10.32, 10.33 a u. b).

Verlagerungen des Bandscheibengewebes. Man spricht von einer Bandscheibenprotrusion bzw. Bandscheibenvorwölbung, wenn sich die äußere Kontur der Bandscheibe deutlich über die Wirbelkörperhinterkante nach außen vorwölbt. Der Anulus fibrosus ist noch erhalten. Bei einem Prolaps bzw. Bandscheibenvorfall ist der Anulus fibrosus perforiert und Bandscheibengewebe tritt nach außen.

Innerhalb der Begriffe Protrusion und Prolaps gibt es noch Differenzierungen. Bei der Protrusion findet die Dislokation des Bandscheibengewebes innerhalb der Bandscheibe bei erhaltenem Bandscheibenring statt (Abb. 10.34). Ein eventuell instilliertes Kontrastmittel verbleibt in der Bandscheibe und fließt nicht in den Epiduralraum oder nach außen ventral bzw. lateral ab. Die Pro-

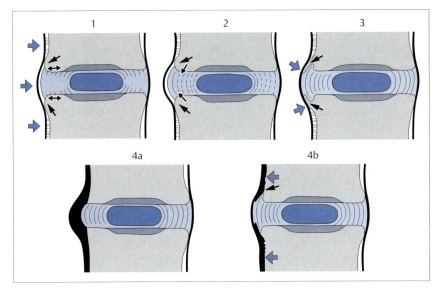

Abb. 10.32 Stadien der progressiven Entwicklung der Spondylosis deformans:
1: Initialstadium mit Höhenminderung des Intervertebralraumes und Texturstörung der Faserringlamellen.
2: Vorwölbung von Faserringlamellen und konsekutive Abhebung des vorderen Längsbandes.
3: Knöcherne Begleitreaktion der Wirbelkörperrandleiste mit reaktiven Knochenausziehungen.
4: Komplette Überbauung des Zwischenwirbelraumes durch Spondylophyten, knöcherne Ankylosierung des Bewegungssegmentes.

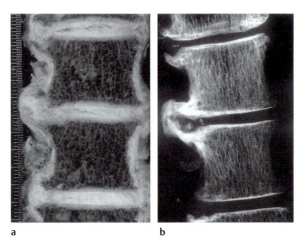

Abb. 10.33 a u. b Höhenminderung der Zwischenwirbelabschnitte im Bereich der oberen LWS.
a Osteoporotische Veränderungen der Markräume und spangenartige Knochenappositionen.
b Vergleichende Darstellung der Röntgenmorphologie mit aufgelockerten Knochentrabekeln unter Akzentuierung der vertikalen Ausrichtung. Deutliche Deckplattensklerose und spondylotische Segmentankylose, Diskosestadium 3.

trusion als Vorwölbung entspricht dem angloamerikanischen Begriff „Contained Disc" bzw. „Bulging Disc".

Beim Prolaps hat das dislozierte Bandscheibengewebe den Anulus fibrosus komplett perforiert, ist aber unter Umständen noch vom hinteren Längsband bzw. von der so genannten Epiduralmembran gedeckt. Da im MRT eine Differenzierung von peripheren Anulusanteilen, Lig. longitudinale posterius und Dura nicht gelingt, ist eine Unterscheidung von umschriebenen Protrusionen und subligamentären Prolapsen in der diskalen Ebene schwierig. Anatomische Untersuchungen haben gezeigt, dass das eigentliche hintere Längsband im unteren LWS-Abschnitt die Bandscheibe und den hinteren Wirbelkörperanteil nur im medialen Bereich bedeckt bzw. auf Bandscheibenniveau rautenförmig Fasern nach lateral abgibt. Weiter lateral, wo sich die Bandscheibenvorfälle entwickeln, gibt es die sog. ventrale epidurale Membran (Ludwig 2003), die den ventralen Epiduralraum zum Wirbelkörper und zur Bandscheibe hin nach ventral begrenzt. Sequester, die sich unter diese Membran bzw. unter Anteile des Lig. posterius schieben, werden als subligamentär bzw. submembranös bezeichnet; sie entsprechen im chirurgischen Sinne der gedeckten Perforation. Auch der Begriff „Hernie" ist für diese Situation zutreffend, weil das dislozierte Ge-

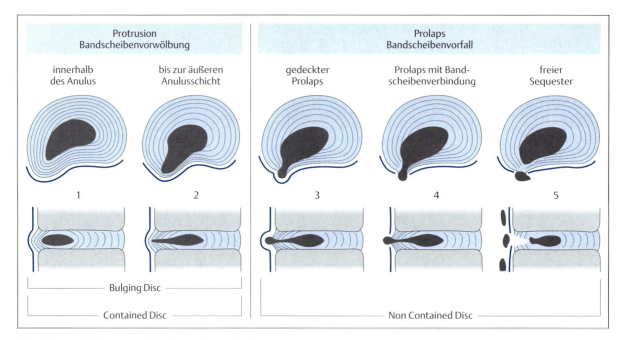

Abb. 10.34 Dislokationsgrade bei Protrusion und Prolaps.

webe noch von einer Gewebsschicht umhüllt ist. Bei der intradiskalen Injektion von Kontrastmittel (Diskographie) füllt das Kontrastmittel diesen Raum aus, der unter Umständen nach supra- bzw. infradiskal reichen kann. Im angloamerikanischen Sprachraum entspricht diese Situation dem Begriff „Herniation, Subligamentous Fragment" (Abb. 10.**35**, 10.**36 a – c**).

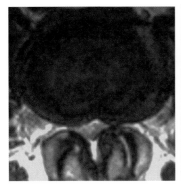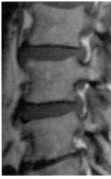

Abb. 10.35 Protrusion. Breitflächige Dorsalverlagerung der Bandscheibe unter Einbeziehung der Foramina intervertebralia (aus Krämer/Köster: MRT-Atlas der LWS. Thieme 2000).

Wenn Anulus fibrosus und Membran bzw. hinteres Längsband perforiert sind, liegt das disloziert Gewebe im Epiduralraum. Die Perforation ist nicht mehr gedeckt. Das intradiskal applizierte Kontrastmittel (Diskographie) fließt in den Epiduralraum ab. Beim Prolaps mit nicht gedecktem Sequester gibt es zwei Möglichkeiten: Der Sequester steht noch in Verbindung mit der Bandscheibe oder er liegt als freier Sequester im Epiduralraum (Abb. 10.**37 a** u. **b**, 10.**38**).

Diese Differenzierung ist insbesondere für den Operateur von Bedeutung, weil mit der Verbindung zum Bandscheibenraum ein sicherer Hinweis auf die sog. Donorbandscheibe gegeben ist, d.h. auf die Bandscheibe, die den Prolaps produziert hat. Das dislozierte Bandscheibengewebe setzt sich unterschiedlich zusammen. Besonders bei jugendlichen Patienten handelt es sich vorwiegend um Nucleus-pulposus-Gewebe. Mit zunehmendem Alter können aber auch Anteile des Anulus fibrosus und der Knorpelplatten enthalten sein. Die harten Prolapsanteile rufen besonders starke Beschwerden hervor und führen in der Regel zur operativen Behandlung. Weil es sich beim Prolaps um Anteile aller an der Bandscheibe beteiligten Gewebe handelt, ist der Begriff Diskusprolaps und Diskotomie eher zutreffend als Nukleusprolaps und Nukleotomie.

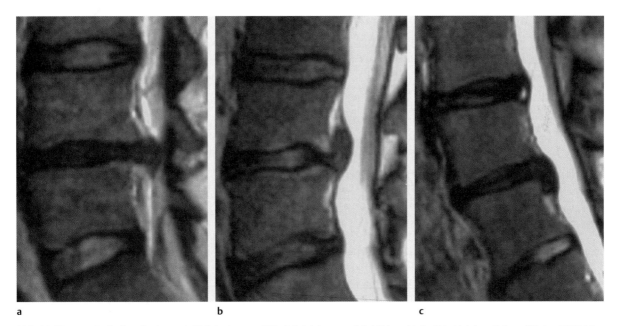

Abb. 10.36 a – c Gedeckter Prolaps mit Dislokationsgrad III: diskal (**a**), supradiskal (**b**) und infradiskal (**c**) (aus Krämer/Köster: MRT-Atlas der LWS: Thieme 2000).

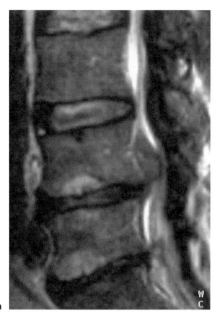 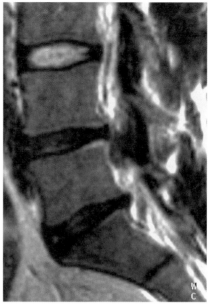

Abb. 10.37a u. b Sequestrierter Prolaps mit eindeutiger Zuordnung zur Donorbandscheibe L4/5 mit Dislokationsgrad IV: supradiskal (**a**) und infradiskal (**b**) (aus Krämer/Köster: MRT-Atlas der LWS. Thieme 2000).

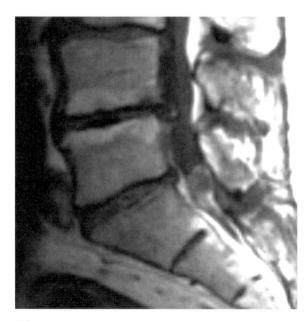

Abb. 10.38 Freier Sequester, Dislokationsgrad V (aus Krämer/Köster: MRT-Atlas der LWS. Thieme 2000).

Literatur

Armstrong, J. (1965): Lumbar Disc Lesions. Williams Wilkins, Baltimore

Bogduk, N. (2000): Klinische Anatomie von Lendenwirbelsäule und Sakrum. Springer, Berlin

Brocher, J.E.W. (1973): Die Prognose der Wirbelsäulenleiden. 2. Aufl. Thieme, Stuttgart

Genant, H.K. (1984): Spine Up Date. University of California Press, Berkeley

Heppner, F., C. Clarici, P.W. Ascher (1971): Intralumbale Corticosteroidtherapie bei Bandscheibenoperationen. Schweiz Arch Neurol Hoeffken, W. (1951): Der röntgenologische Nachweis von Spaltbildungen in Zwischenwirbelscheiben. Zbl Chir 76: 716

Idelberger, K.H. (1984): Lehrbuch der Orthopädie. 4. Aufl. Springer, Berlin

Knutsson, F. (1944): The instability associated with disk degeneration in the lumbar spine. Acta Radiol 25: 593

Krämer, J. (1997): Bandscheibenbedingte Erkrankungen. 4. Aufl. Thieme, Stuttgart

Ludwig, J. (2003): Habilitationsschrift Bochum: Topografisch anatomische Untersuchungen zur mikrochirurgischen operativen Behandlung des lumbalen Banscheibenvorfalls

Nachemson, A., E. Jonsson (2000): Neck and back pain. Lippincott, Philadelphia

Schmorl, G. (1932): Zur pathologischen Anatomie der Lendenbandscheiben. Klein Wschr 2: 1369

Schmorl, G., H. Junghanns (1968): Die gesunde und die kranke Wirbelsäule in Röntgenbild und Klinik. 5. Aufl. Thieme, Stuttgart

Töndury, G. (1947): Zur Entwicklung funktioneller Strukturen im Bereich der Zwischenwirbelscheiben. Schweiz Med Wschr 77: 643

Torgerson, W., W.E. Dotter (1976): Comparative roentgenographic study of the asymptomatic and symptomatic lumbar spine. J Bone Joint Surg A-58: 850

Waddell, G. (1998): The back pain revolution. Churchill Livingstone, Edingburgh (London)

10.4.2 Klinische Krankheitsbilder der LWS

J. Ludwig, K. Tiedjen und J. Krämer

Lokales Lumbalsyndrom und Kreuzschmerzen

Unter einem lokalen Lumbalsyndrom versteht man alle klinischen Erscheinungen, welche auf degenerative und funktionelle Störungen lumbaler Bewegungssegmente zurückzuführen sind und in ihrer Symptomatik im Wesentlichen auf die Lumbalregion beschränkt bleiben. Das lokale Lumbalsyndrom ist gleichbedeutend mit Kreuzschmerz.

Man unterscheidet einfache von komplizierten Kreuzschmerzen (Ludwig u. Krämer 2002). Die **einfachen Kreuzschmerzen** sind meist diskogen und werden durch intradiskale Massenverschiebungen mit Bedrängung und Vorwölbung des Anulus fibrosus ausgelöst. Sie rufen Spannungsveränderungen mit Reizung von Nozizeptoren im dorsalen Anteil des Bandscheibenringes und des hinteren Längsbandes hervor, die mit heftigen tiefsitzenden Kreuzschmerzen einhergehen. Diskogene Kreuzschmerzen beginnen meist plötzlich und sind durch positions- und belastungsabhängige tiefsitzende Schmerzen im lumbosakralen Übergang charakterisiert. Die Patienten sind eher jünger und geben an, dass unter Umständen Fehlbelastungen wie längeres Sitzen, Heben und Tragen sowie Unterkühlung und dergleichen vorausgegangen sind. Die Schmerzen verstärken sich bei Husten, Niesen und Pressen. Bei der Untersuchung findet man eine Fehlhaltung mit Verspannung der lumbalen Rückenstreckmuskeln im Stehen, die in der Entlastungshaltung mit angewinkelten Knie- und Hüftgelenken vollständig verschwindet. Charakteristisch ist eine deutlich eingeschränkte Rumpfvorneigung, die allenfalls mit einer leichten Seitenabweichung des Oberkörpers einhergeht und in der Regel nur 1–3 Tage andauert. Es gibt auch arthroligamentäre Ursachen für einfache Kreuzschmerzen durch Distorsionen und Blockierungen der Wirbelgelenke und Kreuzdarmbeinfugen, allerdings nur, wenn sie von kurzer Dauer sind.

Als **kompliziert** werden Kreuzschmerzen bezeichnet, wenn ein oder mehrere Kriterien der in Tabelle 10.**14** aufgeführten Faktoren vorliegen. Dabei reicht schon ein Punkt aus, um die Kreuzschmerzen als kompliziert zu bezeichnen. Dies gilt in erster Linie für die einzelnen Chronifizierungsursachen (gelbe Flagge). Gleiches gilt für eine länger als 3 Tage dauernde Einschränkung der Lumbalflexion.

Bei der Erstuntersuchung ist anlagebedingten Deformitäten, wie z.B. Achsabweichungen in der Frontal- und Sagittalebene und Anzeichen eines Wirbelgleitens (Sprungschanzenphänomen) (s. Kap. 10.4.8) Beachtung zu schenken. Besonders wichtig ist die Früherkennung von Deformitäten bei Patienten unter 20 Jahren im Hinblick auf die Auswahl geeigneter beruflicher oder sportlicher Betätigung.

Tab. 10.14 Risikofaktoren für das Auftreten chronischer Rückenschmerzen (aus Ludwig u. Krämer: Der Orthopäde, Thieme, Stuttgart 2002)

- Berufliche Unzufriedenheit
- Geringe berufliche Qualifikation
- Psychosoziale Überforderung
- Emotionale Beeinträchtigung (Depression, Angst)
- Passive Grundeinstellung
- Inadäquate Krankheitsvorstellungen
- Operante Faktoren (Krankheitsgewinnaspekt)
- Rauchen
- Geringe körperliche Kondition
- Aktuelle Rückenschmerzen länger als 8 Tage
- Neben Rückenschmerzen auch andere Schmerzen

Bei neu einsetzenden Kreuzschmerzen nach dem 60. Lebensjahr sind immer knöcherne Destruktionen, z.B. Metastasen (s. Kap. 13), Osteoporosen (s. Kap. 5) oder Spinalkanalstenosen (s. Kap. 11) auszuschließen.

Bei **einfachen Kreuzschmerzen** ist eine Übersichtsaufnahme der LWS nicht unbedingt erforderlich (Arzneimittelkommission 2000, Nachemson u. Jonnson 2000, Waddel 1998, Ludwig u. Krämer 2002). Waddel (1998) bezeichnet den negativen Aussagewert von LWS-Übersichtsaufnahmen mit 99%, wenn die Kriterien für einen einfachen Kreuzschmerz gegeben sind. Die Diagnose „einfacher Kreuzschmerz" setzt voraus, dass der Patient eingehend befragt und untersucht worden ist. Dazu gehören u.a. die segmentale Testung der Flexion, Seitenneigung sowie die Prüfung des Bewegungsverhaltens der Lendenwirbelsäule im Sitzen, Stehen und Liegen. Sobald die Beschwerden länger anhalten, eine dauerhafte Flexionssperre vorliegt und die klinische Untersuchung Anhaltspunkte für Deformitäten aufweist und erst recht wenn alarmierende Symptome (rote Flagge), wie z.B. Gewichtsverlust, Laborauffälligkeiten, Destruktionen im Röntgenbild, Tumoranamnese und andere vorhanden sind, muss ein bildgebendes Verfahren, wenigstens eine Röntgenübersichtsaufnahme aktuell zur weiteren Diagnostik eingesetzt werden. Bei Waddell (1998) erhöhte sich der prädiktive Wert der Röntgenübersichtsaufnahme auf 34%, wenn Dauerschmerzen angegeben wurden und die Blutsenkungsgeschwindigkeit mehr als 25 mm in der ersten Stunde betrug.

Das **Facettensyndrom** stellt die chronisch rezidivierende Form des lokalen Lumbalsyndroms dar. Die Beschwerden gehen von den lumbalen Wirbelgelenkkapseln aus. Zur Verstärkung der Beschwerden kommt es bei Rückneigung des Rumpfes und beim sog. Viererzeichen (Krämer 1997). Mitunter gehen die Kreuzschmerzen beim Facettensyndrom mit Ausstrahlung ins Gesäß, in die Leisten, zum Unterbauch, zur Oberschenkelregion oder in die Trochanterregion einher. Die nicht segmentale Ausstrahlung bezeichnet man auch als „pseudoradikuläres Lumbalsyndrom" (Brügger 1971).

Der Begriff Facettensyndrom stammt von Ghormley (1933). Mooney u. Robertson (1976) wiesen mit arthrographisch kontrollierten Facetteninjektionen nach, dass die von den Gelenken ins Bein ausstrahlenden Schmerzen ein bestimmtes, nicht radikuläres Verteilungsmuster aufweisen.

Tiefsitzende Kreuzschmerzen können ein- oder doppelseitig auch von den Kreuzbeindarmbeinfugen ausgehen. Die Kreuzbeindarmbeingelenke sind funktionell und neuroanatomisch als unterste Facetten anzusehen. Kiessling (1993) hat bei seinen neuroanatomischen Untersuchungen an den Kreuzbeindarmbeingelenken das gleiche Innervationsmuster wie bei den lumbalen Wirbelgelenken nachweisen können. Die schmerzhaften Kreuzbeindarmbeingelenke zeigen sich lokal druckempfindlich, Menell- und Viererzeichen (Krämer 1997) sind positiv.

Kreuz-/Beinschmerzen

Neben den pseudoradikulären Ausstrahlungen beim Facettensyndrom gibt es radikuläre Beinausstrahlungen und neurologische Symptome, bei denen ein Bezug zu bestimmten Nervenwurzeln der Lumbalregion zu erkennen ist. Beschreibungen der Ausstrahlungsmuster finden sich bei Kellgreen u. Lawrence (1952) sowie Mumenthaler u. Schliack (1993). Daneben gibt es bewegungssegmentbezogene Wurzelsyndrome (Krämer u. Köster 2001), die sich im klinischen Alltag, insbesondere zur Diagnostik vor operativen Wurzeldekompressionen bewährt haben.

Je nach Ausmaß der Kompression unterscheidet man einfache und komplizierte Nervenwurzelsyndrome (s. Tab. 10.**3**). Die einfachen radikulären und pseudoradikulären Syndrome sind mechanisch ausgelöst, bewegungsabhängig und zeigen eine Ausstrahlung über das Gesäß bis zum Oberschenkel. Neurologisch finden sich allenfalls Parästhesien. Eine komplizierte Nervenwurzelkompression liegt vor, wenn neben Parästhesien und Reflexdifferenzen auch Paresen, etwa der Großzehenheber, Fußsenker und Kniestrecker vorliegen. Schmerzen und Parästhesien erstrecken sich bis zum Unterschenkelfußbereich und halten länger an.

Bei einfachen vertebragenen Beinschmerzen kann man mit weiterführenden bildgebenden Verfahren noch abwarten, wenn sich die Beschwerden zurückbilden. Bei komplizierten Beinschmerzen ist schon in der Frühphase ein weiterführendes bildgebendes Verfahren, am besten MRT, angebracht, um gezielt behandeln zu können. Besonders wichtig ist die Einschätzung der Situation beim Vorliegen von Chronifizierungsfaktoren (gelbe Flagge, Ludwig u. Krämer 2002).

Kaudasyndrome und akut aufgetretene Paresen funktionell wichtiger Muskeln (Fallfuß) erfordern nach Diagnosesicherung durch das MRT eine sofortige Operation. Bei Gewichtsverlust, allgemeinem Krankheitsgefühl und positionsunabhängigen Kreuzschmerzen müssen Entzündungen und Tumoren (Metastasen) ausgeschlossen werden.

Lumbale Wurzelsyndrome

Unter Ischialgie versteht man ein Lumbalsyndrom mit Beteiligung der Spinalnervenwurzeln L5/S1 sowie zum Teil L4 und S2. Ein Lumbalsyndrom mit Beteiligung der Spinalnervenwurzeln L2/3 und zum Teil L4 betrifft die Wurzeln des N. femoralis und wird als „hohes lumbales Wurzelsyndrom" bezeichnet. Das Schmerz- und Hypästhesieband der lumbalen Wurzelsyndrome beginnt normalerweise in den proximalen Anteilen des Dermatoms und kann sich im weiteren Verlauf nach distal ausbreiten. Manchmal bleibt der Schmerz proximal und schießt nur bei bestimmten Bewegungen, wie z.B. beim Husten, Niesen und Pressen in den peripheren Segmentanteil ein. Das Vorkommen der Ischiasleitsymptome hängt vom Sitz und der Größe der mechanischen Wurzelbedrängung ab. Die Beteiligung der Einzelsymptome am Gesamtkrankheitsbild kann wechseln. Bei kompletter Wurzelkompression kann der Schmerz vollständig verschwinden, dafür kommt es im betroffenen Segment zur Anästhesie und z.B. im Segment L4/5 zur kompletten Fuß- und Zehenheberparese. In diesen Fällen muss sofort operiert werden.

Die ischiatische Fehlhaltung gibt gewisse Hinweise auf den Sitz des Prolaps und/oder der Protrusion in Relation zum Nervenwurzelabgang. Bei homolateraler ischiatischer Fehlhaltung neigt sich der Patient zum Ischiasbein, bei heterolateral ischiatischer Fehlhaltung zur gegenüberliegenden gesunden Seite (Krämer 1997).

Hohes lumbales Wurzelsyndrom L3/4

Das Schmerz- und Hypästhesieband befindet sich an der Vorderinnenseite des Oberschenkels und an der Innenseite des Unterschenkels. Die grobe Kraft des M. quadriceps ist reduziert, der Patellarsehnenreflex abgeschwächt. Das Zeichen nach Lasegue ist negativ. Dafür kann man bei einem großen Teil der Fälle in Bauchlage beim Anheben des gestreckten Beines einen Schmerz, den sog. Femoralisdehnungsschmerz auslösen. Dieser wird auch als umgekehrter Lasegue (Krämer 1997) bezeichnet. Bei einer Kompression der Nervenwurzel L4 findet sich eine Abschwächung des M. tibialis anterior.

L5-Ischialgie

Der Schmerz strahlt von der Kreuzgegend über die Hinteraußenseite des Oberschenkels zur Vorderaußenseite des Unterschenkels in Richtung auf den Außenknöchel. Hier wird der Schmerz meistens am intensivsten empfunden. Das Schmerz- und Hypästhesieareal findet sich auf dem Fußrücken und im Bereich der Großzehe. Bei intensiver Wurzelkompression kann es zu Fuß- und Zehenheberschwäche sowie Schwäche des M. gluteus medius kommen. Konstant paretischer Kennmuskel ist der M. extensor hallucis longus (Mumenthaler u. Schliack 1993).

S1-Ischialgie

Das Schmerz- und Hypästhesieband liegt dorsal von dem des L5-Syndroms, also an der Hinterseite des Ober- und Unterschenkels. Distal findet sich eine Ausstrahlung zur Ferse und zum Fußaußenrand, einschließlich der Zehen III–V. Motorische Innervationsstörungen finden sich beim S1-Syndrom im Bereich des M. triceps surae mit Einschränkung der groben Kraft bei der Plantarflexion. Auch Paresen der Glutealmuskulatur kommen vor. Charakteristisches Zeichen ist die Abschwächung oder das Fehlen des Achillessehnenreflexes, das schon bei einer geringen Bedrängung der S1-Wurzel zu verzeichnen ist.

Schmerz- und Parästhesieinseln

Die Schmerz- und Parästhesieareale bei der Wurzelkompression sollte man sich mit einem Finger genau zeigen lassen. Insbesondere nach längerer Kompression einer Wurzel ergeben sich Schmerz- und Parästhesieinseln mit typischer Lokalisation für jede Nervenwurzel. Diese Inseln sind innerhalb des Dermatomstreifens lokalisiert. Für die L4-Wurzel finden sich solche Inseln an der Vorderseite des Kniegelenks sowie an der Vorderinnenseite des Unterschenkels. Ein länger dauerndes L5-Syndrom wird am intensivsten an der Außenseite des Unterschenkels und in der Knöchelregion empfunden. Ein weiteres Areal findet sich an der Außenseite des Oberschenkels entlang dem Adidasstreifen (früher Generalstreifen). Beim S1-Syndrom klagt der Patient in erster Linie über Fersenschmerzen sowie Kribbelparästhesien am Fußaußenrand auf der Kleinzehenseite. Proximale Schmerz- und Hypästhesiefelder, etwa in der Gluteal- und Sakroilikalregion sind segmentunspezifisch und können für die präoperative Segmentlokalisation nicht verwertet werden (Abb. 10.39).

S2- bis S5-Syndrom

Während die S2-Wurzeln weitgehend als Anhängsel der S1-Wurzel angesehen werden, sind die Wurzeln S3–S5 für die sensible Versorgung der Perianalregion (Reithosenanästhesie) und für die Schließmuskeln von Blase und Mastdarm zuständig. Diese Wurzeln sind an der Symptomatologie des Kaudasyndroms beteiligt.

Kaudasymptome

Den klassischen Symptomenkomplex mit Blasen- und Mastdarmstörungen, Reithosenparästhesien und motorischen Störungen gibt es in dieser Form einheitlich beim Bandscheibenvorfall nur selten. Auch ein Massenprolaps ist seitenbetont und lässt in der Regel ein partielles Kaudasyndrom bzw. eine Kaudasymptomatik entstehen. Der Ausfall der untersten Sakralwurzeln S4 und S5 bewirkt charakteristische eng umschriebene Sensibilitätsstörungen mit dem Zentrum um die tastbare Steißbeinspitze. Liegt diese Läsion höher, so können auch Wurzelreizerscheinungen bzw. Ausfälle darüber liegender Nervenwurzeln vorkommen. Akute Kaudaläsionen werden meistens durch mediale Massenprolapse L3/4 und L4/5 verursacht. Dem kompletten Ausfall gehen intensive örtliche und radikuläre Schmerzen voraus. Bei L5/S1 ist der Raum

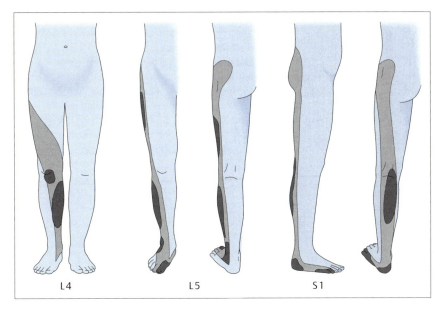

Abb. 10.39 Typische segmentbezogene Schmerz- und Parästhesieinseln im Dermatom.

im Wirbelkanal größer, so dass in diesem Bereich in der Regel nur partielle Kaudasymptome auftreten.

Bewegungssegmentbezogene Syndrome

Pathologisch anatomische Veränderungen in einem lumbalen Bewegungssegment, etwa durch einen Bandscheibenvorfall oder durch eine ossäre Einengung, rufen nur in seltenen Fällen eine isolierte, monoradikuläre Symptomatik hervor. In der Regel finden sich neben den segmentzugehörigen Symptomen auch noch Symptome von Wurzeln anderer Segmente.

Bewegungssegmente L1–L3. Im oberen Abschnitt der Lendenwirbelsäule kommt es durch Verlagerungen von Bandscheibengewebe und Wirbelkanaleinengungen zur Bedrängung des Durasackes, der in diesem Abschnitt sämtliche Spinalnerven der darunter liegenden Segmente enthält. Je nach Ausmaß der Bedrängung entstehen Wurzelsymptome der tiefer gelegenen Segmente bis hin zur Kaudasymptomatik. Liegt der Bandscheibenvorfall paramedial, sind die Symptome einseitig. Intraforaminale Bandscheibenvorfälle der höheren Segmente rufen Symptome durch Wurzeln des jeweils nächst höheren Segmentes hervor.

Bewegungssegmente L3/4. In der diskalen Ebene gelegene Bandscheibenvorfälle komprimieren die nach kaudal ziehenden Wurzeln der darunter liegenden Segmente, entweder medial mit bilateraler Symptomatik oder weiter lateral mit einseitiger Symptomatik durch **intrathekale Kompression** tiefer austretender Wurzeln. So kann z. B. ein paramedialer Prolaps L3/4 rechts eine rechtsseitige L5- oder S1-Ischialgie hervorrufen. Hinzu kommen eventuell Leistenschmerzen und ventrale Oberschenkelschmerzen durch Mitbeteiligung der Wurzel L4. Der laterale, d. h. intraforaminale Prolaps L3/4 verursacht eine isolierte Kompression der austretenden Wurzel L3 im Foramen intervertebrale mit monoradikulärer Symptomatik.

Bewegungssegment L4/5. Mediale und paramediale Prolapse und Protrusionen im Segment L4/5 bedrängen in der diskalen und supradiskalen Ebene, die in diesem Abschnitt noch intrathekal verlaufende Wurzel L5 mit entsprechender L5-Symptomatik. Supradiskal kann es bei paramedialer Lage zusätzlich zur Bedrängung der austretenden Wurzel L4 kommen. Diskal und infradiskal kann bei medialer und paramedialer Sequesterlage die Wurzel S1 durch intrathekale Kompression mitbetroffen sein. So kann z. B. ein infradiskal in der Achsel der L5-Wurzel gelegener Prolaps ein Wurzelkompressionssyndrom L5 mit entsprechender Fußheberschwäche hervorrufen, mit gleichzeitiger moderater S1-Symptomatik, z. B. Abschwächung des Achillessehnenreflexes und zusätzlichen Schmerzen am Fußaußenrand. Der laterale intraforaminale Prolaps L4/5 ruft sowohl in der diskalen als auch in der supradiskalen Ebene ein L4-Syndrom hervor. Bei einem großen Prolaps kann auch zusätzlich intrathekal die Wurzel L5 betroffen sein. Die Kreuzschmerzen sind im Vergleich zu den starken Beinschmerzen bei dieser Sequesterlage im Segment L4/5 relativ gering. Weiter außen gelegene extraforaminale Bandscheibenvorfälle im Segment L4/5 rufen eine reine L4-Symptomatik hervor.

Bewegungssegment L5/S1. Mediale und paramediale Protrusionen und Prolapse rufen im Segment L5/S1 je nach Größe ein- oder beidseitige S1-Wurzelsyndrome hervor. Bei periduraler Fibrose (Postdiskotomiesyndrom) kann durch Anheben des narbig veränderten Durasackes eine Zugwirkung auf höher gelegene Nervenwurzeln ausgeübt werden. Beim massiven Bandscheibenvorfall medial kommt es zum Kaudasyndrom. Die Mitbeteiligung der Sakralwurzeln S1–S5 kann auch partiell sein. Symptome sind in die Genital- und Sakralregion ausstrahlende Schmerzen.

Lateral gelegene Protrusionen und Prolapse im Bewegungssegment L5/S1 rufen in der diskalen und supradiskalen Ebene – je nach Ausmaß – zusätzliche Symptome der Wurzel L5 hervor. Liegt der pathologische Befund weiter lateral so findet sich mitunter eine reine L5-Symptomatik, obwohl die Bandscheibe L5/S1 betroffen ist.

Bi- und polysegmentale Syndrome. Für die Indikationsstellung zur Operation – insbesondere für die Beantwortung der Frage an welcher Stelle dekomprimiert werden muss – ist die Einteilung nach Bewegungssegmenten wichtiger (Krämer u. Köster 2001). Wenn durch pathologische Veränderungen in einem Segment, etwa durch einen lateralen Bandscheibenvorfall zwei oder mehrere Nervenwurzeln symptomatisch werden können, vervielfältigen sich die Symptome; so kann z. B. bei einem Prolaps L3/4 mit L4- und L5-Symptomatik gleichzeitig eine Protrusion L5/S1 bestehen, welche ihrerseits mehr oder weniger eine ausgeprägte S1-Symptomatik hervorruft. Die bis dahin asymptomische Protrusion L5/S1 kann z. B. durch die prolapsbedingte Anspannung des gesamten Durasackes symptomatisch geworden sein. Auch eine intrathekale Kompression des Spinalnervs der S1-Wurzel in Prolapshöhe L3/4 ist denkbar. In beiden Fällen wird durch die Entfernung des Prolaps L3/4 die S1-Symptomatik mit beeinflusst. Auf keinen Fall sollte in einer solchen Situation eine Revision der vermutlich zusätzlich betroffenen Bandscheibe vorgenommen werden, denn mehrsegmentale Revisionen erhöhen das Postdiskotomiesyndromrisiko.

Literatur

Arzneimittelkommission der Deutschen Ärzteschaft (2000): Therapieempfehlungen bei Kreuzschmerzen. 2. Aufl

Brügger, A. (1971): Das sternale Syndrom. Huber, Bern

Ghormley, R.K. (1933): Low back pain with special reference to the articular facets with presentation of an operative procedure. J Amer Med Ass 101: 1773

Kellgreen, J.H., J. S. Lawrence (1952): Brit J Industry Med 9: 197
Krämer, J. (1997): Bandscheibenbedingte Erkrankungen. 4. Aufl. Thieme, Stuttgart
Krämer, J., O. Köster (2001): MRT-Atlas der Lendenwirbelsäule. Thieme, Stuttgart
Ludwig, J., J. Krämer (2002): Der Orthopäde 31: 337–343 Der Kreuzschmerz.
Mooney, W., J. Robertson (1976): The facet syndrome. Clin Orthop 115: 146
Mumenthaler, M., H. Schliack (1993): Läsionen peripherer Nerven. 6. Aufl. Thieme, Stuttgart
Nachemson, A., E. Jonsson (2000): Neck and back pain. Lippincott, Philadelphia
Waddell, G. (1998): The back pain revolution. Churchill Livingstone, Edingburgh (London)

10.4.3 Konservative Therapie der LWS

J. Ludwig, K. Tiedjen und J. Krämer

Klassifikation der Behandlungsmethoden

Im Allgemeinen wurde in der Literatur bisher die Unterteilung in konservativ und operativ, bzw. operativ und nichtoperativ vorgenommen. Für so unterschiedliche Behandlungsmethoden wie Wärmeanwendung und Lagerung gegenüber der offenen Bandscheibenoperation steht diese Einteilung auch außer Frage. In den letzten Jahrzehnten haben sich jedoch Behandlungsmethoden etabliert, die zwischen konservativ und offen operativ anzusiedeln sind und als minimalinvasiv bezeichnet werden. Da der Schmerzausgangspunkt im Bewegungssegment, z.B. beim lumbalen Wurzelkompressionssyndrom sich weit entfernt von der Körperoberfläche abspielt und diese Region nur über aufwändige Zugänge bei der offenen Operation zu erreichen ist, wurden zahlreiche Methoden entwickelt, den anterolateralen Epiduralraum und die foraminoartikuläre Region mit speziellen Nadeltechniken und endoskopischem Instrumentarium zu erreichen. Allen minimalinvasiven Maßnahmen gemeinsam ist der perkutane Zugang mit Einführen des Instrumentariums ohne Hautschnitt, allenfalls über eine Stichinzision (Tab. 10.15).

Zur **konservativen Therapie** zählen allgemeine Maßnahmen, wie Wärmeanwendung, Lagerung, Analgetikaapplikation und ausführliche Beratung (Rückenschule). Spezielle Maßnahmen, wie manuelle Therapie, physikalische Therapie, Orthesenversorgung, spezielle Krankengymnastik und lokale Injektionen werden in der Regel vom Facharzt durchgeführt bzw. verordnet. Bei den lokalen Injektionen unterscheidet man oberflächliche, d.h. wirbelsäulenferne Applikationen, wie Triggerpunktinfiltration, Muskelinfiltration und segmentale Hautquaddelung.

Die wirbelsäulennahen Injektionen wie epidurale Injektionen, Spinalnervanalgesien und Facetteninfiltrationen gehören zu den **minimalinvasiven Methoden**. Diese Injektionen werden mit speziellen Nadeltechniken zum Teil unter Kontrolle bildgebender Verfahren durchgeführt. Wegen der unmittelbaren Nähe zu den Nervenwurzeltaschen und zum Duralsack mit möglicher Liquorpunktion erfordern die wirbelsäulennahen Injektionen einen besonderen Aufwand mit Kreislaufüberwachung und postinjektioneller Betreuung.

Die **intradiskalen Verfahren** werden entweder auch mit speziellen Nadeln oder mit perkutan applizierbaren Instrumentarien zum Teil auch unter endoskopischer Kontrolle durchgeführt (s. Kap. 10.4.4).

Rein **endoskopische Operationen** zur Entfernung des lumbalen Bandscheibenvorfalls über einen transforaminalen oder interlaminären Zugang haben sich noch nicht durchgesetzt und werden nur vereinzelt durchgeführt.

Bei den **offen operativen Methoden**, d.h. mit mindestens 3 cm langem Hautschnitt, unterscheidet man mikroskopische Methoden für die Dekompression. Die Mikrochirurgie ermöglicht millimetergenaues Arbeiten auf engem Raum. Spezielle Instrumentarien sind erforderlich (s. Kap. 10.4.5). Dem steht der konventionell breite Zugang zur Dekompression gegenüber, der in der Regel mit einer Bogenabtragung (Laminektomie) und bei erweiterter Dekompression mit einer partiellen oder vollständigen Abtragung des Wirbelgelenks (Facettektomie) einhergeht. In diesen Fällen muss der Dekompression eine Fusion folgen.

Tab. 10.15 Behandlung des Lumbalsyndroms

Konservativ		Minimalinvasiv			Operativ	
		Wirbelsäulennahe Injektionen	Intradiskal	Endoskopisch	Dekompression	Fusion Mobiles Interponat
Wärme Lagerung physikalische Therapie Analgetika Injektionen (oberflächlich) Orthesen	manuelle Therapie spezielle Krankengymnastik Rückenschule	epidural LSPA Facetteninfiltration	Chemonukleolyse perkutane Nukleotomie perkutaner Laser perkutane Thermotherapie	transforaminal interlaminär intradiskal	Mikrodiskotomie konventionell Laminektomie	dorsal ventral dorsoventrale Fusion Bandscheibenprothese

Das Spektrum der Behandlungsmethoden bei degenerativen Erkrankungen der Lendenwirbelsäule erstreckt sich schließlich bis zur operativen Fusion eines bzw. mehrerer Bewegungssegmente dorsal oder (und) ventral (s. Kap. 10.4.6). Der Ersatz des Zwischenwirbelabschnitts durch ein mobiles Implantat wird auch als Bandscheibenendoprothese bezeichnet (s. Kap. 10.4.7).

Thermotherapie

Wärmeanwendungen unterschiedlicher Art werden von den Patienten mit Lumbalsyndromen als wohltuend und schmerzlindernd empfunden. Zur Anwendung kommen Externa wie ABC-Pflaster oder Einreibemittel mit Salicylsäurederivaten und ätherischen Ölen sowie heiße Bäder, Wärmepackungen und Fango. Die lokalanästhetische Wirkung der Tiefenwärme ist auf die Blutvolumenverschiebung der tiefer liegenden Muskulatur, die Muskeldetonisierung und auf den Abtransport von Entzündungsmediatoren zurückzuführen. Der therapeutische Effekt wird zudem durch die Hyperämie, die Verbesserung der Dehnbarkeit kollagener Fasern und der daraus resultierenden Lockerung der verspannten Muskulatur und Aktivierung von Hemmfeldern verstärkt. Bei allen Wärmeanwendungen ist auf die geeignete Lagerung zu achten. Eine Bauchlage ist nicht zu empfehlen, da sie mit einer Hyperlordose der LWS einhergeht. Kontraindiziert ist Wärme bei Thrombosen und floriden entzündlich-infektiösen Prozessen. Sollte durch Wärme eine Schmerzsteigerung eintreten, ist die Diagnose zu überprüfen. Bei Tumoren und Entzündungen kommt es durch die Hyperämie zu einer Verstärkung der Beschwerden. Außer in Lehrbüchern finden sich Aussagen zur Effektivität von Wärme bei Rückenschmerzen in den Therapieempfehlungen der Arzneimittelkommission (2000) und bei Nachemson u. Jonsson (2000) allerdings nur allgemeiner Art. Es gibt keine kontrollierten Studien, vor allem nicht im Hinblick auf den Unterschied zur Kälteanwendung.

Lagerung

Durch Horizontallagerung mit angewinkelten Hüft- und Kniegelenken in der sog. Stufenlagerung kommt es zu einer deutlichen Druckreduzierung im Zwischenwirbelabschnitt, Abflachung der Lendenlordose, Erweiterung der Zwischenwirbellöcher und Entspannung der unteren lumbalen Nervenwurzeln sowie des N. ischiadicus. Alle Faktoren zusammen führen zu einer Minderung des Kontaktes zwischen einer Bandscheibenprotrusion und den Spinalnerven. Bei verlagertem Bandscheibengewebe mit noch geschlossenem Anulus fibrosus besteht noch eine gute therapeutische Chance zur Rückverlagerung des Gewebes ins Bandscheibenzentrum durch geeignete Lagerung. Es gibt verschiedene Möglichkeiten, die Wirbelsäule im LWS-Bereich zu strecken, so z. B. durch Aushängen, Anlegen von Dauerzügen am Beckenkamm oder durch eine Streckbandage (Krämer 1997).

Die **reponierende Lagerung** auf dem Schrägbett, Extensionstisch oder Perlgerät ist heute weitgehend durch den handlicheren Flexionswürfel ersetzt worden. Die reponierende Lagerung, z. B. nach wirbelsäulennaher Injektion ist nicht zu verwechseln mit tagelanger Bettruhe. Zur Retention sind eher Flexionsorthesen (Krämer u. Nentwig 1999) geeignet.

Randomisierte kontrollierte Studien sowohl bei akuten als auch bei chronischen Lumbalsyndromen haben gezeigt, dass die regelhafte Verordnung von Bettruhe ungeeignet ist (Deyo u. Mitarb. 1986, Evans u. Mitarb. 1987, Gilbert u. Mitarb. 1985, Lindström u. Mitarb. 1992, Nwuga u. Nwuga 1985, Waterworth u. Hunter 1985).

Analgetika/Antiphlogistika

Die Pharmakotherapie von Rücken-/Beinschmerzen ist symptomatisch und soll die nichtmedikamentösen Maßnahmen unterstützen. Aufgrund der geringen Nebenwirkungen sollten zunächst Nichtopioidanalgetika (Paracetamol) bei unzureichender Wirkung nichtsteroidale Antiphlogistika/Antirheumatika (NSAR) eingesetzt werden (Arzneimittelkommission 2000). Bei mit dieser Medikation nicht beherrschbaren Schmerzzuständen kann eine kurzfristige Gabe von Opioidanalgetika gerechtfertigt sein.

Paracetamol besitzt wie NSAR analgetische, jedoch keine antiphlogistischen Eigenschaften. Es zeichnet sich aber durch eine im Vergleich zu NSAR geringere Rate an unerwünschten Nebenwirkungen aus. Die analgetische Wirksamkeit von Paracetamol und NSAR scheint in der Behandlung akuter und chronischer Rückenschmerzen vergleichbar zu sein, obwohl hierfür nur relativ wenige aussagekräftige klinische Studien als Beleg zur Verfügung stehen und Untersuchungen von Paracetamol im Vergleich zu Placebo fehlen.

Mehrere Untersuchungen belegen die Wirksamkeit nichtsteroidaler Antirheumatika sowohl bei der Behandlung von akuten Rückenschmerzen ohne radikuläre Symptomatik als auch bei chronischen Rückenschmerzen. Die Ergebnisse zeigen die Überlegenheit von NSAR gegenüber Placebo (AHCPR 1994, van Tulder u. Mitarb. 1997, Koes u. Mitarb. 1997). Innerhalb der Gruppe der NSAR fanden sich keine wesentlichen Unterschiede in der Wirksamkeit (Arzneimittelkommission (2000), AHCPR 1994, van Tulder u. Mitarb. 1997). Nichtsteroidale Antirheumatika verfügen über ein erhebliches Nebenwirkungs- und Interaktionspotential (Gurwith u. Avorn 1991, Gabriel u. Mitarb. 1991, Griffin u. Mitarb. 1991, Guess u. Mitarb. 1988, Tramèr u. Mitarb. 2000). Untersuchungen konnten zeigen, dass bei über 65-jährigen Patienten 20–30% aller Krankenhausaufnahmen und Todesfälle durch peptische Ulzera auf eine Behandlung mit NSAR zurückgeführt werden konnten (Griffin u. Mitarb. 1988, Hochberg u. Mitarb. 1995).

Bei chronischen Rückenschmerzen und Wurzelreizsyndromen sind deswegen trotz ihrer Wirksamkeit die nichtsteroidalen Antirheumatika wegen ihrer eindeutigen Nebenwirkungen nicht indiziert. Hier kommen eher die spezifischen Cox-II-Hemmer (Rofecoxib, Celecoxib) infrage, die weniger gastrointestinale Nebenwirkungen aufweisen als konventionelle NSAR, aber ein höheres Risiko kardiovaskulärer Nebenwirkungen aufweisen sollen. Bei stärkeren Schmerzen ist eine vorübergehende Gabe von Opioidanalgetika indiziert (Krämer u. Nentwig 1999).

Rückenschule

Unter dem Begriff Rückenschule werden alle Methoden zusammengefasst, die über ein Haltungs- und Verhaltenstraining sowie über eine Bewegungstherapie Einfluss auf das Krankheitsgeschehen bei akuten und chronischen Rücken-/Beinschmerzen nehmen. Zur Rückenschule selbst sei auf das Kapitel 10.4.9 verwiesen. Integriert in das Rückenschulprogramm sind allgemeine und spezielle Krankengymnastik, z.B. in Form der medizinischen Trainingstherapie und ambulante Trainingsprogramme (Hildebrandt u. Pfingsten 1994, Dietrich 1999).

Bei akuten und chronischen Rücken-/Beinschmerzen ist möglichst weitgehende Beibehaltung oder baldige schrittweise Wiederaufnahme der täglichen körperlichen Aktivität anzustreben, da dies eine schnellere symptomatische Besserung fördert und zur Vermeidung einer Chronifizierung der Rückenschmerzen beiträgt (Waddell 1992, Royal College of General Practitioners 1996, Waddell u. Mitarb. 1997, Atlas u. Volinn 1997, van Tulder u. Mitarb. 1997, Allen u. Mitarb. 1999).

Manuelle Therapie

Die Indikation für eine manuelle Therapie ist bei degenerativen Erkrankungen der LWS begrenzt. Eine Kontraindikation besteht z.B. darin, dass die degenerativ gelockerten lumbalen Bewegungssegmente noch weiter gelockert werden. Außerdem besteht die Gefahr, dass bei einer Protrusion sich die Beschwerden durch Weiterverlagerung des Bandscheibengewebes verschlimmern. Das Prinzip der Physiotherapie besteht deswegen bei Lumbalsyndromen eher in einer Stabilisierung und nicht in der Mobilisierung. Bei der manuellen Therapie kommen in erster Linie Manipulationen in axialer Zugrichtung mit Traktionshandgriffen infrage. Manipulationen an der Wirbelsäule sollten nur von erfahrenen Manualtherapeuten nach Ausschluss von Tumoren und Entzündungen durchgeführt werden.

In mehreren systematischen Reviews bzw. Metaanalysen zur Wirksamkeit der manuellen Therapie wird hervorgehoben, dass nur wenige klinische Studien die erforderliche methodische Qualität aufweisen (van Tulder u. Mitarb. 1997, Assendelft u. Mitarb. 1996, Koes u. Mitarb. 1996, Shekelle 1994). Bei aller Begrenztheit der Aussagen scheinen am ehesten Patienten mit akuten Rückenschmerzen ohne radikuläre Symptomatik (innerhalb der ersten 4–6 Wochen) von der manuellen Therapie zu profitieren (Kendall u. Mitarb. 1997, Hildebrandt u. Pfingsten 1998, AHCPR 1994, Nachemson 1992, Assendelft u. Mitarb. 1996, Shekelle 1994, 1998).

Physikalische Therapie

Unter physikalischer Therapie bei Erkrankungen der Stütz- und Bewegungsorgane versteht man den Einsatz von Wasser, Wärme, Kälte, Licht, Luft und Elektrotherapie. Der Begriff Physiotherapie (Physiotherapeut) ist nach der veränderten Berufsordnung für den Bereich der Krankengymnastik belegt.

Zur **Elektrotherapie** gehören alle Methoden, bei denen elektrische Energie für Heilzwecke verwendet wird. Wie elektromyographische Untersuchung gezeigt haben, lassen sich die hartspannlösenden Wirkungen der Massage an der lumbalen Rückenstreckmuskulatur bei richtiger Anwendungstechnik auch mit geeigneten elektrischen Apparaten erzielen.

Dem konstant fließenden **galvanischen Strom**, z.B. in Form des Stangerbades wird unter anderem eine schmerzlindernde Wirkung zugeschrieben.

Bei den **diadynamischen Strömen** handelt es sich um niederfrequente Ströme mit wechselnder Frequenz und Amplitude, die ebenfalls schmerzlindernd wirken.

Bei der **Interferenzstromtherapie** werden zwei mittelfrequente biologische reizlose Ströme über je zwei Elektroden dem Körper zugeführt. Die Frequenzen der beiden Ströme differieren bis zu 100 Hz. Durch Superposition entsteht im Körper ein amplituden- und frequenzmodellierter Strom mit niedriger, d.h. biologisch wirksamer Frequenz. Bei degenerativen Wirbelsäulenerkrankungen erreicht man mit den Interferenzströmen auch die tiefer gelegenen Schichten der Rumpfmuskulatur und das betroffene Bewegungssegment selbst.

Bei der **pulsierenden Signaltherapie (PST)** wird mit einem pulsierenden Gleichstrom über ein speziell angepasstes Spulensystem, das bei einer Feldstärke von 12,5 Gauß in einem Bereich von 1–30 Hertz arbeitet, das erkrankte Gewebe behandelt.

Neben retrospektiven Erfahrungsberichten (Böhlau 1975, Hansjürgens 1974, Milanowska 1983, Pärtan 1953, Waddell 1998, Wolf 1956) liegen bisher keine validen randomisierten Studien vor, welche die positive Aussage aus der Erfahrungsmedizin belegen. Deswegen wird die Elektrotherapie in den unterschiedlichen Stromarten und Frequenzen vornehmlich ergänzend zu nachgewiesenermaßen effektiven therapeutischen Maßnahmen beim Lumbalsyndrom eingesetzt.

Bei der transkutanen elektrischen Nervenstimulation (**TENS**) handelt es sich um eine elektrische Reizung der A-Fasern peripherer Nerven durch die Haut mit inhibitorischer Wirkung auf das Hinterhorn des Rückenmarks und

Aktivitätsminderung der C-Fasern im gleichen Segment. Die elektrischen Impulse werden über batteriegespeiste Stimulatoren angebracht. Man unterscheidet kontinuierliche und diskontinuierliche Stimulation. Die Elektroden werden auf die Haut geklebt. Das Ziel der Anwendung besteht darin, Nervenfasern elektrisch zu beeinflussen, ohne dass Muskelkontraktionen oder Schmerzen auftreten. Die TENS-Wirkung variiert von Patient zu Patient beträchtlich. Wichtig ist die individuelle Anpassung (Krämer u. Nentwig 1999).

Die meisten Studien stimmen darin überein, dass die Anfangserfolge während der ersten Wochen wesentlich besser sind, als die über Monate oder Jahre anhaltenden Effekte. In der Literatur finden sich placebokontrollierte TENS-Studien für chronische Lumbalsyndrome (Alcoff u. Mitarb. 1982, Deyo u. Mitarb. 1990, Lehmann u. Mitarb. 1983, Marchand u. Mitarb. 1993, Moore u. Shurman 1997). Eine Studie zeigte keinen Unterschied zwischen TENS und Placebo (Alcoff u. Mitarb. 1982, Deyo u. Mitarb. 1990). Eine weitere Studie zeigte einen positiven Kurzzeiteffekt, jedoch keine Langzeitwirkung (Alcoff u. Mitarb. 1982, Marchand u. Mitarb. 1993).

Orthesen

Zur Stabilisierung degenerativer oder postoperativer Instabilitäten im Bewegungssegment werden vorübergehend Orthesen benutzt. Indikationen ergeben sich bei rasch fortschreitender Osteochondrose und bei postoperativen Segmentinstabilitäten, z.B. nach Diskotomie, perkutaner Nukleotomie und Chemonukleolyse. Die Orthesen sollen durch intraabdominelle Druckerhöhung das Bewegungssegment entlasten und die Lordose der LWS abflachen. Mit der Abflachung der Lendenlordose kommt es zur Erweiterung der Zwischenwirbellöcher und des Wirbelkanals. Nach lumbaler Diskotomie dient die Orthese in erster Linie als Flexionsorthese zur Entlastung der posterioren Elemente des Bewegungssegmentes. Das Ausstoßen weiterer Bandscheibenteile aus dem Zwischenwirbelraum soll damit verhindert werden. Viele Operateure verordnen postoperativ eine Orthese zur Rezidivprophylaxe. Der Nachweis der Wirksamkeit von Orthesen erscheint jedoch bislang noch nicht hinreichend durch klinische Studien gestützt (Kendall u. Mitarb. 1997, AHCPR 1994, van Tulder u. Mitarb. 1997, Koes u. Mitarb. 1994). Insbesondere liegen keine prospektiv randomisierten Studien zum Nachweis der Rezidivprophylaxe durch Orthesen vor. Der Anwendung passiver therapeutischer Maßnahmen wie Orthesen sollte eine kritische fachärztliche Indikationsstellung vorangehen (Arzneimittelkommission 2000). Unabdingbare Voraussetzung für die vorübergehende oder dauernde Versorgung mit einer Rumpforthese ist die gleichzeitige Verordnung von Muskel kräftigenden Übungen im Rahmen der Physiotherapie (Krankengymnastik).

Physiotherapie (Krankengymnastik)

Bei degenerativen Wirbelsäulenerkrankungen wirkt eine gezielte Krankengymnastik kausal durch Muskelkräftigung und Abbau muskulärer Dysbalancen. Bei Schmerzsyndromen, die von der Wirbelsäule ausgehen und mit starken Muskelverspannungen und gesteigerter Schonhaltung verbunden sind, wurden verschiedene Formen der Bewegungstherapie entwickelt, die sich körpereigene Reflexe und das physiologische Verhalten von Nerven und Muskeln bei bestimmten Beanspruchungen zunutze machen. Bei der propriozeptiven neuromuskulären Fazilitation (PNF) arbeitet der Physiotherapeut in bestimmten Bewegungsmustern mit dem Patienten gegen einen adäquat angepassten Widerstand unter Stimulation von Propriozeptoren. Die muskuläre Ansprechbarkeit bei muskulären Dysbalancen wird dadurch erhöht. Die Physiotherapie im Rahmen der Behandlung degenerativer Erkrankungen der Wirbelsäule zieht sich mit wechselnder Intensität über den gesamten Behandlungsablauf. Mit dem Abklingen der Schmerzen geht der schmerztherapeutische Effekt der Krankengymnastik in das Präventivprogramm der Trainingstherapie über.

Es gibt zahlreiche randomisiert kontrollierte Studien, die die Effektivität der Krankengymnastik und Bewegungstherapie belegen. Als Kontrollgruppen dienten in der Regel passive Maßnahmen wie Massage, Elektrotherapie oder Therapie an Geräten. Die personengebundenen Behandlungsmaßnahmen waren den Geräten in der Regel überlegen (Deyo u. Mitarb. 1990, Frost u. Mitarb. 1995, Hansen u. Mitarb. 1993, Lidström u. Zachrisson 1970, Lindström u. Mitarb. 1992, Martin u. Mitarb. 1980, Risch u. Mitarb. 1993, Sachs u. Mitarb. 1994, Turner u. Mitarb. 1990).

Wirbelsäulennahe Injektionen

Bei vertebragenen Erkrankungen unterscheidet man lokale Injektionen mit oberflächlicher, d.h. wirbelsäulenferner Applikation von tiefen, sog. wirbelsäulennahen Injektionen direkt im Bewegungssegment. Die wirbelsäulennahen Injektionen, wie epidurale Injektion, Spinalnervanalgesie und Facetteninfiltration gehören zu den minimalinvasiven Methoden.

Durch die peripheren wirbelsäulenfernen in der Regel oberflächlichen Injektionen mit Lokalanästhetika, ggf. unter Beimischung von Steroiden, gewinnt man Einfluss auf sekundäre krankhafte Erscheinungen, welche von den lumbalen Bewegungssegmenten ausgehen. Dazu zählen u.a. Triggerpunktinfiltrationen, intramuskuläre Infiltrationen und die Ausschaltung von Schmerzausgangspunkten an den Dornfortsätzen, Muskelansätzen und Nozizeptoren in narbig verändertem Gewebe. Die Wirksamkeit subkutaner intramuskulärer Infiltrationen von Lokalanästhetika und/

oder Glucocorticosteroiden im Bereich paravertebraler Triggerpunkte erscheint aufgrund der unzureichenden und widersprüchlichen Datenlage weder für akute noch für chronische Rückenschmerzen hinreichend gesichert (AHCPR 1994). Randomisierte kontrollierte Studien fehlen. Der Einsatz dieser Injektionen ist aufgrund positiver Erfahrungen bei der multimodalen Therapie des Lumbalsyndroms ergänzend zu den anderen evidenzbasierten Behandlungsmethoden wie Physiotherapie und wirbelsäulennahen Injektionen vertretbar.

Entsprechend der Klassifikation der Behandlungsmethoden beim Lumbalsyndrom zählen zu den minimalinvasiven Maßnahmen alle Verfahren, die über einen perkutanen Zugang, spezielle Nadeln und Instrumente in die Tiefe zum Bewegungssegment führen, ohne den für eine Operation üblichen Hautschnitt mit Durchtrennung der darunter liegenden Gewebeschichten.

Lumbale epidurale Therapie. Es gibt mehrere Möglichkeiten, den lumbalen Epiduralraum mit Kanülen im Rahmen der sog. Single-Shot-Therapie oder mit einem Katheter zwecks Therapie über mehrere Tage zu erreichen. Der Zugangsweg über den **Hiatus sacralis** ist in der Schmerztherapie weit verbreitet und wird vor allem bei unteren lumbalen Wurzelsyndromen benutzt (Bush u. Hillier 1991). Neben der Single-Shot-Injektion gibt es die Möglichkeit, Katheter über den Hiatus sacralis zum lumbalen Epiduralraum einzuführen, um dort Lokalanästhetika, Antiphlogistika und andere Substanzen zu applizieren. Der **interlaminäre Zugang** wird in der Anästhesie für die lumbale spinale und peridurale Anästhesie gebraucht. Diese Periduralkatheter werden interlaminär eingeführt. Abgesehen von den Fehlern und Gefahren, die von einer länger dauernden Katheterbehandlung ausgehen (Donner u. Mitarb. 1995), besteht der wesentliche Nachteil für die Schmerztherapie darin, dass die Patienten an vielen Maßnahmen des physiotherapeutischen Begleitprogramms nicht teilnehmen können. In der orthopädischen Schmerztherapie verwendet man deswegen epidurale Einzelinjektionen in der sog. Single-Shot-Technik. Gebräuchlich ist der interlaminäre Zugang für die konventionelle epidurale Injektion mit der „Loss-of-Resistance-Technik" oder als epidural-perineurale Injektion in der Zweinadeltechnik für den anterioren Epiduralraum (Krämer u. Mitarb. 1997).

Zur Wirksamkeit einer epiduralen Injektion von Glucocorticosteroiden bei Patienten mit radikulärer Symptomatik liegen unterschiedliche Aussagen klinischer Studien mit oft kleiner Fallzahl vor (Hildebrandt u. Pfingsten 1998, AHCPR 1994, van Tulder u. Mitarb. 1997, Griffin u. Mitarb. 1988, Krämer u. Mitarb. 1997b, Koes u. Mitarb. 1995, Carette u. Mitarb. 1997, Bogduk 1995, Klenermann u. Mitarb. 1984, Cuckler u. Mitarb. 1985, Koes u. Mitarb. 1999). Positive Ergebnisse einzelner klinischer Studien gemeinsam mit metaanalytischen Auswertungen (Watts u. Silagy 1995, McQuay u. Moore 1998) der vorliegenden Daten machen eine analgetische Wirkung sehr wahrscheinlich. Diese Aussage entspricht weitgehend auch der klinischen Erfahrung (Arzneimittelkommission 2000). Zu den epiduralen Kathetermethoden liegen bisher keine kontrollierten Studien vor.

Lumbale Spinalnervanalgesien (LSPA). Das Prinzip der lumbalen Spinalnervanalgesie besteht in der posterolateralen Injektion eines Lokalanästhetikums, ggf. gemischt mit Steroiden, in die foraminoartikuläre Region des Bewegungssegmentes. Der wesentliche Unterschied zu den Techniken von Reischauer besteht darin, dass keine sagittale sondern eine schräge Nadelrichtung gewählt wird. Durch eine Einstichstelle 8–10 cm lateral der Medianlinie und Vorschieben der 12 cm langen Nadel in einem Winkel von etwa 60° erzielt man immer Knochenkontakt im posterolateralen Anteil des Lendenwirbels. Das Ziel der LSPA ist nicht die vollständige Analgesie und Paralyse lumbaler Spinalnerven wie zur Operationsvorbereitung, sondern eine Schmerzreduktion und Desensibilisierung der neuralen Elemente in der foraminoartikulären Region, also vor allem des R. ventralis, R. dorsalis und R. meningeus des Spinalnervs. Ergebnisse aus kontrollierten Studien (Krämer u. Mitarb. 1997a) belegen die Wirksamkeit bei diskogenen und postoperativen Wurzelreizsyndromen sowie bei Symptomen im Rahmen der lateralen Spinalkanalstenose.

Facetteninfiltrationen. Bei der lumbalen Facetteninfiltration werden Lokalanästhetika, ggf. unter Zusatz von Steroiden in die Kapsel der Wirbelgelenke injiziert. Eine Injektion unter Röntgenbildwandler- oder CT-Kontrolle ist nicht unbedingt erforderlich, da man nicht den Gelenkspalt aufsuchen muss. Um den dorsalen Wirbelgelenkkomplex sicher zu erreichen und zu dokumentieren, kann die Facetteninfiltration unter gleichzeitiger sonographischer Kontrolle (Grifka 1992) durchgeführt werden.

Literatur

AHCPR (Agency for Health Care Policy and Research) (1994): Acute low back problems in adults. Clinical Practice Guideline Number 14, AHCPR Publication No. 95–0642

Alcoff, J., E. Jones, P. Rust u. Mitarb. (1982): Controlled trial of imipramine for chronic low back pain. J Fam Pract 14: 841–846

Allen, C., P. Glasziou, C. Del Mar (1999): Bed rest: a potentially harmful treatment needing more careful evaluation. Lancet 354: 1229–1233

Arzneimittelkommission der Deutschen Ärzteschaft (2000): Therapieempfehlungen bei Kreuzschmerzen. 2. Aufl

Assendelft, W.J.J., B.W. Koes, G.J.M.G van der Heijden, L.M. Bouter (1996): The effectiveness of chiropractic for treatment of low back pain: An update and attempt at statistical pooling. J Manipul Physiol Therap 19 (8):499–507

Atlas, S. J., E. Volinn (1997): Classics from the Spine Literature Revisited: A randomized trial of 2 versus 7 days of recommended bed rest for acute low back pain. Spine 22 (20): 2331–2337

Bogduk, N. (1995): Epidural steroids. Spine 20 (7): 854–848

Böhlau, V. (1975): Beitrag zur objektiven Beurteilung physiotherapeutischer Maßnahmen in der Rehabilitation. Med Techn 95: 10

Bush, K., S. Hillier (1991): A controlled study of caudal epidural injections of triamcinolone fort he management of intractable sciatica. Spine 16: 572

Carette, S., R. Leclaire, S. Marcoux u. Mitarb. (1997): Epidural corticosteroid injections for sciatica due to herniated nucleus pulposus. N Engl J Med 336: 1634–1640

Cuckler, J.M, P.A. Bernini, S. Wiesel u. Mitarb. (1985): The use of epidural steroids in the treatment of lumbar radicular pain. J Bone Joint Surg 67-A (1): 63–66

Deyo, R.A., A.K. Diehl, M. Rosenthal (1986): How many days of bed rest for acute low-back pain: a randomized clinical trial. N Engl J Med 315: 1064–1070

Deyo, R.A., N.E. Walsh, D.C. Martin u. Mitarb. (1990): A controlled trial of transcutaneous electrical nerve stimulation (TENS) and exercise for chronic low back pain. N Engl J Med 322: 1627–1634

Dietrich, P. (1999): Das BISFR-Programm. In: Krämer, J., C. Nentwig: Orthopädische Schmerztherapie. Enke, Stuttgart

Donner, B., M. Tryba, M. Strumpf (1995): Gefahren und Komplikationen bei rückenmarknahen Katheterverfahren. Schmerz 9: 219–234

Evans, C., J.R. Gilbert, W. Taylor u. Mitarb. (1987): A randomised controlled trial of flexion exercises, education and bed rest for patients with acute low-back pain. Physiother Can 39: 96–101

Frost, H., J.A. Klaber Moffet, J.S. Moaser u. Mitarb. (1995): Randomised controlled trial for evaluation of fitness programme for patients with chronic low back pain. BMJ 310: 151–154

Gabriel, S. E., L. Jaakkimainen, C. Bombardier (1991): Risk for serious gastrointestinal complications related to use of nonsteroidal anti-inflammatory drugs. Ann Intern Med 115: 787–796

Gilbert, J.R., D.W. Taylor, A. Hildebrand u. Mitarb. (1985): Clinical practice of common treatments for low-back pain. BMJ 291: 789–792

Griffin, M.R., J.M. Piper, J.R. Daugherty, M. Snowden, W.A. Ray (1991): Nonsteroidal anti-inflammatory drug use and increases risk for peptic ulcer disease in elderly persons. Ann Intern Med 114: 257–263

Griffin, M.R., W.A. Ray, W. Schaffner (1988): Nonsteroidal anti-inflammatory drug use and death from peptic ulcer in elderly persons. Ann Intern Med 109: 359–363

Grifka, J. (1992): Lokale Injektionstherapie beim Zervikalsyndrom. Med Orthop Techn 112: 210–214

Guess, H.A., R.West, L.M. Strand u. Mitarb. (1988): Fatal UGI Hemorrhage or perforation among users and nonusers of NSAID's in Saskatchewan, Canada 1983. J Clin Epidemiol 41: 35–45

Gurwith, J.H., J. Avorn (1991): The ambiguous relation between aging and adverse drug reaction. Ann Intern Med 150: 841–845

Hansen, F.R., T. Bendix, P. Skov u. Mitarb. (1993): Intensive, dynamic back-muscle exercises, conventional physiotherapy, or placeo-control treatment of low-back pain. Spine 18: 98–107

Hansjürgens, A. (1974): Dynamische Interferenzstromtherapie. Phys Med Rehab 15: 24
Neurochir Psychiat 108: 203

Hildebrand, J., M. Pfingsten (1994): Die Behandlung chronischer Rückenschmerzen durch ein ambulantes Rehabilitationsprogramm. Physikalische Rehabilitation und Kurmedizin 4: 161–168

Hildebrandt, J., M. Pfingsten (1998): Rückenschmerz-Diagnostik, Therapie und Prognose. Z Ärztl Fortbild Qualitätssich 92: 13–22

Hochberg, M.C., R.D. Altman, K.D. Brandt u. Mitarb. (1995): Guidelines for the medical management of osteoarthritis. Part I. Osteoarthritis of the Hip. American College of Rheumatology. Arthritis Rheum 38: 1535–1540

Kendall, N.A.S., S. J. Linton, C.J. Main (1997): Guide to assessing psychological yello flags in acute low back pain: Risk factors for long-term disability and work loss. Accident and rehabilitation & compensation insurance corporation of New Zealand and the national Health Committee. Wellington, N.Z

Kiessling, R. (1993): Die Kreuzdarmbeingelenke. Enke, Stuttgart

Klenermann, L., R. Greenwood, H.T. Davenport, D.C. White, S. Peskett (1984): Lumbar epidural injections in the treatment of sciatica. Br J Rheumatol 23: 35–38

Koes, B.W., M.W. van Tulder, D.A.W.M. von der Windt, L.M. Bouter (1994): The efficacy of back schools: a review of randomized clinical trials. J Clin Epidemiol 47: 851–862

Koes, B.W., R.J.P.M. Scholten, J.M.A. Mens, L.M. Bouter (1995): Efficacy of epidural steroid injections for low-back pain and sciatica: a systematic review of randomized clinical trials. Pain 63: 279–288

Koes, B.W., R.J.P.M. Scholten, J.M.A. Mens, L.M. Bouter (1997): Efficacy of non-steroidal anti-inflammatory drugs for low back pain: a systematic review of randomised clinical trials. Ann Rheum Dis 56: 214–223

Koes, B.W., R.J.P.M. Scholten, J.M.A. Mens, L.M. Bouter (1999): Epidural steroid injections for low back pain and sciatica: An updated systematic review of randomized clinical trials. Pain Digest 9: 241–247

Koes, B.W., W.J. Assendelft, G.J. von der Heijden, L.M. Bouter (1996): Spinal manipulation for low back pain: an updated systemic review of randomized clinical trials. Spine 21 (24): 2860–2871

Krämer, J. (1997): Bandscheibenbedingte Erkrankungen. 4. Aufl. Thieme, Stuttgart

Krämer, J., Ch. Nentwig (1999): Orthopädische Schmerztherapie. Enke, Stuttgart

Krämer, J., U.Bickert, R. Haaker, H. Witte (1997a): Die paravertebrale lumbale Spinalnervenanalgesie zur orthopädischen Schmerztherapie. Standards – Leitlinien – neue Techniken – Ergebnisse. Z Orthop 135: 9–14

Krämer, J., J. Ludwig, U. Bickert, V. Owczarek, M. Traupe (1997b): Lumbar epidural perineural injection: a new technique. Eur Spine J 6: 357–361

Lehmann, T.R., D.W. Russell, K.F. Spratt (1983): The impact of patients with nonorganic physical findings on a controlled trial of transcutaneous electrical nerve stimulation and electroacupuncture. Spine 8: 625–634

Lehmann, T.R., D.W. Russell, K.F. Spratt u. Mitarb. (1986): Efficacy of electroacupuncture and TENS in the rehabilitation of chronic low back pain patients. Pain 26: 277–290

Lidström, A., M. Zachrisson (1970): Physical therapy on low back pain and sciatica: an attempt at evaluation. Scand J Rehabil Med 2: 37–42

Lindström, I., C. Ohlund, C. Eek u. Mitarb. (1992): Mobility, strength, and fitness after a graded activity program for patients with subacute low back pain. Spine 17: 641–652

Marchand, S., J. Charest, J. Li u. Mitarb. (1993): Is TENS purely a placebo effect? A controlled study on chronic low back pain. Pain 54: 99–106

Martin, P.R., M.J. Rose, P.J.R. Nichols u. Mitarb. (1980): Physiotherapy exercises for low back pain: process and clinical outcome. Int Rehabil Med 8: 34–38

McQuay, H., A. Moore (1998): Epidural corticosteroids for sciatica. In: An evidence-based resource for pain relief. Bath Press Ltd., Bath: 216–218

Milanowska, K. (1983): Interferential current in relief of back pain. ISSLS Meeting, Cambridge

Moore, S. R., J. Shurman (1997): Combined neuromuscular electrical stimulation and transcutaneous electrical nerve stimulation for treatment of chronic back pain: a double-blind, repeated measures comparison. Arach Phys Med Rehabil 78: 55–60

Nachemson, A.L. (1992): Newest knowledge of low back pain. Clin Orthop 279: 8–20

Nachemson, A., E. Jonsson (2000): Neck and back pain. Lippincott, Philadelphia

Nwuga, G., W. Nwuga (1985): Relative therapeutic efficacy of the Williams and McKenzie protocols in back pain management. Physiother Pract 1: 99–105

Pärtan, J. (1953): Über die Behandlung entzündlicher und degenerativer Gelenkerkrankungen mit interferierenden Wechselströmen mittlerer Frequenzen. Wien Klein Wschr 65: 624

Risch, S. V., N.K. Norvell, M.L. Pollock u. Mitarb. (1993): Lumbar strengthening in chronic low back pain: physiologic and psychological benefits. Spine 18: 232–238

Royal College of General Practitioners (1996): National Low Back Pain Clinical Guidelines

Sachs, B.L., S. S. Ahmad, M. LaCroix u. Mitarb. (1994): Objective assessment for exercise treatment on the B-200 isostation as part of work tolerance rehabilitation: a random prospective blind evaluation with comparison control population. Spine 19: 49–52

Shekelle, P.G. (1994): Spinal manipulation. Spine 19 (7): 858–861

Shekelle, P.G. (1998): What role for chiropractic in health care? N Eng J Med 339: 1074–1075

Tiedjen, K., K. Müller (2001): Pathologie der degenerativen Wirbelsäulenerkrankungen. Springer, Berlin

Tramèr, M.R., R.A. Moore, D.J.M. Reynolds, H.J. McQuay (2000): Quantitative estimation of rare adverse events which follow a biological progression: a new model applied to chronic NSAID use. Pain 85: 169–182

van Tulder, M.W., B.W. Koes, L.M. Bouter (1997): Conservative treatment of acute and chronic non-specific low back pain: a systematic review of randomised controlled trials of the most common interventions. Spine 22 (18): 2128–2156

Turner, J.A., S. Clancy, J.J. McQuade u. Mitarb. (1990): Effectiveness of behavioural therapy for chronic low back apin: a component analysis. J Consult Clin Psychol 58: 573–579

Waddell, G. (1992): Biopsychosocial analysis of low back pain. Baillère's Clin Rheumatol 6: 523–557

Waddell, G. (1998): The back pain revolution. Churchill Livingstone, Edinburgh (London)

Waddell, G., G. Feder, M. Lewis (1997): Systematic reviews of bed rest and advice to stay active for acute low back pain. Br J Gen Pract 47: 647–652

Waterworth, R.F., I.A. Hunter (1985): An open study of diflunsisal, conservative and manipulative therapy in the management of acute mechanical low back pain. N Z Med J 98: 372–375

Watts, R.W., C.A. Silagy (1995): A meta-analysis on the efficacy of epidural corticosteroids in the treatment of sciatica. Anaesth Intens Care 23: 564–569

Wilson, R. (1968): Symposium: Low back pain and sciatic pain. J Bone Joint Surg A-50: 1

Wolf, S. H. (1956): Interferenzstrom-Therapie. Elektromedizin 1. Thieme, Stuttgart

10.4.4 Minimalinvasive intradiskale Therapie lumbaler Bandscheibenvorfälle

R.H. Wittenberg und R. Steffen

Einführung

In der Bandscheibenchirurgie wird zunehmend an der Entwicklung von Methoden zur Minimierung der Invasivität operativer Eingriffe gearbeitet. Das iatrogene Trauma und die damit verbundene Narbenbildung, die ihrerseits zu schwierig zu therapierenden Krankheitsbildern führt, sollen minimiert werden. Ursprünge der so genannten intradiskalen Therapieverfahren gehen bis in die 50er Jahre des vergangenen Jahrhunderts zurück. Mittlerweile wurden verschiedene Wirkungsprinzipien und Techniken beschrieben, die als Ergänzung und teilweise als Ersatz zur offenen Bandscheibenoperation entwickelt wurden. Dabei lassen sich 3 grundlegende Methoden unterscheiden:

- intradiskale Therapie mit chemischen Wirkstoffen (Chemonukleolyse),
- mechanische intradiskale Therapie (perkutane Nukleotomie),
- photochemische Therapie (Lasertherapie).

Diese Methoden können auch kombiniert angewendet werden. Zur Chemonukleolyse wurde bereits 1963 das Enzym Chymopapain eingesetzt. In der Folgezeit wurden darüber hinaus intradiskale Therapien mit Kollagenase, Chondroitinase und Aprotinin sowie Cortison experimentell überprüft und klinisch eingesetzt. Bei perkutanen Nukleotomien wird mit Spezialinstrumenten Bandscheibengewebe extrahiert oder abgesaugt. Die intradiskale Lasertherapie beruht auf thermischen Effekten im Gewebe. Die beiden letztgenannten Methoden wurden erst nach der Chemonukleolyse eingeführt. Die klinischen Erfahrungen sind daher noch nicht so umfangreich.

Diskographie

Im Rahmen der Differenzialdiagnostik von Bandscheibenvorfällen kommt der Diskographie große Bedeutung zur Identifizierung von freien Bandscheibenvorfällen und Anulusrupturen zu. Klinische Untersuchungen konnten zeigen, dass ein Kontrastmittelabfluss aus der Bandscheibe durch die Magnetresonanztomographie nur mit einer Sicherheit von 60% vorhergesagt werden kann. Somit ergibt sich die Indikation zur Diskographie bei sämtlichen intradiskalen Therapieverfahren zum Ausschluss der für diese Behandlungsverfahren nicht geeigneten frei sequestrierten Bandscheibenvorfälle. Eine zusätzliche Indikation erhält die Diskographie bei der perkutanen Nukleotomie und Laserdekompression zur Identifizierung der Patienten, die durch Volumeninstillation in die Bandscheibe eine Verstärkung der vorhandenen Ischialgie beschreiben. Nach Castagnera u. Mitarb. (1991) sowie Gill (1994) und Sachs (1994) kommt der Ischialgieprovokation durch die Diskographie eine positiv-prädiktive Bedeutung für das Behandlungsergebnis der perkutanen Nukleotomie und der Laserdiskektomie zu.

Nachdem die Diskographie zunächst über einen transduralen Zugang durchgeführt wurde, machte die Kombination mit einer folgenden therapeutischen Chemonukleolyse den lateralen extraduralen Zugang erforderlich. Dieser hat sich seitdem weitgehend – auch für die diagnostische Diskographie – durchgesetzt. Um eine sichere Aussagekraft zu gewährleisten, darf die Diskographienadel nicht im Anulusbereich oder im Bereich der knorpeligen Grund- und Deckplatte platziert werden. Die Patientenlagerung erfolgt zur Diskographie wie bei einer Chemonukleolyse in Seitenlage. Die weitere Injektionstechnik wird ebenfalls entsprechend derjenigen bei der Chemonukleolyse durchgeführt. Folgende Materialien werden für die Diskographie benötigt: Eine 18er und 22er Gauge-Nadel mit Mandrin, 10 ml Lokalanästhetikum, 5 ml Röntgenkontrastmittel (z. B. Solutrast 250), je eine 5 ml und 10 ml Luer-Lock-Spritze.

Die Kriterien zur Interpretation der Diskographie beinhalten:
- das injizierbare Volumen,
- die Schmerzreproduktion,
- das röntgenologische Erscheinungsbild,
- den Auffüllungsdruck.

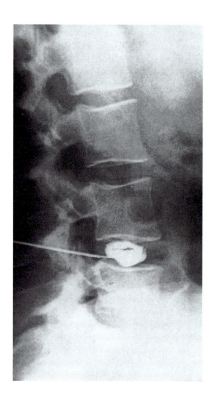

Abb. 10.40 Normales Diskogramm einer Bandscheibe (Cotton-Ball-Konfiguration).

Die Injektion in eine normale „gesunde" Bandscheibe ist in der Regel schmerzlos, wenn eine extreme Auffüllung der Bandscheibe in Form einer Distension, vermieden wird. Atypische, dem Patienten nicht bekannte Schmerzen können bei Bandscheibendegenerationen auftreten. Die typische Reproduktion des bekannten Schmerzbildes oder auch das Fehlen der Schmerzreproduktion ist neben der radiographischen Darstellung der Bandscheibe die wichtigste Aussage der Diskographie. Druckmesssonden zur Bestimmung des maximalen Injektionsdruckes haben sich in der klinischen Praxis nicht durchgesetzt, werden aber weiter im Rahmen von Studienprojekten eingesetzt.

Eine normale Bandscheibe hat gewöhnlich einen festen Injektionsendpunkt, an dem kein weiteres Volumen mehr eingebracht werden kann. In der Regel nimmt eine nicht veränderte lumbale Bandscheibe 1 ml Volumen (0,5–2 ml) auf. Mit zunehmender Bandscheibendegeneration oder beim Vorliegen eines Bandscheibenvorfalles nimmt das injizierbare Volumen zu. Das Diskogramm einer nicht degenerativ veränderten Bandscheibe zeigt das Bild einer zentralen Kontrastmittelanfüllung (Cotton-Ball-Konfiguration) (Abb. 10.**40**) entsprechend dem Nucleus pulposus, die manchmal als so genannte Sandwichstruktur geteilt sein kann.

Bei einer Bandscheibendegeneration entsteht keine abgegrenzte Kontrastmitteldarstellung. Der Grenzbereich Anulus-Nukleus wird von Kontrastmittel durchbrochen. Häufig sind Vorwölbungen oder ein epidurales Kontrastmitteldepot zu finden, wobei auch ein Bandscheibenvorfall angefärbt werden kann.

Eine Kombination aus Diskographie und Computertomographie, das sog. Disko-CT, wurde von Angtuaco u. Mitarb. (1984) zum Nachweis eines lateralen Bandscheibenvorfalls beschrieben. Ein Disko-CT kann innerhalb von 2 Stunden nach der Kontrastmittelinjektion angefertigt werden (Krämer 1994). Edwards u. Mitarb. (1987) fanden bei der Chemonukleolyse deutlich verbesserte Behandlungsergebnisse bei Patienten, bei denen das Disko-CT eine Kontrastanreicherung des Bandscheibenvorfalls zeigte. Die Wertigkeit der Diskographie allein im Vergleich zum Disko-CT wurde von Bernhard jr. (1990) in einer umfangreichen Studie untersucht. Zwei unabhängige Radiologen schätzten das Ergebnis der Diskographie in 84% der Fälle als nützlich und hilfreich ein, während sie das zusätzliche Disko-CT in 42% als diagnostisch wertvoll erachteten. Ein grundsätzlicher Ersatz der Diskographie durch das Disko-CT kann daher nicht empfohlen werden.

Die Diskographie wird in folgenden klinischen Situationen eingesetzt:
- Sicherung der Diagnose eines lateralen Bandscheibenvorfalls,
- Darstellung und Beurteilung eines sog. inneren Bandscheibenvorfalls (Bulging Disk),
- Bewertung der klinischen Relevanz von Bandscheibenvorfällen in mehreren Etagen,

- Abgrenzung zwischen Nervenwurzelanomalie und Bandscheibenvorfall,
- Untersuchung von Patienten mit Postdiskektomiesyndrom,
- Differenzierung der Bandscheibenläsion (Protrusion, subligamentärer Sequestrierung und freier Sequestrierung).

Als mögliche Komplikationen der Diskographie werden retroperitoneale Hämatome und Bandscheibeninfektionen genannt, wobei die Infektionsrate in verschiedenen Studien unter 1% angegeben wird (Fraser u. Mitarb. 1987). Jedoch ist diesem Umstand bei der Durchführung der Diskographie durch Einhaltung streng aseptischer Kautelen Rechnung zu tragen. Eine unkorrekte Nadellage kann zu einer subarachnoidalen Injektion oder einer Nervenwurzelinjektion führen, die in der Regel ohne Konsequenzen bleibt, solange nur Kontrastmittel injiziert wird. Durch wiederholte Diskographien konnte nachgewiesen werden, dass die Kontrastmittelinjektion keine sekundäre Schädigung einer normalen Bandscheibe bewirkt (Collis u. Gardener 1962, Milette u. Melanson 1982, Wiley u. Mitarb. 1968).

Die Interpretation der Diskographie erfolgt anhand der dynamischen Befunde, die unter Bildwandler- oder DAS- (digitale Substraktionsangiographie-)Kontrolle erhoben wurden, sowie anhand der Röntgenbilder. Zusätzlich kann ein Computertomogramm durchgeführt werden und mit einer kombinierten Interpretation von Diskogramm und Disko-CT werden die Befunde entsprechend der Dallas-Diskogramm-Klassifikation eingeteilt (Sachs u. Mitarb. 1987).

Zur Beurteilung der kombinierten Untersuchung aus Diskographie und CT wurden 5 Kategorien gewählt:
- In der **1. Kategorie** wird das Ausmaß der Bandscheibendegeneration im axialen Schnittbild (CT-Schnittbild) beschrieben. Mit Null wird eine normale Anulus- und Nukleusdarstellung bewertet. Generell wird eine Kontrastmittelanfüllung im Anulusbereich als Degeneration aufgefasst, wobei die Stufe 1 einen schmalen Sektor von weniger als 10% des Anulus betrifft, die Stufe 2 einen Teil unter 50% und die Stufe 3 eine Totaldegeneration mit mehr als 50% betroffenem Anulusanteil darstellt.
- In der **2. Kategorie** wird die Tiefe der Anuluseinschnitte oder -einrisse beschrieben, wobei Null wiederum keinen Einschnitt beschreibt, in Stufe 1 der innere Anulus betroffen ist, in Stufe 2 der Riss bis in den äußeren Anulus geht und bei Stufe 3 das Kontrastmittel den gesamten Anulus durchdrungen hat und sich als Depot unter den äußeren Grenzschichten darstellt. Dieses würde einem Bandscheibenvorfall entsprechen.
- Die **3. Kategorie** interpretiert die durch die Diskographie ausgelöste Schmerzausstrahlung und unterscheidet zwischen Druckgefühl ohne Schmerz, ungewöhnlichem, nicht bekanntem Schmerz, Schmerzen ähnlich dem alltäglichen Schmerzbild und Schmerzen identisch mit dem alltäglichen Schmerzbild. Zusätzlich klassifiziert der Patient die Intensität der Schmerzen auf einer Schmerzskala zwischen 0 und 10, wobei 0 kein Schmerz bedeutet und 10 der stärkste vorstellbare Schmerz ist.
- In der **4 Kategorie** wird das injizierbare Volumen ggf. zusammen mit der Entwicklung des Injektionsdruckes festgehalten.
- In der **5. Kategorie** können Kommentare festgehalten werden, wie z.B. die Anfärbung von Deckplatteneinbrüchen, die ausschließliche Reproduktion von Beinschmerzen oder der Abbruch der Kontrastmittelinjektion, bedingt durch starke Schmerzen vor Erreichen eines maximalen Injektionswiderstandes.

Wirkungsprinzipien

Chemonukleolyse

Die heutzutage am weitesten verbreitete Substanz zur Chemonukleolyse ist das Chymopapain. Papain und Chymopapain wurden 1941 erstmals von Jansen u. Balls aus der Milch der karibischen Papaya-Pflanze (Carica papaya) isoliert. Die Wirkung von Chymopapain auf Knorpelgewebe wurde 1956 eher zufällig von Thomas entdeckt, der das sog. Schwarzmann-Phänomen im Tierversuch darstellen konnte (Thomas 1956). Er applizierte Kaninchen intravenös Papain und beobachtete, dass die Ohren der Tiere nicht mehr aufrecht standen, sondern herunterhingen (Abb. 10.41).

Biochemie und Pharmakologie des Chymopapain. Die biologische Grundwirkung des Chymopapain besteht aus einer Depolimerisation der Bandscheibenmatrix, die eine Beschleunigung der sonst alterungsbedingt auftretenden Prozesse darstellt. Das Chymopapain (Chymodiaktin) ist biochemisch gesehen eine Zysteinproteinase. Es katalysiert die hydrolytische Spaltung von Glykosaminoglykanen aus Proteoglykanaggregaten (Stern 1969). Die Wasserbindungsfähigkeit der Polysaccharidseitenketten in der extrazellulären Matrix (Chondroitin-6-Sulfat und Keratan-Sulfat) geht verloren und die freigewordenen Wassermoleküle diffundieren aus der Bandscheibe. Hieraus resultiert ein Abfall des intradiskalen Druckes. Der Effekt des Chymopapains betrifft dabei nur die Proteoglykane in der Grundsubstanz des Bandscheibengewebes, Kollagenfasern sind nicht betroffen. Die sofort einsetzende Wirkung des Chymopapains kann gelegentlich bereits unmittelbar nach der Injektion durch Aspiration einer milchig-trüben Flüssigkeit nachgewiesen werden (McCulloch u. Macnab 1983).

Bereits 30 Minuten nach der Injektion lässt sich immunoreaktives Chymopapain mit einer Halbwertszeit von 3 Tagen im Plasma nachweisen (Kapsalis u. Mitarb. 1974, Moneret-Vautrin u. Laxenaire 1985). Aus der Bandscheibe austretendes Chymopapain wird durch α_2-Makroglobulin, Cystatin C und niedermolekulares Kininogen inaktiviert

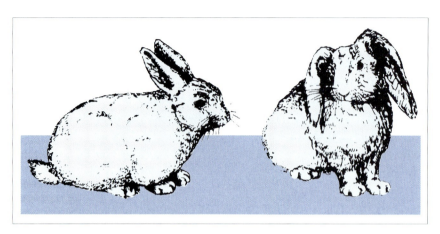

Abb. 10.41 Erweichung des Ohrknorpels nach intravenöser Gabe von Papain. Tierversuch von Thomas zum Schwarzmann-Phänomen. Die vor der Injektion aufrecht stehenden Ohren (links) hingen nach Injektion von Papain schlapp herunter (rechts).

(Buttle u. Mitarb. 1986, Kapsalis u. Mitarb. 1974, McCulloch u. Macnab 1983). Bereits 8 Stunden nach der Applikation ist eine Keratan-Sulfat-Erhöhung im Serum nachweisbar, die als direkter Marker für den Katabolismus von keratosulfathaltigen Proteoglykanen – wie sie im Bandscheibengewebe vorliegen – gilt. Die erhöhte Keratansulfatausscheidung hält bis zu 4 Wochen nach der Chymopapaininjektion an (Jeffery u. Mitarb. 1987). Das Enzym wird persistierend an die Proteoglykanfragmente gebunden, gelangt mit ihnen in den Blutkreislauf und wird über die Niere im Urin ausgeschieden. Nichtgebundenes Chymopapain wird in wenigen Sekunden durch α_2-Makroglobuline inaktiviert und durch Katapepsine sowie die Bildung von spezifischen Antikörpern ausgeschieden.

Morphologische Effekte nach Chemonukleolyse. Im Tierversuch an Hunden konnten Bradford u. Mitarb. (1983, 1984) innerhalb von 14 Tagen nach Chymopapaininjektion eine Abnahme der Bandscheibenhöhe feststellen. Innerhalb eines halben Jahres nach der Injektion konnte ein Wiederaufbau des Nucleus pulposus mit Wiedergewinnung der ursprünglichen Bandscheibenhöhe festgestellt werden. Im Gegensatz zu den Untersuchungen von Garvin u. Jennings (1973) fanden sie jedoch neben einer Wirkung des Chymopapains auf die Grundsubstanz des Nucleus pulposus auch Veränderungen des Anulus fibrosus und der knorpeligen Grund- und Deckplatten. Diese Beobachtung stimmt mit In-vitro-Untersuchungen von Hirtz (Hirtz u. Mitarb. 1991, 1994) an menschlichen Bandscheibenpräparaten überein. Weitere In-vitro-Untersuchungen (Steffen u. Greskötter 1989) von im Rahmen von Bandscheibenoperationen nach vorausgegangener Chemonukleolyse gewonnenem Anulus- und Nukleusgewebe bestätigten dosisabhängige Destruktionen in diesen Geweben. Reparationserscheinungen in Form von fibrösem Ersatzgewebe konnten an diesen Präparaten von menschlichem Bandscheibengewebe kaum nachgewiesen werden. Zur Regeneration des Nucleus pulposus liegen in tierexperimentellen Untersuchungen widersprüchliche Beobachtungen vor (Bradford u. Mitarb. 1983, 1984, Spencer u. Miller 1985).

In einer magnetresonanztomographischen Verlaufskontrolle nach Chemonukleolyse konnten Szypryt u. Mitarb. (1987) keine wesentlichen Veränderungen im Wassergehalt der Bandscheibe innerhalb von 14 Tagen nach Chymopapaininjektion feststellen. Zwischen 14 Tagen und 6–8 Wochen kam es zu einer deutlichen Abnahme des Wassergehaltes und der Bandscheibenhöhe mit einem Minimum des Wassergehaltes zwischen 3 und 6 Monaten. Im Gegensatz zum bereits erwähnten Tierversuch war jedoch nach einem Jahr und später keine signifikante Zunahme des Wassergehaltes des Nucleus pulposus und keine Wiederzunahme der Bandscheibenhöhe nachweisbar. Die magnetresonanztomographischen Verlaufskontrollen zeigten darüber hinaus transitorische Veränderungen im Bereich der Grund- und Deckplatten und eine Reduzierung im Wassergehalt der Protrusion oder des Sequesters. Aufgrund dieser Beobachtungen kann gefolgert werden, dass sich zwischen 2 und 8 Wochen nach Chemonukleolyse eine deutliche Reduzierung des intradiskalen Drucks durch starken Wasserverlust des Bandscheibenkerns entwickelt. Im gleichen Zeitraum ist eine Beeinflussung des Bandscheibenvorfalles oder des sequestrierten Bandscheibenanteils anzunehmen, da auch hier eine direkte Schrumpfung durch Wasserverlust auftritt. Aufgrund der von Kikuchi u. Mitarb. (1987) beobachteten chymopapaininduzierten Chondrozytenfunktionsstörung dürften die morphologischen Veränderungen im Nukleus- und Anulusgewebe weitgehend irreversibel sein.

Biomechanische Effekte nach Chemonukleolyse. Ein sehr wichtiger Effekt der Chemonukleolyse besteht aus einem Höhenverlust des Bandscheibenraumes und einer verminderten Verspannung der Anulusfaserschichten. Diese Veränderungen finden in einer röntgenologisch und magnetresonanztomographisch nachweisbaren Verschmälerung des Bandscheibenraumes und einer Vorwölbung des gesamten Anulus ihre radiologischen Korrelate.

Biomechanische Daten zur Veränderung der Stabilität des Bewegungssegmentes nach Chemonukleolyse liegen bisher ausschließlich aus tierexperimentellen Studien vor. Bradford u. Mitarb. (1983, 1984) beschrieben die biomechanischen Veränderungen der In-vivo-Injektion von Chymopapain in Hundebandscheiben nach 3 Wochen und 3 Monaten. Als Instabilitätskriterien wurden die sog. Steifigkeit und das Kriechverhalten der behandelten Bewegungssegmente im Vergleich zu unbehandelten herangezogen. Drei Wochen nach Chemonukleolyse fand sich eine signifikante Abnahme der Steifigkeit in den Bewegungssegmenten unter axialer Last und Torsion gegenüber der unbehandelten Kontrollgruppe. Entsprechend nahm das Kriechverhalten signifikant zu. Diese Veränderungen waren 3 Monate nach Chymopapainapplikation deutlich reduziert. Spencer u. Miller (1985) untersuchten ebenfalls an Hunden den Chymopapaineffekt auf das biomechanische Verhalten lumbaler Bewegungssegmente über einen Zeitraum von 52 Wochen. Als Instabilitätskriterium wurde eine Zunahme der Beweglichkeit angesehen. Sie bestimmten die Flexibilität für Flexion, Torsion und Seitenneigung. Hierbei fand sich eine signifikante Zunahme bis zu 12 Wochen nach Chymopapaininjektion für die Flexion und bis zu 4 Wochen nach Chymopapaininjektion für Torsion und laterale Biegung. Nach 26 Wochen lag kein signifikanter Unterschied der Flexibilität im Vergleich zur Kontrollgruppe mehr vor. Die Autoren diskutieren zusätzlich zum Enukleationseffekt durch Dehydratation des Nuceus pulposus eine Beeinträchtigung der biomechanischen Eigenschaften des Anulus fibrosus, bedingt durch den auch hier nachgewiesenen Proteoglykanverlust mit Abnahme der Faserverspannung.

Kahanowitz u. Mitarb. (1985) verglichen an Hundebandscheiben den Chymopapaineffekt mit demjenigen von Diskektomien, bei denen eine mechanische Ausräumung des Nucleus pulposus und der inneren Anulusanteile durchgeführt wurde. Die Bandscheibenhöhenveränderungen nach Chemonukleolyse und Diskektomie waren nicht signifikant unterschiedlich; jedoch zeigte sich nach Chemonukleolyse ein anderes Instabilitätsmuster. Die Chemonukleolyse verursachte einen Verlust an Steifigkeit unter Flexionsbelastung und unter mediolateraler Schubbelastung sowie unter Torsion. Im Gegensatz dazu führte die Diskektomie nur zu einer Abnahme der Steifigkeit unter Flexion bei normalen Werten für alle anderen Belastungsformen. Diese Untersuchungen führten wie die von Spencer u. Miller (1985) ebenfalls zu der Schlussfolgerung, dass die Chemonukleolyse zu einer zusätzlichen Beeinträchtigung der Anuluseigenschaften führt und dadurch bedingt vorübergehend eine Instabilität entsteht, die über die Instabilität nach Diskektomie hinausgeht. Entzündungsreaktionen als Ursache der Rückenschmerzproblematik nach Chemonukleolyse konnten histologisch ausgeschlossen werden.

Die Gesamtbetrachtung dieser biomechanischen – gleichwohl nur tierexperimentell gewonnen – Erkenntnisse lässt folgende Schlussfolgerungen zu: Eine Instabilität des behandelten Segmentes entsteht durch signifikanten Steifigkeitsverlust der Bandscheibe. Dieser Effekt geht über denjenigen der operativen Nukleusausräumung hinaus. Eine echte Regeneration der Proteoglykane scheint nicht stattzufinden. Vielmehr bildet sich ein fibrotisches Ersatzgewebe, das zur Wiederverfestigung der Bandscheibe führt. Gleichzeitig wird ein Schrumpfungsprozess eines Bandscheibenvorfalls eingeleitet, der zwischen 6 und 12 Monaten – ggf. auch früher (Kato u. Mitarb. 1992) – sicher nachweisbar ist (Gentry u. Mitarb. 1985, Boumphrey u. Mitarb. 1987).

Perkutane Nukleotomie

Zur perkutanen Nukleotomie werden 2 unterschiedliche Verfahren eingesetzt. Bei Anwendung der manuellen perkutanen Nukleotomie wird mit verschiedenen Fasszangen Nukleus- und loses Anulusgewebe entfernt. Über einen zusätzlichen Zugang ist eine visuelle Kontrolle möglich. Die automatisierte perkutane lumbale Nukleotomie (APLD: automated percutaneous lumbar discectomy) setzt demgegenüber ein Nukleotom ein, das mit einem Schneideblatt Gewebe abtrennt, welches durch Unterdruck abgesaugt wird. Über eine Optikfaser ist auch hier eine visuelle Kontrolle möglich.

Biomechanische Effekte der perkutanen Nukleotomie. Die Grundüberlegung zur Anwendung der perkutanen Nukleotomie bestand darin, dass eine Verminderung der Menge des Bandscheibengewebes, insbesondere im Bereich des Nucleus pulposus, zu einem verringerten Bandscheibenbinnendruck und folglich einer geringeren Vorwölbung der geschlossenen Bandscheibe führen sollte. Dieser Theorie lag die Vorstellung zugrunde, dass die Spannung des hinteren Längsbandes die Vorwölbung der Bandscheibe bei vermindertem Bandscheibendruck reduzieren würde. Dem stehen jedoch biomechanische Untersuchungen gegenüber, die nach der Gewebeentnahme zwar eine Verminderung des Bandscheibendruckes, aber auch eine Verminderung der Bandscheibenhöhe und eine Vermehrung der Bandscheibenvorwölbung zeigten (Shea u. Mitarb. 1994, Steffen u. Mitarb. 1993, Castro u. Mitarb. 1993). Für dieses Phänomen ist die spezielle Konstruktion der Bandscheibe verantwortlich. Diese kann grob mit einem Druckstempel verglichen werden. Der Quelldruck des Nucleus pulposus wirkt dabei in der Bandscheibe als Druckzylinder, der in einer Buchse, die von den Anulusfasern gebildet wird, die Deckplatten auseinanderdrückt. Eine Verminderung des Nucleus-pulposus-Volumens führt somit zunächst zu einem geringeren Quelldruck und einer geringeren Vorspannung der Anulusfasern, die wiederum eine verminderte Bandscheibenhöhe und eine weitere Vorwölbung des Anulus bedingt. Als Einschränkung der Aussagefähigkeit dieser biomechanischen Studien muss festgehalten werden, dass diese an intakten Wirbelsäulensegmenten durchgeführt wurden. Die perkutane Nukleotomie wird jedoch bei Bandscheiben angewandt, die eine lokalisierte Anulusläsion und -vorwölbung aufweisen. Letztere sind Orte mit verminderter Druckresistenz. Die bei einer derartig vorgeschädigten Bandscheibe durchgeführte intradiskale Druckminderung im Bereich der Schwachstelle könnte anders als bei der Bandscheibe mit intaktem Anulus dazu führen, dass hier eine verminderte Bandscheibenvorwölbung resultiert.

Die bereits beschriebenen biomechanischen Studien zeigen darüber hinaus, dass schon nach 10-minütiger APLD ein signifikanter Druckabfall in der Bandscheibe eintritt, ohne dass bereits eine Höhenminderung oder verstärkte Bandscheibenvorwölbung vorliegt. Im Mittel wurden 0,54 g Gewebe in dieser Zeit entnommen. Nach 40-minütiger APLD betrug die entnommene Gewebemenge 1,6 g, was sich mit klinischen Beobachtungen deckt (Entnahme von 1,5–1,9 g Gewebe (Graham 1989, Hjikata 1989, Kambin u. Schaffer 1989)). Allerdings trat auch der Effekt der Höhenminderung und verstärkten Vorwölbung ein. Postuliert man den Effekt der Druckminderung als hauptsächliches Korrelat der Wirkung, könnte eine 10-minütige APLD als ausreichend gelten. Dem widersprechen jedoch klinische Studien, die eine Wirksamkeit erst ab einer Entnahme von 1,3 g Gewebe annehmen (Hijikata 1989).

Laserdekompression

Erste Untersuchungen zum Lasereinsatz an Bandscheiben wurden mit dem CO_2-Laser von Gropper u. Mitarb. (1984) vorgestellt. Der Einsatz des Neodym-YAG-Lasers wurde von Ascher 1986 sowie Choy u. Mitarb. 1987 erstmals anhand experimenteller und klinischer Untersuchungen vorgestellt.

Zurzeit werden neuere Laserarten, die gegenüber dem Neodym-YAG-Laser einen geringeren thermischen Effekt aufweisen, zur perkutanen Laserdekompression eingesetzt. Hierbei handelt es sich im Wesentlichen um den Holmium-YAG-Laser. Dieser weist eine geringere Temperaturerhöhung in der Umgebung im Vergleich zum Neodym-YAG-Laser auf und verringert somit die potentielle Gefahr eines thermischen Schadens außerhalb der Bandscheibe (Siebert u. Mitarb. 1991). Neben dem Neodym-YAG-Laser wird der Excimer-Laser zum Einsatz an der Bandscheibe erprobt. Hier besteht jedoch das Problem einer sehr geringen Abtragrate (Mayer u. Mitarb. 1991). Aus diesem Grund wird der Excimer-Laser mit einer Wellenlänge von 300 Nanometer nur als Sonderindikation zur dorsalen und subligamentären Abtragung von Bandscheibengewebe unter optischer Kontrolle neben einer perkutanen Nukleotomie eingesetzt (Leu u. Mitarb. 1991).

Laserwirkungen im Gewebe. Die Umwandlung der elektromagnetischen Laserenergie in thermische Energie geschieht, indem der Laserstrahl an ein Chromophor ankoppelt und absorbiert wird. Durch die Absorption wird die Lichtenergie in Wärme umgewandelt und es kommt zum Temperaturanstieg. Diese thermische Energie wiederum kann zum Schneiden, Koagulieren oder Vaporisieren des Gewebes benutzt werden. Die thermischen Eigenschaften des Gewebes werden durch 3 wesentliche Faktoren bestimmt: Wärmeleitfähigkeit, Fähigkeit zur Wärmespeicherung und Wärmeabtransport über den Blutweg oder durch externe Kühlung.

Bei der rein thermischen Laserwirkung ist der Effekt im Gewebe temperaturabhängig. Bis ca. 45 °C und kurzer Einwirkungsdauer kommt es zu keinem irreversiblen Gewebeschaden. Ab einer Temperatur von ca. 60° beginnt die Koagulation und über 300 °C werden die Gewebe verdampft. Dies ist der Temperaturbereich, in dem die Laser einen Schneideffekt aufweisen (Tab. 10.**16**).

Biomechanische Effekte der Laserdekompression. Erste biomechanische Untersuchungen zur intradiskalen Laseranwendung beschäftigten sich mit Veränderungen des intradiskalen Drucks. Yonezawa u. Mitarb. (1990) zeigten tierexperimentell eine signifikante Verminderung des intradiskalen Drucks, der auch nach 6 Monaten nur geringfügig anstieg. Der Nucleus pulposus war vollständig durch Narbengewebe ersetzt. Choy u. Mitarb. (1992) führten Untersuchungen an menschlichen Wirbelsäulenpräparaten durch. Sie fanden nach der Applikation von 1000 J eines Neodym-YAG-Lasers im Vergleich zum Kontrollkollektiv eine signifikante Abnahme des Drucks von 40%.

Die Untersuchungen von Quigley u. Mitarb. (1994) an Schweinebandscheibenpräparaten erlauben einen Vergleich der Laserdekompression mit verschiedenen Laserarten und der APLD. Einheitlich in allen Gruppen zeigten

Tab. 10.16 Thermische Laserreaktionen

Temperatur in Grad (°C)	Gewebeeffekte
37	keine Gewebeeffekte
40–45	• Enzyminduktion, Ödemausbildung, Membranaufflockerung, bei längerer Dauer Zelltod • es kommt zu keinen wesentlichen optischen oder mechanischen Veränderungen des Gewebes
60–65	• Denaturierung des Eiweiß • Beginn der Koagulation und Auftreten von Gewebenekrosen
80	• Kollagendenaturierung • ferner werden Effekte in der Zellmembran beobachtet
90–100	• Gewebeaustrocknung • Gewebe schrumpft und der Flüssigkeitsanteil wird reduziert
über 150	• Karbonisierung des Gewebes • schwarze Verfärbung mit erhöhter Absorption und starke mechanische Zerstörung des Gewebes tritt auf
über 300	• Verdampfen und Verbrennen des Gewebes • Rauch- und Gasentwicklung tritt auf • Gewebe wird abgetragen

die Druckkurven in Abhängigkeit von der Energie bzw. Entnahmemenge einen Plateaueffekt ohne weiteren Druckabfall, der nach 1000 J Neodym:YAG- und Holmium:YAG-Applikation auftrat.

In Untersuchungen von Steffen u. Mitarb. (1993) an menschlichen Bandscheibenpräparaten wurden die Veränderungen der Bandscheibenhöhe, der Beweglichkeit (Flexibilität) und der Instabilität (neutrale Zone) nach Laser Anwendung (Neodym:YAG 1,064 m) bestimmt. Die Bandscheibenhöhe zeigte im Gegensatz zu den bereits dargestellten Veränderungen nach APLD bei 1500 und 3000 J keine signifikante Veränderung. Flexibilität und neutrale Zone für Extension/Flexion, Seitenneigung und Rotation wiesen eine geringfügige Zunahme auf. Unter Schubbelastung konnte eine Stabilitätszunahme nachgewiesen werden.

Indikationen zur intradiskalen Therapie

Alle intradiskalen Therapieverfahren zeichnen sich durch eine geringe Invasivität aus. Dennoch sollte auch hier die Indikation nach klar abgegrenzten Kriterien gestellt werden. Wie bei vielen orthopädischen Eingriffen bildet die Auswahl der geeigneten Patienten eine wesentliche Voraussetzung des Therapieerfolges. Beschwerden, die eher durch Degenerations- oder Instabilitätsphänomene als mechanisch durch einen Bandscheibenvorfall verursacht werden, können durch intradiskale Therapien verstärkt werden. Auch Ischialgien durch Nervenwurzelentzündungen oder immunologische Veränderungen könnten durch eine Höhenminderung der Bandscheibe verstärkt werden.

Indikation und Kontraindikation zur Chemonukleolyse

Die Indikationsstellung zur Chemonukleolyse berücksichtigt das klinische Bild, den Krankheitsverlauf, bildgebende Befunde sowie Negativkriterien und absolute Kontraindikationen. Das Indikationsspektrum zur perkutanen Nukleotomie und Laserdekompression ist ähnlich, Differenzierungen gibt es jedoch bei der Auswahl des speziellen Verfahrens.

Da die magnetresonanztomographischen oder computertomographischen Befunde nicht immer eine eindeutige Klassifizierung des Bandscheibenvorfalls in Protrusion, subligamentären Sequester und freien Sequester zulassen, ist eine Diskographie des entsprechenden Bandscheibenraumes, gegebenenfalls in Kombination mit einer Computertomographie als sog. Disko-CT (Abb. 10.42 u. 10.43), eine wertvolle Hilfe. Wenn es bei der Diskographie mit wasserlöslichem Kontrastmittel zu einer deutlichen Druckerhöhung kommt, erkennbar am zunehmenden Injektionswiderstand, handelt es sich um eine geschlossene Bandscheibe. Gibt der Patient zusätzlich eine entsprechende Verstärkung seiner radikulären Symptomatik an, ist ein ursächlicher Zusammenhang zwischen intradiskalem

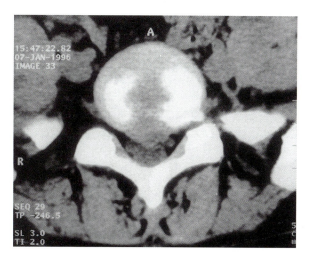

Abb. 10.42 Im CT ist Bandscheibengewebe vor der Wirbelkörperhinterkante S1 nachgewiesen. Aufgrund der Größe und der Migration stellt dieser Befund noch eine Indikation für die Chemonukleolyse dar.

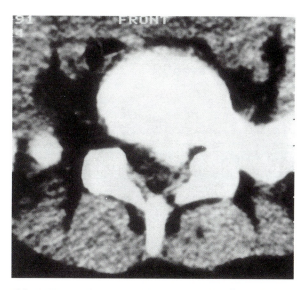

Abb. 10.43 Die Kontrasteinfärbung des Bandscheibenvorfalls im Disko-CT bestätigt die Diagnose eines subligamentären Sequesters (fehlender Kontrastmittelübertritt in den Epiduralraum).

Druck und Ischialgie bei Bandscheibenprotrusion oder kleinem Bandscheibensequester gegeben.

Indikationen zur intradiskalen Therapie:
- einseitige Ischialgie mit dermatombezogener Schmerzausstrahlung bis in den Unterschenkel und/oder Fuß mit sicheren neurologischen Zeichen (Reflexdifferenz, Parästhesien, Sensibilitätsstörungen, Muskelschwäche),
- Lasègue-Zeichen unter 50° und/oder positives kontralaterales Lasègue-Zeichen,

- Beinschmerz muss im Vordergrund stehen oder zumindest gleichwertig mit Rückenschmerzintensität sein,
- Anamnesedauer mit erfolgloser konservativer Behandlung sollte mindestens 8 Wochen betragen,
- lumbales CT oder MRT muss einen dem klinischen Bild entsprechenden Bandscheibenvorfall von höchstens mittlerer Größe zeigen.

Als negative Kriterien, die den Behandlungserfolg infrage stellen, gelten folgende Faktoren:
- ein im Vordergrund stehender Kreuzschmerz,
- knöcherne Stenosierung der Nervenwurzel im lateralen Rezessus oder im Foramen intervertebrale,
- psychogene Alterationen,
- Übergewicht,
- Diabetes,
- Anamnesedauer von mehr als 9 Monaten,
- vorausgegangene Operation der gleichen oder einer anderen Bandscheibe.

Wiederholte Chymopapaininjektionen, zumal wenn sie an der gleichen Bandscheibe erfolgen, erzielten in einzelnen Studien unzureichende Behandlungsergebnisse. Auch die Häufigkeit allergischer Reaktion war erhöht (Schweigel u. Berezowskyj 1987, Deutmann u. Mitarb. 1995).

Alle intradiskalen Therapien sind während der Schwangerschaft kontraindiziert, da eine Strahlenexposition des unteren Abdomens erforderlich ist. Erkrankungen, die eine unmittelbare Dekompression neuraler Strukturen erfordern, bilden ebenfalls Kontraindikationen, da intradiskale Therapien diesen Effekt nicht direkt erreichen. Hierzu gehören in erster Linie das Kauda-equina-Syndrom und schwere Paresen bzw. Paralysen. Beschwerden, die durch knöcherne Stenosierung (mit)verursacht werden, sind ebenfalls nicht intradiskal therapierbar. Ein früher Kontrastmittelabfluss in den Epidualraum bei der Diskographie macht ein Verbleiben von Chymopapain im Bandscheibenraum und somit dessen Wirkung unwahrscheinlich. Die Chemonukleolyse ist bei nachgewiesener Allergie gegen Chymopapain kontraindiziert.

Kontraindikationen der Chemonukleolyse:
- nachgewiesene Allergie gegen Chymopapain,
- Schwangerschaft,
- Kauda-equina-Syndrom,
- schwere Paresen,
- früher Kontrastmittelabfluss in den Epiduralraum,
- Verdacht auf intrathekalen Kontrastmittelübertritt.

Indikationen zur perkutanen Nukleotomie und zur intradiskalen Laserdekompression
Die Indikationen zu beiden Therapieverfahren entsprechen sich weitgehend und unterscheiden sich im Wesentlichen nicht von den Indikationen zur Chemonukleolyse. Im Einzelnen sind auch hier folgende Parameter zu beachten:
- Beinschmerz ausgeprägter als Rückenschmerz,
- dermatombezogene Sensibilitätsstörung oder Schmerzausstrahlung,
- positive Nervendehnungszeichen,
- positive neurologisch-radikuläre Befunde,
- konservative Therapie über mehrere Wochen ohne signifikante Besserung,
- Korrelation der klinischen Befunde mit einer Protrusion oder einem subligamentär-sequestrierten Bandscheibenprolaps im CT oder MRT.

Absolute Kontraindikationen zur perkutanen Nukleotomie oder zur Laserdekompression bilden:
- frei sequestrierte Bandscheibenvorfälle,
- Spinalkanalstenosen,
- Schwangerschaft.

Demgegenüber gibt es folgende relative Kontraindikationen:
- deutliche degenerative Veränderungen im betroffenen Segment,
- Spondylolysen,
- Spondylolisthesen.

Differenzialindikationen zu intradiskalen Therapieformen
Die Chemonukleolyse erreicht auch subligamentäre Bandscheibensequester, was sich durch eine Kontrastmittelumflutung im Diskogramm darstellen lässt. Eine MRT-Verlaufsstudie konnte eine direkte Beeinflussung des Bandscheibensequesters mit Volumenreduktion durch die Wirkung des Chymopapains nachweisen (Steffen 1993). Demgegenüber kann eine entsprechende Wirkung bei der perkutanen Nukleotomie und Laserdekompression nicht sicher angenommen werden (Wittenberg u. Steffen 1997). Das Indikationsspektrum letzterer Verfahren reduziert sich somit auf Bandscheibenprotrusionen mit noch intakten äußeren Anuluslamellen oder auf kleine subligamentäre Sequester mit noch deutlich erhaltener Beziehung zum Nucleus pulposus. Größere subligamentäre Sequester mit deutlicher Dislokation bilden eher eine Indikation zur Chemonukleolyse.

Ein solches differenziertes Vorgehen erfordert eine sorgfältige präoperative Diagnostik. Computertomogramm und MRT zeigen in den transversalen Schnitten (Abb. 10.**44**), die parallel zum Bandscheibenraum erstellt werden sollen, eine sichere Darstellung der dorsalen Bandscheibenkontur. Vorwölbungen der hinteren Bandscheibenkontur, die auf die Bandscheibenhöhe begrenzt sind, werden in der Regel als Protrusionen (Abb. 10.**45**) bezeichnet. Im MRT gelingt häufig die Abgrenzung des Lig. longitudinale posterius, so dass auch kleine subligamentäre Sequester von Protrusionen abgegrenzt werden können. Beide Befunde stellen eine Indikation für die intradiskale Therapie dar. Bei Dislokation des Bandscheibenmaterials oberhalb oder unterhalb der Bandscheibenebene vor die Wirbelkörperhinterkante (Abb. 10.**46**) ist ein subligamentärer oder freier Sequester anzunehmen. Handelt es sich nur um geringe Kranial- bzw. Kaudaldislokationen, ausgehend vom Bandscheibenraum, erscheint eine perkutane Nukleotomie oder Laserablation noch möglich.

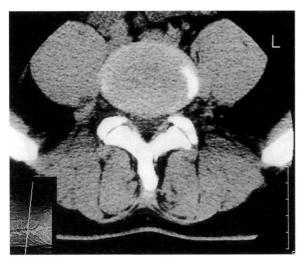

Abb. 10.44 Das lumbale CT zeigt eine kleine Bandscheibenprotrusion mit typischer medialer Betonung.

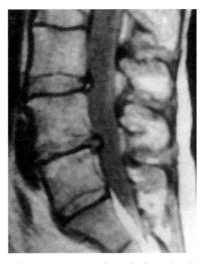

Abb. 10.45 Im MRT kann die kraniokaudale Ausdehnung der Bandscheibenprotrusion sehr gut identifiziert werden. Die Protrusionen L3/4 und L4/5 zeigen keine Kranial- oder Kaudalmigration.

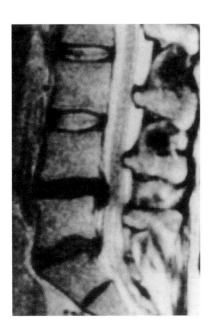

Abb. 10.46 Im MRT ist ein mittelgroßer subligamentärer Sequester mit deutlicher Kaudalmigration im Segment L4/5 nachweisbar, bei L5/S1 Bandscheibendegeneration mit geringfügiger Protrusion.

Bei deutlichen Dislokationen ist eine Chemonukleolyse vorzuziehen, sofern es sich um einen subligamentären Sequester handelt.

Da die magnetresonanztomographischen oder computertomographischen Befunde nicht immer eine eindeutige Klassifizierung des Bandscheibenvorfalls in Protrusion, subligamentären Sequester und freien Sequester zulassen, ist eine Diskographie des entsprechenden Bandscheibenraumes eine wertvolle Hilfe. Wenn es bei der Diskographie mit wasserlöslichem Kontrastmittel zu einer deutlichen Druckerhöhung kommt, erkennbar an zunehmendem Injektionswiderstand, handelt es sich um eine noch geschlossene Bandscheibe. Gibt der Patient zusätzlich eine entsprechende Verstärkung seiner radikulären Symptomatik an, ist ein ursächlicher Zusammenhang zwischen intradiskalem Druck und Ischialgie bei Bandscheibenprotrusion oder kleinem Bandscheibensequester nachgewiesen. Eine Chemonukleolyse, perkutane Nukleotomie oder Laserablation kann unmittelbar angeschlossen werden. Ein subligamentärer Sequester stellt sich in der Diskographie als subligamentäre Kontrastmittelsichel dar, die als Negativanfärbung des Lig. longitudinale posterius aufgefasst werden kann. Wie bereits dargestellt, wäre in diesem Fall die Chemonukleolyse die Therapie der Wahl.

Technik und Durchführung der intradiskalen Therapieverfahren

Chemonukleolyse

Allergie und Allergietestung. Eine Allergie vom Soforttyp als IgE-vermittelte Reaktion tritt nur nach vorheriger Sensibilisierung mit Bildung von IgE-Antikörpern auf. Davon ist eine anaphylaktoide Reaktion durch Aktivierung verschiedener Mediatoren mit ähnlichen Symptomen zu unterscheiden. Das Risiko allergischer Reaktionen bei der Chemonukleolyse wird mit 0,5–2,0% beziffert (Agre u. Mitarb. 1984, Macnab 1974, Moss 1985, Smith 1971, Watts u. Mitarb. 1975, Wiltse 1983, Bouillet 1987). Die überwiegende Zahl dieser Reaktionen (96%) (Agre u. Mitarb. 1984, Bouillet 1987) tritt dabei innerhalb von 20 Minuten nach der Injektion auf, Spätreaktionen sind jedoch möglich. Die Letalität dieser Reaktionen wird mit 0,7 % angegeben.

Eine Sensibilisierung auf Chymopapain ist durch eine weite Verbreitung von Papainderivaten möglich. Diese finden sich z. B. in den USA als Fleischzartmacher oder in der Bierherstellung, in Medikamenten, Kosmetika, Zahnpasten oder Kontaktlinsenreinigern. Bei 1 % der US-Bevölkerung konnten Chymopapainantikörper nachgewiesen werden, was darauf hindeutet, dass die Sensibilisierungsrate nach oraler Aufnahme eher gering ausgeprägt ist.

Eine positive allgemeine Allergieanamnese stellt keine prinzipielle Kontraindikation der Chemonukleolyse dar, da die Korrelation mit einer Chymopapainallergie gering ist. Der Pricktest erlaubt jedoch eine zuverlässige Verringerung der Allergierate bei einfacher Durchführung (Wittenberg u. Steffen 1997). Verschiedene Medikationsschemata zur Allergieprophylaxe wurden beschrieben, eine statistisch gesicherte Reduktion des Allergierisikos konnte jedoch nicht gezeigt werden.

Personelle und technische Vorassetzungen. Die Chemonukleolyse kann sowohl in Lokalanästhesie als auch in Vollnarkose durchgeführt werden. Erfolgt der Eingriff in Allgemeinanästhesie, so ist Halothan zu vermeiden, da es das Myokard für Katecholamine sensibilisiert. Diese sind als Notfallmedikament beim allergischen Schock unverzichtbar. Die Lokalanästhesie ist insgesamt zu bevorzugen. Dabei können Nervenverletzungen bei der Punktion des Bandscheibenraumes vermieden werden und die Aussagekraft der Diskographie wird durch die Möglichkeit der Schmerzangabe des Patienten erhöht. Ebenfalls kann der wache Patient das Auftreten einer allergischen Reaktion durch Angabe von Unwohlsein frühzeitig ankündigen (McDermott u. Mitarb. 1985).

Wegen der möglichen anaphylaktischen Reaktion sollte der Eingriff nur bei Anwesenheit eines Anästhesisten, unter Monitoring der Vitalparameter und unter Bereithaltung von Notfallmedikamenten und -ausrüstung erfolgen. Aus dem gleichen Grund muss der Patient nüchtern sein und mit einem großlumigen venösen Zugang versorgt sein.

Der Eingriff sollte unter sterilen Kautelen im Operationssaal durchgeführt werden. Dabei sollten ein strahlendurchlässiger Operationstisch sowie eine Durchleuchtungseinheit mit Printer zur Dokumentation zur Verfügung stehen.

Der Operateur benötigt folgendes Instrumentarium:
- Hautdesinfektionsmittel,
- sterile Folien zum Abkleben des Punktionsfeldes,
- Zentimetermaß,
- Punktionskanülen 18 G/9 cm und 22 G/15 cm,
- Lokalanästhetikum,
- wasserlösliches, myelographiegeeignetes Röntgenkontrastmittel,
- Spritzen mit Luer-Lock-Anschluss wegen der Injektion gegen einen relativ hohen Widerstand,
- Chymopapainlösung,
- druckfester kurzer Verbindungsschlauch zur Diskographie zur Verhinderung einer Strahlenexposition der Hände des Operateurs bei gleichzeitiger Durchleuchtung,
- H1- und H2-Blocker zur Allergieprophylaxe.

Punktionstechnik. Der Patient wird zur Punktion der Bandscheibe auf der linken Seite gelagert. Der Vorteil der Seitenlage besteht u. a. darin, dass eine Punktion der nach ventral ausweichenden Baucheingeweide vermieden wird. Die Punktion des Bandscheibenraumes wird durch ein leichtes rechtskonvexes Aufbiegen (Abb. 10.47) der Lendenwirbelsäule erleichtert, wozu dem Patienten ein aufblasbares Gummikissen unter die linke Flanke gelegt wird. Zur Stabilisierung dieser Lagerung wird der Oberkörper von zwei Stützen gehalten. Die Lordose wird durch fast rechtwinkeliges Beugen der Hüft- und Kniegelenke vollständig ausgeglichen. Zur Vermeidung von Druckstellen müssen die Beine gut gepolstert werden.

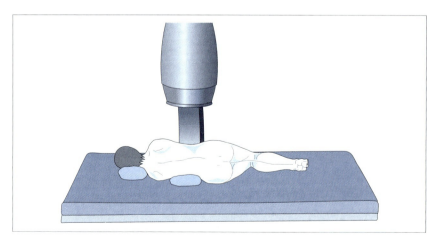

Abb. 10.47 Seitenlagerung des Patienten: Durch Unterlegen eines Kissens in der Taille wird der Zugang zum Segment L5/S1 sowie L4/5 erleichtert.

Nach sterilem Abwaschen und Abkleben des Punktionsfeldes, wobei die unteren Lendenwirbeldornfortsätze und der rechte hintere Beckenkamm als wichtige Orientierungspunkte freibleiben sollen, werden die unteren Lendenbandscheiben im seitlichen Strahlengang des Bildwandlers dargestellt. Bei deutlich rechtsseitigem Aufbiegen der Lendenwirbelsäule ist durch entsprechende Korrektur an der Bildwandlerposition mit fußwärtiger Neigung des oberen Bildwandleranteils eine planparallele Einstellung der korrespondierenden Grund- und Deckplatten möglich. Die Punktion des Bandscheibenraumes erfolgt heutzutage nur noch über den lateralen Zugang. Nur dadurch wird eine versehentliche Duraperforation sicher vermieden, die Nervenwurzelpunktion ist allerdings nicht sicher auszuschließen.

Die Punktion muss immer mit eingeführtem Nadelmandrin erfolgen. Die Haut wird – in Abhängigkeit von der Physiognomie des Patienten – zwischen 8 und 12 cm lateral der Dornfortsatzreihe dicht oberhalb des Beckenkammes punktiert. Dies gilt jedoch nur für die unteren lumbalen Bandscheibenräume von L3/4 –L5/S1. Bei der Punktion einer weiter kranial gelegenen Bandscheibe ist die Verschmälerung der Rückenstreckmuskulatur und die Position der Niere zu beachten. Insbesondere hier, aber auch in den unteren Segmenten muss sich der Operator unbedingt am vorhandenen MRT oder Computertomogramm ein Bild über die individuelle Anatomie verschaffen und den Punktionszugang entsprechend gestalten (Abb. 10.48). Die Punktion der kranialen Lendenwirbelsäulensegmente wird am sichersten unter CT- oder MRT-Kontrolle durchgeführt.

Nach Festlegung der Punktionsstelle im vorgeschriebenen Abstand (8 – 12 cm) zur Mittellinie wird dicht oberhalb des Beckenkammes eingegangen. Die Richtung der Nadel zur Sagittalebene beträgt 45 – 60°. Bei einem Winkel über 60° oder bei einem Abstand von der Mittellinie geringer als 8 cm besteht die Gefahr einer transduralen Punktion und somit die Möglichkeit einer intrathekalen Chymopapainapplikation. Entsprechende Punktionsvariationen sind unbedingt zu vermeiden oder unter CT-Kontrolle durchzuführen. Nach Infiltration der Haut und des Punktionsweges mit einem Lokalanästhetikum (in der Regel zwischen 10 und 15 ml) wird die 18 G-Punktionskanüle bis an die äußere Bandscheibenbegrenzung herangeführt und die Nadelspitze stellt sich im seitlichen Strahlengang in Höhe der Wirbelkörperhinterkanten vor der Mitte oder an der kranialen Begrenzung der Bandscheibe zur Deckplatte (Abb. 10.**49**) dar. Im a.-p. Strahlengang liegt die Nadel etwas medial der seitlichen Wirbelkörperbegrenzung, aber noch lateral des Bogenwurzelovals ebenfalls in Höhe der Bandscheibe (Abb. 10.**50**).

Die äußere Kontur der Bandscheibe ist durch einen prallelastisch-verstärkten Widerstand zu ertasten. Die 18 G-Kanüle soll nicht in den Anulus vorgeschoben werden. Nach Entfernung des Mandrins wird die 6 cm längere dünnere 22 G-Kanüle durch die liegende 18 G-Kanüle in den Bandscheibenraum vorgeschoben. Bei Punktion des Anulus fibrosus fühlt man in der Regel einen zähen, etwas rauhen Widerstand, der bei Erreichen des Nucleus

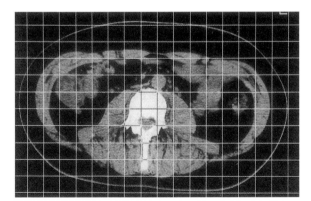

Abb. 10.48 Das CT-Bild mit Einbeziehung des Abdomens zeigt die gesamte Muskulatur, die die Wirbelsäule umgibt. Der M. iliopsoas bedeckt zu beiden Seiten die Wirbelkörper. Eine Verletzung der Baucheingeweide ist bei einer Punktion zu weit lateral möglich.

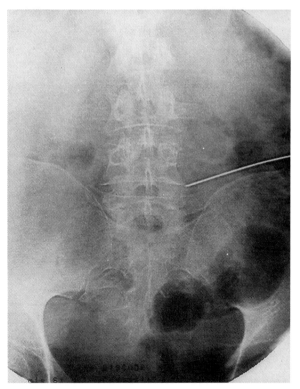

Abb. 10.49 Korrekte Nadellage am Anulus fibrosus im a.-p. Röntgenbild.

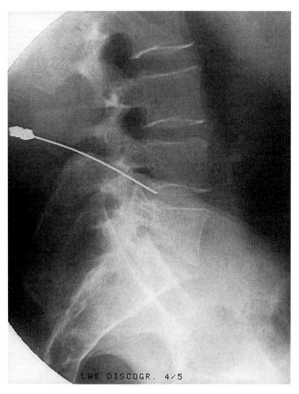

Abb. 10.50 Korrekte Lage der Nadel am Anulus fibrosus im seitlichen Röntgenbild.

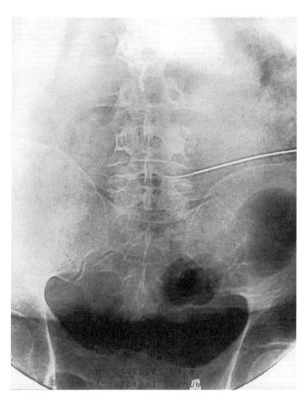

Abb. 10.51 Die Nadelspitze liegt bei L4/5 im Nucleus pulposus. Es ist auf eine ausreichende Distanz zu den Grund- und Deckplatten zu achten.

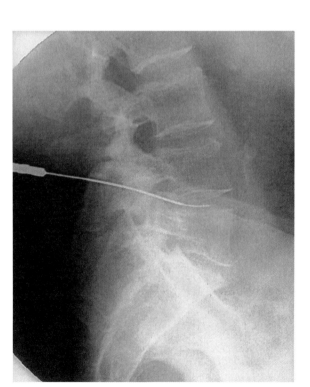

Abb. 10.52 Kontrolle der Nadelspitze in einer seitlichen Röntgenaufnahme.

pulposus wieder weicher wird. Die Nadelspitze liegt nach ca. 2–4 cm im Nucleus pulposus (Abb. 10.**51**). Diese Nadellage wird ebenfalls in der zweiten Ebene kontrolliert (Abb. 10.**52**). Dabei projiziert sich die Nadelspitze meist auf die Dornfortsatzreihe.

Wenn die Nadelspitze im seitlichen Strahlengang zu weit ventral vorgeschoben erscheint und im a.-p. Strahlengang nicht die Höhe der Dornfortsatzreihe erreicht, erfolgte die Punktion von zu weit medial und/oder mit zu geringer Abwinkelung. Die Nadelspitze befindet sich dann allenfalls im punktionsseitigen seitlichen Anulus. Eine Korrektur der Nadellage ist erforderlich. Befindet sich hingegen die Nadelspitze im seitlichen Strahlengang im dorsalen Drittel des Bandscheibenraumes und im a.-p. Bild jenseits der Dornfortsatzreihe, erfolgte die Punktion mit zu großer Abwinkelung bzw. von zu weit lateral. Auch diese Nadellage muss korrigiert werden (Abb. 10.**53**).

Bei der Punktion des Bandscheibenraumes L5/S1 muss die Nadelspitze zusätzlich nach kaudal abgesenkt werden. Auch hier ist im seitlichen Strahlengang eine Platzierung der Nadelspitze an der hinteren oberen Kontur der Bandscheibe L5/S1 anzustreben. Wird beim Vorschieben der Nadel mehrmals der Querfortsatz getroffen und ist eine Punktion des Bandscheibenraumes durch Führung der Nadel unterhalb des Querfortsatzes von L5 nicht möglich, sollte die Eingangsstelle durch die Haut nach medial und

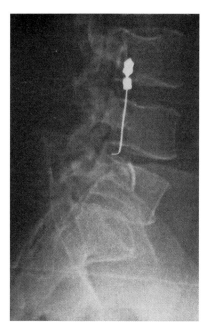

Abb. 10.53 Die Nadelspitze liegt zu weit dorsal im Anulus fibrosus. Diese Position kann nicht akzeptiert werden.

kaudal korrigiert werden. Bei Behinderung des Punktionsweges durch das Wirbelgelenk ist häufig eine Hautpunktion weiter lateral hilfreich. Da die Punktion zur Bandscheibe L5/S1 häufig in steiler Richtung von kranial nach kaudal erfolgt, verhindert die frühzeitige Berührung der Deckplatte von S1 ein ausreichendes Voranschieben der Nadel in das Zentrum der Bandscheibe. In dieser Situation kann ein leichtes Vorbiegen der dünnen Injektionskanüle sowie eine Drehung der angeschliffenen Fläche der Nadelspitze zur Deckplatte hin ein ausreichendes Vorangleiten in Richtung des Nukleus ermöglichen.

Nach sicherer Platzierung der dünnen Kanüle im Zentrum der zu therapierenden bzw. untersuchenden Bandscheibe wird der Mandrin entfernt und über den druckfesten Verbindungsschlauch Kontrastmittel unter permanenter Durchleuchtungskontrolle injiziert. Häufig ist eine Kontrastmittelinjektion von 1–2 ml ausreichend. Bei ungenügender Nukleusanfärbung und geringem Injektionswiderstand können bis zu 3 ml Kontrastmittel erforderlich werden. Nur die vollständige Anfärbung des Nucleus pulposus erlaubt die zusätzliche Anfärbung einer Anulusfissur und die Darstellung einer subligamentären Kontrastmittelsichel. Dies ist erforderlich, um eine Interpretation des Diskographiebefundes und im Zusammenhang mit CT oder MRT eine Unterscheidung zwischen Bandscheibenprotrusion, subligamentärem und freiem Bandscheibensequester vorzunehmen.

Bei frühzeitigem epiduralem Kontrastmittelübertritt wird die Injektion abgebrochen. Bei spätem epiduralem Kontrastmittelübertritt ist im Zusammenhang mit CT und MRT die Möglichkeit eines freien Bandscheibensequesters zu diskutieren und ggf. auch auf die Injektion des Enzyms zu verzichten. Eine intrathekale oder venöse Kontrastmittelansammlung wird sehr selten beobachtet, führt aber wie bei der Darstellung eines frühen epiduralen Kontrastmittelabflusses zum sofortigen Abbruch des Verfahrens.

Nach Darstellung eines qualitativ guten Diskogramms und Dokumentation kann das Medikament in einer Dosierung zwischen 2000 und 4000 Einheiten, entsprechend 1–2 ml Volumen langsam injiziert werden.

Wache Patienten beschreiben hierbei gelegentlich eine Schmerzverstärkung im Bein als Folge der intradiskalen Druckerhöhung durch das injizierten Volumen. Relativ häufig werden auch Hautsensationen in Form von Kribbel- oder Wärmegefühl beschrieben, ohne dass sich manifeste allergische Reaktionen entwickeln. Entsprechende Angaben sind daher nicht notwendiger Weise als Vorboten einer allergischen Reaktion zu werten, sollten jedoch immer zur weiteren Patientenüberwachung Anlass geben.

Der Patient sollte nach der Injektion immer für 20 Minuten im Operationsbereich kontrolliert werden. 96 % aller bisher beschriebenen allergischen Reaktionen sind innerhalb dieses Zeitraumes nach der Injektion aufgetreten (Agre u. Mitarb. 1984). Eine weitere engmaschige Beobachtung des Patienten über 2 Stunden im Aufwachraum oder auf der Intensivstation ist erforderlich. Danach ist das Auftreten einer ernsteren allergischen Reaktion unwahrscheinlich, der Patient sollte jedoch noch mindestens 24 Stunden in stationärer Beobachtung bleiben.

Perkutane Nukleotomie

Zur Planung des Eingriffes ist ein MRT oder CT der LWS erforderlich, um den Bandscheibenbefund zu beurteilen. Darüber hinaus können anatomische Varianten ausgeschlossen werden, die zu einer Verletzung von Organen oder Gefäßen beim retroperitonalen Eingehen führen würden. Entsprechend den Literaturangaben ist es wünschenswert eine CT- oder MRT-Untersuchung in Bauchlage anzufertigen, da hierbei das Kolon durch die Luftfüllung besser abgegrenzt werden kann. Dieses macht in der Regel eine zweite Untersuchung des Patienten notwendig. Außerdem sind die MRT Aufnahmen in der Bauchlage leicht veratmet und somit von minderer Qualität.

Patientenlagerung. Die Seitenlagerung wird wie bei der Chemonukleolyse beschrieben durchgeführt. Eine geringe Stabilität der Lagerung sowie die fehlende Möglichkeit zur Schaffung eines zweiten Zugangs zur Einführung eines optischen Kontrollinstrumentes wirken sich hierbei nachteilig aus. Einen Vorteil bildet demgegenüber der bessere Zugang zum Segment L5/S1 durch die Möglichkeit zur Beckenkippung.

Der Patient kann auch unter Zuhilfenahme eines Kissens oder einer Rolle für die Delordosierung in relativ stabilerer Bachlage gelagert werden (Abb. 10.54). Dies hat den Vorteil, dass ein zweiter Zugang zur visuellen Kontrolle der Therapie geschaffen werden kann. Der Arbeits-

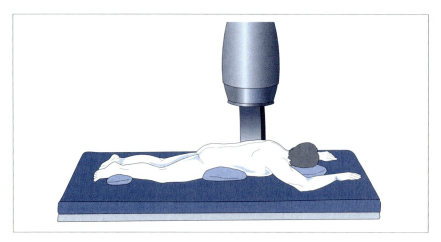

Abb. 10.54 In Bauchlage wird durch eine Kissenunterlage in Höhe der vorderen Beckenkämme eine Delordosierung erzielt. Diese Lagerung empfiehlt sich, wenn der Eingriff von 2 Zugängen zur betroffenen Bandscheibe durchgeführt werden soll.

zugang erfolgt in Abhängigkeit von dem jeweils anzuwendenden Instrumentarium von der betroffenen oder von der Gegenseite. Die Lagerung auf dem Bauch ermöglicht jedoch kein Abkippen des Beckenkamms. Der Zugang zum Segment L5/S1 ist somit technisch schwieriger.

Manuelle perkutane Nukleotomie. Bei der manuellen perkutanen Nukleotomie stehen für die letzte und vorletzte Bandscheibe zwei verschiedene Instrumentarien zur Verfügung. Für die Eingriffe im Segment L4/L5 werden gerade Instrumente verwandt, während bei dem Zugang L5/S1 gebogene oder biegsame Instrumente benutzt werden müssen (Kambin u. Schaffer 1989) (Abb. 10.55).

Die Technik und die einzelnen Operationsschritte sind jedoch mit Ausnahme der Benutzung von geraden bzw. gebogenen Kanülen und Fasszangen identisch. Für die Entfernung des Bandscheibenmaterials stehen, abhängig vom jeweiligen Set, Fasszangen in unterschiedlichen Größen, zum Teil mit retrograder Arbeitsrichtung zur Verfügung. Im vorderen Anteil flexible Zangen können mit Hilfe einer zusätzlichen Führungshülse in den dorsalen Bandscheibenraum gelenkt werden. Vor der Anwendung muss sich der Operateur davon überzeugen, inwieweit die Arbeitsinstrumente im Vergleich zur Länge der Führungskanüle vorgeschoben werden können. Die Platzierung der Führungskanüle muss dabei immer so erfolgen, dass die Instrumente den Bandscheibenraum nicht verlassen können.

Insgesamt muss der Eingriff unter strengen sterilen Kautelen erfolgen. Eine perioperative Antibiotikaprophylaxe wird empfohlen.

Nach Lagerung des Patienten wird der Bildwandler zur achsengerechten Darstellung des zu behandelnden Segmentes justiert. Dabei ist eine exakt parallele Darstellung der Wirbelkörperdeckplatten wichtig. Anschließend wird

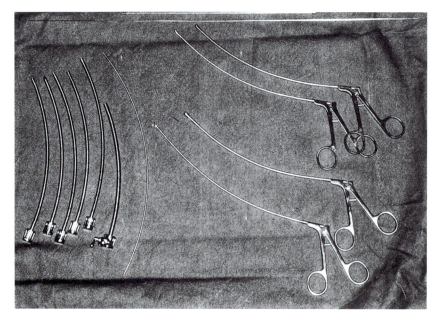

Abb. 10.55 Gebogenes Instrumentenset, das für den Zugang zum Segment L5/S1 hilfreich ist, da die Arbeitsrichtung sonst gegen die Deckplatte gerichtet ist.

die Höhe der Bandscheibe und die Stichrichtung mit einem Markierungsdraht bestimmt. Daraufhin wird 8–12 cm lateral der Dornfortsatzreihe und 2–3 cm oberhalb des Beckenkammes eine Lokalanästhesie der Haut sowie des Stichkanals in der zuvor festgelegten Richtung durchgeführt. Hierbei ist darauf zu achten, dass eine Anästhesie der Nervenwurzel vermieden wird, die eine Gefahr der Nervenläsion erheblich vergrößert. Die Positionierung der Nadel wird mit dem Bildwandler kontrolliert und bei korrekter Nadellage erfolgt das Eingehen mit einem Führungsdraht in Richtung auf die Bandscheibe (Abb. 10.**56**). Hierbei wird optimaler Weise eine Positionierung der Spitze in der Mitte der Bandscheibenhöhe sowie im dorsalen Nukleusabschnitt angestrebt.

Anschließend wird die Haut an der Eintrittsstelle des Führungsdrahtes mit dem Skalpell inzidiert. Nun wird der Weichteilkanal mit einem kanülierten Trokar aufbougiert bis die Arbeitskanüle eingeführt werden kann. Der Innendurchmesser beträgt 6 mm, der Außendurchmesser 7 mm. Der Eintrittspunkt in die Bandscheibe wird nochmals in 2 Ebenen kontrolliert. Die Arbeitskanüle wird jetzt mit der auf dem Körper des Patienten aufgelegten Hand fixiert und mit dem Trepanator wird der Anulus fibrosus eröffnet (Abb. 10.**57 a–d**). Durch erneutes drehendes Vorschieben der Arbeitskanüle wird diese circa 1 cm tief in den Anulus fibrosus eingebracht.

Zusätzlich kann auf der Gegenseite ein Zugang zur Bandscheibe für eine Optik geschaffen werden. Hierfür sind die Arbeitsschritte identisch mit denjenigen zur Ein-

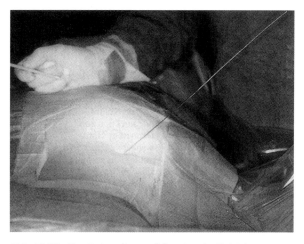

Abb. 10.56 Der Patient liegt auf dem Bauch, Blickrichtung von kranial: Der Führungsdraht für die manuelle perkutane Nukleotomie ist in der Bandscheibe platziert. der Bildwandler (rechter Bildrand) ist für den seitlichen Strahlengang positioniert.

bringung der Arbeitskanüle. Nachdem diese platziert ist, muss jedoch zunächst ohne Sicht Gewebe aus der Bandscheibe entnommen werden, um einen Raum zur optischen Kontrolle zu schaffen. Dann ist es möglich, gezielt Bandscheibengewebe aus dem dorsalen Bandscheibenraum zu entfernen und eventuell auch partiell prolabiertes Bandscheibengewebe zu extrahieren. Zur Vorbereitung auf die

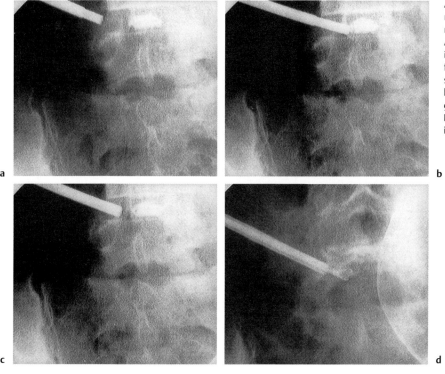

Abb. 10.57 a–d Der dünne Führungsdraht knickt leicht ab und muss dann vor der Trepanation des Anulus fibrosus entfernt werden. Die ideale Position des Trepanators befindet sich an der seitlichen Bandscheibenkontur L4/5 (**a**). Vorschieben des Trepanators (**b**), im Anulus gesicherte Arbeitskanüle (**c**) und Kontrolle der Position der Arbeitsinstrumente (**d**).

perkutane Nukleotomie, insbesondere unter optischer Kontrolle empfiehlt Kambin die Injektion von Methylenblau, da dieses die präformierten Hohlräume und eventuelle Prolapswanderwege anfärbt, so dass eine gezielte Entfernung von prolabiertem Nucleus pulposus Gewebe möglich ist.

Das Bandscheibengewebe wird mit verschiedenen Zangen möglichst aus dem dorsalen Anteil entnommen. In Abhängigkeit von Form und Funktion der Fasszange können hierbei sowohl Nucleus-pulposus- als auch Anulusfibrosus-Anteile entfernt werden. Angestrebt wird die Entnahme von ca. 2 g Bandscheibengewebe. Klinische Untersuchungen (Graham 1989, Hijikata 1989, Kambin u. Schaffer 1989, Steffen 1993) konnten zeigen, dass gute Ergebnisse bei der Entfernung von 1,5–2 g Bandscheibengewebe erwartet werden können, während die Entnahme von mehr als 5 g zu einer erheblichen Höhenminderung der Bandscheibe führt und dadurch eine mögliche Ursache für schlechte klinische Ergebnisse darstellt.

Die Eindringtiefe der Arbeitskanüle sollte durch einen Anschlag an der Haut begrenzt und ständig mit der am Körper des Patienten abgestützten Hand fixiert sein, damit diese während des Arbeitsvorganges nicht disloziert werden kann. Die Entnahme von Gewebe aus dem Bandscheibenraum muss mit dem Bildwandler kontrolliert werden, um eine Perforation des gegenüberliegenden oder ventralen Anulus zu vermeiden. Ein zu weit laterales und/oder ventrales Eingehen birgt die Gefahr der Verletzung intraperitonealer Organe in sich.

Gibt der Patient während des Vorschiebens des Trokars Schmerzen mit Austrahlung in die Beine an, sollte dieser zurückgezogen und neu platziert werden. Ins Bein ausstrahlende Schmerzen beim Aufbougieren sind ebenfalls eine Indikation zur Wahl eines anderen Zugangs, da eine Verletzung der Nervenwurzel möglich ist.

Automatisierte perkutane Nukleotomie. Für die automatisierte perkutane lumbale Nukleotomie (APLD) steht ein Einmalset von Instrumenten zur Verfügung. Neben dem Einmalset wird eine Konsole bestehend aus einem elektrisch betriebenen Bedienerpult und einem Fußschalter benötigt. Außerdem ist zum Betrieb ein Druckluftanschluss notwendig, der ein Vakuum für Spülung und Aspiration der Bandscheibenfragmente erzeugt.

Die Lagerung des Patienten ist vergleichbar mit derjenigen zur manuellen perkutanen Nukleotomie. Nach Ausrichtung des Bildwandlers und der Lokalanästhesie muss der Führungsdraht wegen seines größeren Durchmessers parallel zur Diskographienadel platziert werden. Die bereits beschriebenen Vorsichtsmaßnahmen sind auch hier zu beachten. Die Durchleuchtungskontrollen in 2 Ebenen sollen die Führungsdrahtspitze im zentralen Nucleus pulposus lokalisieren. Nach Stichinzision der Haut wird die Führungskanüle zusammen mit dem Dilatator über den Führungsdraht mit mäßigem Druck und schraubenden Bewegungen an den Anulus fibrosus herangeführt (Abb. 10.58 a u. b). Beim Andruck gegen den Anulus dürfen keine radikulären Schmerzen auftreten. Der ideale Eintrittspunkt liegt in der Achsel der ausgetretenen Nervenwurzel des nächsthöheren Segmentes und lateral der Nervenwurzel des betroffenen Segmentes. Röntgenologisch entspricht dies der hinteren Bandscheibenkontur im seitlichen Bild und der Höhe des Bogenwurzelovals im a.-p. Bild. Bei leichtem Druck auf die äußere Führungskanüle wird der Dilatator entfernt und der Trepanator über den Führungsdraht in der Arbeitskanüle vorgeschoben.

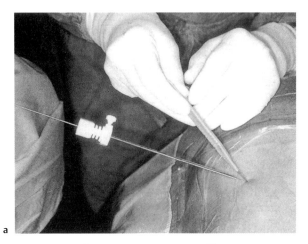
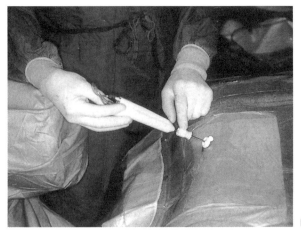

Abb. 10.58 a u. b Patient zur APLD in Bauchlage.
a Der Führungsdraht ist in 60°-Abwinklung im hinteren Nukleus positioniert. Eine Stichinzision de Haut an der Eintrittstelle des Führungsdrahtes erleichtert das Einbringen der Führungskanüle mit dem Dilatator.

b Die Führungskanüle ist im Anulus fibrosus positioniert, ein weiteres Vorschieben wird durch die Arretierung der Kontermutter auf Hautniveau verhindert. Beim Zurückziehen der Sonde ist die Führungskanüle zusätzlich zu stabilisieren. Die Dichtungsmutter der Nukleotomiesonde ist konnektiert, um eine ausreichende Saugleistung zu erzielen.

Durch Druck gegen den Anulus wird noch einmal überprüft, ob keine radikuläre Schmerzprovokation vorliegt und danach der Anulus fibrosus durch drehende Bewegungen fenestriert. Abschließend wird die Führungskanüle zur Verankerung wenige Millimeter in den Anulus fibrosus vorgeschoben und danach die Arbeitstiefe am Hautniveau gesichert. Dadurch wird verhindert, dass während des Absaugprozesses die Arbeitskanüle und die Nukleotomiesonde gemeinsam tiefer in den Bandscheibenraum eindringen (s. Abb. 10.58 b). Die Längenabstimmung Arbeitskanüle-Nukleotomiesonde verhindert eine Verletzung des gegenüberliegenden Anulus fibrosus und schützt so die ventrale Bandscheibenbegrenzung.

Durch die fixierte Führungskanüle wird die Nukleotomiesonde eingeführt und mit einer Dichtungsmutter konnektiert, so dass ein ausreichender Saugeffekt erreicht wird. Bei maximal eingeführter Nukleotomiesonde erfolgt eine erneute Röntgenkontrolle im a.-p. und seitlichen Strahlengang. Bei regelrechter Lage kann jetzt der Schneide- und Absaugprozess begonnen werden. Zu Beginn der Absaugung erscheint die Spülflüssigkeit bedingt durch die Manipulationen bei der Trepanation des Anulus fibrosus blutig tingiert. Dieses Phänomen muss zu Beginn der Absaugung verschwinden und im weiteren Verlauf muss die Spülflüssigkeit klar bleiben. Zu Beginn des Verfahrens wird mit maximaler Schneiderate gearbeitet, um ein Verstopfen der Sonde zu verhindern. Im weiteren Verlauf wird eine mittlere Schneiderate mit verlängerter Ansaugphase zur Optimierung der Abtragsrate eingestellt. Durch Drehen des Nukleotoms sowie langsames Vor- und Zurückschieben bei fixierter Führungskanüle kann das Saugfenster immer wieder in Kontakt mit Nukleusgewebe gebracht werden. Dieser Effekt kann durch zusätzliche leichte Bewegungen an der Führungskanüle unterstützt werden. Während des gesamten Vorgangs darf der Patient keinerlei radikuläre Schmerzen angeben. Übermäßige kraniale oder kaudale Bewegungen müssen vermieden werden, da hierbei die Gefahr einer Bandscheibenendplattenverletzung besteht.

Wegen der Höhe des Beckenkammes bestehen bei Benutzung der geraden Kanüle ggf. Probleme, die Sonde bei L5/S1 in der Mitte der Bandscheibe und parallel zu den Deckplatten zu platzieren. Für dieses Segment wurde daher eine gebogene Führungskanüle entwickelt Die übrigen Instrumente sind flexibel und passen sich der Krümmung der Führungskanüle an. Die höhere Reibung macht bei den gebogenen Instrumenten eine noch sorgfältigere Kontrolle der Kanülen und der Nukleotomlage mit dem Bildwandler notwendig, da eine Dislokation der Kanüle leichter als bei Verwendung der geraden Sonde geschieht.

Die Dauer der Behandlung beträgt in der Regel 40 Minuten, sollte aber so lange fortgesetzt werden, bis kein Material mehr gewonnen werden kann. Das bei dem Eingriff gewonnene Gewebe wird in einem Behälter gesammelt und kann anschließend gewogen werden. Aufgrund der Aufschwemmung in der Spülflüssigkeit liegt dieses Gewicht jedoch erheblich über dem Bandscheibenfrischgewicht. Das nach Kochsalzaufschwemmung bestimmte Nukleusgewicht entspricht dem Doppelten des Bandscheibenfrischgewichtes (Shea u. Mitarb. 1994). Die Menge an entferntem Bandscheibengewebe sollte auch hier zwischen 1,5 und 2 g Frischgewicht liegen.

Blutungen dürfen während der automatisierten perkutanen Nukleotomie nur aus oberflächlichen Gefäßen, bedingt durch die Hautinzision, auftreten. Zu Beginn des Arbeitsvorganges tritt regelmäßig eine schnell abnehmende Blutbeimengung auf. Während der Entfernung von Bandscheibenmaterial durch das Nukleotom darf kein Blut aspiriert werden.

Blutungen können im Wesentlichen 3 Ursachen haben:
1. von der Punktion in der Sonde verbliebenes Blut wird aspiriert,
2. die Arbeitskanülenspitze liegt dem Anulus fibrosus nicht an,
3. Endplattenarrosion.

Intraoperative Komplikationen. Bei einem Blutdruckabfall ist sofort an eine Gefäßverletzung zu denken. Eine Peritoneallavage und eine Abdomensonographie verschaffen schnell Klarheit. Bei vaskulären Komplikationen mit starker Blutung ist eine operative Revision und Gefäßnaht notwendig. Dies ist insbesondere bei Verletzung der Iliakal- und Sakralgefäße der Fall. Blutungen aus den dorsalen Ästen der Lumbalgefäße (Abb. 10.59) tamponieren sich selbst, führen aber zu massiven retroperitonealen Hämatomen mit prolongierten Beschwerden. Bei gesicherter Verletzung des Darmes ist eine sofortige Naht des Defektes notwendig um eine Peritonitis zu vermeiden.

Liegt im Anschluss an die perkutane Nukleotomie eine Nervenverletzung vor, so kann diese zum einen durch den Druck der Arbeits- und Führungskanüle oder bei unsachgemäßer Handhabung durch den Trokar, den Trepanator oder die Nukleotomsonde selbst entstanden sein. Bei einem strukturellen Schaden mit Substanzdefekt durch ein schneidendes Instrument ist keine wesentliche Besserung der Symptomatik zu erwarten. Eine spezielle Therapie zur Besserung der Befunde kann mit guten Erfolgsaussichten nicht angeboten werden. Liegt eine reine Druckschädigung durch die Führungskanüle ohne Substanzdefekt vor, so ist die Therapie mit steroidalen und nichtsteroidalen Antiphlogistika und sonstigen abschwellenden Maßnahmen sowie die Gabe von neurotropen Vitaminen zu empfehlen. Je nach Intensität und Dauer der Druckschädigung kann es zu einer Erholung des Nervs innerhalb weniger Stunden kommen oder Tage bis hin zu 4 Monaten dauern.

Duraverletzungen können die umhüllenden Häute allein oder zusätzlich die Nervenfasern betreffen. Je nach Größe und Lage des Defektes kann es zu einem Liquorverlustsyndrom und ggf. einer Liquorfistel kommen. Als Therapie bei Liquorverlust empfiehlt sich die Gabe von 2–3 Liter 0,5%iger Glukoselösung mit Aspisol (max. 2 g/l) oder Novalgin (max. 2,5 g/l). Kann ein Sistieren des Liquorverlustes nicht erreicht werden, so kann eine Injektion von

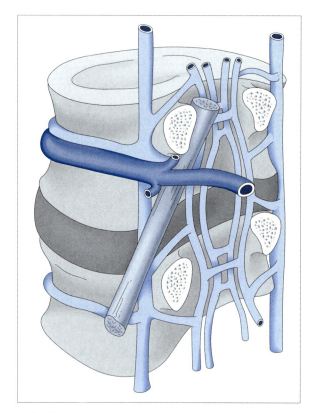

Abb. 10.59 Im Bereich der idealen Punktionsstelle des Bandscheibenraumes befindet sich ein dichtes Venengeflecht, so dass venöse Blutungen im Rahmen des Punktionsvorganges relativ häufig sind. Diese Blutungen sistieren in der Regel spontan nach geringfügiger Korrektur des Punktionsweges.

Blut – als sog. Blutpatch zur Verklebung des Defektes – versucht werden. Ist dies erfolglos, empfiehlt sich wie bei der chronischen Liquorfistel die operative Revision des Defektes.

Bestehen nach der perkutanen Nukleotomie weiter Beschwerden, ist mit einer sorgfältigen klinischen Untersuchung ein lokales Lumbalsyndrom mit reinen Rückenschmerzen von einem weiter bestehenden radikulären Lumbalsyndrom abzugrenzen. Beim Vorliegen eines radikulären Lumbalsyndromes ist eine erneute Untersuchung mit bildgebenden Verfahren, MRI oder CT zum Ausschluss einer weiterhin klinisch relevanten Bandscheibenprotrusion oder eines sequestrierten Bandscheibenvorfalles notwendig.

Nehmen die Bein- und/oder Rückenschmerzen zu und besteht ein starker Lendenwirbelsäulenklopfschmerz, ist auch ohne dass eine erhöhte Körpertemperatur vorliegt an eine Diszitis zu denken. Es sollte umgehend eine diagnostische Abklärung und adäquate Therapie erfolgen.

Intradiskale Laserdekompression

Zur Lasertherapie müssen die Patienten genauso sorgfältig ausgewählt werden wie solche zur offenen Bandscheibenoperation (Ohnmeiss u. Mitarb. 1994). In einer Studie zur Bedeutung der Patientenauswahl konnte nachgewiesen werden, dass lediglich in der Gruppe der Patienten, die die Indikationskriterien: dominierender Beinschmerz, neurologischer Befund, diskographische Bestätigung eines geschlossenen Bandscheibenvorfalls und Fehlen von Spinalkanalstenose und Spondylolisthesen erfüllten, eine akzeptable Erfolgsrate erzielt wurde. Die Autoren weisen insbesondere auf die Bedeutung der Diskographie hin, die als einzige Untersuchungsmethode einen geschlossenen Bandscheibenvorfall identifizieren kann.

Punktion und Lasereinstellung. Die Vorbereitungen zur Laserbehandlung der Bandscheibe entsprechen denjenigen bei der perkutanen Nukleotomie. Der Eingriff wird in Lokalanästhesie durchgeführt. Der Patient wird je nach bevorzugter Technik entweder auf den Bauch gelegt – hier erfolgt eine Kissenunterlage unter das Abdomen – oder er wird auf der kontralateralen Seite gelagert. Darauf erfolgt die Lokalanästhesie 8–12 cm lateral der Dornfortsatzreihe dicht oberhalb des Beckenkammes. Anschließend wird mit einem Bildwandler die Stichrichtung der Nadel kontrolliert und diese gegen eine 18 G-Nadel ausgetauscht. Mit dieser wird dann der Wirbelkörperzwischenraum punktiert.

Standardmetallnadeln absorbieren die Laserenergie, so dass eine Erwärmung nicht auszuschließen ist. Verbrennungsverletzungen des Patienten könnten resultieren. Daher sind für die Laseranwendung spezielle goldbeschichtete Nadeln zu verwenden, die die Laserstrahlen besser als die Standardnadeln reflektieren und somit die Gefahr einer thermischen Verletzung erheblich reduzieren.

Wurde diese Nadel primär im Nukleus platziert, erfolgt die Bildwandlerkontrolle der Nadelspitze in 2 Ebenen. Der Zeitpunkt der Diskographie im Zusammenhang mit einer Lasertherapie wird kontrovers diskutiert. Einige Autoren führen sie in einer, andere wiederum in zwei Sitzungen durch. Im Gegensatz zur Chemonukleolyse ist die Lasertherapie an der Bandscheibe bei einem Kontrastmittelabfluss nicht kontraindiziert. Die Indikation zur Lasertherapie bei subligamentären Sequestern sollte zurückhaltend gestellt werden, da die Verminderung des Druckes im Nukleus nicht unbedingt auch den subligamentären Sequester erreicht. Außerdem zeigt gerade die Chemonukleolyse bei diesen Patienten eine gute Erfolgsrate.

Wenn nach Durchführung der Diskographie die Indikation zur Laserbehandlung der Bandscheibe gestellt wurde, wird nach Einbringen der Laserkanüle die Faser eingeführt. Ein direkter Kontakt der Laserfaser mit den Grund- und Deckplatten muss vermieden werden, um thermische Verletzungen dieser Strukturen durch die Laserenergie zu vermeiden. Dies gestaltet sich insbesondere im Segment L5/S1 schwierig, so dass hier regelmäßig ein gebogener Arbeitstrokar eines manuell-perkutanen Nukleotomiesets zur Hilfe genommen werden muss. Wird die Lasersonde über diesen Trokar zur Bandscheibe L5/S1 geführt, so rich-

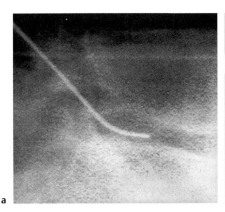
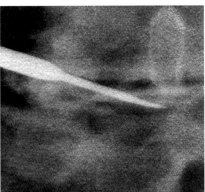

Abb. 10.60 a u. b Positionierung der Lasernadel zentral in der Bandscheibe mit ausreichender Distanz von der Deckplatte S1 im Seitenbild (**a**) und a.-p. Bild (**b**). Sie gewährleistet eine Arbeitsrichtung parallel zu den Endplatten.

tet dieser die Laserkanüle so aus, dass eine Platzierung zwischen den Endplatten möglich wird (Abb. 10.**60 a** u. **b**). Da die Effektivität der Laseranwendung im Kontaktmodus am höchsten ist, ist es sinnvoll, die Laserfaser während der Energieapplikation leicht hin und her zu bewegen. Hierzu ist der Laserspitze ein gewisser Freiraum gegenüber der Lasernadelspitze zu gewähren. Es hat sich bewährt, die Laserfaser so zu markieren, dass die Faserspitze die Lasernadel um zirka 1 cm überragen kann (Abb. 10.**61**).

Für Lasereinstellungen gibt es noch keine allgemeingültige Empfehlung. Weiterentwicklungen sind daher hier besonders zu beachten. Je nach Laserart erfolgt eine energie- und zeitgesteuerte Abtragung von Bandscheibengewebe. Folgende Lasereinstellungen wurden in der Literatur beschrieben:

- Neodym-YAG-Laser 1,064 und 1,320 m: Impulsdauer 0,05 – 1 Sekunde, 17 – 24 Watt pro Einzelimpuls bis zu einer Gesamtenergie von 1,2 – 1,5 KJ bei einer Frequenz von 12 – 14 Hz.
- Holmium-YAG-Laser: Impulsdauer 0,8 Sekunden, 10 Watt pro Einzelimpuls bis zu einer Gesamtenergie von 1 – 1,2 KJ bei einer Frequenz von 8 – 12 Hz.

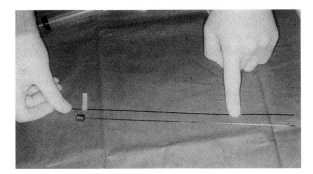

Abb. 10.61 Markierung der Laserfaserlänge mit einem sterilen Strip, so dass diese den Mandrin der Lasernadel um maximal 1 cm überragen kann. Dies verhindert zu weites Vorschieben in die Bandscheibe.

Bei der Festlegung der insgesamt applizierten Energie ist die Applikationsart zu berücksichtigen. Wird eine Spülung durchgeführt, so verringert sich die effektiv wirksame Energie bei nominell gleicher applizierter Energie. Die Empfehlungen gelten als Anhaltspunkt für eine bestimmte Wellenlänge und Applikationsart. Grundsätzlich muss die Laserenergieapplikation in kleinen Schritten erfolgen, um eine Überhitzung zu vermeiden. Diese geht in der Regel mit einer Rückenschmerzintensivierung einher. Zusätzlich kann eine Kühlung durch eine Kochsalzspülung des Bandscheibenraumes über eine doppelt kanülierte Lasersonde erfolgen. Während des Verlaufs der Laserbehandlung wurde bereits ab etwa 300 Joule eine Verbesserung der Schmerzsymptomatik im Bein und des Lasègue-Zeichens angegeben.

Kombinationen der Laserbehandlung mit der perkutanen Nukleotomie wurden beschrieben. Von Leu wird hierbei entsprechend der Vorgehensweise bei der perkutanen Nukleotomie in Bauchlage über einen Arbeitszugang und einen kontralateralen Skopzugang zunächst ein Raum von ca. 3 ml geschaffen. Anschließend wird dann die Quarzfaser des Excimer-Laser (0,308 m Wellenlänge) mit 0,6 – 1 mm Durchmesser eingeführt. Die Energie setzt sich aus einer Leistung von 0,2 Joule pro Impuls bei einer Impulsfrequenz von 70 Hz zusammen. Hiermit konnte ein Gewebevolumen von 0,4 ml pro Minute abgetragen werden. Bei der In-vivo-Anwendung kam es jedoch bei dieser Impulsrate zu einer Trübung durch photoenergetisch abgesprengte Mikropartikel, so dass eine Reduktion auf 50 Hz bei gleichzeitiger Anwendung einer Saug-Spül-Drainage notwendig wurde. Im Gegensatz dazu kombinierte Mayer (1986) die perkutane Bandscheibenausräumung mit dem Einsatz eines Neodym-YAG-Lasers (1,064 m). Nach Schaffung eines zentralen Arbeitsraumes wurden eine steuerbare Laserfaser und mechanische Instrumente unter optischer Kontrolle eingesetzt und damit Anteile des Nucleus pulposus im dorsalen Drittel der Bandscheibe erreicht. Durch Reduzierung der Impulsdauer auf 0,05 – 0,1 s, einer Laserenergie von 20 – 30 Watt und eine geringeren Gesamtenergie (500 – 600 J) applizierte er deutlich geringere „Einzeldosen" als z. B. Ascher (1986).

Komplikationen und Vorsichtsmaßnahmen. Das therapeutische Ziel der intradiskalen Lasertherapie besteht darin, Energie im dorsalen Abschnitt des Nucleus pulposus zu applizieren. Wenn diese Position eingehalten und röntgenologisch in 2 Ebenen bestätigt wurde, werden Verletzungen des ventralen Anulus fibrosus mit der Gefahr der Gefäß- und Darmverletzung vermieden. Als häufigste Komplikation der Laseranwendung werden Verletzungen der Grund- oder Deckplatte durch direkte Lasereinwirkung oder durch die Wärmeentwicklung beobachtet. Dieses Phänomen ist im langfristigen Verlauf harmlos, führt jedoch zu einer Kreuzschmerzverstärkung (Steffen u. Mitarb. 1996). Zur Vermeidung sollte die Lasersonde möglichst zentral zwischen den korrespondierenden Grund- und Deckplatten platziert werden. Eine „Überhitzung" ist durch Unterbrechungen der Energiezufuhr sowie durch Spülung des Bandscheibenraumes zu vermeiden. Die Gefahr der Laserstrahlung ist besonders für das ungeschützte Auge sehr groß. Hier kann es je nach Laserart und Energieleistung zu mehr oder minder starker Schädigungen der Sehzellen und Nerven des Auges kommen, die bis zur vollständigen Erblindung führen können. Während der Laseranwendung ist daher eine Laserschutzbrille zu tragen, die auf die Wellenlänge des entsprechenden Gerätes abgestimmt sein muss. Vor Inbetriebnahme des Gerätes muss daher immer geprüft werden, ob passende Laserschutzbrillen vorhanden sind.

Klinische Ergebnisse

Die Nachuntersuchungsergebnisse der 3 Verfahren sind nur eingeschränkt miteinander vergleichbar, da die Nachuntersuchungszeiten stark variieren. Für die seit 1963 durchgeführte Chemonukleolyse bestehen die längsten Beobachtungszeiträume und umfangreichsten Studien. Die Ergebnisse zur perkutanen Nukleotomie – vor allem zur automatisierten perkutanen Nukleotomie – und zur Laserdekompression stützen sich wegen der späteren Einführung dieser Verfahren auf kürzere Beobachtungszeiten. Die Beurteilung der Nachuntersuchungsergebnisse bei der Laserdekompression wird dadurch weiter erschwert, dass in den unterschiedlichen Studien verschiedene Laserarten zum Einsatz kamen oder bei Verwendung des gleichen Lasers oft die angewandte Energie unterschiedlich war.

Chemonukleolyse

Smith stellte 1967 (Smith u. Brown 1967) erstmals Ergebnisse an einer größeren Gruppe aus 75 Patienten mit einem Beobachtungszeitraum von 30 Monaten vor. Es handelt sich auch bei dieser Arbeit mehr um einen Erfahrungsbericht als um die Darstellung einer klinischen Studie. Unter den Patienten befand sich mit 30% eine hohe Anzahl an bereits operierten (laminektomierten) Probanden. Die Chemonukleolyse erfolgte in der Regel ohne vorausgegangene Myelographie, wobei die für das Beschwerdebild verantwortliche Bandscheibe durch eine Diskographie mit Pantopaque identifiziert wurde. Eine verbreitete Komplikation bei der gewählten posteriolateralen Punktionstechnik waren starke Kopfschmerzen, so dass eine Duraperforation nahezu regelmäßig unterstellt werden muss. Smith wechselte daher zum lateralen Zugang und konnte dadurch das Problem des postinjektionellen Kopfschmerzes ausschalten. Er beschrieb ein gutes Behandlungsergebnis bei insgesamt 76% seines Gesamtkollektivs und eine deutlich höhere Erfolgsrate mit 87% bei den nicht voroperierten Patienten. Die erste placebokontrollierte Studie zur Wirksamkeit des Chymopapain konnte keinen signifikanten Unterschied zwischen Placebogruppe und Chymopapaingruppe herausarbeiten (Schwetschenau u. Mitarb. 1976, Martins u. Mitarb. 1978). Diese Studie wies jedoch erhebliche methodische Mängel auf. Demgegenüber führte die prospektiv-randomisierte Untersuchung von Javid u. Mitarb. (1983) zur Zulassung von Chymopapain durch die amerikanische Arzneimittelbehörde. Es wurden 108 Patienten nach einem einheitlichen Schema ausgewählt (monoradikuläres Schmerzbild, Einetagenbefund im Myelogramm, mindestens 6 Wochen Beschwerdedauer, positives Lasègue-Zeichen und sichere neurologische Ausfälle). Davon erhielten 55 Patienten eine Chymopapaininjektion (3.000 Einheiten in 1,5 ml) und 53 Patienten eine Placeboinjektion (1,5 ml Kochsalzlösung). Das Endergebnis der Studie wurde 6 Monate nach dem Eingriff bestimmt. Die Erfolgsrate nach Chemonukleolyse lag zu diesem Zeitpunkt bei 73% im Vergleich zu 42% in der Placebogruppe. Dieser Unterschied war statistisch signifikant. Eine weitere Doppelblindstudie von der bereits eine 10-Jahres-Verlaufskontrolle vorliegt, wurde von Fraser initiiert (Fraser 1982, 1984, Gogan u. Fraser 1992). Die Patientenselektion erfolgte analog zu dem beschriebenen Schema: 30 Patienten erhielten 8 mg entsprechend 4.000 Einheiten Chymopapain in 2 ml Volumen und 30 Patienten 2 ml Kochsalzlösung. Nach 6 Monaten war ein Therapieerfolg bei 80% der Chymopapaingruppe und 57% der Placebogruppe zu verzeichnen. Nach 2 Jahren lag die Erfolgsrate bei 73% in der Chymopapaingruppe und bei 47% in der Placebogruppe. Nach 10 Jahren sahen 80% der mit Chymoapain behandelten Patienten die Behandlung als erfolgreich an. In 6 Fällen (20%) war eine Diskektomie erforderlich. Nach 10 Jahren wurde lediglich noch bei 34% der Placebogruppe ein Behandlungserfolg konstatiert. Die mit Chymopapain behandelten Patienten gaben auch nach 10 Jahren eine komplette Beschwerdefreiheit bezogen auf Ischialgie in 53% und auf Kreuzschmerz in 60% im Vergleich zu 29%/26% der Placebogruppe an.

Eine prospektiv-randomisierte Untersuchung von Wittenberg u. Mitarb. (2001) zum Vergleich der Chymopapain- mit der Kollagenasetherapie konnte nach 5 Jahren 72% gute und sehr gute Ergebnisse in der Chymopapain-Gruppe nachweisen. In der Kollagenase-Gruppe war dies nur bei 52% der Behandelten der Fall. Die Untersucher empfehlen die Kollagenasebehandlung zurzeit nicht.

In der vergleichenden Studie von Weinstein u. Mitarb. (1986) werden ähnliche Ergebnisse nach primärer Chemonukleolyse wie nach primärer offener Bandscheibenoperation dargestellt. Es handelt sich jedoch nicht um eine radomisierte Untersuchung.

Perkutane Nukleotomie
In Jahr 1989 stellte Hijikata, der diese Therapie seit 1975 durchführt, 136 Fälle nach manueller perkutaner Nukleotomie vor. Das mittlere Alter der Patienten lag bei 30,5 Jahren. Der Bandscheibenraum L4/L5 war mit 88-mal am häufigsten behandelt worden. Bei L5/L6 erfolgte 13-mal, bei L5/S1 24-mal und im Segment L3/L4 11-mal eine perkutane Nukleotomie. Bei 12 Patienten wurde dieser Eingriff in 2 Etagen gleichzeitig durchgeführt. Über exzellente klinische Ergebnisse konnte bei 65 und über gute bei 33 Patienten (zusammen 72%) berichtet werden. Interessanter Weise zeigten sich Unterschiede hinsichtlich der entnommenen Gewebemenge. Diese betrugen bei Patienten mit exzellentem Ergebnis 1,59 g und bei denen mit schlechten Ergebnissen 0,82 g. Ferner zeigte sich eine Abhängigkeit der Ergebnisse von der Etagenlokalisation. Die Behandlung der Bandscheibe L4/L5 zeigte bessere klinische Ergebnisse als die der L5/L6 oder der L5/S1. Dieses kann darauf zurückgeführt werden, dass die ideale Positionierung der Kanüle zur perkutanen Nukleotomie bei L4/L5 wesentlich einfacher als in den unteren Segmenten zu erreichen ist.

In vielen Studien wurde nur ein Zugang zur Bandscheibe angewendet. Schreiber u. Mitarb. (1989) führen die manuelle perkutane Nukleotomie seit 1982 unter optischer Kontrolle durch ein von der Gegenseite eingeführtes Skop durch. Bei 109 Patienten mit einem mittleren Alter von 39,4 Jahren wurde nach durchschnittlich 2,75 Jahren eine Nachuntersuchung durchgeführt. Bei 20 Patienten wurde mehr als eine Bandscheibe operiert. Die Ergebnisse wurden in 2 Gruppen aufgeschlüsselt, wobei die erste aus 48 Patienten mit rein medialem oder mediolateralem Bandscheibenvorfall bestand, während in der anderen Gruppe (61 Patienten) weitere Veränderungen wie Spondylose, Spondylolisthese oder Osteochondrose vorlagen. In der ersten Gruppe zeigten 31 Patienten (64,5%) gute und sehr gute Ergebnisse, während dies bei 36 Patienten (59%) der zweiten Gruppe der Fall war. Bei 8 Patienten trat postoperativ eine Spondylodiszitis auf.

Eine prospektiv randomisierte Studie APLD versus Chemonukleolyse wurde von Revell u. Mitarb. (1993) vorgestellt. Nach randomisierter Zuordnung wurden 72 Patienten einer Chemonukleolyse und 69 Patienten einer automatisierten perkutanen Nukleotomie unterzogen. Die Indikation wurde auf monoradikuläre Beschwerdebilder mit einem Einetagenbefund im CT oder Kernspintomogramm beschränkt. Bandscheibenvorfälle, die mehr als 5 mm kranial oder distal der Wirbelkörperendplatte disloziert waren und große Bandscheibenvorfälle, deren Durchmesser mehr als 50% des Duralsackes betrug, wurden ausgeschlossen. Die Operationsrate nach intradiskalem Eingriff betrug in der Chemonukleolysegruppe 7% und in der perkutanen Nukleotomiegruppe 33%. Unter Einbeziehung dieser Therapieversager wurde die Erfolgsrate 6 Monate nach dem Eingriff mit 61% in der Chemonukleolysegruppe und 44% in der perkutanen Nukleotomiegruppe angegeben. Unter Ausschluss der Operationspatienten lag die Erfolgsrate der Chemonukleolyse bei 69% und der APLD bei 68%.

Chatterjee u. Mitarb. (1995) verglichen in einer prospektiv kontrollierten klinischen Studie die automatisierte perkutane Diskektomie mit der Mikrodiskektomie. Die Indikation war auf kleine geschlossene Bandscheibenvorfälle mit einer Ausdehnung von weniger als ein Drittel des sagittalen Spinalkanaldurchmessers begrenzt. Die Autoren berichteten über eine Erfolgsrate von 80% für die Mikrodiskektomie sowie 29% für die APLD. Die Versager der APLD-Gruppe wurden nachträglich mit einer Erfolgsrate von 65% operiert. Die Gesamterfolgsrate der APLD unter Einschluss der Operationsergebnisse betrug 71% und war somit dem Gesamtergebnis der primären Mikrodiskektomie unterlegen.

Laserdekompression
Ascher u. Mitarb. (1991) führen die Nucleus-pulposus-Laserbehandlung der Bandscheibe bereits seit 1986 durch und wechselten in der Folgezeit mehrfach die Methodik. Die klinischen Ergebnisse von 197 nachuntersuchten Patienten wurden vorgestellt. Insgesamt klagten 64 Patienten (32,5%) weiter über Schmerzen, 14 dieser Patienten wiesen jedoch eine deutliche neurologische Besserung auf. Bei den übrigen 50 Patienten wurde eine Operation empfohlen.

Zur klinischen Wertigkeit des Holmium-YAG-Lasers (2040 nm) liegt eine Studie mit einem Vergleich der konservativen Therapie versus Laserdekompression von Sherk u. Mitarb. (1993) vor. Die Gesamterfolgsrate ist vergleichbar mit der Übersicht von Choy u. Mitarb. (1992). Es zeigte sich kein Unterschied zwischen der konservativ behandelten Gruppe und der Lasergruppe.

Steffen u. Mitarb. (1996) führten eine prospektiv randomisierte Studie zum Vergleich Chemonukleolyse versus Laserdekompression durch. Die Chemonukleolyse wurde mit 4.000 Einheiten Chymopapain, die Laserbehandlung mit dem Holmium-YAG-Laser mit einer Gesamtenergie von 1.200–1.500 Joule durchgeführt. Die Indikation wurde auf Bandscheibenprotrusion und kleine Bandscheibenvorfälle, die nur unwesentlich nach kaudal oder kranial gewandert waren, beschränkt. Ausgeschlossen wurden alle Bandscheibenvorfälle, die mehr als ein Drittel des Spinalkanalvolumens einnahmen. Die Bewertung des Behandlungsergebnisses erfolgte entsprechend den Kriterien von Macnab (1977). Hierbei zeigte sich ein sehr gutes und gutes Behandlungsergebnis nach Laseranwendung bei 31% der Patienten. Ein schlechtes Ergebnis lag in 44% der Fälle vor, hierin eingeschlossen sind die Patienten, bei denen eine Diskektomie erforderlich wurde (31%). Im Gegensatz dazu zeigte sich nach Chemonukleolyse ein sehr gutes und gutes Behandlungsergebnis in 53% der Fälle, ein schlechtes Behandlungsergebnis bei 33% der Patienten. Hierin eingeschlossen sind die nachträglich erforderlichen offenen Bandscheibenoperationen (14%). Patienten mit langfristiger Resistenz gegenüber einer konservativen Therapie mit Einschluss aller Maßnahmen (inkl. intensive wirbelsäulennahe Injektionstherapie) konnten von einer Laserbehandlung nicht profitieren. Dieses Ergebnis steht in Übereinstimmung mit der prospektiven Studie von Sherk (1993), der gleiche Behandlungsergebnisse für eine intensive konservative Behandlung und die Laserbehandlung fand.

Nachbehandlungskonzept

Mobilisierung und Belastungsaufbau nach dem Eingriff werden individuell gestaltet. Dabei spielt die Schmerzschwelle des einzelnen Patienten ebenso eine Rolle wie die Grunderkrankung und die Art des Eingriffs. Insbesondere nach einer Chymopapaininjektion kommt es passager zu einer Verstärkung des Rückenschmerzes, worüber der Patient bereits vor dem Eingriff aufgeklärt werden muss. Diese Schmerzverstärkung wird auf eine Segmentinstabilität durch den Eingriff zurückgeführt, wobei dieses Phänomen bei der perkutanen Nukleotomie und Laserdekompression geringer ausgeprägt ist.

Der Patient wird sofort nach dem Eingriff mit angelegter Orthese mobilisiert. Wirbelsäulenbelastende Tätigkeiten, wie z.B. das Heben mittelschwerer Lasten oder die starke Inklination, sollten generell vermieden werden. Leichtere Arbeiten ohne größere Lasten und ohne längere Haltungskonstanz können innerhalb von 1–2 Wochen nach dem Eingriff wieder aufgenommen werden. Bei erneut auftretenden Ischialgien ist die Gabe von 250 mg Hydrocortison empfehlenswert.

Orthesen. Eine Orthesenbehandlung darf nur in Kombination mit einer Übungsbehandlung zur Kräftigung der Bauch- und Rückenmuskulatur durchgeführt werden. Entlordosierende Orthesen sind zu bevorzugen, um eine Druckentlastung der dorsalen Bandscheibenanteile zu unterstützen. Statische Orthesen sind aufgrund der geringen Instabilität in der Regel nicht notwendig, so dass dynamischen Orthesen der Vorzug gegeben wird. Nach einer Laserdekompression sollte aufgrund des fehlenden Effektes einer Reduzierung der Segmentstabilität nur in Ausnahmefällen eine Orthesenversorgung verordnet werden. Demgegenüber sollte die Orthese für 6–8 Wochen nach einer perkutanen Nukleotomie und 2–3 Monate nach einer Chemonukleolyse getragen werden.

Krankengymnastik. Von besonderer Bedeutung ist postoperativ die Beachtung der Regeln der Rückenschule, die letztlich eine dauerhafte Umstellung des Verhaltens hin zu weniger Rückenbelastung im Alltag anstrebt. Die Krankengymnastik soll eine ausreichende aktive Stabilisierung der Lendenwirbelsäule erreichen. Hierzu werden in der ersten Phase befreiende statische Entspannungsübungen durchgeführt. Nach der akuten Schmerzphase wird mit einem Kräftigungs- und Dehnungsprogramm begonnen.

Physikalische Therapie. Rein lokal wirksame und lordosierende Massagegriffe sollten bei radikulären Lumbalsyndromen unterbleiben. Die Schlüsselzonenmassage nach Marnitz zeigt demgegenüber gute Behandlungsergebnisse, ohne dass eine wesentliche mechanische Reizung der Nervenwurzel zu erwarten wäre.

In der ersten postoperativen Phase mit Schwellungen und Hämatomen im Punktionsbereich empfiehlt sich eine lokale Kryotherapie. Im weiteren Verlauf können Wärmepackungen mit Tiefenwirkung (Moor-, Fangopackungen) eingesetzt werden. Bei auftretender Schmerzverstärkung sollte wieder zur Kryotherapie gewechselt werden. Eine Beeinflussung der radikulären Beschwerden kann durch die Thermotherapie nicht erreicht werden. Ein begleitender Rückenschmerz durch Verspannungen und/oder Fehlhaltungen ist jedoch gut durch Kälte- oder Wärmeapplikationen in Kombination mit Massagen zu behandeln.

Die Gleichstromtherapie (Galvanisation) und Interferenzstromtherapie sind ebenfalls zur Behandlung eines sekundären lokalen Lumbalsyndroms geeignet. Ihr Effekt beruht auf einem detonisierenden, hyperämisierenden und analgetischen Effekt. Die Dezimeterwellenbehandlung eignet sich aufgrund eines guten Tiefenwärmeeffektes zur Therapie eines lokalen Muskelhartspanns, ist jedoch bei radikulären Beschwerden kontraindiziert. Bei letzteren kann eine Ultraschallbehandlung lokal und im Verlauf des Nervs angewendet werden.

Literatur

Agre, K., R. Wilson, M. Brim, D.J. McDermott (1984): Chymodiactin postmarketing surveillance. Spine 9: 479–486

Allen, R., R.E. Morrow (1990): Comparative analysis of automated versus manual percutaneous lumbar discectomy – A retrospective study of 1123 cases. Med Surg 11: 115

van Alphen, H.A.M., R. Braakman, D. Bezemer, G. Broere, W. Berfello (1989): Chemonucleolysis versus discectomy: A randomized multicenter trial. J Neurosurg 70: 869–875

Anders, J.O., S. Pietsch, G. Staupendahl (1999): Critical evaluation of indications of the holmium: YAG laser and the neodymium: YAG laser in orthopaedic surgery based on an in vitro study. Biomed Tech 44: 83–86

Andersen, P., J. Henriksson (1977): Training induced changes in the subgroups of human type II skeletal muscle fibers. J Physiol 270: 677–690

Andrews, D.W., M.H. Lavyne (1990): Retrospective analysis of microsurgical and standard lumbar discectomy. Spine 15: 329–335

Angtuaco, E.J.C., J.C. Holder, W.C. Boop, E.F. Binet (1984): Computed tomographic discography in the evaluation of extreme lateral disc herniation. Neurosurg 14: 350–352

Antonopoulos, C., L. Fransson, S. Gardell, D. Heinegard (1969): Fractionation of keratin sulphate from human nucleus pulposus. Acta Chemical Scand 1: 23–30

Artigas, J., M. Brock, H.M. Mayer (1984): Complications following chemonucleolysis with collagnase. J Neurosurg 61: 679

Ascher, P.W. (1986): Application of laser in neurosurgery. Lasers Surg Med 2: 91–97

Ascher, P.W., P. Holzer, B. Sutter, H. Tritthart (1991): Nukleus-pulposus-Denaturierung bei Bandscheibenprotrusionen. In: Siebert, Wirth: Laser in der Orthopädie. Thieme, Stuttgart: 169–172

Avramov, A.I., J.M. Cavanaugh, C.A. Ozaktay, T.V. Getchell, A.I. King (1992): The effects of controlled mechanical loading on group II, III and IV afferent units from the lumbar facet joint and surrounding tissue. J Bone Joint Surg 74-A: 1464–1471

Bagnall, K.M., D.M. Ford, K.D. McFadden, B.J. Freenhill, V.J. Raso (1983): The histochemical composition of human vertebral muscle. Spine 9: 470–473

Bayliss, M.T., B. Johnstone (1992): Biochemistry of the intervertebral disc. In: Jayson, M.I.V.: The lumbar spine and back pain. Churchill Livingstone, Edinburgh: 111–131

Beard, H.K., R.L. Stevens (1980): Biochemical changes in the intervertebral disc. In: Jayson, M.I.V.: The lumbar spine and back pain. Pitman Medical, London: 407–436

Beard, H.K., S. Roberts, J.P. O'Brien (1981): Immunofluorescent staining for collagen and proteoglycan in normal and scoliotic intervertebral discs. J Bone Joint Surg 63-B: 529–534

Benini, A. (1976): Ischias ohne Bandscheibenvorfall. Huber, Bern

Benoist, M. (1985): Experience of chemonucleolysis in France, Belgium and Italy. In: Sutton, J.C.: Current concepts in chemonucleolysis: 127–135

Berlien u. Müller (1989): Angewandte Lasermedizin. Exomed, Landsberg

Bernhard jr., T.N. (1990): Lumbar discography followed by computed tomography.: Refining the diagnosis of low back pain. Spine 15: 690–707

Bernick, S., R. Caillet (1982): Vertebral end-plate changes with aging of human vertebrae. Spine 7: 97–102

Bernstein, T.I., J.S. Gallaghar, M. Grad, I.L. Bernstein (1984): Local ocular anaphylaxis to papain enzyme contained in a contact lense cleaning solution. J Allergy Clin Immunol 74: 258–259

Block, J.A., T.J. Schnitzer, G.B.J. Anderssonn u. Mitarb. (1989): The effect of chemonucleolysis on serum keratin sulphate levels in humans. Arthritis Rheumatism 32 (1): 100–104

Boden, S. D., D.O. Davis, T.S. Wiener, N.J. Patronas, S. W. Wiesel (1989): The incidents of abnormal lumbar spine MRI scans in asymptomatic patient. A Prospective and blinded investigation. Proceedings ISSLS, Kyoto

Bouillet, R. (1987): Complications de la nucléolyse discale par la chymopapaine. Acta Orthop Belg 53: 250–261

Boumphrey, F.R.S., G.R. Belle, M. Modick, D.F. Powers, W.R. Hardy (1987): Computed tomographies scanning after chymopapain injection for herniated nucleus pulposus. Clin Orthop 219: 120–123

Bradford, D.S., K.M. Cooper, T.R. Oegema (1983): Chymopapain, chemonucleolysis and nucleus pulposus regeneration. J Bone Joint Surg 65-A: 1220–1231

Bradford, D.S., T.R. Oegama, K.M. Cooper, K. Wakano, E.Y. Chao (1984): Chymopapain, chemonucleolysis and nucleus pulposus regeneration. Spine 9: 135–147

Brinkmann, P., H. Grootenboer (1991): Change of disc height, radial disc bulge, and intradiscal pressure from discectomy: An in vitro investigation on human lumbar discs. Spine 16: 641–646

Brinkmann, P., M. Horst (1985): The influence of vertebral body fracture, intradiscal injection, and partial discectomy on the radial bulge and height of human lumbar discs. Spine 10: 138–145

Bromley, J.W., A.O. Varma, A.J. Santoro, P. Cohen, R. Jakobs, L. Berger (1984): Double blind evaluation of collagenase injections for herniated lumbar discs. Spine 9: 486–488

Bromley, J.W., A.O. Varma, W. Suh-Yuh (1987): Long term statistical evaluation of herniated disc patients treated with collagenase. ISSLS Meeting, Rome

Bromley, J.W., J.W. Hirs, M. Osman, P. Steinlauf, R. Gennance, H. Stern (1980): Collagenase: Experimental study of intervertebral disc dissolution. Spine 5: 126–132

Brooke, M.H., K.K. Kaiser (1970): Muscle fiber types: How many and what kind? Arch Neurol 23: 369–379

Brown, C., P.D. Croissant, J.K. Davis (1989): Nucleotome procedure - Clinical study. HUG Medizininformation

Brown, M.D., J.S. Tompkins (1986): Chemonucleolysis (discolysis) with collagenase. Spine 11: 123–130

Bruno, L.A., D.S. Smith, M.J. Bloom u. Mitarb. (1984): Sudden hypotension with a test dose of chymopapain. Anesth Analg 63: 533–535

Bucher, O. (1973): Zytologie, Histologie und mikroskopische Anatomie des Menschen. Huber, Bern

Buckwalter, J.A., A. Pedrini-Mille, V. Pedrini, C. Tudisco (1985): Proteoglycans of human infant intervertebral disc. J Bone Joint Surg 67-A: 284–294

Buttle, D.J., M. Abrahamson, A.J. Barrett (1986): The biochemistry of the action of chymopapain in relief of sciatica. Spine 11: 688–694

Castagnera, L., N. Grenier, B. Lavignolle, J.F. Greselle, J. Senegas, J.M. Caille (1991): Study of correlation between intradiscal pressure and magnetic resonance imaging data in evaluation of disc degeneration: Therapeutic issue with percutaneous nucleotomy. Spine 16: 348–352

Castro, W.H.M. H., Halm, J. Jerosch, M. Schilgen, W. Winkelmann (1993): Veränderungen an der lumbalen Bandscheibe nach Anwendung des Holmium-Yag Lasers – Eine biomechanische Untersuchung. Z Orthop 131: 610–614

Castro, W.H.M., J. Jerosch, J. Rondhuis, H. Halm, P. Brinckmann (1992b): Biomechanical changes of the lumbar intervertebral disc after automated and non-automated percutaneous discectomy – An in-vitro investigation. Eur Spine J 1: 96–99

Castro, W.H.M., J. Jerosch, P. Brinckmann (1992a): Veränderungen an der lumbalen Bandscheibe nach Anwendung der nicht-automatisierten Diskektomie – Eine biomechanische Untersuchung. Z Orthop 130: 472–478

Chatterjee, S., P.M. Foy, G.F. Findlay (1995): Report of a controlled clinical trial comparing automated percutaneous lumbar discectomy and microdiscectomy in the treatment of contained lumbar disc herniation. Spine 20: 734–738

Choy, D.S. J., P.A. Altman, R.B. Case, S. L. Trokel (1991): Laser radiation at various wavelengths for decompression of intervertebral disc. Experimental observations on human autopsy specimens. Clin Orthop 267: 245

Choy, D.S. J., P.W. Ascher, S. Saddekni, D. Alkaities, W. Liebler, J. Hughes, S. Diwan, P. Altmann (1992): Percutaneous laser disc decompression. A new therapeutic modality. Spine 17: 949–956

Choy, D.S. J., R.B. Case, P. Ascher (1987): Percutaneous laser ablation of lumbar disc. A preliminary report of in vitro and in vivo experience in animal and 4 human patients. 33rd. Annual Meeting, San Francisco, Orthop Res Soc

Clarisse, J., F. Sesoin, J.P. Pruvo, P. Courtesuisse, I. Krivosic (1986): Nucleolysis using aprotinin injection: A study of 140 cases. In: Bonneville, J.F.: Focus on chemonucleolysis. Springer, Berlin

Cloud, G.A., J.E. Doyle, R.L. Santfort, T.H. Schmitz (1976): Final statistical analysis of the discase double blind clinical trial. Biostatistical Services Dept. Travenol Laboratories, Deerfield

Cogan, M.D., M. Goldstein, B. Zweiman (1984): Skin test in chymopapain anaphylaxis. J Allergy Clin Immunol 73: 179

Collis, J.S., W.J. Gardener (1962): Lumbar discography. An analysis of 1000 cases. J Neurosurg 19: 452–461

Cortelainen, P., J. Puranen, E. Koivisto, S. Lähde (1985): Symptoms and science of sciatica and the relation to the localisation of the lumbar disc herniation. Spine 10: 85–92

Craig, F. (1956): Vertebral body biopsy. J Bone Joint Surg 38-A/B: 93–103

Dabezies, E.J., K. Langford, J. Morris, C.B. Shields, H.A. Wilkinson (1988): Safety and efficacy of chymopapain (discarse) in the treatment of sciatica due to a herniated nucleus pulposus. Results of a randomized, double blind study. Spine 13: 561–565

Davidson, A.A., B. Woodhall (1959): Biomechanical alterations in herniated intervertebral discs. J Biol Chem 234: 2951

Davis, G.W. (1989): Die automatisierte perkutane lumbale Nukleotomie. Operat Orthop Traumatol 1: 123–133

Day, P.L. (1974): Early, interim and long term observations on chemonucleolysis in 876 patients with special comments on the lateral approach. Clin Orthop 99: 64

Decker, H.G., S. W. Shapiro (1957): Herniated lumbar intervertebral discs, results of surgical treatment without the routine use of spinal fusion. Arch Surg 75: 77–84

Delamarter, R.M., M.W. Howard, T. Goldstein, A.L. Deutsch, J.H. Mink, E.G. Dawson (1995): Percutaneous lumbar discectomy. Preoperative and postoperative magnetic resonance imaging. J Bone Joint Surg 77-A: 578–584

DePalma, A.F., R.H. Rothman (1970): The intervertebral disc. W.B. Saunders, Philadelphia

Deutmann, R., J.D.W. Bolscher, G.W. Barendsen (1995): Repeat chemonucleolysis. IITS 8th Annual Meeting, San Diego

Dunlop, R.B., M.A. Adams, W.C. Hutton (1984): Disc space narrowing and the lumbar facet joints. J Bone Joint Surg 66-B: 706–710

Edwards, W.C., T.J. Orme, B. Orr-Edwards (1987): CT discography: Prognostic value in the selection of patients for chemonucleolysis. Spine 12: 792–795

Einstein, A. (1917): Zur Quantentheorie der Strahlung. Phys Z 18: 121

Erlacher, P.R. (1949): Direkte Kontrastdarstellung des Nucleus pulposus. Wien Klin Wschr 80: 47

Erlacher, P.R. (1950): Klinische und diagnostische Bedeutung der Nukleographie. Z Orthop 79: 273

Erlacher, P.R. (1952): Nucleography. J Bone Joint Surg 34-B: 204–210

Eurell, J.A.C., M.D. Brown, M. Ramos (1990): The effects of chondroitinase ABC on the rabbit intervertebral disc. Clin Orthop 256: 238–243

Eyre, D.R. (1979): Biochemistry of intervertrebal disc. International review of connective tissue research 8: 227–291

Eyre, D.R., H. Muir (1976): Types I and II collagens in intervertebral disc. Biochemical J 157: 267–270

Eyre, D.R., H. Muir (1977): Quantitative analysis of types I and II collagens in human intervertebral discs at various ages. Biochem Biophys Acta 492: 29–42

Eyring, E.J. (1969): Biochemistry and physiology of the intervertebral disc. Clin Orthop 67: 16

Fager, C.A., S. R. Freidberg (1980): Analysis of failures and poor results of lumbar spine surgery. Spine 5: 87–94

Falconer, M.A., M. McGeorge, A.C. Begg (1948): Observations on the cause and mechanism of symptom production in sciatica and low back pain. J Neurol Neurosurg Psychiatry 11: 13–26

Feffer, H.L. (1956): Treatment of low back and sciatic pain by the injection of hydrocortison into degenrated intervertebral discs. J Bone Joint Surg 38-A: 585–592

Feffer, H.L. (1969): Therapeutic intradiscal hydrocortison: A long term study. Clin Orthop 67: 100–104

Fernstrom, U. (1960): Discographical study of ruptured lumbar intervertebral discs. Acta Chir Scan 258

Fett, H. (1988): Die Chemonukleolyse in der Therapie des radikulären Lubalsyndroms. Med Diss. Ruhr-Universität, Bochum

Fidler, M.W., R.L. Jowett, J.D.G. Troup (1975): Myosin ATPase in multifidus muscle from cases of lumbar spinal derangement. J Bone Joint Surg 57-B: 220–227

Fontanesi, G., I. Tartaglia, A. Karbazzutti, F. Gianecechi (1987): Prolapsed intervertebral discs at the upper lumbar level: Diagnostic difficulties, report on 12 cases. Italian J Orthop Traumatol 13: 501–507

Ford, D.M., K.M. Bagnall, K.D. McFadden, B.J. Greenhill, V.J. Raso (1983): Analysis of vertebral muscle obtained during surgery for correction of a lumbar disc disorder. Acta Anat (Basel) 116: 152–157

Fraser, R.D. (1982): Chymopapain for the treatment of intertebral disc herniation. A preliminary report of a double blind study. Spine 7: 608–612

Fraser, R.D. (1984): Chymopapain for the treatment of intervertebral disc herniation: The final report of a double blind study. Spine 9: 815–817

Fraser, R.D., O.L. Osti, B. Vernon-Roberts (1987): Discitis after discography. J Bone Joint Surg 69-B: 31–35

Garfin, S. R., B.L. Rydevik, R.A. Brown (1991): Compressive neuropathy of spinal nerves rootes. A mechanical or biological problem. Spine 16: 162–166

Garvin, P.J., R.B. Jennings (1973): Long term effects of chymopapain on intertrebral discs of dogs. Clin Orthop 92: 282–295

Garvin, P.J., R.B. Jennings, L. Smith, R.M. Gesler (1965): Chymopain: a pharmacologic and toxicologic evaluation in experimental animals. Clin Orthop 41: 204

Gentry, L.R., P.A. Tursky, C.M. Strother, M.J. Jarvid, J.F. Sackett (1985): Chymopapain chemonucleolysis. CT changes after treatment. AJR 145: 361–369

Gill, K. (1994): New-onset sciatica after automated percutaneous discectomy. Spine 19: 466–467

Goel, V.K., Y.E. Kim (1989): Effects of injury on the spinal motion segment mechanics in the axial mode. Clin Biomech 4: 161–167

Gogan, W.J., R.D. Fraser (1992): Chymopapain – a ten year, double blind study. Spine 17: 388–394

Gomez, J.G., J. Patino, J. Vonnegra (1979): Percutaneous discolyisis with collagenase. Neurologia 3: 355

Gomez, J.G., J. Patino, P. Lopez (1981): Lumbar discolysis with collagenase. Neurol Columb 5: 658

Graham, C.E. (1989): Percutaneous posterolateral lumbar discectomy – An alternative to laminectomy in the treatment of backache and sciatica. Clin Orthop 238: 104–106

Grammer, L.C., A.J. Ricketti, M.F. Schafer, R. Patterson (1984): Chymopapain allergy: case reports and identification of patients at risk for the chymopapain anaphylaxis. Clin Orthop 188: 139–143

Gropper, G.R., J.H. Robertson, G. McClellan (1984): Comparative histological and radiographic defects of CO_2 laser versus standard surgical anterior cervical discectomy in the dog. Neurosurg 1: 42–47

Grothues-Spork, M., H.P. Berlien, K. Dörschel, G. Müller (1991): Laser in der Medizin – Grundlagen und Anwendungen. In: Siebert, W.E., C.J. Wirth: Laser in der Orthopädie. Thieme, Stuttgart: 12–21

Haggmark, T., E. Eriksson (1979): Hypotrophy of the soleus muscle in man after achilles tendon rupture. Discussion and findings obtained by computed tomography and morphologic studies. Am J Sports Med 7: 121–126

Haldeman, S., M. Shouka, S. Robboy (1988): Computed tomography, electrodiagnostic and clinical findings in chronic worker's compensation with back and leg pain. Spine 13: 345–350

Harris, E.D., S. M. Krahne (1974): Collagenase. New Engl J Med 288: 557–563

Haverly, R.W., L.E. Manfield, S. Tings (1984): The incidence of hypersensitivity to papain in an allergic population confirmed by blinded food challenges. J Allergy Clin Immunol 73: 179

Hedtmann, A., H. Fett, R. Steffen, J. Krämer (1992): Chemonukleolyse mit Chymopapain und Kollagenase. 3-Jahres-Ergebnisse einer prospektiv-randomisierten Studie. Z Orthop 130: 36–44

Helfmann, J., T. Brodzinski (1989): Thermische Wirkungen. In: Berlien u. Müller: Angewandte Lasermedizin. Ecomed, Landsberg

Higuchi, M., K. Kaneda, K. Abe (1982): Postnatal histogenesis of the cartilage plate of the spinal column: electron microscopic observations. Spine 7: 89–96

Hijikata, S. (1989): Percutaneous nucleotomy: A new concept technique and 12 years experiences. Clin Orthop 238: 9–23

Hijikata, S., M. Yamagishi, T. Nakayama, K. Oomori (1975): Percutaneous discectomy: A new treatment method for lumbar disc herniation. J Toden Hosp 5: 5–13

Hijikata, S., T. Nakayama, M. Yamagishi, M. Ichihara (1978): Percutaneous nucleotomy for low back pain. 14. World Congress Sicot Kyoto, Japan

Hirsch, C. (1948): An attempt to diagnose the level of disc lesion clinically by disc puncture. Acta Orthop Scand 18: 132–140

Hirsch, C. (1959): Studies on the pathology of low back pain. J Bone Joint Surg 41-B: 237–252

Hirtz, D., A. Skuginna (1994): Intradiscal therapy of subligamentous intervertebral disc prolapses with the combination of chymopapain and percutaneous nucleotomy. In: Wittenberg, R.H., R. Steffen: Chemonucleolysis and related intradiscal therapy. Thieme, Stuttgart: 93–100

Hirtz, D., A. Skuginna, I. Pfeiffer (1991): Intradiscal therapy with chymopapain in combination with percutaneous nucleotomy. ESS Congress Rome, Italy

Hitzelberger, W.E., R.M. Witten (1968): Abnormal myelograms in asymptomatic patients. J Neurosurg 28: 204–206

Holt, E.P. (1968): The question of lumbar discography. J Bone Joint Surg 59-A: 720–726

Hoogland, Th., C. Scheckenbach (1995): Die perkutane lumbale Nukleotomie mit Low-Dosis Chymopapain, ein ambulantes Verfahren. Z Orthop 133: 106–113

Hoppenfeld, S. (1989): Percutaneous removal of herniated lumbar discs – 50 cases with 10-year follow-up periods. Clin Orthop 238: 92–97

Hult, L. (1950): Retroperitoneal disc fenestration in low-back pain and sciatica. Acta Orthop Scand 20: 342–348

ischer, F.K. (1949): Neue Methoden zur Darstellung von Bandscheibenveränderungen bei Lumbago und Ischias. Schweiz Med Wschr 73: 213

Jaffray, D., J.P. O'Brien (1986): Isolated intervertebral disc resorption. A source of mechanical and inflammatory back pain. Spine 11: 397–401

Jahnke, M.R., C.A. McDevitt (1988): Proteoglycans of the human intervertebral disc. Electrophoretic heterogeneity of the aggregating proteoglycans of the nucleus pulposus. Biochemical J 251: 347–356

Jansen, E.F., A.K. Balls (1941): Chymopapain: a new crystalline proteinase from papaya latex. J Biological Cehmistry 137: 459–460

Javid, M.J., E.J. Nordby, L.T. Ford, W.J. Henja, W.W. Whistler, C. Burton, D.K. Millet, L.L. Wiltse, E.H. Widell, R.J. Boyd, S. E. Newton, R. Thisted (1983): Safety and eficacy of chymopapain (chymidiactin) in herniated nucleus pulposus with sciatica. JAMA 249: 2489–2494

Jeffery, R.M., J.A. Block, T.J. Schnitzer, G.B.J. Anderson, T.W. McNeill, G. Sinkora, E.J.M.A. Thonar (1987): Proteoglycan degradation after chemonucleolysis. ISSLS, Rome

Juri, H., P.H. Ascher, J. Lillo, R. Lapin, S. Yung (1988): Lumbar disc nucleolysis by ND YAG-Laser Radiation. An experimental comparative study. Lasers Surg Med 8: 196

Kahanovitz, N., K. Viola, M. Gallagher (1989): Long term strength assesment of postoperative discectomy patients. Spine 14: 402–403

Kahanovitz, N., S. P. Arnoczky, F. Kummer (1985): The comparative biomechanical, histologic and radiographic analysis of canine lumbar discs treated by surgical excision or chemonucleolysis. Spine 10: 178–183

Kambin, P., H. Gellman (1983): Percutaneous lateral discectomy of the lumbar spine: A preliminary report. Clin Orthop 174: 127–132

Kambin, P., J.L. Schaffer (1989): Percutaneous lumbar discectomy – Review of 100 patients and current practice. Clin Orthop 238: 24–34

Kambin, P., M.D. Brager (1987): Percutaneous posterolateral discectomy. Anatomy and mechanism. Clin Orthop 223: 145–154

Kapsalis, A.A., I.J. Stern, I. Bornstein (1974): The fate of chymopapain injected for therapy of intervertebral disc disease. J Lab Clin Med 83: 532–540

Kapsalis, A.A., I.J. Stern, I. Bornstein (1978): Correlation between hypersensitivity to parenteral chymopapain and the presence of IgE anti-chymopapain antibody. Clin Exp Immunol 33: 150–158

Karle, W., H. Leonhardt, W. Platzer (1975): DTV-Atlas der Anatomie. Thieme, Stuttgart

Kato, F., H. Iwata, K. Imatsu, T. Miura (1990): Experimental chemonucleolysis with chondroitinase ABC. Clin Orthop 253: 301–308

Kato, F., K. Mimatsu, N. Kawakami, H. Iwata, T. Miura (1992): Serial changes observed by magnetic resonance imaging in the intervertebral disc after chemonucleolysis. Spine 17: 934–939

Keyes, D.C., E.L. Compere (1932): Normal and pathological physiology of the nucleus pulposus of the intervertebral disc. J Bone Joint Surg 14: 897–938

Kikuchi, T., M. Shinmei, S. Nemoto, M. Yamagishi, Y. Shimomura (1987): Morphological and biochemical studies of rabbit intervertebral disc treated with chymopapain (discase). Clin Orthop Surg 22: 975–981

Kirkaldi-Willis, W.H., J.H. Wedge, A. Yong-Hin u. Mitarb. (1982): Lumbar spinal nerve lateral intrapment. Clin Orthop 169: 171–178

Kitano, S., H. Tsuji, S. Hirano, A. Sano, N. Terahata (1989): Water, fixed charge density, protein contense and lysin incorporation into protein into chymopapain digested intervertebral disc of rabbit. Spine 14: 1226–1233

Knudson, F. (1944): The instability associated with disc degeneration in the lumbar spine. Acta Radiol 25: 593–609

Kolditz, D., J. Krämer, R. Steffen, G. Ernzerhoff, S. De la Garza (1986): Vergleichende Untersuchung über die klinische Wirksamkeit von Chymopapain (Chymodiactin) und Kollagenase (Nukleolysin). In: Schleberger, R., J. Krämer: Chemonukleolyse. Enke, Stuttgart: 89–94

Kostuik, J.P., I. Harrington, D. Alexander u. Mitarb. (1986): Cauda equina syndrome and lumbar disc herniation. J Bone Joint Surg 68-A: 386–391

Krämer, J. (1994): Bandscheibenbedingte Erkrankungen. Thieme, Stuttgart

Krämer, J., D. Kolditz, R. Gowin (1985): Water and electrolyte content of human intervertebral discs under variable load. Spine 10: 69–71

Krämer, J., H. Laternus (1982): Intradiscal instillation with aprotinin. Spine 7: 73–74

Laxenaire, M.C., D.A. Monneret-Vauterain (1986): Anaphylactic accicence related to chymopapain: Prevention and treatment. In: Bonneville, J.-F.:Focus on chemonucleolysis. Springer, Berlin

Lenz, G., K.P. Schulitz (1985): Behandlungsergebnisse der intradiskalen Therapie mit Kollagenase bei lumbalen Bandscheibenvorfällen. Orthopäde 14: 133–142

Lenz, G., K.P. Schulitz, G. Roggenland (1986): Die Chemonukleolyse lumbaler Bandscheibenvorfälle mit Kollagenase (Nukleolysin). In: Schleberger, R., J. Krämer: Chemonukleolyse. Enke, Stuttgart: 47–70

Leu, H., A. Schreiber (1990): Laser nuclear photoablation. In: Kambin, P.: Arthroscopic microdiscectomy. Urban & Schwarzenberg, München

Lichtenstein, L.M., E. Gillespie (1975): The effects od H1 and H2 antihistamine release and ist inhibition by histamine. J Pharmacol Exp Ther 192: 441–450

Lindblom, K. (1948): Diagnostic puncture of intervertebral discs in sciatica. Acta Orthop Scand 17: 231–239

Love, J.G., M.N. Walsh (1938): Protruded intervertebral disc. Report of 100 cases in which operation was performed. JAMA 111: 396–400

Lucas, D.B. (1970): Mechanics of the spine. Bull Hosp Joint Dis Orthop Inst 31: 115–131

Mabuchi, K., D. Szvetzko, K. Pinter, F.A. Streter (1982): Type IIB to IIA fiber transformation in intermittendly stimulated rabbit muscles. Am J Physiol 242-C: 373–381

Macintosh, J.E., N. Bogduk (1986): The detailed biomechanics of the lumbar multifidus. Clin Biomech 1: 205–231

Macnab, I. (1974): The traction spur: An indication of segmental instability. J Bone Joint Surg 53-A: 663–670

Maiman, T.H. (1960): Stimulated optical radiation in ruby. Nature 187: 493

Malinsky, J. (1958): Histochemical demonstration of carbohydrates in human intervertebral discs during postnatal development. Acta Histochem 5: 120

Mandl, J., J. McLennan, E. Hoves (1953): Isolation and characterization of proteinase and collagenase from C. histolyticum. J Clin Invest 32: 1312–1319

Markolf, K.L., J.M. Morris (1974): The structural components of the intervertebral disc. J Bone Joint Surg 56-A: 675–688

Marschall, E.R. Trethewie, C.C. Curtain (1977): Chemical radiculitis: A clinical, physiological and immunological study. Clin Orthop 129: 61–67

Marshall, E.R. Trethewie (1973): Chemical irritation of nerve roots in disc prolaps. Lancet 2: 320

Martins, A.N., A. Ramirez, J. Johnston, P.R. Schwetschenau (1978): Double-blind evaluation of chemonucleolysis for herniated lumbar discs: late results. J Neurosurg 49: 816–827

Mayer, H.M. (1986): Inzidenz und Verhütung allergischer Reaktionen nach Chemonukleolyse mit Chymopapain. Neurochirurgia 29: 149–156

Mayer, H.M., B. Sedlmaier, K. Dörschel, G. Müller, M. Brock (1991): Excimer-(309-nm-) Laser-Ablation von menschlichem Bandscheibengewebe. In: Siebert, W.E., C.J. Wirth: Laser in der Orthopädie. Thieme, Stuttgart: 155–162

Mayer, H.M., M. Brock (1985): Chymopapain-Allergie: Die diagnostische Wertigkeit eines Hauttests vor und nach Chemonukleolyse. Neurochirurgia 28: 51–57

Mayer, H.M., M. Brock (1993): Percutaneous endoscopic laser discectomy. Surgical technique and preliminary results compared to microsurgical discectomy. J Neurosurg 78: 216–224

McCarron, R.F., M.W. Whimpee, P.G. Hudkins, G.S. Laros (1987): The inflammatory effect of nucleus pulposus. A possible element in the pathogenesis of low back pain. Spine 12: 760–764

McCulloch, J.A. (1977): Chemonucleolysis. J Bone Joint Surg 59-B: 45–52

McCulloch, J.A., I. Macnab (1983): Sciatica and chymopapain. Williams and Wilkins, Baltimore

McDermott, D., K. Agre, M. Brim, F.J. Demma, J. Nelson, R.R. Wilson, R.A. Thisted (1985): Chymodiactin in patients with herniated lumbar intervertebral disc(s). An open-label, multicenter study. Spine 10: 242–249

Milette, P.C., D. Melanson (1982) A reappraisal of lumbar discography. Journal de l'Association Canadienne des Radiologistes 33: 176–182

Milney, J., S. Brand (1975): Occupational asthma after inhalation of dust of the proteolytic enzyme papain. B J Int Med 32: 302

Moneret-Vautrin, D.A., M.C. Laxenaire (1985): Anaphylaxis to purified chymopapain. In: Sutton, J.C.: Current concepts in chemonucleolysis. 77–89, International Congress and Symposium Series. Royal Soc. of Med., London, 1985

Monteiro, A., R. Lefevre, G. Peters, E. Wilmet (1989): Lateral decompression of a pathological disc in the treatment of lumbar pain and sciatica. Clin Orthop 238: 56–63

Mooney, V., J. Robertson (1976): The facet syndrom. Clin Orthop 115: 149–156

Morgan, F.P., T. King (1957): Primary instability of lumbar vertebra as a common cause of low back pain. J Bone Joint Surg 39-B: 6–22

Morris, J., L. Stromberg (1983): Double blind study of discase (chymopapain) versus CEI (chymopapain activator) in the treatment of herniated nucleus pulposus in the lumbar spine. Presented at the annual meeting of the international society for the study of the lumbar spine. Cambridge, England

Morris, J.M., G. Benner, D.B. Lucas (1962): An electromyographic study of the intrinsic muscles of the back in men. J Anatomy 96: 509–520

Moss, J. (1985): Anaesthesia for chemonucleolysis. In: Sutton, J.C.: Current concepts in chemonucleolysis. 61–69

Moss, J. (1985): Decreased incidence and mortality of anaphylaxis to chymopapain. Anaesth Analg 64: 1197–1201

Moss, J., D.J. McDermott, R.A. Thisted, M.F. Roizen, W.S. Smith (1984): Anaphylactic/anaphylactoid reactions in response to Chymodiactin® (Chymodiactin). Anaesth Analg 63: 253

Muir, I.H.M. (1979). In: Freeman, M.A.R.: Biochemistry of adult human articular cartilage. Pitman Medical, London: 146–214

Muralikuttan, K.P., A. Hamilton, W.G. Kernohan, R.A.B. Mollan, I.V. Adair (1992): A prospective randomized trial of chemonucleolysis and conventional disc surgery in single level lumbar discarniation. Spine 17: 381–387

Nachemson, A. (1963): The influence of spinal movements on the lumbar intradiscal pressure and on the tensile stresses in the annulus fibrosus. Acta Orthop Scand 33: 183–207

Nachemson, A.L. (1985): Advances in low back pain. Clin Orthop 200: 266–278

Ohnmeiss, D.D., R.D. Guyer, S. H. Hochschuler (1994): Laser disc decompression: The importance of proper patient selection. Spine 19: 2054–2059

Olmarker, K., B. Rydevik (1992): Patho-physiology of sciatica. Orthop Clin North Am 22: 223–234

Olmarker, K., B. Rydevik, L.B. Dahlin, L. Danielsen, C. Nordborg (1987): Effects of epidural and intrathekal application of collagenase in the lumbar spine: An experimental study in rabbits. Spine 12: 477–482

Olmarker, K., B. Rydevik, L.B. Dahlin, N. Danielsen, C. Nordborg (1987): Effects of epidural and intrathekal application of collagenase in the lumbar spine: An experimental study in rabbits. Spine 12: 477–482

Olmarker, K., N. Danielsen, C. Nordborg, B. Rydevik (1991): Effects of chondroitinase ABC on intrathekal and peripheral tissue. Spine 16: 43–45

Onik, G. (1989): Summation of APLD clinical experience. International Symposium on percutaneous lumbar discectomy. Marbella, Spanien

Onik, G., C. Helms, L. Ginsburg u. Mitarb. (1985): Percutaneous lumbar discectomy using a new aspiration probe: Procine and cadaver model. Radiology 155: 251–254

Onik, G., C. Helms, L. Ginsburg u. Mitarb. (1985): Percutaneous lumbar discectomy using a new aspiration probe. AJNR 6: 290–293

Onik, G., J. Maroon, C. Helms u. Mitarb. (1987): Automated percutaneous discectomy initial patient experience. Radiology 162: 129–132

Onik, G., V. Mooney, J. Maroon u. Mitarb. (1990): Automated percutaneous discectomy: a prospective multi-institutional study. Neurosurg. 26 (2): 228–233

Osgood, H. (1945): A topic sensitivity to caroid (papaya). J Allergy 16: 245

Paine, K.W.E., P.W.H. Huang (1972): Lumbar disc syndrom. J Neurosurg 37: 1975

Panjabi, M.M., V.K. Goel, Takatak (1982): Physiological strains in lumbar spinal ligaments, an in vitro biomechanical study. Spine 7: 192–201

Pauly, J.E. (1966): An electromyographic analysis of certain movements and exercises. I. Some deep muscles of the back. Anatomical Record 155: 223–234

Pearce, J., J.M.H. Moll (1967): Conservative treatment and natural history od acute lumbar disc lesions. J Neurol Neurosurg Psychiat 30: 13–17

Pearce, R.H., B.J. Grimmer (1973): The chemical constitution of the proteoglycan of human intervertebral disc. Biochemical J 157: 753

Pearce, R.H., J.M. Mathieson, J.S. Mort, P.J. Roughly (1989): Effect of age on the abundance and fragmentation of link protein of the human intervertebral disc. J Orthop Res 7: 861–867

Penning, L., J.T. Wilmink, H.H. van Woerden (1984): Inability to prove instability: A critical appraisal of clinical radiological flexion/extension studies in lumbar disc degeneration. Diagn Imaging Clin Med 53: 186–192

Philbin, D.M., J. Moss, C.W. Akins u. Mitarb. (1981) The use of H1 andH2 histamine antagonists with mophine anesthesia: A double blind study. Anesthesiology 55: 292–296

Pon, A., J. Seiffert, K.F. Schlegel (1986): Bedeutung der Diskographie und Kontrastmittel-Enzyminteraktionen. Neurochirurgia 29: 134

Pope, M.H., D.G. Wilder, R.E. Matteri, J.W. Frymoyer (1977): Experimental measurements of vertebral motion under load. Orthop Clin North 8: 155–167

Pritzker, K.P.H. (1977): Aging and degeneration in the lumbar intervertebral disc. Orthop Clin North Am 8: 65–77

Püschel, J. (1930): Der Wassergehalt normaler und degenerierter Zwischenwirbelscheiben. Beitr Path Anat 84: 123

Quinnell, R.C. (1980): Pressure standardized lumbar discographie. Br J Radiol 53: 1031–1036

Quinnell, R.C., H.R. Docktale (1983): Flexion and extension radiography of the lumbar spine: A comparison with lumbar discography. Clin Radiol 34: 405–411

Rajagopalan, R., S. Tindal, I. Macnab (1974) Anaphylactic reactions to chymopapain during general anesthesia: a case report. Anesth Analg 53: 191–93

Revell, M., C. Payan, C. Vallee u. Mitarb. (1993): Automated percutaneous lumba discectomy versus chemonucleolysis in the treatment of sciatica. A radomized multicenter trial. Spine 18: 1–7

Roofe, P.G. (1940): Innervation of the annulus fibrosus and posterior longitudinal ligament. Arch Neurol Psych 44: 100–102

Rosemoff, H.L., J.H.D. Johnston, A.E. Gallo, M. Ludmer, F.T. Givens, F.T. Carney, C.A. Kuehn (1970): Cystometry as an adjunct in the evaluation of lumbar disc syndromes. J Neurosurg 33: 67–74

Rydevik, B., M.B. Brown, T. Ehira, C. Nordborg (1985): Effect of collagnease on nerve tissue: An experimental study on acute and ling term effects in rabbits. Spine 10: 562–566

Rydevik, B., P.I. Branemark, C. Nordborg, W.G. McLean, J. Sjöstrand, M. Fogelberg (1976): Effects of chympapain on nerve tissue: An experimental study on the structure and function of peripheral nerve tissue in rabbits after local application of chymopapain. Spine 1: 137

Rydevik, B., T. Ehira, L. Lindler u. Mitarb. (1989): Microvascular response to locally injected collagenase: An experimental study in hamsters and rabbits. Scand J Plast Reconstr Surg 23: 17–21

Saal, J.A., J.S. Saal (1989): Nonoperative treatment of herniated lumbar intervertebral disc with radiculopathy. An outcome study. Spine 14: 431–437

Saal, J.S., R.C. Franson, R. Dobrow, J.A. Saal, A.H. White, N. Goldthwaite (1990): High levels of inflammatory phospholpase A2 activity in lumbar disc herniations. Spine 15: 674–678

Sachs, B.L. (1994) Endoscopically assisted laser ablation of prolapsed lumbar discs for the treatment of radicular pain syndrome. In: Wittenberg, R.H., R. Steffen: Chemonucleolysis and related intradiscal therapies. Thieme, Stuttgart

Sachs, B.L., A. Vanharanta, M.A. Spivey u. Mitarb. (1987): Dallas-Discogramm-Discription. New-classifikation of CT/discographie in low-back disk-orders. Spine 12: 287–294

Saunders, E.C. (1964): Treatment of the canine intervertebral disc syndrome with chymopapain. J Am Vet Med Assoc 145: 893–898

Schmorl, G. (1929): Über Knorpelknoten an der Hinterfläche der Wirbelbandscheiben. Fortschr Röntgenstr 40: 629

Schmorl, G., H. Junghanns (1968): Die gesunde und die kranke Wirbelsäule in Röntgenbild und Klinik. Thieme, Stuttgart

Schreiber, A., Y. Suezawa, H. Leu (1989): Does percutaneous nucleotomy with discoscopy replace conventional discectomy? 8 years of experiences and results and treatment of herniated lumbar disc. Clin Orthop 238: 35–42

Schweigel, J.F., J. Berezowskyj (1987): Repeat chymopapain injections: Results and complications. Spine 12: 800–802

Schwetschenau, P.R., A. Ramirez, J. Johnston (1976): Double-blind evaluation of intradiscal chymopapain injection for herniated lumbar discs: Early results. J Neurosurg 45: 622–629

Seroussi, P., M. Krag, D. Muller, M. Pope (1989): Internal deformations of intact and denucleated human lumbar discs subjected to compression, flexion, and extension loads. JOR 7: 122–131

Shaffer, W.O., K.F. Spratt, J.D. Weinstein, T.R. Lehman, V. Goel (1990): The consistancy and accuracy of roentgenograms for measuring sagittal translation in the lumbar vertebral motion segment. An experimental model. Spine 15: 741–750

Shea, M., T. Takeuchi, R.H. Wittenberg, A.A. White III, W.C. Hayes (1994): A comparison of the effects of automated percutaneous diskectomy and conventional diskectomy on intradiscal pressure, disk geometry, and stiffness. J Spinal Disord 7: 317–325

Shepperd, J.A.N., S. E. James, A.B. Leach (1989): Percutaneous disc surgery. Clin Orthop 238: 43–49

Sherk, H.H., A.L.B. Rhodes, J. Black, J.A. Prodoehl (1993): Results of percutaneous lumbar discectomy with lasers. In: Sherk, H.H.: Spine: State of the art reviews. Vol. 7. Laser discectomy. Hanley & Belfus, Philadelphia: 141–150

Siebert, W.E. (1999): Percutaneous nucleotomy procedures in lumbar intervertebral disk displacement. Orthopäde 28: 598–608

Siebert, W.E., B. Ksinsik, C.J. Wirth, M. Steinmetz, R. Muschter (1991): In-vitro-Untersuchungen zur thermischen Belastung der Bandscheibe bei der Laserablation. In: Siebert, W.E., C.J. Wirth: Laser in der Orthopädie. Thieme, Stuttgart: 150–153

Siebert, W.E., C.J. Wirth (1989): Nucleus pulposus Vaporisation: Experimetal investigations on use of lasers on the intervertebral disc. In: Brock, M., H.M. Meyer: Percutaneous lumbar discectomy. Springer, Berlin: 209

Siebert, W.E., K. Bise, S. Breitner, K. Fritsch, C.J. Wirth (1988): Die Nucleus pulposus Vaporisation – eine neue Technik zur Behandlung des Bandscheibenvorfalls? Orthop Prax 12: 732–735

Simmons, E.H., C.M. Segill (1975): An evaluation of discographie in localisation of symptomatic levels in discogenic disease of the spine. Clin Orthop 108: 57–69

Simmons, J.W., J.N. McMillan, S. F. Emmery, S. J. Kimmich (1992): Intradiscal steroids. A porspective double blind clinical trial. Spine 17: 172–175

Smith (1972): Chemonucleolysis. J. Bone Joint. Surg. 54–A: 1795

Smith, L. (1964): Enzym dissolution of the nucleus pulposus in humans. YAMA 187: 137–140

Smith, L., J.E. Brown, (1967): Treatment of lumbar intervertebral disc lesions by direct injection of chymopapain. J Bone Joint Surg 49-B: 502–519

Smith, L., P.J. Garvin, R.M. Gesler, R.B. Jennings (1963): Enzyme dissolution of the nucleus puposus. Nature 198: 1311–1312

Smyth, M.J., V. Wright (1958): Sciatica and the intervertebral disc. An experimental study. J Bone Joint Surg 40-A: 1401–1418

Söderberg, L. (1956): Prognosis in conservatively treated sciatica. Acta Orthop Scand 21

Spangfort, E.V. (1972): The lumbar discarniation. A computer aided analysis of 2504 operations. Acta Orthop Scand 142

Spencer, D.L., J.A. Miller (1985): The effects of chemonucleolysis on the mechanical properties of the canine lumbar disc. Spine 10: 555–561

Spengler, D.M. (1982): Lumbar discectomy: Results with limited disc excision and selective foraminotomy. Spine 7: 604–607

Spurling, R.G., E.G. Grantham (1949): The end result of surgery for ruptured lumbar intervertebral discs: A follow-up study of 327 cases. J Neurosurg 6: 57–65

Srinivasan, R. (1986): Ablation of polymers and biological tissue by ultraviolet lasers. Science 2345: 559–565

Steffen, R. (1992): Flexionsorthesen der Lendenwirbelsäule – ambulante/stationäre Versorgung. Med Orth Tech 112

Steffen, R., L.P. Nolte, H. Visarius (1993) Vergleichende biomechanische Untersuchungen nach automatisierter perkutaner Nukleotomie und Diskotomie. Z Orthop 131

Steffen, R., R.H. Wittenberg, A. Lütke, J. Kraemer, K. Schmidt (1996) Laser discectomy versus chemonucleolysis a prospective comparative study. Spine submitted

Steffen, R., R.H. Wittenberg, D. Kolditz, M.T. Methfessel (1991): Vergleichende Untersuchung zweier Flexionsorthesen beim therapieresistenten Lumbalsyndron und Postdiskotomiesyndrom. Orthop Praxis 27: 566–570

Steffen, R., R.H. Wittenberg, L.P. Nolte, A. Hedtmann, D. Kolditz, T. Herchenbach (1991): Experimentelle Untersuchungen zur Drehpunktveränderung des Bewegungssegmentes nach Bandscheibenausräumung. Z Orthop 129: 248–254

Stephens, M.M., J.H. Evans, J.P. O'Brien (1991): Lumbar intervertebral foramens. An in vitro study of their shape in relation to intervertebral disc pathology. Spine 16: 525–532

Stern, I.J. (1969): Biochemistry of chymopapain. Clin Orthop Rel Res 67: 42–46

Stern, M.B. (1989): Early experience with percutaneous lateral discectomy. Clin Orthop 238: 50–55

Stokes, I.A.F., J.W. Frymoyer (1987): Segmental motion and instability. Spine 12: 688–691

Suezawa, Y., H.A.C. Jakob, J.E. Brandenberg, D.T. Blasbalg (1983): Diskusskopie – Ein weiterer Schritt zur Diagnostik und Behandlung der lumbalen Diskusläsion. In: Hackenbroch, M.H., H.-J. Refior, M. Jäger: Biomechanik der Wirbelsäule. Thieme, Stuttgart: 130–135

Sussman, B.J. (1968): Intervertebral discolysis with collagenase. J Natl Med Assoc 60: 184

Sussman, B.J., J.W. Bromley, J.G. Gomez (1981): Injection of collagenase in the treatment of herniated lumbar disc. YAMA 245: 730

Sutton, J.C. (1986): Chemonucleolysis. Current status and future outlook. Neurochirurgia 29: 173–178

Szypryt, E.P., M.J. Gibson, R.C. Mulholland, W.S. Worthington (1987): The long term effect of chemonucleolysis on the intervertebral disc as a cest by magnetic resonance imaging. Spine 12: 707–711

Takeuchi, T., M. Shea, A.A. White III (1992): Correlation of magnetic resonance relaxation times with degeneration and biomechanical properties in human lumbar intervertebral disks. 38th Annual Meeting. Orthop Res Soc. Washington, USA

Ternig, E. (1994): Physiotherapy following chemonucleolysis. In: Wittenberg, R.H., R. Steffen: Chemonucleolysis and related intradiscal therapies. Thieme, Stuttgart: 143–165

Tesh, K.M., J. Shaw Dunn, J.H. Evans (1987): The abdominal muscles and vertebral stability. Spine 12: 501–508

Thomas, I. (1956): Reversible collapse of rabbit ears after intravenous papain and prevention of recovery by cortisone. Exp Med 104: 245

Tibrewal, S. B., M.J. Pearcy, I. Portek, J. Spivey (1985): A prospective study of lumbar spinal movements before and after discectomy using biplanar radiography. Correlation of clinical and radiological findings. Spine 10: 455–460

Tregonning, G.D., E.E. Transveldt, J.A. McCullough, I. Macnab, A. Nachemson (1991): Chymopapain versus conventional surgery for lumbar disc herniation. J Bone Joint Surg 73-B: 481–486

Urban, J.P.G., A. Maroudas (1979): Measurement of fixed charge density in the intervertebral disc. Biochem Biophys Acta 586: 166–179

Urban, J.P.G., J.F. McMullin (1988): S welling pressure of the lumbar intervertebal discs: Influence of age, spinal level, competition and degeneration. Spine 13: 179–187

Verbiest, H. (1954): A radicular syndrom from developmental narrowing of the lumbar vertebral canal. J Bone Joint Surg 36-B: 230–234

Waldeman, S., M. Shouka, S. Robboy (1988): Computed tomography, electrodiagnostic and clinical findings in chronic workers compensations patient with back and leg pain. Spine 13: 345–350

Walsh, T.R., J.N. Weinstein, K.F. Spratt u. Mitarb. (1990): Lumbar discographie in normal subjects. J Bone Joint Surg 72-A: 1081–1088

Wansor, S., P. Fleischhauer (1986): Röntgenbefunde an der Brust- und Lendenwirbelsäule bei Frauen und Männern mit und ohne Rückenbeschwerden. Dissertation Ruhr-Universität Bochum

Waters, R.L., J.M. Morris (1972): Electrical activity of the muscles of the trunc during walking. J Anatomy 111: 191–199

Watts, C., G. Hutchinson, J. Stern, K. Clark (1975): Chymopapain treatment of intervertebral disc disease. J Neurosurg 42: 374–383

Weinstein, J.N. (1989): Future directions in low back pain research. NIH/AAOS Workshop. AAOS Puplishers, 1989

Weinstein, J.N., K.F. Spratt, T.R. Lehmann. (1988): Final progress report for: Retrodisplacement and spondylolisthesis – Brace treatment. NIH Grant No. AR 34344

Weinstein, J.N., T.R. Lehmann, W. Hejna, E. McNeill, K. Spratt (1986): Chemonucleolysis versus open discectomy. A ten year follow-up study. Clin Orthop 206: 50–55

Wiesel, S. W., N.Tsourmas, H.I. Pfefer, C.M. Citrin, N. Tronas (1984): A study of computer assisted tomography. 1. The incidents of positive CT scans in asymptomatic group of patients. Spine 9: 549–551

Wiley, J., I. Macnab, G. Wortzman (1968): Lumbar discectomy and its clinical applications. Can J Surg 11: 280–289

Wiltse, L.L. (1983): Chemonucleolysis in the treatment of lumbar disc disease. Orthop Clin North Am 14: 605

Witt, A.N. (1951): Praktische Erfahrungen mit der Nukleographie. Z Orthop 80: 57

Wittenberg, R.H., R. Steffen (1997): Minimal invasive intradiskale Therapie lumbaler Bandscheibenvorfälle. Enke, Stuttgart

Wittenberg, R.H., S. Oppel, F.A. Rubenthaler, R. Steffen (2001): Five-year results from chemonucleolysis with chymopapain or collagenase: a prospective randomized study. Spine 26: 1835–1841

Yamagata, T., H. Saito, O. Habuchi, S. Suzuki (1968): Purification and properties of bacterial chondrotinase and chondrosulfatase. J Biol Chem 243: 1523–1535

Yasuma, T., R. Ohno, Y. Yamauchi (1988): False negative lumbar discograms. J Bone Joint Surg 70-A: 1279–1290

Yonezawa T, Onomura T, Kosaka R, Miyaji Y, Tanaka S, Watanabe H, Abe Y, Imachi K, Atumi K, Chincei T, Mabuchi K, Fujimasa I (1990): The system and procedures of percutaneous intradiscal laser nucleotomy. Spine 15: 1175–1185

10.4.5 Lumbale Mikrodiskotomie

J. Grifka

Historische Entwicklung

Als Urheber der Bandscheibenoperation sind Mixter u. Barr (1934) unumstritten. Sie sahen in der Dislokation von Bandscheibenmaterial in den Spinalkanal die Ursache für die radikuläre Symptomatik, führten die operative Entfernung durch und belegten mit Ihrer Publikation die Effektivität dieses Vorgehens bei 58 Patienten.

Zuvor gab es nur vereinzelt Berichte, dass Bandscheibenmaterial in den Spinalkanal disloziert und Ursache der radikulären Symptomatik ist (Krause u. Oppenheim 1909). Allgemeinhin wurde von Chondromen ausgegangen, die mit einer lumbalen Laminektomie behandelt wurden (Clymer 1921, Adson u. Ott 1922). Goldthwaite (1911) hat als erster eine kausale Beziehung zwischen radikulärer Symptomatik und Kompression der Cauda equina bei Bandscheibenvorfall L5/S1 beschrieben, jedoch nicht weiter in der Behandlung umgesetzt. Im Jahre 1928 hat Schmorl (Schmorl 1932) neben der Beschreibung der Impression der Grund- und Deckplatten durch Bandscheibenmaterial ebenso die Dislokation in den Spinalkanal beschrieben. Als Pathologe hat er dies jedoch nicht mit klinischen Symptomen in Verbindung gebracht. Seine Arbeit stimulierte Mixter u. Barr (1934) zu ihrem Vorgehen der gezielten Laminektomie, die nur auf der betroffenen Seite durchgeführt wurde, wobei sie – wie zu dieser Zeit üblich – den Duralsack eröffneten und insgesamt den Spinalkanal inspizierten.

Mit der radiologischen Kontrastmitteldarstellung des Spinalkanals mit Hilfe wasserlöslicher Myelographiesubstanzen wurde die zuvor rein klinisch durchgeführte Diagnostik entscheidend verbessert und damit die Exploration verschiedener Etagen mit breiter Eröffnung durch Laminektomie auf gezieltere Interventionen an der Wirbelsäule bis hin zur Hemilaminotomie begrenzt. Zugleich wurde die Indikation zur Bandscheibenoperationen erheblich ausgedehnt, so dass Macnab (1977) von der „Dynasty of the Disc" sprach, weil der Rücken- und Beinschmerz unterschiedlicher Genese schnell der Bandscheibe zugeordnet wurde und die Operationsfrequenz enorm anstieg.

Mit der steigenden Zahl der Versager des operativen Vorgehens wurde der Nervenwurzel als solcher mehr Beachtung geschenkt und es begann die „Epoche der Nervenwurzel" (Ryderik 1990). Wir verdanken es dem Fortschritt der Kernspintomographie zu dieser Zeit, dass die Größe des dislozierten Bandscheibengewebe exakt dargestellt werden kann und damit die Relevanz der provozierten Irritation der Nervenwurzel abgeschätzt werden konnte (Kronberg 1989, Lenz u. Mitarb. 1990). Dank der genauen kernspintomographischen Darstellung der Prolapsdislokation und anatomischer Analysen kann auch der Zugang zum prolabierten Bandscheibenmaterial mit einer genauen Lokalisation der Inzision präoperativ geplant werden (Krämer 1995).

Die mikroskopische Bandscheibenoperation ist heute unumstrittener Standard mit den Vorteilen der guten Licht- und Sichtverhältnissen in der Tiefe und der maßgeblichen Reduktion des chirurgischen Eingriffes, sowohl im Bereich der Muskulatur, wie auch der knöchernen Strukturen und des Vorgehens im Bereich des Spinalkanals. Ebenso wurde der laterale Zugang vom transmuskulären (Schlesinger u. Mitarb. 1994) zum intermuskulären Vorgehen mit Verringerung des Traumas fortentwickelt (Grifka u. Mitarb. 1999).

Nach dem ersten Bericht von Williams (1978) gab es über einige Jahre Diskussionen und Ergebnisvergleiche, wobei sich schon in retrospektiven Studien zeigte, dass Patienten mit einer mikrochirurgischen Operation eine geringere postoperative Morbidität mit kürzerer Krankenhausverweildauer (Kahanovitz u. Mitarb. 1989), geringerem Schmerzmittelbedarf (Andrews u. Lavyne 1990), eine schnellere berufliche Wiedereingliederung und insgesamt einen besseren Verlauf hatten (Silvers 1988).

Derzeit schreitet die Entwicklung zu einer weiteren Minimierung der operativen Intervention fort, beispielsweise durch Reduktion der Flavektomie auf den lateralen Anteil (Grifka u. Mitarb. 1997).

Indikation für eine lumbale Mikrodiskotomie

Für die Indikation zur Bandscheibenoperation ist der klinische Befund entscheidend, der mit der radiologischen Darstellung des prolabierten Bandscheibengewebes in Einklang stehen muss. Es muss sich um einen eindeutigen Prolaps handeln. Zur Differenzierung zwischen Prolaps und Protrusion sei auf Kapitel 10.4.1 verwiesen. Außerdem muss stets eine eindeutige radikuläre Symptomatik vorliegen.

Aus anatomischen Untersuchungen und postoperativen Analysen kann eine altersbezogene Häufung der Inzidenz von Bandscheibenvorfällen abgeleitet werden. Schon Transversalschnitte durch Bandscheiben an anatomischen Präparaten verdeutlichen Strukturänderungen:

So erscheint die gesamte Bandscheibe bei Kleinkindern gallertig, nahezu amorph ohne Faserbildung, das Bandscheibenmaterial ist allseits verschieblich. Beim jungen Erwachsenen zeigen sich im Randbereich der Bandscheibe festere Strukturen, die als Faserring bezeichnet werden, während die inneren Anteile weich und stoffwechselaktiv im Sinne der Hydratation und Dehydratation sind. Jenseits des 50. Lebensjahres schließlich ist der gesamte Querschnitt der unteren, lumbalen Bandscheiben von Faserringen geprägt. Es gibt somit keine stoffwechselaktiven, verschieblichen inneren Anteile mehr. Bandscheibenvorfälle in den unteren LWS-Etagen, also Verlagerungen des weicheren, inneren Materials durch den Faserring hindurch zum Spinalkanal, können sich somit lediglich in der Zeitspanne vom jungen Erwachsenenalter bis in die sechste Lebensdekade bilden. Sie entstehen durch Querrisse im Annulus fibrosus, die wahrscheinlich aufgrund des inneren Druckes der quellaktiven Anteile entstehen und durch die diese weichen Anteile bei Druckbelastungen zum Spinalkanal hindurch gepresst werden.

Höherliegende Etagen der LWS sind länger stoffwechselaktiv, können also auch noch in späterem Lebensalter zu symptomatischen Bandscheibenvorfällen führen.

In höher gelegenen Segmenten findet man auch eher intraforaminale Bandscheibenvorfälle, deren Inzidenz mit 6–7% angegeben wird (Steinsiepe 1994). Ihre Prävalenz reicht bis ins 7. Dezennium.

Eine retrospektive Untersuchung von 1028 Bandscheibenoperationen zwischen 1950 und 1979 in Minnesota (Bruske-Hohlfeld u. Mitarb. 1990) belegt die deutliche Häufung operationsbedürftiger Bandscheibenvorfälle zwischen dem 25. und 55. Lebensjahr. Grundsätzlich ist bei allen Bandscheibenvorfällen – auch bei perakuter Symptomatik – zunächst die Indikation zur gezielten konservativen Behandlung gegeben. Vergleichsstudien zur Effektivität von konservativer und operativer Behandlung zeigen nach 10 Jahren insgesamt gleichwertige Ergebnisse. Von eminenter Bedeutung ist die Effizienz der Therapie, wie diese durch gezielte, minimalinvasive Injektionen und Infiltrationen in Kombination mit balneophysikalischen Maßnahmen möglich sind. Auch bei ausgeprägter Beschwerdesymptomatik und begrenzten Funktionsausfällen ist eine derartige, intensive konservative Therapie für 6 Wochen zu vertreten. Modifikationen dieser konservativen Therapie sind entsprechend der Schmerzentwicklung und dem Ansprechen auf die verschiedenen gezielten schmerztherapeutischen Maßnahmen vorzunehmen. Außerdem fließt in die prognostische Bewertung der konservativen Therapiemöglichkeiten die Erfahrung mit den verschiedenen Dislokationsformen und der mutmaßlichen Konsistenz des prolabierten Gewebes ein. So hat sich in Analysen gezeigt, dass insbesondere nach kaudal dislozierte Sequester mit minimalinvasiver, konservativer Therapie schwieriger zu behandeln sind, als sonstige Dislokationen. Eine Erklärung mag darin gesehen werden, dass es hierbei zu einer Irritation der traversierenden Nervenwurzel kommt, die bereits in der isolierten Nervenscheide verläuft und damit weniger mobil ist als Wurzeln, die innerhalb des Duralsackes liegen, wie dies im supradikalen Bereich der Fall ist. Ebenso führt hartes Bandscheibengewebe, das aus der Region der Grund- und Deckplatten stammt – auch wenn es sich um relativ kleine Prolapse handelt, – eher zu einer anhaltenden klinischer Symptomatik, die mit minimalinvasiver Therapie nur schwer zu bessern ist. Grund hierfür ist sicherlich, dass diese harten Anteile nicht ausreichend dehydriert werden können und somit als störende Partikel verbleiben.

So sehr uns die Kernspintomographie in der Einschätzung des Befundes hilft – sie ist für die Indikationsstellung zur Bandscheibenoperation unentbehrlich, – so wichtig ist die klinische Symptomatik. Zum radikulären Beschwerdebild gehört, dass der Schmerz dem Nervenverlauf entspricht und in typischer Weise als schmales Band vom Rücken über den Oberschenkel bis zum Unterschenkel und ggf. zum Fuß vorliegt. Als klinisches Zeichen der radikulären Symptomatik ist der Lasègue-Test (unter 70°) positiv. Ein positiver gekreuzter Lasègue-Test – die Schmerzprovokation auch beim Anheben des anderen Beines – ist statistisch als hochspezifisch belegt (Andersson u. Deyo 1996). Ebenso ist das Bragard-Zeichen Beleg für die Reizung der Nervenwurzeln. Während für die L5- oder S1-Ischialgie der Lasègue-Test richtungweisend ist, muss er bei einer L4-Ischialgie nicht zwingend vorliegen. Bei einer Symptomatik in Höhe L4 oder kranial hiervon ist das Femoralis-Zeichen zu überprüfen. Ebenso ist eine entsprechende Sensibilitätsänderung als Hyp- oder Dysästhesie und eine Schwächung der Kennmuskeln zu untersuchen. Unter Berücksichtigung der klinischen Symptomatik sowie der Bildgebung ergibt sich die Indikation zur operativen Intervention (Tab. 10.**17**). Die tabellarische Auflistung gibt eine Orientierung. Es ist nicht typisch, dass alle schematisch aufgeführten Befunde vorliegen. Vielmehr bedarf es der kritischen Wertung im Einzelfall. Zurückhaltung mit der Indikationsstellung zur Bandscheibenoperation muss geübt werden, wenn Kernspintomographie und klinisches Bild nicht übereinstimmen. Stets ist danach zu forschen, ob andere Ursachen für die Be-

Tab. 10.17 Indikation zur Diskotomie

	Absolute Indikation	Relative Indikation	Kontraindikation
Neurologische Indikation	• akutes Kauda-Konus-Syndrom	• PSR oder ASR reduziert oder ausgefallen	• PSR und ASR ohne Befund
Muskelstatus	• kein Sphinktertonus • wichtige Kennmuskeln ausgefallen • Querschnittssymptomatik	• Schwäche oder Ausfall von Kennmuskeln	• nichtsegmentale Muskelausfälle • allgemeine Beinschwäche
Schmerzsymptomatik	• unerträgliche Schmerzen • schmerzfrei und gefühllos (Wurzeltod)	• radikulär • Lasègue < 70° positiv • gekreuzter Lasègue positiv • Bragard positiv • Femoralis-Zeichen positiv	• pseudoradikulär z. B. diffus in beide Oberschenkel oder nur Kniekehle als Zeichen der Verkürzung der ischiokruralen Muskulatur • ausschließlich Rückenschmerz
Bildgebung (MRT)	• Massenprolaps	• klare Wurzelkompression durch Diskusmaterial	• keine adäquate diskogene Ursache

schwerdesymptomatik vorliegen, wie entzündliche Veränderungen im Bereich der Wirbelsäule (z. B. Diszitis, Abszess im Spinalkanal) oder extravertebragene Erkrankungen (alle retroperitonealen Prozesse, wie Erkrankungen von Pankreas, Niere und Ureter, Aortenaneurysma oder gynäkologische Prozesse). Zudem spielen Schmerzempfindung und Schmerzverarbeitung eine wichtige Rolle. Es sollte grundsätzlich eruiert werden, ob der Patient bereits seit längerem Schmerzmittel einnimmt oder andere relevante Erkrankungen hat. Auch eine vorbestehende depressive Verstimmung oder Probleme am Arbeitsplatz bzw. laufende Rentenverfahren sind zu berücksichtigen.

Operative Versorgung

Im Nachfolgenden wird das unterschiedliche Vorgehen bei Primär- und Revisionseingriffen erläutert.

Primäreingriff

Zu den technischen Voraussetzungen gehört ein entsprechend für Bandscheibenoperationen eingerichtetes Operationsmikroskop, das eine genügende Tiefenschärfe bei einem Objekt-Linsen-Abstand von ca. 30 cm hat, damit ein ausreichender Bewegungsraum zum Einbringen der Instrumente verbleibt. Unentbehrlich für eine umschriebene Inzision und damit minimierte Ablösung der Muskulatur ist ein speziell für die Wirbelsäulenoperation geeignetes Spekulum, um die Muskulatur beiseite zu halten und einen guten Einblick in die Tiefe zu bekommen.

Der Patient wird in Knie-Hock-Lage (Abb. 10.62) mit durchhängendem, druckfreiem Abdomen positioniert. Zwecks exakter Etagenlokalisation wird vor dem Abwaschen des Patienten eine Bildwandleraufnahme mit einer auf der Gegenseite zur Operation eingebrachten Kanüle gemacht, die orthograd durch die Haut geht und mit der Spitze in Höhe des Bandscheibenfaches der betreffenden Etage lokalisiert ist (Abb. 10.63 a u. b). Nach Bilddokumentation und Markieren der Eintrittsstelle der Kanüle auf der Haut erfolgt das Abwaschen und Abdecken des Patienten. Die exakte Anlage der ca. 3 cm langen Inzision erfolgt entsprechend der Ebeneneinteilung nach Krämer (1995). Diese Einteilung baut auf den Vorschlägen von McCulloch (1990) und Wiltse (1984) zur Etagengliederung auf, die von der Bandscheibe nach kranial gerichtet sind. Ein Nachteil der Einteilungen von McCulloch und Wiltse ist, dass die der Einteilung zugrunde liegenden anatomischen Strukturen während der Operation nicht dargestellt werden. Krämer hat daher eine Modifikation vorgeschlagen, die bei der mikrochirurgischen Bandscheibenoperation ein schnelles und sicheres Auffindung des Prolapses ermöglicht. Diese Einteilung orientiert sich kraniokaudal allein an der Bandscheibe mit einer darüber und darunter

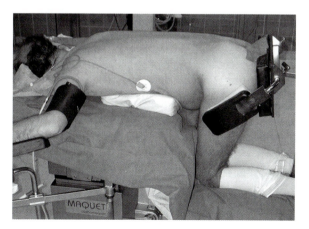

Abb. 10.62 Knie-Hock-Lagerung des Patienten mit druckfreiem Abdomen.

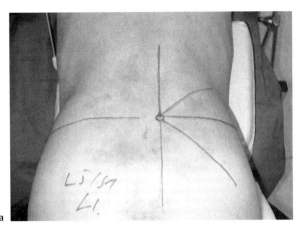 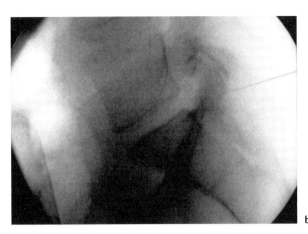

Abb. 10.63 a u. b Unmittelbar präoperative Nadelmarkierung zur Zugangslokalisation über der betroffenen Bandscheibe (**a**). Bildwandleraufnahme der präoperativen Nadellokalisation für die Festlegung der Inzision (**b**).

liegenden Ebene (Abb. 10.**64**). Die supradiskale Ebene reicht bis zum Unterrand der Bögen des kranialen Wirbelkörpers, die infradiskale Ebene bis zum Unterrand der Pedikel des kaudalen Wirbelkörpers. In der kraniokaudalen Orientierung kann das Bandscheibenmaterial also in Höhe der Bandscheibenebene, supradiskal oder infradiskal lokalisiert sein.

Zusätzlich wird die mediolaterale Lokalisation mit einer Einteilung in Zonen (s. Abb. 10.**64**) angegeben, die als medial, paramedial oder lateral bezeichnet werden. Die paramediale Zone reicht mit ihrer äußeren Begrenzung bis an den Pedikel. Die laterale Zone beschreibt also den intraforaminalen Bereich sowie die darüber weiter hinaus reichende extraforaminale Lokalisation. Entsprechend der kernspintomographischen Darstellung wird die Lage und Ausdehnung des Bandscheibengewebes anhand dieses Rasters vorgenommen. Aufgrund der anatomischen Strukturen kann das Bandscheibenmaterial dislozieren, wobei eine Häufung in der paramedialen Zone festzustellen ist. Dies erklärt sich durch die Lage und Anheftung des hinteren Längsbandes (Abb. 10.**65**), so dass Bandscheibenmaterial vor allem seitlich davon disloziert.

Die Höhe der Inzision kann nach der Einstichstelle der Nadel für die Bildwandlereinstellung gezielt gewählt werden, um unmittelbar auf den prolabierten Bandscheibenanteil zu gelangen.

Medialer/mediolateraler Prolaps. Die exakte Lokalisation der ca. 3 cm langen Inzision wird entsprechend der kontralateral vorgenommen Nadelmarkierung und der palpatorischen Orientierung median mittig über dem betroffenen Segment vorgenommen. Die Donorbandscheibe muss stets durch die Inzision zu erreichen sein, um auch die Bandscheibe zu sondieren und lockere, mobile Anteile innerhalb der Bandscheibe entfernen zu können. Das Subkutangewebe wird scharf durchtrennt und zur Seite des Prolapses hin mobilisiert. Die Fascia thoracolumbalis kann zusätzlich mit einem Tupfer gesäubert werden. Mit

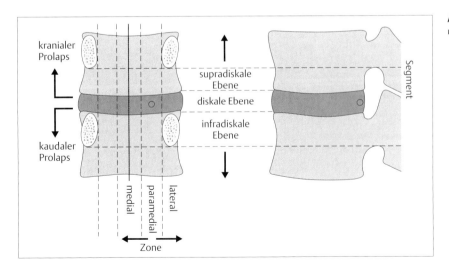

Abb. 10.64 Einteilung in Ebenen und Zonen nach Krämer.

Lumbale Mikrodiskotomie

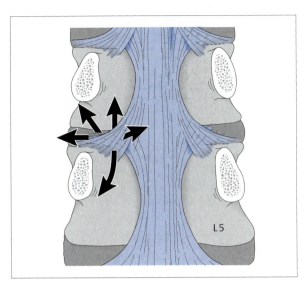

Abb. 10.65 Migrationsmöglichkeiten eines Bandscheibenvorfalls aufgrund der Anheftung des hinteren Längsbandes (nach Steinsiepe).

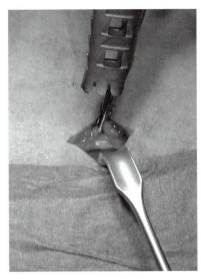

Abb. 10.66 Umschriebene Inzision: Kocherklemme an medialem Faszienblatt, Lösen der Multifidusmuskulatur von den angrenzenden Dornfortsätzen und Lateralisation mit Langenbeck-Haken zur Darstellung des Foramen interarcuale.

dem Skalpell wird die Thorakolumbalfaszie ca 1 cm lateral der Medianlinie eröffnet und die Inzision nach kranial und kaudal mit halb geöffneter Schere großzügig erweitert. Zu sparsame Inzisionen der Faszie können später den Zugang erschweren, beispielsweise dadurch, dass das Spekulum nicht spannungsfrei auf die interessierende Region in der Tiefe eingestellt werden kann. Der mediale Faszienanteil wird mit einer Kocher-Klemme gefasst und vom Assistenten nach medial gehalten. Mit einem schmalen Raspatorium wird die Multifidusmuskulatur vom Lig. interspinale und den angrenzenden Bereichen der Dornfortsätze abgeschoben. Die gelösten Multifidusanteile werden mit einem schmalen, gekehlten Langenbeck-Haken lateralisiert, bis in der Tiefe das Foramen interarcuale mit dem Lig. flavum sichtbar wird (Abb. 10.66). Danach wird das geschlossene Spekulum bis zum Lig. flavum eingebracht, Kocher-Klemme und Langenbeck-Haken entfernt, danach folgt das Aufspreizen des Trichters bis ein fester Sitz mit der Trichteröffnung über den Bögen erreicht wird. Das Spekulum ist somit gut platziert, komprimiert die Muskelanteile und ist relativ sicher gegen ein dorsales Verrutschen (Abb. 10.67). Unter Umständen sind noch aufgelagerte Bindegewebeanteile auf der Flavumregion zu entfernen. Das Flavum wird mit einem Stiel gesäubert. Nach Spülung und Abdecken des Operationssitus mit einer Kompresse wird für die weitere Präparation das Operationsmikroskop platziert, damit anschließend in mikrochirurgischer Technik weiter gearbeitet werden kann.

Es wird gelegentlich diskutiert, ob das Flavum verschiedene Blätter hat. Dies hat sich bei detaillierten Präparationen nicht bestätigt, wohl aber zeigte sich eine unterschiedliche Verlaufsrichtung der Flavumfasern (Grifka u. Mitarb. 1997). Die dorsalen Anteile, die der Operateur

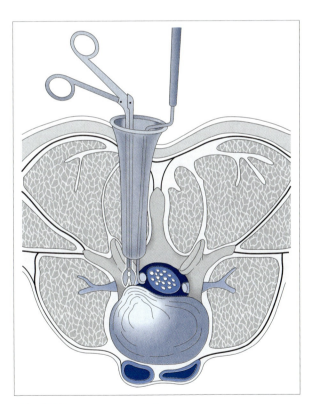

Abb. 10.67 Position des Spekulums.

an dieser Stelle der Präparation vor sich hat, bilden einen Winkel von 15–30° zur kraniokaudalen Richtung. Sie verlaufen von kraniomedial nach kaudolateral (Abb. 10.68 a u. b). In unserem Vorgehen hat es sich bewährt, das Flavum

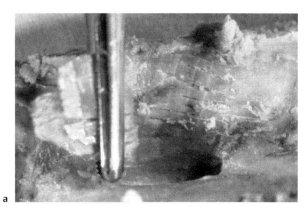 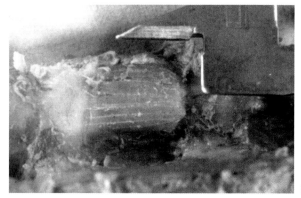

Abb. 10.68 a u. b Wechselnder Faserverlauf des Lig. flavum. Blick vom Spinalkanal aus.
a Dorsaler Schrägverlauf kraniomedial nach kaudolateral.   **b** Ventraler Verlauf streng kraniokaudal.

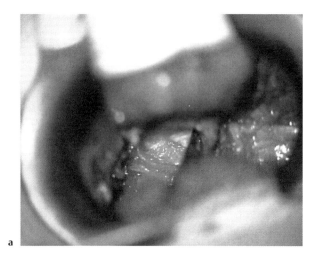
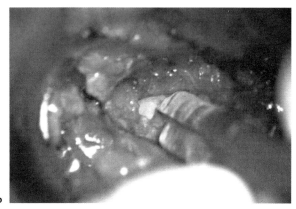

Abb. 10.69 a u. b Penetration des Flavums mit dem geraden scharfen Dissektor (**a**). Partielle laterale Flavektomie mit der Stanze (**b**).

zum lateralen Anteil des Foramen interarcuale hin in kraniokaudaler Richtung mit einem breiten, scharfen Dissektor bis zum Epiduralraum zu penetrieren. Mit Hilfe des Mikroskops kann bei der Präparation genau verfolgt werden, wie der schräge Faserverlauf schließlich bis zu einer strengen kraniokaudalen Orientierung wechselt. Dies ist das Zeichen dafür, das der dünne Anteil unmittelbar dorsal des Epiduralraumes erreicht ist. Nach der Penetration zeigen sich entweder gelbliche Anteile des epiduralen Fettes oder der bläuliche Schimmer des Durasackes. Unter Aufspreitzen der Flavumeröffnung mit dem Dissektor erfolgt das Abtragen im Sinne einer rein partiellen lateralen Flavektomie mit Stanzen (Abb. 10.69 a u. **b**). Nach lateral wird die knöcherne Begrenzung streng beachtet, also nicht, wie von Hodgins (1983) angegeben, zusätzlich abgetragen, da unmittelbar unter dem knöchernen Rand die Gefäßversorgung verläuft. Ansonsten werden bei unvorsichtigem Vorgehen Blutungen induziert. Außerdem ist der Übergang des Flavums in die Facettenkapsel zu wahren. Insbesondere bei breiten Foramina interarcualia des Segmentes L5/S1 muss man sich zum abfallenden Anteil des Flavums orientieren, um nicht die Facette zu tangieren.

Beim Segment L4/5 und den höhergelegenen Bandscheiben überragt der kraniale Anteil der Lamina die Bandscheibenregion. Hierbei muss ein Teil der Lamina abgetragen werden, um die Bandscheibe sicher zu erreichen. In unserer Technik muss lediglich ein Teil der kranialen Lamina reseziert werden (upper interlaminar corner) im Sinne einer Hemilaminotomie. Bei einer supradiskalen Sequesterlage muss von vornherein eine Laminotomie geplant werden.

Bei ausgeprägten Vorfällen kann der Durasack nach dorsal zum Lig. flavum vorgewölbt sein, weshalb auch die Penetration des Flavums mittels Dissektor sicherer ist als die allgemein übliche Inzision mit einer gebogenen Klinge. Oft schafft die Lagerung des Patienten in Entlordosierung bereits mehr Platz. Zeigt sich epidurales Fett, so wird dieses unbedingt belassen. Die weitere Präparation erfolgt mit zwei Dissektoren, mit denen der Durasack und

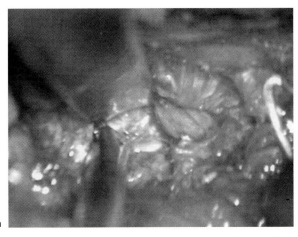
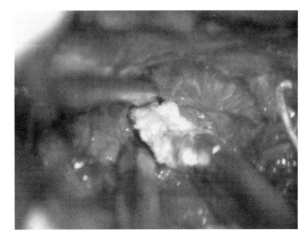

Abb. 10.70 a u. b Medialisierung von traversierender Wurzel und Dura mit dem Love-Haken. Darstellen des Prolapses (**a**) und Prolapsextraktion (**b**).

die traversierende Wurzel, die oft gespannt ist, sukzessive medialisiert werden. Hierzu ist es mitunter erforderlich, mehrmals nachzufassen, um die gespannten Anteile über den Prolaps hinweg zu elevieren. Ist die Medialisierung erfolgt, so kann ein Love-Haken zur sicheren Retraktion nach medial eingesetzt werden (Abb. 10.70 a u. b). Der Love-Haken hat auch den Vorteil, breitflächig anzuliegen und verursacht dadurch nur einen geringen lokalen Druck. Gestaute Venen können über den Prolaps oder der Bandscheibe nur wenig verschoben werden. Die gute Darstellung mit dem Mikroskop erlaubt eine sichere Koagulation. Man muss sich davor hüten, an der dorsalen Wirbelkörperkonkavität ausgiebig zu sondieren, da sich hier in der Vertiefung der Wirbelkörperrückseite ausgeprägte Venengeflechte befinden, die bei Verletzung zu vermehrten Blutungen führen können (Abb. 10.71). Es darf also auf keinen Fall in der Tiefe gesucht und Gewebe derangiert werden. Vielmehr sollte man sich die topographischen Beziehungen der Bandscheibe des jeweiligen Segmentes vor Augen halten und gezielt die Bandscheibe aufsuchen, falls der Prolaps nicht unmittelbar im Situs aufzufinden ist.

Bei supradiskalen oder medial unter dem Durasack lokalisierten Sequestern kann nach Sondierung und gegebenenfalls Ausräumung loser Bandscheibenanteile aus dem Intervertebralraum, der Sequester aufgesucht und beispielsweise mit einem Nervenhäkchen zum Situs hin luxiert werden. Mitunter zeigt sich auch nur ein kleiner Bereich des Prolapses in dem einzusehenden Fenster distal der kranialen Lamina. Sobald der Sequester zur Umgebung hin frei ist, lässt er sich auch durch Fassen des sichtbaren, kleinen Anteils mit der Prolapsfasszange extrahieren. Stets ist der ventrale Epiduralraum mit Nervenhäkchen und Sonden auszutasten, auch nach medial. Die traversierende und kaudal abgehende Wurzel ist mit dem Nervenhäkchen zu verfolgen, ebenso wie das Foramen intervertebrale mit der von kranial kommenden Wurzel ausgetastet werden muss. Nach Spülungen in die Bandscheibe können

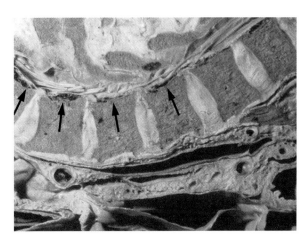

Abb. 10.71 Querschnitt durch ein Wirbelsäulenpräparat mit Venengeflecht (Pfeile) in der dorsalen Konkavität der Wirbelkörper.

weitere, dort liegende Anteile durch Nachfassen geborgen werden.

Bei primärer Mikrodiskotomie bedarf es keiner zusätzlichen Maßnahmen, wie beispielsweise Cortisonapplikation in den Spinalkanal oder Fettlappenplastik. Der Wundverschluss erfolgt durch Fasziennaht, Subkutannähte und Hautnaht. Eine Redon-Drainage ist grundsätzlich nicht erforderlich.

Intraforaminaler Prolaps. Bei einem Prolaps im Bereich des Foramen intervertebrale oder auch lateral davon als sog. Far-Out-Syndrom (Wiltse 1984) kann der Zugang grundsätzlich von medial als auch lateral gewählt werden. Bedeutsam ist, dass die knöchernen Strukturen in ihrer Stabilität nicht gemindert werden, wie dies bei Facettektomien (Postachini u. Mitarb. 1998), Fenestrationen der Pars interarticularis (DiLorenzo u. Mitarb. 1998) und kombinierten interlaminär-lateralen Zugängen (Hassler u. Mitarb. 1996) der Fall sein kann. Grundsätzlich ist bei dieser, oft bei älteren Patienten auftretenden Symptomatik der lateralen Wurzelkompression eine ossäre Einengung, beispielsweise durch Facettenhyperthropie (Epstein u. Mitarb. 1972) auszuschließen.

Medialer Zugang. In allen Fällen, bei denen sowohl von medial wie von lateral eine Inspektion erforderlich ist, stellt der beschriebene mediale, interlaminäre Zugang das Verfahren der Wahl dar. Der mediale Schnitt muss dann ca. 2 cm nach kranial verlängert werden. Dies bedeutet, dass die Muskulatur vom gesamten kranialen Dornfortsatz gelöst wird. Die kaudale Öffnung ist in aller Regel ausreichend, um dann die Muskulatur bis über die Facette hinaus sicher nach lateral zu mobilisieren und den Processus transversus in Höhe des kranialen Dornfortsatzes im Abgangsbereich mit dem Raspatorium darzustellen. Dies ist unter mäßigem Zug mit einem Langenbeck-Haken möglich. Danach kann das Spekulum mit einem Gegenspreizer eingesetzt werden. Im Situs befindet sich nun mittig die Gelenkkapsel der Facette. Nach kranial ist der Abgang des Processus transversus mit den Anteilen des M. intertransversarius dargestellt. In dem zu erwartenden Abgangsbereich der Wurzel am unteren, medialen Rand des Querfortsatzes werden die Muskelfasern mit einem Dissektor in Längsrichtung gespreizt, bis der Querfortsatz mit der gebogenen Spitze des Dissektors unterfahren werden kann. Sodann wird der M. intertransversarius an dieser Stelle gelöst und partiell abgetragen. Dazu kann der angeschliffene, breite Dissektor eingesetzt werden. Unter dem Muskel findet sich das Lig. intertransversarium, das am unteren Abgangsbereich des Querfortsatzes gelöst und umschrieben abgetragen wird. Dadurch ist nun der Blick auf die abgehende Wurzel frei, die stets von Arterie und Vene begleitet wird. Bei einem lateralen, kranialisierten Prolaps findet sich dieser unmittelbar kaudal der unter Spannung stehenden Wurzel (Abb. 10.72).

Grundsätzlich ist die Wurzel mit den begleitenden Gefäßen nach lateral zu mobilisieren, gegebenenfalls muss die knöcherne Bedeckung des lateralen Anteils des Foramen intervertebrale nach medial abgetragen werden. Freiliegende Prolapsanteile werden mit der Fasszange medial von der Wurzel extrahiert. Das Foramen wird mit den Nervenhäkchen sondiert. Diese Vorgehensweise dient dazu, verborgene Prolapsanteile in das Blickfeld zu luxieren. Die Bandscheibe findet sich stets unter dem prominenten Anteil der Facettenkapsel, im kaudalen Bereich der von Macnab (1971) beschriebenen „verbotenen Zone". Sie wird mit dem Dissektor aufgesucht. Prolapsnahe Bandscheibenanteile werden mit den Fasszangen entfernt. Ebenso wird mit dieser Eingangsrichtung eine Kanüle zum Herausspülen gelockerter Anteile in den Zwischenwirbelraum eingebracht. Anschließend muss die Wurzel einen spannungsfreien Verlauf aufweisen. Beim Sondieren mit dem Häkchen dürfen sich keine Stenosen oder Hindernisse zeigen, die „bandscheibenartigen Widerstand" aufweisen. In Abhängigkeit vom kernspintomographischen Befund ist zu entscheiden, ob eine Intervention vom Spinalkanal aus erforderlich ist. Der Wundverschluss erfolgt in gleicher Weise wie beim medialen Zugang.

Lateraler Zugang. Während der mediale Zugang bei gleichzeitigem Vorgehen von lateral und vom Spinalkanal her sowie in Höhe L5/S1 in Fällen mit nur geringem Platz nach lateral zu favorisieren ist, kann in allen anderen Fällen ein günstiger Zugang zwischen M. multifidus und M. longissimus gewählt werden. Hierzu wird die Inzision von ca. 5 cm Länge etwa 3 cm paramedian mit Projektion des kranialen Dornfortsatzes des betroffenen Bewegungssegmentes in der Mitte der Inzision durchgeführt. Die Fascia thoracolumbalis wird in Längsrichtung eröffnet. Unmittelbar daunter findet sich das Septum intermusculare, das ein stumpfes, digitales Eingehen zwischen den beiden Muskelbäuchen erlaubt. Auf diese Weise ist es nicht erforderlich, wie sonst üblich, transmuskulär vorzugehen (O'Hara u. Marshall 1997), mit den Problemen der muskulären Blutungen sowie der bislang nicht genügend beachteten Irritation der Aufzweigungen des R. dorsalis n. spinalis. Über das Septum wird man unmittelbar zur Facette und zum Abgang des Processus transversus geführt. Nach stumpfem Spreizen kann das Spekulum eingesetzt wer-

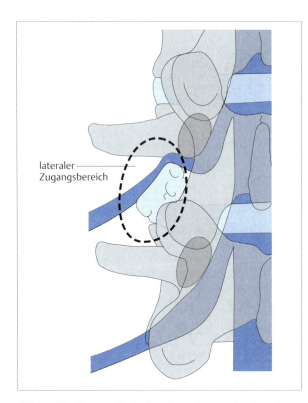

Abb. 10.72 Topographische Beziehung der nach kaudal ziehenden Wurzel zum Processus transversus, einem intraforaminal nach kranial dislozierten Sequester und der Bandscheibe.

den. Ein weiterer Vorteil ist, dass man in schräger Richtung auf das Foramen intervertebrale geleitet wird.

In der schon beschriebenen Weise erfolgt die Darstellung des unteren Abgangs des Processus transversus mit dem Raspatorium, stumpfes Spreizen des M. intertransversarius, Penetration, einschließlich Abtragen des Ligaments im Abgangsbereich und Darstellen der austretenden Wurzel. Der gesamte weitere Verlauf ist analog zu dem Vorgehen wie von medial für das Ausräumen des lateralen Vorfalls beschrieben – allerdings mit dem Vorteil des unmittelbaren Zuganges zur interessierenden Region.

Nachbehandlung und Ergebnisse

Da die Patienten in aller Regel vor der Operation hinsichtlich Rückenschule mit Verhaltensmaßnahmen und isometrischen Übungen unterrichtet wurden, sind ihnen Grundprinzipien vertraut, die auch postoperativ streng befolgt werden müssen, so beispielsweise beim Aufstehen aus dem Bett. Der Patient kann wenige Stunden nach der Operation aufstehen. Die Vollmobilisierung erfolgt am ersten postoperativen Tag mit krankengymnastischer Hilfestellung und Übungen aus der Entlastungshaltung.

In unserer Routine hat es sich bewährt, eine Orthese zu verwenden, die kraftschlüssig zwischen unterem Thorakalbereich und Beckenbereich anliegt und die Enlordosierung unterstützt. Konkret haben wir diesbezüglich sehr gute Erfahrungen mit der Diskoflex-Orthese gemacht (Abb. 10.73a u. b). Mit der Unterstützung der Diskoflex-Orthese sollen Lordosierungen und Kyphosierungen während dieser frühen postoperativen Phase vermieden werden. Die Orthese soll 3 Monate postoperativ getragen werden, bis die Bandscheibe an der Perforationsstelle sicher verheilt ist.

Aufgrund eines ausgefeilten Konzeptes der minimalinvasiven Therapie mit Wurzelinfiltrationen und epiduralen Injektionen verbleiben in den Orthopädischen Universitätskliniken Bochum und Regensburg nur ca. 15% der Patienten mit manifesten Bandscheibenvorfällen mit therapieresistenter, operationsbedürftiger Symptomatik. Das intraoperative Vorgehen wurde durch die genaue topographische Zuordnung der prolabierten Bandscheibenanteile und des gezielten mikrochirurgischen Vorgehens weiter minimiert. Die Patienten geben bereits unmittelbar postoperativ nach Druckentlastung der komprimierten Nervenwurzel eine entscheidende Besserung an. Bei ca. 4% bestehen bis zum 24. postoperativen Monat Restbeschwerden, über eine Betrachtung von 5 Jahren bleiben 1% nicht zufriedene Patienten übrig. Bei topographischer Zuordnung zeigt sich für das Bewegungssegment L4/L5 ein insgesamt besseres Outcome als bei L5/S1.

Grundsätzlich muss darauf hingewiesen werden, dass operative Vorgehensweisen mit weiter knöcherner Eröffnung im Sinne einer Laminektomie oder gar Facettenabtragung schlechte Ergebnisse aufgrund von Instabilität nach sich ziehen.

Ebenso ist die Rate der unzufriedenen Patienten nach weitgehender Ausräumung der Bandscheibe im Sinne einer Diskektomie wesentlich höher als bei reiner Sequesterentfernung.

Bei intraforaminalen oder noch weiter nach lateral reichenden Vorfällen geben Steinsiepe u. Mitarb. (1994), 3 Jahre postoperativ 17% nicht zufriedenstellende Resultate an.

Ein besonderes Problem bereitet das sog. Postdiskotomiesyndrom (PDS) (s. Kap. 10.4.8). Diese Bezeichnung wurde von Krämer (1987) anstelle des von Wiltse gebrauchten Begriffes „Failed Back Surgery Syndrome" (FBSS) vorgeschlagen. Oftmals wird die postoperative noch bestehende Beschwerdesymptomatik in grober Vereinfachung auf Vernarbungen oder Instabilitäten zurückgeführt. In Fällen vermehrter intraoperativer Blutungen oder Reduktion der knöchernen Stabilität kann ein Zusammenhang mit dem operativen Procedere gegeben sein. Es ist aber zu bedenken, dass heute bei dem Gros der Patienten mit postoperativ verbleibender Beschwerdesymptomatik kein Rückschluss auf das operative Vorgehen zu ziehen ist, so dass die Beschwerdesymptomatik als idiopathisch einzuordnen ist.

Anamnestisch ist stets danach zu forschen, ob die beklagte Beschwerdesymptomatik nach Bandscheibenoperation unmittelbar postoperativ bestand, allmählich, in der Regel erst Wochen nach anfänglicher Beschwerdefreiheit, eingetreten ist oder plötzlich auftrat, unter Umständen in Verbindung mit einer vermehrten, ungewohnten Belastung. Bei einer allmählich entstehenden Beschwerde-

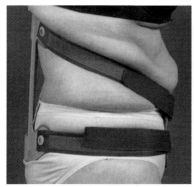
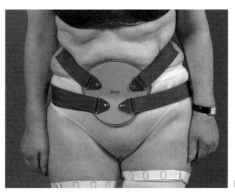

Abb. 10.73a u. b Discoflex-Orthese zur Entlordosierung mit kraftschlüssiger Anlag tief thorakal und im Beckenbereich ohne Formschluss (**a**). Ventral tief sitzende Bauchpelotte zur Übernahme des Abdominalgewichtes (**b**).

Tab. 10.18 Schweregrade des Postdiskotomiesyndroms (PDS)

Schweregrade	Schmerzen	Lasègue-Zeichen	Medikamente	Leistungsfähigkeit	Gutachten	MdE
I	kein Ruheschmerz leichter Belastungsschmerz	negativ	gelegentlich leichte	eingeschränkt für Schwerarbeit und Leistungssport	arbeitsfähig, keine Schwerarbeit	unter 20 %
II	leichter Ruheschmerz starker Belastungsschmerz	positiv	regelmäßig leichte, gelegentlich starke	keine wirbelsäulenbelastende Arbeiten kein Sport	häufig arbeitsunfähig, berufsunfähig für wirbelsäulenbelastende Arbeiten	30–80 %
III	starker Dauerschmerz	unter 30°	dauernd starke	Gehhilfen Hilfsperson	erwerbsunfähig	100 %

symptomatik nach mehr als 6 Wochen postoperativ ist in der Regel eine Narbenbildung verantwortlich zu machen. Bei plötzlich auftretender, radikulärer Symptomatik muss primär an einen Rezidivprolaps gedacht werden. Eine gute Differenzierung ist mit einem MRT mit Gadolinium zu treffen, da bei Kontrastmittelgabe eine höhere Signalintensität im Narbenbereich resultiert, während ein Rezidivprolaps kein Kontrastmittel speichert.

Das Postdiskotomiesyndrom lässt sich zur Kontrolle des Verlaufs und zur Abschätzung einer Reintervention in 3 Schweregrade einteilen (Tab. 10.**18**) (Krämer 1987).

Revisionseingriff

Indikationsstellung. Stets muss vor operativer Reintervention die Zielsetzung klar festgelegt sein. Ein MRT mit Gadolinium ist – wie bereits beschrieben – unverzichtbar. Danach wird die Größe der Narbe und die entsprechend vorzunehmende Neurolyse bzw. die Lokalisation des Reprolapses, der auch in der Narbe liegen kann, definiert. Die betroffene Nervenwurzel muss klar diagnostiziert sein, in der Regel neurologisch und Bestätigung der Beschwerdefreiheit bei Ausschaltung der Wurzel nach Radikolographie und unmittelbarer periradikulärer Lokalanästhetikainfiltration. Bei der Revison muss man darauf gefasst sein, dass Ausstülpungen des Durasackes oder Verziehungen den Zugang deutlich erschweren können. In der Regel kann man anhand des Kernspinbefundes zuvor das günstigste operative Vorgehen festlegen.

Revisionsoperation. Bei mikrochirurgischer Erstoperation mit minimiertem Zugang liegen in wesentlich geringerem Maße Vernarbungen als bei der üblichen Diskotomie vor. Der Zugang für eine Rezidivoperation orientiert sich an den gleichen Landmarken wie bei der Primäroperation. Auch wird die Inzision keineswegs größer gewählt. Es genügt ein etwa 3 cm langer, gezielter Hautschnitt über dem betreffenden Segment. Gleichgültig wie ausgeprägt die Narbe ist, erfolgt die Präparation nach paramedianer Öffnung der Fascia thoracolumbalis streng am Randbereich des kranialen Dornfortsatzes mit Erweiterung nach kaudal. Das Raspatorium wird über die kraniale Lamina seitwärts geführt. Es versteht sich, dass die Persistenz des Bogens für dieses Vorgehen von eminenter Bedeutung ist. Die a.-p. Röntgenaufnahme zeigt am besten den knöchernen Status nach Voroperation.

Nach Darstellung der oberen Lamina wird die Narbe am Unterrand des kranialen Bogens (upper interlaminar corner) entlang der Knochenkante mit einem breiten, scharfen Raspatorium penetriert.

Der untere Laminarand bietet sich für die Präparation an, da hier oft noch ursprüngliche Flavumanteile unter dem knöchernen Bereich verblieben sind. Dies erklärt sich durch die besonderen anatomischen Gegebenheiten der Flavuminsertion (Grifka u. Mitarb. 1997). Während das Flavum nach kaudal hin den flügelartigen Querschnitt der Lamina nach dorsal und ventral überdeckt, breitet es sich an der kranialen Lamina ausschließlich nach ventral aus (Abb. 10.74). Ein weiterer Vorteil des Zuganges im Bereich der oberen Lamina ist, dass bei der Präparation des gesamten Narbenkonglomerates von Durasack und Wurzel die traversierende Wurzel auf jeden Fall noch parallel zum Durasack verläuft, von proximal her also auch besser zu mobilisieren ist.

Hat man das Glück, dass der kraniale Anteil durch die Erstoperation noch unberührt ist, so findet man unmittelbar die Schicht nach lateral, um das Konglomerat zu medialisieren und die Wurzel klar zu identifizieren. Dagegen birgt jeder Zugang durch die Narbe immer die Gefahr von Verletzungen der Dura oder der Wurzel. Bei einem Zugang im kaudalen Bereich des Foramen interarcuale kann zudem die seitwärts zum Foramen intervertebrale angehende Wurzel in der Narbe verletzt werden.

Hat man das Konglomerat medialisiert, so kann ein Rezidivprolaps aufgesucht, bzw. die Bandscheibe sondiert und im prolapsnahen Anteil revidiert werden. Zum Schutz vor erneuten Vernarbungen kann entweder ein von subkutan gewonnener, freier Fettanteil seitlich interponiert werden, der mit aller Vorsicht mit Pinzetten gefasst werden sollte, da ansonsten Nekrosen vorprogrammiert sind. Eine Alternative bei Bluttrockenheit und absoluter Unversehrtheit von Dura und Wurzeltasche sind antiproliferative Substanzen. Der Wundverschluss erfolgt in üblicher Weise.

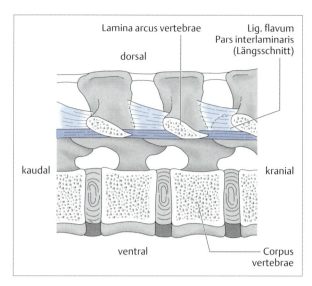

Abb. 10.74 Längsschnitt im Bereich der Pars interlaminaris des Lig. flavum mit Ursprung ventral an der kranialen Lamina und an der kaudalen Lamina dorsal wie ventral.

Resümee

Die mikroskopische Operationstechnik hat die Bandscheibenchirurgie revolutioniert. Neben der Vertrautheit des Chirurgen mit dieser Technik bedarf es besonderer Kenntnisse der topographischen Verhältnisse, um den Befund gezielt anzugehen. Damit sind von ärztlicher Seite alle Voraussetzungen für ein gutes postoperatives Ergebnis gewährleistet.

Literatur

Adson, A.W., W.O. Ott (1922): Results of the removal of tumors of the spinal cord. Arch Neurol Psychiat 8: 520

Andersson, G.B., R.A. Deyo (1996): History and physical examination in patients with herniated lumbar disc. Spine 15 (24 Suppl): 10–18

Andrews, D.W., M.H. Lavyne (1990): Retrospective analysis of microsurgical and standard lumbar discectomy. Spine 15: 329–335

Bruske-Hohlfeld, I., J.L. Merritt, B.M. Onofrio, H.H. Stonnington, K.P. Offord, E.J. Bergstralh, C.M. Beard, L.J. Melton, L.T. Kurland (1990): Incidence of lumbar disc surgery. A population-based study in Olmsted County, Minnesota (1950–1979). Spine 15: 31–35

Clymer, G. (1921): Experience with spinal cord tumors. Arch Neurol Psychiat 5: 213

DiLorenzo, N., F. Porta, G. Onnis, A. Cannas, G. Arbau, A. Maleci (1998): Pars interarticularis fenestration in the treatment of foraminal lumbar disc herniation: a further surgical approach. Neurosurgery 42: 87–89

Epstein, J.A., B.S. Epstein, A.D. Senthal, R. Carras, L.S. Lavine (1972): Sciatica caused by nerve root entrapment in the lateral recess: the superior facet syndrome. J Neurosurg 45: 584–589

Goldthwaite, J.G. (1911): The lumbosacral articulation. An explanation of many cases of „lumbago" sciatica and paraplegia. Boston Med Surg J 164: 365–372

Grifka, J., H. Witte, H. Schulze, G. Heers, J. Bohlen, S. Recknagel (1997): Das lumbale Ligamentum flavum. Anatomische Besonderheiten in Hinsicht auf die Mikrodiskotomie. Z Orthop 135: 328–334

Grifka, J., H. Witte, P. Faustmann, G. Heers, E. Broll-Zeitvogel (1999): Operativer Zugang beim lumbalen Bandscheibenvorfall. Topographische Grundlagen und Besonderheiten. Orthopäde 28: 572–578

Grifka, J., S. Anders (1997): Die lumbale Mikrodiskotomie. Indikation, operatives Procedere. In: Reichel, H., H. Zwipp, W. Hein: Wirbelsäulenchirurgie. Steinkopf, Darmstadt

Hassler, W., S. Brandner, I. Slansky (1996): Microsurgical management of lateral lumbar disc herniations: combined lateral and interalaminar approach. Acta Neurochir 138: 907–910

Hodgins, R.W. (1983): The role of microdiscectomy. Orthop Clin North Am 14: 589–603

Kahanovitz, N., K. Viola, J. Muculloch (1989): Limited surgical discectomy and microdiscectomy. Spine 14: 79–81

Krämer, J. (1987): Das Postdiskotomiesyndrom. Z Orthop 125: 622–625

Krämer, J. (1995): A new classification of lumbar motion segments for microdiscotomy. Eur Spine J 4: 327–334

Krause, F., H. Oppenheim (1909): Über Einklemmung bzw. Strangulation der Cauda equina. Dtsch Med Wschr 35: 697

Kronberg, M. (1989): Discography and magnetic resonance imaging in the diagnosis of lumbar disc disruption. Spine 14: 1368–1372

Lenz, G.P., J. Assheuer, W. Lenz, K.W. Gottschlich (1990): New aspects of lumber disc disease. MR imaging and histological findings. Arch Orthop Trauma Surg 109: 75–82

Macnab, I. (1971): Negative disc exploration. J Bone Joint Surg (Am) 53: 891–903

Macnab, I. (1977): Backache. Williams & Wilkins, Baltimore

McCulloch, J. (1990): Principles of microsurgery for lumbar disc disease. Raven, New York

Mixter, W.J., J.S. Barr (1934): Rupture of the intervertebral disc with involvement of the spinal canal. N E J Med 211: 210

O'Hara, L.J., R.W. Marshall (1997): Far lateral lumbar disc herniation. The key to the intertransverse approach. J Bone Joint Surg 79: 943–947

Postacchini, F., G. Cinotti, S. Gumina (1998): Microsurgical excision of lateral lumbar disc herniation through an interlaminar approach. J Bone Joint Surg 80: 201–207

Ryderik, B. (1990): Etiology of sciatica. In: Weinstein, J., S. Wiesel: The lumber spine. W.B. Saunders, Philadelphia

Schlesinger, S. M., H. Fankhauser, N. de Tribolet (1994): Der mikrochirurgische Zugang bei extrem lateralen lumbalen Diskushernien. In: Bernini, A., K.F. Steinsiepe, M. Rohner: Die intra- und extraforaminale lumbale Diskushernie. Huber, Bern

Schmorl, G. (1932): Über Verlagerungen von Bandscheibengewebe und ihre Folgen. Langenbecks Arch Klein Chir 172: 240

Silvers, R.H. (1988): Microsurgical versus standard lumbar discetomy. Neurosurgery 22: 837–841

Steinsiepe, K.F. (1994): Was bedeuten Häufigkeit und Höhenlokalisation der intra- und extraforaminalen Diskushernien für die klinische Diagnostik? In: Bernini, A., K.F. Steinsiepe, M. Rohner: Die intra- und extraforaminale lumbale Diskushernie. Huber, Bern

Steinsiepe, K.F., U. Vardar, A. Benini, F. Scharfetter (1994): Postoperative Resultate bei intra- und extraforaminalen lumbalen Diskushernien: Mikrochirurgisch-lateraler Zugang mit und ohne Diskektomie. In: Bernini, A., K.F. Steinsiepe, M. Rohner: Die intra- und extraforaminale lumbale Diskushernie. Huber, Bern

Williams, R.W. (1978): Microlumbar discectomy: A conservative surgical approach to the virgin herniated lumbar disc. Spine 3: 175–182

Wiltse, L.L. (1984): Alar transverse process impingment of the L5 spinal root: the farout-syndrome. Spine 9: 31–38

10.4.6 Spondylodese

R. Haaker

Synonyme

Fusionsoperation, Versteifungsoperation, 360°-Arthrodese der Wirbelsäule (im angloamerikanischen Schrifttum für dorsoventrale Fusion gebraucht).

Entwicklung der Fusionsoperation

Im Jahre 1891 konnte Hadra als erster eine Silberdraftfixation bei einem Patienten mit disloziierter HWS-Fraktur beschreiben. Albee (1911) und Hibbs (1911) schufen mit ihren Gedanken die theoretische Grundlage für eine knöcherne Fusion der Wirbelsäule. Bereits 1948 beschrieb King das Verfahren der Pedikelverschraubung zur Versteifung eines oder mehrerer Wirbelsäulensegmente. Bosworth (1942, 1945) nutzte zur gleichen Zeit die Dornfortsätze zur Stabilisierung, indem er zwischen diesen einen H-Span unter Distraktion einbrachte, der sich in Neutralstellung verklemmte. Holdsworth (1963) fixierte die Dornfortsätze mit den von Wilson entwickelten Doppelplatten. Harrington (1962, 1972) und Luque (1982 a, b) ergänzten bei Skolioseoperationen die Fusion mit Rundstählen. Diese Implantate, die mit Drahtcerclagen oder Haken an den Wirbelbögen befestigt wurden, eigneten sich jedoch vorrangig zur langstreckigen Fusion, wie bei der Skoliose auch erforderlich. Im kurzstreckigen Anwendungsbereich führten sie zur Abflachung des sagittalen Wirbelsäulenprofils, dem Flat-back-Syndrom.

Zu Beginn war die Pott-Erkrankung (tuberkulöse Spondylodiszitis), die damals noch weiter verbreitet war, die wesentliche Indikation für Fusionsoperationen im kurzstreckigen Bereich.

Erst die moderne Skoliosetherapie führte zu einer ansteigenden Zahl allerdings langstreckiger Wirbelsäulenfusionen, inauguriert durch das Implantatsystem von Harrington. Der steigende Bedarf an kurzstreckigen Wirbelsäulenfusionen nach Wirbelkörperfrakturen in der Traumatologie (Carl u. Mitarb. 1992) und in der Orthopädie nach fehlgeschlagenen Bandscheibenoperationen oder bei Spondylolisthesen brachte Mitte der 80er Jahre eine Renaisance für das Verfahren der Pedikelverschraubung. Implantatfreie Fusionsformen durch Interbody-Fusion mittels einem autologen Beckenkammspan in der Behandlung der Spondylodiszitis oder die dorsale lumbale Distraktionsspondylodese mittels eines H-Spans vom Beckenknochen (Krämer u. Mitarb. 1984, Wenk 1984, Wittenberg u. Krämer 1993) existierten zu diesem Zeitpunkt bereits. Dabei bestand jedoch das Problem einer recht hohen Pseudarthroserate zwischen 15 und 55 % bei ein- und zweisegmentalen Fusionen (McNab 1971, Stauffer u. Coventry 1978, Davne u. Myers 1992, Wittenberg u. Mitarb. 1990a). Auch die implantatfreie Fusion durch Anlagerung von kortikospongiösen Spänen an die dekortizierte Wirbelsäule nach Wiltse u. Mitarb. (1968) – lange Zeit der „goldene Standard" der Fusionstechnik – zeigte eine Pseudarthroserate von 16,3 % für zweisegmentale Fusionen. Vorteil der Wiltse-Fusion war die In-situ-Fusion der Segmente ohne stärkere Kyphosierung, die bei der LSDS unvermeidbar ist, mit allen negativen Folgen einer derartigen Krümmungsumkehr im LWS-Bereich, wie von Lagrone u. Mitarb. 1988 und Dick 1993 beschrieben. In unserem von Wittenberg u. Krämer (1993) nachuntersuchten Patientengut betrug die Entlordosierung jedoch nur 1,5° auf vergleichbaren Röntgenbildern (gleicher streng seitlicher Abbildungsgrad der LWS) im fusionierten Bereich (L4–S1).

Aufgrund dieser Befunde konnte sich die dorsal instrumentierte Fusion ab Mitte der 80-er Jahre, basierend auf anatomischen Studien zur Pedikellage von Saillant u. Mitarb. (1976) zunehmend als Standard für die kurzstreckige thorakale und lumbale Fusion durchsetzen. Darunter versteht man ganz allgemein die Verschraubung eines kurzstreckigen Wirbelsäulenabschnittes mit einem Fixateur interne unterschiedlicher Bauweise, jedoch basierend auf dem Prinzip der intrapedikulären Verschraubung. Doch auch hier wird eine Pseudarthroserate von 9–30 % beschrieben (Hegeness u. Esses 1991).

Zeitgleich führten die Arbeiten von Roy-Camille u. Mitarb. (1986) und Louis (1986) sowie im deutschen Sprachraum von Dick (1984) und Kluger u. Gerner (1988) zu einer raschen Verbreitung von unterschiedlichen Fixateursystemen – VSP nach Steffee, USIS, Cotrel-Dubousset, Millan, Luque, Socon, Kluger, AO-Fixateur interne – um nur einige zu nennen. Die Systeme basieren auf unterschiedlichen Gewindestangen-, Metalldraht- oder auch Plattensystemen (Steffee-Platte, Simmons-Platte), deren Gemeinsamkeit die Fixierung von Pedikelschrauben unterschiedlichen Designs ist. Diese werden mehrheitlich als Fixateur interne verwendet. Der von Magerl 1984 entwickelte Fixateur externe, der meist zur Überprüfung des therapeutischen Effektes zunächst transkutan implantiert wird, um den Erfolg einer mono- oder bisegmentalen Fusion an der LWS über einen begrenzten Zeitraum zu testen, findet mehr und mehr Verbreitung (Günther u. Waldis 1992, Fromm u. Mitarb. 1995). Dieses Verfahren bietet zudem die Möglichkeit, die Stellung der LWS von außen zu korrigieren um später eine mehr kyphosierende oder mehr lordosierende Stellung – je nach subjektiver Einschätzung durch den Patienten – als endgültige Fusion zu wählen. Am Ende dieser Testphase werden die langen Schanz-Schrauben gegen kurze Pedikelschrauben mit interner Instrumentation ausgetauscht und die posterolaterale Anlagerung autologer kortikospongiöser Knochentransplantate durchgeführt. Diese Anlagerung von Knochenmaterial ist für rein dorsale Instrumentationen unabdingbare Voraussetzung für den Erfolg der Fusionsoperation, da nur die solide knöcherne Durchbauung der Fusionsstrecke mit vitalem Knochen auf Dauer den biomechanischen Belastungen standhält. Dabei wird die Notwendigkeit der Dekortikation der Wirbelbögen und Querfortsätze zur besseren Einheilung des Knochentransplantates noch kontrovers diskutiert (Ishikawa u. Mitarb. 1994). Für den Zweck der vorausgehenden Fixateur-externe-Behandlung wurden bereits Pedikelschrauben mit Verlängerungsstab entwickelt, so dass ein eigentlicher Schraubenwechsel nicht mehr erforderlich ist (Schulitz u. Wiesner 1995b).

Implantatvarianten für die Spondylodese

Auf andere Fixierungsverfahren soll hier nur kurz eingegangen werden. So wird die reine Facettengelenkverschraubung durch schräg eingebrachte Spongiosaschrauben beschrieben (Magerl 1984, Jeanneret u. Mitarb. 1995).

In jüngerer Vergangenheit werden zunehmend Cage-Systeme (meist Titankörbchen) entwickelt, die im Wesentlichen ein wie auch immer geformtes Implantat in den Zwischenwirbelraum einbringen (Oxford u. Mitarb. 1994, Wittenberg u. Mitarb. 1995, Steffen u. Mitarb. 1996, Zdeblick 1996). Dieses wird mit autologer Spongiosa gefüllt und durch Öffnungen in dem Implantat soll eine solide Fusion (Interbody-Fusion) mit der von ihrer Kortikalis befreiten jeweiligen Endplatte der angrenzenden Wirbelkörper erzielt werden. Dabei wird z.T. mit Titancages mit äußerlichen Gewindegängen (z.B. BAK) gearbeitet, die durch entsprechend geringeres Vorbohren des Zwischenwirbelraumes einen Distraktionseffekt auf den Zwischenwirbelraum haben. Mit Hilfe der Bandspannung (Ligamentotaxis) von dorsalem und teilweise zerstörtem ventralen Längsband soll eine primär stabile Fusion des entsprechenden Segmentes erreicht werden. Bestechend und komfortabel für den Patienten ist die translaparaskopische Implantation dieser Cages (z.B. BAK).

Die Indikationsbreite ist aufgrund dessen, dass die Stabilisierung nur am ventralen Pfeiler der Wirbelsäule erfolgt, naturgemäß eingeschränkt (Abb. 10.75a u. b).

Dennoch wird dem Verfahren nach Aussagen amerikanischer Autoren (Zdeblick 1996) eine gute Akzeptanz bei den Patienten, eine schnellere Rückkehr der Patienten an den Arbeitsplatz sowie ein voraussagbares Ergebnis attestiert, bei verglichen zu anderen Fusionsverfahren äquivalenten Kosten. Zumindest in der PLIF-Technik ohne zusätzliche dorsale Instrumentierung scheinen sie von einer hohen Pseudarthroserate belastet zu sein (Oxland u. Lund 2000) (Abb. 10.75c).

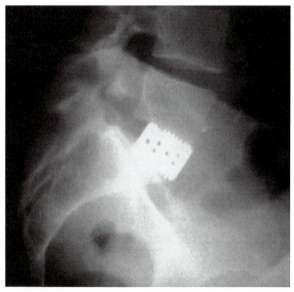

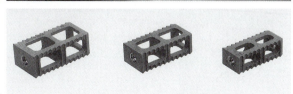

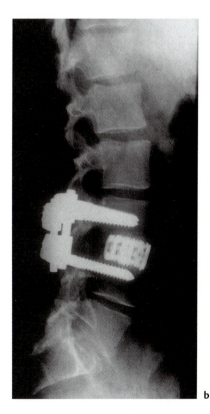

Abb. 10.75a–c Primäre ventrale Cagefusion.
a Mit BAK.
b Sekundäre dorsale Gegenfusion mit Socon-Fixateur.
c Beispiel für einen ventralen Wirbelsäulencage, der sowohl für die ALIF- als auch für die PLIF-Implantation zu verwenden ist. Geringer Titananteil bei großem Innenvolumen für die Spongiosaauffüllung (L-Fix-Cage, Orthoselect).

In Abgrenzung dieser als „statisch" zu bezeichnenden Fusionstechniken sind zwei „dynamische" Fusionstechniken zu unterscheiden. Diese sind dadurch gekennzeichnet, dass die Pedikelschrauben nicht mit einem starren Platten- oder Gewindestangensystem verbunden werden, sondern mit flexiblem Material. So wird einerseits Cerclagendraht (1,5 mm) verwendet, um einfache Spongiosaschrauben in den Pedikeln des zu fusionierenden Segmentes zu verbinden (Abb. 10.76 a). Andererseits werden bei dem Fixationssystem nach Graf die Klemmbacken der Pedikelschrauben mit einer flexiblen Kordel verbunden (Strauss u. Mitarb. 1994) (Abb. 10.76 b u. c). Diese „dynamischen" Techniken sollen eine weniger drastische Fixierung des zu fusionierenden Segmentes bedingen und damit einer biologischen Knocheneinheilung Vorschub leisten sowie das sog. Stress-Shielding und die Osteoporose des fusionierten Segmentes verhindern.

Kinematische Untersuchungen zumindest des Graf-Systems konnten eine initiale Reduzierung der Wirbelsäulenmobilität (ROM) in Studien an menschlichen Wirbelsäulenpräparaten nachweisen, ohne eine Aussage über die Entwicklung einer soliden knöchernen Fusion machen zu können (Strauss u. Mitarb. 1994).

Zusätzlich erwähnt werden sollen die mobilen Interponate. Im Gegensatz zu den teleskopartig in ihrer Einbauhöhe zu ändernden endoprothetischen Wirbelkörperersatzimplantaten im Falle eine Korporektomie (Gradinger u. Mitarb. 1999). Zweifelsohne kommt es bei der Bandscheibenoperation neben der erwünschten Entfernung von prolabiertem Bandscheibengewebe zu einer unerwünschten Lockerung des Segmentes durch Höhenabnahme der Bandscheibe selbst und damit Lockerung des segmentüberspannenden Bandapparates entsprechend der Störung des „diskoligamentären Gleichgewichts" nach Schmorl u. Junghanns (1968). Auch Methfessel hatte 1983 das Dehnungsverhalten der Längsbänder mit Hilfe von Quecksilberdehnungsmessstreifen an menschlichen Wirbelsäulenpräparaten untersucht. Er konnte nachweisen, dass die Beweglichkeit des Bewegungssegmentes stark vom Zustand der Bandscheibe abhängig ist. Im Übrigen konnte er nachweisen, dass durch Bandscheibenzerstörung eine Verlagerung des Drehpunktes im Bewegunggsegment nach dorsal hinter das hintere Längsband stattfindet.

Die erwartete Instabilität des diskotomierten Segments führte auch schon 1974 zu der ersten Einführung einer künstlichen Bandscheibe durch Hoffmann-Daimler, der in seinem Kollektiv diskotomierter Patienten nur in 12% der Fälle (bandscheiben-)höhenerhaltend operieren konnte. Eine klinisch einsetzbare künstliche Bandscheibe ist derzeit noch nicht verfügbar, trotz Weiterverfolgung durch Büttner-Janz u. Mitarb. (1987) und der Vorstellung einer Multicenterstudie an 93 mit einem künstlichen Bandscheibenimplantat (Typ SB Charité) behandelter Patienten (Griffith u. Mitarb. 1993) (Abb. 10.77 a – c).

Steffen konnte 1994 jedoch nachweisen, dass die bisher zur Verfügung stehenden Implantate (Typ SB Charité) weder bezüglich der Verankerungseigenschaften (Hedman u. Mitarb. 1991) noch bezüglich der Elastizität und Viskosität der Metall-Polyethylen-Paarung die natürlichen Bandscheibeneigenschaften vollständig nachahmen können. Somit sind diese Verfahren noch nicht als operative Standardverfahren anzusehen.

Biomechanische Grundlagen

Ein mit dem Fixateur interne fusioniertes Wirbelsäulensegment dürfte eigentlich keinerlei Bewegung in diesem Segment zulassen. Die noch messbare Beweglichkeit ergibt sich aus dem Schrauben/Spongiosa-Interface im Pedikel und im Wirbelkörper sowie aus dem Schrauben/Platten- bzw. Schrauben/Klemmbacken-Interface. Damit sind minimale Bewegungsausschläge durch die Kompressionswirkung der Pedikelschrauben auf ihr spongiöses Schraubenlager zu verstehen. Im Falle eines osteoporotischen Knochenlagers kann dies zu einer Drehung der Schraube um den kortikalen Eintrittspunkt in den Pedikel führen und eine Schraubenlockerung hervorrufen. Dies wurde von Wittenberg (1991) als „Scheibenwischereffekt" bezeichnet.

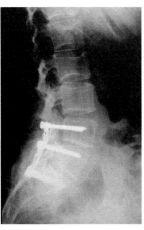
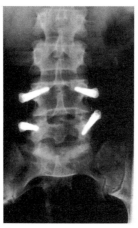
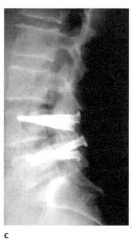

Abb. 10.76 a – c Dynamische Fusion mittels transpedikulär eingebrachter Spongiosaschrauben und Drahtcerclage (**a**). Graf-Fusion im a.-p. (**b**) und seitlichen (**c**) Strahlengang.

a b c

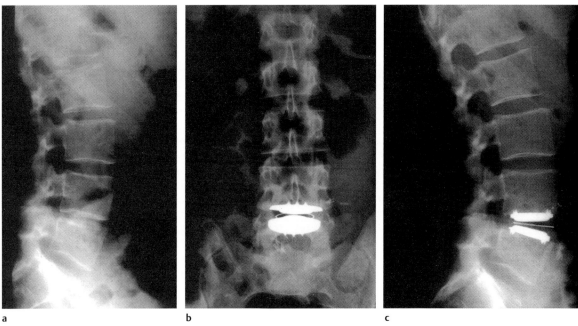

Abb. 10.77 a–c Implantation eines mobilen Interponats Typ Link Sb Charité.
a Präoperativer Befund vor Implantation.
b u. **c** Postoperativer Befund eines implantierten mobilen Interponats Typ Link Sb Charité im a.-p und seitlichen Strahlengang.

Darüberhinaus gibt es, je nach Fixateurtyp, ein unterschiedliches Bewegungsspiel zwischen Schrauben- und Gewindestangen- oder Plattenverbindung.

Interessant sind Untersuchungen von Goel u. Mitarb. (1991), die an mehrsegmentalen menschlichen Wirbelsäulenpräparaten den Effekt der Steifigkeit verschiedener Fixateur-interne-Systeme untersuchten. Die Registrierung der Mobilität erfolgte aber über Leuchtdioden (LED). Als Fixateurtyp wurden ein einseitig implantierter Steffeé-Fixateur (1 VSP) (Abb. 10.**78**), ein beidseitig implantierter Steffeé-Fixateur (2 VSP) (Abb. 10.**79**) und ein mit polymeren Unterlegscheiben modifizierter Steffeé-Fixateur (2 MVSP) eingesetzt. Der Hintergrund der Untersuchung war die Analyse semirigider Fixationssysteme (einseitiger Fixateur und modifizierter Fixateur), um die negativen Auswirkungen einer rigiden Fixierung sowie die Osteoporose und das so genannte Stress-Shielding im fusionierten Seg-

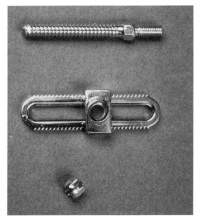

Abb. 10.78
Beispiel eines Schrauben-Platten-Fixateur Typ Steffeé.

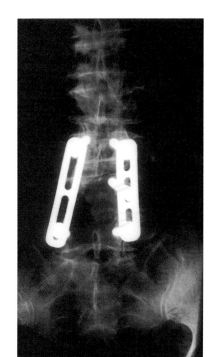

Abb. 10.79
Implantierter Steffeé-Fixateur.

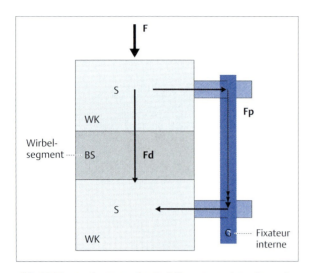

Abb. 10.80 Mechanismus der Kraftübertragung beim liegenden Fixateur interne. Eine Kraft (F) wird über die Pedikelschrauben (S) und die Fixateurstangen (G) zum größten Teil (Fp) übernommen und das überbrückte Segment wird nur noch mit einem geringeren Anteil (Fd) belastet. Daraus ergibt sich die Möglichkeit eines Stress-Shieldings um die Schrauben herum und einer Osteoporose der nicht belasteten Wirbelkörperanteile.
WK   Wirbelkörper
BS   Bandscheibe

ment für den Zeitraum der Osteointegration der posterolateralen Fusion zu minimieren. Dabei versteht man unter Stress-Shielding eine vermehrte Sklerosierung um die metallischen Präparate herum beim Knochenmineralabbau in nicht mehr belasteten (vom Fixateur überbrückten) (Abb. 10.80) Wirbelsäulenabschnitten. Dabei ergab sich bei Verwendung des einseitig implantierten VSP-Fixateurs eine deutlich geringere Stabilisierung des instabilen Segmentes (13% gegenüber 65% bei beidseitiger Fixateurimplantation) im Vergleich zum intakten Präparat für die Seitenneigung. Ebenso fand sich ein geringerer Stabilisierungseffekt für die Rotation (9% gegenüber 50% bei beidseitiger Fixateurimplantation) im Vergleich zum intakten Präparat. Darüberhinaus wurden vermehrt „Coupled Motions" (verbundene Bewegungen wie z.B. Flexion und Rotation) bei einseitiger Fixateuranwendung gefunden.

Indikationen zur Fusionsoperation

Die Fusionsoperation hat verschiedenste Indikationen, wie die Stabilisierung nach Wirbelkörperfrakturen (Muhr u. Mitarb. 1985, Esses u. Mitarb. 1991a, b, Yuan u. Mitarb. 1994, Bötel u. Gläser 1994). Außerdem kann eine Indikation bei Spondylolisthesen (Lehmer u. Mitarb. 1994, Ricciardi u. Mitarb. 1995, Johnson u. Kirwan 1983), bei Skoliosen (Halm u. Mitarb. 1996c), bei Morbus Bechterew (van Royen u. Slot 1995) sowie nicht zuletzt bei einer großen Anzahl fehlgeschlagener Bandscheibenoperationen (Vaccaro u. Garfin 1995) gegeben sein. Der Vorteil der dorsalen Instrumentierung besteht darin, dass sowohl eine „In-situ-Fusion" als auch eine Distraktion mit und ohne Kyphosierung sowie die Reposition im Falle der Spondylolisthese durchgeführt werden kann. Damit lassen sich insbesondere in der Traumatologie Hinterkantenfragmente nach Wirbelsäulenkompressionsfrakturen wieder aufrichten und keilförmige Deformierungen je nach Bedarf korrigieren. Ausführliche Hinweise zur Indikation für eine Spondylodese finden sich bei Schmidt u. Mitarb. (1992). Biomechanische Untersuchungen und Pedikelschraubenausrissversuche brachten jedoch schon bald die Erkenntnis, dass eine Überforderung des Implantates dann zu erwarten ist, wenn ein Repositionsergebnis nach Spondylolisthese gehalten werden soll oder aber der Knochen eine verminderte Knochendichte aufweist, z.B. bei Osteoporose (von Strempel u. Mitarb. 1994a, b, Wittenberg 1991). Im ersten Fall wurde die ventrale Gegenfusion mit trikortikalem Beckenkammspan ein- oder zweizeitig zur Methode der Wahl. Eine verminderte Knochendichte ist als Kontraindikation zur Instrumentierung zu sehen. Bei der ventralen Gegenfusion ergibt sich durch die dorsale Instrumentierung die Möglichkeit der Kompression des Beckenkammspans, was die Einheilungsrate unter Umständen erhöht, wie biomechanische Untersuchungen zeigten (Krödel u. Mitarb. 1994). Darüber hinaus wurden Untersuchungen über die primäre Belastbarkeit autologer und heterologer Implantate für die interkorporelle Spondylodese durchgeführt (Hess u. Mitarb. 1995).

Diagnostische Maßnahmen zur Indikationsstellung für eine Fusion

Weil in der Literatur (Quinnel u. Stockdale 1981, Lee 1988) der Ausschluss einer degenerativen Bandscheibenerkrankung in der Nachbarschaft einer geplanten Fusionsstrecke gefordert wird, seien die zur Verfügung stehenden diagnostischen Maßnahmen kurz vorgestellt. Diese sind gleichermaßen vor Indikationsstellung zur Fusion als auch in der Diagnostik des Postfusionssyndroms einsetzbar. Grundlage für die Entscheidung über die Ausdehnung einer geplanten Fusionsstrecke ist das zugrunde liegende Krankheitsbild. Für kurzstreckige LWS-Fusionen kommen das Postdiskotomiesyndrom mit segmentaler Instabilität, die Spondylolisthese oder Pseudolisthese und in selteneren Fällen die Spondylodiszitis infrage. Während bei letzterer die monosegmentale Fusion, die mit Ausräumung der infizierten Bandscheibe und Ersatz durch autologes Knochenmaterial einhergeht, die Regel ist, kann eine zusätzliche Instrumentierung eine mehrsegmentale Fusion erforderlich machen, um das Implantat möglichst weit vom Infektionsherd einzubringen (Krödel u. Stürz 1989).

Bei der Listhese wird in der Regel ebenfalls die monosegmentale Fusion gewählt, wobei in Abhängigkeit vom Implantat (z.B. Sakralplatte nach Schöllner) unter Umständen eine zweisegmentale Fusion erforderlich ist (Matthias u. Heine 1986, Halm u. Mitarb. 1996a).

Besondere Schwierigkeiten bereitet die Entscheidung über die Ausdehnung der Fusion bei Postdiskotomiesyndromen. Die Diagnose der segmentalen Instabilität kann lediglich anhand von Funktionsaufnahmen, gegebenenfalls mit Myelographie gestellt werden. Mithilfe dieser Technik sind jedoch nur stärkere Instabilitäten zu verifizieren. Dennoch beschreiben Bernhardt u. Mitarb. 1992 auch Instabilitäten in einem Segment mit darin liegendem Fixateur, so dass Funktionsaufnahmen auch bei liegendem Fixateur sinnvoll erscheinen.

Einige Autoren fassen jede osteochondrotisch veränderte Bandscheibe als instabil auf und orientieren sich an der Signalintensität im T_1-gewichteten MRT (Krödel u. Krauss 1992a). Somit werden alle „schwarzen" Bandscheiben in die Fusion mit einbezogen.

Ein weiteres wichtiges diagnostisches Kriterium kann die Diskographie der Bandscheiben sein. Erst diese ist in der Lage den Verschleißungsgrad einer Bandscheibe zu klären. Darüberhinaus kann die Aufdehnung des Bandscheibenkerns durch das instillierte Kontrastmittel den „Memory-Pain" verursachen, d.h. eine Ischialgie wie sie auch sonst vom Patienten registriert wird (Simmons u. Segil 1975, Weinstein u. Mitarb. 1988b, Dörner u. Mitarb. 1995) (Abb. 10.**81**).

Eine weitere Möglichkeit der Etagendiagnostik besteht in der Radikulographie, d.h. einem umschriebenen Block einzelner Nervenwurzeln durch Punktion der Wurzeltasche und Kontrastmittelinstillation unter Durchleuchtungskontrolle. Anschließend erfolgt bei korrekt dokumentierter Nadellage die Verabreichung geringster Lokalanästhetikum- und gegebenenfalls Corticoidmengen um einen isolierten Effekt an der dargestellten Nervenwurzel zu erzielen (Abb. 10.**82**).

Bei Stenosen ist die Myelographie, insbesondere in Kombination mit einer angeschlossenen CT-Untersuchung oder falls verfügbar das Myelo-MRT das Diagnoseverfahren der Wahl. Die MRT ist entscheidend für die Bestimmung des Segmentes und die Ausdehnung einer unter Umständen erforderlichen Dekompression. Laasonen u. Soini (1989) halten das Nativ-CT für die wichtigste Untersuchung bei Patienten mit weiterhin bestehenden Beschwerden nach Fusionen zur Diagnosik der Pseudarthrose oder Spinalkanalstenose.

Indirektes Kriterium zur Überprüfung der Fusionsindikation ist die passagere Anlage eines Becken-Bein-Gipses in mehr lordosierender oder kyphosierender LWS-Stellung. Bei segmentaler Instabilität führt dies zu einer Beschwerdereduktion und damit zur Bestätigung der Indikation. Mit dem gleichen Ziel wird der Fixateur externe eingesetzt, der für 14 Tage passager – mit der Möglichkeit der Stellungskorrektur von außen – appliziert wird. Bei einem entsprechenden therapeutischen Effekt wird dieser gegen einen Fixateur interne ausgetauscht bzw. die Pedikelschraubenverlängerung wird entfernt und eine interne Verschraubung vorgenommen (Schulitz u. Wiesner 1995b, Fromm u. Mitarb. 1995).

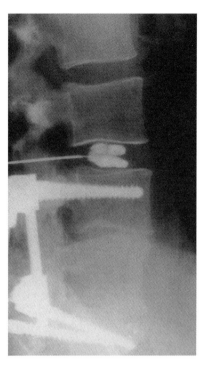

Abb. 10.81 Diskographie der Bandscheibenetage unmittelbar oberhalb der Fusion mit dem Befund einer intakten Bandscheibe (Sandwichstruktur).

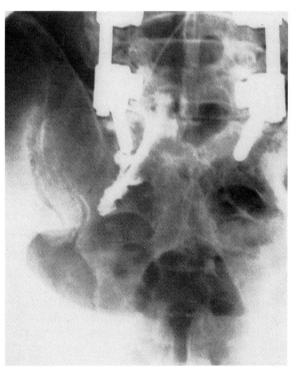

Abb. 10.82 Radikulographie der L5-Wurzel bei liegendem Fixateur (Typ Socon) L4–S1 bei einem Postfusionssyndrom.

Operationstechnik

Zugang zum Pedikel

Roy-Camille u. Mitarb. (1986) hatten ausgehend von einem medialer gelegenen Eintrittspunkt einen streng sagittalen Weg für die Pedikelschraubenimplantation beschrieben. Magerl (1984) und Weinstein u. Mitarb. (1988a, 1992) bevorzugten einen etwas weiter lateral gelegenen Eintrittspunkt unterhalb und lateral des Facettengelenks. Sie schreiben dieser Lokalisierung des Zuganges geringere Irritationsmöglichkeit des Gelenks und durch schrägen Verlauf der Pedikelschraube im Wirbelkörper eine bedingt bessere Fixierung aufgrund des längeren Schraubenweges in der Wirbelkörperspongiosa zu. Dabei wiesen insbesondere Weinstein u. Mitarb. (1988) bereits auf den sehr variablen individuell unterschiedlichen Verlauf der Pedikel hin. Auch die Winkel zur Sagittalebene unter denen bei Verwendung des lateralen Zuganges zum Pedikel nach Magerl (1984) u. Weinstein (1988) die Verschraubung in den verschiedenen Wirbelsäulenabschnitten zu erfolgen hat, werden in der Literatur bereits angegeben. So werden für die Brust- und obere Lendenwirbelsäule Werte zwischen 10 und 20° zur Sagittalebene und im L5-Niveau Werte von etwa 25°, und im S1-Niveau von etwa 12,5° angegeben (Louis u. 1986, Vaccaro u. Garfin 1995, Schwarzenbach u. Mitarb. 1996, Haaker u. Mitarb. 1997) (Abb. 10.83a u. b).

Zur Vermeidung einer **intraoperativen Fehlimplantation** von Pedikelschrauben sind eine große operative Erfahrung, ein gutes dreidimensionales Vorstellungsvermögen sowie die genaue Kenntnis der Anatomie des Pedikels erforderlich. Letztere kann nur durch Operationskurse an Leichenpräparaten gewonnen werden. Zur Schulung und Kontrolle des Operateurs – der intraoperativ auf die zweidimensionale Bildgebung mit konventioneller Röntgendurchleuchtung angewiesen ist – wurde deshalb ein computergestütztes Guidesystem zur Pedikelschraubenimplantation entwickelt (Nolte u. Mitarb. 1995a, b, c, Visarius u. Mitarb. 1995, Visarius u. Berlemann 1996), welches bereits in einigen Schulungszentren verwendet wird.

Bei diesem System wird zunächst die räumliche Struktur der zu operierenden Wirbelsäule mittels Computertomogramms erfasst und mittels Scanners in einen Computer übertragen. Der Operateur kann nun mit Hilfe eines Markers intraoperativ bestimmte Landmarken am Wirbelkörper, Dornfortsatz oder Facettengelenk aufsuchen, die mit der eingescannten räumlichen Ausdehnung des Wirbelkörpers durch den Computer korreliert werden, so dass während des Eingehens in den Pedikel fortlaufend eine dreidimensionale Kontrolle der intrapedikulären Lage des Steinmann-Nagels bzw. Bohrers möglich ist. Dieses Verfahren ist selbstverständlich sehr kosten- und personalintensiv und deshalb für den Routineeinsatz an der LWS nicht zu empfehlen. An HWS und BWS wird jedoch die Verwendung eines solchen Systems zunehmend gefordert.

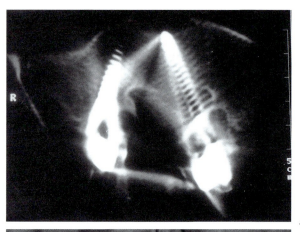
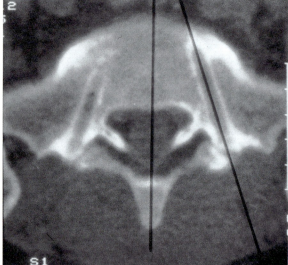

Abb. 10.83 a u. b Pedikelschraubenfehllage S1 links, die Perforation des Rezessus ist deutlich erkennbar (**a**). Korrekte Lage der Schraubenkanäle S1 beidseits nach Metallentfernung (**b**).

Zugang zum ventralen Pfeiler

Die ventrale LWS wird über einen ventralen trans- besser retroperitonealen Zugang erreicht. Dieser ist als Standardzugang mit den besten Explorationsmöglichkeiten zu bezeichnen. Zur Bezeichnung hat sich da Kürzel **ALIF** (anterior lumbar interbody fusion) durchgesetzt.

Es wird nun etwa $^2/_3$ der Zwischenwirbelscheibe entfernt, die Grund- und Deckplatten der benachbarten Wirbel werden angefrischt und dann bi- oder trikortikale Knochenspäne allein oder zusammen mit Spongiosa eingebracht. Alternativ sind homologe Bankknochen (Femurkopfscheiben, Fibulaspäne) bei speziellen Indikationen verwendbar. Insbesondere der längerstreckige Ersatz eines metastasierten Wirbelkörpers nach Korporektomie mittels Harms-Körbchen, Fibulaspänen oder gar durch einen sog. endoprothetischen Bandscheibenersatz wahlweise in Kombination mit einer dorsalen Instrumentierung ist über diesen Zugang möglich (Gradinger u. Mitarb. 1999, Graßhoff u. Mitarb. 2000). Auch mobile Interponate (Bandscheibenprothese Typ Charité o. ä.) und Cagesysteme sind über diesen Zugang sicher einzubringen. Letztere sollen eine höhere Stabilität als der Knochenspan aufweisen und die Fusionskonsolidierung nicht behindern (Withcloud u. Mitarb. 1998). Als nachteilig muss jedoch die Endgültigkeit der Cageimplantation (Explantation nur schwer möglich) angesehen werden. Eine Modifikation des ventralen Zugangs mittels speziellen Instrumentariums wird als Mini-ALIF beschrieben.

Bei der **posterioren lumbalen interkorporellen Fusion** (**PLIF**) wird der Zwischenwirbelraum über einen hinteren Zugang nach Laminektomie und Facettektomie erreicht. Auch hier werden ca. $^2/_3$ der Bandscheibe ausgeräumt sowie die Grund- und Deckplatten angefrischt. Aufgrund der geringeren Exposition sind nur kleinere Knochenspäne oder gering dimensionierte Cages (in der Regel 2 parallel) einzubringen. Eine alleinige Verwendung (stand alone cages) ohne dorsale Instrumentierung ist wegen der zu erwartenden hohen Pseudarthroserate nicht zu empfehlen. Vorteilhaft ist der gleiche dorsale Zugang wie zur Instrumentierung, als nachteilig ist die Gefährdung des Duralsacks und der Nervenwurzeln sowie die peridurale Fibrose anzusehen (Enker u. Steffee 1994, Leufven u. Nordwall 1999).

Bei der **transforaminalen lumbalen interkorporellen Fusion** (**TLIF**) nähert man sich dem Zwischenwirbelraum unter Facettektomie einer Seite über das Foramen interarcuale. Die Vorbereitung von Grund- und Deckplatten der angrenzenden Wirbelkörper zur Impaktierung von Knochenspan oder Cage erfolgt wie bei den bereits beschriebenen Verfahren. Auch hier besteht bei dem Vorteil des gleichen dorsalen Zugangs wie zur Instrumentierung eine erhöhte Gefahr für eine Nervenwurzelverletzung (Giehl 2000, Hackenberg u. Mitarb. 2001).

Techniken bei verschiedenen Indikationen

Degenerative Wirbelsäulenerkrankung und Postdiskotomiesyndrom

Die posterolaterale Fusionstechnik ist auch für langstreckige Fusionen im Bereich Th 12 –S1 ausreichend (Abb. 10.84 a u. b). Die Technik eignet sich vor allem in Fällen mit bereits deutlichem Höhenverlust der Zwischenwirbelscheibe und entsprechend verminderter Beweglichkeit im Segment. Die Dorsalflächen der Querfortsätze die Ala sacralis sowie die lateralen Flächen der Facettengelenke werden dekortiziert und kortikospongiöse Knochenchips angelagert. Im Bereich des kranialsten Querfortsatzes der Fusionsstrecke muss dabei die Gelenkkapsel des nächsthöheren Segments geschont werden (von Strempel

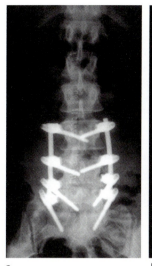 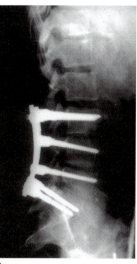

a b

Abb. 10.84 a u. b Mehrsegmentale posterolaterale Fusion L3 – S1 in a.-p. (**a**) und seitlicher (**b**) Ansicht.

u. Mitarb. 1994 a, b). Die Facettengelenke innerhalb der Fusionstrecke können einer sog. Facettengelenkarthrodese durch Einschlagen eines kleinen Hohlmeißels in den Gelenkflächenbereich und Entnahme eines kortikospongiösen Zylinders unterzogen werden. Der Vorteil der Technik liegt im rein dorsalen Vorgehen, der Nachteil in der weit lateralen Exposition der Wirbelsäule bis zu den Spitzen der Querfortsätze unter entsprechender Muskelablösung. Geeignete Fixateursysteme sind alle vorgestellten und zertifizierten Implantate, wobei im Falle der rein dorsalen Instrumentierung dem winkelstabilen System der Vorzug gegeben werden sollte.

Bei sehr instabilen Verhältnissen und noch hohen Zwischenwirbelräumen (jüngerer Patienten) sollten dorsoventrale Kombinationsverfahren verwendet werden. Dabei kann ein rigides oder semirigides Fixateursystem mit einem Beckenkammspan, einem homologen Banktransplantat oder einem Cage kombiniert werden.

Spondylolyse und Spondylolisthese

Ätiologie und Klassifikation sind im Kapitel 7 beschrieben. Einen Sonderfall der Spondylolisthese stellt die degenerative Altersspondylolisthese dar, die auch Pseudospondylolisthese genannt wird. Ihre Ursache liegt nicht im Vorliegen einer Bogenschlussstörung, sondern in der fortgeschrittenen Degeneration der Wirbelgelenke.

Nach vergeblichem konservativen Behandlungsversuch, der eine Korsettbehandlung unter gleichzeitiger Stabilisierung der Rumpfmuskulatur durch Krankengymnastik einschließen sollte, besteht eine Indikation zur Fusionsoperation. Dabei sind die Angaben in der Literatur widersprüchlich, ob eine alleinige In-situ-Fusion ausreichend ist oder ob eine Reposition in jedem Fall anzustreben ist.

Einigkeit besteht jedoch insoweit, dass eine Reposition ein dorsoventral kombiniertes Fusionsverfahren erfordert. (Ricciardi u. Mitarb. 1995, Arcq u. Godolias 1992, Matzen u. Weismeier 1992, Giehl 1992, Siegling 1992).

Schöllner beschreibt 1975 bereits ein spezielles Implantat zur Fusion der Listhese in situ, welches nach neueren 10-Jahres-Ergebnissen in 75% der Fälle gute und sehr gute Ergebnisse bringt (Matthias u. Heine 1986, Halm u. Mitarb. 1996a) (Abb. 10.85)

Während die In-situ-Fusion der Spondylolisthese ohne Reposition lange Zeit die Regel war, mehren sich jetzt die Mitteilungen über gute Ergebnisse nach instrumentierter Spondylodese mit Reposition und ventraler Gegenfusion. Hier existieren diverse Implantate (z.B. USIS, Socon) die mit entsprechenden Repositionshilfen ausgestattet sind und als weiteren Vorteil die Möglichkeit einer monosegmentalen Spondylodese nur des Gleitsegmentes bieten (Abb. 10.86a u. b).

Manche Autoren beschränken sich besonders im Wachstumsalter auf die reine Isthmusrekonstruktion ohne Spondylodese des Gleitsegmentes durch inliegende Pedikelschrauben (z.B. Morscher-Hakenschraube, Arnold u. Mitarb. 1996). Dabei findet sich in der Altersgruppe der unter 16-Jährigen eine Ausheilung des Isthmus beidseitig in 70% der Fälle und einseitig in zusätzlich 20% der Fälle. Nur in 10% der Fälle bleibt in dieser Altersgruppe die knöcherne Konsolidierung aus. Die Frage einer Reposition der Listhese oder In-situ-Fusion wird noch kontrovers diskutiert. Nicht selten kommt es bei Repositionen von L5 über S1 zu einer Dehnungsschädigung der L5-Nervenwurzel, die ihre Ursache offensichtlich in einer Kompression dieser Nervenwurzel in ihrem extraforaminalen Verlauf zwischen Os sacrum und einer Insertionsvariante des Lig. iliolumbale bzw. einer bindegewebigen Verwachsung zwischen dem Wirbelkörper L5 und dem Sakrum hat (Albrecht u. Mitarb. 1996). Diese bindegewebige Fixierung findet sich in etwa einem Drittel der Fälle in einem Sektionsgut von 35 Wirbelsäulenpräparaten, die von den Autoren untersucht wurden, da nach Repositionen von Listhesen der Etagen L5/S1 > Meyerding III° in 5 Fällen L5-Nervenwurzelschäden beobachtet wurden. Durch die Fixierung der Nervenwurzel können offenbar während der Reposition von ventral her Druck- und Scherkräfte auftreten. Diese Schädigungsmöglichkeit ergibt sich jedoch nur für die L5-Wurzel. Eine Prophylaxe ist entweder durch mehrzeitige Reposition oder inkomplette Korrektur möglich, da die beschriebene bindegewebige Verwachsung unterhalb der Iliakalgefäße einer intraoperativen Neurolyse schlecht zugänglich ist.

Einigkeit besteht darüber, dass bei kompletter Reposition ein dorsoventral kombiniertes Fusionsverfahren erforderlich ist, da die alleinige Pedikelverschraubung von dor-

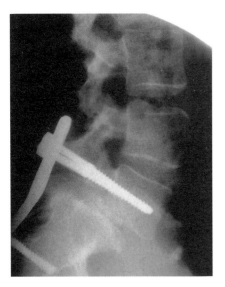

Abb. 10.85 Sakralplatte nach Schöllner zur Listheseoperation.

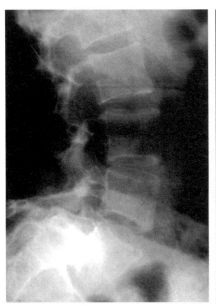
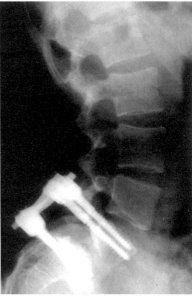

Abb. 10.86a u. b Präoperativer Befund einer Listhese III° nach Meyerding (**a**) und postoperativer Befund nach fast kompletter Reposition und 360°-Fusion (**b**).

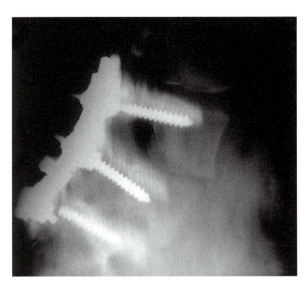

Abb. 10.87 Pedikelschraubenbruch nach Fusion bei Listhese ohne ventrale Gegenfusion.

sal nicht geeignet ist, dass Repositionsergebnis zu halten (Völpel 1996). So wird in der Regel in einzeitigem Vorgehen die ventrale Gegenfusion mit intrakorporalem autologen Beckenkammspan oder Cage (s. Abb. 10.**86a** u. **b**) durchgeführt. Wird auf die ventrale Gegenfusion bei Reposition verzichtet, ist ein Pedikelschraubenbruch die Folge (Abb. 10.**87**).

Komplikationen der Fusionsoperation

Nach anfänglicher Euphorie zeigten sich schon bald die Tücken des neuen Verfahrens. Implantatbrüche aufgrund primärer oder im Alltag durch Materialermüdung auftretender Überlastung des Implantates bei ausbleibender solider Knochenfusion wurden beobachtet. Die implantatbedingten Risiken einer Fehlimplantation von Pedikelschrauben sowie tiefe Infekte gehörten zu den frühen Versagensursachen.

Die Pseudarthroserate konnte zwar erheblich gesenkt, jedoch nicht völlig beseitigt werden, so dass aufwendige Reoperationen oder ventrale Gegenfusionen erforderlich wurden (Räber u. Mitarb. 1996, Schulitz 1996b) (Tab. 10.**19**). Als Ursache erkannte man die Implantatlockerung bei unzureichenden Implantatlagern (Osteoporose). Schon bald wurden auch die ersten Studien mit Nachweis einer vermehrten Erkrankungshäufigkeit der unmittelbar benachbarten Segmente oberhalb oder unterhalb einer kurzstreckigen Fusion veröffentlicht (Schlegel u. Mitarb. 1996). Wesentliche Befunde waren die Entwicklung einer Instabilität bis hin zu Spondylolisthese, einer Spinalkanalstenose und das sog. Stress-Shielding in den benach-

Tab. 10.19 Ergebnisse der retrospektiven (retro) und prospektiven (prosp) Studien bezüglich der Entwicklung von Pseudarthrosen mit und ohne Fixateur bei degenerativen Wirbelsäulenerkrankungen (PDS) und Spondylolisthesen (nach Schulitz 1996b)

Autoren	Erkrankung/Vorgehen	Ergebnisse (%) (signifikant ** und nicht signifikant **)	mit Instrumentation	ohne Instrumentation
Bernhardt u. Mitarb. 1992 (retro)	PDS VSP, lumbosakral,	Pseudarthrose gute Ergebnisse	22 67	26 ** 70 **
Grubb u. Lipscomb 1992 (retro)	PDS U-Stab, lumbosakral	Pseudarthrose VAS-Score	6 4	35 ++ 2,5 **
Zucherman u. Mitarb. 1992 (retro)	PDS VSP, L3/4–S1,	Pseudarthrose gute/exzellente Ergebnisse	10 74	17 ** 80
Lorenz u. Mitarb. 1991 (prosp)	PDS VSP, monosegmental	Pseudarthrose VAS-Score (verbessert)	keine 77	58 ++ 41
Bridwell u. Mitarb. 1993 (prosp)	PDS VSP, L3/4, L4/5	Pseudarthrose funktionell verbessert	13 83	30 ++ 30 ++
Wittenberg u. Mitarb. 1992 (prosp) Kluger 1994	Socon L4–S1 Listhese	Pseudarthrose Schmerzmedikation	6 25	3 ** 45
McGuire u. Amundson 1993 (prosp)	VSP, L4–S1 Listhese,	Pseudarthrose	22	28
Zdeblick 1993 (prosp)	PDS TSRH	Pseudarthrose gute/exzellente Ergebnisse	5 95	35 ++ 71 **

barten Segmenten, die erneut zu Beschwerden nach durchgeführter Fusionsoperation Anlass gaben. Hinzu kamen Beschwerden durch das Implantat selbst (Bursitiden über den Klemmbacken oder Schraubenenden) und allergische Reaktionen auf die verwendete Metallegierung. Erst der Ausschluss dieser Komplikationen führt wie bei dem Begriff „Postdiskotomiesyndrom" bei fehlgeschlagener Bandscheibenoperation, zur Diagnose „Postfusionssyndrom". Bei diesem handelt es sich nach Krämer (1994) um ein Beschwerdebild, welches trotz erfolgreich durchgeführter Fusionsoperation mit entsprechender knöcherner Durchbauung der Fusionsstrecken persistiert (Abb. 10.**88** u. Tab. 10.**20**).

In größeren Studien wird die Rate einer Nervenwurzelverletzung durch fehlimplantierte Pedikelschrauben, trotz unter Umständen sehr hohen Anteils an Fehlimplantationen (39,8% Jerosch u. Mitarb. 1992, 28,1% Gertzbein 1990, 8,5% Haaker u. Mitarb. 1995) nur mit 2–4% angegeben (2,3% Esses u. Mitarb. 1993, 1,5% Yuan u. Mitarb. 1994). Dies wird einerseits auf den bereits beschriebenen Sicherheitsabstand durch epidurales Fett zurückgeführt, andererseits auf die weit verbreitete Implantationstechnik unter Durchleuchtungskontrolle, welche eine Fehlimplantation in kraniokaudaler Richtung in der Regel sicher verhütet. Dies ist unbedingt zu fordern, weil die austretende Nervenwurzel dem Pedikel mediokaudal unmittelbar aufliegt. Einige Autoren verwenden wegen der fehlenden intraoperativen Möglichkeit einer Schichtbildkontrolle zur Überprüfung einer medialen oder lateralen Pedikelperforation die Reizstromeinleitung über die liegende Pedikelschraube als Kriterium mit dem sie eine nervenwurzelnahe Pedikelschraubenlage ausschließen (Dörner u. Mitarb. 1995, Pröbstl 1995) (Tab. 10.**21**).

Neurologische Defizite, bedingt durch Fehlimplantation von Pedikelschrauben, werden nach den Angaben der Scoliosis Research Society mit etwa 3,2% angegeben (zitiert bei Davne u. Myers 1992). West u. Mitarb. (zitiert bei Boos 1991) berichten in ihrer Studie an 61 Fusionspatienten und Boos u. Mitarb. (1991) in einer Studie an 50 Patienten über neurologische Komplikationen in 7 bzw. 4% der Gesamtzahl. Esses u. Mitarb. (1993) berichten in einer Sammelstudie über 617 Fusionspatienten mit 3.949 Pedikelschrauben von Fehlimplantationen bei 34 Patienten (5,5%). Dabei werden 2,4% vorübergehende und 2,3% bleibende neurologische Komplikationen beobachtet. In einer weiteren Sammelstudie berichtet Yuan u. Mitarb. (1994) über 2.177 Fälle von Pedikelverschraubungen und schätzt, dass etwa 5% der Patienten intraoperative Vorfälle verbunden mit Fehlimplantationen von Pedikelschrauben erlitten. Jedoch auch er beschreibt ein weit selteneres Auftreten von Nervenwurzelverletzungen, Rückenmarkverletzungen oder Gefäßverletzungen (etwa 1%). Liquorlecks durch Duraverletzungen ereigneten sich in weniger als 0,5% der Fälle. Davne u. Mitarb. (1992) beschreiben neurologische Komplikationen in einer Rate von 1,1% bei 533 Wirbelsäulenfusionen mit lediglich 2 Fehlimplantationen (0,4%).

Tab. 10.20 Ursachen von Beschwerden nach Fusionsoperation an der Lendenwirbelsäule (nach Krämer 1994)

- Restbeschwerden nach Bandscheibenoperationen
- Infektion
- Pseudarthrose
- Segmentfehlstellung
- Implantationsfehler
- Implantatunverträglichkeit
- Postfusionssyndrom

Tab. 10.21 Häufigkeit von Fehlimplantationen der Pedikelschrauben in der Literatur

Autor	Fehlimplantationsrate	Jahr
Gertzbein	28,1%	1990
Jerosch	39,8%	1992
Esses	5,5%	1993
Haaker	8,5%	1995
Farber	12,2% (+ 18% CT)	1995
Schwarzenbach	2,7% (CAS)	1996 (1997)

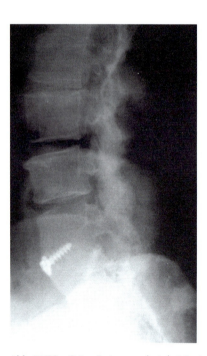

Abb. 10.88 Gutes Fusionsergebnis bei Zustand nach dorsoventraler Fusion L5/S1 nach Implantatentfernung dorsal. Weiterhin starke Beschwerden und erkennbare Kyphosierung im Segment L4/5 sowie Instabilität oberer LWS-Segmente (die ventrale Spongiosaschraube mit Unterlegscheibe diente zur Fixierung des ventral eingebrachten trikortikalen Spans).

Bei diesen Veröffentlichungen ist davon auszugehen, dass die Bewertung der korrekten Pedikelschraubenlage lediglich anhand der postoperativen Röntgenkontrolle der LWS in 2 Ebenen erfolgte. Eine sichere Beurteilung der Pedikelschraubenlage bezüglich einer medialen oder lateralen Pedikelperforation ist jedoch nur mithilfe von Schichtaufnahmen (MRI, CT) möglich. Farber u. Mitarb. (1995) weisen darauf hin, dass bei Verwendung von CT zur Pedikelschraubenlagekontrolle zehnmal mehr Fehlimplantationen von Pedikelschrauben entdeckt werden, als bei ausschließlicher Verwendung von Nativröntgenaufnahmen in 2 Ebenen. Sowohl er als auch Esses u. Mitarb. (1993) ziehen die Schlussfolgerung, dass mit größerer chirurgischer Erfahrung mit der Verschraubung von Wirbelsäulen und kürzeren Operationszeiten das Risiko der Implantation eines Fixateur interne nicht größer ist als das Risiko anderer Eingriffe an der Wirbelsäule. Beide Autoren fordern aber die intraoperative Durchleuchtungskontrolle im seitlichen Strahlengang.

Zumindest im Fall einer neu aufgetretenen radikulären Symptomatik empfiehlt sich die Anfertigung eines Computertomogramms. Die Durchführung eines MRT ist möglich, sollte jedoch vermieden werden. Auch das CT lässt häufig eine genaue Beurteilung der intrapedikulären Schraubenlage aufgrund von Metallartefakten nicht zu. Modernere Geräte (Spiral-CT) oder ein Metalleliminationsprogramm gestatten jedoch die exakte Beurteilung der Pedikelschraubenlage recht gut (s. Abb. 10.**83 a**).

Neben der Auslösung einer zuvor nicht vorhandenen neuen radikulären Symptomatik durch eine Nervenwurzelkompression oder Myelonkompression seitens der Implantate besteht noch die Möglichkeit der indirekten Myelonkompression durch epidurale Hämatome, die durch den Bohrvorgang oder das Instrumentarium entstanden sind sowie die Verursachung eines Liquorlecks durch Verletzung der Dura. Für letzteres wird eine Rate von 0,5 % (Yuan u. Mitarb. 1994: n = 2177) bis 1,9 % (Esses u. Mitarb. 1993: 12 von 617) angegeben.

Als Implantationsfehler sind die durch fehlimplantierte Pedikelschrauben, epidurale Hämatome oder Liquorlecks bedingten Beschwerden vom Postfusionssyndrom abzugrenzen (Krämer 1994) (s. Tab. 10.**20**).

Ergebnisse

Die Einschätzung des klinischen Erfolges einer Fusionsoperation gestaltet sich umso schwieriger, wenn sich trotz eines sehr guten technischen Erfolges, d.h. knöcherner Durchbauung des zu fusionierenden Segments, dennoch keine Beschwerdefreiheit einstellt. Ein relativ häufig verwendeter Rückenschmerzscore ist der Oswestry-low-Back-Pain-Disability-Questioner (Fairbank u. Mitarb. 1980). Trotz weit verbreiteter Anwendung wird nicht immer bei den Ausgangskollektiven zwischen Instabilitäten größeren Ausmaßes (Listhesen) und degenerativen bzw. voroperierten Fällen unterschieden. Außerdem werden mono-, bi- und mehrsegmentale Fusionen der LWS mit und ohne Einschluss des lumbosakralen Scharniers vermischt bewertet. Generell sind die klinischen Ergebnisse bei den Listhesen mit 75 % deutlich besser als bei den reinen Schmerzsyndromen (50 %). Zum Teil wird der Beschäftigungsstatus bei Patienten im arbeitsfähigen Alter als Erfolgskriterium hinzugezogen (Hinkley u. Jaremko 1997, Withcloud u. Mitarb. 1998, Greenfield 1998, Leufven u. Nordwall 1999).

Nach neueren Publikationen kann als gesichert gelten, dass instrumentierte Spondylodesen eine höhere Fusionsrate erreichen, jedoch nicht unbedingt bessere klinische Ergebnisse als nichtinstrumentierte Spondylodesen bei möglicherweise höherer Komplikationsrate (Nachemson u. Jonsson 2000) (Abb. 10.**89**).

Eigene Untersuchungen beziehen sich auf die exakt definierte „Floating Fusion" im Segment L4/5. Von den 121 Patienten unseres (1997) nachuntersuchten Gesamtkollektivs nach dorsal instrumentierter Fusion wurden 52 Patienten aufgrund einer isthmischen oder degenerativen Listhese fusioniert. Dabei betrug der Anteil der isthmischen Listhesen 39 und der Anteil der degenerativen Listhesen 13. Vierundzwanzig Patienten (5 degenerativ, 19 isthmisch) waren von dem Gleitprozess im Segment L4/5 betroffen. Diese 24 Patienten erhielten also eine „Floating Fusion" aufgrund der Listhese und wurden unter den Fragestellungen dieser Arbeit noch einmal speziell nachuntersucht. In 4 Fällen wurde eine rein dorsal instrumentierte Fusion mit Anlagerung von autologen Knochenspä-

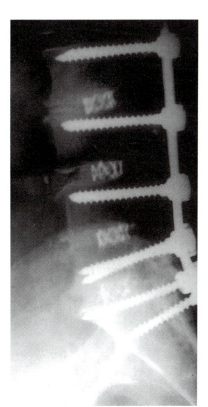

Abb. 10.89 Langstreckige dorsoventrale Fusion mit USIS-Fixateur von dorsal und Harms-Körbchen zur ventralen Fusion ohne Lordosierung oder Restbeschwerden einer Distraktion.

nen posterolateral durchgeführt. Dabei erfolgte jeweils keine Reposition sondern eine Fusion „in situ". Bei 20 Patienten erfolgte bei der gleichen Operation eine ventrale Gegenfusion mit einem trikortikalen, autologen Beckenkammspan im reponierten Segment. Gegenübergestellt wurden 30 Patienten aus dem gleichen Kollektiv, bei denen eine monosegmentale dorsal instrumentierte Fusion L4/5 aufgrund eines Postdiskotomiesyndroms durchgeführt worden war. Von diesen waren 22 einmal, 5 zweimal und 3 bereits dreimal an der entsprechenden Bandscheibe voroperiert. Der Nachuntersuchungszeitraum aller 54 Patienten betrug durchschnittlich 44 Monate (15–72). Das Durchschnittsalter war mit 48,7 Jahren für das PDS-Kollektiv und 42,3 Jahren für das Listhesekollektiv zum Zeitpunkt der Operation leicht unterschiedlich. Zu den Ergebnissen im Oswestry-Score verweisen wir auf die Primärliteratur. Von den 30 PDS-Patienten nach Floating Fusion arbeiteten lediglich 2 im alten Beruf, 5 weitere in einem körperlich weniger anstrengenden Beruf als zuvor. Von den übrigen 23 waren 2 arbeitslos nach abgelehntem Rentenantrag, 21 waren endgültig berentet. Von den 24 Listhesepatienten arbeiteten lediglich 9 nicht mehr. Die übrigen 15 Patienten arbeiteten überwiegend (11) wieder in ihrem alten Beruf.

Während die Fusionsraten bei der instrumentierten Spondylodese in der neueren Literatur (s. Tab. 10.19) durchaus hohe Werte erreichen, werden die klinischen Erfolge also deutlich unterschiedlich beurteilt. Die eigentliche Herausforderung ist also nicht die technische Durchführung des Eingriffs, wie anspruchsvoll sie auch sein mag, sondern die richtige Indikationstellung.

Literatur

Albee, F.H. (1911): Transplantation of a portion of the tibia into the spine for Pott's disease: A preliminary report. J Am Med Ass 57: 885–889

Albrecht, S., H. Kleihues, C. Grill (1996): Repositionsverletzungen der Nervenwurzel L5 – anatomische und funktionelle Untersuchungen. Orthopädie, Mitteilungen der DGOT 4: 340

Arcq, M., G. Godolias (1992): Muß die lumbale Spondylolyse immer operiert werden? Orthop Praxis 28: 782–785

Arnold, P., M. Winter, G. Scheller, W. Konermann, D. Rumetsch, L. Jani (1996): Die klinischen und radiologischen Ergebnisse der Isthmusrekonstruktion bei der lumbalen Spondylolyse und der geringgradigen Spondylolisthesis. Z Orthop 134: 226–232

Bernhardt, M., D.E. Swartz, P.L. Clothiaux, R.R. Crowell, A.A. White (1992): Posterolateral lumbar and lumbosacral fusion with and without pedicle screw internal fixation. Clin Orthop 284: 109–115

Boos, N., G. Cowery, M. Aebi (1991): Der Fixateur interne bei nicht traumatischen Indikationen in der Wirbelsäulenchirurgie. Z Orthop 129: 12–18

Bosworth, D.M. (1942): Clothspin or inclusion graft for spondylolisthesis or laminal defects of the lumbar spine. Surg Gynecol Obstetrics 75: 593

Bosworth, D.M. (1945): Clothspin graft of spine for spondylolisthesis and laminal defects. Am J Surg 67: 61

Bötel, U., E. Gläser (1994): Surgical treatment of posttraumatic deformities. In: Wittenberg, R.H.: Instrumented spinal fusion. Thieme, Stuttgart

Büttner-Janz, K., K. Schellnack, H. Zippel (1987): Alternative Behandlungsstrategie beim lumbalen Bandscheibenschaden mit der Bandscheibenprothese Modulartyp SB Charite. Z Orthop 125: 1–6

Carl, A.L., S. G. Tromanhauser, D.J. Roger (1992): Pedicle screw instrumentation for thoracolumbar burst fractures and fracture-dislocations. Spine 17: 317–324

Davne, S. H., D.L. Myers (1992): Complications of lumbar spinal fusion with transpedicular instrumentation. Spine 17: 184–189

Dick, W. (1984): Innere Fixation von Brust- und Lendenwirbelfrakturen. In: Burri, C., F. Harder, M. Jäger: Aktuelle Probleme in Chirurgie und Orthopädie. Huber, Bern

Dick, W. (1993): Kommentar zum Beitrag von R.H. Wittenberg und J. Krämer: Die implantatfreie, dorsale, lumbosakrale Distraktionsspondylodese. Operat Orthop Traumatol 5: 90–91

Dörner, J., M. Ringeisen, K.A. Matzen (1995): Die „Spondylodese" bei lumbal einfach oder mehrfach voroperierten Patienten als Therapie der Wahl? Orthop Praxis 31: 836–843

Enker, P., A.D. Steffee (1994): Interbody fusion and instrumentation. Clin Orthop 300: 90–101

Esses, S.I., D.J. Botsford, R.J. Huber (1991 b): Surgical anatomy of the sacrum. A guide for rational screw fixation. Spine 16: 283–288

Esses, S. I., B.L. Sachs, V. Dreyzin (1993): Complications associated with the technique of pedicle screw fixation. A selected survey of ABS members. Spine 18: 2231–2239

Esses, S. I., D.J. Botsford, T. Wright, D. Bednar, S. Bailey (1991a): Operative treatment of spinal fractures with the AO internal fixator. Spine 16: 146–150

Fairbank, J.C.T., J. Couper, J.B. Davies, J.P. O'Brien (1980): The Oswestry low back pain disability questionnaire. Physiotherapy 66: 271–273

Farber, G.L., H.M. Place, R.A. Mazur, D.E.C. Jones, T.R. Damiano (1995): Accuracy of pedicle screw lacement in lumbar fusions by plain radiographs and computed tomography. Spine 20: 1494–1499

Fromm, B., E. Welk, H.P. Kaps (1995): Die temporäre Spondylodese mittels Fixateur externe zur Diagnostik lumbaler Instabilitäten. Orthop Praxis 31: 772–775

Gertzbein, S. (1990): Accuracy of pedicular screw placement in vivo. Spine 15: 11–14

Giehl, J.P. (2000): Autologe Fibulatransplantation zur Rekonstruktion der ventralen Säule bei Wirbelsäuleninfektionen. Z Orthop 138: S 69

Giehl, J. (1992): Spondylolisthesis und lumbale Instabilität – Indikation und Ergebnisse der operativen Therapie. Orthop Praxis 28: 789–792

Giehl, J. (1998): Dorsale Repositionsspondylodese bei der lumbalen Spondylolisthesis. Operat Orthop Traumatol 10: 280–290

Gödde, S., M. Dienst, E. Fritsch (2001): Videoassistierte ventrale, retroperitoneale Spondylodese der Lendenwirbelsäule. Operat Orthop Traumatol 13: 92–104

Goel, V.K., T.H. Lim, J. Gwon, J.Y. Chen, J.M. Winterbotom, J.B. Park, J.N. Weinstein, J.Y. Ahn (1991): Effects of rigidity of an internal fixation device. Spine 16: 155–161

Gradinger, R., W. Mittelmeier, W. Plötz (1999): Endoprothetischer Wirbelkörperersatz bei Metastasen der Lendenwirbelkörper. Operat Orthop Traumatol 11: 70–78

Graßhoff, H., J. Franke, K. Mahlfeld (2000): Ventraler Wirbelkörperersatz bei Spondylitis der Lendenwirbelsäule. Operat. Orthop Tarumatol 12: 197–208

Greenfield, R.T., D.A. Capen, J.C. Thomas jr, R. Nelson, S. Nagelberg, R.L. Rimoldi, W. Haye (1998): Pedicle screw fixation for arthrodesis of the lumbosacral spine in the elderly. An outcome study. Spine 23 (13): 1470–1475

Griffith, S. L., A.P. Shekolov, K. Büttner-Janz, J.P. Le Maire, W. Zeegers (1993): Clinical results of the SB Charite intervertebral prothesis. 20th annual meeting of the International Society for the study of the Lumbar Spine, Marseilles

Günther, K., M. Waldis (1992): Die transpedikuläre Spondylodese mit dem Balgrist-Fixateur bei lumbaler Instabilität. Orthop Praxis 28: 772–774

Haaker, R., T. Kielich, R. Steffen, J. Krämer (1995):Verification of position of pedicle screws in dorsal lumbar spinal fusion. Abstract book. European Spine Society, 6th Annual Meeting, Nordwijk

Haaker, R., U. Eickhoff, E. Schopphoff, R. Steffen, M. Jergas, J. Krämer (1997): Verification of the position of pedicle screws in lumbar spinal fusion. Eur Spine J 6: 125–128

Hackenberg, l., U. Liljenquist, H. Halm (2001): Zwei-Jahres-Ergebnisse der transforaminalen, lumbalen interkorporellen Fusion. Orthop Praxis

Hadra, B.E. (1975): Wiring of the vertebrae as a means of immobilization in fracture and Pott`s disease. Medical Times and Register 22: 433–436, 1891. Reprint: Clin Orthop 112: 4–9

Halm, H., U. Liljenqvist, T. Link, J. Jerosch, W. Winkelmann (1996c): Computertomografische Lagekontrolle von Pedikelschrauben in der Skoliosechirurgie. Z Orthop 134: 492–498

Halm, H., W.H.M. Castro, U. Liljenquist, U. Hegerfeld (1996a): Langzeitergebnisse der operativen Behandlung von Spondylolisthesen mit der Sakralplatte nach Schöllner. Z Orthop 134: 219–225

Harrington, P.R. (1962): Treatment of scoliosis. Correction and internal fixation by spine instrumentation. J Bone Joint Surg 44-A: 591–595

Harrington, P.R. (1972): Technical details in relationship to the successful use of instrumentation in scoliosis. Orthop Clin North Am 3: 49–54

Hedman, T.P., J.P. Kostui, G.R. Fernie, W.G. Hellier (1991): Design of an intervertebral prothesis. Spine 16: 256–260

Hegeness, M.H., S. I. Esses (1991): Classification of pseudarthroses of the lumbar spine. Spine 16: 449–454

Hess, T., M. Gleitz, U. Hanser, H. Mittelmeier, R. Kubale (1995): Die primäre Belastbarkeit autologer und heterologer Implantate für die interkorporelle Spondylodese. Z Orthop 133: 222–226

Hibbs, R.A. (1911): An operation for progressive spinal deformities. New York Med J 93: 1013–1017

Hinkley, B.S., M.E. Jaremko (1997): Effects of 360-degree lumbar fusion in a workers' compensation population. Spine 22 (3): 312–323

Holdsworth, F.W. (1963): Fractures, dislocations and fracture dislocations of the spine. J Bone Joint Surg 45-B: 6–11

Ishikawa, S., H.D. Shin, J.R. Bowen, R.J. Cummings (1994): Is it necessary to decorticate segmentally instrumented spines to achieve fusion? Spine 19: 1686–1690

Jeanneret, B., F. Kleinstück, F. Magerl (1995): Die translaminäre Verschraubung der lumbalen Wirbelgelenke. Operat Orthop Traumatol 7: 37–53

Jerosch, J., J. Malms, W.H.M. Castro, R. Wagner, L. Wiesner (1992): Lagekontrolle von Pedikelschrauben nach dorsal instrumentierter Fusion der Lendenwirbelsäule. Z Orthop 130: 479–483

Johnson, J.R., E. Kirwan (1983): The long-term results of fusion in situ for severe spondylolisthesis. JBJS 65-B: 43–46

King, D. (1948): Internal fixation for lumbosacral fusion. J Bone Joint Surg 30-A: 560–567

Kluger, P., H.J. Gerner (1988): Klinische Erfahrungen mit dem Fixateur interne und seine Weiterentwicklung. In: Die Wirbelsäule in Forschung und Praxis. Bd. 107. Hippokrates, Stuttgart

Krämer, J. (1994): Bandscheibenbedingte Erkrankungen. 3. Aufl. Thieme, Stuttgart

Krämer, J., D. Kolditz, R. Schleberger (1984): Lumbosacral distraction spondylodesis with autologous bone graft together with posterolateral fusion. Arch Orthop Traumat Surg 103: 107–111

Krödel, A., B. Krauss (1992a): Die Kernspintomografie in der Diagnostik destruktionsbedingter Instabilitäten an der Lendenwirbelsäule. Orthop Praxis 28: 761–762

Krödel, A., B. Weindl, W. Lehner (1994): Die ventrale Kompressionsspondylodese mit Fixateur-interne-Instrumentation – eine biomechanische Untersuchung. Z Orthop 132: 67–74

Krödel, A., H. Stürz (1989): Differenzierte operative und konservative Therapie der Spondylitis und Spondylodiszitis. Z Orthop 127: 587–596

Laasonen, E.M., J. Soini (1989): Low-back pain after lumbar fusion – surgical and computed tomographic analysis. Spine 14: 210–215

Lagrone, M.O., D.S. Bradford, J.H. Moe, J.E. Lohnstein, R.B. Winter, J.W. Oglivie (1988): Treatment of symptomatic flat-back after spinal fusions. J Bone Joint Surg 70-A: 569–580

Lee, C.K. (1988): Accelerated degeneration of the segment adjacent to a lumbar fusion. Spine 13: 375–379

Lehmer, S. M., A.D. Steffee, R.W. Gaines (1994): Treatment of L5-S1 spondyloptosis by staged L5 resection with reduction and fusion of L4 onto S1 (Gaines Procedure). Spine 19: 1916–1925

Leufven, C., A. Nordwall (1999): Managent of chronic disabling low back pain with 360 degrees fusion. Results from pain provocation test and concurrent posterior lumbar interbody fusion, and pedicle screw instrumentation in patients with chronic disabling low back pain. Spine 24 (19): 2042–2045

Louis, R. (1986): Fusion of the lumbar and sacralsSpine by internal fixation with screw plates. Clin Orthop 203: 18–33

Luque, E. (1982a): Segmental spinal instrumentation for correction of scoliosis. Clin Orthop 163: 192–196

Luque, E. (1982b): Paralytic scoliosis in growing children. Clin Orthop 163: 202–207

Macnab et al. (1971): Chemonucleolysis. Con J Surg 14: 280–289

Macnab, I. (1977): Backache. Williams & Wilkins, Baltimore

Magerl, F.P. (1984): Stabilisation of the lower thoracic and lumbar spine with external sceletal fixation. Clin Orthop 189: 125–131

Magerl, F.P. (1984): Stabilization of the lower thoracic and lumbar spine with external sceletal fixation. Clin Orthop 189: 125

Matthias, H.H., J. Heine (1986): The surgical reduction of Spondylolisthesis. Clin Orthop 203: 34–38

Matzen, K.A., K. Weismeier (1992): Operative Behandlung der Spondylolisthesis mit der ventralen interligamentären Distraktionsspondylodese. Orthop Praxis 28: 786–788

Methfessel, J. (1983): Das Dehnungsverhalten der Längsbänder der menschlichen Wirbelsäule. Inaugural-Dissertation, Ruhr-Universität Bochum

Muhr, G., U. Bötel, O. Russe (1985): Operative Standardtechnik bei frischen Frakturen der Brust und Lendenwirbelsäule. Akt Traumatol 15: 232–237

Nachemson, A., E. Jonsson (2000): Neck and back pain. The scientific evidence of causes, diagnosis, and treatment. Lippincott Williams & Wilkins, Philadelphia

Nolte, L.P., H. Visarius, E. Arm, F. Langlotz, O. Schwarzenbach, L. Zamorano (1995c): Computer-aided fixation of spinal implants. J Image Guided Surg 1: 88–93

Nolte, L.P., L. Zamorano, H. Visarius, U. Berlemann, F. Langlotz, E. Arm, O. Schwarzenbach (1995b): Clinical evaluation of a system for precision enhancement in spine surgery. Clin Biomech 10: 293–303

Nolte, L.P., L.J. Zamorano, Z. Jang, Q. Wang, F. Langlotz, U. Berlemann (1995a): Image-guided insertion of transpedicular screws. Spine 20: 497–500

Oxford, T.R., D.W. Kohrs, S. D. Kuslich, G.W. Bagby (1994): The BAK interbody fusion system: An innovative solution. Spine Tech. Inc. Minneapolis

Oxland, T.R., T. Lund (2000): Biomechanics of stand-alone cages and cages in combination with posterior fixation: a literature review. Eur Spine J-9: 95–101

Pröbstl, O. (1995): Intraoperative Neurostimulation über Pedikelschrauben zur Vermeidung neurologischer Komplikationen bei Fixateur-Interne-Implantationen. Orthop Praxis 31: 398–401

Quinnel, R.C., H.R. Stockdale (1981): Some experimental observations of the influence of a single lumbar floating fusion on the remaining lumbar spine. Spine 6: 263–267

Räber, D., T.H. Münch, E. Morscher (1996): Pseudarthrosen im Bereich der Wirbelsäule. Orthopäde 25: 435–440

Ricciardi, J.E., P.C. Pflueger, J.E. Isaza, T.S. Whitecloud (1995): Transpedicular fixation for the treatment of isthmic spondylolisthesis in adults. Spine 20: 1917–1922

Roy-Camille, R., G. Saillant, C. Mazel (1986): Internal fixation of the lumbar spine with pedicle screw plating. Clin Orthop 203: 7–17

van Royen, B.J., G.H. Slot (1995): Closing – wedge posterior osteotomy for ankylosing spondylitis. Partial corporectomy and transpedicular fixation in 22 Cases. J Bone Joint Surg 77-B: 117–121

Saillant, G. (1976): Etude anatomique des pedicules vertebraux, applications chirurgicales. Rev Chir Orthop Traumatol 62: 151–157

Schlegel, J.D. u. Mitarb. (1996): Lumbar motion segment pathology adjacent to the thoraco lumbar, lumbar and lumbosacral fusions. Spine 21: 970–981

Schmidt, J., M.H. Hackenbroch, C. Ludwig (1992): Die Indikationsstellung als Kriterium der lumbalen Spondylodese. Orthop Praxis 28: 775–777

Schmorl, G., H. Junghanns (1968): Die gesunde und die kranke Wirbelsäule in Röntgenbild und Klinik. Thieme, Stuttgart

Schöllner, D. (1980): Reposition der Spondylopthose mit Sakralplatten. Z Orthop 118: 488–493

Schulitz, K.P. (1996b): Wird die instrumentierte Pedikelfixation an der Lendenwirbelsäule zu großzügig eingesetzt? – Gedanken zur Indikation. Z Orthop 134: 472–476

Schulitz, K.P., L. Wiesner (1995b): Der Fixateur externe zur passageren Wirbelsäulenstabilisierung. Radiographische Anatomie des lumbalen Pedikels. Z Orthop 133: 573–577

Schulitz, K.P., L. Wiesner, R.H. Wittenberg, E. Hille (1996a): Das Bewegungssegment oberhalb der Fusion. Z Orthop 134: 171–176

Schwarzenbach, O., U. Berlemann, B. Jost, H. Visarius, E. Arm, F. Langlotz, L.P. Nolte, C. Ozdoba (1997): Accuracy of computer assisted pedicle screw placement. Spine 22: 452–458

Siegling, C.W. (1992): Verschiedene Operationsverfahren bei Spondylolisthesis – eine kritische Auswertung. Orthop Praxis 28: 793–796

Simmons, E.H., C.M. Segil (1975): An evaluation of discography in the localisation of symptomatic levels in discogenic disease of the spine. Clin Orthop 108: 57–69

Stauffer, R.N., M.B. Coventry (1978): Anterior interbody lumbar spine fusion for incapacitating disc degeneration and spondylolisthesis. Acta Orthop Scand 49: 267–272

Steffen, R. (1994): Biomechanische und klinische Untersuchungen zur intradiskalen Therapie und zum künstlichen Bandscheibenersatz beim Lumbalsyndrom. Habilitationsschrift, Ruhr-Universität, Medizinische Fakultät, Bochum

Steffen, R., M. Kemen, R.H. Wittenberg, R. Willburger (1996): Die laparaskopisch kontrollierte lumbale Fusion mit dem BAK-System – erste Erfahrungen. Kurzreferate der Vorträge, 44. Jahrestagung Süddeutscher Orthopäden, Sonderausgabe der Orthop Praxis 128

Strauss, P.J., J.E. Novotny, D.G. Wilder, L.J. Grobler, M.H. Pope (1994): Multidirectional stability of the Graf System. Spine 19: 965–972

von Strempel, A., J. Kühle, W. Plitz (1994b): Stabilität von Pedikelschrauben, Teil 2: Maximale Auszugskräfte unter Berücksichtigung der Knochendichte. Z Orthop 132: 82–86

von Strempel, A., T. Seidel, W. Plitz (1994a): Stabilität von Pedikelschrauben, Teil 1. Z Orthop 132: 75–81

von Strempel, A. (1994): Der pararektale retroperitoneale Zugang zum Promontorium bei Kombinationseingriffen. Operat Orthop Traumatol 6: 176–182

Vaccaro, A.R., S. R. Garfin (1995): Internal fixation (pedicle screw fixation) for fusions of the lumbar spine. Spine 20: 157–165

Venkatesan, R., P. Narendra Babu, A.J. Daniel, V.N. Lee, S. Agarwal, D. Sadhu, G.D. Sundararaj (2001): Adjuvante dorsale Stabilisierung der thorakalen und lumbalen Wirbelsäule bei tuberkulöser Spondylitis. Operat Orthop Traumatol 13: 81–91

Visarius u. Mitarb. (1995): Man-machine interface in computer assisted Surgery. 2. int. Symposium on medical robotics and computer assisted surgery. Baltimore, USA

Visarius, H., U. Berlemann (1996): Concept and clinical aspects of computer assisted spine surgery. Accepted for publication JBJS

Völpel, H.J. (1996): Korrekte Einstellung der Wirbelsäulenstatik und der Beckenneigung durch vollständige Reposition und Stabilisierung bei Spondylolisthesen hoher Gleitgrade. Orthopädie Mitteilungen der DGOT 4: 340

Weiner, B.K., R.D. Fraser (1998): Spine update lumbar interbody cages. Spine 23 (5): 634–640

Weinstein, J.N., B.L. Rydevik, W. Rauschning (1992): Anatomic and technical considerations of pedicle screw fixation. Clin Orthop Rel Res 284: 34–46

Weinstein, J.N., K.F. Spratt, D. Spengler, C. Brick (1988a): Spinal pedicle fixation: Reliability and validity of roentgenogram-based assesment and surgical factors on successful screw placement. Spine 13: 1012–1018

Weinstein, J.N., W. Claverie, S. Gibson (1988b): The pain of discography. Spine 13: 1344–1348

Wenk (1984): Inaugural Dissertation, Ruhr-Universität

Wiltse, L.L., I.G. Bateman, R.H. Hutchinson, W.E. Nelson (1968): The paraspinal sacrospinalis-splitting approach to the lumbar spine. J Bone Joint Surg 50-A: 919–924

Withcloud, T.S., F.P. Castro jr., M.R. Brinker, C.W. Hartzog jr., J.E. Ricciardi, C. Hill (1998): Degenerative conditions of the lubar spine treated with intervertebral titanium cages and posterior instrumentation for circumferential fusion. J Spinal Disord 11 (6): 479–486

Wittenberg u. Mitarb. (1995): Habilitationsschrift, Ruhr-Universität

Wittenberg, R.H. (1991): Biomechanische und klinische Untersuchungen dorsaler lumbaler und lumbosakraler Fusionstechniken. Habilitationsschrift Medizinische Fakultät, Ruhruniversität, Bochum

Wittenberg, R.H., J. Krämer (1993): Die implantatfreie, dorsale, lumbosakrale Distraktionsspondylodese (LSDS). Operat Orthop Traumatol 5: 77–90

Wittenberg, R.H., J. Möller, J. Krämer (1990a): Ergebnisse nach dorsaler lumbosakraler Distraktionsspondylodese (LSDS) ohne Implantat beim voroperierten Rückenpatienten. Z Orthop 128: 27–31

Yuan, H.A., S. R. Garfin, C.A. Dickman, S. M. Mardjetko (1994): A historical cohort study of pedicle screw fixation in thoracic, lumbar and sacral spinal fusions. Spine 19: 2279–2296

Zdeblick, T.A. (1996): First study of fusion cages – inserted laparascopically. In: The back letter. Lippincott-Raven Publishers 11 (5): 52

Zucherman, J., K. Hsu, G. Picetti, A. White, G. Wynne, L. Taylor (1992): Clinical efficacy of spinal instrumentation in lumbar degenerative disc disease. Spine 17: 834–837

10.4.7 Bandscheibenprothese

K. Büttner-Janz

Einführung

Seit fast einem halben Jahrhundert gibt es Vorstellungen, bewegungserhaltende und kräftedämpfende Implantate als Bandscheibenprothesen einzusetzen. Inzwischen sind weit über 100 Modelle zum Funktionserhalt von Bandscheiben der Lenden- und Halswirbelsäule aus der Patentliteratur und wissenschaftlichen Publikationen bekannt. Die Autoren befassen sich überwiegend mit der Imitation von Teilfunktionen einer Bandscheibe. Die Modelle erreichten bisher nur in Ausnahmefällen eine Praxisrelevanz mit Anwendung beim Menschen.

Der Schweregrad des funktionellen Bandscheibenersatzes wird durch die anatomischen Gegebenheiten und somit besonderen operationstechnischen Anforderungen, die biomechanischen Komplexbedingungen des Bewegungssegments und die zu berücksichtigenden Materialeigenschaften für Implantate inklusive der Biokompatibilität bestimmt. Darüber hinaus sind bei der Zwischenwirbelprothetik das relativ junge Alter der zu operierenden Patienten gemäß dem Haupterkrankungsalter bei Bandscheibenschäden sowie damit zusammenhängend die besonders lange Tragezeit der Prothese und parallel die physiologische Knochenalterung zu beachten.

Zur Biomechanik und Belastungsverträglichkeit von funktionserhaltenden Bandscheibenimplantaten wurden umfangreiche Untersuchungen in Wirbelsäulensimulatoren durchgeführt. Derartige Versuche fanden auch mit Einbeziehung von menschlichen Kadaver-Bewegungssegmenten im Vergleich zu nicht operierten Bandscheiben statt. Tierversuche mit implantierten Bandscheibenprothesen dienten zusätzlichen Fragestellungen (McAfee u. Mitarb. 2003). Darüber hinaus wurden künstliche Bandscheiben über Finiteelementmodelle simuliert, um die Ergebnisse mit dem Verhalten intakter Bewegungssegmente zu vergleichen (Goel u. Mitarb. 1998) und den Einfluss von Prothesenmodifikationen auf das Bewegungssegment zu prüfen (Templier u. Mitarb. 1999).

Beim Menschen werden wahrscheinlich seit 1957 funktionserhaltende künstliche Bandscheiben implantiert. Die Bandscheibenprothetik erreichte inzwischen einen internationalen Stellenwert wie nie zuvor. Ursächlich dafür sind vor allem nicht zufrieden stellende Ergebnisse von Fusionsoperationen, die Verfügbarkeit von Materialien mit Langzeitbeständigkeit, inzwischen vorliegende ermutigende Langzeitresultate mit der SB Charité Prothese und seit wenigen Jahren auch der medizinisch-wissenschaftliche und kommerzielle Wettbewerb zwischen mehreren Bandscheibenprothesen. Es kommt zu Weiter- und Neuentwicklungen von Implantaten und Instrumentarien, zur Verbreitung der Operationstechnik und des Know-how zur Bandscheibenprothetik an sich. Darüber hinaus wächst international die Akzeptanz dieser Behandlungsmethode (Yuan u. Bao 2001).

Dabei ist bis dato mangels zielgerichteter Langzeituntersuchungen nicht endgültig entschieden, ob der intervertebrale Funktionserhalt im Vergleich zu Fusionen zu besseren Behandlungsergebnissen führt. Auch in diesem Zusammenhang ist das Bewegungssegment als funktionelle Einheit zu sehen, werden doch die Facettengelenke durch die derzeit auf dem Markt befindlichen Prothesen zum kompletten Bandscheibenersatz zwar über die intervertebrale Distraktion entlastet, jedoch bei Drehbewegungen und zusätzlich in Abhängigkeit vom Design und somit von der Biomechanik bestimmter Prothesenmodelle besonders beansprucht.

Andererseits entfallen bei Prothesenimplantationen fusionsimmanente Nachteile wie z.B. Pseudarthrosen und Schmerzen aus dem Knochentransplantatentnahmebereich. Ein Anschlussbandscheibenvorfall und eine Anschlussinstabilität dürften langfristig im Vergleich zu Fusionen in geringerer Häufung vorkommen. Von besonderem Vorteil ist bei Bandscheibenprothesen im Vergleich zu mehreren Fusionstechniken der deutlich geringere operative Aufwand mit daraus resultierender schneller postoperativer Mobilisation und Einsatzfähigkeit der Patienten.

Eine Vielzahl von Faktoren beeinflusst den Behandlungserfolg mit einer Bandscheibenprothese: Ein möglichst schmerzfrei gewordener Patient. Inzwischen konnte belegt werden, dass ein derartiges Ergebnis mit einem bewegungserhaltenden und segmental stabilisierenden Bandscheibenimplantat möglich ist (Büttner-Janz u. Mitarb. 2002). In diesem Kapitel werden die Grundlagen für das heutige Verständnis von funktionserhaltenden künstlichen Bandscheiben und deren Implantation dargestellt.

Historischer Rückblick

Prothesen ohne klinischen Einsatz

In der Patent- und Fachliteratur sind ein- und mehrteilige Implantate, im Aufbau einfache, aber auch hoch komplizierte Prothesen, Konstruktionen aus harten und weichen Materialien bzw. aus deren Kombination, an die Biomechanik und Anatomie adaptierte und dafür nicht geeignete Implantate, sowie Prothesen mit verschiedenen Verankerungsprinzipien bzw. solchen, bei denen eine Fixierung nicht berücksichtigt ist, angeführt. Das erste Patent zu einer Bandscheibenprothese wurde 1956 von van Steenbrugghe veröffentlicht, der seine Vorstellungen zum Funktionserhalt für die Extremitätenalloarthroplastik und auch den Bandscheibenersatz darlegte. Er beschrieb kompakte, kissenartige Zwischenlagen und unterschiedlich geformte Kunststoffkörper, auch in der Kombination mit Metall.

Insgesamt wurden im Laufe der Jahre Ideen zu künstlichen Bandscheiben mit unbegrenzt erscheinender Vielfalt zur Konstruktion, zum Material und zur Prothesenverankerung vorgestellt und zum großen Teil auch patentiert.

Sie sind nur schwer in eine Systematik überführbar (Büttner-Janz u. Schellnack 1990). Bao u. Mitarb. (1996) unterschieden einen totalen Bandscheibenersatz (Total Disc Replacement) und einen Nukleusersatz (Nucleus Replacement). Sie differenzierten außerdem nach dem Design in Low-Friction-Prothesen mit Kopf und Pfanne, in Feder- und Scharnierimplantate, in flüssigkeitsgefüllte Kammern sowie in Gummi- und andere Elastomerprothesen. Yuan u. Bao (2001) gaben sogar einen Anulusersatz zur Verhinderung eines Reprolapses und zur Prophylaxe einer weiteren Bandscheibendegeneration nach einer Nukleotomie an. Außerdem stellten Bao u. Yuan (2000) Überlegungen zum fragwürdig erscheinenden Ersatz thorakaler Bandscheiben an. Da nur ein sehr geringer Anteil der Ideen die Reife einer klinischen Anwendung erlangte, werden diese Prothesen ausführlich dargestellt, sofern über sie publiziert oder vorgetragen wurde. Auf die Beschreibung von Patenten ohne Praxisrelevanz wird verzichtet. Bandscheibenimplantate, die biomechanisch getestet wurden, werden im Abschnitt „Biomechanische Grundlagen und Ergebnisse" vorgestellt.

Prothesen mit klinischem Einsatz

Harmon habe 1957 laut einer persönlichen Mitteilung an Reitz und Joubert als erster in vivo Kugelprothesen im Lumbalbereich implantiert. Nach Angabe von McKenzie im Jahr 1995 sollen dies Vitallium-Kugelprothesen gewesen sein. Fernström berichtete 1966, dass er die Kugelprothesen eingeführt habe, nachdem sich Silikon als nicht geeignet erwies. Über Implantationen von Stahlkugelprothesen im insgesamt dreistelligen Zahlenbereich lumbal über Laminektomien und zervikal über einen ventralen Operationszugang publizierten Fernström sowie Reitz und Joubert (Fernström 1964, 1965, 1966, Reitz u. Joubert 1964). Der Durchmesser der Kugeln betrug für den lumbalen Bandscheibenersatz zwischen 10 und 16 mm und für den Zervikalbereich 6–10 mm. Fernström kam anlässlich einer Nachuntersuchung nach $1/2$–$2^1/_2$ Jahren zur Schlussfolgerung, dass eine Nukleotomie mit Implantation der Kugelprothese bessere Resultate ergibt als eine ausschließliche Nukleotomie (Fernström 1966). Reitz u. Joubert berichteten, dass die Ergebnisse bei Kugelprothesen besser sind als nach Fusionsoperationen. Fernström teilte dann aber 1972 mit, dass nach 4–7 Jahren Beobachtungszeit von 114 Fällen mit 164 Kugelprothesen in 88% der Fälle eine Erniedrigung des Zwischenwirbelraums auftrat. In 42% der Fälle kam es darüber hinaus zur Skoliose.

McKenzie berichtete 1995 über Langzeitergebnisse nach von ihm ausgeführten Implantationen von Fernström-Prothesen bei 103 Patienten. Nach durchschnittlich 17 Jahren (10–20 Jahre) wurde bei 67 Patienten ein excellentes oder gutes Ergebnis in 83% bei Patienten mit einer Nukleotomie und unmittelbaren Kugelprothesenimplantation sowie in 75% bei Patienten mit eigentlicher Indikation zur Fusionsoperation (Diskusdegeneration, Postnukleotomie-Status) erzielt. In den Arbeitsprozess konnten 95% der Patienten reintegriert werden, darunter 80% nach 5 postoperativen Monaten.

Über das Einbringen von zunächst flüssigem und innerhalb von 10–20 Minuten aushärtendem Polyurethan in den lumbalen Zwischenwirbelraum im Anschluss an eine Nukleotomie bzw. prophylaktisch bei Protrusionen zur Verhinderung einer Progredienz der Degeneration publizierte 1977 Schulman. Nach der Nukleotomie und der Instillation von Polyurethan wurde der Eingangsbereich der Bandscheibe mit schaumförmigem Polyurethan abgedichtet, das ein Konglomerat mit dem bereits eingebrachten Polyurethan im Bereich des Nucleus pulposus bildete. Die Instillation von Polyurethan aus prophylaktischer Indikation erfolgte über eine transkutane Punktion bzw. beim visuell festgestellten Riss des Faserrings per puntionem. Nach 24 Stunden soll sich ein elastisches Polyurethannetz gebildet haben. Ab 1970 wurden 83 Patienten im Alter zwischen 18 und 56 Jahren operiert, teilweise an 4 Lendenbandscheiben. Eine Röntgenfunktionskontrolle nach 3–4 Jahren zeigte einen breiten Zwischenwirbelraum und eine harmonische Bewegung.

Fassio u. Ginestié berichteten 1978 über die Instillation von Silikon in den lumbalen Zwischenwirbelraum, wobei das Zentrum der Prothese aus kompressiblem Silikon und der Rand der Prothese aus inkompressiblem Silikon bestand. Nach 5 Monaten wurden 3 operierte Patienten nachuntersucht, ohne dass Behandlungsergebnisse veröffentlicht wurden.

Biomechanische Grundlagen und Ergebnisse

Grundlagen

Die Bewegungssegmente der kaudalen Lendenwirbelsäule sind die biomechanisch am stärksten beanspruchten Regionen des menschlichen Körpers, dementsprechend besonders störanfällig und zugleich besonders kompliziert bei der Entwicklung eines Implantats mit langfristigem Funktionserhalt. Aus anatomischen, biomechanischen und materialtechnischen Gründen erscheint es nicht möglich, eine Bandscheibe mit all ihren Funktionen komplett alloplastisch ersetzen zu können. Somit ist die Orientierung auf die Hauptfunktionen einer Bandscheibe gerichtet. Dazu gehören die intervertebrale Beweglichkeit, die Wiederherstellung und Erhaltung der Distanz im Zwischenwirbelraum und damit verbunden die Stabilisierung des Bewegungssegments.

Die statische Beanspruchung der menschlichen Wirbelsäule entsteht in erster Linie durch axialen Druck (Schlüter 1965), dessen Übertragung die Lordose der Lendenwirbelsäule günstig beeinflusst (Bogduk 2000). Die Krafteinleitung auf das Bewegungssegment ist auf das Zentrum des Nucleus pulposus und fast axial auf die benachbarten Wirbelkörper gerichtet (Endler 1980). Der intakte Nucleus pulposus hält mit seinem Innendruck einerseits den Abstand zwischen den Wirbelkörpern, klammert sie aber andererseits fest aneinander, weil sein auf den Anulus fibrosus wirkender Druck die von Wirbel zu Wirbel ziehenden Lamellen des Faserrings spannt (Junghanns 1979). Im Querschnitt nimmt der Nukleus ca. 30–50% der gesamten Bandscheibenfläche ein. Eine wesentliche Funktion hat er bei der Gewichtsbelastung, indem er die Belastung überträgt, sich jedoch dabei die Bandscheibenhöhe verringert mit Zunahme ihres Umfangs. Der Anulus fibrosus wirkt bei allen Bewegungen einschränkend und zugleich stabilisierend. Bei Drehbewegungen des Körpers wird aufgrund unterschiedlicher Verlaufsrichtungen die Hälfte der Anuluslamellen gedehnt, wodurch es zum Widerstand kommt, und der andere Teil entspannt (Bogduk 2000). Mit einer Höhenabnahme der Bandscheibe kommt es zum zunehmenden Verlust des Rotationswiderstandes, wodurch sich die segmentale Instabilität erhöht mit begleitender Beschleunigung der Degeneration. Die Wirbelbogengelenke beeinflussen wesentlich die Statik der Wirbelsäule und bestimmen entscheidend ihre Dynamik (Putz 1981). Sie tragen lumbal 16–20% der Senkrechtlast und begrenzen vor allem die Rotation (Adams u. Hutton 1983).

Die wesentlichen Bewegungen der Lendenwirbelsäule sind axiale Kompression und Traktion, Flexion, Extension, Bending nach rechts und links sowie axiale Rotation. Die horizontale Translation ist mit der axialen Rotation gekoppelt. Während der Flexion und Extension unterzieht sich der Wirbel einer anterioren bzw. posterioren Sagittalrotation, jeweils verbunden mit einer Translation nach ventral bzw. dorsal. Die Rotationsachse eines Lendenwirbels zieht durch den hinteren Wirbelkörperbereich. Sämtliche posterioren Elemente des sich bewegenden Wirbels drehen sich um diese Achse, die somit nicht konstant ist. Bei einer Rotation größer als 3° muss der obere Wirbel über ein geschlossenes Facettengelenk drehen, durch das dann die neue Rotationsachse zieht (Tab. 10.22) (Bogduk 2000).

Für biomechanische Implantattestungen wird ein Minimum von 10 Millionen Zyklen mit den entsprechenden Belastungen gefordert, wobei zur Überprüfung der Lebensspanne von Bandscheibenprothesen 85 Millionen Zyklen besser wären (Hedman u. Mitarb. 1991). Unter Zugrundelegung einer 40-jährigen Lebensspanne des Implantats sollten das Material und die Prothesen sogar über 100 Millionen Zyklen getestet werden (Kostiuk 1997).

Ergebnisse

In statischen Belastungsversuchen mit Präparaten aus mindestens 2 Wirbelkörpern und zwischenliegender, nicht oder gering degenerativ veränderter Bandscheibe bildeten die Endplatten den Locus minoris resistentiae (Roaf 1960). Bis zu einer Lastgabe von 4 kN hatten Bandscheiben bei statischen Kompressionsversuchen ein elastisches Verhalten, darüber hinaus wurden disproportionale Verformungen festgestellt (Salditt 1973). Bei statischen Untersuchungen zur Festigkeit der SB Charité Prothese zeigten die Kraft-Weg-Diagramme bis zu Belastungen von 4 kN ebenfalls eine für elastische Kunststoffe typische Hysterese, bei Belastungen bis zu 10,5 kN traten dann jedoch bleibende Formänderungen an den Polyethylen-Gleitkernen auf (Büttner-Janz 1989).

Nachemson trug mit seinen Untersuchungen entscheidend zum Verständnis der Lendenwirbelsäule im Hinblick auf den alloplastischen Bandscheibenersatz bei. Intradiskale statische und dynamische Druckmessungen in vivo beim 3. bzw. 4. Lumbalsegment verschiedener Personen ergaben beim aufrechten Stehen 0,7 kN, beim aufrechten Sitzen 1,0 kN, beim Anheben von 0,2 kN mit aufrechtem Rumpf und Knieflexion 2,1 kN sowie mit Rumpfflexion und Kniestreckung 3,4 kN und ebenfalls 3,4 kN beim Sitzen mit 20° Flexion und 0,1 kN-Gewichten in jeder Hand.

1962 berichtete Nachemson über Kadaverversuche mit instilliertem, innerhalb von 30 Minuten vulkanisierendem Silikonkautschuk in degenerativ veränderte Nuclei pulposi. Unter zunehmender Druckbelastung wurden Kraft-Weg-Diagramme aufgezeichnet und mit Ergebnissen zu Referenzpräparaten ohne Silikonkautschuk verglichen. Wegen zu differenter Ergebnisse wurde geschlussfolgert, dass Silikonkautschuk für den Einsatz beim Menschen nicht geeignet ist (Nachemson 1962). Auch andere Untersucher instillierten Silikon in menschliche und z.T. tierische Kadaverbandscheiben (Schneider u. Oyen 1974a, b, Roy-Camille u. Mitarb. 1978, Horst 1982, Hou u. Mitarb. 1991, Zöllner u. Mitarb. 2001), ohne dass nachfolgend Publikationen über die Silikoneinspritzung beim Menschen erschienen. Hoffmann-Daimler (1974) entwickelte und testete verschiedene Bandscheibenprothesen in Simulatorversuchen ohne Anwendung in vivo. Die in späteren Jahren durchgeführten und veröffentlichten Untersuchungen zu weiteren alloplastischen Materialien als Ersatz für Bandscheibengewebe waren überwiegend ohne Implantation beim Menschen (Szpalski u. Mitarb. 2002).

Zöllner u. Mitarb. (2000) zeigten in einer Vergleichsstudie, dass bei Kalbswirbelsäulensegmenten ein erhöhtes Bewegungsausmaß nach einer Diskotomie durch die Implantation der PDN-Prothese (Prosthesis Disc Nucleus) bzw. eines weich eingebrachten und dann aushärtenden Polymers (Poly-Methyl-Siloxane-Polymer) kompensiert

Tab. 10.22 **Durchschnittliche Bewegungsausmaße für die unteren Lumbalsegmente nach White u. Panjabi (1990)**

Kombinierte Extension/Flexion	L3/4	15°	(6–17)
	L4/5	16°	(9–21)
	L5/S1	17°	(10–24)
Laterales Bending nach einer Seite	L3/4	8°	(4–12)
	L4/5	6°	(3–9)
	L5/S1	3°	(2–6)
Rotation nach einer Seite	L3/4	2°	(1–3)
	L4/5	2°	(1–3)
	L5/S1	1°	(0–2)

wird. Sie kamen zum Ergebnis der weitgehenden Rekonstruktion der biomechanischen Eigenschaften einer Bandscheibe durch diese Implantate. Auch Wilke u. Mitarb. (2002) stellten bei In-vitro-Untersuchungen an humanen L4/5-Segmenten durch die Implantation der PDN-Prothese im Anschluss an eine Diskotomie die weitestgehende Normalisierung der zunächst erhöhten Beweglichkeit und des zunächst eingetretenen Höhenverlustes fest.

Das Ausmaß der Elastizität verhält sich entgegengesetzt zum Ausmaß der Stabilität und letztendlich der Zwischenwirbelraumhöhe. Künstliche Bandscheiben aus weichen Materialien können somit nur teilweise eine Bandscheibe biomechanisch wirksam ersetzen, wenn nämlich wesentliche Anteile der natürlichen Bandscheibe noch erhalten sind und im günstigsten Fall eine vollständige Integration des Implantats in die Bandscheibe möglich ist. Ray (1992) fasst im Zusammenhang mit der Durchführung einer Diskektomie die Anforderungen an einen funktionellen Bandscheibenersatz zusammen: Schmerzreduktion, Erhöhung der Stabilität, Verminderung des Potentials zur weiteren Degeneration und zu weiteren Bandscheibenvorfällen, Verhinderung einer Fusion.

Die dauerhafte Funktion von Langzeitimplantaten wird in erster Linie durch deren Materialeigenschaften, die Biokompatibilität, die Implantatverankerung und die Materialresistenz gegenüber Verschleiß bestimmt. Umfangreichen biomechanischen Untersuchungen kommt gerade bei funktionserhaltenden Implantaten für die Wirbelsäule besondere Bedeutung wegen der Operation relativ junger Patienten, dem Schweregrad der Operationen und der eigentlich für die Belastbarkeitsprüfung nur eingegrenzt sinnvollen Tierversuche zu. Mit der am längsten und am häufigsten implantierten Bandscheibenprothese SB Charité wurden vor Implantationsbeginn statische und dynamische biomechanische Tests inklusive mit Prothesen in Kadaversegmenten unter verschiedenen Belastungsbedingungen bis über die Belastbarkeitsgrenzen des Prothesenmaterials bzw. Wirbelknochens hinaus durchgeführt (Büttner-Janz 1992a).

Zur Überprüfung der Segmentstabilität mit der SB Charité Prothese sind vergleichende statische Untersuchungen zum Bewegungsausmaß an lumbalen Kadaversegmenten vor und nach einer Prothesenimplantation vorgenommen worden. Es ergab sich eine signifikant höhere Beweglichkeit bei implantierter Prothese nur in der Axialrotation. Die anderen Bewegungsausschläge (Extension, Flexion, Bending nach rechts und links) waren im Vergleich der Nativ- und Prothesenpräparate ähnlich (Ahrens 1997). Untersuchungen von Templier u. Mitarb. (1999) zeigten beim Vergleich zwischen frischen lumbalen Kadaversegmenten und implantierten SB Charité Prothesen eine erhöhte Beweglichkeit der Prothesensegmente, insbesondere auch wieder die Torsion betreffend. Gleichzeitig wurde über Berechnungen anhand eines Finiteelement-Modells eine erhöhte Belastung der Facettengelenke mit implantierter Prothese festgestellt, zurück zu führen auf die modellimmanente unbegrenzte Rotation.

Das belastungsabhängige mechanische Verhalten eingebetteter SB Charité Prothesen ist bei statischer Lasteinleitung in der Neutralstellung, Extension und Flexion unter verschiedenen Testbedingungen geprüft worden, um Ergebnisse zu Oberflächenveränderungen, zur Belastbarkeit und zum Funktionserhalt zu erhalten. Die UHMWPE-Gleitkerne zeigten während der maximalen statischen Kompressionsbelastungen in der Neutralstellung und in der Extension tolerierbare Veränderungen. Die 7,5 mm hohen Gleitkerne wiesen jedoch bei der Kompression in maximaler Flexion das normale Maß überschreitende Deformierungen auf. Trotzdem wurde geschlussfolgert, dass in vivo auch bei diesen Gleitkernen die mechanische Integrität bestehen bleibt. Zum einen begrenzen in vivo die ligamentären und Anulus-Strukturen als auch die Facettengelenke das Bewegungsausmaß. Zum anderen zeigte kein Polyethylen-Gleitkern Delaminationen oder Brüche. Die meisten 7,5 und 9,5 mm hohen Gleitkerne regenerierten sich gegenüber der maximalen Deformation um 50 %, so dass die Gleitkerne selbst bei einer ausgeprägten Deformation noch ihre Funktion erhalten konnten (Ahrens u. Phansalkar 1998).

Mit dynamischen Kompressionsversuchen wurden reversible Gleitkernveränderungen, definitive Gleitkerndeformationen nach 5 und 10 simulierten Jahren und die Funktionalität der UHMWPE-Gleitkerne nach einer Belastung mit 2,5 kN und 4,5 kN geprüft. Im Ergebnis zeigten alle getesteten UHMWPE-Gleitkerne einen Erhalt der Artikulation trotz plastischer Deformation. Die extremen Belastungen mit 4,5 kN führten vorausschauend auf 5 und 10 Jahre zu weniger als 8 % Reduktion der Gleitkernhöhen. Es kam nicht zum Versagen der Gleitkerne wegen einer Delamination oder eines erheblichen Kaltflusses. Die dynamischen Tests wurden mit der zweitkleinsten Prothese durchgeführt. Es wird erwartet, dass bei den deutlich häufiger im klinischen Einsatz befindlichen größeren Prothesen, bei denen durch ihre größere Fläche die pro Quadratmillimeter einwirkende Belastung geringer ist, eine geringere Deformation des Gleitkerns und somit ein geringeres Risiko für den Patienten entsteht (Ahrens 1999).

Baumgartner u. Grob (1999) führten In-vivo-Untersuchungen zur Rotationsachse prä- und postoperativ nach Implantation der SB Charité Prothese durch und stellten fest, dass vor und nach der Prothesenimplantation ein ähnliches Bewegungsmuster vorliegt. Die momentane Rotationsachse befand sich hauptsächlich unterhalb des Zentrums der L4-Endplatte und bewegte sich von einer dorsalen Position in der Extension mit zunehmender Flexion nach ventral (Abb. 10.**90a** u. **b**).

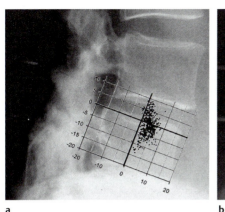
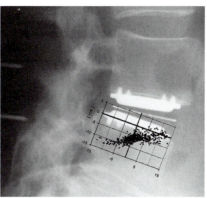

Abb. 10.90 a u. b Rotationsachse in vivo bei L3/4 präoperativ (**a**) und 6 Monate postoperativ (**b**) nach Implantation der LINK Zwischenwirbel-Endoprothese Modell SB Charité. Anamnese: 6 Jahre vor Prothesenimplantation Fusion L4–S1.
(Mit freundlicher Genehmigung von Dr. W. Baumgartner, Laboratory for Biomechanics, Department of Materials, Eidgenössische Technische Hochschule Zürich und Prof. D. Grob, Spine Unit, Schulthess Klinik Zürich.)

Auf dem Markt befindliche Modelle

Zu Beginn der 80er Jahre des 20. Jahrhunderts begann eine neue Etappe des funktionserhaltenden Bandscheibenersatzes. Die wenigen weltweit verfügbaren Kenntnisse und Ergebnisse wurden wissenschaftlich aufgearbeitet und in die Entwicklung von neuen Bandscheibenprothesen eingebracht. Bis dato wird weiterhin zwischen einem vollständigen Ersatz der Bandscheibe (Diskusprothese) und dem Ersatz des Nucleus pulposus (Nukleusprothese) differenziert. Ob sich diese Einteilung in der klinischen Praxis bewähren wird, ist nicht entschieden, da die Bandscheibe langfristig wahrscheinlich nur in ihrer komplexen Integrität bzw. über ihren vollständigen Ersatz die segmentalen Hauptaufgaben erfüllen kann. Andererseits ist es wünschenswert, in eine sich zur Nukleotomie darstellende „leere" Bandscheibe ein funktionell wirksames Interponat als Prophylaxe gegenüber einer drohenden, klinisch relevant werdenden Instabilität einzubringen.

SB Charité Prothese

Nach zweijähriger Entwicklungsarbeit wurde 1984 beim Menschen die weltweit erste dreiteilige funktionserhaltende künstliche Bandscheibe implantiert, die 1985 nach den beiden Erfindern sowie dem Ort ihrer Entwicklung und Erstimplantation „Bandscheibenendoprothese Modulartyp SB Charité" benannt wurde. Das Konzept der SB Charité Prothese besteht in einer gelenkähnlichen Rekonstruktion degenerativ geschädigter symptomatischer Bandscheiben der Segmente L2/3–L5(6)/S1. Die Funktion der Prothese basiert in Anlehnung an die Endoprothetik der Körpergelenke auf dem Low-friction-Prinzip in der Gleitpaarung Metall/ultrahochmolekulares Polyethylen. Bisher wurden 3 Prototypen der SB Charité Prothese mit jeweils gleichem Funktionsprinzip entwickelt und beim Menschen implantiert (Büttner-Janz 1989). Diese Prothesen sind für den kompletten Bandscheibenersatz bestimmt.

Modell I. Das Modell I der SB Charité Prothese bestand aus 2 symmetrischen Abschlussplatten, hergestellt aus 1 mm dickem, korrosionsbeständigen Stahlblech, und einem zwischengelagerten UHMWPE-Gleitkern, der zunächst keinen und ab der 14. Prothesenimplantation einen peripheren Markierungsring zur radiologischen Darstellung des Gleitkerns aufwies. Zur Verankerung an den Wirbelkörpern hatten die in der Draufsicht runden Abschlussplatten in ihrer Peripherie bei den ersten 11 Patienten jeweils 11 und bei weiteren 2 Patienten 5 Zähnchen, die jeweils 2 mm lang waren. Die Abschlussplatten waren mit beabsichtigter Lordoseanpassung ventral 1 mm höher als dorsal. Insgesamt wurden 14 Implantationen von SB I Prothesen bei 13 Patienten durchgeführt, davon bei 12 Patienten monosegmental und bei einem Patienten bisegmental.

Modell II. Das Modell II der SB Charité Prothese hatte zur besseren intervertebralen Druckübertragung seitliche Flügel der Abschlussplatten. Diese Prothese war daher in der Draufsicht oval. Die Abschlussplatten bestanden wiederum aus Stahlblech und wiesen zum Wirbelkörper hin eine leicht konvexe Form auf. Die ventral 3 und dorsal 2 Verankerungzähnchen hatten eine effektive Länge von 1,5 mm. Die SB II Prothese wurde von 1985–1987 mono- bzw. bisegmental bei 36 Patienten insgesamt 44-mal implantiert.

Probleme mit den Modellen I und II. Die Modelle SB I und SB II wurden insgesamt bei 49 Patienten implantiert, davon bei 9 Patienten bisegmental. Im klinischen Verlauf kam es zunächst mit dem Prothesenmodell SB I und danach mit der SB II Prothese bei diversen der insgesamt 58 Prothesensegmente zu Komplikationen, die eine weitere Verwendung dieser beiden Prothesenmodelle nicht mehr zuließ. Die SB I Prothese war in der intervertebralen Druckübertragung zu kleinflächig. Da die Unterseite der aus Stahlblech hergestellten Abschlussplatten Hohlräume korrespondierend zur Form des Polyethylengleitkerns aufwies, war die zur Verfügung stehende Fläche für die Druckübertragung zusätzlich reduziert. Außerdem wirkten die 11 Verankerungszähnchen möglicherweise wie eine Stanze in die Wirbelkörper, wodurch es insgesamt relativ leicht zu intrakorporalen Prothesendislokationen mit resultierendem Funktionsverlust der Prothesen kommen konnte.

Die Abschlussplatten der SB II Prothesen zeigten im postoperativen Röntgenverlauf zahlreiche Einrisse und Brüche, besonders im Übergangsbereich vom Mittelteil zu den seitlichen Flügeln. Ursächlich dafür waren unter Beachtung der hohen intervertebralen Druckbelastungen, dass offensichtlich Stahlblech nicht das geeignete Material war und die Diskrepanz zwischen den verschieden konkav geformten Wirbelkörperendplatten und den einheitlich konvex geformten Prothesenabschlussplatten. Dadurch kam es mit der Zeit zu belastungsbedingten Ermüdungsbrüchen. Veränderungen des Polyethylengleitkerns wurden weder bei der SB I Prothese noch bei der SB II Prothese beobachtet. Auch Luxationen des Gleitkerns aus den beiden Abschlussplatten heraus sind in keinem Fall aufgetreten.

Aus den genannten Gründen mit den Abschlussplatten und zusätzlich wegen vereinzelter Wanderungen der kompletten SB II Prothese mit ihren zu kurzen Verankerungszähnen nach ventral, bevorzugt bei Spondylolysen bzw. Spondylolisthesen, wurden einige Prothesen der Modelle SB I und SB II ausgebaut und eine Fusion durchgeführt. Teilweise ist nur eine dorsale Fusion bei belassener Prothese vorgenommen worden.

LINK Zwischenwirbel-Endoprothese Modell SB Charité. In Auswertung der Probleme mit den SB I und SB II Prothesen entstand 1987 das im Material und Design der Abschlussplatten deutlich veränderte Modell III der SB Charité Prothese, die LINK Zwischenwirbel-Endoprothese Modell SB Charité (Abb. 10.91). Das Funktionsprinzip dieser Prothese wurde im Vergleich zu den Modellen SB I und SB II beibehalten. Die LINK Zwischenwirbel-Endoprothese Modell SB Charité (Charité Prothese) weist folgende Charakteristika auf:

- Die wesentliche Grundlage der Funktionsweise der Charité Prothese ist deren Dreiteiligkeit und das Design mit den speziell geformten Flächen der beiden Abschlussplatten und daran adaptiert des dazwischen gelagerten Polyethylengleitkerns. Die segmentalen Bewegungen wie Extension, Flexion und Bending nach rechts und links vollziehen sich bei der Charité Prothese durch Transversalbewegungen des Gleitkerns zwischen den 2 Abschlussplatten bei gleichzeitig sich zueinander ändernden Winkelstellungen dieser beiden Abschlussplatten und somit der daran fixierten Wirbel (Abb. 10.92). Die Möglichkeit zur Simulation der physiologischen inkonstanten Rotationsachse ist somit gegeben. Es findet keine Abbremsung von Rotationsbewegungen statt, die somit auf die Facettengelenke übertragen werden. Ein Prothesendesign zur Einschränkung bzw. Abbremsung der axialen Rotation bei gleichzeitigem Erhalt der Extension, Flexion, des Bending und der Translation wurde veröffentlicht (Büttner-Janz u. Mitarb. 1992).
- Die beiden symmetrischen Abschlussplatten der Charité Prothese sind wirbelkörperseitig hohlraumfrei, in Anpassung an die Konkavität der Wirbelkörperendplatten leicht konvex geformt und hergestellt aus einer Vacucast-Gusslegierung. Für Metallallergiker stehen spezielle Abschlussplatten zur Verfügung. Der Gleitkern besteht aus UHMW-Polyethylen. Er weist zur radiologischen Darstellung einen peripher umlaufenden Markierungsring auf, dessen Fixationsmechanismus vor einigen Jahren an die biomechanischen Belastungen angepasst wurde.
- Die Verankerung der Charité Prothese erfolgt stabil zementfrei über je 3 ventrale und dorsale etwa 2,5 mm

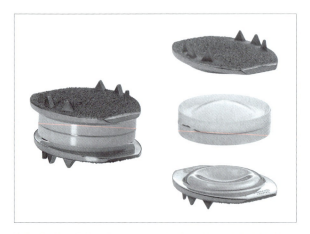

Abb. 10.91 LINK Zwischenwirbel-Endoprothese Modell SB Charité.

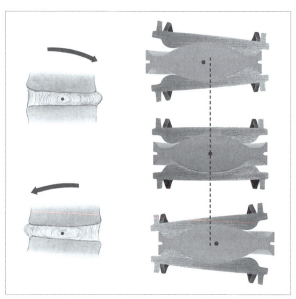

Abb. 10.92 Physiologische Bewegung durch Transversalgleiten des Prothesengleitkerns.

lange Zähne an jeder Abschlussplatte (für die Primärfixation) sowie über eine bioaktive Beschichtung (TiCaP) mit strukturierter Oberfläche (für die Sekundärfixation). In der Praxis hat sich gezeigt, dass sich die raue Oberfläche beschichteter Abschlussplatten auch auf die Primärstabilität der implantierten Prothese positiv auswirkt. Die elastischen Eigenschaften des Polyethylens vom Prothesengleitkern sollen Nachteile der starren Cobalt-Chrom-Molybden-Abschlussplatten bei der Lastübertragung vom Implantat zum Knochen anteilig ausgleichen. Beweisende Versuche stehen aus.
- Im Vergleich zu einteiligen Prothesen gibt es bei der Charité Prothese zwischen den Endplatten der Wirbelkörper und dem Implantat keine Reibebewegungen. Langfristig werden daher in der Grenzschicht zum körpereigenen Gewebe keine Abriebpartikel produziert. Eine daraus resultierende Gefahr einer Osteolyse der Wirbelkörper und unter Umständen einer Implantatmigration besteht bei der Charité Prothese demzufolge nicht.
- Die Funktionsweise der Charité Prothese unterscheidet sich prinzipiell von zweiteilig konstruierten oder zweiteilig wirksamen Prothesen. Sie ist „Unconstrained" auf Basis eines „Double Joint", weitläufig vergleichbar mit „Mobile Bearing"-Knieprothesen. Es kommt zu einer an die physiologische Biomechanik adaptierten intervertebralen Bewegung. Durch das Konstruktionsprinzip der Charité Prothese werden die Belastungen im Interface zwischen den Wirbelkörperendplatten und dem Implantat reduziert, mit positiven Auswirkungen auf die Osteointegration und die Implantattoleranz durch den Knochen. Die Facettengelenke entwickeln bei dorsaler Protheseimplantation während der Extension/Flexion kein Impingement.
- Die Dreiteiligkeit der Prothese mit der bewegungslimitierenden Formgebung der Kontaktflächen der Abschlussplatten und des UHMWPE-Gleitkerns verhindert sowohl einen zu hohen Bewegungsumfang in sagittaler und frontaler Richtung als auch eine klinisch relevante Translationsinstabilität zwischen den benachbarten Wirbeln des Operationssegments (Bogduk 2000).
- Bei regelrechter Protheseimplantation kann es aufgrund der Prothesenkonstruktion nicht zur Luxation des Gleitkerns kommen.
- Selbst bei einem großen intervertebralen Bewegungsumfang oder nicht optimaler Implantation der Charité Prothese wird ein direkter Metallkontakt der beiden Abschlussplatten mit daraus resultierender Gefahr einer Metallose wegen der peripheren schützenden Ringkonstruktion des UHMWPE-Gleitkerns verhindert.
- Bei der Charité Prothese gibt es 5 Standardgrößen der Abschlussplatten. Die Prothesenbreite beträgt von der Größe 1 bis zur Größe 5: 28,5; 31,5; 35,5; 38,5 und 42 mm. Die Tiefe der Prothese beträgt von der Größe 1 bis zur Größe 5: 23, 25, 27, 29 und 31 mm. Adaptiert sind 5 Größen des Gleitkerns verfügbar (Durchmesser 23, 25, 27, 29 und 31 mm) (Abb. 10.93). Durch die Implantation möglichst großer Abschlussplatten soll es zur großflächigen intervertebralen Lastübertragung und somit bei Beachtung der Kontraindikationen zu keinem Einsinken einer Prothesenplatte in einen angrenzenden Wirbelkörper kommen. Die Prothesengröße 1 gehört wegen ihrer kleinen Parameter und dementsprechend hohen Migrationsgefahr nicht mehr zum Grundsortiment.
- Zur optimalen Größenanpassung an die Wirbelkörperendplatten stehen 3 zusätzliche Zwischengrößen der Abschlussplatten zur Verfügung. Diese Abschlussplatten weisen eine Breite der nächsten Größe bei unveränderter Tiefe auf (Größe 3/2: 35,5 mm breit, 25 mm tief, Größe 4/3: 38,5 mm breit, 27 mm tief, Größe 5/4: 42 mm breit, 29 mm tief). Für den klinischen Einsatz sind derzeit somit 7 Größen der SB Charité Prothese verfügbar.
- Über die Implantation von Abschlussplatten mit unterschiedlichen Lordosewinkeln (verfügbar je Prothesengröße: 0°, 5°, 7° und 10°) kann eine Anpassung an die individuelle segmentale Winkelanatomie des Intervertebralraums und darüber hinaus eine optimale Prothesenimplantation erfolgen.
- Die zentralen Gleitkernhöhen betragen je Prothesengröße 7,5; 8,5; 9,5; 10,5 und 11,5 mm (Größen 4 und 5 ohne 7,5 mm). Die Auswahl zwischen 5 Höhen des Polyethylengleitkerns ermöglicht eine gezielte Rekonstruktion der Höhe des Intervertebralraums, wobei aufgrund des plastisch-elastischen Verhaltens vom Polyethylen kein zu schmaler Gleitkern implantiert werden sollte.

Mit der Charité Prothese wurde ein Kompromiss gefunden, die komplizierten Funktionen einer lumbalen Bandscheibe in wesentlichen Anteilen zu ersetzen. Durch die Prothesenimplantation kommt es zur Erhöhung des Intervertebralraums und der Foramina intervertebralia, zur Segmentstabilisierung unter Erhalt oder Verbesserung der Be-

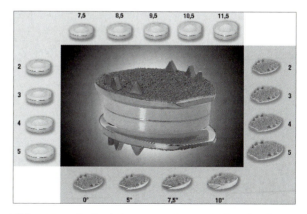

Abb. 10.93 Gleitkernhöhen und Lordosewinkel der LINK Zwischenwirbel-Endoprothese Modell SB Charité der Größen 2–5.

weglichkeit, zur Entlastung der Facettengelenke infolge der Distraktion und zur Entlastung nervaler Strukturen im Spinalkanal. Der langfristige Behandlungserfolg hängt jedoch nicht nur vom Implantattyp ab, sondern von weiteren Faktoren wie der Indikationsstellung mit entsprechender Auswahl der geeigneten Patienten, von der Erfahrung des Operateurs bei der Präparation und situationsgerechten Anwendung des speziellen Instrumentariums sowie von der Auswahl und regelrechten Implantation der am besten geeigneten Prothesenkomponenten.

AcroFlex-Prothese

Steffee entwickelte als Diskusprothese die AcroFlex-Bandscheibenprothese mit Implantationsbeginn 1988 (Enker u. Mitarb. 1993). Zunächst wurde diese Prothese in den USA bei 6 Patienten mit einem Durchschnittsalter von 55 Jahren (33–75) monosegmental implantiert. Die kompakte AcroFlex-Prothese bestand aus 2 Titanplatten und einem dazwischen fixierten, manuell nicht komprimierbarem Polyolefin-Gummi. Die porös beschichteten Titanplatten wiesen wirbelkörperseitig 4 Zapfen für die mechanische Primärverankerung auf. Die Indikation zu den ersten Prothesenimplantationen ist bei 5 Patienten als extrem zu bezeichnen, da 4 Patienten die Prothese im Nachbarsegment einer Fusion erhielten und 1 Patient eine mehrsegmentale Bandscheibendegeneration aufwies. Bei 4 der 6 operierten Patienten gab es nach durchschnittlich 3,4 Jahren trotzdem zunächst zufriedenstellende Ergebnisse. Der durchschnittliche Bewegungswinkel betrug 8° mit 2,3 mm Translation. Es zeigte sich eine gute Osteointegration. McMillin u. Steffee berichteten 1994, dass 1991 zusätzlich eine Patientin trisegmental an der Halswirbelsäule operiert wurde mit einer Prothesenimplantation kranial und kaudal eines Fusionssegments. Am 14.01.1997 teilte Steffee im persönlichen Gespräch gegenüber der Autorin mit, dass insgesamt 20 AcroFlex-Prothesen implantiert worden seien, davon 14 lumbal und 6 zervikal. Wegen insgesamt aufgetretener Probleme mit dem Prothesengummi der AcroFlex-Prothese wurde dann nur noch eine Schicht Gummi zwischen den Prothesenplatten eingefügt. Nach weiteren Entwicklungen wurde bisher eine Definitivlösung nicht bekannt. Derzeit befindet sich keine AcroFlex-Prothese auf dem Markt.

PRODISC-Prothese

Die PRODISC-Prothese von Marnay, die laut erstem Prospekt in 3 Größen und 3 Höhen verfügbar war und aus 2 separaten Metallplatten mit einem zentralen, an der kaudalen Metallplatte befestigten konvexen Polyethylenkern bestand, wurde Ende der 80er Jahre entwickelt und ab 1990 in der ersten Modellvariante bei 64 Patienten 93-mal mono- bis trisegmental implantiert (Marnay 1991, 2002, Vilette 1994). Die Metallplatten aus einer Titanlegierung waren mit Titanplasma bzw. Hydroxylapatit beschichtet. Die Verankerung erfolgte über 2 Flügelstützen mit Sägezähnen. Die kaudalen Metallplatten hatten eine Einheitshöhe. Die Höhen- und Lordoseanpassung erfolgte über die kranialen Prothesenplatten, die zusätzlich zu den 3 Höhen in 2 Lordosewinkeln zur Verfügung standen (Marnay 1991). Der unbeweglich in der kaudalen Prothesenplatte fixierte konvexe Polyethylenkern verfügte über keinen zirkulären Randbereich, der die beiden metallenen Prothesenplatten auch bei extremen segmentalen Bewegungen voneinander separiert.

Marnay veröffentlichte 1991 Ergebnisse von 24 Patienten, die sich zum Operationzeitpunkt im Alter zwischen 36 und 60 Jahren befanden. Davon waren 8 Patienten bereits voroperiert worden. Insgesamt wurden 48 Prothesen implantiert (6-mal monosegmental, 12-mal bisegmental, 6-mal trisegmental). In 5 Fällen wurde in der gleichen Operation zusätzlich eine Fusion durchgeführt. Nach einem Zeitraum von durchschnittlich 10 Monaten (6–24 Monate) traten bei 19 Patienten keine Schmerzen mehr auf. Unmittelbar postoperativ hatten bereits 17 der 24 Patienten weder einen lumbalen noch radikulären Schmerz. Aus nicht angegebenem Grund wurden 6 Prothesen wieder entfernt.

Villette (1994) implantierte zwischen 1990 und 1993 bei 17 Patienten 20 PRODISC-Prothesen und bei 12 Patienten 14 SB Charité Prothesen. Es handelte sich um 12 Frauen und 17 Männer im Alter zwischen 25 und 65 Jahren. Davon waren 13 Patienten bereits einmal, 6 Patienten zweimal und 2 Patienten dreimal voroperiert worden. Die Nachuntersuchungen fanden nach 1 Monat, 4 Monaten, 8 Monaten, einem Jahr und 2 Jahren statt. Die Auflistung der Ergebnisse inklusive der Komplikationen erfolgte mit wenigen Ausnahmen ohne Unterteilung in die beiden Prothesentypen. Bei 8 Patienten kam es mit der PRODISC-Prothese zur Prothesenmigration und einmal mit der SB Charité Prothese. Als Grund der PRODISC-Migrationen wurde die Schwächung der Wirbelkörper während der Präparation für die Implantation angeführt. Im Vergleich der Prothesen wurde eingeschätzt, dass die SB Charité Prothese durch die bessere Druckverteilung vorteilhaft ist. Der Autor kam insgesamt zu der Schlussfolgerung, dass junge Patienten mit einer Lumbalgie, die ihre berufliche Tätigkeit fortsetzen wollen, mit einer künstlichen Bandscheibe versorgt werden sollten. Er sah diese Indikation als Alternative zur Spondylodese an, besonders nach mehrfachen Operationen von dorsal.

Über 8–10 Jahresverläufe bei 55 Patienten mit 74 PRODISC-Prothesen von insgesamt 64 im Zeitraum von 1990–1993 in 2 Zentren operierten Patienten berichtete Marnay 2002. Nach der VAS kam es zur Reduktion des Lumbalschmerzes von präoperativ 8,6 auf postoperativ 3,2. Einen radikulären Schmerz hatten präoperativ 69% der Patienten und postoperativ 4%. Im späteren Verlauf entwickelten 6 Patienten Spondylophyten. Ein Patient hatte eine spontane Fusion des Operationssegments und bei 3 Patienten wurden Fusionen durchgeführt. Angaben zur segmentalen Beweglichkeit wurden nicht veröffentlicht.

Nach einer Weiterentwicklung zur PRODISC-II-Prothese wurde 1999 mit Implantationen dieser Prothese begonnen. Laut Prospekt sind weiterhin 3 in der Fläche unterschiedlich große Prothesen verfügbar, deren Metallplatten nun aus einer CrCoMo-Legierung bestehen und die zur Verankerung nur noch eine Flügelstütze mit Sägezähnen und 2 kleine seitliche Spikes je Platte aufweisen. Die Metallplatten sind mit Titan-PLASMAPORE beschichtet. Die Höhenvariabilität des Zwischenwirbelraums wird durch 3 Höhen des Polyethylenkerns mit einer Gesamtprothesenhöhe ohne die Flügelstützen von dorsal 10 mm, 12 mm oder 14 mm bestimmt. Für die kranialen Prothesenplatten stehen ein 6°- und ein 11°-Lordosewinkel zur Auswahl. Laut Angabe ist eine Beweglichkeit von 7° Extension, 13° Flexion und je 10° Bending möglich. Die Axialrotation wird konstruktionsgemäß nicht begrenzt (Abb. 10.94).

In einer 1999 begonnenen prospektiven Multicenterstudie mit der PRODISC-Prothese (Wiechert u. Mitarb. 2001) wurden von 55 Patienten mit ausschließlich monosegmentaler Implantation die Ergebnisse nach 3 (18 Patienten), 6 (16 Patienten) und 12 (6 Patienten) postoperativen Monaten vorgestellt. Der Oswestry-Score aller Patienten betrug präoperativ 23,3 Punkte (4–46) und die VAS 7 Punkte (2–10). Der Oswestry-Score lag nach 3 Monaten bei 12,8 Punkten (0–37), nach 6 Monaten bei 10,2 Punkten (0–26) und nach 1 Jahr bei 7,2 Punkten (0–14). Auf der VAS wurden nach 3 Monaten 2,8 Punkte, nach 6 Monaten 1,9 Punkte und nach 1 Jahr 1,3 Punkte registriert. Zwei implantationsbezogene Komplikationen wurden angeführt, ein Patient mit persistierenden Radikulärschmerzen und eine PE-Inlayventraldislokation nach 2 Monaten.

Bertagnoli u. Kumar (2002) berichteten über 134 PRODISC-Prothesen, die bei 108 Patienten mono- bis trisegmental von L2/3 bis L5/S1 implantiert und nach 3 Monaten bis 2 Jahren nachuntersucht wurden. Voroperiert waren 35 Patienten. Ein exzellentes Ergebnis hatten 98 Patienten (90,8%), ein gutes Resultat 8 Patienten (7,4%), und 2 Patienten (1,8%) wiesen ein befriedigendes Ergebnis auf. Von den 54 Patienten, deren Follow up länger als 1 Jahr war, konnten 52 Patienten wieder arbeiten. Die durchschnittliche segmentale Beweglichkeit betrug bei L2/3 12°, bei L3/4 10°, bei L4/5 10° und bei L5/S1 9°. Für folgende Indikationsstufen wurden Kriterien erstellt: erstklassige Indikation, gute Indikation, Grenzindikation, schlechte Indikation. Die Kriterien bezogen sich auf die Bandscheibenhöhe, den Degenerationsgrad der Facettengelenke, die Degeneration der Nachbarbandscheiben und die posteriore Stabilität.

Maverick-Prothese

Mathews berichtete über die ersten 5 Implantationen der Maverick-Bandscheibenprothese zu Beginn des Jahres 2002 (Mathews 2002). Es handelt sich bei dieser Diskusprothese um eine Zweikomponentenprothese in der Gleitpaarung Metall-Metall mit dem hervorstechenden Merkmal einer dorsalen Lage des Rotationszentrums. Auf diese Option einer lumbalen Zwischenwirbelprothese in Anpassung an die segmentale Biomechanik wurde erstmals 1989 hingewiesen (Büttner-Janz 1989), einbezogen auch in Patentanmeldungen zur Fixation der Charité Prothese (Büttner-Janz 1992b). Die Prothesenplatten der Maverick-Prothese bestehen aus einer CrCo-Legierung, zu den Wirbelendplatten hin beschichtet mit Hydroxylapatit. Außerdem weisen die Prothesenplatten zur Primärfixation einen sagittal verlaufenden schmalen Kiel auf, versehen mit 2 Löchern (Abb. 10.95). Derzeit sind 3 Prothesengrößen, 3 Höhen und die Lordosewinkel 3° und 6° verfügbar. Auch bei dieser Prothese ist designgemäß die Rotation unbegrenzt.

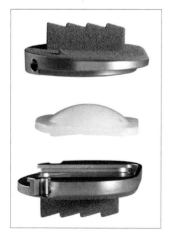

Abb. 10.94 PRODISC-Prothese.

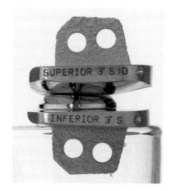

Abb. 10.95 Maverick-Prothese.

PDN-Prothese

Seit 1996 wurde, beginnend in Deutschland mit 11 Implantationen (Schönmayr u. Mitarb. 1999) und danach in Schweden sowie in anderen Ländern, die Raymedica-PDN-Prothese implantiert, bei den ersten Patienten nach einer unilateralen Mikrodiskektomie bei gleichzeitig bestehender Höhenminderung des Intervertebralraums. Diese Nukleusprothese besteht aus einem hydrophilen Gel mit einer Flüssigkeitsaufnahmekapazität, wobei das Gel in einen hochmolekularen Polyethylenmantel eingebettet ist (Abb. 10.**96**). Durch die Flüssigkeitsaufnahme während der ersten 24 Stunden bis zu 5 Tagen soll es zur Ausdehnung der Prothese mit Stabilisierung und Erweiterung des Zwischenwirbelraums um 1–3 mm kommen (Ray u. Mitarb. 2002). Folgende Implantatvarianten wurden angegeben: 3 Formen, 4 Größen, 2 Höhen (5 und 7 mm), 2 Längen (20 und 25 mm).

Nach Ray u. Mitarb. (2002) ist die PDN-Prothese im Alter zwischen 18 und 65 Jahren bei degenerativer Bandscheibenerkrankung mit und ohne Bandscheibenvorfall sowie Beinschmerz nach erfolgloser konservativer Behandlung von mindestens 6 Monaten indiziert. Bei zu weit fortgeschrittener Bandscheibenerkrankung besteht keine Indikation für eine PDN-Prothesenimplantation. Nach Bertagnoli u. Schönmayr (2002) sollte die Bandscheibenhöhe mindestens 5 mm betragen. Ausgeschlossen von einer Operation sind Patienten mit schweren degenerativen Veränderungen der Facettengelenke (Ray 1998).

Ohne eine Patientenzahl anzugeben publizierten 2002 Ray u. Mitarb. ein 6-Monate-Outcome mit einer Besserung von 64% nach dem Oswestry-Score und einer Besserung von 63% in einer 11-Punkte-VAS. Die zentrale Bandscheibenhöhe vergrößerte sich laut Angabe im gleichen Zeitraum gegenüber präoperativ um 22% (durchschnittlich um 2 mm). Die Erfolgsquote von 85% nach 6 Monaten wurde damit begründet, dass bei diesen Patienten keine Reoperation erforderlich war.

1999 wurden Modifikationen beim Implantat, der Patientenselektion und Operationstechnik vorgenommen; z.B. ist zur Prävention gegenüber intrakorporalen Prothesenmigrationen das Hydrogel hydrophiler und weicher gemacht worden. Von den 462 operierten Patienten war dann nur noch in 12% eine Revisionsoperation der PDN-Prothese erforderlich, nachdem die Explantationsrate zuvor für Implantationen 1997/1998 bei 26% lag (Bertagnoli u. Schönmayr 2002). Der Oswestry-Score verbesserte sich bei den erfolgreich behandelten Patienten von präoperativ durchschnittlich 52% auf postoperativ 8,3% nach 4 Jahren. Der Prolo-Score zeigte im gleichen Zeitraum einen Anstieg von 4,5 auf 9,1. Die Bandscheiben erhöhten sich um durchschnittlich 1,8 mm (Schönmayr 2002).

Die üblicherweise vorgenommene Implantation von 2 PDN-Prothesen in eine Bandscheibe erfolgt von dorsal über eine bestimmte Einsetz- und Fadenzug- sowie Knotentechnik, so dass die beiden Implantate nach frontal ausgerichtet werden (Ray 2002). Der sagittale Diameter der Endplatten sollte für 2 Implantate mindestens 37 mm betragen (Bertagnoli u. Schönmayr 2002). Während in einer früheren Patientengruppe Lageänderungen der PDN-Prothese in 37% auftraten, mit Reoperationen bei ca. $^2/_3$ dieser Patienten (Ray 2002), waren später nach Änderung der Operationstechnik Lageänderungen in 13% der Fälle zu verzeichnen (Ray u. Mitarb. 2002). Von Bertagnoli (2002) und Schönmayr (2002) wird für die PDN-Implantation auch ein lateraler Transpsoas-Zugang angeführt, bei dem die intradiskale Drehung der Prothese entfällt. Zusammenfassend wurde geschlussfolgert, dass die Implantation von PDN-Prothesen eine Prophylaxe gegenüber Rezidivbandscheibenvorfällen darstellt (Ray 2002). Eine perkutane ambulante Implantation der PDN-Prothese wurde erwogen (Ray u. Mitarb. 2002). Schönmayr (2002) schlägt eine posterolaterale endoskopische Implantation bei der Lendenwirbelsäule und auch zervikale Implantationen von PDN-Prothesen vor.

Nukleoplastie mit Polyurethan-Helix

Husson entwickelte mit einem Industriepartner in der 2. Hälfte der 90er Jahre eine elastische, nicht kompressible Polycarbonat-Urethan-Prothese (Sulene-PCU), die nach einer Diskotomie in Form einer Memory-Spirale als Nukleusprothese eine funktionelle Spacerfunktion ausüben soll (Abb. 10.**97**). Die Prothesenapplikation erfolgt über ein spezielles Implantationsinstrument, das unter seitlicher Bildwandlerkontrolle bis etwa zur Bandscheibenmitte eingeführt wird. Die Spiralprothese wird dann appliziert und im Bandscheibenraum abgetrennt. Das Ende der Spirale

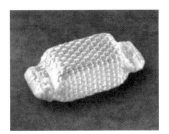

Abb. 10.96 PDN-Prothese.

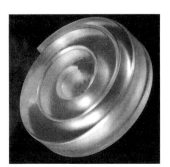

Abb. 10.97 Spiralprothese.

soll nach ventral gedreht werden. Husson u. Mitarb. (2002) sowie Korge u. Mitarb. (2002) berichteten über diese Prothese, die seit 1998 bei den ersten 5 Patienten in den Etagen L4/5 bzw. L5/S1 implantiert wurde. Die Ergebnisse waren laut Angabe zufriedenstellend.

Cummins' Artificial Cervical Joint

Entwicklungen zum künstlichen Bandscheibenersatz erfolgten nicht nur für die Lendenwirbelsäule, sondern auch für die Halswirbelsäule. Auch wenn in diesem Kapitel schwerpunktmäßig auf Prothesen für die Lumbalregion eingegangen wird, sind nachfolgend einige Details und Ergebnisse zu funktionserhaltenden Bandscheiben zum zweiten diesbezüglich interessierenden Abschnitt der Wirbelsäule, der Halswirbelsäule, aufgeführt.

Die Cummins' Artificial Cervical Joint wurde zwischen 1991 und 1996 bei 20 Patienten im Alter zwischen 25 und 67 Jahren 22-mal in die Bandscheiben von C2/3 –C6/7 implantiert. Diese Prothesen sind zweiteilig, bestehen aus Stahl und funktionieren nach einer Publikation von Cummins u. Mitarb. (1998) als Ball-and-Socket-Joint mit folgenden Bewegungsmöglichkeiten: Flexion, Extension, Lateralbending nach jeder Seite, Rotation und Translation. Nachdem die ersten 5 Prothesen einfach verschraubt wurden, ist wegen einer Subluxation und 4 Schraubenproblemen bei den dann folgenden 15 Patienten eine Zweifachverschraubung der Endoprothese vorgenommen worden. Wiederum kam es u. a. zu 3 Problemen mit der Verschraubung. Eine gelockerte Prothese musste wegen ungünstiger Stellung beider Prothesenkomponenten zueinander entfernt werden, angeführt als Herstellungsfehler. Nach 3–65 postoperativen Monaten wurden 18 Patienten klinisch und radiologisch nachuntersucht. 16 Patienten berichteten über Schmerzlinderung. Patienten mit einer präoperativen Radikulopathie hatten eine deutliche Verbesserung, und Patienten mit einer präoperativen Myelopathie zeigten postoperativ einen gleichen oder verbesserten Zustand. Bei 16 der 18 Patienten fand sich radiologisch eine Prothesenbewegung (5° Flexion und Extension), die noch nach 5 Jahren nachweisbar war. Der Zwischenwirbelraum blieb bei allen Patienten erhalten, somit war es nicht zur intrakorporalen Prothesenmigration gekommen. In den Nachbarsegmenten zeigten sich keine progredienten degenerativen Veränderungen. Es gab keine Hinweise auf einen Abrieb. Zeichen einer Osteointegration fanden sich nicht. Später erfolgten Weiterentwicklungen über die Bristol-Prothese zur Prestige-Prothese, deren Testung über eine klinische Vergleichsstudie beabsichtigt ist.

Pointillart-Prothese

Im Jahresverlauf 1998 zu 1999 wurde bei 10 Patienten im Alter von 36 Jahren (25–49) die von Pointillart (2001) beschriebene Prothese für den Funktionserhalt zervikaler Bandscheiben implantiert. Die Prothese bestand aus einer verschraubten gewinkelten Titanplatte mit einer konvexen Karbongleitfläche in Kontakt zu belassenem Bandscheibengewebe. Präoperativ hatten die Patienten über mindestens 3 Monate einen zervikobrachialen Schmerz. Die Implantation fand in 6 Fällen bei C5/6 und in 4 Fällen bei C6/7 statt. Die Nachuntersuchung nach 1–2 postoperativen Jahren ergab Schmerzfreiheit bei 8 Patienten und Nackenschmerzen bei 2 Patienten, davon in einem Fall als Grund für eine Fusionsoperation. Nur beim Patienten mit Nackenschmerzen, der keine Reoperation wünschte, zeigte sich in den Röntgenfunktionsaufnahmen im Operationssegment eine Beweglichkeit. Die weiteren 8 Patienten hatten eine spontane Fusion im Prothesensegment. Zusammenfassend wurde durch den Autor von weiteren Implantationen dieses Prothesentyps abgesehen.

BRYAN-Cervical-Disc-Prosthese

Diese Prothese für die Halswirbelsäule besteht aus mehreren Teilen unterschiedlicher Materialien, die miteinander kompakt verbunden sind. Sie ist in 5 Größen verfügbar. Zwischen 2 wirbelkörperseitig konvexen Titanplatten mit poröser Oberfläche befindet sich ein Polyurethan-Nukleus, der für die biomechanischen Eigenschaften der Prothese verantwortlich ist. Er wird ringförmig umgeben von einer flexiblen Hülle, die ein Abwandern von Abriebprodukten verhindern soll (Abb. 10.**98**). Mit der Prothese sind die Extension und Flexion, das Bending nach rechts und links sowie eine Translation um 2 mm möglich. Eine Nachuntersuchung von 107 Patienten im Rahmen einer Multicenterstudie in 6 Ländern ergab zufriedenstellende Ergebnisse mit einer guten Prothesenbeweglichkeit. Als Problem wurde diskutiert, über die Präparation der Wirbelkörperendplatten, die zur Primärfixation der Prothese bedeutsam ist, eine postoperative segmentale Kyphose zu verhindern (Casey u. Mitarb. 2002). Nach 2 Jahren Follow up zeigten sich keine Prothesenschäden und keine Prothesendislokationen, wenn die Implantation regelrecht durchgeführt wurde. Prothesenexplantationen waren nicht erforderlich (Bryan jr. 2002).

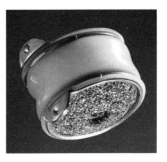

Abb. 10.98 BRYAN-Cervical-Disc-Prothese.

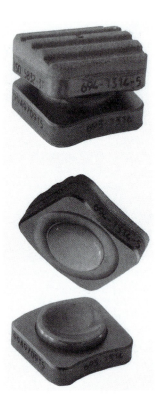

Abb. 10.99 Cervidisc-Prothese.

Cervidisc-Prothese

Die ersten klinischen Resultate mit der zweiteiligen Cervidisc-Prothese wurden von Ramadan (2002) vorgestellt. Die in 1 Größe (13 × 14 mm) mit 3 Höhen (7, 8, 9 mm) und 2 unterschiedlichen kranialen Platten (gerade, konvex) verfügbaren zweiteiligen Prothesen bestehen aus wirbelkörperseitig mit Hydroxylapatit beschichteten und zahlreichen Zähnchen versehenen Titanplatten sowie aus Zirkonium/Al_2O_3-Komponenten. Die Prothese funktioniert nach dem Kopf-und-Pfanne-Prinzip (Abb. 10.**99**). Zwischen 1999 und 2001 wurden 22 Prothesen bei 22 Patienten mit dem Altersdurchschnitt von 51 Jahren (39–70) implantiert, wobei 10 Patienten zusätzlich in einem zweiten Segment einen Cage erhielten. Nach dem Follow up von 1 Woche bis zu 21 Monaten waren alle Implantate beweglich. Laut Angabe sind mit der Cervidisc-Prothese eine Flexion von 20°, eine Extension von 10° und ein Bending nach rechts und links von jeweils 5° möglich. Die Prothese ist in der Rotation unbegrenzt.

Indikationen und Kontraindikationen

Die wenigen im klinischen Einsatz befindlichen Bandscheibenprothesen sind im Material, im Design und in der Funktionsweise so unterschiedlich wie auch die Indikationen und Kontraindikationen zu diesen Bandscheibenimplantaten differenziert zu betrachten sind. An dieser Stelle wird auf die Indikationen und Kontraindikationen von Prothesen mit beabsichtigtem kompletten Ersatz der lumbalen Bandscheibe eingegangen und insbesondere auf die SB Charité Prothese als Alternative zur Spondylodese.

Vor allem durch umfangreiche klinische Erfahrungen mit implantierten SB Charité Prothesen wurde das Einsatzspektrum von Prothesen zum kompletten Diskusersatz spezifiziert. So gelten inzwischen Spondylolysen und darauf basierend um so mehr Spondylolisthesen als Kontraindikation. Dagegen ist das Alterslimit zur Prothesenimplantation wegen der inzwischen verfügbaren Größenvariabilität der Implantate und auch der bioaktiven Beschichtung nach oben verschoben worden. Bisher gibt es keine untere Altersgrenze zum Protheseneinbau. Jedoch sollten Patienten unter dem 20. Lebensjahr nach Möglichkeit (noch) keine Prothese implantiert bekommen.

Für alle Indikationen gilt, dass ein umso besseres Behandlungsergebnis erwartet werden kann, wenn ein aktiver und hoch motivierter Patient operiert wird und somit auch soziale Faktoren evaluiert wurden.

Indikationen

Symptomatische Instabilität wegen einer Bandscheibendegeneration

Der klinische Terminus „Instabilität" ist für das Bewegungssegment nicht exakt definiert. Eine Instabilität besteht bei einer Diskrepanz zwischen physiologischer Belastung und Belastungsverträglichkeit, verbunden mit zuordenbaren Beschwerden. Der reduzierte Innendruck einer Bandscheibe infolge Flüssigkeits- bzw. Gewebeverlustes führt zur abnormen Beweglichkeit, insbesondere zu pathologischen Bewegungsmustern, die bei nicht möglicher Objektivierung als Mikroinstabilität bezeichnet werden. Das klinische Korrelat sind **Lumbalgien** bzw. **Lumboischialgien**. Sind körpereigene Mechanismen nicht ausreichend in der Lage, zur Segmentstabilisierung beizutragen (bis zur spontanen Fusion durch übergreifende Spondylophytenbildung) und auch reizmindernde und stabilisierende konservative Behandlungen über mindestens 6 Wochen bis zu 6 Monaten ausgeschöpft, sollte die Indikation zur Protheseimplantation geprüft werden (Abb. 10.**100 a–c**).

Bei der Anamneseerhebung werden lumbale Nachtschmerzen angeführt sowie belastungsabhängige Lumbal-, Gesäß- und manchmal Beinschmerzen. Die Beinschmerzen treten nur z.T. als radikuläre Schmerzen auf. Gelegentlich werden auch sensible Störungen und ganz selten Muskelschwächen angeführt. Die Gehstrecke ist gewöhnlich schmerzbedingt verkürzt. Bei Indikationsstellung zur Operation sollte der Schmerzgrad nach der VAS (0–10) über 5 liegen, möglichst bei 7–8 oder darüber, bezogen auf die letzten Wochen bzw. Monate vor der geplanten Operation.

Die klinische Untersuchung bezieht die übliche neurologische Etagendiagnostik ein. Für eine Instabilitätsbeurteilung hat die Entfaltung der Dornfortsätze beim Rumpfvorneigen und deren Näherung beim Aufrichten Bedeutung. Zeigt sich bei mehrfacher Wiederholung eine

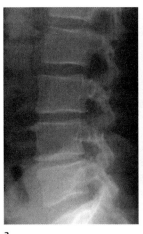
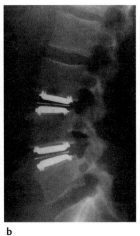
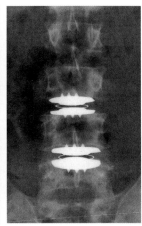

Abb. 10.100 a–c Prä- und postoperativer Zustand eines 36-jährigen Patienten.

(segmentale) Diskontinuität, ist von einer Instabilität auszugehen. Stützt sich der Patient beim Aufrichten ab, ist die Diagnose Instabilität noch sicherer. Wenn die Zeichen nach Lasègue und Bragard eindeutig positiv sind, zeigt sich das Ausmaß der nervalen Irritation besonders deutlich. In diesem Fall ist im Zusammenhang mit den anamnestischen Angaben (radikulärer Beinschmerz?) und den anderen klinischen Befunden sowie der bildgebenden Diagnostik die Differenzialindikation zur Nukleotomie kritisch zu prüfen.

In der bildgebenden Diagnostik zeigt sich bei der Diagnose Segmentinstabilität fast immer eine Höhenminderung des Intervertebralraums im Vergleich zum intakten kranialen Bewegungssegment. Auf den Röntgenaufnahmen sind nur teilweise Spondylophyten dargestellt. Im MRT ist ein „Black Disc" auffällig, gewöhnlich verbunden mit einer breitbasigen Protrusion. Seitliche Röntgenfunktionsaufnahmen in Extension und Flexion ergeben nur selten Hinweise auf eine Instabilität, d. h. Abweichungen der Wirbelkörperhinterkante von mindestens 3 mm oder erhebliche Näherungen der Wirbelkörper in der Flexion. Es erhebt sich die Frage, ob dies die Folge einer reflektorischen, jedoch schmerzhaften Stabilisierung ist. Wegen starker Beschwerden können einige Patienten ihren Rumpf nicht ausreichend nach dorsal und ventral neigen.

Zur präoperativen Schmerzobjektivierung und Indikationsbestätigung hat sich die Diskographie in den laut MRT pathologisch veränderten Bandscheiben und in einer normalen Referenzbandscheibe bewährt. Die Diskographie sollte nach Möglichkeit vom Operateur durchgeführt werden, da die diskographisch provozierten Schmerzen von den Patienten nicht immer eindeutig mitgeteilt werden, jedoch letztendlich die Operationsindikation entscheidend von der Diskographie abhängt. Der Patient sollte den diskographischen Distensionsschmerz nach der VAS beurteilen.

Postdiskotomiesyndrom

Nach einer offenen lumbalen Bandscheibenoperation treten in etwa 10% der Fälle Beschwerden auf (Krämer 2001), die nur in etwa einem Drittel auf erneute Bandscheibenvorfälle in der gleichen oder einer Nachbaretage zurückzuführen sind (Krämer 1987). Ursächlich für diese Beschwerden können Segmentinstabilitäten durch das verlagerte Bandscheibengewebe, die Volumenreduktion zur Operation und die fortschreitende Degeneration sein. Aber auch Verwachsungen im Spinalkanal, Höhenminderungen des Zwischenwirbelraums mit hervorgerufener Dauerirritation von Spinalnerven inklusive der ventralen, dorsalen und meningealen Äste sowie Schmerzen der Fa-

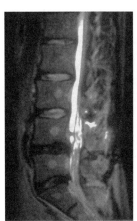
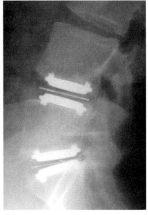
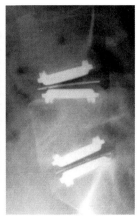

Abb. 10.101 a–c Patient, bei dem mit 19 Jahren eine Diskotomie durchgeführt wurde und mit 29 Jahren eine Prothesenimplantation. Präoperatives MRT (**a**) und 8 Jahre postoperativ Funktionsaufnahmen in Extension und Flexion: L4/5 15° und L5/S1 11° (**b** u. **c**).

cettengelenke kommen infrage. Patienten mit einem Postdiskotomiesyndrom, die Lumbal- bzw. auch Beinschmerzen haben, wurden früher bei konservativer Therapieresistenz ausschließlich über Spondylodesen behandelt mit zu erwartender Schmerzreduktion um ca. 50% (Hedtmann 1992). Nach Krämer kann den Patienten durch eine Distraktionsspondylodese zwar eine Besserung, jedoch keine Heilung in Aussicht gestellt werden, wobei bis zu 10% dieser Patienten postoperativ unveränderte Beschwerden haben können (Krämer 1994).

Auch für die Bandscheibenprothetik ist das Postdiskotomiesyndrom aus mehreren Gründen eine extreme Indikation, wie von mehreren Operateuren anhand ihrer Ergebnisse dargestellt wurde (Benini 1999, Zeegers u. Mitarb. 1999). Zum einen ist die Krankheit Postdiskotomiesyndrom, insbesondere die eigentliche Beschwerdeursache konkret bei jedem einzelnen Patienten nicht eindeutig definierbar. Eigentlich wird der Krankheitsbegriff verwandt, weil eine Anamnese mit Voroperation vorliegt, die geklagten Beschwerden des Patienten weitestgehend glaubhaft sind, die klinische und bildgebende Untersuchung kein anderes Krankheitsbild erkennen lässt und trotzdem eine kausale Erklärung nach umfangreicher Diagnostik inklusive MRT und Diskographie gewöhnlich nicht möglich wird. Zum anderen ist die Chance auf eine deutliche Besserung durch eine Zweit- oder sogar Drittoperation gerade an der Wirbelsäule gewöhnlich relativ gering. Nicht zuletzt sind bei Wirbelsäulenpatienten psychosoziale Gesichtspunkte ab der Indikationsprüfung zur Operation ins Kalkül zu ziehen bis hin zu Rentenbegehren. Inzwischen liegen zufrieden stellende Ergebnisse und Erfahrungen zur Therapie des Postdiskotomiesyndroms mit der SB Charité Prothese vor (Büttner-Janz u. Mitarb. 2002) (Abb. 10.**101 a – c**).

Rezidivbandscheibenvorfall

Die operativen Behandlungsergebnisse bei einem Rezidivprolaps über eine Rediskotomie sind in der Gesamtheit deutlich schlechter als die Resultate einer Erstdiskotomie. In das Beschwerdespektrum können bereits instabilitätsbedingte Symptome eingehen. In-vitro-Studien zeigten, dass es durch die Gewebeentnahme bei einer Nukleotomie zum Höhenverlust der Bandscheibe mit resultierender vermehrter Beweglichkeit bei gleichzeitig reduziertem intradiskalen Druck kommt (Brinckmann u. Grootenboer 1991). Nach eigenen Erfahrungen besteht die Indikation zum kompletten funktionserhaltenden Bandscheibenersatz bei Patienten mit einem großen Rezidivprolaps und gleichzeitig verschmälertem Intervertebralraum, wenn diese Patienten keinen starken Nervenwurzeldehnschmerz, keine gravierende Radikulärsymptomatik und auch kein Kaudasyndrom aufweisen. Anderenfalls sollte die Aufklärung des Patienten in dem Sinne erfolgen, dass eine Rediskotomie erfolgreich sein kann, jedoch Restbeschwerden verbleiben können und ggf. zu einem späteren Zeitpunkt wegen wieder auftretender bzw. progredienter Beschwerden ein intervertebral stabilisierender

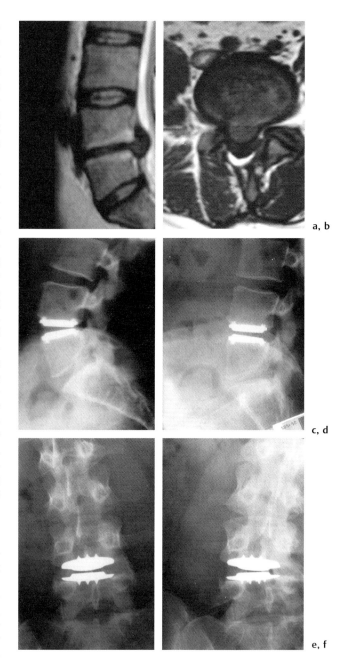

Abb. 10.102 a – f 35-jährige Patientin mit Rezidivprolaps L4/5. MRT vor Prothesenimplantation (**a** u. **b**). Funktionsaufnahmen nach 3 Jahren: Extension/Flexion 18°, Bending nach rechts und links 7° (**c – f**).

Eingriff erforderlich wird. Zeigt sich ein Bandscheibensequester hinter einem Wirbelkörper bei sonst eindeutiger Indikation zur Zwischenwirbelprothese, erfolgt zunächst von dorsal die Sequesterexstirpation und danach in gleicher Narkose nach Umlagerung des Patienten auf den Rücken die Prothesenimplantation von ventral (Abb. 10.**102 a – f**).

Bandscheibenvorfall bei schmalem Zwischenwirbelraum

Wenn ein Patient am erkrankten Bewegungssegment noch nicht operiert wurde und einen Bandscheibenvorfall parallel zu einem verschmälerten Intervertebralraum aufweist, sollte nach gleichen Kriterien entschieden werden wie beim Rezidivprolaps beschrieben (Abb. 10.**103 a – d**).

Anschlusssymptomatik nach Fusion

Nach Spondylodesen kann es im Nachbarsegment zur schmerzhaften Instabilität (Lee 1988, Rahm u. Hall 1996: 35%) bis zur degenerativen Spondylolisthesis und Spondylolyse, zum engen Spinalkanal, zur Facettenarthrose oder auch zur funktionellen Überlastung der Kreuzbein-Darmbein-Gelenke mit dadurch hervorgerufenen Beschwerden kommen. Eine Fusion verändert in den Nachbarsegmenten die Biomechanik, verbunden mit einer erhöhten mechanischen Inanspruchnahme (Eck u. Mitarb. 1999). Schulitz u. Mitarb. (1996) fanden heraus, dass das Ausmaß einer Anschlussdegeneration bei rigiden Fusionstechniken höher ist als bei nicht instrumentierten Fusionen.

Bei Schmerzen nach einer Spondylodese kommen differenzialdiagnostisch Pseudarthrosen (Langrana u. Lee 1998) und auch Materiallockerungen infrage, weshalb bei erforderlich werdender Operation zunächst eine exakte Diagnostik und ggf. eine Refusion bzw. die Materialentfernung vorgenommen werden sollte. Ansonsten wird empfohlen, die Palette der konservativen Behandlungsmöglichkeiten auszuschöpfen, denn insbesondere ventrale Zweitoperationen können sich wegen einer Mitvernarbung der großen Bauchgefäße sehr kompliziert gestalten (Abb. 10.**104 a – c**). Bei der Diagnostik gilt der gleiche Standard wie bei der Indikation „symptomatische Instabilität wegen einer Bandscheibendegeneration".

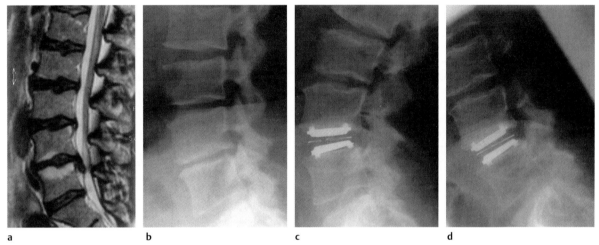

a b c d
Abb. 10.103 a – d 41-jährige Patientin mit Bandscheibensequester und klinischer Instabilität. Funktionsaufnahmen in Extension/Flexion 2 Jahre postoperativ: 10°.

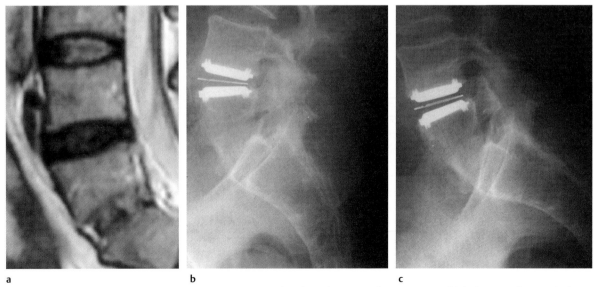

a b c
Abb. 10.104 a – c 41-jähriger Patient mit Anschlusssymptomatik L4/5 nach Fusion L5/S1 wegen Spondylolisthesis. Funktionsaufnahmen in Extension/Flexion 2 Jahre postoperativ: 7°.

Kontraindikationen

Als wichtigste Kontraindikation gelten alle wirbelsäulenbezogenen oder allgemeinen Erkrankungen bzw. Umstände, die die Belastbarkeit der implantattragenden Wirbelkörper herabsetzen (Osteopenie/Osteoporose, Tumorerkrankung etc.). Zu beachten sind hierbei auch die Applikation von Steroiden und anderen Medikamenten, die eine Osteoporose induzieren können, sowie Frauen mit einem hypoöstrogenen Status.

Zur oberen Altersgrenze der Patienten und somit zur Kontraindikation Altersatrophie des Knochens werden unterschiedliche Ansichten vertreten. David (2002b) und McAfee (2002) sehen die Grenze für Frauen beim 50. und für Männer beim 60. Lebensjahr. Gleichzeitig betont David (2002b) das hohe Risiko bei Patienten über 50 Jahren in Bezug auf die Gefäßpräparation und demzufolge die Gefahr venöser oder arterieller Thrombosen, besonders bei starken Rauchern. Weiterhin hebt er das Risiko dieser Altersgruppe für postoperative Beschwerden der Facettengelenke hervor, vor allem bei starker Verschmälerung des Intervertebralraums. In Übereinstimmung mit David (2002b) empfehlen wir eine Osteodensitometrie bei Frauen über 45 und bei Männern über 50 Jahren. Als entscheidend für das obere Altersimit halten wir das Prothesensortiment und Geschick des Operators, so dass Prothesenplatten implantiert werden können, die mindestens bis an die Randleiste der Wirbelkörper heranreichen. Inwieweit die Altersatrophie des Knochens bzw. die postoperative unzureichende Reaktion des belasteten Wirbelknochens (Wolff'sches Transformationsgesetz, 1892) oder die Größenrelation zwischen Prothesenplatte und Wirbelkörperoberfläche ursächlich für aufgetretene intrakorporale Prothesenmigrationen war, wurde bisher noch nicht untersucht. Bioaktive Beschichtungen dürften die Implantattoleranz durch den Wirbelknochen verbessern, da die Gefahr von Mikrobewegungen zwischen dem Implantat und dem Knochen mit Potenzial zur Knochennekrose und somit Prothesenmigration erheblich reduziert wird.

Von Prothesenimplantationen abzuraten ist bei Alkoholikern, Patienten mit Krampfleiden und mit Autoimmunkrankheiten.

Kontraindiziert zur Prothesenimplantation sind auch Wirbelkörperdestruktionen ohne herabgesetzte Belastbarkeit, z.B. infolge einer erosiven Osteochondrosis intervertebralis (Herbsthofer u. Mitarb. 1996) oder wegen großer Schmorl-Knötchen beim lumbalen Morbus Scheuermann. Die Prothesenplatten müssen in ihrer kompletten Auflagefläche die intervertebrale Last auf den Knochen übertragen können, so dass es nicht zur partiellen Überlastung der Wirbelkörperendplatten und damit zur Migrationsgefahr der Prothese kommt. Inwieweit eine Knochenplastik die Tragfähigkeit des Wirbelkörpers verbessert, ist eine Individualentscheidung auch in Abhängigkeit von der Größe des Defektes.

Eine floride Spondylodiszitis und ein Zustand nach dieser Erkrankung selbst mit normalisierten Entzündungsparametern stellen ebenfalls eine Kontraindikation dar. Gewöhnlich sind im Spätbefund die Wirbelkörper so stark destruiert und genähert, dass schon daher eine Prothesenimplantation ausscheidet. Individuell abzuwägen ist eine Prothesenimplantation bei Patienten mit systemischer infektiöser (viraler) Erkrankung.

Aus der klinischen Erfahrung heraus gehören Spondylolysen und spondylolysebedingte Spondylolisthesen zu den Kontraindikationen. Die hervorgerufene segmentale Instabilität durch pathologische Veränderungen im dorsalen Bereich der Wirbelsäule kann nicht über eine funktionserhaltende ventrale Stabilisierung behandelt werden. Die Gefahr einer progredienten Spondylolisthesis ist zu groß. In einer persönlichen Mitteilung berichtete David jedoch über die erfolgreiche Implantation einer SB Charité Prothese nach einer Verschraubung der Spondylolyseregion. Individuell abzuwägen bei der Indikationsprüfung zur Prothesenimplantation ist das Ausmaß einer dorsalen Instabilität nach vorheriger inkompletter (Hemi-)Laminektomie, d.h. mit Erhalt der Facettengelenke.

Da die derzeit auf dem Markt befindlichen Diskusprothesen Drehbewegungen des Körpers im Prothesensegment nicht abbremsen, stellen resezierte Facetten der Wirbelbogengelenke, auch im Rahmen von (Hemi-)Laminektomien, eine Kontraindikation zur Prothesenimplantation dar. Die Facettengelenke sind neben dem Faserring der Bandscheibe (Krismer u. Mitarb. 1996), der in Vorbereitung auf die Prothesenimplantation zum großen Teil entfernt wird, hauptsächlich für die Torsionsstabilität verantwortlich. Anzunehmen ist, dass diese Kontraindikation auch bei Prothesen mit einer immanenten Rotationsbremse (Büttner-Janz u. Mitarb. 1992) bestehen bleibt, noch zumal die Facettengelenke entgegen einer intervertebralen Überdistraktion wirksam sind. Jedoch kann eine Prothese mit Rotationsabbremsung die Facettengelenke entlasten, insbesondere bei einer Arthrose der Wirbelbogengelenke, die mit zunehmender Verschmälerung des Zwischenwirbelraums an Bedeutung gewinnt. Bei sonst weitestgehend physiologischen Bewegungsabläufen mit der Charité Prothese könnte im Langzeitverlauf der Zufriedenheitsgrad der Patienten durch die Facettengelenke bestimmt werden.

McAfee (2002) sieht in einer fortgeschrittenen Arthrose der Facettengelenke eine relative Kontraindikation. Arthrosen mit Ausbildung von Osteophyten sind eine absolute Kontraindikation zur Prothesenimplantation über einen ventralen Zugang. Infolge der in der überwiegenden Zahl der Fälle beabsichtigten intervertebralen Distraktion kann es durch die Facettenosteophyten zur Nervenwurzeldehnung und somit zur Radikulärsymptomatik kommen.

Ein symptomatischer enger Spinalkanal zentral oder im Bereich des lateralen Rezessus ist eine Kontraindikation wegen der Lokalisation der Beschwerdeentstehung im Bereich des Spinalkanals ohne Behandlungsmöglichkeit über den ventralen Wirbelsäulenzugang. Die Gefahr einer postoperativ auftretenden Radikulärsymptomatik besteht auch hierbei.

Wie bei anderen beabsichtigten segmentalen Stabilisierungsoperationen ist eine multisegmentale, symptomatische Degeneration der Lendenwirbelsäule eine Kontraindikation zur Prothesenimplantation. Oftmals ist mit dieser Form der Degeneration eine Skoliose kombiniert. Insbesondere typische Skoliosen mit einer Torsion der Wirbel und Rotation von Abschnitten der Wirbelsäule stellen eine Kontraindikation dar, weil der endoprothetisch zu versorgende Zwischenwirbelraum so asymmetrisch ist, dass eine Korrekturoption durch eine Prothesenimplantation nicht gegeben ist. Die Indikation zur mono- oder bisegmentalen Prothesenimplantation bei einer ausgeprägten lumbalen Kyphose sollte nach der segmentalen Winkelanatomie entschieden werden. Für den Fall, dass eine segmentale Lordose nicht einstellbar ist, könnten die gewinkelten Abschlussplatten der Charité Prothese umgedreht werden, so dass zur ausgewogenen Balance in Bezug zum Gleitkern der höhere Plattenrand dorsal liegt. Eigene Erfahrungen mit Prothesenimplantationen bei Patienten, die eine ausgeprägte Kyphose aufweisen, liegen nicht vor.

Ein Zustand nach Fusionsoperation mit knöchernem Durchbau stellt eine Kontraindikation für eine Prothesenimplantation im gleichen Segment dar. Sollte ein Protheseneinbau nach ausschließlicher dorsaler Verschraubung erwogen werden, sind die inaktivitätsbedingte Knochenatrophie und die Wirbellöcher nach der Schraubenentfernung mit dadurch hervorgerufener zusätzlicher Reduktion der Wirbelkörperbelastbarkeit zu beachten.

Ab welchem Ausmaß einer Adipositas bzw. ab welchem Grad des BMI eine Kontraindikation zur Prothesenimplantation besteht, ist von der Entscheidung des Operateurs abhängig.

Die Erfassung des sozialen Status noch vor der Indikationsprüfung zum Protheseneinbau erscheint besonders wichtig, um postoperativen Enttäuschungen des Patienten (Rentenverfahren bei erfolgreicher Behandlung) und Operateurs (Schmerzangabe trotz optimaler Behandlung) vorzubeugen. In der heutigen Zeit kommt der präoperativen psychologischen Abklärung eine immer größere Bedeutung zu. Der Umgang mit Patienten aus einer Schmerzsprechstunde und vor allem mit Patienten, die Suchtmittel einnehmen, bedarf besonderer Erfahrung. Kenntnisse zum Schmerzgedächtnis sollten bei chronisch kranken Wirbelsäulenpatienten einbezogen und künftige Entwicklungen auf diesem Gebiet beachtet werden.

Operations- und Implantationstechnik

Der Patient wird auf dem Rücken auf einem geraden Operationstisch mit Option zur Einstellung einer Hyper- bzw. Hypolordose gelagert. Zur Gefahrenminderung einer postoperativen intrakorporalen Prothesenmigration ist die flächenbezogen größtmögliche Prothese zu implantieren. Voraussetzung dazu ist zunächst die optimale Lage des Hautschnitts für den Mini-open-Zugang. Der Operateur stellt auf der a.-p. Röntgenaufnahme die Topographie der zu operierenden Bandscheibe in Bezug zum anteilig mit abgebildeten Beckenkamm fest. Er überträgt dieses Bild direkt auf den Patienten und setzt den Hautschnitt nach Palpation des Beckenkamms so, dass sich das Operationssegment L4/5 oder L5/S1 etwa in der Mitte des kraniokaudalen Schnittes befindet (Abb. 10.**105**). Alternativ ist unterhalb des Nabels ein querer, leicht bogenförmiger oder gerader Schnitt direkt ventral des Operationssegments möglich. Wegen der Beachtung der Hautlinien dürfte mit diesem Hautschnitt die kosmetisch unauffälligste Narbe entstehen. Beim Segment L3/4 wird der median längs verlaufende Hautschnitt um den Nabel herum geführt und nach distal etwas verlängert, um den Retroperitonealraum von distal her zu erreichen.

Nach dem Hautschnitt erfolgt in Längsrichtung ventral der Linea alba die Dissektion der Subkutis. Nach Erreichen der Linea alba präparieren wir bei einem ventralen Wirbelsäulenersteingriff stumpf nach links lateral bis auf die mediale Region der Lamina anterior vaginae musculi recti. Diese Lamina wird in der Nähe des medialen Randes vom Muskelbauch des linken Rektusmuskels in Längsrichtung inzidiert. Zum Teil sind nun medial die Intersectiones tendineae vom M. rectus abdominis für die Mobilisation des Muskelbauchs scharf abzutrennen. Danach erfolgt die stumpfe Präparation dorsal des Rektus-Muskelbauchs

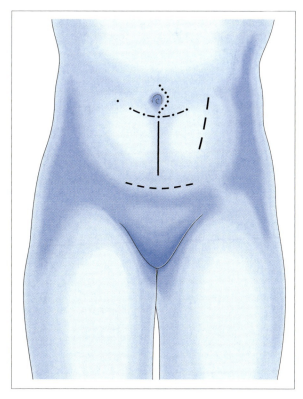

Abb. 10.105 Schnittführungen (durchgehende Linie bevorzugter Zugang).

und ventral der Lamina posterior vaginae musculi recti nach links lateral. Nach digitaler Palpation des kaudalen Randes der Lamina posterior vaginae musculi recti lateral im Bereich des Übergangs zur Lamina anterior (Abb. 10.**106**) wird von der Dorsalseite der Lamina posterior das Peritoneum mit dem Eingeweidesack stumpf nach medial abgeschoben. Unter dem Schutz des Peritoneums erfolgt eine Längsinzision der Lamina posterior von kaudal nach kranial. Bei einer Prothesenimplantation L5/S1 ist oftmals eine Inzision der posterioren Lamina nicht erforderlich.

Bei einer Prothesenimplantation L3/4 kann die Hautschnittverlängerung nach distal unterbleiben, wenn die Lamina posterior in Höhe der Bandscheibe L3/4 neben dem lateralen Übergang beider Laminae mit 2 stumpfen Pinzetten etwas angehoben und dann vorsichtig längs inzidiert wird. Es stellt sich dann unmittelbar das Peritoneum dar, das mit einem kleinen Stieltupfer nach kranial und kaudal von der Dorsalseite der Lamina posterior abgeschoben wird. Nun ist es möglich, die Lamina posterior längs zu inzidieren und durch das retroperitoneale Fett- und Bindegewebe vorzugehen. Diese Präparation ist auch erfolgreich, wenn aufgrund von retroperitonealer Voroperation die Darstellung des kaudalen Randes der Lamina posterior und der dortige Einstieg in das Retroperitoneum nicht gelingt.

Die Präparation durch das retroperitoneale Fett- und Bindegewebe zur Wirbelsäule hin sollte nicht zu weit links lateral erfolgen, da sich der Weg zum Operationssegment unnötig verlängert. Um direkt das Operationssegment zu erreichen, ist es ratsam, zwischendurch den Beckenkamm des Patienten zu palpieren, um damit eine bessere Orientierung zu erhalten. Als Leitstruktur dient dann der M. psoas, nach dessen Erreichen stumpf nach rechts zur Lendenwirbelsäule präpariert wird. Der manchmal sichtbare Ureter (siehe die typischen Kontraktionen des Ureters beim Berühren) wird nicht freigelegt oder sogar umschlungen, sondern immer mit dem Peritoneum nach rechts mobilisiert. Beim Einsetzen von Haken und beim Hakenzug nach rechts sollte er wie auch die Blutgefäße so gut als möglich geschont werden.

Operationzugang L5/S1

Nach Tasten des Promontoriums erfolgt die Präparation bis zur Gefäßbifurkation. Das direkt vor der Bandscheibe L5/S1 befindliche Gewebe wird stumpf präpariert, so dass die längs über der Bandscheibe L5/S1 verlaufenden A. und V. sacralis mediana dargestellt werden. Diese Gefäße sind in ihrer Anzahl, Lage und im Lumen sehr variabel. Die Sacralis-mediana-Gefäße werden unterbunden und durchtrennt. Bei der weiteren stumpfen Präparation der Bandscheibe nach links und dann rechts lateral sind besonders die V. und A. iliaca communis sinistra et dextra zu schonen (Abb. 10.**107**). Daher wird die Präparation zunächst auf dem Os sacrum kranial und dann nach links und rechts lateral durchgeführt. Man erhält dadurch eine bessere Verschieblichkeit der großen Blutgefäße in Höhe und kranial der Bandscheibe.

Zuerst wird mit kleinen Stieltupfern stumpf die V. iliaca communis sinistra und danach die A. iliaca communis dextra mit der darunter liegenden V. iliaca communis dextra mobilisiert. Die Präparation erfolgt soweit bis die ventrale Fläche des letzten Lendenwirbelkörpers in seine seitliche Region übergeht. Nun können die 4 spitzen Hoh-

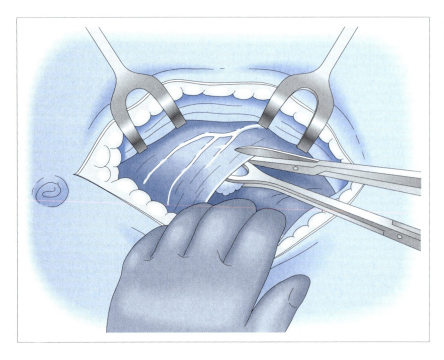

Abb. 10.106 Darstellung des kaudalen Randes der Lamina posterior vaginae musculi recti.

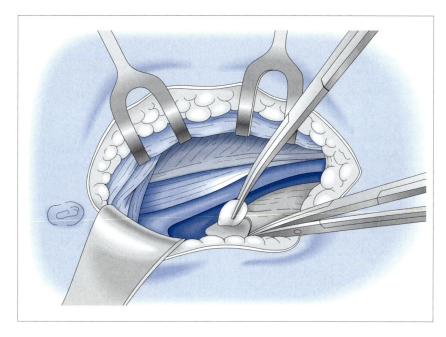

Abb. 10.107 Gefäßmobilisation bei L5/S1.

mann-Hebel oder schmalen Steinmann-Nägel oder K-Drähte für die Aufnahme von speziellen Hohmann-Hebeln mit einem Abstand von knapp 1 cm zum Ober- bzw. Unterrand der Bandscheibe in die angrenzenden Wirbelkörper relativ parallel zu den Wirbelkörperendplatten eingeschlagen werden. Die Drehung der Hohmann-Hebel richtet sich jeweils nach dem Verlauf der anliegenden großen Blutgefäße, so dass der Kontakt möglichst großflächig ist mit dadurch verringerter Thrombosegefahr.

Nach einer seitlichen Kontrolle mit dem Röntgenbildwandler zur Überprüfung der regelrechten Topographie erfolgt die Inzision der Bandscheibe in ihrer Mitte in vertikaler Richtung sowie endplattennah kranial und kaudal in horizontaler Richtung soweit als möglich nach lateral. Danach werden Faserringflügel präpariert und mit Haltefäden versehen. Es erfolgt nun die Entfernung des erreichbaren Bandscheibengewebes. Die dorsalsten Faserringpartien können ebenso wie das dorsale Ligamentum longitudinale belassen werden, auch als Schutz zum Spinalkanal hin. Wenn eine Ruptur des Längsbandes während der Distraktion des Intervertebralraums erfolgte, ist im weiteren Operationsablauf sorgfältig darauf zu achten, dass insbesondere keine Knochenfragmente in den Spinalkanal verlagert werden. Von den Wirbelkörperendplatten wird jeglicher Knorpel bis weit nach dorsal kürettiert.

Operationszugang L4/5 und L3/4

Bei einer Prothesenimplantation L4/5 wird nach der Darstellung des linken M. psoas (und Tasten des Promontoriums) direkt am medialen Rand des Muskels die laterale Region der Bandscheibe L4/5 stumpf freipräpariert. Meist ist dabei eine Mobilisation und auch teilweise Dissektion vom Truncus sympathicus erforderlich. Nach Sichtbarwerden der im Vergleich zum Wirbelkörper prominenten weißfarbenen Bandscheibe sollte zur Bestätigung der richtigen Bandscheibenhöhe eine Kanüle intradiskal eingebracht werden mit seitlicher Bildwandlerkontrolle. Die weitere Präparation hat das Ziel, die großen Blutgefäße, dabei insbesondere die V. iliaca communis sinistra bis zum Übergang in die V. cava inferior, möglichst weit nach rechts lateral mobilisieren zu können. Daher wird zuerst nach der Vena lumbalis ascendens sinistra gesucht (Abb. 10.108). Diese Vene wird in genügend großem Abstand zur V. iliaca communis sinistra unterbunden und durchtrennt, wenn sich ihr Abgang im kranialen Drittel des Wirbelkörpers L5 oder sogar in der Bandscheibenhöhe L4/5 befindet.

Teilweise stehen zusätzlich im kranialen Bereich des Wirbelkörpers L5 mehrere kleine Lumbalvenen in Verbindung mit der V. iliaca communis sinistra. Damit es bei der Mobilisation dieser großen Vene nach rechts nicht zum Ausriss von kleinen Venen kommt, werden auch diese kleinen Venen unterbunden und durchtrennt. Danach erfolgt die stumpfe Gefäßmobilisation auf dem Wirbelkörper L4 von links nach rechts lateral. Quer verlaufende wirbelkörpernahe Lumbalgefäße werden unterbunden und durchtrennt, um dann die Gefäßmobilisation über dem Wirbelkörper L5 von links nach rechts lateral bis zum Übergang in die seitliche Region dieses Wirbelkörpers durchführen zu können. Gelegentlich kommt es dabei zu einer venösen Blutung aus einem kleinen Gefäß aus dem Wirbelkörper L5 mit Indikation zur koagulierenden Blutstillung unter Schutz der großen Gefäße. Ist die Gefäßmobilisation in ausreichendem Maße erfolgt, wird ein Halteinstrument zunächst in den Wirbelkörper L5 rechts

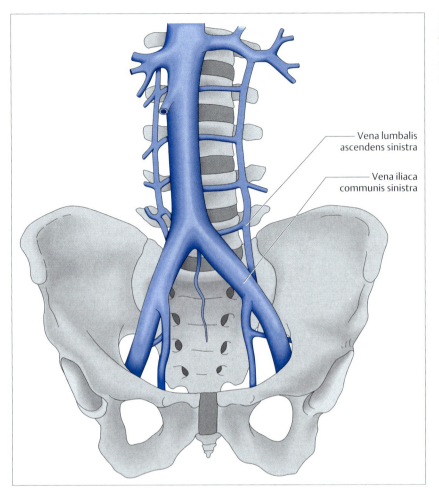

Abb. 10.108 Präparation, Unterbinden und Durchtrennen der V. lumbalis ascendens sinistra, wenn sie sich im kranialen Drittel des Wirbelkörpers L5 oder in Bandscheibenhöhe L4/5 befindet.

Vena lumbalis ascendens sinistra

Vena iliaca communis sinistra

eingeschlagen, danach bei L4 rechts und bei L4 links, zuletzt fakultativ bei L5 links (Abb. 10.**109**).

Die Präparation der Bandscheibe L3/4 wird analog durchgeführt. Die weiter kranial liegenden linken Nierengefäße stellten sich bei unseren Operationen niemals dar. Im Vergleich zu den Segmenten L4/5 und L5/S1 ist bei der Etage L3/4 die Gefäßsituation und -präparation gewöhnlich deutlich einfacher. Meist muss die Unterbindung und Durchtrennung einer A. und V. lumbalis erfolgen. In den Etagen L4/5 und L3/4 erfolgt die Inzision der Bandscheibe links lateral in vertikaler Richtung sowie endplattennah kranial und kaudal in horizontaler Richtung.

Ebenso wie zur Implantation der SB Charité Prothese der optimale minimal-traumatische Zugangsweg detailliert beschrieben wurde (Büttner-Janz 2002), gingen Mayer u. Mitarb. (2002) auf wesentliche Aspekte des minimalinvasiven Operationsweges für die Implantation der PRODISC-Prothese ein. Ein transperitonealer Weg wird von ihnen besonders favorisiert bei adipösen und abdominal voroperierten Patienten bzw. bei Revisionseingriffen. Die segmentale Präparation richtet sich letztendlich immer nach der Prothesenimplantation, die bei beiden Prothesen und auch der Maverick-Prothese von ventral genau in der Mitte des Intervertebralraums erfolgen muss.

Implantationstechnik der SB Charité Prothese

Monosegmentale Implantation. Die a.-p. Röntgenaufnahme der Lendenwirbelsäule ist präoperativ so vorbereitet worden, dass über eine kraniokaudale Linie die Mitte des Bandscheibenraums und die Mitte der Wirbelkörper, die dieser Bandscheibe benachbart sind, markiert wurde. Diese Maßnahme ist hilfreich, da sich die Dornfortsätze nicht immer in der Mitte befinden.

Für das Behandlungsergebnis haben die Wahl der optimalen Prothesenkomponenten und die Lage der Prothese im Intervertebralraum eine entscheidende Bedeutung. Nach Abschluss der Präparation mit Aufspreizen des Zwischenwirbelraums wird mit der Größenlehre geprüft, welche in der Flächenausdehnung größtmögliche Prothese implantiert werden kann. Mit dem Röntgenbildwandler erfolgt bei eingebrachter Größenlehre eine Überprüfung zur richtigen Prothesengröße und -lage seitlich und a.-p.

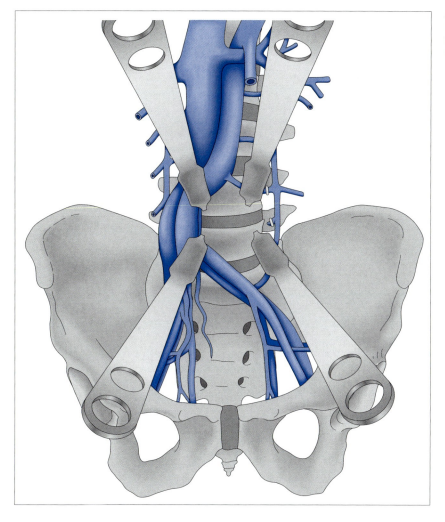

Abb. 10.109 Darstellen der Bandscheibe L4/5 in voller Breite zur Prothesenimplantation mit den in der Fläche größten Abschlussplatten.

Nun wird ein Bildvergleich zur eingezeichneten, längs verlaufenden Linie vom präoperativen a.-p. Röntgenbild durchgeführt. Bei zunächst belassener Größenlehre erfolgt das Markieren der Wirbelkörpermitte. Danach wird die Präparation für die Verankerungszähne der Prothese mit dem dafür vorgesehenen Instrument vorgenommen.

Das Einschlagen der beiden Abschlussplatten erfolgt mit Hilfe einer Spezialzange, bei ventral schmalem Intervertebralraum beginnend mit einer Hyperlordose der Lendenwirbelsäule über eine entsprechende Einstellung des Operationstisches. Kaudal befindet sich immer die gewinkelte oder stärker gewinkelte Prothesenabschlussplatte. Danach wird die Zange mit den beiden Abschlussplatten aufgespreizt, der Gleitkern nach vorheriger Größenbestimmung eingesetzt und die Zange entnommen. Es erfolgt eine Röntgenkontrolle a.-p. und seitlich. Bei Bedarf kann die Prothese mit einem dazu vorgesehenen Instrument weiter nach dorsal eingeschlagen werden, wobei hier besonders bei schmalem Zwischenwirbelraum eine Kyphoseeinstellung des Operationstisches vorteilhaft ist.

Befindet sich die Prothese a.-p. nicht in der Bandscheibenmitte bzw. liegt ein anderer Grund einer nicht einwandfreien Prothesenposition vor (z.B. a.-p. keine parallele Ausrichtung der Abschlussplatten), ist die Spezialzange noch vor dem Tieferschlagen der Prothese über die seitlichen Ränder der Abschlussplatten wieder einzuführen mit nachfolgendem Aufspreizen der Zange sowie mit Entnahme des Gleitkerns und danach der Zange mit den Abschlussplatten.

Besonders ungünstig für die Kinematik des Bewegungssegments ist eine ventrale Prothesenlage, die aufgrund einer ungenügenden Präparation im dorsalen Bandscheibenbereich entstehen und postoperativ zu Beschwerden an den Facettengelenken führen kann. Eine Orientierung zur Prothesenlage kann aus der im MRT dargestellten Lage des Nucleus pulposus im gesunden Nachbarsegment erhalten werden. Eine Prothesenposition leicht dorsal der Wirbelkörpermitte, bei L5/S1 bis in Nähe der dorsalen Wirbelkörpergrenze, ist vorteilhaft. Die kraniale Prothesenplatte sollte im Segment L5/S1 1–2 mm weiter nach dorsal eingeschlagen werden (dadurch Neigung des Gleit-

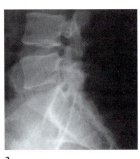 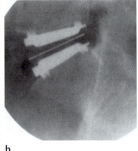 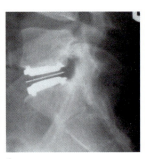

Abb. 10.110 a–c 41-jähriger Patient präoperativ (**a**), intraoperativ (**b**) und postoperativ stehend (**c**). Prothese: Größe 5, kraniale Abschlussplatte 5°, kaudale Abschlussplatte 7,5°, Gleitkerngröße 5/9,5 mm Höhe.

kerns ventral nach kaudal), da sich postoperativ im Stand des Patienten die Prothese bei L5/S1 zentriert (Abb. 10.110 a–c).

Über die regelrechte Auswahl der Prothesenkomponenten ist im seitlichen Röntgenbild eine leicht nach ventral geöffnete Stellung der zum Gleitkern weisenden Innenflächen der Abschlussplatten anzustreben, insbesondere zum Schutz des Polyethylens und auch zur optimalen Prothesenbeweglichkeit. Eine Prothesenneuimplantation mit anderen Lordosewinkeln der Prothesenplatten ist bei maximaler ventraler Aufspreizung der beiden Abschlussplatten nach Entnahme der Spezialzange indiziert. Beachtet werden sollte, dass bei nahezu jeder Implantation ein tieferes Einschlagen der Prothese den Öffnungswinkel der Abschlussplatten nach ventral und somit den segmentalen Lordosewinkel vergrößert. Sind jedoch die Wirbelkörperendplatten im dorsalen Bereich besonders tief konkav geformt oder ist ein Wirbelkörper dorsal besonders schmal, kann ein nach dorsal geöffneter Winkel der Abschlussplatten resultieren. In diesem Fall sollte zur Normalisierung (nach ventral geöffneter Winkel) die 180°-Umkehr einer gewinkelten Abschlussplatte erwogen werden (Abb. 10.111).

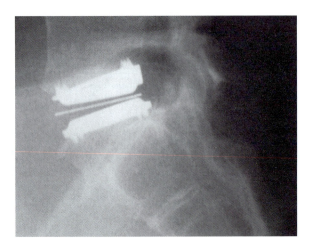

Abb. 10.111 Dorsaler Wirbelkörperersatz L5 mit einer 10°-Abschlussplatte.

Bisegmentale Implantation. Bei einer bisegmentalen Prothesenimplantation in den Segmenten L4/5 und L5/S1 wird vorzugsweise zunächst L5/S1 präpariert und die Prothese in dieser Etage implantiert. Ist jedoch im Vergleich beider Segmente der Zwischenwirbelraum L4/5 besonders schmal, sollte zuerst bei L4/5 die Implantation vorgenommen werden. Sind beide Operationsetagen schmal und erscheint daher eine bisegmentale Prothesenimplantation fraglich, empfiehlt es sich, zuerst die komplette Präparation in beiden Etagen abzuschließen und danach die Reihenfolge der Implantation zu entscheiden. Die erste Prothese sollte in der schmaleren oder infolge der Gefäßsituation komplizierteren Etage implantiert werden. Die Halteinstrumente können beim Etagenwechsel gewöhnlich problemlos in die bereits vorhandenen Wirbelkörperperforationen erneut eingebracht werden. Bei einer Operation L3/4 und L4/5 ist die Erstimplantation bei L4/5 aufgrund der gewöhnlich komplizierteren Gefäßpräparation in dieser Etage empfehlenswert.

Implantationstechnik der PRODISC-Prothese

Die Implantation der PRODISC II vollzieht sich ähnlich wie bei der Charité-Prothese, jedoch mit deutlich weniger wählbaren Implantatvarianten der PRODISC-Prothese und mit einfach zu handhabendem Instrumentarium. Für die Aufnahme der Flügelstützen wird mit einem Spezialmeißel eine entsprechend tiefe Rinne in die beiden angrenzenden Wirbelkörper eingeschlagen. Das abschließende Einbringen des Polyethylen-Gleitkerns erfolgt ohne passagere Distraktion zwischen den Prothesenplatten. Der Gleitkern muss in der kaudalen Prothesenplatte fest einrasten.

Komplikationen

Die Zusammenstellung möglicher Komplikationen bezieht sich auf die SB Charité Prothese. Sie basiert auf vermittelten und eigenen Erfahrungen sowie auf Mitteilungen in Publikationen über Komplikationen bei Prothesenimplantationen und Fusionsoperationen. Da Langzeitergebnisse mit der SB Charité Prothese noch nicht in dem Maße vorliegen wie für Fusionen, bei auftretenden Beschwerden in Nachbarsegmenten dispositionelle von prothesenbedingten Faktoren eigentlich nicht zu unterscheiden sind und auch daher eventuelle forensische Aspekte bereits mitbedacht werden sollen, werden fusionsimmanente Langzeitkomplikationen mit angeführt. Wie bei anderen Operationen steht die Komplikationsrate im engen Zusammenhang mit der Erfahrung des Operateurs. Daher sollten Implantationen von Bandscheibenprothesen nur Operateure durchführen, die über Erfahrungen mit ventralen Wirbelsäulenzugängen verfügen. Die Häufigkeit von Komplikationen mit der SB Charité Prothese ist bei der Darstellung der Ergebnisse angegeben. Die Einteilung der Komplikationen erfolgt nach allgemeinen intra- und postoperativen Komplikationen (wie bei ventraler Fusion) sowie nach prothesenspezifischen intra- und postoperativen Komplikationen:

- **Allgemeine intraoperative Komplikationen**: Gefäß-, Ureter-, Darmverletzung, Duraläsion (Liquorrhoe), Nerven(wurzel)schaden mit postoperativen motorischen/sensiblen Störungen, Sympathikusirritation (postoperativ differente Beintemperatur).
- **Allgemeine postoperative Komplikationen**: Nachblutung, Thromboembolie, Beinischämie, Ileus, abdominelle Beschwerden wegen Vernarbungen, Abdominalhernie, retrograde Ejakulation, Sexualstörung, Miktions-, Defäkations-, Potenzstörungen, Infektion (Weichteile-Fistel, periprothetisch, Spondylitis, Bauchhöhle), Liquorfistel/Meningoenzephalitis, kosmetisch oder funktionell störende Narbenbildung, Restbeschwerden/Beinschmerz, „Denkmalsbefunde", Anschlusssymptomatik inklusive degenerativer Spondylolisthesis, Spondylolyse, Anschlussbandscheibenvorfall, Facettenarthrose, enger Spinalkanal, Überlastung der Kreuzbein-Darmbein-Gelenke, Ausbleiben des angestrebten Behandlungserfolges.
- **Prothesenspezifische intraoperative Komplikationen**: dorsale Infraktion/Fraktur eines Wirbelkörpers, Prothesenmigration nach intrakorporal, fehlerhafte/nicht optimale Position der Prothese/von Prothesenkomponenten.
- **Prothesenspezifische postoperative Komplikationen**: Migration der Prothese oder von Prothesenteilen nach ventral und/oder intrakorporal, Materialallergie, Facettensymptomatik im Operationssegment, Materialabrieb, defekter bzw. luxierter Gleitkern, Dislokation des Gleitkernmarkierungsrings.

Zur Ausbildung heterotoper Ossifikationen im Operationssegment entwickelte McAfee (2003) eine Klassifikation auf Basis der Brooker-Klassifikation (1973):
- Grad 0: keine heterotope Ossifikation,
- Grad I: inselförmige heterotope Ossifikation außerhalb der Ebene beider Abschlussplatten und ohne Beeinflussung der segmentalen Beweglichkeit,
- Grad II: heterotope Ossifikation oder Spondylophyten in der Ebene beider Abschlussplatten ohne Beeinflussung der segmentalen Beweglichkeit,
- Grad III: Blockierung der segmentalen Beweglichkeit durch heterotope Ossifikation oder Spondylophytenbildung,
- Grad IV: Spondylodese durch übergreifende Knochenbrücke mit vollständigem segmentalem Bewegungsverlust.

Präoperativ informiert werden sollte der Patient auch darüber, dass postoperativ die Prothesenartikulation ausbleiben bzw. im Verlauf ein Bewegungsverlust der Prothese eintreten kann.

Patientenaufklärung

Folgende Inhalte werden den Patienten im Aufklärungsgespräch vor der Operation vermittelt: Bei der Implantation Ihrer Bandscheibenprothese handelt es sich um eine Operation, die wegen des hohen Spezialwissens nicht überall durchgeführt wird. Demzufolge stellt diese Operation keine allgemeine Standardoperation dar. Sollte die geplante Prothesenimplantation wider Erwarten nicht möglich sein, wird, ggf. zweizeitig, eine versteifende Wirbelsäulenoperation durchgeführt (siehe die spezielle Aufklärung dazu). Dies kann z. B. bei Problemen mit der Präparation der großen Blutgefäße der Fall sein. Aus Ihrem Beckenkamm wird dann ein Knochentransplantat entnommen und in den Bandscheibenraum eingebracht. Zur gleichen Narkose oder zu einer Operation einige Tage später erfolgt in diesem Fall zusätzlich eine Operation am Rücken mit Verschraubung der Wirbelsäule (siehe die spezielle Aufklärung dazu). Im Falle frühzeitiger postoperativer Probleme mit der Prothese steht entweder ein Prothesenwechsel oder eine Versteifungsoperation an. Treten langfristig Probleme mit der Prothese oder dem operierten Bewegungssegment auf, kann unter Umständen bei belassener Prothese eine Versteifungoperation durchgeführt werden.

Kommt es im postoperativen Verlauf zur intrakorporalen Prothesenmigration mit erneuten instabilitätsbedingten Beschwerden, ist eine dorsale Instrumentation mit einer Facettenarthrodese bei belassener Prothese in der Funktion eines Spacers zu empfehlen. In Abhängigkeit von den Beschwerden und Befunden des Patienten wird dabei auch die Indikation zur Spinalkanalrevision und Nervenwurzelliberation geprüft. In der präoperativen bildgebenden Diagnostik vermittelt die CT-Myelographie die besten Informationen.

Nachbehandlung

Die Mobilisation beginnt am Operationstag, insbesondere zur Thromboembolieprophylaxe und Motivationssteigerung. Bei ausreichender Kooperation wird der Patient aufgefordert, mit angespannter Bauch- und Gesäßmuskulatur und ohne Körperverwringung um die Längsachse aus dem Bett aufzustehen, was gewöhnlich mit leichter Unterstützung durch das Personal gut gelingt. Je nach Kreislaufsituation bleibt der Patient dann gewisse Zeit stehen, bzw. er geht einige Schritte. Das Zurücklegen in das Bett erfolgt wieder mit angespannter Muskulatur. Von Tag zu Tag werden die Frequenz und/oder der Zeitumfang der Mobilisation gesteigert. Bei den meisten Patienten sind keine speziellen physiotherapeutischen Maßnahmen erforderlich. Über eine fachgerechte Kontrolle und ggf. adäquate Anleitung bzw. gelegentlich auch durch Behandlungen weist der Patient ein zunehmend sicheres Gangbild und Körperverhalten auf.

Nachdem in früheren Jahren in den ersten 3 postoperativen Monaten ein Lumbalmieder getragen und u.a. erst nach 4–6 Wochen mit dem Sitzen begonnen wurde, werden inzwischen mit sehr guten Erfahrungen nahezu keine Einschränkungen mehr in der Körperhaltung und bei Alltagsbewegungen auferlegt. Der Patient erhält kein Mieder mehr, er darf sich auch nach vorn neigen. Dadurch wird angestrebt, eine gute Prothesenbeweglichkeit zu erzielen und die Gefahr heterotoper Ossifikationen zu verringern. Außerdem wird dadurch ein positiver psychologischer Einfluss ausgeübt.

Eine analgetische Behandlung erfolgt nur bei Bedarf, ist jedoch in den ersten postoperativen Tagen auch für die Mobilisation sinnvoll. Eine Medikation zur Prophylaxe heterotoper Ossifikationen wird bei uns bisher nicht verordnet. David (2002b) lässt seine Patienten dazu in den ersten 10 postoperativen Tagen ein nichtsteroidales Antiphlogistikum einnehmen.

Vor der Entlassung aus der stationären Behandlung wird eine seitliche Röntgenaufnahme des Operationssegments und der Nachbarsegmente in stehender Position des Patienten angefertigt, danach eine für das Implantat orthograde a.-p. Aufnahme.

Das nachfolgende Mobilisationsschema (Abb. 10.**112**) dient dem ambulanten Arzt und dem Patienten als Groborientierung für das Verhalten nach der Entlassung. Es wird davon ausgegangen, dass bei gutem Befinden die einzelnen Zeitvorgaben vom Patienten im Sinne des früheren Durchführens modifiziert werden. Der Zeitpunkt zur Reintegration in den Arbeitsprozess ist abhängig von der Beschwerdesituation und Mentalität des Patienten sowie vom körperlichen Schweregrad der Arbeit. Der Beginn sportlicher Aktivitäten sollte sich auch nach dem zeitlichen Erfordernis einer Osteointegration der Prothesenplatten richten. Eine intrakorporale Prothesenmigration wegen zu großer Kraftanstrengungen ist zu vermeiden.

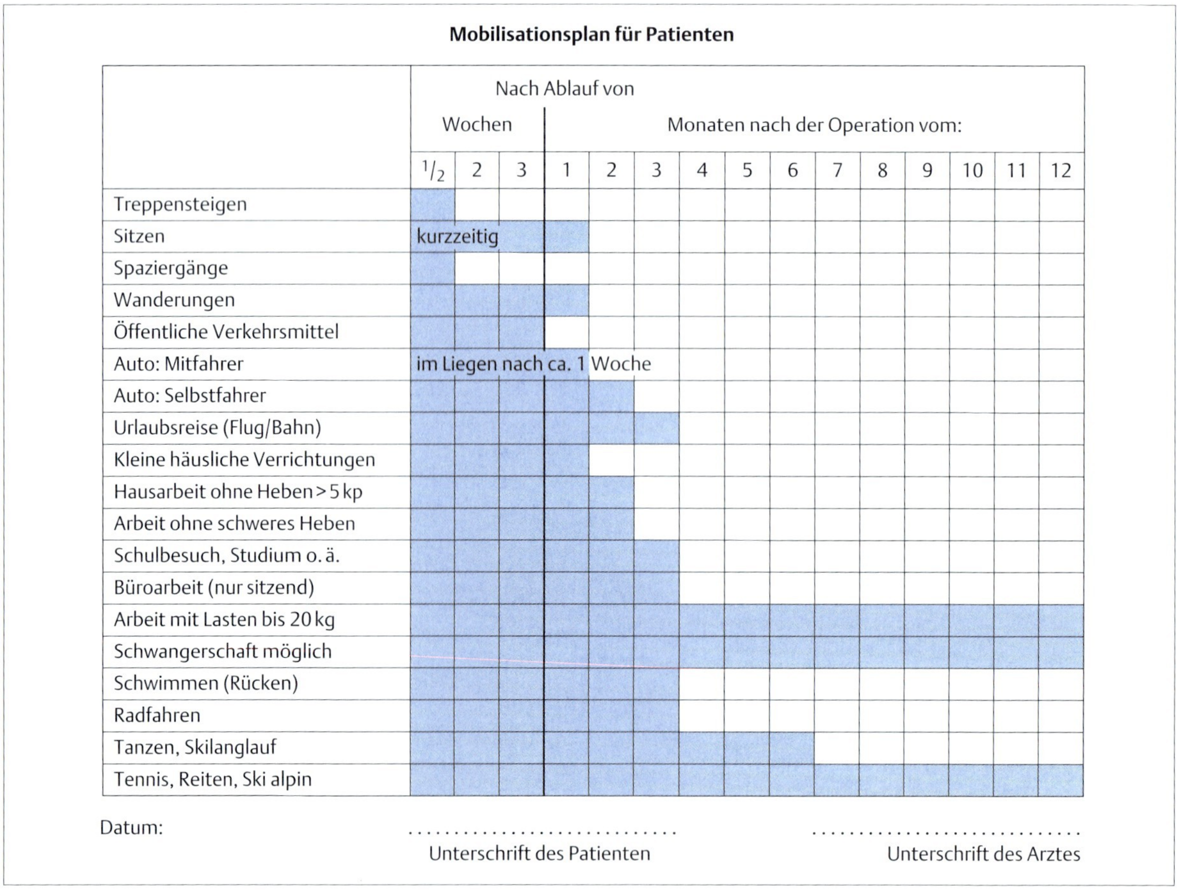

Mobilisationsplan für Patienten

	Nach Ablauf von														
	Wochen			Monaten nach der Operation vom:											
	½	2	3	1	2	3	4	5	6	7	8	9	10	11	12
Treppensteigen															
Sitzen	kurzzeitig														
Spaziergänge															
Wanderungen															
Öffentliche Verkehrsmittel															
Auto: Mitfahrer	im Liegen nach ca. 1 Woche														
Auto: Selbstfahrer															
Urlaubsreise (Flug/Bahn)															
Kleine häusliche Verrichtungen															
Hausarbeit ohne Heben > 5 kp															
Arbeit ohne schweres Heben															
Schulbesuch, Studium o. ä.															
Büroarbeit (nur sitzend)															
Arbeit mit Lasten bis 20 kg															
Schwangerschaft möglich															
Schwimmen (Rücken)															
Radfahren															
Tanzen, Skilanglauf															
Tennis, Reiten, Ski alpin															

Datum: ....
Unterschrift des Patienten   Unterschrift des Arztes

Abb. 10.112 Postoperativer Mobilisationsplan für Patienten mit einer SB Charité Prothese.

Die erste Kontrolluntersuchung und Beratung des Patienten durch den Operateur bzw. einen kompetenten Klinikarzt findet nach 4–6 postoperativen Wochen statt. Röntgenaufnahmen in 2 Ebenen und seitliche Funktionsröntgenaufnahmen während der Extension und Flexion werden nach ca. 3 postoperativen Monaten angefertigt. Die nächste Wiedervorstellung wird in Abhängigkeit von eventuellen Beschwerden festgelegt. Sie sollte spätestens nach einem postoperativen Jahr erfolgen.

Klinische und radiologische Ergebnisse

Die LINK Zwischenwirbel-Endoprothese Modell SB Charité (Modell SB III der Charité Prothese) wurde im Vergleich zu den anderen Bandscheibenprothesen weitaus am längsten und häufigsten implantiert. Sie kommt seit 1987 auf 5 Kontinenten in über 30 Ländern mit über 6000 Implantationen zum Einsatz. Die wichtigsten klinischen Ergebnisse werden zur besseren Übersicht tabellarisch dargestellt (Tab. 10.23).

Die postoperative Röntgendiagnostik sollte nicht als Summationsaufnahme der gesamten Lendenwirbelsäule, sondern zur exakten Beurteilung der Region zwischen dem Implantat und dem Wirbelkörper direkt segmentbezogen durchgeführt werden. Nach der seitlichen Röntgenaufnahme erfolgt die a.-p. Untersuchung unter Beachtung der Neigung des Zwischenwirbelraums. Da ein Hauptziel zur Implantation der Charité Prothese und anderer Prothesen im Erhalt bzw. in der Verbesserung der segmentalen Beweglichkeit besteht, werden seit Beginn von Implantationen Funktionsröntgenaufnahmen angefertigt. Von allen Etagen der Lendenwirbelsäule können gut beurteilbare

Tab. 10.23 Klinische Ergebnisse nach Implantation der SB Charité Prothese, chronologisch geordnet

Autoren (Publikationsjahr)	Patientenzahl	Prothesenzahl	Follow up	Klinische Ergebnisse	Komplikationen
David (1993)	22	29	19 Monate (mind. 1 Jahr)	exzellent: 3 Patienten gut: 11 Patienten "fair": 6 Patienten schlecht: 2 Patienten Reintegration in Arbeitsprozess, Hausarbeit: 17 Patienten	1 periprothetische Ossifikation → Fusion, 1 Reoperation (Fusion nach Prothesenausbau)
Griffith u. Mitarb. (1994)	93	139	11,9 +/- 8,3 Monate	VAS, Schmerz lumbal und Beine, Gehstrecke, Extension, Flexion, motorische Symptomatik: signifikante Besserung von prä- zu postoperativ	6 Gefäßverletzungen 3 × Inkontinenz 1 × retrograde Ejakulation 2 × Phlebitis/Thrombose 1 Gleitkernschädigung 1 defekter Gleitkernmarkierungsring 6 Prothesendislokationen 3 Reoperationen
David (1996)	68	78	?	initiale Ergebnisse scheinen so gut zu sein wie bei Fusionen, postoperative Restitution ist schneller	1 Gefäßverletzung 5 Reoperationen
Cinotti u. Mitarb. (1996)	46	56	3,2 Jahre (mind. 2 Jahre)	exzellent: 11 Patienten (24%) gut: 18 Patienten (39%) "fair" (keine Besserung): 14 Patienten (30%) schlecht (Verschlimmerung): 3 Patienten (7%) zufrieden: 69% (monosegmental) 77% (ohne Voroperation) Reintegration in Arbeitsprozess, arbeitslos: 42 Patienten	1 ventrale Prothesendislokation → Prothesenwechsel 4 intrakorporale Migrationen 7 periprothetische Ossifikationen (davon 4 Fusionen) 9 Reoperationen (Fusion)
Lemaire u. Mitarb. (1997)	105	154	51 Monate	exzellent: 79% Reintegration in Arbeitsprozess: 87% erneut Sport: 10%	11: davon 5 × vaskular, 2 × neurologisch, 4 × Knochen 3 davon spezifisch
Büttner-Janz u. Mitarb. (1998)	67	91	72 Monate (bis 10 Jahre)	sehr zufrieden: 66% zufrieden: 19% nicht zufrieden: 15%	1 intrakorporale Migration, 2 × Höhenverlust Gleitkern, 5 periprothetische Ossifikationen, 2 ventrale Prothesensubluxationen 11 Reoperationen (5 × dorsale Dekompression, 4 dorsale Fusionen, 2 ventrale Fusionen mit Prothesenausbau)

Fortsetzung →

Tab. 10.23 **Fortsetzung**

Autoren (Publikationsjahr)	Patientenzahl	Prothesenzahl	Follow up	Klinische Ergebnisse	Komplikationen
Moreno (1999)	23	24	5 Jahre	sehr gut: 16 Patienten durchschnittlich: 3 Patienten schlecht: 4 Patienten	1 ventrale Prothesendislokation → Prothesenwechsel am 6. Tag
David (2000)	96	109	mind. 5 Jahre	92 Patienten: exzellent: 31 Patienten gut: 38 Patienten befriedigend: 11 Patienten schlecht: 12 Patienten (darunter 10 Patienten mit Fusion als Reoperation); keine Erniedrigung des Zwischenwirbelraums, keine Änderung des UHMWPE; 30 Patienten mit prä- und postoperativem MRT: in kranialem Segment keine Änderung der Bandscheibe	2 Gefäßverletzungen 1 Thrombose, 2 Abdominalhernien (1 Operation) 5 unmittelbare Ischialgien (2 Operationen) 2 ventrale Prothesensubluxationen → Prothesenwechsel 5 komplette periprothetische Ossifikationen 9 Reoperationen/Fusionen (1 intrakorporale Migration, 8 × Facettensymptomatik) 3 Operationen (kraniales Segment mit NPP oder Stenose)
Sott u. Harrison (2000)	14	15	48 Monate	gut: 10 Patienten befriedigend: 2 Patienten schlecht: 2 Patienten (Ergebnisse bezogen auf Schmerzrückgang, Arbeitsfähigkeit, allgemeinen Aktivitätsgrad)	1 intrakorporale Migration
Messikommer u. Fragnière (2001)	27	37	?	sehr gut: 44% gut: 33% befriedigend: 11% unbefriedigend: 12% VAS (Frauen): 9,15 → 3 VAS (Männer): 8,45 → 3,6 Reintegration Arbeitsprozess Frauen: 80%, Männer: 50%	4 Gefäßverletzungen 1 Prothesensubluxation → Reoperation am 5. Tag 1 dreiwöchige Dysurie 1 intrakorporale Migration 4 Abdominalhernien (2 × Operation)
Büttner-Janz u. Mitarb. (2002)	20	26	46 Monate (bis 13 Jahre)	postoperativ: Oswestry-Score 24% Schmerzen: keine 25%, weniger 70%, gleich 5% VAS: Besserung um 62% (8,8 → 3,4); postoperativ Sport: 55%	3 Migrationen (1 intraoperativ→Fusion mit autologem Knochen) 1 Thrombose 1 Operation (Nukleotomie kraniale Bandscheibe) 1 komplette periprothetische Ossifikation 3 defekte Gleitkernmarkierungsringe
David (2002a)	15	15	25 Monate (mind. 1 Jahr)	exzellent: 8 Patienten gut: 7 Patienten Reintegration Arbeitsprozess: 10 Patienten	1 Operation (Nukleotomie kaudale Bandscheibe)
David (2002b)	92	105	mind. 6 Jahre	exzellent: 34% gut: 43% befriedigend: 10% schlecht: 13%	12 Reoperationen (Fusion)
Guyer u. Mitarb. (2002)	57	57	mind. 1 Jahr	Oswestry-Score: präoperativ 52,8, postoperativ: 26,4 (signifikante Besserung)	1 Migration 1 Reoperation (Spinal Cord Stimulator)

Fortsetzung →

Tab. 10.23 **Fortsetzung**

Autoren (Publikationsjahr)	Patientenzahl	Prothesenzahl	Follow up	Klinische Ergebnisse	Komplikationen
Hochschuler u. Mitarb. (2002)	56	56	6 Wochen, 3, 6, 12 Monate	VAS: nach 6 postoperativen Wochen Verbesserung um 52,7 % (statistisch signifikant), etwa gleich nach 12 Monaten Oswestry-Score: nach 6 postoperativen Wochen Verbesserung um 39,6 % (statistisch signifikant)	keine Prothesendislokation, keine Implantatänderung
Hopf u. Mitarb. (2002)	35	46	14,7 Monate	konstante Schmerzen: präoperativ 33 Patienten postoperativ kein Patient keine Schmerzen: präoperativ kein Patient postoperativ 20 Patienten	1 Gefäßverletzung 1 Ureterverletzung 1 Abdominalhernie
Muschik u. Mitarb. (2002)	30	34	9 Monate	zufrieden: 24 Patienten Prothesenbeweglichkeit: 6°	1 Prothesendislokation → Reoperation 1 Beinvenenthrombose
Lemaire (2003)	78	120	11,2 Jahre (mind. 10 Jahre)	gut: > 90 %, schlecht: 7 Fälle Reintegration in Arbeitsprozess: 91 %	1 Phlebitis 1 akute Beinischämie 1 transitorische L5-Wurzelparalyse 1 transitorische Sexualstörung 2 Migrationen 2 defekte Gleitkernmarkierungsringe 2 periprothetische Ossifikationen 4 Reoperationen (posterolaterale Fusion)

und auszumessende seitliche Aufnahmen in der Extension und Flexion erhalten werden. Dagegen sind Bendingaufnahmen nach rechts und links im a.-p. Strahlengang oftmals nicht ausreichend orthograd, um exakt vermessen werden zu können. Wegen des sehr geringen lumbalen Bewegungsumfangs während der Rotation und der technisch komplizierten Darstellung dieser Bewegung wird auf die bildgebende Dokumentation der Rotation im Allgemeinen verzichtet.

In einer der ersten Publikationen mit Angaben zur Prothesenbeweglichkeit (David 1993) wurden folgende Durchschnittswerte ermittelt: bei L3/4 (n = 3, 1 spontane Fusion) in der Extension/Flexion 2° und beim Bending 3°, bei L4/5 (n = 15) in der Extension/Flexion 9,4° und beim Bending 7,2° sowie bei L5/S1 (n = 15, 1 spontane Fusion) in der Extension/Flexion 6,4° und beim Bending 2,8°.

Cinotti u. Mitarb. (1996) wiesen bei ihren 56 Segmenten mit der Charité Prothese für die Etage L4/5 eine Beweglichkeit in der Extension und Flexion von 16° (10–21) und für die Etage L5/S1 von 9° (0–15) nach. Im Vergleich unterschiedlicher sagittaler Prothesenlagen zeigte sich eine deutlich bessere Beweglichkeit bei den Prothesen, die zentral oder dorsal implantiert wurden (durchschnittlich 12°) gegenüber den Prothesen, die ventral eingebaut wurden (durchschnittlich 5°). Patienten, die ab der 2. postoperativen Woche mobilisiert wurden, hatten ein Bewegungsausmaß von durchschnittlich 11°. Demgegenüber betrug das Bewegungsausmaß bei den Patienten, die über 3 postoperative Monate ein Korsett trugen, nur durchschnittlich 6°. Außerdem traten bei 17 % dieser Patienten heterotope Ossifikationen auf.

David (2002a) berichtete über 15 Patienten mit 15 Charité Prothesen, die eine durchschnittliche Beweglichkeit von 13° bei L4/5 und von 11° bei L5/S1 hatten. In einer eigenen Untersuchung zum Postdiskotomiesyndrom bei 20 Patienten mit 26 Charité Prothesen in den Segmenten L 4/5 und L5/S1 (Büttner-Janz u. Mitarb. 2002) wurde trotz der Einbeziehung von 2 Patienten mit spontaner Fusion nach bisegmentaler Implantation eine etwa gleiche Beweglichkeit der Prothesensegmente wie in den normalen Nachbarbandscheiben festgestellt (Tab. 10.**24**).

Tab. 10.24 **Durchschnittliche postoperative Beweglichkeit aus der Extension und Flexion nach 46 Monaten (6 Monate bis 13 Jahre)**

	Anzahl (n)	Beweglichkeit
monosegmental, L4/5 bei bisegmentaler OP	20	6,8° (0–20)
bisegmental (L5/S1)	6	5,8° (0–14)
Nachbarbandscheibe (beste Beweglichkeit)	20	6,8° (2–15)

Zusammenfassung

In der Bandscheibenprothetik kommt zuallererst dem Implantat eine entscheidende Bedeutung zu, auch wegen der Operation relativ junger Patienten. Gefordert wird eine Prothese, die eine natürliche Bandscheibe biomechanisch weitestgehend ersetzen kann, und die zugleich eine Langzeitbeständigkeit seitens des Materials, der Funktion und der Integration im Bewegungssegment erwarten lässt.

Ein wesentlicher Vorteil der Bandscheibenprothetik besteht darin, dass nur ein operativer Zugang für die Prothesenimplantation erforderlich ist. Besonders wichtig für den Behandlungserfolg ist die Indikationsstellung mit Einbeziehung der psychosozialen Situation. Die Erfahrung des Operateurs beeinflusst entscheidend das Behandlungsergebnis über die regelrechte Auswahl der Prothesenkomponenten und die optimale Implantatpositionierung sowie die Verhinderung von Komplikationen.

Der Patient ist ab dem Operationstag mobilisierbar, kann Alltagsbewegungen inklusive des Sitzens ausführen und bedarf keiner externen Fixation. Die günstige Kostensituation zeigt sich in der frühzeitigen Entlassung aus der stationären Behandlung und in der schnellen beruflichen Reintegration. Langzeiterfahrungen von über 10 Jahren bestätigen die Behandlungsmethode Bandscheibenprothese als Alternative zur Spondylodese.

Literatur

Adams, M.A., W.C. Hutton (1983): The mechanical function of the lumbar apophyseal joints. Spine 8: 327–330

Ahrens, J.E. (1997): In vitro evaluation of the LINK SB Charité intervertebral prosthesis: Stability biomechanical testing. Project final report. Institute for Spine & Biomedical Research, Plano (Texas)

Ahrens, J.E. (1999): Mechanical evaluation of the SB Charité artificial disc: Estimation of permanent deformation. Texas Health Research Institute, Plano (Texas)

Ahrens, J.E., A. Phansalkar (1998): Mechanical evaluation of the SB Charité artificial disc: Static testing. Research project report. Texas Health Research Institute, Plano (Texas)

Bao, Q.-B., G.M. McCullen, P.A. Higham, J.H. Dumbleton, H.A. Yuan (1996): The artificial disc: theory, design and materials. Biomaterials 17: 1157–1167

Bao, Q.-B., H.A. Yuan (2000): Artificial disc technology. Neurosurg Focus 9: 1–7

Baumgartner, W., D. Grob (1999): Instantaneous axis of rotation in a LINK Charité disc prosthesis. International Society for the Study of the Lumbar Spine. 26th Annual Meeting, Kona/Hawaii, 21–25 June

Benini, A. (1999): Indications for single-segment intervertebral prosthesis implantation. Rivista di Neuroradiologia 12: 171–173

Bertagnoli, R. (2002): PDN-disc-nucleus prosthesis: operative access and clinical experience. International 20th Jubilee Course for Percutaneous Endoscopic Spinal Surgery and Complementary Techniques, Zurich, 24–25 January

Bertagnoli, R., S. Kumar (2002): Indications for full prosthetic disc arthroplasty: a correlation of clinical outcome against a variety of indications. Eur Spine J 11 (Suppl 2): 131–136

Bertagnoli, R., R. Schönmayr (2002): Surgical and clinical results with the PDN® prosthetic disc-nucleus device. Eur Spine J 11 (Suppl 2): 143–148

Bogduk, N. (2000): Klinische Anatomie von Lendenwirbelsäule und Sakrum. Rehabilitation und Prävantation. Bd. 57. Springer, Berlin

Brinckmann, P., H. Grootenboer (1991): Change of the disc height, radial disc bulge and intradiscal pressure due to discectomy. An in vitro investigation on human lumbar discs. Spine 16: 641–646

Brooker, A.F., J.W. Bowerman, R.A. Robinson, L.H. Riley (1973): Ectopic ossification following total hip replacement. J Bone Joint Surg 55-A: 1629–1632

Bryan, jr. V.E. (2002): Cervical motion segment replacement. Eur Spine J 11 (Suppl 2): 92–97

Büttner-Janz, K. (1989): Die funktionelle Zwischenwirbelendoprothetik SB Charité – Implantatentwicklung, Biomechanik, Patientenanalyse, Perspektive. Habilitationsschrift, Humboldt-Universität zu Berlin

Büttner-Janz, K. (1992a): The development of the artificial disc SB Charité. Hundley & Associates, Dallas

Büttner-Janz, K. (1992b): Bandscheibenendoprothese. Patentschrift DE 4 208 115 – 13. März

Büttner-Janz, K. (2002): Optimal minimally traumatic approach for the SB Charité artificial disc. Eur Spine J 11 (Suppl 2): 111–114

Büttner-Janz, K. (2003): Surgical approach. In: Büttner-Janz, K., S. H. Hochschuler, P.C. McAfee: The lumbar artificial disc. Springer, Berlin

Büttner-Janz, K., A. Keller, J.-P. Lemaire (1992): Bandscheibenendoprothese. Patentschrift DE 4 208 116 – 13. März

Büttner-Janz, K., A.P. Shelokov, H. Hommel, J.E. Ahrens, W. Zeegers, J.-P. Lemaire (1998): Langzeiterfahrung mit der LINK®-Zwischenwirbelendoprothese „SB Charité". In: Matzen, K.A.: Therapie des Bandscheibenvorfalls. Zuckschwerdt, Bern

Büttner-Janz, K., K. Schellnack (1990): Bandscheibenendoprothetik – Entwicklungsweg und gegenwärtiger Stand. Beitr Orthop Traumatol 37: 137–147

Büttner-Janz, K., K. Schellnack, H. Zippel (1989): Biomechanics of the SB Charité lumbar intervertebral disc endoprosthesis. Int Orthop 13: 173–176

Büttner-Janz, K., S. Hahn, K. Schikora, H.-D. Link (2002): Grundlagen einer erfolgreichen Anwendung der LINK® Zwischenwirbel-Endoprothese Modell SB Charité. Orthopäde 31: 441–453

Casey, A., J. Goffin, P. Kehr, J.D. Lafuente, K. Liebig, B. Lind, C. Logroscino, V. Pointillard, A. Singh (2002): Interim follow up after treatment of DDD with the Bryan Cervical Disc Prosthesis. Global Symposium on Intervertebral Disc Replacement and Non-Fusion Technology. Montpellier, 6–8 May

Cinotti, G., T. David, F. Postacchini (1996): Results of disc prosthesis after a minimum follow-up period of 2 years. Spine 21: 995–1000

Cummins, B.H., J.T. Robertson, S. S. Gill (1998): Surgical experience with an implanted artificial cervical joint. J Neurosurg 88: 943–948

David, T. (1993): Lumbar disc prosthesis. Eur Spine J 1: 254–259

David, T. (1996): Lumbosacral disc prostheses. In: Margulies, J.Y., Y. Floman, J.-P.C. Farcy, M.G. Neuwirth: Lumbosacral and spinopelvic fixation. Lippincott-Raven, Philadelphia: 881–887

David, T. (2000): Lumbar disc prosthesis: Five-year follow-up study on 96 patients. ISSLS 27th Annual Meeting, Adelaide, 9–13 April

David, T. (2002a): Indications for disc replacement following lumbar discectomy. In: Gunzburg, R., M. Szpalski: Lumbar disc herniation. Lippincott Williams & Wilkins, Philadelphia

David, T. (2002b): Indications, complications, and results with the SB Charité artificial disc. In: Kaech, D.L., J.R. Jinkins: Spinal restabilization procedures. Diagnostic and therapeutic aspects of intervertebral fusion cages, artificial discs and mobile implants. Elsevier, Amsterdam

Eck, J.C., S. C. Humphreys, S. D. Hodges (1999): Adjacent-segment degeneration after lumbar fusion: a review of clinical, biomechanical, and radiologic studies. Am J Orthop June 1999: 336–340

Endler, F. (1980): Einführung in die Biomechanik und Biotechnik des Bewegungsapparates. In: Witt, A.N.: Orthopädie in Praxis und Klinik. Bd. 1. 2. neubearb. Aufl. Thieme, Stuttgart: 2.1–2.301

Enker, P., A. Steffee, C. McMillin, L. Keppler, R. Biscup, S. Miller (1993): Artificial disc replacement. Preliminary report with a 3-year minimum follow-up. Spine 18: 1061–1070

Fassio, B., J.-F. Ginestié (1978): Prothèse discale en silicone. Etude expérimentale et premières observations cliniques. La Nouvelle Presse Médicale 7: 207

Fernström, U. (1964): Diskprotes av metall vid lumbal diskruptur. Nord Med 71: 160

Fernström, U. (1965): Intradiskal endoprotes av metall vid lumbala och cervicala diskrupturer. Nord Med 73: 272–273

Fernström, U. (1966): Arthroplasty with intercorporal endoprosthesis in herniated disc and in painful disc. Acta Chir Scand 357: 154–159

Fernström, U. (1972): Der Bandscheibenersatz mit Erhaltung der Beweglichkeit. In: Erdmann, H.: Zukunftsaufgaben für die Erforschung und Behandlung der Wirbelsäulenleiden. In: Junghanns, H.: Die Wirbelsäule in Forschung und Praxis. Hippokrates, Stuttgart 55: 125–130

Goel, V.K., N.M. Grosland, D.T. Todd, L.J. Grobler, M.H. Pope (1998): Application of finite element models to predict clinically relevant biomechanics of the lumbar spine. Seminars Spine Surgery 10: 112–120

Griffith, S. L., A.P. Shelokov, K. Büttner-Janz, J.-P. Lemaire, W.S. Zeegers (1994): A multicenter retrospective study of the clinical results of the LINK® SB Charité intervertebral prosthesis: The initial european experience. Spine 19: 1842–1849

Guyer, R.D., S. Blumenthal, S. Hochschuler, D.D. Ohnmeiss (2002): US experience with the SB Charité artificial disc. Global Symposium on Intervertebral Disc Replacement and Non-Fusion Technology. Montpellier, 6–8 May

Hedman, T.P., J.P. Kostuik, G.R. Fernie, W.G. Hellier (1991): Design of an intervertebral disc prosthesis. Spine 16: 256–260

Hedtmann, A. (1992): Das sog. Postdiskotomiesyndrom – Fehlschläge der Bandscheibenoperation? Z Orthop 130: 456–466

Hellier, W.G., T.P. Hedman, J.P. Kostuik (1992): Wear studies for the development of an intervertebral disc prosthesis. Spine 17: 86–96

Herbsthofer, B., P. Eysel, A. Eckardt, T. Humke (1996): Diagnostik und Therapie der Erosiven Osteochondrosis Intervertebralis. Z Orthop 134: 465–471

Hochschuler, S. H., D.D. Ohnmeiss, R.D. Guyer, S. L. Blumenthal (2002): Artificial disc: preliminary results of a prospective study in the United States. Eur Spine J 11 (Suppl 2): 106–110

Hoffmann-Daimler, S. (1974): Zur Frage des Bandscheibenersatzes. Z Orthop 112: 792–795

Hopf, C., H. Heeckt, C. Beske (2002): Der Bandscheibenersatz mit der SB Charité-Bandscheibenendoprothese – Erfahrungen, Frühergebnisse und Feststellungen nach 35 prospektiv durchgeführten Operationen. Z Orthop 140: 485–491

Horst, M. (1982): Mechanische Beanspruchung der Wirbelkörperdeckplatte (Messung der Verteilung der Normalspannung an der Grenzfläche Bandscheibe-Wirbelkörper). Die Wirbelsäule in Forschung und Praxis 95. Hippokrates, Stuttgart

Hou, T.S., K.Y. Tu, Y.K. Xu (1991): Lumbar intervertebral disc prosthesis. Chin Med J 104: 381–386

Husson, J., J. Polard, T. Nydegger (2002): Artificial nucleus replacement with a spiral implant: first clinical results. International 20th Jubilee Course for Percutaneous Endoscopic Spinal Surgery and Complementary Techniques, Zurich, 24–25 January

Junghanns, H. (1979): Die Wirbelsäule in der Arbeitsmedizin. Teil I. Biomechanische und biochemische Probleme der Wirbelsäulenbelastung. Die Wirbelsäule in Forschung und Praxis 78. Hippokrates, Stuttgart

Korge, A., T. Nydegger, J.L. Polard, H.M. Mayer, J.L. Husson (2002): A spiral implant as nucleus prosthesis in the lumbar spine. Eur Spine J 11 (Suppl 2): 149–153

Kostiuk, J.P. (1997): Intervertebral disc replacement. Experimental study. Clin Orthop 337: 27–41

Krämer, J. (1987): Das Postdiskotomiesyndrom – PDS. Z Orthop 125: 622–625

Krämer, J. (1994): Bandscheibenbedingte Erkrankungen. Ursachen, Diagnose, Behandlung, Vorbeugung, Begutachtung. Thieme, Stuttgart

Krämer, J. (2001): PDS und SPD in der Orthopädie. Z Orthop 139: M 44–M 46

Krismer, M., C. Haid, W. Rabl (1996): The contribution of anulus fibers to torque resistance. Spine 21: 2551–2557

Langrana, N.A., C.K. Lee (1998): Lumbosacral spinal fusion: Biomechanical and clinical considerations. Seminars Spine Surgery 10: 172–181

Lee, C.K. (1988): Accelerated degeneration of the segment adjacent to a lumbar fusion. Spine 13: 375–377

Lemaire, J.P. (2003): Mid-term (4 year) and long-term (10 year) results of the SB Charité prosthesis. In: Büttner-Janz, K., S. H. Hochschuler, P.C. McAfee: The lumbar artificial disc. Springer, Berlin

Lemaire, J.P., W. Skalli, F. Lavaste, A. Templier, F. Mendes, A. Diop, V. Sauty, E. Laloux (1997): Intervertebral disc prosthesis-results and prospects for the year 2000. Clin Orthop 337: 64–76

Marnay, T. (1991): L`arthroplastie intervertébrale lombaire. Med Orthop 25: 48–55

Marnay, T. (2002): The ProDisc: clinical analysis of an intervertebral disc implant. In: Kaech, D.L., J.R. Jinkins: Spinal restabilization procedures. Diagnostic and therapeutic aspects of intervertebral fusion cages, artificial discs and mobile implants. Elsevier, Amsterdam

Mathews, H. (2002): Biomechanical considerations of total disc arthroplasty. International 20th Jubilee Course for Percutaneous Endoscopic Spinal Surgery and Complementary Techniques, Zurich, 24–25 January

Mayer, H.M., K. Wiechert, A. Korge, I. Qose (2002): Minimally invasive total disc replacement: surgical technique and preliminary clinical results. Eur Spine J 11 (Suppl 2): 124–130

McAfee, P.C. (2002): Artificial disc prosthesis: the Link SB Charité III. In: Kaech, D.L., J.R. Jinkins: Spinal restabilization procedures. Diagnostic and therapeutic aspects of intervertebral fusion cages, artificial discs and mobile implants. Elsevier, Amsterdam

McAfee, P.C. (2003): Classification of heterotopic ossification in artificial disc replacement. In: Büttner-Janz, K., S. H. Hochschuler, P.C. McAfee: The lumbar artificial disc. Springer, Berlin

McAfee, P.C., B.W. Cunningham, N. Shimamoto, J.C. Sefter, A.E. Dmitriev, I.L. Fedder (2003): SB Charité disc replacement: biologic ingrowth using a non-human primate model. In: Büttner-Janz, K., S. H. Hochschuler, P.C. McAfee: The lumbar artificial disc. Springer, Berlin

McKenzie, A.H. (1995): Fernström intervertebral disc arthroplasty: a long-term evaluation. Orthop Int 3: 313–324

McMillin, C.R., A.D. Steffee (1994): Artificial spinal discs with up to five years follow-up. 20th Annual Meeting of the Society for Biomaterials, Boston/MA, April 5–9

Messikommer, A., V. Fragnière (2001): La prothèse discale lombosacrée. Etude rétrospective sur 27 prothèses. Revue mé dicale de la suisse romande 121: 729–733

Moreno, P. (1999): Intervertebral disc prosthesis. Results and indications in 23 case studies. RACHIS, Revue de Pathologie Vertebrale, 11

Muschik, M., R. Christophers, H.D. Link (2002): Die Link-SB-Charité Bandscheiben-Endoprothese: Indikation, Technik, Ergebnisse. Orthodoc 2 (6): 12–14

Nachemson, A. (1962): Some mechanical properties of the lumbar intervertebral disc. Bull Hosp Joint Dis 23: 130–143

Pointillart (2001): Cervical disc prosthesis in humans. Spine 26: 90–92

Putz, R. (1981): Funktionelle Anatomie der Wirbelgelenke. Thieme, Stuttgart

Rahm, M.D., B.B. Hall (1996): Adjacent-segment degeneration after lumbar fusion with instrumentation: a retrospective study. J Spinal Disord 9: 392–400

Ramadan, A.S. (2002): A new mobile cervical prosthesis (Cervidisc): preliminary results of the first 22 implanted devises. In: Kaech, D.L., J.R. Jinkins: Spinal restabilization procedures. Diagnostic and therapeutic aspects of intervertebral fusion cages, artificial discs and mobile implants. Elsevier, Amsterdam

Ray, C.D. (1992): The artificial disc. introduction, history, and socioeconomics. In: Weinstein, J.N.: Clinical efficacy and outcome in the diagnosis and treatment of low back pain. Raven Press, New York

Ray, C.D. (1998): PDN prosthetic disc nucleus – early clinical experience. 5th International Meeting on Advanced Spine Techniques, Sorrento/Italien, May 1–3

Ray, C.D. (2002): The Raymedica prosthetic disc nucleus: an update. In: Kaech, D.L., J.R. Jinkins: Spinal restabilization procedures. Diagnostic and therapeutic aspects of intervertebral fusion cages, artificial discs and mobile implants. Elsevier, Amsterdam

Ray, C.D., B.L. Sachs, B.K. Norton, E.S. Mikkelsen, N. Clausen (2002): Prosthetic disc nucleus implants: an update. In: Gunzburg, R., M. Szpalski: Lumbar disc herniation. Lippincott Williams & Wilkins, Philadelphia

Reitz, H., M.J. Joubert (1964). Intractable headache and cervicobrachialgia trated by complete replacement of cervical intervertebral discs with a metal prosthesis. S A Med J 38: 881–884

Roaf, R. (1960): A study of the mechanics of spinal injuries. J Bone Joint Surg 42-B: 810–823

Roy-Camille, R., G. Saillant, F. Lavaste (1978): Étude expérimentale d'un remplacement discal lombaire. Rev Chir Orthop 64 (Suppl 2): 106–107

Salditt, R. (1973): Statische Kompressionsversuche an menschlichen Bandscheiben. Dissertation, Heidelberg

Schlüter, K. (1965): Form und Struktur des normalen und des pathologisch veränderten Wirbels. Wirbelsäule in Forschung und Praxis. Bd. 30. Hippokrates, Stuttgart

Schneider, P.G., R. Oyen (1974a): Bandscheibenersatz. Experimentelle Untersuchungen – Klinische Konsequenzen. Z. Orthop 112: 791–792

Schneider, P.G., R. Oyen (1974b): Plastische Bandscheibenchirurgie. Bandscheibenersatz im lumbalen Bereich mit Silikonkautschuk. Theoretische und experimentelle Untersuchungen. Z Orthop 112: 1078–1086

Schönmayr, R. (2002): The PDN® disc nucleus prosthesis: experiences, technical considerations, and clinical results 4 years after the first implantation. In: Kaech, D.L., J.R. Jinkins: Spinal restabilization procedures. Diagnostic and therapeutic aspects of intervertebral fusion cages, artificial discs and mobile implants. Elsevier, Amsterdam

Schönmayr, R., C. Busch, C. Lotz, G. Lotz-Metz (1999): Prosthetic disc nucleus implants: the Wiesbaden feasibility study. Rivista di Neuroradiologia 12: 163–170

Schulitz, K.-P., L. Wiesner, R.H. Wittenberg, E. Hille (1996): Das Bewegungssegment oberhalb der Fusion. Z Orthop 134: 171–176

Schulman, Ch.M. (1977): Metod kombinirowannogo chirurgitscheskogo letschenija kompressionnych form pojasnitschnogo osteochondrosa s alloprotesirowaniem porashennych meshposwonkowych diskov. Z Vopr Neirokhir 2: 17–23

Sott, A.H., D.J. Harrison (2000): Increasing age does not affect good outcome after lumbar disc replacement. Int Orthop 24: 50–53

van Steenbrugghe, M.H. (1956): Perfectionnements aux prothèses articulaires. FR-PS 1.122.634–28. May

Szpalski, M., R. Gunzburg, M. Mayer (2002): Spine arthroplasty: a historical review. Eur Spine J 11 (Suppl 2): 65–84

Templier, A., W. Skalli, J.P. Lemaire, A. Diop, F. Lavaste (1999): Three-dimensional finite-element modelling and improvement of a bispherical intervertebral disc prosthesis. Eur J Orthop Surg Traumatol 9: 51–58

Vilette, L. (1994): Protheses de disque lombaires. Étude rétrospective d'une série de 29 cas utilisant 2 modèles de prothèse. GIEDA RACHIS, Paris, 15. et 16.12.

White, A.A., M.M. Panjabi (1990): Clinical biomechanics of the spine. Lippincott, Philadelphia

Wiechert, K., H.M. Mayer, T. Marnay, R. Bertagnoli (2001): Prodisc: Preliminary results of a multicenter prospective clinical trial. Spine arthroplasty. International Symposium on Intervertebral Disc Replacement and Non-Fusion-Technology. Munich, 3–5 May

Wilke, H.-J., S. Kavanagh, S. Neller, L. Claes (2002): Effekt eines künstlichen Nukleusersatzimplantats auf die Beweglichkeit und Bandscheibenhöhe an einem L4/5-Segment nach Nukleotomie. Orthopäde 31: 434–440

Wolff, J. (1892): Das Gesetz der Transformation der Knochen. Hirschwald, Berlin

Yuan, H.A., Q.-B. Bao (2001): Disc arthroplasty. Spine Line November/December 2001: 6–11

Zeegers, W.S., L.M.L.J.Bohnen, M. Laaper, M.J.A. Verhaegen (1999): Artificial disc replacement with the modular type SB Charité III: 2-year results in 50 prospectively studied patients. Eur Spine J 8: 210–217

Zöllner, J., J. Heine, P. Eysel (2001): Dreidimensionale biomechanische Untersuchung eines neuen flexiblen lumbalen Bandscheibenimplantats. Orthopäde 30: 323–327

Zöllner, J., J.-D. Rompe, P. Eysel (2000): Die biomechanischen Eigenschaften von künstlichen Implantaten der lumbalen Bandscheibe. Z Orthop 138: 459–463

10.4.8 Postdiskotomiesyndrom

J. Krämer und R. Willburger

Definition

Als Postdiskotomiesyndrom (PDS) bezeichnet man alle anhaltenden starken Beschwerden nach der lumbalen Bandscheibenoperation (Diskotomie), die durch Segmentinstabilität und Verwachsungen im Wirbelkanal hervorgerufen werden.

Nicht einbezogen sind Krankheitserscheinungen, die durch einen Rezidivprolaps oder durch eine Entzündung im Operationsbereich (Spondylodiszitis, Epiduralabszess) hervorgerufen werden. Hier handelt es sich um eigenständige Krankheitsbilder. Im angloamerikanischen Schriftum werden die Begriffe Postdiskektomiesyndrom und Failed-Back-Surgery-Syndrom gebraucht. Wilkinson (1992) plädiert für den Begriff Failed-Back-Syndrome, weil dem Beschwerdekomplex nicht immer eine fehlerhaft verlaufende Operation vorangegangen sein muss. Das Krankheitsbild kann sich auch nach einer normal verlaufenden Bandscheibenoperation entwickeln.

Das speziell nach der lumbalen Bandscheibenoperation auftretende Postdiskotomiesyndrom setzt eine Beteiligung der Bandscheibe voraus. Pathogenetisch wirksam ist ein diskogener Faktor durch direkten oder indirekten Kontakt des Bandscheibengewebes mit dem Nervengewebe. Olmarker u. Rydevik (1993), Rydevik (1990) haben in zahlreichen experimentellen Untersuchungen nachgewiesen, dass Bandscheibengewebe eine toxische Wirkung auf Nervengewebe ausübt. Im Gegensatz zu Skolioseoperationen und Operationen wegen Verletzungen kommt noch die Tatsache hinzu, dass es sich um chronisch entzündliche vorgeschädigte Nervenwurzeln handelt, die bei der Diskotomie mit dem Bandscheibengewebe in Kontakt kommen.

Epidemiologie

Einzel- und Sammelstatistiken zeigen, dass man nach der lumbalen Bandscheibenoperation mit 10–15 % Postdiskotomiesyndromen unterschiedlicher Schweregrade rechnen muss (Cauchoix u. Mitarb. 1978, Cooper u. Mitarb. 1991, Lewis u. Mitarb. 1987, Shaw u. Mitarb. 1978, Spangfort 1972, Waddell u. Reilly 1988, Wilkinson 1992). Beim mikrochirurgischen Zugang ist die Zahl der Postdiskotomiesyndrome geringer als bei konventioneller Technik mit breitem Zugang zur Bandscheibe.

Angaben zum Postdiskotomiesyndrom bzw. Failed-Back-Syndrom finden sich bei: Frederickson 1996, Gill u. Mitarb. 1979, Olmarker u. Rydevik (1993), Rydevik (1990), Hey u. Mitarb. 1995, Hinton u. Mitarb. 1995, Hopp u. Tsou 1988, Jacobs u. Mitarb. 1980, Jensen u. Mitarb. 1994, Krämer 1987, 1997, La Rocca u. Macnab 1974, Lawson u. Mitarb. 1991, Lee 1983, Lee u. Alexander 1984, MacMillan u. Staufer 1991, Macnab u. Mitarb. 1977, McKinstry u. Bell 1990, Pope u. Mitarb. 1992, Rantanen u. Mitarb. 1993, Sihvonen u. Mitarb. 1993, Songer u. Mitarb. 1990, 1994, Sotiropoulos u. Mitarb. 1989, Trattnick u. Mitarb. 1993, Tullberg u. Mitarb. 1994, Wilkinson 1992, Young-Hing u. Mitarb. 1980.

Pathogenese

Beim Standardzugang zum lumbalen Wirbelkanal werden nacheinander von der Haut bis zum ventralen Epiduralraum bestimmte muskuläre, ligamentäre und nervale Strukturen komprimiert und vollständig oder teilweise durchtrennt. In allen Gewebeschichten entsteht eine Narbe, die von der Haut bis zur Bandscheibe reicht und den Spinalnerven mit seinen verschiedenen Ästen einbezieht.

Im **1. Operationsabschnitt** (**Phase I**), der offenen Diskotomie werden von der Haut bis zum Lig. flavum bzw. bis zur Lamina vornehmlich die Äste des Ramus dorsalis des Spinalnerven durchtrennt oder vom Wundspreizer komprimiert. Das gleiche Trauma trifft den M. multifidus, den größten, medial gelegenen Muskel der lumbalen Rückenstreckmuskulatur. Einige Fasern des M. multifidus stehen in Verbindung mit den mit Rezeptoren reichlich versehenen Kapseln der Wirbelgelenke (Bogduk 2000). Je ausgedehnter und länger der operative Eingriff stattfindet, umso größer ist das Trauma am M. multifidus und am R. dorsalis des Spinalnervs. Deswegen wird empfohlen den Wundspreizer bei lang dauernden Operationen in regelmäßigen Abständen zu entspannen. Mit der Durchtrennung bzw. nachhaltigen Quetschung des M. multifidus und des R. dorsalis des Spinalnervs kommt es zu:
- Denervierung der kurzen und teilweise der langen Rückenstreckmuskeln mit Deafferenzierungsschmerzen,
- Parästhesien der Haut im Lumbosakralbereich infolge Durchtrennung kutaner Äste des R. dorsalis,
- Innervationsstörungen der Wirbelgelenkkapseln.

In der **Phase II** der Diskotomie werden neben dem Lig. flavum auch Teile des Wirbelbogens und der medialen Facette einschließlich der Wirbelgelenkkapsel abgetragen. Das Lig. flavum enthält kaum Rezeptoren, hingegen werden die vorhandenen Rezeptoren im Periost und in den Wirbelgelenkkapseln irritiert. Deswegen sollte man bei der Operation die Wirbelgelenkkapsel so gut wie möglich schonen. Die periostale Reizung durch Laminotomie spielt hingegen eine geringere Rolle.

In der **Phase III**, d. h. bei den „operativen Manövern" im ventralen Epiduralraum, entsteht die entscheidende Traumatisierung, die zum PDS führen kann. Die ohnehin durch Kompression und biochemische Alterationen (Rydevik 1990, Olmarker u. Rydevik 1993) vorgeschädigte Spinalnervenwurzel wird durch metallene Instrumente weiter irritiert. Diese Reizung erkennt man daran, dass trotz tiefer Narkose eine Berührung der Nervenwurzel z. B. mit dem Dissektor mit muskulären Zuckungen des Patienten verbunden ist. Die direkte intraoperative Traumatisierung des vorgeschädigten Nervs führt mitunter – individuell veschieden – zu postoperativ verstärkt auftretenden Schmerzen im Nervenausbreitungsgebiet, obwohl die Operation normal verlaufen ist.

Unter den Manipulationen und unter der intraoperativen Traktion leiden außer dem Nervengewebe auch die die Nerven versorgenden Blutgefäße (Vasa nervorum). Die geschädigten Nervenwurzeln neigen zu Verwachsungen mit der ventralen und lateralen Wirbelkanalwand. Adhärente verletzte Nervenwurzeln sind besonders empfindlich.

In der letzten Phase (**Phase IV**) der lumbalen Bandscheibenoperation wird das dislozierte Bandscheibengewebe entweder aus den äußeren Schichten des Anulus fibrosus oder unterhalb der epiduralen ventralen Membran (Ludwig 2003) mobilisiert und extrahiert. Meist müssen der Anulus fibrosus bzw. die ventrale epidurale Membran erst noch eröffnet, zumindest aber durch Bougieren erweitert werden. Im ventralen Epiduralraum finden sich Nervenstrukturen, die dem R. meningeus des Spinalnervs zuzuordnen sind. Fast alle schmerzempfindlichen Strukturen im Wirbelkanal wie das Periost und die äußere Schicht des Anulus fibrosus werden von diesen Nerven versorgt. Der R. meningeus des Spinalnervs zweigt unmittelbar distal vom Spinalganglion ab, nimmt sympathische Fasern vom Grenzstrang auf und zieht wieder durch das Foramen intervertebrale zurück in den Wirbelkanal.

Aufgrund der pathologisch-anatomischen Vorgänge ergeben sich klinische Auswirkungen, die von unterschiedlichen Strukturen ausgehen. Als Postdiskotomiesyndrom resultiert ein gemischtes Beschwerdebild aus radikulären, pseudoradikulären und lokalen Schmerzen. Dazu gehören segmentale Wurzelreizerscheinungen (R. ventralis), Kreuzschmerzen (R. dorsalis, R. meningeus) und Parästhesien im lumbosakralen Hautbereich (R. dorsalis).

Der biochemische Diskusfaktor

Das durch die Operation entstandene Wundsekret aus Blut und Gewebetrümmern mit Muskel-, Knochen- und Bindegewebefragmenten mischt sich mit Gewebefragmenten, die von der eröffneten Bandscheibe stammen. Bandscheibengewebe wird außerhalb des Intervertebralraumes vom übrigen Organismus als Fremdkörper wahrgenommen. Zur Elimination des organischen Fremdkörpers entwickelt das umgebende Gewebe eine Entzündungsreaktion zur Resorption dieses Bandscheibengewebes. Bei retrovertebralen freien Bandscheibensequestern spielt sich diese Entzündungsresorption relativ symptomlos ab. Kommt dieses Bandscheibengewebe bzw. dessen abdiffundierende Gewebsflüssigkeit mit Nervengewebe in Kontakt, so entwickelt dieses eine entzündliche Reaktion, die in der Regel mit Schmerzen verbunden ist.

Besonders vorgeschädigte Nervenwurzeln sind dem Bandscheibengewebe gegenüber sehr empfindlich. Vor allem das Austreten von Phospholipase A2 aus dem Diskus wird für eine Entzündung der angrenzenden Nervenwurzel verantwortlich gemacht. Infolge von Bandscheibenverlagerungen wiesen Cooper (1995) Fibroblasten und eine Fibrose im perineuralen Gewebe nach. Im Endothel der proliferierenden Blutgefäße fanden sie vermehrt Interleukin-1.

Durch Vorschädigung und Hinzukommen des Operationstraumas kann eine Thrombose der radikulären Venen eintreten (Olmarker u. Rydevik 1993). Eine Fibrose der Nervenwurzeln und des perineuralen Gewebes sowie anhaltende Entzündung ist wahrscheinlich. Da die Dura vom R. meningus des Spinalnervs versorgt wird, kann der Schmerz auch von einer Epiduritis stammen (Bogduk 2000).

Die für die PDS-Narbenbildung verantwortlichen Faktoren gewinnen an Bedeutung, wenn die Vorschädigung der Nerven länger bestanden hat, das Hämatom und der Detritus ausgiebig sind, der Bandscheibendefekt groß ist und ein ausgedehntes Operationstrauma stattfindet.

Nach der biochemischen Erstreaktion – induziert vor allem durch Entzündungsmediatoren – kommt es nachfolgend zu Reaktionen, die vorwiegend mechanisch bedingt sind: Die Nervenwurzeln, die normalerweise verschieblich von epiduralem Fettgewebe umgeben sind, werden jetzt in zunehmendem Maße von einer festen Narbe eingeengt, die jeweils direkt oder indirekt über Briden dorsal mit Flavumregenerat und der Muskelnarbe sowie lateral mit der Wirbelkanalwand verbunden ist. Ventral kleben die Dura und Nervenwurzel an der defekten Bandscheibe (Abb. 10.**113 a–f**).

Mechanische Störfaktoren

Bewegungen der **Bandscheibe** potenziert durch die postoperative Defektlockerung mit Aufbruch des Anulus fibrosus übertragen sich durch die Verklebungen direkt auf die vorgeschädigte Nervenwurzel. Dies gilt in erster Linie für die traversierende S1-Wurzel nach Operation an der L5/S1-Bandscheibe und in gewissem Ausmaß auch für die L5-Wurzel nach Operation im Segment L4/5.

Bewegungen der arthrotisch verdickten und teleskopartig ineinander geschobenen **Wirbelgelenke** übertragen sich durch die Verklebungen nach lateral direkt auf die traversierenden Wurzeln, wiederum vor allem im Segment L4/5 und L5/S1. Wenn die aszendierenden Facettenanteile arthrotisch verdickt sind, entsteht der gleiche Effekt wie bei der degenerativen Spinalkanalstenose. Durch die fibrotischen Verklebungen hat zudem die traversierende Nervenwurzel keinerlei Ausweichmöglichkeiten.

Die Nervenirritation von dorsal resultiert aus der narbigen direkten Verbindung mit den Resten des M. multifidus. Schon normale **Muskelbewegungen** können Nervenirritationen hervrorrufen.

Auch von der duralen Seite her sind Irritationsmöglichkeiten gegeben. Jede größere Bewegung der Wirbelsäule und des Kopfes ist mit einer geringfügigen kraniokaudalen Verschiebung des Duraschlauches im Wirbelkanal verbunden. Kleben die Wurzeln an der Wirbelkanalwand fest, sind Irritationsmöglichkeiten gegeben.

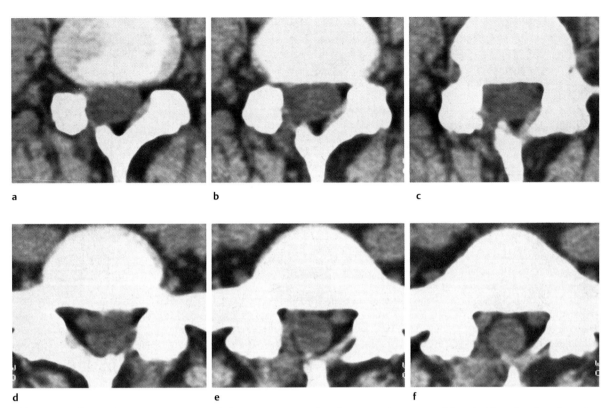

Abb. 10.113 a–f 47-jährige Patientin mit Postdiskotomiesyndrom unter Beteiligung der Wurzeln L5 und S1 rechts. Zustand nach Exploration der L4/5- und L5/S1-Bandscheibe mit Hemilaminektomie von L5 und S1 rechts, wobei nur eine Protrusion bei L5/S1 rechts gefunden wurde. CT: Der Durasack und die rechten Wurzeln L5 und S1 sind im Operationsbereich in eine Narbenkonglomerat einbezogen, welches der Wurzelkanalwand unmittelbar anliegt und über die Hemilaminektomieöffnung mit den dorsalen Weichteilen in Verbindung steht. Die epidurale Fettfigur ist asymmetrisch.

Perineurale Fibrose

Eine durch eine perineurale Narbe eingeengte Nervenwurzel ist in ihrer Blutversorgung beeinträchtigt. Die ernährenden Blutgefäße (Vasa nervorum) sind entweder thrombosiert oder eingeengt. Der axoplasmatische Transport, die arterielle Durchblutung und der vernöser Rückfluss der Spinalnerven sind gestört. Schon bei geringer zusätzlicher mechanischer Belastung durch Zug oder Kompression von ventral, dorsal oder lateral kann aus der grenzseitigen (marginalen) Ernährung eine manifeste Ernährungsstörung mit entsprechenden ischämischen Erscheinungen entstehen. Eine Radikulopathie und radikuläre Schmerzen sind die Folge.

Nicht nur die Nervenwurzeln sondern auch andere neurale Elemente im Operationsbereich können von den narbigen Veränderungen betroffen sein:
- R. meningeus im Wirbelkanal vor allem im dorsalen Anulus fibrosus,
- Nervenendigungen im Muskel (R. dorsalis),
- Nervenendigungen im Periost (R. dorsalis, R. meningeus),
- medialer Facettenbereich (R. dorsalis).

Hieraus resultieren anhaltende Kreuzschmerzen, mit und ohne pseudoradikuläre Ausstrahlung in die untere Extremität.

Instabilität beim PDS

Instabilität bedeutet Verlust von Stabilität. Im muskuloskelettalen System heißt Instabilität Verlust von Steifigkeit. Da Instabilität mit dem Verlust von Steifigkeit nicht gleichbedeutend mit Schmerz und Behinderung ist, erscheint der Begriff „klinische Instabilität" zutreffender. Als klinische Instabilität beschreiben White u. Panjabi (1978) den Verlust der Fähigkeit, unter physiologischen Bedingungen und alltäglicher Aktivität die normalen Bewegungsmuster einer Wirbelsäule beizubehalten, damit es nicht zu neurologischen Störungen, zu größeren Deformitäten oder zu intolerablen Schmerzen kommt. Diese Definitionen reichen nicht aus, um das Phänomen Instabilität in Zusammenhang mit dem PDS zu erklären. Besonders das Problem der narbig eingemauerten Nervenwurzeln als pathogenetisch wirksamer Faktor ist zu berücksichtigen. Hinzu kommen Instabilitätsmomente durch operativ entfernte Anteile des Bewegungssegmentes.

Neben einer gewissen Überbeweglichkeit spielt auch eine Fehlbeweglichkeit bzw. Dysfunktion des Bewegungssegmentes nach der Bandscheibenoperation eine Rolle. Nicht nur der Bandscheibendefekt mit Spontanausstoßung oder operativer Entfernung von biomechanisch wichtigem Gewebe aus dem Zwischenwirbelabschnitt ist von Bedeutung, sondern auch die veränderte motorische Steuerung infolge durchtrennter Nerven und desinserierter autochtoner Muskeln. Immobilisationsschäden durch schmerzbedingte Ruhigstellung und Inaktivität kommen hinzu.

Ursachen für die Instabilität nach Diskotomie sind:
- Bandscheibendefekt – Defektdestabilisierung,
- Denervierung, Muskeldesinsertion – neuromuskuläre Destabilisierung,
- Immobilisation.

Bandscheibendefekt. Der bedeutendste Faktor für die postoperative Segmentinstabilität ist der Bandscheibendefekt. Mit der Spontanausstoßung (Prolaps) oder operativen Entfernung von Bandscheibengewebe aus dem Zwischenwirbelabschnitt ist die Integrität des biomechanischen Systems Bandscheibe gestört. Untersuchungen von White u. Panjabi (1978), Pope u. Mitarb. (1980) und Krag u. Mitarb. (1987) haben im Experiment das veränderte biomechanische Verhalten nach Verlust von Bandscheibengewebe nachgewiesen. Der regelmäßige Wechsel von Be- und Entlastung mit Ernährung des Bandscheibengewebes ist nicht mehr möglich. Die Bandscheibe pendelt sich auf ein Belastungsniveau ein, an das sich die umgebenden Strukturen besonders Wirbelgelenke und Nervenwurzeln adaptieren müssen. Die Höhenminderung des Zwischenwirbelabschnitts stellt an und für sich einen normalen Alterungsvorgang dar, der nicht unbedingt mit Beschwerden einhergehen muss. Postoperativ entwickelt sich dieser Zustand jedoch plötzlich mit folgenden Veränderungen:
- Das Segment wird lordotisch.
- Das Foramen intervertebrale verengt sich.
- Der obere Gelenkfortsatz (aszendierende Facette) nimmt Kontakt mit der austretenden Nervenwurzel auf. Dieser Effekt verstärkt sich bei weiterer Lordosierung.

Mit einer besonderen postoperativen Instabilität ist zu rechnen, wenn tragende Anteile der Gelenke oder die Interartikularportion des Wirbelbogens reseziert werden. In diesen Fällen ist direkt oder als Zweiteingriff eine Fusion erforderlich.

Denervierung und Muskeldesinsertion. Das Ausmaß der Muskeldesinsertion und Denervierung hängt von der Größe des Operationssitus ab. Je größer der Eingriff ist, umso mehr autochthone Muskeln, insbesondere der M. multifidus und Nerven, vor allem der R. dorsalis, werden durchtrennt. Die Folge ist eine Minder- und Fehlfunktion. Nach Bogduk (2000) wirken die Rückenmuskeln in vielfacher Weise stabilisierend: Einmal verhindern sie durch Kontraktion eine drohende Verschiebung von dorsal nach ventral, außerdem üben sie komprimierende Kräfte auf die Lendenwirbelsäule aus. Die Muskelkontraktion vermindert das Bewegungsausmaß und verkleinert die neutrale Zone des Bewegungssegmentes (Wilke u. Mitarb. 1995). Nach einer lumbalen Bandscheibenoperation mit dorsalem Zugang ändert sich die Situation grundsätzlich. Untersuchungen an operierten Patienten (Grifka 2000) haben gezeigt, dass Patienten mit PDS im Vergleich zum Normalkollektiv ein geringeres Drehmoment und einen geringeren Impuls bei der reklinatorischen Anspannung der Rückenmuskulatur entwickeln, also eine geringere Kraftentwicklung pro Sekunde zeigen. Es fand sich eine Asymmetrie der Innervation im Rechts-Links-Vergleich bei den operierten Patienten.

Immobilisation. In der postoperativen Phase kommt es zu einer allgemeinen Schwächung der segmentstabilisierenden Rumpf- und proximalen Extremitätenmuskulatur. Diese addiert sich zur präoperativen schmerzbedingten Immobilisation des Patienten. Der Immobilisationsschaden wird noch verstärkt, wenn prä- und postoperativ Orthesen zum Einsatz kommen. Zur Prävention des perioperativen Immobilisationsschadens sollte deswegen vor und nach der Operation ein Muskeltrainingsprogramm durchgeführt werden, das auf keinen Fall zusätzliche Schmerzen und Störungen im erkrankten bzw. operierten Segment hervorruft. Geeignet sind vor allem isometrische Übungen aus der Entlastungshaltung.

Klinische Relevanz

Bandscheibendefekt, Denervierung, Muskeldesinsertion und Immobilisationsschaden führen zu einer funktionellen Störung, die in der Regel Schmerzen verursachen. Es handelt sich um eine postoperative diskogene und neuromuskuläre Destabilisierung im lumbalen Bewegungssegment. Maßgebend für diese Störung ist nicht eine Überbeweglichkeit sondern die Dysfunktion mit pathologischen Bewegungsmustern bei normaler Belastung. Das heißt, bei Vorneigung oder Rückneigung kommt es neben der Kyphosierung bzw. Lordosierung zu einer zusätzlichen ungesteuerten Translation. Besonders anfällig für pathologische Bewegungsmuster beim PDS ist die Rotation. Die neuromuskuläre Dysfunktion wird durch den postoperativen Bandscheibendefekt noch potenziert. Wenn eine Bandscheibe durch Substanzverlust gesintert ist, stellt sich eine neue Bewegung auf verändertem Niveau ein. Drehpunkt und Achsen für verschiedene Bewegungsabläufe verschieben sich, der Drehpunkt für Flexion und Extension wandert nach dorsal (Steffen u. Mitarb. 1991). Dorsale Elemente, vor allem im Foramen intervertebrale werden dann schon bei normaler Lordosierung komprimiert.

Eine klinische Relevanz ist nur gegeben, wenn durch die postoperativen Form- und Funktionsstörungen nozizeptive Strukturen in Mitleidenschaft gezogen werden, d. h. es müssen auch Schmerzen damit verbunden sein.

In der Tat gibt es Instabilitäten mit vermehrter Aufklappbarkeit der Bandscheibe ohne wesentliche Beschwerden und umgekehrt. Es kommt darauf an, ob durch die Dysfunktion auch entsprechende neurale Elemente gereizt werden, wie z. B. eine von Narben eingeschlossene unbewegliche vorgeschädigte Nervenwurzel oder Nozizeptoren in der Wirbelgelenkkapsel. Wenn solche Nervenelemente gereizt werden, so entwickelt sich durch den Wiederholungsfaktor bei alltäglichen Bewegungen rasch ein chronischer Schmerz. Das Chronifizierungspotential ist beim Postdiskotomiesyndrom besonders groß.

Die am häufigsten vom PDS betroffenen Bewegungssegmente sind L4/5 und L5/S1. Mit einer Instabilität des Zwischenwirbelabschnitts L5/S1 werden gleich 2 Nervenwurzeln irritiert und zwar die traversierende S1-Wurzel dorsolateral im Wirbelkanal und die austretende L5-Wurzel lateral im Foramen intervertebrale. Narbige Verklebungen dieser Wurzeln mit der L5/S1-Bandscheibe dorsal und dorsolateral verstärken diesen Effekt.

Bei L4/5 sind am Unterrand der Bandscheibe die Wurzel L5 im Wirbelkanal und lateral im Foramen intervertebrale L4/5 die L4-Wurzel betroffen. Die vom Bogen L5 aufsteigende (aszendierende) Facette schiebt sich nach kranial und drückt auf die austretende traversierende L5-Wurzel. Dieser Effekt wird noch verstärkt, wenn – wie bei bei der Spinalkanalstenose – der mediale Anteil der aszendierenden Facette arthrotisch verdickt ist.

Intrathekal verlaufende Spinalnerven in Bandscheibenhöhe haben mehr Ausweichmöglichkeiten im Durasack; es sei denn, sie sind im Rahmen einer Arachnopathie mit dem Durasack verklebt.

Instabilitäten L3/4 und höher haben nicht diese Konsequenzen, weil die ggf. narbig verklebten Nervenwurzeln nach ihrem Austritt aus dem Durasack im Wirbelkanal nicht über die ggf. operierten Bandscheiben ziehen.

Diagnostik

Klinische Diagnostik

Das Postdiskotomiesyndrom ist durch eine gemischt radikulär, pseudoradikuläre Symptomatik gekennzeichnet, in die mehrere Nervenwurzeln einbezogen sind. Neurologische Ausfälle sind auch auf die vorangegangene Operation zurückzuführen und können nicht unbedingt dem aktuellen Krankheitsbild zugeordnet werden. Im **Mittelpunkt** stehen **Schmerzen**. Schwere neurologische Störungen sind eher selten. Die Nervenwurzeln werden durch narbige Stränge zwar stranguliert, aber nicht vollständig abgeschnürt. Auch bei starken Vernarbungen über mehrere Segmente finden sich in der Regel keine Kaudasymptome, obwohl der Durasack oft erheblich eingeschnürt ist. Die pseudoradikuläre Komponente resultiert aus der Segmentinstabilität mit Irritation der Wirbelgelenkkapseln und aus der Irritation des R. meningeus und des dorsalen Spinalnervs, die bei der Operation teilweise oder komplett durchtrennt worden sind und sich mit ihren traumatisierten Nervenendigungen im Narbenbereich befinden.

Die festsitzenden Nervenwurzeln und -endigungen erlauben dem Betroffenen nur wenig Spielraum: Die bindegewebigen Stränge an Dura und Nervenwurzeln sind mit Klingelzügen vergleichbar, die bei jeder unbedachten Bewegung betätigt werden. Die mechanisch induzierte Wurzelreizung durch Zerrung, Kompression und Strangulation ruft entzündliche Veränderungen an der Nervenwurzel hervor, die mit ihrer Schwellung den Reserveraum im Wirbelkanal weiter einengen. Der Circulus vitiosus ist in Gang gesetzt. Beeinträchtigt ist in erster Linie die Gleitfähigkeit der Nervenwurzel S1 über der Bandscheibe L5/S1 sowie die intrathekal verlaufende Nervenwurzel L5 über der Bandscheibe L4/5, was sich besonders bei der Rumpfbeuge nach vorn und beim Anheben des gestreckten Beines und beim sog. Langsitz bemerkbar macht. Bei ausgeprägtem Postdiskotomiesyndrom ist das Zeichen nach Lasègue beidseits schon bei 10–20° positiv. Die Verschieblichkeit von Dura und Nervenwurzeln ist im Wirbelkanal oft so gering, dass sogar schon eine Vorneigung des Kopfes die typischen Beschwerden auslöst. Sekundär einbezogen sind angrenzende Strukturen des Skelettabschnitts, vor allem die Kreuzbeindarmbeinfugen. Sie werden zum einen durch die operationsbedingte Dysfunktion der Rumpf- und proximalen Extremitätenmuskeln in Mitleidenschaft gezogen und zum anderen durch den ggf. operationsgeschädigten R. dorsalis der Nervenwurzel S1, der für die Innervation der Kreuzbeindarmbeinfugen mitverantwortlich ist (Kissling u. Michel 1997). Patienten mit einem ausgeprägten Postdiskotomiesyndrom sind in ihrer Leistungsfähigkeit erheblich beeinträchtigt. Sie können weder richtig Sitzen, Stehen noch Liegen. Da gravierende neurologische Ausfälle meistens fehlen, werden diese Patienten oft als Rentenneurotiker und psychisch überlagert eingestuft.

Ständige Schmerzen und die Behinderung im Beruf, in der Freizeitgestaltung und bei alltäglichen Bewegungen führen schließlich zu einem beruflichen und sozialen Abstieg, der sich unter anderem auch in der erhöhten Suizidbereitschaft dieser Patientengruppe ausdrückt.

Symptome beim PDS sind:
- bilaterale, gemischt radikulär, pseudoradikuläre Symptomatik,
- doppelseitiges, positives Lasègue-Zeichen,
- Rumpfvorneigung und Langsitz sind beeinträchtigt,
- Verziehungen des Durasackes und epidurale Narben im CT und MRT,
- epidurales Fett durch Narbe ersetzt.

Bildgebende Diagnostik

Röntgenübersichtsaufnahmen zeigen in der Regel einen verschmälerten Zwischenwirbelabschnitt mit Zeichen der Spondylose und Osteochondrose. In der a.-p. Aufnahme sieht man das ggf. knöchern erweiterte interlaminäre Fenster, ggf. fehlt eine Hälfte des Bogens (Zustand nach Hemilaminektomie).

CT und MRT. Beide Verfahren sind aussagekräftiger. Wenn ein Rezidivprolaps ausgeschlossen ist, gilt es beim Postdiskotomiesyndrom, das Narbengewebe im Epiduralraum qualitativ und quantitativ zu erfassen. Die Kernspintomographie ist zusammen mit der Gadoliniumkontrastdarstellung zur Differenzierung zwischen Narbe, einem Rezidiv bzw. Restprolaps dem CT überlegen. Nach der Gadoliniuminjektion findet sich im Narbengewebe eine Signalzunahme gegenüber dem nicht durchbluteten Prolapsgewebe. Epidurales Fett fehlt in den operierten Abschnitten. Dura und Nervenwurzel sind, soweit sichtbar, zur lateralen Wirbelkanalwand der operierten Seite verzogen. Der Narbenbefund im MRT und CT ist nur in Korrelation mit dem klinischen Befund zu werten. Umgekehrt können schon wenige Narbenstränge, die sich im CT oder MRT kaum bemerkbar machen, starke Beschwerden hervorrufen, wenn sie eine ungünstige Zugrichtung haben. Es gibt Gradeinteilungen der Narbenentwicklung beim Postdiskotomiesyndrom je nach Ausdehnung der Narbe von kranial nach kaudal und nach Ausmaß der Verziehung des Durasackes (Ross u. Mitarb. 1996). Die Klassifikation bzw. Schweregradeinteilung erfolgt jedoch nach klinischen Gesichtspunkten, da die Narbe als solche in ihrem Ausmaß nicht für die Schwere der Erkrankung beim Postdiskotomiesyndrom verantwortlich zu machen ist (Abb. 10.**114 a–d**).

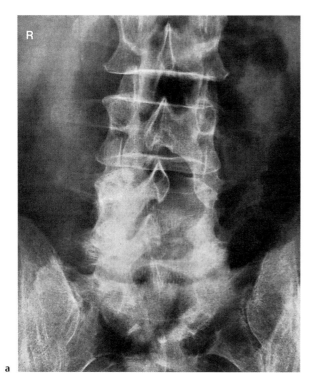

Abb. 10.114 a–d 46-jähriger Patient mit Postdiskotomiesyndrom. Zustand nach dreifacher Bandscheibenoperation wegen Verwachsungsbeschwerden, Hemilaminektomie von L4 und L5 mit Fettlappenplastik, weiterhin Beschwerden.
a A.-p. Röntgenaufnahme der LWS. Zustand nach Hemilaminektomie von L4 und L5 links mit Abtragung der medialen Facettenanteile.
b–d CT: Zustand nach Hemilaminektomie von L4 und L5 links mit Fettlappenplastik. Fettgewebe (schwarz) findet sich dorsal im Narbenbereich. Im linkslateralen Rezessus kleben Durasack, linke S1-Wurzel und knöcherne Wirbelkanalwand weiterhin zusammen.

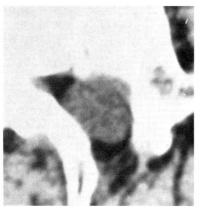
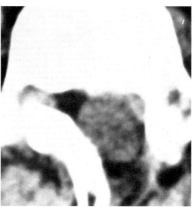
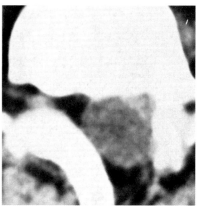

Schweregrade

Ähnlich wie bei der Arthrose, Osteoporose und Spinalkanalstenose gibt es auch beim Zustand nach der lumbalen Bandscheibenoperation verschiedene klinische Zustände mit einem Spektrum, das von der völligen Symptomlosigkeit bis zum Postdiskotomiesyndrom mit dem Schweregrad III reicht. Man unterscheidet einen Zustand nach Diskotomie ohne Krankheitswert vom Postdiskotomiesyndrom mit abgestuften Schweregraden. Ähnlich wie bei der Arthrose und Spinalkanalstenose spricht man auch von einem kompensierten oder dekompensierten Zustand.

Restischialgie

Von den eigentlichen Beschwerden beim Postdiskotomiesyndrom, verursacht durch Narben und Instabilität, sind die Restsymptome der Nervenwurzelkompression zu differenzieren, die schon vor der Operation vorhanden waren. Das Weiterbestehen von Wurzelreizerscheinungen beweist die druckbedingte Leitungsstörung des Nervs. Dazu zählen Hypästhesien, Reflex- und Bewegungsstörungen, die sich – wenn überhaupt – erst nach mehreren Monaten geben.

Zum **postischialgischen Symptomenkomplex**, der sowohl nach operativ als auch konservativ behandelter Ischialgie auftritt, gehören ferner vegetative Erscheinungen im betroffenen Bein und Blutumlaufstörungen. Nach einem S1-Syndrom entsteht mitunter vorübergehend eine Neigung zu Wadenkrämpfen. Diese postischialgischen Beschwerden zeigen eine spontane Rückbildungstendenz und sprechen auf Interferenzstrombehandlung sowie lumbale Grenzstrangblockaden gut an. Beim Postdiskotomiesyndrom mit unterschiedlichen Schweregraden ist es schwierig, die residuellen Symptome der präoperativen Wurzelkompression von den neu hinzugekommenen Beschwerden durch Narbenzug und Instabilität zu differenzieren. Für die Klassifikation wird letztlich immer der Gesamtzustand bewertet.

PDS kompensiert

Wie unsere Untersuchungen gezeigt haben, ist kein Patient nach der lumbalen Bandscheibenoperation völlig beschwerdefrei. Auch nach mehreren Jahren bestehen noch residuelle Hypästhesien, Reflexstörungen oder hin und wieder ein Ziehen im operierten Segment nach besonderen Anstrengungen, aber auch nach Klimaveränderungen. Diese Beschwerden sind ohne besonderen Krankheitswert. Das operierte Bewegungssegment und die neurologischen Strukturen finden sich hier im kompensierten Zustand. Die Übergänge zum Postdiskotomiesyndrom I. Grades mit zwar geringem aber registrierbarem Krankheitswert sind fließend.

PDS Schweregrad I

Bei einem mit PDS mit Schweregrad I haben die Patienten regelmäßig belastungsabhängige Schmerzen und müssen gelegentlich Schmerzmittel einnehmen. Wegen der Einschränkung der Leistungsfähigkeit sind sie von Schwerarbeit und Leistungssport ausgeschlossen. Zeiten geringer oder fehlender Beschwerden, die dem kompensierten PDS entsprechen, wechseln mit Zeiten stärkerer Schmerzen und Beeinträchtigungen ab, die ggf. dem Schweregrad II zuzuordnen sind (s. Tab. 10.18, S. 342).

PDS Schweregrad II

Beim Schweregrad II bestehen Ruheschmerzen, die sich bei Belastung deutlich steigern. Der Lasègue ist positiv, was bedeutet, dass die Patienten sich nicht mehr ungehindert bewegen können. Beim Bücken, Heben, Tragen, Schuhe anziehen usw. treten positionsabhängige Schmerzen auf, die eine regelmäßige Medikamenteneinnahme erfordern. Patienten mit dem PDS Schweregrad II sind in ihrer Leistungsfähigkeit deutlich eingeschränkt und meistens für bestimmte Tätigkeiten berufsunfähig (s. Tab. 10.18, S. 342).

PDS Schweregrad III

Ein Schweregrad III tritt meist nach wiederholter lumbaler Bandscheibenoperation mit Neurolyse und Eingriff an mehreren Segmenten auf. Diese Patienten haben starke andauernde Schmerzen und müssen deswegen stark wirksame Medikamente der WHO-Stufe III einnehmen. Der Lasègue-Test ist unter 30° positiv. Dies bedeutet erhebliche Einschränkung bei allen Verrichtungen des täglichen Lebens. Die Patienten benutzen häufig Gehhilfen, um das operierte Segment zu entlasten. Sie können einer regelmäßigen beruflichen Tätigkeit nicht mehr nachgehen (s. Tab. 10.18, S. 342).

Therapie

Konservativ-minimalinvasive Therapie

Im Vordergrund der konservativen Therapie stehen zunächst einfache Mittel wie Schmerzlinderung durch Analgetika, Antiphlogistika und Wärmeapplikation. Das Schema entspricht dem bei Rückenschmerzpatienten ohne vorangegangene Bandscheibenoperation. Mit Massage, Extensionsbehandlung und manueller Therapie sollte man zurückaltend sein, da es durch diese Bewegungen immer wieder zu Irritation der strangulierten Nervenwurzeln kommt. Besser noch als eine allgemeine antiphlogistische Therapie ist die lokale Applikation schmerzstillender und entschwellender Mittel in die betroffenen Stellen des Bewegungssegmentes. Besonders bewährt hat sich die epidural-perineurale Injektion mit Infiltration des Antiphlogistikums direkt in die Umgebung der Nervenwurzeln im Narbenbereich (Krämer u. Nentwig 1999). Bei einer Symptomatik mit vorwiegender Beteiligung der Wurzeln S1 kann auch eine epidural-sakrale Umflutung eingesetzt werden.

Um die zweite pathogenetische Komponente beim Postdiskotomiesyndrom, die Instabilität, anzugehen, kann man den Versuch mit einer Rumpforthese vornehmen. Geeignet erscheinen stabile Flexionsorthesen, welche eine Entlastung der dorsalen Anteile des Bewegungssegmentes bringen. Parallel ist eine isometrisch stabilisierende Krankengymnastik mit Übungen aus der Entlastungshaltung wichtig.

Operative Therapie

Die alleinige Lösung der Narben von der lateralen Wirbelkanalwand als Radikolyse hat sich nicht bewährt (McCulloch 1998, Postaccini 1998, Wilkinson 1992, Krämer 1997). Nach dem Eingriff entstehen nach einem Intervall erneut Narben mit noch stärkerer Retraktion und entsprechend verstärkten Beschwerden. Bei der Revisionsoperation wird die abschließende Interposition von Adcon-L (Ross u. Mitarb. 1996.) bzw. eines freien Fettlappens (Krämer 1997) als Interponat zwischen der lateralen Durawand bzw. Nervenwurzel und der Wirbelkanalwand empfohlen. Es entsteht zwar eine neue Narbe, diese ist jedoch elastischer und bietet ähnlich dem epiduralen Fettgewebe eine Verschiebeschicht zwischen Dura und Wurzelrand auf der einen Seite und Wirbelkanalwand auf der anderen Seite.

Mit der **Fusionsoperation** wird die zweite Komponente des Postdiskotomiesyndroms, die Instabilität, beseitigt. Mit der knöchernen Befestigung des betroffenen lumbalen Bewegungssegmentes reduzieren sich die relativen Bewegungen zwischen Wirbelkanal und adhärenten Nervenwurzeln. Da nach einer reinen dorsalen bzw. ventralen Fusion immer noch eine Restbeweglichkeit zwischen Wirbelkanalwand und Narbe verbleibt, hat sich die dorsoventrale Fusionsoperation als Standardeingriff beim Postdiskotomiesyndrom etabliert. Die Indikation zu den genannten Eingriffen muss genau überlegt und durch verschiedene Tests, z.B. Radikulographie, probatorische Rumpfgipsversorgung oder ggf. Fixateur externe überprüft werden (s. Kap. 10.4.6).

Verlauf und Prognose

Der Langzeitverlauf des nicht operativ behandelten Postdiskotomiesyndroms sowohl im Hinblick auf das klinische Untersuchungsergebnis als auch bezüglich der Eigeneinschätzung der Patienten weist eine Besserungstendenz auf (Willburger u. Mitarb. 1998). Die Patienten werden im Laufe der Jahre zwar nicht beschwerdefrei, jedoch reduziert sich der Schweregrad zum Beispiel von Grad III auf Grad II oder von Grad II auf Grad I. Im günstigsten Fall von Grad III auf Grad I. Neben der Verfestigung der Bewegungssegmente mit zunehmendem Alter, die auch für das operierte Segment gilt, kommt es zur Adaptation der Nerven an die narbige Umgebung. Ob man durch Neurolyse mit Adcon-L, Fettlappeninterposition oder durch dorsoventrale Fusion den Besserungsvorgang beim Postdiskotomiesyndrom beschleunigen kann, ist noch nicht durch entsprechende Langzeituntersuchungen belegt.

Literatur

Bogduk, N. (2000): Klinische Anatomie von Lendenwirbelsäule und Sakrum. Springer, Berlin

Cauchoix, J., C. Ficat, B. Girard (1978): Repeat surgery after disc excision. Spine 3: 256–259

Cooper, R., W. Mitchell, K. Illingworth, W. Forbes, J. Gillespie, M. Jayson (1991): The role of epidural fibrosis and defective fibrinolysis in the persistence of postlaminectomy back pain. Spine 16: 1046

Cooper. R. (1995): Herniated intervertebral disc associated periradicular fibrosisis. Spine 20: 591–598

Frederickson, R.C.A. (1996): Association between peridural scar and recurrent radicular pain after lumbar discotomy: magnetic resonance evaluation. Neurosurgery 38

Gill (1984): Spine Up Date Univ. of Calif. Press

Gill, G.G., L. Sakovich, E. Thompson (1979): Pedicle fat grafts for the prevention of scar formation after laminectomy: An experimental study in dogs. Spine 4: 176–186

Grifka, J. (2000): Das Postdiskotomiesyndrom. In: Reichel, H., W. Zipp, W. Hein: Wirbelsäulenchirurgie. Steinkopf, Stuttgart

He, Y., M. Revel, B. Loty (1995): A quantitative model of postop. Laminectomy scar formation. Effects of a non-steroidal aniinflammatory drug. Spine 20: 557–563

Hinton, J.L., D. Warejcka, Y. Mei u. Mitarb. (1995): Inhibition of scar formation after lumbar laminectomy in the rat. Spine 20: 564–570

Hopp, E., P.M. Tsou (1988): Postdecompression lumbar instability. Clinic Orthop 227: 143–151

Jacobs, R.R., O. Mcclain, J. Neff (1980): Control of postlaminectomy scar formation. Spine 5: 223–229

Jensen, M.C., M.N. Brant-Zawaski, N. Obuchowski u. Mitarb. (1994): Magnetic resonance imaging of the lumbar sin in people without back pain. N Engl J Med 331: 69–73

Kissling, R., B. Michel (1997): Das Sakroiliakalgelenk. Enke, Stuttgart

Krag, M.H., R.E. Seroussi, D.G. Wilder, M.H. Pope (1987): Internal displacement distribution from in vitro loading. Spine 12: 1001

Krämer, J. (1987): Das Postdiskotomiesyndrom. Z Orthop Grenzgeb 125: 622–625

Krämer, J. (1997): Bandscheibenbedingte Erkrankungen. 4. Aufl. Thieme, Stuttgart

Krämer, J., C. Nentwig (1999): Orthopädische Schmerztherapie. Enke, Stuttgart

La Rocca, H., I. Macnab (1974): The laminectomy membrane. J Bone Joint Surg 56-B: 545–550

Lawson, K.J., J.L. Malycky, J.L. Berry u. Mitarb. (1991): Lamina repair and replacement to control laminectomy membraneformation in dogs. Spine 16: 222–226

Lee, C.K. (1983): Lumbar spinal instability (Olisthesis) after extensive posterior spinal decompression. Spine 8: 429–433

Lee, C.K., H. Alexander (1984): Prevention of postlaminectomy scar formation. Spine 9: 305–312

Lewis, P.J., B.K.A. Weir, R.W. Broad, M.G. Grace (1987): Long term prospective study of lumbosacral disectomy. J Neurosurg 67: 49–54

Ludwig, J. (2003): Anatomische Grundlagen zur Mikrochirurgie des lumbalen Bandscheibenvorfalls. Habilitationsschrift Bochum

MacMillan, M., S. Stauffer (1991): The effect of omental pedicle graft transfer on spinal microcirculation and laminectomy membrane formation. Spine 16: 176–180

Macnab, I., H. Cuthbert, C. Godfrey (1977): The incidence of denervation of the scaro-spinales muscles following spinal surgery. Spine 2: 294–298

McCulloch, J.A. (1998): Comoplications (adverse effects) in lumbar microsurgery. In: McCulloch, J.A.: Essentials of spinal microsurgery. Lippincott Raven, Philadelphia: 503–529

McKinstry, C.S., K.E. Bell (1990): The failed back syndrome: The diagnostic contribution of computed tomography (59): 122–130

Olmarker, K., B. Rydevik (1993): Biochemical influence of nucleus pulposus on cauda equine nerve roots. Spine 18: 1425–1432

Pope, J., J. Rosen, D. Wilder, J. Frymoyer (1980): Biomechanical and psychological factors in patients with low back pain. Spine 5: 173

Pope, M.H., J.W. Frymoyer, M.H. Krag (1992): Diagnosing Instability. Clin Orthop 279: 60–67

Postacchini, F. (1988): Lumbar Spinal stenosis. Springer, New York

Postacchini, F. (1998): Lumbar disc herniation. Springer, Berlin

Rantanen, J., M. Hurme, B. Falck u. Mitarb. (1993): The lumbar multifidus muscle five years after surgery for lumbar intervertebral disc herniation. Spine 18: 568–574

Ross, J., J. Robertson, R. Frederickson (1996): Association between peridural scar and recurrent radicular pain after lumbar discectomy. MRI evaluation. Neurosurg 38: 855–863

Rydevik, B. (1990): Etiology of sciatica. In: Weinstein, J., S. Wiesel: The lumbar spine. Saunders, Philadelphia

Shaw, M.D.M., J.A. Russel, K.W. Grossart (1978): The changing pattern of spinal arachnoiditis. J Neurol Psychiat 41: 97–107

Sihvonen, T., A. Herno, L. Paljarvi u. Mitarb. (1993): Local denervation atrophy of paraspinal muscles in postoperative failed back syndrome. Spine 18: 575–581

Songer, M.N., L. Ghosh, D.L. Spencer (1990): Effects of sodium hyaluronate on peridural fibrosis after lumbar laminotomy and discectomy. Spine 15: 550–554

Songer, M.N., W. Rauschning, E.W. Carson, S. M. Pandit (1994): Analysis of peridural scar formation and its prevention after lumbar laminotomy and discectomy in dogs. Spine 20: 571–580

Sotiropoulos, S., N.I. Chafetz, P. Lang u. Mitarb. (1989): Differentiation between postoperative scar an recurrent disc herniation: Prospective comparison of MR, CT and contrast-enhaanced. CT AJNR 10: 639–643

Spangfort, E.V. (1972): The lumbar disc herniation: a computer-aided analysis of 2504 operations. Acta Orthop Scand Supp 142

Steffen, R., R.H. Wittenberg, L.P. Nolte, A. Hedtmann, D. Kolditz, Th. Herchenbach (1991): Experimentelle Untersuchungen zur Drehpunktveränderung des Bewegungssegmentes nach Bandscheibenausräumung. Z Orthop 129: 248–254

Trattnick, S., J. Krämer, M. Mühlbauer, F. Kainberger, H. Imhof (1993): Bildgebende Diagnostik nach spinaler Diskushernienoperation. Radiol 33: 573–580

Tullberg, T., P. Grane, J. Rydber, J. Isaacson (1994): Comparison of contrast enhaned computed tomography and gadolinium-enhanced magnetic resonance imaging one year after lumbar discectomy. Spine 19: 183–188

Waddell, G., S. Reilly (1988): Assessment of the outcome of low back surgery. J Bone Joint Surg B-70: 723

White, A., M. Panjabi (1978): Clinical biomechanics of the Spine. Lippincott, Philadelphia

Wilke, H.J. u. Mitarb. (1995): Stability increase of the lumbar spinie with different muscle groups. Spine 20: 192–198

Wilkinson, H.A. (1992): The failed back syndrome. Harper & Row, New York

Willburger, R.E., R.H. Wittenberg, R. Steffen (1998): Langzeitverlauf rückenoperierter Problempatienten. 47. Jahrestagung Norddt. Orthopädenvereinigung, 18.-20. Juni 1998 in Leipzig, Vortrag Nr. 71

Yong-Hing, K., J. Reilly, V. DeKomoropay, W.H. Kirkaldy-Willis (1980): Prevention of nerve root adhesions after laminectomy. Spine 5: 59–64

10.4.9 Rückenschule

C.H. Ullrich, A.B. Flothow und S. Authorsen

Definition

Die Rückenschule ist ein Verhaltenstrainingsprogramm zur primären, sekundären und tertiären Prävention von Rückenschmerzen. Das Hauptziel der Rückenschule ist es, rückenbelastende Haltungs- und Bewegungsmuster im Alltagsverhalten – z. B. beim Heben oder Sitzen – zu reduzieren und wirbelsäulengerechte Körperhaltungen und Bewegungsformen aufzubauen. Dies unterscheidet die Rückenschule von den Kursen zur Wirbelsäulengymnastik oder Rückenfitness, die ihren Schwerpunkt auf der Durchführung von gymnastischen Übungen haben. Während die präventive Rückenschule das Auftreten von unspezifischen Rückenschmerzen primär verhindert will (primäre Prävention), sollen in der orthopädischen Rückenschule (sekundäre und tertiäre Prävention) Rezidive vermeiden und bestehende chronische Beschwerden gemildert werden. Die Sekundärprävention ist die klassische Indikation für Rückenschulprogramme und hat die weiteste Verbreitung gefunden. In Deutschland werden Rückenschulprogramme mit tertiärpräventiver bzw. rehabilitativer Zielsetzung überwiegend im Rahmen von stationären Heilbehandlungen angeboten. Der Übergang zu sog. multimodalen Behandlungskonzepten (Basler u. Kröner-Herwig 1998) ist fließend.

Rückenschmerzen

Pathogenese

Rückenschmerzen können plötzlich oder ganz allmählich auftreten. Bei über 90% der Betroffenen lassen sie innerhalb weniger Wochen auch ohne Behandlung nach. Sie kehren allerdings nach einiger Zeit – meist intensiver – zurück.

Bei den Rückenschmerzen sind 80% unspezifisch, das heißt, es können keine eindeutigen pathologisch anatomischen Veränderungen als Auslöser nachgewiesen werden (Lühmann u. Mitarb. 1998). Fehlende Kausalitätsfaktoren erschweren die Identifikation von Risikofaktoren.

Mit Rückenschmerzen positiv korreliert sind folgende Faktoren (Heliövaara 1989, Croft u. Mitarb. 1996, Krämer 2002):
- Alter zwischen 30 und 50 Jahren,
- schweres Heben,
- Autofahren,
- Rauchen,
- bandscheibenbelastende Tätigkeiten in Beruf und Freizeit,
- Haltungskonstanz,
- psychosoziale Faktoren wie Depressivität und Stress.

Falsches Haltungs- und Bewegungsverhalten spielen bei der Entstehung und Aufrechterhaltung von Rückenschmerzen eine große Rolle. Rückenbelastendes Verhalten in Beruf und Freizeit kann zu Schmerzen und vorzeitigen degerativen Veränderungen führen. Durch Verhaltensänderung und einen Bewusstseinswandel können Rückenschmerzen reduziert und vorzeitiger Verschleiß vermieden werden.

Epidemiologie

Rückenschmerzen zählen zu den am weitesten verbreiteten Beschwerden in den industrialisierten Ländern. Neben einer Verminderung der Lebensqualität der betroffenen Menschen durch Rückenschmerzen und herabgesetzter Beweglichkeit ist die erhebliche volkswirtschaftliche Belastung von Bedeutung.

In den alten Bundesländern leiden 40% aller Erwachsenen unter Rückenschmerzen (Punktprävalenz), innerhalb eines Jahres 70% (Periodenprävalenz). Die Lebenszeitinzidenz liegt bei 80% (Raspe u. Kohlmann 1994). Etwa die Hälfte dieser Menschen sucht wegen der Beschwerden einen Arzt auf. Bei den Orthopäden stellen Rückenschmerzen die mit Abstand häufigste Diagnose dar; 2,6% ihrer Patienten sucht die Praxis aufgrund von Rückenschmerzen auf (Zentralinstitut für die kassenärztliche Versorgung 2000). Mehr als 80.000 Menschen lassen sich jährlich wegen unerträglicher Rückenschmerzen – ohne Garantie auf langfristige Linderung der Beschwerden – operieren. Ein Viertel aller Leistungen zur medizinischen Rehabilitation wird von der Rentenversicherung für chronische Rückenschmerzen erbracht. Rückenschmerzen sind mit Abstand die häufigste Ursache für Arbeitsunfähigkeit. Und auch bei den Kosten, die durch Arbeitsunfähigkeit entstehen, liegt diese Krankheitsgruppe mit Abstand an erster Stelle (Bundesministerium für Gesundheit 1999).

Orthopädische Rückenschule

Geschichte der Rückenschule

Jacques-Matthiew Delpech (1777–1832) gilt als der Urvater der Rückenschule. Er gründete 1825 in der Nähe von Montpellier, Frankreich, ein Institut für Menschen mit Rückenbeschwerden, welches Peltier (1983) als „Classic Back School" bezeichnete.

Die Untersuchungen zur Biomechanik der Wirbelsäule des schwedischen Orthopäden Alf Nachemson (1965) bilden die wissenschaftliche Grundlage der Rückenschule. Gemeinsam mit der Physiotherapeutin Marianne Zachrisson-Forssell formulierte Nachemson Empfehlungen zur Haltung und Bewegung seiner Wirbelsäulenpatienten, die in Gruppen darüber unterrichtet wurden. Im Jahre 1969 wurde die erste Rückenschule am Danderyd-Hospital in Stockholm, Schweden – die Svenska Ryggskola – unter der Leitung von Zachrisson-Forssell (1980, 1981) gegründet. Aufgrund der Erfolge mit diesem Konzept, welches von Berquist-Ullmann u. Larsson (1977) evaluiert wurde, sind innerhalb weniger Jahre überall in Skandinavien Rückenschulen gegründet worden.

Auch im nordeuropäischen und nordamerikanischen Raum fand der schwedische Ansatz schnell Verbreitung: in Irland am Ulster Hospital in Belfast (Williams 1977), in den Niederlanden am Jan-van-Breemen-Institut in Amsterdam (Lankhorst u. Mitarb. 1983, 1985), in Oxford, England (Moffett u. Mitarb. 1986), am Women's-College-Hospital in Toronto, Kanada, unter der Bezeichnung „Canadian Back Education Units" (Hall 1980, Hall u. Iceton 1983) in San Francisco, USA, als „California Back School" (White 1983) und in Anlehnung an das Konzept von White in Dallas (Selby 1983), in Boise, Idaho (Grimes u. Mitarb. 1980) und in Hattiesburg, Mississippi (Attix u. Tate 1979).

Für den deutschsprachigen Raum waren neben den Erkenntnissen von Nachemson auch die Forschungen des deutschen Orthopäden Jürgen Krämer (1971, 1994) zum Stoffaustausch an den Bandscheibengrenzen, die Betrachtungen des Schweizer Arztes Alois Brügger (Brügger 1980), der unter anderem den Begriff der Funktionskrankheit prägte sowie die zunehmende Akzeptanz der Manualtherapie und die Forschungsansätze der österreichischen Orthopäden Böhler und Tilscher (Tilscher 1993) von Bedeutung.

In Deutschland gab es schon in den 70er und frühen 80er Jahren des vergangenen Jahrhunderts Ansätze Rückenleiden vorzubeugen, indem Patienten in Gruppen über rückenfreundliche Haltungs- und Bewegungsmuster informiert und sie darin trainiert wurden, sich rückengerecht im Alltag zu verhalten, z.B. in einer Klinik in Bad Bevensen durch den schwedischen Orthopäden Lars Wiräus, an der Rehaklinik in Bad Oeynhausen durch den Sportpädagogen Jürgen Wicharz und unter dem Titel „Gesundheitserziehung in der Kur" in Bad Aibling von dem Orthopäden Bernd Reinhardt (Reinhardt 1983).

In Anlehnung an das Konzept der „California Back School" (White 1983) institutionalisierte Jürgen Krämer Ende 1983 die erste klinische Rückenschule an der orthopädischen Universitätsklinik in Bochum, die „Bochumer Rückenschule". Auch an der orthopädischen Universitätsklinik in Münster wurde 1984 von dem Orthopäden Johann Leweling eine klinische Rückenschule konzipiert.

Die erste ambulante Rückenschule – die „Mettmanner Rückenschule" entstand 1984 unter der Leitung des Orthopäden Carl-Heinz Ullrich und dem Psychologen Christian G. Nentwig in Zusammenarbeit mit der Bochumer Rückenschule (Nentwig u. Mitarb. 2002). Das Kursprogramm der Mettmanner Rückenschule wurde systematisch und mit positiven Ergebnissen evaluiert (Czolbe-Flothow 1987, Nentwig u. Ullrich 2002).

1984 nahm die Sektion „Rückenschule" im Arbeitskreis „Degenerative Wirbelsäulenerkrankungen" der DGOT (Deutsche Gesellschaft für Orthopädie und Traumatologie) bzw. heute der DGOOC (Deutsche Gesellschaft für Orthopädie und Orthopädische Chirurgie) ihre Arbeit auf, welche heute den Namen „Seminar Wirbelsäule-Rückenschule-Schmerztherapie e.V." trägt und einmal jährlich wissenschaftliche Tagungen zum Thema Rückenschule durchführt.

1983 wurde der Deutsche Verband für Gesundheitssport und Sporttherapie e.V. (DVGS) gegründet, der u.a. Kursleiter für die Rückenschule ausbildet.

Seit 1986 besteht das Forum „Gesunder Rücken – besser leben e.V.". Das Forum zielt vor allem auf die fundierte und systematische Ausbildung von Kursleitern für die präventive Rückenschule und publiziert regelmäßig die Zeitschrift „Die Säule". Im Jahr 1991 veranstaltete das Forum „Gesunder Rücken – besser leben" in Salzburg seinen ersten großen internationalen Rückenschulkongress.

Auch der Zentralverband der Krankengymnasten (ZVK) und der Verband der Physiotherapeuten (VPT) bieten ihren Mitgliedern Fortbildungskurse zum Thema Rückenschule an.

Im Jahr 1991 wurde der Bundesverband der deutschen Rückenschule (BdR) e.V. mit der Zielsetzung, einen Dachverband für die in Deutschland angebotenen Rückenschulen zu bilden, gegründet. Wunsch des BdR ist es vor allem, aus den inhaltlichen und organisatorisch unterschiedlichen Rückenschulkonzepten der Berufsverbände ein einheitliches Konzept zur Prävention von Rückenbeschwerden für Anbieter (Rückenschulen), Verbraucher (Rückenschulteilnehmer) und Kostenträger (Krankenkassen, Berufsgenossenschaften und Arbeitgeber) zu schaffen. Der BdR hat bundesweit Fortbildungszentren eingerichtet, in denen Ärzte, Physiotherapeuten, Masseure (Ausbildung nach 1994), Diplom-Sportlehrer, Gymnastiklehrer und Ergotherapeuten mit abgeschlossener Berufsausbildung in einer 60-stündigen Weiterbildung und nach erfolgreich abgeschlossener Prüfung die Rückenschullehrer-Lizenz erwerben können (Frohberger 2002).

Im Jahre 1992 wurde die „Aktion gesunder Rücken" e.V. (AGR) mit Sitz in Bremervörde gegründet. Das Ziel ist vor allem die Verbesserung der „Verhältnisprävention", das heißt der Transfer von Know-how zwischen Industrie, medizinischer Fachwelt und Verbraucher. Zu diesem Zweck vergibt die AGR ein Gütesiegel, das den Therapeuten und den Verbraucher bei der Auswahl von rückengerechten Produkten unterstützen soll. Die AGR schult, qualifiziert und zertifiziert Fachhändler und verbessert damit deren Beratungsqualität.

Organisation und Aufbau

Die orthopädische Rückenschule wird als verhaltensmedizinisches Kursprogramm durchgeführt (Ullrich 2002). Sie wird im Idealfall durch ein Referententeam aus Orthopäde, Physiotherapeut und Psychologe – in der Regel in den Räumen des Physiotherapeuten – betreut. Empfehlenswert ist, die Inhalte der Rückenschule den Kursteilnehmern in 6 Sitzungen, die aufeinander aufgebaut sind, zu vermitteln. Die empfohlene Teilnehmerzahl beträgt 8–12 Personen.

Die Rückenschule wird an 6 Tagen durchgeführt, wobei die ersten 5 Sitzungen im Abstand von einer Woche stattfinden, während zwischen der 5. und 6. Sitzung ein Zeitintervall von 4 Wochen besteht. Der Kurs ist nur als Ganzes zu absolvieren, da die Tage inhaltlich zwingend aufeinander aufgebaut sind. Die Kursdauer beträgt ca. 90 Minuten pro Sitzung, der Preis liegt bei ca. 95,– €, wobei in der Regel ein Teil der Kosten von den Krankenkassen erstattet wird.

Folgende Inhalte sind für Rückenschulprogramme typisch:
- Vermittlung von Kenntnissen zur Anatomie, Physiologie und Pathologie der Wirbelsäule, der Bandscheiben sowie der Rückenmuskulatur und der nervalen Strukuren des Rückens,
- theoretische und praktische Unterrichtseinheiten über rückengerechte Haltungs- und Bewegungsmuster im Alltag und rückengerechte Gymnastik,
- Übungen zur Körperwahrnehmung, Haltungsschulung und Entspannung,
- psychologische Ansätze zur Schmerzbewältigung,
- Vermittlung von Kenntnissen zur rückengerechten Ergonomie und zum rückengerechten Sport.

Die Rückenschule ist nicht als Vortragsveranstaltung durchzuführen, sondern die Teilnehmer werden jeweils aktiv in das Programm einbezogen. Somit überwiegen übende und spielerisch-sportliche Elemente.

An Requisiten werden neben geeigneten Räumen Matten, Diaprojektor, ein Skelett, ein Wirbelsäulensegment, ein leerer Getränkekasten, ein Staubsauger, ein kleiner und großer Besen, ein Würfel, ein Schreibtischaufsatz sowie ein Fußbänkchen benötigt. Weitere Alltagsgegenstände zur Demonstration und zum Üben können benutzt werden. Ratsam ist eine Exkursion zu einem Auto zum Training des rückenfreundlichen Sitzens und des Beladens des Kofferraumes. Auch ein Üben an einer Küchentheke (z.B. Geschirrspülen, Geschirr einräumen) sollte erfolgen.

Erweiterte Möglichkeiten der therapeutischen Zuwendung während der Durchführung der orthopädischen Rückenschule sollten im Sinne eines multimodalen Konzeptes (begleitende Schmerztherapie, muskuläre Relaxation usw.) unbedingt in den Behandlungsplan einbezogen werden.

Eine Dokumentation der Teilnahme ist erforderlich, eine Evaluation gewünscht. Die Kursteilnehmer erhalten am 6. Kurstag ein Teilnahmezertifikat.

Kontraindikationen

Prinzipiell ist die Teilnahme an einem Rückenschulprogramm für eine breite Zielgruppe von Menschen mit unspezifischen Rückenschmerzen bzw. für Interessierte ohne Beschwerden möglich. Die Rückenschule ist bei entsprechender zielgruppengerechter dikaktisch-methodischer Aufbereitung vom Kindesalter (Czolbe-Flothow 1994) bis ins hohe Alter (Nitzschke 2002), für jede Berufsgruppe und sowohl für den Freizeit- als auch den Spitzensportler interessant. Unter folgenden Bedingungen ist die Teilnahme jedoch kontraindiziert: akute Beschwerden, fieberhafte Infekte, Kreislaufstörungen, das Auftreten von Beschwerden während der Programmdurchführung, schwere Arthrosen, entzündliche Erkrankungen der Wirbelsäule, nicht abgeklärte Ursachen der Beschwerden insbesondere bei reduziertem Allgemeinzustand und mangelnde Compliance (Tilscher u. Eder 1994, Reinhardt 1992).

Ergebnisse

Die Rückenschule gilt als „High Frequency – Low Cost Technology" (Lühmann u. Mitarb. 1998). Evidenzbasierte Evaluationsstudien sollen klären, ob sich die Wirksamkeit von Rückenschulprogrammen belegen lässt. Aufgrund der Heterogenität der bestehenden Curricula und der Teilnehmer und der Vielzahl an Evaluationskriterien ist eine pauschale Bewertung der Rückenschule schwierig (Nentwig u. Czolbe-Flothow 2002, Nentwig 1999, Flothow 2003).

Die Tabelle 10.25 zeigt die Resultate von 17 randomisierten, kontrollierten Studien. Neun Studien liefern Belege für die Wirksamkeit von Rückenschulprogrammen, 2 finden keine eindeutigen Ergebnisse und in 6 Studien konnte die Wirksamkeit nicht belegt werden.

Lühmann u. Mitarb. (1998) kommen in ihrer umfangreichen Analyse der bislang vorliegenden internationalen evidenzbasierten Evaluationsergebnisse zu folgenden Schlussfolgerungen: Die Wirksamkeit von Rückenschulmaßnahmen außerhalb der Arbeitsplatzumgebung als Primärpräventivmaßnahme wird nicht für sinnvoll gehalten. Die Aussagen der wissenschaftlichen Publikationen hinsichtlich der Wirksamkeit von Rückenschulprogrammen außerhalb der Arbeitsplatzumgebung bei Patienten mit chronifizierenden bzw. chronischen Beschwerden sind widersprüchlich.

Es wird ein Forschungsbedarf für folgende Punkte formuliert:
- Identifizierung von Patientengruppen, die von der Rückenschule profitieren können,
- Identifizierung geeigneter, durch Rückenschule beeinflußbarer Outcomeparameter,
- Identifizierung der wirksamen Komponenten der Rückenschulcurricula und
- sinnvolle Einbettung von Rückenschulprogrammen in umfassende Rehabilitationsbemühungen.

Tab. 10.25 17 randomisierte, kontrollierte Studien

Autoren	Resultate		
	Positive Wirksamkeit	Uneindeutige Ergebnisse	Wirksamkeit nicht belegt
Berwick (1989)	–	•	–
Berquist-Ullmann u. Larsson (1977)	•	–	–
Daltroy u. Mitarb. (1997)	–	–	•
Donchin u. Mitarb. (1990)	–	–	•
Härkäpää u. Mitarb. (1992)	•	–	–
Hurri (1989)	•	–	–
Keijsers u. Mitarb. (1990)	–	–	•
Lankhorst u. Mitarb. (1983)	–	–	•
Leclaire (1996)	–	•	–
Lindequist (1984)	–	–	•
Linton u. Mitarb. (1992)	•	–	–
Moffett u. Mitarb. (1986)	•	–	–
Morrison (1988)	•	–	–
Nentwig u. Ullrich (1990)	•	–	–
Postachini u. Mitarb. (1988)	•	–	–
Stankovic (1995)	–	–	•
Walter u. Mitarb. (2002)	•	–	–
Summe	**9**	**2**	**6**

In Deutschland liegen bislang 3 prospektive kontrollierte Evaluationsstudien vor: Rückenschulprogramme für die sekundärpräventive Zielsetzung sind von Nentwig u. Ullrich (1990) und von Walter u. Mitarb. (2002) durchgeführt worden und für die primärpräventive Zielsetzung im Kindergarten und in der Schule von Czolbe-Flothow (1994). Alle 3 Studien kommen zu positiven Ergebnissen. Nentwig u. Ullrich (1990) und Czolbe-Flothow (1994) beschreiben eine signifikante Verbesserung des Haltungs- und Bewegungsverhaltens der Teilnehmer an einer Rückenschule gegenüber einer nichttrainierten Kontrollgruppe. In einer kontrollierten, prospektiven Studie der AOK Niedersachsen (Walter u. Mitarb. 2002) wiesen die Teilnehmer (Patienten mit unspezifischen Rückenschmerzen mit einer Dauer von weniger als 6 Monaten) des Rückenschulprogramms nicht nur weniger Schmerzen auf, sondern hatten auch im Vergleich zur Kontrollgruppe deutlich weniger Arbeitsunfähigkeitstage. Durch einen „Return on Investment" gesamtwirtschaftlich von 3,1 : 1 und einzelwirtschaftlich für die Krankenkasse von 1,3 : 1 ist das Programm auch in volkswirtschaftlicher Hinsicht lohnend.

Diese ermutigenden Ansätze sollten zum Anlass genommen werden, den genannten Mangel an qualitativ hochwertigen Primärstudien zu beheben, um die „Low-Cost-Technology" Rückenschule möglichst effizient und effektiv im Rahmen der primären, sekundären und tertiären Prävention von unspezifischen Rückenschmerzen einzusetzen.

Literatur

Attix, E., M. Tate (1979): Low back school. A conservative method for the treatment of low back pain. J Missouri State Medical Association 20: 4–9

Basler, H.-D., B. Kröner-Herwig (1998): Psychologische Therapie bei Kopf- und Rückenschmerzen. Das Marburger Schmerzbewältigungsprogramm zur Gruppen- und Einzeltherapie. Materialien zur Verhaltensmedizin. Quintessenz-Verlag 2. Aufl. München

Berquist-Ullmann, M., U. Larsson (1977): Acute low back pain in industry. Acta Orthop Scand 170: 1–117

Berwick, D., S. Budman, M. Feldstein (1989): No clinical effects of back schools in an HMO. A randomized prospective trial. Spine 14: 338–344

Brügger, A. (1980): Die Erkrankungen des Bewegungsapparates und seines Nervensystems. Fischer, Stuttgart

Bundesministerium für Gesundheit (1999): Daten des Gesundheitswesens. Nomos, Baden-Baden

Croft, P., A.C. Papageorgiou, S. Ferry u. Mitarb. (1996): Psychologic distress and low back pain. Spine 20: 2731–2737

Czolbe-Flothow, A. (1987): Rückenschule. Verhaltenstherapie bei Wirbelsäulenerkrankungen. Empirische Untersuchungen zur Evaluation eines verhaltensmedizinischen Verfahrens. Unveröff. Examensarbeit. Universität Duisburg

Czolbe-Flothow, A. (1994): Rückenschule in Kindergarten und Schule. Kovac, Hamburg

Daltroy, L., M. Larson, E. Wright u. Mitarb. (1997): A case-control study of risk factors for industrial low back injury. Am J Industrial Med 20: 505–515

Delpech, J.M. (1828): De lrthomorphie. Gabon, Paris

Donchin, M, O. Woolf, L. Kaplan u. Mitarb. (1990): Secondary prevention of low back pain. A clinical trial. Spine 15: 1317–1320

Flothow, A. (2003): Effektivität der Rückenschule. Ergebnisse der evidence-basierten Evaluation. Die Säule 13 (1): 6–8

Frohberger, C. (2002): Leitfaden für die präventive/orthopädisch rehabilitative Rückenschule. Wissen-Konzepte-Praxis. Münster

Grimes, D., D. Bennion, K. Blush u. Mitarb. (1980): Teaching patients to love their backs. Resident and Staff Physicians 5: 60–68

Hall, H. (1980): The Canadian Back Education Units. Physiotherapy 66: 115–117

Hall, H., J. Iceton (1981): Back school – an owerview with special references to the Canadian Back Education Units. Clin Orthop Related Research179: 10–17

Härkäpää, K. (1992): Psychosozial factors as predictos for early retirement in patients with chronic low back pain. J Psychosomatic Research 36: 553–559

Heliövaara, M. (1989): Risk factors for low back pain and sciatica. Ann Med 21: 257–264

Hurri, H. (1989): The Swedish back school in chronic low back pain. Scand J Rehabil Med 21: 33–44

Keijsers, J., M. Steenbakkers, R. Mertens u. Mitarb. (1990): The efficacy of back school: A randomized trial. Arthritis Care Research 3: 204–209

Krämer, J. (1971): Zum Stoffaustausch der Bandscheiben. Z Orthop 111: 507

Krämer, J. (1994): Bandscheibenbedingte Erkrankungen. 3. Aufl. Thieme, Stuttgart

Krämer, J. (2002): Inhalte der Rückenschule. In: Nentwig, C.G., J. Krämer, C.H. Ullrich: Die Rückenschule. 4. Aufl. Hippokrates, Stuttgart

Lankhorst, G., R. van de Stadt, T. Vogelaar u. Mitarb. (1983): The effect of the Swedish back school in chronic idiopathic low back pain – a prospective controlled study. Scand J Rehabil Med 15: 141–145

Lankhorst, G., R. van de Stadt, van der Korst (1985): The natural history of idiopathic low back pain. Scand J Rehabil Med 17: 1–4

Leclaire, R., J. Esdaile, S. Suissa u. Mitarb. (1996): Back school in a fisrt episode of compensated acute low back pain: a clinical trial to assess efficacy and prevent relapse. Arch Phys Med Rehabil 77: 673–679

Lindequist, I., B. Lundberg, R. Wikmark u. Mitarb. (1984): Information and regime at low back pain. Scand J Rehabil Med 16: 113–116

Linton, S., L. Bradley (1992): An 18-month follow-up of a secondary prevention program for back pain: help and hindrance factors related to outcome maintenance. Clin J Pain 8: 227–236

Lühmann, D., T. Kohlmann, H. Raspe (1998): Die Evaluation von Rückenschulprogrammen als medizinische Technologie. Health technology assessment. Schriftenreihe des Deutschen Institutes für Medizinische Dokumentation und Information im Auftrag des Bundesministeriums für Gesundheit. Bd. 2. Nomos, Baden-Baden

Moffett, J. u. Mitarb. (1986). A controlled prospective study on evaluate the effectivness of a back school in the relief of chronic low back pain. Spine 11: 120–122

Morrison, G., W. Chase, V. Young u. Mitarb. (1988): Back pain. Treatment and preventionin a community hospital. Arch Phys Med Rehabil 69. 605–606

Nachemson, A. (1965): The effects of forward leaning on lumbar intradiscal pressure. Acta Orthop Scand 35: 314

Nentwig, C., C.H. Ullrich (1990): Wirksamkeit eines Verhaltenstrainings für Wirbelsäulenpatienten: Eine prospektive, kontrollierte Studie. In: Nentwig, C.G., J. Krämer, C.H. Ullrich: Die Rückenschule. Hippokrates, Stuttgart

Nentwig, C., C.H. Ullrich (2002): Wirksamkeit eines Verhaltenstrainings für Wirbelsäulenpatienten. In: Nentwig, C.G., J. Krämer, C.H. Ullrich: Die Rückenschule. 4. Aufl. Hippokrates, Stuttgart

Nentwig, C.G. (1999): Evidence-basierte Evaluation der Rückenschule. Weite Verbreitung bei geringer Wirksamkeit? Z Orthop 137 (6): 1–3

Nentwig, C.G., A. Czolbe-Flothow (2002): Methoden und Ergebnisse der Evaluation. In: Nentwig, C.G., J. Krämer, C.H. Ullrich: Die Rückenschule. 4. Aufl. Hippokrates, Stuttgart

Nentwig, C.G., J. Krämer, C.H. Ullrich (2002): Die Rückenschule. Aufbau und Gestaltung eines Verhaltenstrainings für Wirbelsäulenpatienten. 4. Aufl. Hippokrates, Stuttgart

Nitzschke, E. (2002): Osteoporose und Rückenschule im Alter. In: Nentwig, C.G., J. Krämer, C.H. Ullrich: Die Rückenschule. 4. Aufl. Hippokrates, Stuttgart

Peltier, L. (1983): The „back school" of Delpech in Montpellier. Clin Orthop Related Research 179: 4–9

Postaccini, F. u. Mitarb. (1988): Efficacy of various forms of conservative treatment of low back pain. A comparative study. Neuro Orthop 6: 28–35

Raspe, H., T. Kohlmann (1994): Die aktuelle Rückenschmerzepidemie. Therap Umschau 51 (6): 367–374

Reinhardt, B. (1992): Rückenschule am Arbeitsplatz. In: Höfling, S., P. Kaisser: Rückenschule interdisziplinär. Springer, Heidelberg

Reinhardt, B.(1983): Die stündliche Bewegungspause. Hippokrates, Stuttgart

Selby, D. (1982): Conservative care of nonspecific low back pain. Orthop Clin N Am 13: 3

Stankovic, R., O. Johnell (1995): Conservative treatment of acute low back pain. A 5-year follow-up study of two methods of treatment. Spine 20: 469–472

Tilscher, H. (1993): Wirbelsäulenstörungen. Manuelle Medizin in der Rückenschule. Therapiewoche 43: 888–892

Tilscher, H., M. Eder (1994): Wirbelsäulenschule aus ganzheitsmedizinischer Sicht. Hippokrates, Stuttgart

Ullrich, C.-H. (2002): Leitfaden für den Aufbau einer Rückenschule. In: Nentwig, C.G., J. Krämer, C.H. Ullrich: Die Rückenschule. 4. Aufl. Hippokrates, Stuttgart

Walter, U., M. Hoopmann, C. Krauth u. Mitarb. (2002): Unspezifische Rückenbeschwerden: Medizinische und ökonomische Bewertung eines ambulanten Präventionsansatzes. Deutsches Ärzteblatt 99: 34–35

White, A. (1983): Back school and other conservative approaches to low back pain. Mosby, St. Louis

Williams, S. (1977): „Back School", Treatment note. Physiotherapy 63

Zachrisson-Forssell, M. (1980): The Swedish back school. Physiotherapy 66: 7–82

Zachrisson-Forssell, M. (1981): The back school. Spine 6: 104–106

Zentralinstitut für die kassenärztliche Vereinigung (2000): ADT-Panel-ZI, Versicherten-/Praxenstichprobe 4. Quartal 1999, Köln

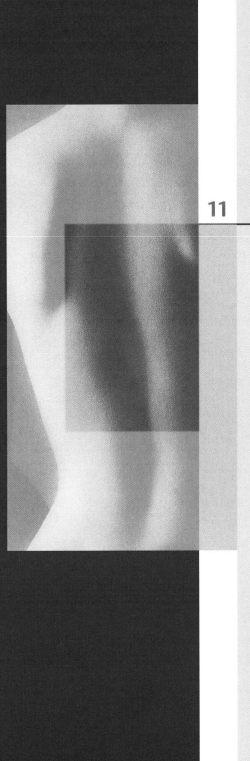

11 Spinalkanalstenose

J. Krämer und J. Ludwig

Definition

Spinalkanalstenose (SKS) bedeutet Wirbelkanaleinengung. Nach Verbiest (1976, 1977) handelt es sich um eine Wirbelkanaleinengung, wenn der Sagittaldurchmesser weniger als 12 mm beträgt. Eisenstein (1976) bezieht die Interpedikulardistanz und Postaccini (1988) alle osteoligamentären Strukturen mit ein. Skoliosen, Bandscheibenvorfälle, postoperative Verwachsungen, Entzündungen und Tumoren gehören definitionsgemäß nicht zur Diagnose der Spinalkanalstenose. Die Einengung des Wirbelkanals ist bei diesen Erkrankungen eine begleitende Deformität.

Degenerative Spinalkanalstenose bedeutet Wirbelkanaleinengung durch degenerative Veränderungen im lumbalen Bewegungssegment. Das heißt, die degenerative Spinalkanalstenose ist eine Alterskrankheit. Sagittaler Wirbelkanaldurchmesser und Interpedikulardistanz sind normal. Pathogenetisch wirksam sind bei der degenerativen Spinalkanalstenose die Arthrosen der Wirbelgelenke, die Bandscheibenerniedrigung mit der Vorwölbung sowohl des Anulus fibrosus als auch des Lig. flavum in den Wirbelkanal sowie die Verschiebung der Wirbelgelenke. Diese Vorgänge spielen sich interlaminär in der Regel in den Segmenten L4/5 und L3/4 ab.

Ähnlich wie bei der Spondylose, Osteochondrose und den bandscheibenbedingten Erkrankungen wird zwischen der Spinalkanalstenose und Spinalkanalstenoseerkrankung, bzw. dem Spinalkanalstenosesyndrom unterschieden. Es gibt somit die Deformierung Spinalkanalstenose mit und ohne Beschwerden. Röntgen- bzw. MRT-Befunde sind nicht gleichbedeutend mit Beschwerden.

Die meisten degenerativen Wirbelkanalstenosen sind asymptomatisch und können unter bestimmten Bedingungen symptomatisch werden. Dementsprechend gibt es die kompensierte und die dekompensierte Spinalkanalstenose. Folgende Faktoren können zur Dekompensation beitragen:
- Bandscheibenprotrusionen,
- aktivierte Arthrose der Wirbelgelenke mit Synovialitis, Gelenkerguss,
- abnorme Wirbelsäulenbelastung mit Verschiebung der Wirbelgelenke,
- Synovialzysten,
- postoperative Narben.

Bei Dekompensation einer vorher asymptomatischen Spinalkanalstenose kommt es zur Kompression von Nerven und zur Irritation von Schmerzrezeptoren im Wirbelkanal mit entsprechender Schmerz- und Entzündungsreaktion. Die entzündliche Schwellung führt zur weiteren Einengung.

Ätiologie und Pathogenese

Bei der degenerativen Spinalkanalstenose besteht immer eine interlaminäre Einengung mit Taillierung des Duraschlauches und Kompression der traversierenden, z.T. noch intrathekal verlaufenden Nervenwurzeln. Der Wir-

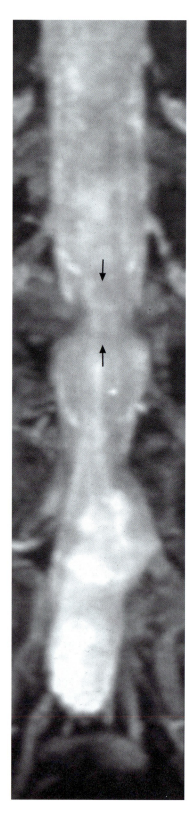

Abb. 11.1 Taillierung des Duraschlauches in der interlaminären Ebene bei degenerativer Spinalkanalstenose. MR-Myelographie (aus Krämer, J. u. O. Köster: MRT-Atlas der Lendenwirbelsäule. Thieme, Stuttgart 2001).

belbogen ist nicht betroffen. Unter dem Wirbelbogen ist der Spinalkanal normal weit.

Die Einengung erfolgt von dorsal durch Vorwölbung des Lig. flavum und von dorsolateral durch degenerativ veränderte Wirbelgelenke (Abb. 11.1).

Das Lig. flavum wölbt sich interlaminär in den Wirbelkanal vor. Es handelt sich dabei nicht um eine Verdickung, sondern um die Folgeerscheinungen der Bandscheibensinterung mit Hyperlordose und Verkürzung des interlaminären Abstands (**Pseudoverdickung** des **Lig. flavum**). Das Lig. flavum wölbt sich vorwiegend medial gegen den Durasack. Die lateral gelegenen Nervenwurzeln sind nicht direkt betroffen, deswegen ist die Flavumvorwölbung eher für die Symptomatik bei der zentralen Spinalkanalstenose verantwortlich. Der Druck des dünnen Lig. flavum auf die Nervenwurzeln in den lateralen Anteilen des Wirbelkanals bei Spinalkanalstenose ist indirekt und wird durch die dahinter befindlichen verdickten Wirbelgelenkkapseln und Osteophyten verursacht.

Osteophytäre Reaktionen von den **Gelenkrändern**, insbesondere vom medialen Rand der aszendierenden Facette (oberer Gelenkfortsatz des nächst tieferen Wirbels) mit entsprechender Kapselverdickung und mehr oder weniger ausgeprägter zystischer Erweiterung der Gelenkinnenhaut komprimieren Durasack und Nervenwurzeln von dorsolateral, unmittelbar unter dem Lig. flavum. Die Wucherungen der Wirbelgelenkinnenhaut mit Ansammlung von Gelenkflüssigkeit stellen sich bei größerer Ausdehnung als Synovialzysten dar und verursachen ein eigenständiges Krankheitsbild. Osteophyten, die sich kranzartig um das gesamte Wirbelgelenk herum entwickeln, bekommen anatomisch nur mit ihrem dem Wirbelkanal zugewandten Teil pathologische Bedeutung. Nach dorsal und lateral gerichtete Gelenkkantenauszeihungen sind klinisch nicht relevant. Die **pathogenetische Konstellation** zur symptomatischen degenerativen Spinalkanalstenose ist am ehesten in den Segmenten L3/4 und L4/5 gegeben. Unmittelbar infradiskal bei L3/4 tritt die Wurzel L4 und bei L4/5 die Wurzel L5 aus dem Durasack und läuft noch ein kleines Stück neben der Dura innerhalb des Wirbelkanals (Abb. 11.2 a u. b). Hier können diese Wurzeln durch Osteophyten am medialen Rand der jeweiligen aszendierenden Facette (oberer Gelenkfortsatz des nächst tieferen Wirbels) bedrängt werden. Weiter infradiskal, d.h. neben dem Pedikel unter dem Bogen ist der Wirbelkanal wieder normal weit. Die jeweils austretende Wurzel L4 bzw. L5 neben dem Pedikel und die noch intrathekal lateral verlaufenden Fasern der nächst tieferen Wurzeln haben ausreichenden Platz. Im sog. Recessus lateralis ist nur der kraniale Teil, der sich unter den medialen Rand der aszendieren Facette befindet, von Bedeutung. Die laterale Kompressionsstrecke für intrathekale laterale Spinalnerven und austretende Spinalnerven im Wirbelkanal beträgt bei L4/5 im Durchschnitt 12 mm und bei L3/4 10 mm. Durch zunehmendes Überlappen der Laminae von kaudal nach kranial schiebt sich bei L2/3 und höher der Gelenkkomplex relativ weiter nach kaudal, so dass ein Zusammen-

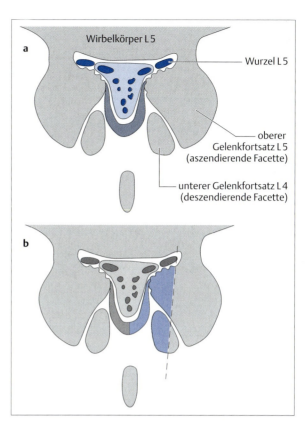

Abb. 11.2 a u. b Spinalkanalstenose.
a Schematische Zeichnung einer degenerativen Spinalkanalstenose L4/5. Unmittelbar infradiskal werden im Recessus lateralis die austretende Wurzel L5 und intrathekal gelegene Wurzelanteile S1 von der aszendierenden Facette (oberer Gelenkfortsatz L5) komprimiert. Die medialen Anteile des Durasackes einschließlich der Kaudafasern werden nicht bedrängt.
b Durch Resektion des medialen Anteiles der aszendierenden Facette wird eine ausreichende Dekompression der intra- und extrathekal verlaufenden Nervenwurzeln erreicht.

treffen von Bandscheibenprotrusion und lateraler Spinalkanalstenose nicht gegeben ist (Abb. 11.3 a–c). Bei L5/S1 befindet sich zwar der Gelenkkomplex in Bandscheibenhöhe, die S1-Wurzel liegt jedoch wegen ihres vertikalen Verlaufs mit dem Austritt aus dem Foramen sacrale wesentlich weiter medial und wird von den arthrotischen Veränderungen des Wirbelgelenks L5/S1 nicht tangiert. Außerdem sind die Gelenkkanten durch den frontalen Verlauf der Gelenkflächen nicht gegen den ventralen Epiduralraum gerichtet, wie in dem darüber liegenden Segment L4/5 und L3/4.

Gefäßfaktor bei der Spinalkanalstenose. Die Enge im Wirbelkanal führt auch zu einer Bedrängung und Kompression der **Arterien**, die Nerven und Dura versorgen. Die positionsabhängige intermittierende Ischämie der Nervenwurzeln führt zur Claudicatio intermittens spinalis.

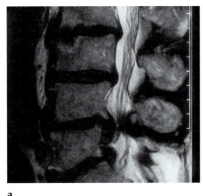 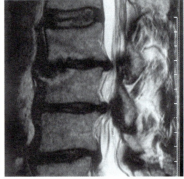 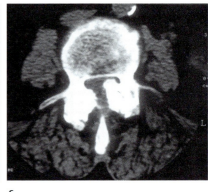

Abb. 11.3 a–c Verschiedene Formen von degenerativen Spinalkanalstenosen.
a Monosegmentale degenerative Spinalkanalstenose L4/5 dekompensiert durch eine Synovialitis im Wirbelgelenk L4/5 mit Flüssigkeitsansammlung (Synovialzyste).
b Bisegmentale degenerative Spinalkanalstenose L3/4 und L4/5 dekompensiert durch Bandscheibenprotrusionen.
c Einseitige Rezessusstenose durch Osteophyten am medialen Rand der aszendierenden Facette.

Die radikulären Arterien sind Endarterien (Crock 1983, Benini 1993), so dass Versorgungsschwierigkeiten leicht auftreten können. Die Blutzufuhr, die bei ruhender Nervenwurzel ausreicht, ist bei voller Tätigkeit unzulänglich (Benini 1993). Auf der **venösen Seite** kommt es zum venösen Stau mit vermehrter Blutansammlung in erweiterten Epiduralvenen, die ihrerseits den Reserveraum für Dura und Nervenwurzeln weiter einengen. Porter (1992, 2000) verweist auf das „Venous pooling" als pathogenetischen Faktor für die neurogene Claudicatio spinalis. Der Venenstau findet sich besonders zwischen zwei stenotischen Segmenten. Hier finden sich Ansätze für die konservative Behandlung, wie Bewegungstherapie und für durchblutungsfördernde Maßnahmen (Abb. 11.4).

Spinalkanalstenose und degeneratives Wirbelgleiten. Die degenerative Bandscheibenlockerung kann zu einer Verschiebung der Wirbel gegeneinander führen. Am häufigsten ist das Wirbelgleiten in dorsoventraler Richtung bei L4/5, weil bei L5/S1 die frontale Stellung der Gelenkflächen einem Wirbelgleiten entgegen wirkt. Die Wirbelbögen mit ihren Facettenanteilen sind im Gegensatz zur echten Spondylolisthese intakt, können aber den Gleitvorgang bis zu einem gewissen Ausmaß nicht aufhalten. Aufgrund der Schrägstellung der Wirbelgelenke L4/5 mit teils frontaler, teils sagittaler Ausrichtung erreicht der Gleitvorgang in der Regel nicht mehr als Schweregrad I, maximal II nach Meyerding (s. Kap. 7). Die Dislokation reicht jedoch aus, um zusätzlich zu den Veränderungen der degenerativen Spinalkanalstenose eine Bedrängung von Dura und Nervenwurzeln hervorzurufen. Beim Gleitvorgang eines Wirbels nach vorn kommt es zur Bedrängung von Dura und Nervenwurzeln durch die deszendierende Facette, d. h. durch den unteren Gelenkfortsatz des oberen Wirbels, also des Gleitwirbels, von dorsal her. Dura und Nervenwurzeln werden vom unteren Bogenrand und vor allem von den unteren Gelenkfortsätzen des Gleitwirbels von dorsal und von der Hinteroberkante des darunter liegenden Wirbelkörpers in die Zange genommen (Abb. 11.5 a–d).

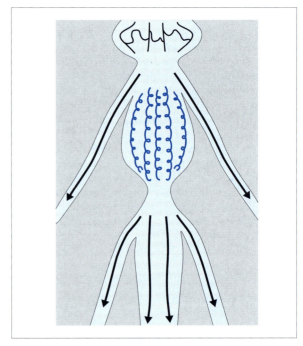

Abb. 11.4 Venous pooling als pathogenetischer Faktor für die neurogene Claudicatio spinalis durch Venenstau zwischen 2 stenotischen Segmenten (nach Porter).

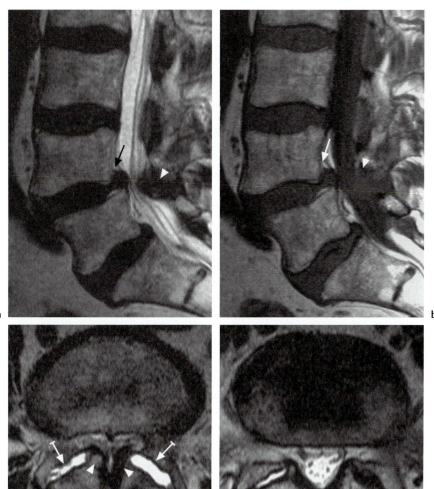

Abb. 11.5 a – c Degenerative Spinalkanalstenose mit Wirbelgleiten bei L4/5 (schwarzer und weißer Pfeil). Die Hypertrophie der degenerativ veränderten Facetten (weiße Dreiecke) führt zur Spinalkanalstenose. Dekompensation durch Erguss in den Wirbelgelenken L4/5 (weiße Pfeile mit Querbalken). Konservativer Therapieansatz: Behandlung der Wirbelgelenke, z. B. durch Punktion und Kortisoninstallation. Operativ: Interlaminäre Dekompression L4/5 mit Entfernung des Bogenunterrandes LWK 4 beidseits. Abtragung der medialen Facettenanteile beidseits und Flavektomie (aus Krämer, J. u. O. Köster: MRT-Atlas der Lendenwirbelsäule. Thieme, Stuttgart 2001).

Epidemiologie

Die Häufigkeit asymptomatischer Spinalkanalstenosen auf degenerativer Basis in der zunehmend älter werdenden Bevölkerung ist unbekannt. Unter den diagnostizierten Spinalkanalstenosen stehen die degenerativen Spinalkanalstenosen der Lendenwirbelsäule mit über 90% an erster Stelle. In den letzten Jahren ist es zu einem massiven Anstieg der operativen Eingriffe bei Spinalkanalstenose gekommen. Weitere Angaben zur Diagnostik und zur Operation der Spinalkanalstenose finden sich in der Literatur: Akkerveeken (1989, 2000), Airaksinen u. Mitarb. (1994, 1997), Arnoldi u. Mitarb. (1976), Benini (1991, 2000), Cinotti u. Mitarb. (1997), Dagi u. Mitarb. (1987), Dvorak u. Mitarb. (2000), Epstein u. Mitarb. (1972), Findlay (2000), Getty (1980), Grauer (1993), Guenzburg u. Szpalski (2000), Johnsson u. Mitarb. (1993), Kent u. Mitarb. (1992), Kirkaldy-Willis u. Mitarb. (1978), Laus u. Mitarb. (1992), Lee u. Mitarb. (1988), Lian (1993), Louis u. Nazarian (1992), Munting u. Mitarb. (2000), Nakai u. Mitarb. (1991), Porter u. Mitarb. (1982), Porter (1992), Postaccini u. Mitarb. (1998), Senegas u. Mitarb. (1988), Turner u. Mitarb. (1992), Young u. Mitarb. (1988), Yu u. Tay (1992), Yukawa u. Mitarb. (2002).

Klassifikation

Die Einteilung nach Ursachen erfolgt in angeborene und erworbene Spinalkanalstenosen. Postaccini (1989) unterscheidet primäre (angeborene) und sekundäre (erworbene) Spinalkanalstenosen. Für den operativen Eingriff ist entscheidend, ob es sich um eine generalisierte, d. h. alle Strukturen betreffende oder lokalisierte Einengung des Wirbelkanals handelt. Bei der generalisierten Spinalkanalstenose ist der gesamte Spinalkanal unter Beteiligung aller Strukturen eingeengt, einschließlich Wirbelbögen, Ligg. flava und Wirbelgelenken. Bei der lokalisierten Form sind es nur einzelne Anteile, wie z. B. Ligg. flava oder die Wirbelgelenke. Zu den generalisierten Spinalkanalstenosen zählen neben den kongenitalen Formen wie Achondroplasie und idiopathische Stenose auch im Laufe des Lebens erworbene Knochenerkrankungen, wie Morbus Paget, Osteopetrose und Fluorose. Bei den lokalisierten Formen ist die Einengung auf einen umschriebenen Abschnitt des Wirbelkanals beschränkt. Dabei können auch wieder alle Anteile des Bewegungssegmentes einschließlich Wirbelbogen und Wirbelkörperhinterkante betroffen sein, wie bei der posttraumatischen Spinalkanalstenose oder bei den kongenitalen Wirbelfehlbildungen. Die Einengung kann auch nur einen Teil des Bewegungssegmentes betreffen, wie z. B. bei der degenerativen Spinalkanalstenose. Zahlenmäßig stehen die degenerativen Wirbelkanaleinengungen mit und ohne Wirbelgleiten im Vordergrund. Postoperativ kann es durch appositionelles Knochenwachstum und Narben zu Wirbelkanaleinengungen kommen. Postoperative Spinalkanalstenosen gelten definitionsgemäß nur für iatrogene knöcherne Einengungen, z. B. durch Implantate oder appositionelles Knochenwachstum. Die Wirbelkanaleinengung durch postoperative perineurale Fibrose stellt ein eigenes Krankheitsbild dar und wird als „Failed back Surgery" bzw. „Postdiskotomiesyndrom" bezeichnet.

Bei der **degenerativen Spinalkanalstenose** unterscheidet man pathologisch anatomisch monosegmentale und multisegmentale, meist bisegmentale Formen. Diese finden sich in der Regel bei L3/4 und L4/5. Der lumbosakrale Übergang (L5/S1) ist selten von der Spinalkanalstenose betroffen.

Die Einengung erfolgt zentral oder lateral mit oder ohne degeneratives Wirbelgleiten. Zentral kann die Stenose im Bogenbereich (sublaminär) wie bei den kongenitalen Wirbelkanalstenosen oder zwischen den Bögen (interlaminär) wie bei den degenerativen Wirbelkanalstenosen erfolgen.

Lateral gibt es die Rezessusstenose durch überhängende Facettenanteile, die foraminale Stenose und extraforaminale Stenose durch Osteophyten. Streng genommen gehören extraforaminale Wurzelbedrängungen nicht zu den Wirbelkanalstenosen. Laterale Spinalkanalstenosen sind im unteren Wirbelkanal (L4/5) häufiger, weil hier die Nervenwurzeln länger im Wirbelkanal verlaufen. In der oberen Lendenwirbelsäule, ab L4 aufwärts, verlaufen die Nervenwurzeln nur kurz im Wirbelkanal und verlassen horizontal den Wirbelkanal durch das Foramen intervertebrale. Bei L5/S1 ist der Reserveraum im Wirbelkanal größer, außerdem sind die arthrotischen Verdickungen der Facetten durch ihre Frontalstellung nicht auf Durasack und Wurzeln gerichtet.

Am häufigsten sind folgende degenerative Spinalkanalstenoseformen:

- **Typ 1**: Segmentale Stenose L4/5 mit und ohne Wirbelgleiten. Frauen sind häufiger betroffen, meistens als laterale Stenoseform.
- **Typ 2**: Multisegmentale Stenose L3/4, L4/5, ohne Wirbelgleiten. Männer sind häufiger betroffen, meistens zentrale Form.
- **Mischformen**: Zum Beispiel multisegmentale Spinalkanalstenose mit Wirbelgleiten in einem oder in mehreren Segmenten.

Alle degenerativen Spinalkanalstenosetypen kommen mit lateraler oder/und zentraler Symptomatik vor, die ihrerseits verschiedene Schweregrade aufweist.

Diagnostik

Klinische Diagnostik

Eine lumbale Spinalkanalstenose muss nicht unbedingt mit klinischen Symptomen einhergehen. Selbst bei ausgeprägten Befunden im MRT, CT oder Myelo-CT ist ein unbegrenztes beschwerdefreies Gehen und Stehen möglich. Man spricht von einer kompensierten Spinalkanalstenose. Fundierte wissenschaftliche Untersuchungen zur Interpretation dieses Phänomens fehlen. Die symptomatische bzw. dekompensierte Spinalkanalstenose im Lumbalbereich ruft Beschwerden hervor, die sich weitgehend nach den beschriebenen pathologisch anatomischen Typen einordnen lassen und mit einer lateralen oder zentralen Symptomatik einhergehen.

Beim **Typ 1** mit segmentaler Stenose L4/5 dominieren ein- oder beidseitige Wurzelreizerscheinungen wie sie auch bei der diskogenen Ischialgie auftreten. Die Ausstrahlung der Schmerzen und Kribbelparästhesien erfolgen meistens im Schmerzband L5 und S1, wobei die S1-Wurzel intrathekal komprimiert wird.

Beim **Typ 2** kommt es eher zu diffusen Schmerzen und Kribbelparästhesien, meist beidseitig und auch zur Vorderseite des Oberschenkels ausstrahlend.

Das für die Spinalkanalstenose typische Symptom der Claudicatio (Claudicatio spinalis) macht sich durch Verstärkung der jeweiligen Symptome beim Zurücklegen bestimmter Wegstrecken bemerkbar. Durch Rumpfvorneigung, Hinsetzen, in die Hocke gehen oder Hinlegen mit angewinkelten Beinen verschwinden die Symptome sofort. Reklination des Rumpfes verstärkt, Flexion vermindert die Symptome. Dementsprechend ist für diese Patienten bergauf gehen angenehmer als bergabwärts gehen. Neurologische Ausfälle, wie beim lumbalen Bandscheibenvorfall bestimmen nicht das Krankheitsgeschehen und die Indikationsstellung zur Operation. Schwerwiegende neurologische Ausfälle kommen im Spontanverlauf der Spinalkanalstenose selten vor (Porter 2000, McCulloch u. Young 1998, Postaccini 1989). Dementsprechend sind evtl. vorhandene Blasenentleerungsstörungen bei den meist alten Menschen nicht auf die Spinalkanalstenose, sondern auf andere Ursachen zurückzuführen (McCulloch u. Young 1998). Nur wenige Patienten geben an, dass ein

Miktionsdrang auch mit den typischen Beinbeschwerden nach einer bestimmten Wegstrecke verbunden ist.

Dominierend für die Krankheitserscheinungen bei der symptomatischen lumbalen Spinalkanalstenose sind Schmerzen, Gefühlsstörungen und Kraftlosigkeit in den Beinen, verbunden mit der entsprechenden Gehbehinderung. In der Summation ergibt sich eine Beeinträchtigung der Lebensqualität, die bei entsprechendem Schweregrad zur Operationsindikation führt. Der krank machende Prozess des Spinalkanalstenosesyndroms beginnt langsam. Belastungsabhängige Beinschmerzen und Gehbeeinträchtigungen steigern sich allmählich, individuell bis zu einem Schweregrad, der ein gewisses Niveau nicht überschreitet (Porter 1982). Das heißt, die Patienten werden aufgrund der alleinigen Spinalkanalstenose nicht völlig gehunfähig und erleiden auch keine komplette Querschnittssymptomatik. Die Spinalnerven S2–S5 verlaufen zentral im Duralsack und werden von den meist lateralen Einengungen nicht oder nur selten betroffen. Ein plötzlicher Beginn von Symptomen bei bestehender Spinalkanalstenose ist selten und wird in der Regel durch Verlagerung von Bandscheibengewebe oder durch eine traumatische Wirbelverschiebung bei Instabilität hervorgerufen.

Wenn die Nervenwurzeln im engen Wirbelkanal und Foramen intervertebrale kaum Ausweichmöglichkeiten haben, genügen schon geringe intradiskale Massenverschiebungen, Bandscheibenprotrusionen oder geringe Positionsänderungen bereits vorgeschobener Wirbel um heftige Wurzelreizerscheinungen auszulösen.

Im Ruhezustand, d.h. im Sitzen oder bei Horizontallagerung bietet der Patient auch bei dekompensierter Spinalkanalstenose wenig Befunde. Die Reflexe sind seitengleich und meist abgeschwächt, der Lasegue-Test ist negativ. Mitunter kann man dermatombezogene Sensibilitätsstörungen und Muskelschwächen erst nachweisen, wenn der Patient die Wegstrecke zurückgelegt hat, die bei ihm auch Kraftlosigkeit und Schmerzen hervorruft (Findlay 2000). In 5% der Fälle mit lumbaler Spinalkanalstenose finden sich auch Zeichen einer zervikalen Spinalkanalstenose (Epstein u. Mitarb. 1972).

Bildgebende Diagnostik

Die Magnetresonanztomographie (MRT) hat die Computertomographie (CT) einschließlich der kombinierten Myelographie und Computertomographie (Myelo-CT) weitgehend verdrängt. Multiplanare Darstellungsmöglichkeiten mit einwandfreier Wiedergabe der Knochen- und Weichteilstrukturen, die zur Einengung des Wirbelkanals führen, bieten zusammen mit der rasanten technischen Entwicklung und mit immer kürzer werdenden Messsequenzen beste Voraussetzungen für die Diagnose, Differenzialdiagnose und für den therapeutischen Ansatz bei der Spinalkanalstenose (Krämer u. Köster 2001, Kunogi u. Hesue 1991, Penning 1992). Besonders wenn es um die Abgrenzung der dekompensierenden Strukturen, wie Synovialzysten, Vorwölbungen des Lig. flavum und Verlagerungen von Bandscheibengewebe geht, ist das MRT allen anderen bildgebenden Verfahren überlegen. Zur Darstellung rein knöcherner Strukturen ist das allerdings das CT ggf. in Kombination mit einer Myelographie indiziert. Auch bei Zustand nach OP mit Metallimplantaten wird man auf das CT zurückgreifen.

Bei der MRT-Untersuchung der Spinalkanalstenose gibt es spezielle Einstellungen, welche die Verhältnisse im eingeengten Wirbelkanal besonders gut wiedergeben. Fakultativ werden Flash-2-D-Sequenzen in sagittaler Projektion zur signalreichen Darstellung der gesamten Bandscheibe bzw. von Artefakten, koronare T_1-SE-Sequenzen zur besseren Darstellung der topographischen Beziehung von verlagertem Bandscheibengewebe und Nervenwurzel eingesetzt sowie Rare- bzw. FISP-3-D-Sequenzen mit MIP-Rekonstruktion (MR-Myelographie) zur Abklärung der Spinalkanalstenose (Krämer u. Köster 2001). Mit der Weiterentwicklung sind auch MRT-Untersuchungen in Flexion/Extension bzw. unter axialer Belastung möglich (Wilmink 2000).

Differenzialdiagnose

Schmerzen, Gefühlstörungen, Kraftlosigkeit in den Beinen verbunden mit der entsprechenden Gehbehinderung gibt es auch bei anderen Raum fordernden Prozessen im Wirbelkanal oder bei extravertebralen Erkrankungen. Bei den anderen Raum fordernden Prozessen im Wirbelkanal kommen Tumoren (Metastasen), Synovialzysten (Ganglien) und Bandscheibenvorfälle infrage. Die Schmerzen beim Bandscheibenvorfall treten eher plötzlich auf und verstärken sich im Gegensatz zum Spinalkanalstenosesyndrom beim Husten, Niesen und Pressen. Synovialzysten verursachen in der Regel anhaltende starke und einseitige Beschwerden, die auch im Sitzen und Liegen vorhanden sind. Kombinierte Krankheitsbilder entstehen, wenn Bandscheibenvorwölbungen oder Synovialzysten zu einer Dekompensation der bis dahin asymptomatischen Spinalkanalstenose führen.

Unter den extravertebralen Ursachen sind differenzialdiagnostisch in erster Linie **arterielle Durchblutungsstörungen** auszuschließen. Beiden gemeinsam ist eine Wegstreckenbegrenzung durch Beinbeschwerden. Bei der arteriellen Claudicatio bleiben die Betroffenen nach einer bestimmten Wegstrecke stehen, weil die gestörte arterielle Blutversorgung mit den Anforderungen beim Gehen nicht nachkommt. Betroffen sind vorwiegend die dorsalen Beinmuskeln, insbesondere die Wadenmuskulatur. Durch Rumpfvorneigung bzw. Entlordosierung der LWS lassen sich diese Beschwerden nicht beeinflussen. Eine genaue Anamnese, Tasten der Fußpulse und klinische Tests zur Diagnose arterieller Durchblutungsstörungen (Ratschow-Test: rasch wiederholter Zehenspitzenstand usw.) geben diagnostische Hinweise für arterielle Durchblutungsstörungen. Die Häufigkeit degenerativer Wirbelsäulenerkrankungen und Gefäßerkrankungen bei älteren Menschen ergeben mitunter kombinierte Krankheitsbilder. Gleiches gilt für die **Polyneuropathie**, die häufig bei älteren Menschen, insbesondere in Kombination mit einem Altersdiabetes anzutreffen ist. Durch neurophysiologische Tests lassen sich die Krankheitsbilder voneinander differenzieren. Sensitivität und Spezifität der Tests sind jedoch unbefriedigend (Dvorak u. Mitarb. 2000).

Durch genaue Erhebung der Anamnese sowie vor allem durch den klinischen Untersuchungsbefund und schmerzhafter Bewegungseinschränkung der Hüfte lässt sich eine **Koxarthrose** von einer Spinalkanalstenose unterscheiden. Beiden gemeinsam ist die Einschränkung der schmerzfreien Wegstrecke. Bei der Koxarthrose beginnen die Schmerzen sofort nach dem Aufstehen (sog. Anlaufschmerz), während sie bei der Spinalkanalstenose erst nach dem Zurücklegen einer bestimmten Wegstrecke entstehen. Bei Unklarheiten und vor allem bei gemischten Krankheitsbildern helfen probatorische Injektionen in das Hüftgelenk bzw. in den Wirbelkanal (epidurale Injektion) weiter.

Therapie

Konservative Therapie

Obwohl lumbale Spinalkanalstenosesyndrome inzwischen sehr häufig sind bzw. häufiger als früher diagnostiziert werden und die weitaus meisten Patienten nicht operativ behandelt werden, gibt es nur wenige Berichte und Ergebnisse zur konservativen Therapie. In den Monographien zur lumbalen Spinalkanalstenose sind diese Kapitel relativ kurz (Postaccini 1989, Guenzburg u. Szpalski 2000). Dies liegt u. a. daran, dass die konservative Therapie vornehmlich Physiotherapeuten und Rehabilitationsmedizinern überlassen wird.

Die Indikation zur konservativen Behandlung ist bei allen sog. leichteren Fällen mit mäßigen Beschwerden und geringer bis mittelgradiger Wegstreckenbegrenzung gegeben. Aber auch bei gravierender Symptomatik wird konservativ behandelt, wenn z. B. eine Operationsverweigerung vorliegt oder eine Begleiterkrankungen besteht, die eine Operation verhindert.

Schließlich müssen auch Patienten die operiert werden, sowohl vor der Operation als auch danach – mit nicht immer befriedigenden Ergebnissen – konservativ behandelt werden.

Die nichtoperative Behandlung der lumbalen Spinalkanalstenose entspricht in vielen Bereichen dem Behandlungskonzept beim lumbalen Bandscheibensyndrom.

Medikamente. Eine kontinuierliche Schmerztherapie ist bei der symptomatischen Spinalkanalstenose nicht indiziert, weil Schmerzen nur dann auftreten, wenn die Patienten längere Zeit stehen und gehen. Die Patienten sind beim Sitzen und Liegen sowie beim Zurücklegen kleiner Wegstrecken, z. B. in der Wohnung beschwerdefrei. Deswegen ist eine **Bedarfsmedikation** z. B. mit Novalgin und Tramal bei vorauszusehenden Schmerzsituationen üblich. Eine Indikation für eine länger dauernde Applikation von Antiphlogistika und Analgetika ist beim Wurzelkompressionssyndrom bei lateraler Spinalkanalstenose gegeben. Hier ist jedoch die örtliche Behandlung durch lokale Injektionen einer systemischen Therapie mit Glucocorticosteroiden oder NSAR wegen der bekannten Nebenwirkungen vorzuziehen.

Epidurale Injektionen. Bei der konservativen Behandlung von lumbalen Spinalkanalstenosen werden epidurale Injektionen mit Lokalanästhetika und Glucocorticosteroiden ausdrücklich empfohlen (Richter u. Mitarb. 1999, Postaccini 1989, Pither 2000, Simotas u. Mitarb. 2000, Krämer u. Nentwig 1999). Ziel der epiduralen Injektionsbehandlung ist die abschwellende Wirkung des Steroids auf die komprimierte Nervenwurzel, der entzündungshemmende Effekt, ein gewisser Spüleffekt und die Reduktion der Hypersensitivität der Nervenwurzel (Pither 2000). Der Zugang zur Nervenwurzel im Wirbelkanal erfolgt am besten von dorsal interlaminär, entweder in der Loss-of-Resistance-Technik oder als epidural-perineurale Injektion in der Doppelnadeltechnik mit schrägem Zugang (Krämer 1997).

Bei polysegmentaler und polyradikulärer Symptomatik kann die Loss-of-Resistance-Technik oder die Injektionstechnik über den Hiatus sacralis gewählt werden (Krämer u. Nentwig 1999). Bei Ansprechen der Therapie ist eine wiederholte epidurale Injektion sinnvoll (Pither 2000). Allerdings sind die Steroidnebenwirkungen bei wiederholter Injektion, insbesondere bei den älteren Patienten zu beachten.

Physiotherapie. Neben der Schmerzbeseitigung beim Gehen und Stehen ist eine Wegstreckenverlängerung vorrangiges Ziel der konservativen Behandlung der lumbalen Spinalkanalstenose. Die Patienten helfen sich selbst, indem sie zur Schmerzvermeidung nur kurze Wegstrecken zurücklegen und zur Entlordosierung der Lendenwirbelsäule mit Erweiterung des Wirbelkanals eine vornüber geneigte Haltung beim Gehen und Stehen einnehmen. Zur Rumpfstabilisierung benutzen sie unter Umständen einen Gehstock oder einen Gehwagen. Das Physiotherapieprogramm enthält dementsprechend in erster Linie entlordosierende Maßnahmen wie Bauchmuskeltraining, Übungen aus der Entlastungshaltung in Stufenlagerung, Standradfahren sowie Anleitungen zu einem die Lordose abflachenden Stehen und Gehen. Das Eintrainieren der Übungen, verbunden mit einem Haltungs- und Verhaltenstraining erfolgt am besten in einem Intensivprogramm (Nordin 2000, Deen u. Mitarb. 1998, Dong u. Porter 1989, Fritz u. Mitarb. 1998, Onel u. Mitarb. 1993). Beim **Standradfahren** wird der Wirbelkanal erweitert und der venöse Abfluss gefördert (Nordin 2000, Porter 2000, Krämer u. Nentwig 1999). Das Motto aller physiotherapeutischen Maßnahmen beim lumbalen Spinalkanalstenosesyndrom lautet – ähnlich wie bei der Arthrose – Bewegung ohne Belastung, wobei bei der Spinalkanalstenose in erster Linie eine axiale Belastung plus Lordose gemeint ist.

Orthesen. Das vorübergehende Tragen geeigneter Orthesen kann zur Schmerzlinderung beitragen und die schmerzfreie Gehstrecke erweitern (Postaccini 1989, Simotas u. Mitarb. 2000, Pither 2000, Richter u. Mitarb. 1999, Krämer u. Nentwig 1999). Voraussetzung ist eine entlordosierende Wirkung durch eine Bauchpelotte und auch ein die Lordose überbrückendes Rückenteil. Bei gleichzeitig bestehender degenerativer Spondylolisthese kommt mit der Flexionsorthese noch eine stabilisierende Wirkung hinzu (Abb. 11.6 a – c).

Psychotherapie. Grundlage der psychologischen Betreuung beim Patienten mit Spinalkanalstenosesyndrom ist das Aufklärungsgespräch, das gleich am Anfang stehen muss. Schon der Begriff „Einengung des Wirbelkanals" ist für den Patienten beängstigend und führt rasch zu Depressionen. Angst und bedrohliche Gedanken nehmen beim Patienten meist noch zu, wenn ihm die zum Teil eindrucksvollen Befunde im Kernspintomogramm gezeigt werden. Die Bewertung dieser Bilder sollte vor dem Patienten mit Zurückhaltung erfolgen und immer mit dem Hinweis verbunden sein, dass es besonders im Alter viele Menschen gibt, die derartige Einengungen aufweisen, ohne je Beschwerden gehabt zu haben bzw. zu bekommen (Nentwig 1997). Weiterhin gehört gleich an den Anfang der Hinweis, dass es bei der lumbalen Spinalkanalstenose spontan nicht zu Querschnittslähmungen kommt.

Die respondente Konditionierung spielt bei der Spinalkanalstenose keine wesentliche Rolle. Es sind nur ganz bestimmte Haltungen und Bewegungsabläufe, die Beschwerden hervorrufen. Die Entlastung der Wirbelsäule mit Einnahme einer abgeflachten Lendenlordose ist meist schmerzfrei.

Die operante Konditionierung, d. h. Krankheitsgewinn und Belohnung spielen bei der Spinalkanalstenose ebenso eine untergeordnete Rolle. Die meist älteren Patienten fühlen sich eher unwohl in der Rolle des nicht mehr mithalten Könnens bei Spaziergängen und dergleichen und versuchen die Schmerz auslösende Situation durch Ausreden zu umgehen. Da es sich meistens um Menschen jenseits des 65. Lebensjahres handelt, fällt auch die operante Konditionierung im Berufsleben weg. Da die meisten Symptome bei lumbaler Spinalkanalstenose sich auf einem erträglichen Niveau halten und im Laufe der Jahre durch Adaptation sogar besser werden, ist das Motto hilfreich, Schmerzen und Einschränkungen der Gehfähigkeit zu akzeptieren ohne sie zu einem lebensbestimmenden Faktor werden zu lassen.

Stationäre minimalinvasive Therapie. Das Intensivprogramm als Alternative zur operativen Behandlung der Spinalkanalstenose erfolgt ambulant, in schweren Fällen stationär. Im Mittelpunkt stehen tägliche Spinalnervanalgesien und im Gesamtbehandlungsablauf über 2 – 3 Wochen insgesamt 3 epidurale Injektionen mit Glucocorticosteroiden. Nach den wirbelsäulennahen Injektionen wird die entlordosierende Stufenlagerung eingenommen. Das physiotherapeutische Tagesprogramm enthält regelmäßige Standfahrradeinheiten und Anleitungen zum richtigen Gehen und Stehen. Psychotherapeutische Einheiten zur Schmerzbewältigung und zur progressiven Muskelentspannung ergänzen das Tagesprogramm. Bei starken Schmerzen, z. B. durch ein Wurzelkompressionssyndrom erfolgt im weiteren Tagesablauf eine zweite wirbelsäulennahe Infiltration, z. B. als Facetteninfiltration, Spinalnervanalgesie oder auch als Akupunktur (Krämer u. Nentwig 1999).

Ergebnisse

Obwohl die meisten Spinalkanalstenosesyndrome konservativ behandelt werden, gibt es nur wenige Studien über die Effektivität der einzelnen Maßnahmen und über das Endergebnis (Simotas u. Mitarb. 2000). Im Jahr 1992 veröffentlichte Johnsson seine Studie über den natürlichen Verlauf der lumbalen Spinalkanalstenose und berichtete über 70 % gleich bleibender Beschwerden und 15 % Spon-

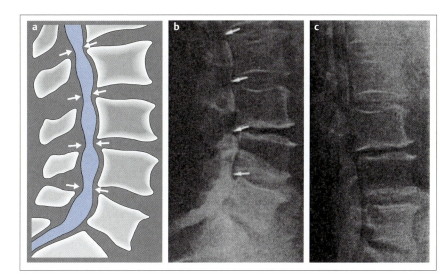

Abb. 11.6 a – c Lumbale Spinalkanalstenose mit Vorwölbungen der Bandscheiben von ventral und der Ligg. flava von dorsal (**a** u. **b**). Abflachung der Vorwölbungen durch Entlordosierung (**c**) (aus Niethard, F., J. Pfeil: Orthopädie-Lehrbuch. Hippokrates 1997).

tanbesserung nach 49 Monaten Beobachtung. Die Folgerungen aus dieser Studie lauten: Beobachtung und Verlaufskontrolle stellen eine Alternative zur operativen Behandlung dar.

Simotas u. Mitarb. (2000) berichten über eine signifikante Besserung der Schmerzangaben bei Patienten mit „agressiver nicht operativer Behandlung der Spinalkanalstenose". Unter „agressiv" versteht er regelmäßige epidurale Steroidinjektionen über einen bestimmten Zeitraum. Nordin (2000) hatte gute Ergebnisse mit ihrem Übungsprogramm unter besonderer Berücksichtigung der Anleitung zum richtigen Gehen. Es fehlen allerdings auch hier kontrollierte Studien. Relativ gut belegt in der Literatur ist die Effektivität der epiduralen Injektionen beim lumbalen Wurzelkompressionsyndrom, u.a. auch beim Spinalkanalstenosesyndrom. Koes u. Mitarb. (1995) identifizierten in ihrer Übersicht 12 randomisierte Studien. Vier erreichten mehr als 60 Punkte im methodischen Aufbau, 2 berichteten positive und 2 negative Ergebnisse nach epiduraler Injektionsbehandlung. Watts u. Silagy (1995) führten eine Metaanalyse zur epiduralen Corticosteroidbehandlung durch. Sie identifizierten 11 Studien unter Einschluss von insgesamt 907 Patienten. Aufgrund ihrer Ergebnisse kamen sie zu der Schlussfolgerung, dass die epidurale Applikation von Steroiden bei der Behandlung lumbaler Wurzelkompressionssyndrome unter Einfluss der lumbalen Spinalkanalstenose effektiv ist. Weitere Studien mit unterschiedlichen, in der Summe jedoch überwiegend positiven Aussagen zur epiduralen Steroidinjektion bei lumbaler Spinalkanalstenose liegen von Cuckler u. Mitarb. (1985), Rosen u. Mitarb. (1988), Rydevik u. Mitarb. (1997) und Fukasaki u. Mitarb. (1998) vor.

Operative Therapie
Indikation zur Dekompressionsoperation. Die absoluten Indikationen zur lumbalen Bandscheibenoperation – Kaudasyndrom und akuter Ausfall funktionell wichtiger Muskeln – gelten auch für die Spinalkanalstenose. Wie bereits beschrieben sind neurologische Ausfälle bei der lumbalen Spinalkanalstenose eher selten anzutreffen. Für die Indikationsstellung zur Operation verbleiben die anamnestischen Angaben, die mit den Befunden in den bildgebenden Verfahren, meistens Myelo-CT und MRT, übereinstimmen müssen. Alle konservativen Mittel einschließlich epiduraler Steroidinjektionen, Krankengymnastik, konsequentes Standradfahren und Flexionsorthesen sollten ausgeschöpft sein. Ähnlich wie bei der Indikation zur Hüfttotalendoprothese kommt es auf Dauer und Intensität der Schmerzen, gemessen am Analgetikaverbrauch und an der visuellen Analogskala, sowie auf die schmerzfreie Wegstrecke an.

Die operative Therapie ist außer bei den erfolglos konservativ therapierten Patienten mit klassischer Claudicatio spinalis auch bei Patienten mit einer radikulären Symptomatik im Sitzen und Liegen indiziert. Die meisten Operationsindikationen bei der lumbalen Spinalkanalstenose ergeben sich jedoch aus der Wegstreckenbegrenzung. Wenn nach dem Aufstehen schon nach den ersten Schritten Beinschmerzen bzw. Kraftlosigkeit in den Beinen auftreten, ist der stärkste Schweregrad des Spinalkanalstenosesyndroms erreicht, der sich oft auch mit Medikamenten nicht beeinflussen lässt. Die Lebensqualität ist so stark beeinträchtigt, dass eingegriffen werden muss. Über die Indikation zur Dekompressionsoperation unter diesen Bedingungen besteht weitgehende Einigkeit in der Literatur, wobei allerdings die vorausgegangene konservative Therapie, wenn überhaupt, unterschiedlich definiert wird (Bridewell u. Mitarb. 1993, Caputy u. Juessenhop 1992, Caspar u. Mitarb. 1994, Charafeddine u. Mitarb. 1994, Cornefjord u. Rydevik 2000, Delamarter u. Mitarb. 1991, 1996, DiPierro 1996, Fast u. Mitarb. 1985, Fischgrund u. Mitarb. 1997, Ganz 1990, Gibson u. Mitarb. 1999, Gondolph-Zink u. Dangel 2002, Grob 1993, Herkowitz u. Garfin 1989, Herkowitz 1995, Herno u. Mitarb. 1993, 1996, Herron 1989, Herron u. Mangelsdorf 1991, Jia u. Mitarb. 1994, Joensson u. Mitarb. 1997, Kanamori u. Mitarb. 1993, Katz u. Mitarb. 1991, 1995, 1997, McCulloch u. Young 1998, Matzen u. Mitarb. 1994, Nachemson u. Jonson 2000, Niggemeyer u. Mitarb. 1997, Richter u. Mitarb. 1999, Silver u. Mitarb. 1993, Tuite u. Mitarb. 1994, Yukawa u. Mitarb. 2002).

Operationsverfahren. Die operativen Eingriffe bei der lumbalen Spinalkanalstenose unterteilen sich in reine Dekompressionsoperationen oder in Dekompression plus Fusion. Die Dekompressionsoperation wird entweder als komplette Laminektomie mit Entfernung des ganzen Wirbelbogens einschließlich Dornfortsatz und Lig. interspinale durchgeführt oder als interlaminäre Dekompression mit Entfernung des Lig. flavum und angrenzender Bogenanteile bzw. in den Wirbelkanal ragender Anteile der Wirbelgelenkfacetten. Für die komplette Laminektomie ist in der Regel auch beim monosegmentalen Vorgehen ein breiter Zugang erforderlich. Bei einer kompletten Laminektomie wird der Wirbelbogen einschließlich Dornfortsatz und das Lig. flavum bis zur medialen Pedikelbegrenzung abgetragen. Der schmale, für die Stabilität ausreichende Teil der Interartikularportion und die Spitze des unteren Gelenkfortsatzes, die in das Foramen intervertebrale ragt, bleiben erhalten. Entfernt man auch die tragenden Gelenkanteile zwischen den Pedikeln, muss eine Fusion angeschlossen werden. Die interlaminäre Dekompression wird einseitig entsprechend dem Vorgehen beim mikroskopischen Eingriff zur Entfernung des lumbalen Bandscheibenvorfalls durchgeführt (s. Kap. 10.4.5). McCulloch u. Young (1998), Mayer (2000) empfiehlt die Dekompression auch der gegenüberliegenden Seite vom unilateralen Zugang. Von der Überlegung ausgehend, dass die medialen Anteile des Lig. flavum nicht komprimierend auf Nervenwurzeln wirken, ist der unilaterale Zugang „over the top" nicht angebracht (Abb. 11.**7**).

Der Eingriff der Wahl bei degenerativen Spinalkanalstenosen ist die interlaminäre Dekompression. Beim degenerativen Wirbelgleiten kann eine dorsoventrale Fusion angeschlossen werden, wenn Funktionsaufnahmen eine

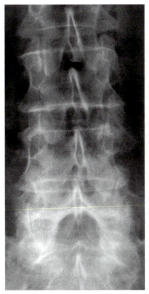 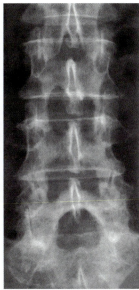

Abb. 11.7 Interlaminäre Dekompression L3/4 und L4/5: Die Bögen bleiben stehen. Das Foramen interarcuale wird beidseits nach lateral bis zur medialen Pedikelbegrenzung erweitert.

Segmentinstabilität zeigen und (oder) der Gleitvorgang progredient ist. Voraussetzung für die Fusionsoperation mit einem Fixateur interne ist eine ausreichende Knochenstabilität zur Verankerung der Pedikalschrauben. Einige Autoren (Garfin u. Mitarb. 1988, Postaccini u. Mitarb. 1993) plädieren dafür, beim Spinalkanalstenosesyndrom mit degenerativem Wirbelgleiten immer eine Spondylodese anzuschließen. Eine Indikation zur Fusion ist auch gegeben, wenn eine laterale Stenose die Entfernung wesentlicher Wirbelgelenkanteile und der Interartikularportion des Bogens erfordert. Einzelheiten über Fusionsoperationen an der Lendenwirbelsäule finden sich im Kapitel 10.4.6.

Nachbehandlung

Die Nachbehandlung entspricht weitgehend dem Vorgehen nach der lumbalen Bandscheibenoperation. Die Patienten werden sofort mobilisiert und dürfen am 1. postoperativen Tag aufstehen. Wenn wesentliche Anteile des Wirbelbogens entfernt werden müssen und eine Fusion nicht angeschlossen werden konnte, weil keine allgemeinen Voraussetzungen dafür gegeben waren, muss der Patient mit einer Orthese versorgt werden, welche die posterioren Anteile des Bewegungssegmentes entlastet.

Da in der Regel die Beschwerden eines Spinalkanalstenosesyndroms postoperativ nicht vollständig beseitig sind, wird das konservative Programm mit Standradfahren, Gehübungen, Gymnastik (Nordin 2000) und ggf. epiduralen Injektionen postoperativ weitergeführt.

Ergebnisse

Die Erfolgsrate nach operativer Behandlung der lumbalen Spinalkanalstenose schwankt zwischen 60 und 85% (Hall u. Mitarb. 1985, Katz u. Mitarb. 1991, Postaccini 1998, Cornefjord u. Rydevik 2000, Du Bois u. Doncel 2000). Meistens handelt es sich um retrospektive Analysen des eigenen Krankenguts. Metaanalysen stammen von Turner u. Mitarb. (1992) und Niggemeyer u. Mitarb. (1997).

Vergleichende Untersuchungen zwischen konservativer und operativer Behandlung der lumbalen Spinalkanalstenose ergaben bei Herno u. Mitarb. (1996) keinen Unterschied. Demgegenüber stellten Amundsen u. Mitarb. (2000) und Atlas u. Mitarb. (2000) aufgrund ihrer vergleichenden Untersuchungen fest, dass die Patienten nach operativer Behandlung besser abschneiden. Bei der Dekompression gibt es Ergebnisse nach ausgiebiger Resektion mit Laminektomie über eine oder mehrere Etagen sowie Ergebnisse nach umschriebener Dekompression mit Laminotomie und Entfernung nur der komprimierenden Anteile des Bogens bzw. der Facette im Bewegungssegment. Über gute Ergebnisse nach Mikrodekompression berichten Bradley u. Mitarb. (1999), Weiner u. Mitarb. (1999), Schilberg u. Nystrom (2000), Munting u. Mitarb. (2000) und Benini (2000). Postaccini u. Mitarb. (1993) verglichen in einer randomisierten kontrollierten Studie die Ergebnisse nach Dekompression durch breite Laminektomie und durch umschriebene Laminotomie (Mikrodekompression) und fanden keinen Unterschied bei der Nachuntersuchung zwischen beiden Gruppen.

Die Dekompression bei lumbaler Spinalkanalstenose kann mit und ohne gleichzeitiger Fusionsoperation durchgeführt werden. Wenn die posterioren Elemente, in erster Linie Interartikularportion und wesentliche Anteile der Facetten, erhalten bleiben, ergibt sich kein Unterschied zwischen alleiniger Dekompression und der Kombination von Dekompression und Fusion bei der lumbalen Spinalkanalstenose (Bridewell u. Mitarb. 1993, Grob u. Mitarb. 1993, Herkowitz u. Kurz 1991). Bei seiner Metaanalyse zur operativen Behandlung der lumbalen Spinalkanalstenose mit degenerativem Wirbelgleiten fand Mardjetko (1994) eine Erfolgsrate von 90% bei der Kombination von Fusion und Dekompression gegenüber 69% bei alleiniger Dekompression.

Komplikationen

Die Komplikationsrate bei der Operation der lumbalen Spinalkanalstenose wird in der Literatur unterschiedlich angegeben und liegt mit 5–18% deutlich über der Komplikationsrate der lumbalen Bandscheibenoperation (Postaccini 1989, Garfin u. Mitarb. 1988, Crock 1983, Guenzburg u. Szpalski 2000, McCulloch u. Young 1998). Eine Ursache liegt im höheren Durchschnittsalter der Patienten, bei denen Herz- und Kreislaufstörungen sowie vor allem Komplikationen durch Thromboembolien, Infektionen, Wundheilungsstörungen und metabolische Störungen eher zu erwarten sind. Auch die Zahl der Diabetiker ist bei den Spinalkanalstenosepatienten größer als bei den Patienten mit einem lumbalen Bandscheibenvorfall. Die längere Operationsdauer erhöht das Narkoserisiko und die möglichen Folgen durch Lagerungsschäden. Besonders auf eingesteifte Gelenke (Schulter, Knie, Hüfte) und Wirbelsäulenabschnitte (HWS) ist bei den alten Menschen zu achten.

Bei den speziellen Komplikationen steht die erhöhte Blutungsgefahr aus Gelenk, Kapsel und Muskelgefäßen im Vordergrund. Epidurale Venenblutungen sind beim interlaminären Zugang im dorsalen Epiduralraum weniger zu erwarten, wenn – wie bei dieser Operation üblich – der ventrale Epiduralraum unangetastet bleibt. Duraeröffnungen entstehen, wenn überhaupt, bei der Flavektomie und Laminotomie durch das Arbeiten mit der Knochenstanze bzw. den Fräsinstrumenten. Die Einrissgefahr der Dura ist durch die altersbedingte Brüchigkeit des Gewebes und durch vorangegangene epidurale Kortisoninjektionen erhöht. Zu Läsionen der Nervenwurzel kann es kommen, wenn der Raum im lateralen Rezessus zwischen den Osteophyten des oberen Gelenkfortsatzes (aszendierende Facette) und der austretenden Nervenwurzel sehr eng ist und wenig Platz für die Knochenstanzen übrig bleibt. Der Unterrand der Knochenstanzen übt vorübergehend einen starken Druck auf die darunter befindlichen neuralen Elemente aus. Deswegen empfiehlt es sich, die dorsalen Anteile des Bogens bzw. der medialen Facettenabschnitte mit einer hochtourigen Knochenfräse soweit herunterzufräsen, bis man auch mit kleineren Knochenstanzen auskommt.

Zu den Spätkomplikationen nach lumbaler Dekompressionsoperation bei Spinalkanalstenose gehören lokale Rezidive durch appositionelles Wachstum im Resektionsbereich sowie Pseudorezidive durch die Entwicklung von Spinalkanalstenosen in den Nachbarsegmenten. Die Verwachsungsbeschwerden (Postdiskotomiesyndrom) spielen bei der lumbalen Spinalkanalstenose keine so große Rolle, wie bei der lumbalen Bandscheibenoperation, weil zum einen ältere Menschen weniger postoperative epidural-perineurale Narben entwickeln und zum anderen die Nervenwurzeln nicht in Kontakt mit Bandscheibengewebe gekommen sind. Der Bandscheibenfaktor (s. Kap. 2) fällt weg. Deswegen sollte man die Dekompression auf die posterioren Wirbelkanalanteile beschränken und eine Bandscheibenprotrusion, wenn sie nicht besondere Ausmaße zeigt, unangetastet lassen.

Eine typische Spätkomplikation nach lumbaler Dekompressionsoperation bei Spinalkanalstenose ist das postoperative Wirbelgleiten. Es entsteht entweder spontan im Rahmen der Bandscheibenlockerung, in der Regel aber durch die Entfernung stabilisierender Anteile des Wirbelbogens. Falls dies beim Primäreingriff offensichtlich ist, sollte eine Fusionsoperation unmittelbar oder in einer zweiten Sitzung angeschlossen werden.

Literatur

Airaksinen, O., A. Herno, T. Saari (1994): Surgical treatment of lumbar spinal stenosis: Patients postoperative disability and working capacity. Europ Spine Journal 3: 261–264

Airaksinen, O., A. Herno, V. Turunen, T. Saari, O. Souomlainen (1997): Surgical outcome of 438 patients treated surgically for lumbar spinal stenosis. Spine 22: 2278–2282

Akkerveeken, P. (1989): Lateral stenosis of the lumbar spine. Libertas Drukwerkservice, Utrecht

Akkerveeken, P. (2000): Classification of canal and lateral stenosis of the lumbar spine. In: Guenzburg, R., H. Szpalski: Lumbar spinal stenosis. Lippincott, Philadelphia

Amundsen u. Mitarb. (2000): Lumbar spinal stenosis: conservative or surgical management?: A prospective 10-year study. Spine 1, 25 (11): 424–435, discussion: 1435–1436

Arnoldi, C.C., A.F. Brodsky, J. Cauchoix u. Mitarb. (1976): Lumbar spinal stenosis and nerve root entrapement syndromes: Definitions and classification. Clin Orthop 115: 4–5

Atlas u. Mitarb. (2000): Surgical and nonsurgical management of lumbar spinal stenosis – four-Year outcomes from the maine lumbar spine study. Spine 25 (5): 556–562

Benini, A. (1991): Der lumbale Bandscheibenschaden. Kohlhammer, Stuttgart: 148–193

Benini, A. (1993): Die lumbale Wirbelkanalstenose – ein Überblick 50 Jahre nach der ersten Beschreibung. Orthopäde 22: 257–266

Benini, A. (2000): Selektive lumbale, mediolaterale und laterale Wurzeldekompression bei lateraler Spinalkanalstenose. Operat Orthop Traumatol 12: 287–296

Bradley u. Mitarb. (1999): Microdecompression for lumbar spinal canal stenosis. Spine 24 (21): 2268–2272

Bridewell, K.H., T.A. Sedgewick, M.F. O'Brien, L.G. Lenke, C. Baldus (1993): The role of fusion and instrumentation in the treatment of degenerative spondylolisthesis with spinal stenosis. J Spinal Disord 6: 461–472

Caputy, A.J., A.J. Juessenhop (1992): Long-term evaluation of decompressive surgery for degenerative lumbar stenosis. J Neurosurg 77: 669–676

Caspar, W., L. Papavero, M.K. Sayler, H.L. Harkey (1994): Precisse and limited decompression for lumbar spinal stenosis. Acta Neurochir 131: 130–126

Charafeddine, H., S. Gangloff, M. Onimus (1994): Postoperative instability after lamino-arthrectomy for degenerative lumbar stenosis. Rev Chir Orthop Reparatrice Appar Mot 80: 379–387

Cinotti, G., F. Postaccini, F. Fassari, S. Urso (1997): Predisposing factors in degenerative spondylolisthesis. A radiographic and CT study. Int Orthop (Sicot) 21: 337–342

Cornefjord, J., B. Rydevik (2000): A long term follow up study of surgical treatment of lumbar spinal stenosis. Eur Spione 9: 563–570

Crock, H.V. (1983): Practice of spinal surgery. Springer, Berlin

Cuckler, J.M., P.A. Bernini, S. Wiesel u. Mitarb. (1985): The use of epidural steroids in the treatment of lumbar radicular pain. A prospective, randomized, double-blind study. J Bone Joint Surg 67: 63–66

Dagi, T.F., M.A. Tarkington, J.J. Leech (1987): Tandem lumbar and cervical spinal stenosis. J Neurosurg 66: 842–849

Deen, H.G. u. Mitarb. (1998): Use of the exercise treadmill to measure baseline functional status and surgical outcome in patients with severe lumbar spinal stenosis. Spine 23: 244–248

Delamarter, R.B., J.A. McCulloch (1996): Microdiscectomy and microsurgical laminotomies. In: Frymoyer, J.W.: The adult spine: Principles and practice. 2nd ed. Lippincott-Raven, Philadelphia

Delamarter, R.B., J.E. Sherman, J.B. Carr (1991): Cauda equina syndrome: Neurological recovery following immediate, early or late decompression. Spine 16: 1022–1029

DiPierro, C.G., G.A. Helma, C.I. Shaffrey u. Mitarb. (1996): Treatment of lumbar spinal stenosis by estensive unilateral decompression and contralateral autologous bone fusion: Operative technique and results. J Neurosurg 84: 166–173

Dong, G.X., R.W. Porter (1989): Walking and cycling tests in neurogenic and intermittent claudication. Spine 14: 965–969

Du Bois, M, P. Doncel (2000): Surgery for lumbar spinal stenosis. In: Guenzburg, R., A.M. Szpalski: Lumbar spinal stenosis. Lippincott, Philadelphia

Dvorak, J., J. Herdmann, S. Vohanka (2000): Neurophysiologic assessment in patients with lumbar spinal stenosis. In: Guenzburg, R., A.M. Szpalski: Lumbar spinal stenosis. Lippincott, Philadelphia

Eisenstein, S. (1976): Measurements of the lumbar spinal canal. Clin Orthop 115: 4

Epstein, J.A., B.S. Epstein, A.D. Senthal, R. Carras, L.S. Lavine (1972): Sciatica caused by nerve root entrapment in the lateral recess: The superior facet syndrome. J Neurosurg 45: 584–589

Epstein, J.A., B.S. Epstein, L.S. Lavine (1962): Nerve root compression associated with narrowing of the lumbar spinal canal. J Neurol Neurosurg Psychiatry 25: 165–176

Fast, A., C.C. Robin, Y. Floman (1985): Surgical treatment of lumbar spinal stenosis in the elderly. Arch Phys Me Rehabil 66: 149–151

Findlay, F.F.G. (2000): Neurological compression theory. In: Guenzburg, R., A.M. Szpalski: Lumbar spinal stenosis. Lippincott, Philadelphia

Fischgrund, J.S., M. Mackay, H.N. Herkowitz, R.S. Brower, C.M. Montgomery, L.T. Kurz (1997): Degenerative lumbar spondylolisthesis with spinal stenosis. A prospective, randomized study comoparing decompressive laminectomy and arthrodesis with and without spinal instrumental. Spine 22: 2807–2812

Fritz, J.M. u. Mitarb. (1998): Lumbar spinal stenosis: a review of current concepts in evaluation, management and outcome measures. Arch Phys Med Rehabil 79: 700–708

Fukasaki, M. u. Mitarb. (1998): Symptoms of spinal stenosis do not improve after epidural steroid injection. Clin J Pain 14: 148–151

Ganz, J.C. (1990): Lumbar spinal stenosis postoperative results in terms of preoperative postured-related pain. J Neurosurg 72: 71–74

Garfin, S.R., M. Glover, R.E. Booth u. Mitarb. (1988): Laminectomy: A review of the Pennsylvania hospital experience. J Spinal Dis 1: 116–133

Getty, C.J.M. (1980): Lumbar spinal stenosis: The clinical spectrum and the results of operation. J Bone Joint Surg 62-B: 481–485

Gibson, J., I. Grant, G. Waddel (1999): The Cochrane review of surgery for lumbar disc prolapse and degenerative lumbar spinal stenosis. Spine 24 (17): 1820–1832

Gondolph-Zink, B., M. Dangel (2002): Ergebnisse nach knöcherner Dekompression der Lendenwirbelsäule bei Spinalkanalstenose. Orthop Praxis 38 (5): 327–330

Grauer, W. (1993): Die radiologische Abklärung der degenerativen lumbalen Stenose. Orthopäde 22: 214–222

Grob, D., T. Humke, J. Dvorak (1993): Die Bedeutung der simultanen Fusion bei operativer Dekompression der lumbalen Spinalkanalstenose. Orthopäde 22: 243–249

Guenzburg, R., M. Szpalski (2000): Lumbar spinal stenosis. Lippincott, Philadelphia

Hall, S., J.D. Bartleson, B.M. Onofrio u. Mitarb. (1985): Lumbar spinal stenosis. Clinical features, diagnostic procedures and results of surgical treatment in 68 patients. Ann Intern Med 103: 271–275

Herkowitz, H.N. (1995): Spine update – degenerative lumbar spondylolisthesis. Spine 20: 1084–1090

Herkowitz, H.N., L.T. Kurz (1991): Degenerative lumbar spondylolisthesis with spinal stenosis. A porospective study comparing decompressive and intertransverse process arthrodesis. J Bone Joint Surg 73: 802–808

Herkowitz, H.N., S.R. Garfin (1989): Decompressive surgery for spinal stenosis. Semin Spine Surg 1: 163–167

Herno, A., O. Airaksinen, T. Saari (1993): Long-term results of surgical treatment of lumbar spinal stenosis. Spine 18: 1471–1474

Herno, A., O. Airaksinen, T. Saari, M. Luukkonen (1996): Lumbar spinal stenosis: a matched pair-study of operated and nonoperated patients. Br J Neurosurg 10: 461–465

Herron, L. (1989): L4–5 degenerative spondylolisthesis. The results of treatment by decompressive laminectomy without fusion. Spine 14: 534–538

Herron, L., C. Mangelsdorf (1991): Lumbar spinal stenosis: Results of surgical treatment. J Spinal Disorders 4: 26–33

Hoffmann, R.M. u. Mitarb. (1993): Surgery for herniated lumbar discs: a literature synthesis. J Gen Intern Med 8: 487–496

Jia, L.S., P. Lian, H.B. Zhu (1994): Treatment of lumbar spinal stenosis with partial laminectomy and canal enlargement. Chung-Hua Wai Ko Tsa Chih (Chin J Surg) 32: 455–457

Joensson, B., M. Annertz, C. Sjoeberg„ B. Stroemquist (1997): A prospective and consecutive study of surgically treated lumbar spinal stenosis. Spine 22: 2938–2941

Johnsson, K., I. Rosen, A. Uden (1993): The natural course of lumbar spinal stenosis. Acta Orthop Scand 64: 67–68

Kanamori, M., H. Matsui, N. Hirano, Y. Kawaguchi, R. Kitamoto, H. Tsuhji Trumpel (1993): Laminectomy for lumbar degenerative spinal stenosis. J Spinal Disord 6: 232–237

Katz, J.N., S.J. Lipson, G.W. Brick u. Mitarb. (1995): Clinical correlates of patient satisfaction after laminectomy for degenerative lumbar spinal stenosis. Spine 20: 1155–1160

Katz, J.N., S.J. Lipson, R.A. Lew u. Mitarb. (1997): Lumbar laminectomy alone or with instrumented or noninstrumented arthrodesis in degenerative lumbar spinal stenosis. Spine 22: 1123–1131

Katz, J.N., S.J. Lispon, M.G. Larson u. Mitarb. (1991): The outcome of decompressive laminec-toy for degenerative lumbar spinal stenosis. J Bone Joint Surg 73-A: 809–816

Kent, D.L., D.R. Haynor, E.B. Larson, R.A. Deyo (1992): Diagnosis of lumbar spinal stenosis in adults: a metanalysis of the accuracy of CT, MR an myelography. Am J Roentgenology 158: 1135–1144

Kirkaldy-Willis, W.H., J.H. Wedje, K. Young-Hing, J. Reilly (1978): Pathology and pathogenesis of lumbar spondylosis and stenosis. Spine 3: 319–328

Koes, B.W., R.J.P.M. Scholten, J.M.A. Mens, L.M. Bouter (1995): Efficacy of epidural steroid injections for low-back pain and sciatica: a systematic review of randomized clinical trials. Pain 63: 279–288

Krämer, J. (1997): Bandscheibenbedingte Erkrankungen. 4. Aufl. Thieme, Stuttgart

Krämer, J., C. Nentwig (1999): Orthopädische Schmerztherapie. Enke, Stuttgart

Krämer, J., O. Köster (2001): MRT-Atlas der Lendenwirbelsäule. Thieme, Stuttgart

Kunogi, H., M. Hesue (1991): Diagnostic and operative treatment of intraforaminal and extraforaminal nerve root compression. Spine 16: 1312–1320

Laus, M., D. Tignai, C. Alfonso, A. Giunti (1992): Degenerative spondylolisthesis: Lumbar stenosis and instability. Chir Organi Mov 77: 39–49

Lee, C.K., W. Raunsching, A. Glenn (1988): Lateral lumbar spinal canal stenosis classification pathological anatomy and surgical decompression. Spine 13: 313–320

Lian, M. (1993): Non-bony lumbar stenosis treated by excision of limited lamina and enlargement of spinal canal: A report of 45 cases. Cung-Hua Wai Ko Tsa Chih (Chin J Surg) 31: 414–416

Louis, R., S. Nazarian (1992): Lumbar stenosis surgery: The experience of the orthopaedic surgeon. Chir Organi Mov 77: 23–29

Matzen, K.A., C. Ocros, M. Ringeisen (1994): Ergebnisse der operativen Behandlung der knöchernen lumbalen Stenosen. Orthop Praxis 30: 347–353

Mayer, M. (2000): Minimally invasive spine surgery. Springer, Berlin

McCulloch, J., P. Young (1998): Essentials of spinal microsurgery. Lippincott, Philadelphia

Munting, E., V. Druez, D. Tsoukas (2000): Surgical decompression of lumbar spinal stenosis according to Senegas technique. In: Guenzburg, R., M. Szpalski: Lumbar spinal stenosis. Lippincott, Philadelphia

Nachemson, A., E. Jonson (2000): Neck and back pain. The scientific evidence of causes, diagnosis and treatment. Lippincott, Philadelphia

Nakai, O., A. Ookawa, I. Yamaura (1991): Long-term roentgenographic and functional changes in patients who were treated with wide fenestration for central lumbar stenosis. J Bone Joint Surg 73: 1184–1191

Nentwig, C., J. Krämer, C. Ullrich (1997): Die Rückenschule. Enke, Stuttgart

Niggemeyer, O., J.M. Strauss, K.P. Schultz (1997): Comparison of surgical procedures for degenerative lumbar spinal stenosis: a meta-analysis of the literature from 1975 to 1995. Eur Spine J 6: 423–429

Niethard, F., J. Pfeil (1997): Orthopädie-Lehrbuch. Hippokrates, Stuttgart

Nordin, N. (2000): Education and exercises in spinal stenosis. In: Guenzburg, R., A.M. Szpalski: Lumbar spinal stenosis. Lippincott, Philadelphia

Onel, D. u. Mitarb. (1993): Lumbar spinal stenosis: Clinical/radiologic therapeutic evaluation in 145 patients. Spine 18: 291–298

Penning, L. (1992): Acceleration injury of the cervical spine by hypertranslation of the head (part 1 and 2). Europ Spine J 1: 7–19

Pither, C. (2000): Pain clinic approaches. In: Guenzburg, R., A.M. Szpalski: Lumbar spinal stenosis. Lippincott, Philadelphia

Porter, R.W. (1992): Cauda equina dysfunction. Spine 17: 9–15

Porter, R.W. (2000): Vascular compression therapy in spinal stenosis. In: Guenzburg, R., A.M. Szpalski: Lumbar spinal stenosis. Lippincott, Philadelphia

Porter, R.W., C. Hibbert, C. Evans (1982): The natural history of root entrapment syndrome. Spine 9: 418–421

Postaccini, F. (1998): Lumbar disc herniation. Springer, Berlin

Postaccini, F. (1989): Lumbar spinal stenosis. Springer, Berlin

Postaccini, F., G. Cinori, D. Perugina, S. Gumina (1993): The surgical treatment of central lumbar stenosis. Multiple laminotomy compared with total laminectomy. J Bone Joint Surg 75: 386–392

Postaccini, F., G. Cinotti, S. Gumina (1998): Microsurgical excision of lateral lumbar disc herniation through an interlaminar approach. J Bone Joint Surg 80: 201–207

Richter, M., P. Kluger, W. Puhl (1999): Diagnostik und Therapie der Spinalkanalstenose beim älteren Menschen. Z Orthop 137: 474–481

Rosen, C.D., N. Kahanovitz, R. Bernstein, K. Viola (1988): A retrospective analysis of the efficacy of epidural steroid injections. Clin Orthop 228: 270–272

Rydevik, B.L., D.B. Cohen, J.P. Kostuik (1997): Spine epidural steroids for patients with lumbar spinal stenosis. Spine 22: 2313–2317

Schilberg, B., B. Nystrom (2000): Quality of life before and after microsurgical decompression in lumbar spinal stenosis. J Spinal Disord Jun 13 (3): 237–241

Senegas, J., J.P. Etchevers, J.M. Vital, D. Baulny, F. Grenier (1988): Le recalibrage du canal lombaire alternative de la laminectomie dans le traitement de la sténose du canal lombaire. Rev Chir Orthop 74: 15–22

Silver, H.R., P.J. Lewis, H.L. Asch (1993): Decompressive lumbar laminectomy for spinal stenosis. J Seurosurg 78: 659–701

Simotas, A. u. Mitarb. (2000): Non operative treatment for lumbar spinal stenosis. Spine 25 (2): 197–204

Tuite, G.F., S.E. Doran, J.D. Stern u. Mitarb. (1994): Outcome after laminectomy for lumbar spinal stenosis. Part II: radiographic changes and clinical correlations. J Neurosurg 81: 707–715

Turner, J.A., M. Ersek, L. Herron, R. Deyo (1992): Surgery for lumbar spinal stenosis: An attempted meta-analysis of the literature. Spine 17: 1–8

Verbiest, H. (1976): Neurogenic intermittent claudication. Elvier, Amsterdam

Verbiest, H. (1977): Results of surgical treatment of idiopathic developmental stenosis of the vertebral canal. A review of twenty-seven years experience. J Bone Joint Surg 59-B: 181–188

Watts, R.W., C.A. Silagy (1995): A meta-analysis on the efficacy of epidural corticosteroids in the treatment of sciatica. Anaesth Intens Care 23: 564–569

Weiner u. Mitarb. (1999): Microdecompression for lumbar spinal canal stenosis. Spine 1, 24 (21): 2268–2272

Wilmink, J. (2000): Imaging in lumbar spinal stenosis. In: Guenzburg, R., A.M. Szpalski: Lumbar spinal stenosis. Lippincott, Philadelphia

Young, S., R. Veerapen, S.A. O'Laoire (1988): Relief of lumbar canal stenosis using multilevel subarticular fenestration as an alternative to wide lamintcomy: Preliminaty report. Neurosurgery 23: 628–633

Yu, C.S., B.K. Tay (1992): Wide versus selective decompression in the operative treatment of lumbar spinal stenosis. Singapore Med J 33: 378–379

Yukawa, Y. u. Mitarb. (2002): A comprehensive study of patients with surcically treated lumbar spine stenosis.

12 Verletzungen der Wirbelsäule

P. Eysel und S. Fürderer

12.1 Häufigkeit und Lokalisation

12.2 Verletzungen des kraniozervikalen Überganges

12.3 Verletzungen der subaxialen Halswirbelsäule

12.4 Verletzungen der Brust- und Lendenwirbelsäule

12.1 Häufigkeit und Lokalisation

Wirbelsäulenverletzungen sind im Vergleich zu allen anderen Verletzungen des Bewegungsapparates mit einem Anteil von 0,5–1% selten anzutreffen. Ihnen kommt jedoch aufgrund ihrer sowohl kurzfristig als auch im Langzeitverlauf auftretenden Auswirkungen eine besondere Bedeutung zu (Aebi u. Nazarian 1987, Gertzbein 1994, Knop u. Mitarb. 1999)

12.1.1 Häufigkeit

In der Bundesrepublik Deutschland ereignen sich jährlich ca. 6000 behandlungspflichtige Wirbelsäulentraumata, von denen bis zu 20% bleibende neurologische Schäden hinterlassen (Knop u. Mitarb. 1999, Hofmeister u. Bühren 1999). Langzeitbeobachtungen zeigen jedoch, dass auch Verletzungen, die primär kein neurologisches Defizit nach sich ziehen, durch bleibende oder sich entwickelnde Instabilitäten und/oder Deformitäten zu erheblichen Beeinträchtigungen des Patienten über Jahre und Jahrzehnte führen können (Trojan 1972).

12.1.2 Lokalisation

Bei Wirbelsäulenverletzungen handelt es sich aufgrund der an sich geschützten Lage nahe am Körperlot fast immer um Krafteinwirkungen von großer Gewalt, die in der Regel indirekt erfolgen. In bis zu 20% der Fälle sind Verletzungen des Achsenorgans im Rahmen eines Polytraumas zu beobachten. Neben den axialen Stauchungstraumata, die hauptsächlich die Hals- und Lendenwirbelsäule betreffen, ist das Hyperextensions- oder Hyperflexionstrauma der häufigste Verletzungsmechanismus. Hierbei werden die verschiedenen Abschnitte des Achsenorgans gegensinnig beschleunigt und es kommt zum Auftreten kombinierter Flexionsscherkräfte. Die vulnerabelsten Abschnitte sind die Übergangsregionen der unterschiedlichen Krümmungen und im Besonderen der thorakolumbale Übergang, auf den der besonders große Hebel der Brustwirbelsäule, die durch den knöchernen Thorax stabilisiert wird, einwirkt. Diese Regionen sind in über 50% der behandlungsbedürftigen Wirbelsäulenverletzungen betroffen (Abb. 12.1 a u. b) (Gertzbein 1994, Knop u. Mitarb. 1999, Goldberg u. Mitarb. 2001, Leferink u. Mitarb. 2001).

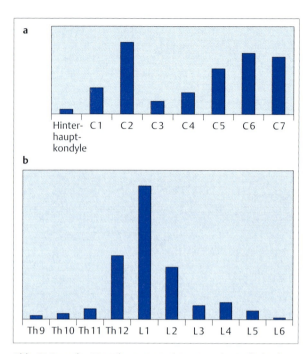

Abb. 12.1 a u. b Verteilung von Frakturen an der Wirbelsäule.
a Frakturen an der HWS (nach Goldberg u. Mitarb. 2001).
b Frakturen an der BWS und LWS (nach Leferink u. Mitarb. 2001).

12.1.3 Frakturklassifikationen

Dem Bestreben, in Analogie zur Klassifikation von Verletzungen des Beckens und der Extremitäten eine einheitliche und reproduzierbare Einteilung der Wirbelsäulenverletzung zu schaffen, aus der definierte Behandlungskonzepte ableitbar wären, steht die große Variabilität im Verletzungsmuster, der einwirkenden Gewalt, der betroffenen Wirbelsäulenabschnitte und nicht zuletzt der Interpretation der bildgebenden Verfahren gegenüber. Sowohl für die HWS als auch die Rumpfwirbelsäule existieren unterschiedlich basierte Klassifikationen, die sich an verschiedenen Kriterien orientieren. Selbst unter Zugrundelegung der im deutschen Sprachraum gebräuchlichsten Einteilung nach Magerl u. Mitarb. (1994) zeigen Intra- und Interobserverstudien eine schlechte Reproduzierbarkeit (Oner u. Mitarb. 2002, Blauth u. Mitarb. 1999). Dabei ist zu beachten, dass es aufgrund der in den meisten Fällen massiven Gewalteinwirkung auf den Rumpf zu Mehrfach- und Kombinationsverletzungen kommt, die bildgebende Diagnostik jedoch lediglich den derzeitigen statischen „End"-Zustand einer im dynamischen Moment des Traumas eventuell deutlich größeren Dislokation oder gar Luxation darstellt, die sich spontan teilweise reponiert hat und von der nicht unbedingt auf alle vorliegenden Schäden geschlossen werden kann. Dennoch ist die Magerl-Klassifikation für die Rumpfwirbelsäule der Goldstandard, während sich an der oberen HWS und den Kopfgelenken spezifische Einzelklassifikationen für bestimmte Frakturtypen etabliert haben, auf die im jeweiligen Abschnitt gesondert eingegangen wird.

Literatur

Aebi, M., S. Nazarian (1987): Klassifikation der Halswirbelsäulenverletzungen. Orthop 16: 27–36

Blauth M, Bastian L, Knop C, Lange U, Tusch G. (1999): Inter-observer reliability in the classification of thoraco-lumbar spinal injuries. Orthopäde 28: 662–81

Gertzbein, S. D. (1994): Neurologic deterioration in patients with thoracic and lumbar fractures after admission to the hospital. Spine 19: 1723–1729

Goldberg, W., C. Mueller, E. Panacek, S. Tigges, J.R. Hoffman, W.R. Mower (2001): Distribution and patterns of blunt traumatic cervical spine injury. Ann Emerg Med 38: 17–21

Hofmeister, M., V. Bühren (1999): Therapiekonzept für Verletzungen der unteren HWS. Orthop 28: 401–413

Knop, C., Blauth, M., Bastian, L., Lange, U., Kesting, J. Tscherne, H. (1997): Frakturen der thorakolumbalen Wirbelsäule. Unfallchirurg 100: 630–9

Knop C, Blauth M, Bühren V, Hax PM, Kinzl L, Mutschler W, Pommer A, Ulrich C, Wagner S, Weckbach A, Wentzensen A, Wörsdorfer O. (1999): Operative Behandlung von Verletzungen des thorakolumbalen Übergangs. Teil 1: Epidemiologie. Unfallchirurg 102: 924–935

Leferink, V.J., K.W. Zimmerman, E.F. Veldhuis, E.M. Vergert, H.J. Duis (2001): Thoracolumbar spinal fractures: radiological results of transpedicular fixation combined with transpedicular cancellous bone graft and posterior fusion in 183 patients. Eur Spine J 10: 517–523

Magerl, F., M. Aebi, S. D. Gertzbein, J. Harms, S. Nazarian (1994): A comprehensive classification of thoracic and lumbar injuries. Eur Spine J 3: 184–201

Oner, F.C., L.M. Ramos, R.K. Simmermacher, P.T. Kingma, C.H. Diekerhof, W.J. Dhert, A.J. Verbout (2002): Classification of thoracic and lumbar spine fractures: problems of reproducibility. A study of 53 patients using CT and MRI. Eur Spine J 1: 235–245

12.2 Verletzungen des kraniozervikalen Überganges

Der kraniozervikale Übergang stellt zusammen mit dem atlantookzipitalen Gelenk eine besondere Region der Wirbelsäule dar. Im Gegensatz zu den übrigen Abschnitten sind die knöchernen Strukturen nicht durch eine Bandscheibe getrennt, so dass eingeleitete Kräfte direkt übertragen werden. Außerdem ist die Beweglichkeit der so genannten Kopfgelenke sowohl in axialer Rotation als auch in Flexion/Extension weitaus größer als in der übrigen Wirbelsäule und wird hauptsächlich ligamentär limitiert. Hierdurch erklärt sich das Verletzungsmuster dieses Wirbelsäulenabschnittes, bei dem ligamentäre Zerreißungen, Abriss- oder Berstungsfrakturen oder Kombinationen derselben vorzufinden sind. Eine Besonderheit ergibt sich aus der Lagebeziehung zur A. vertebralis, die auf dem Atlasbogen verläuft und bei Verletzungen besonders gefährdet ist.

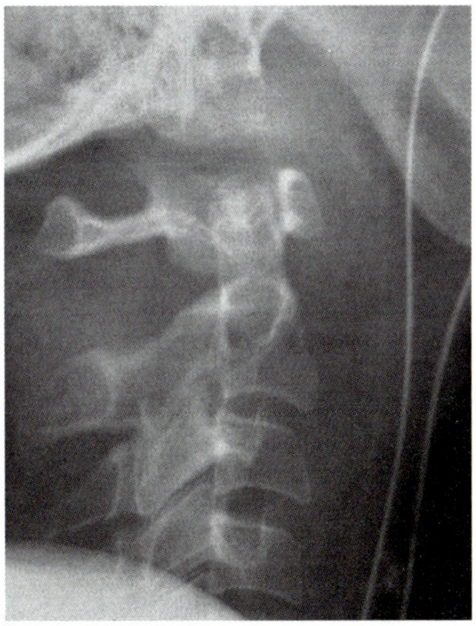

12.2.1 Kraniozervikale Dislokation

Abb. 12.2 Atlantookzipitale Dislokation.

Während noch vor einigen Jahren die atlantookzipitale Dislokation (AOD) als primär letale Verletzung galt, gelingt es durch sofortige Reanimationsmaßnahmen und unter Beatmung zunehmend, Patienten mit einer Zerreißung des Kapsel-Band-Komplexes zwischen Hinterhaupt und Halswirbelsäule adäquat und erfolgreich zu behandeln.

Definition

Bei der atlantookzipitale Dislokation handelt es sich um eine ligamentäre Verletzung, die in ihrer maximalen Ausprägung die vollständige Zerreißung der kraniozervikalen Verbindung, die sog. Dissoziation bedeutet, welche fast immer letal verläuft (Abb. 12.2).

Klassifikation

Durch die horizontale Stellung des oberen Kopfgelenks wirkt dieses funktionell als Kugelgelenk. Dislokationen können entweder nach dorsal oder ventral erfolgen und stellen sich dann als verhakte Luxation dar, wenn der Radius des oberen Kopfgelenks im Moment der größten Auslenkung überschritten wurde. Reine Distraktionen können bei

der Bildgebung spontan reponiert sein und sich der Primärdiagnostik entziehen. Es werden daher 3 Verletzungstypen unterschieden, die gleichzeitig auf den Verletzungsmechanismus schließen lassen (Traynelis u. Mitarb. 1986):
- Typ 1: Dislokation des Kondylenmassivs mit Luxation nach ventral,
- Typ 2: Dislokation des Kondylenmassivs mit Luxation der Hinterhauptkondylen nach dorsal,
- Typ 3: Distraktion mit axialer Dislokation nach rostral.

Jeanneret (1994) fügte in seiner Einteilung noch eine Luxation nach lateral hinzu, von der jedoch bislang nur 2 Fälle beschrieben worden sind (Kortmann u. Mitarb. 2000).

Verletzungsmechanismus

Je nach vorliegendem Typ handelt es sich beim auslösenden Trauma um Hyperflexions- (Typ 1) oder Hyperextensionsverletzungen (Typ 2). Der axialen Dislokation liegt meist eine Beschleunigung des Kopfes bei (teil-)fixiertem Rumpf, wie z. B. beim angegurteten PKW-Fahrer oder eine Dezeleration des Rumpfes beim Aufschlagen des Körpers auf den Boden zugrunde.

Diagnostik

Während die verhakten Luxationen Typ 1 und 2 auf den seitlichen Röntgenaufnahmen in der Regel zur Darstellung kommen, kann sich eine axiale Instabilität auf den konventionellen Röntgenaufnahmen in 2 Ebenen der Diagnosestellung entziehen, insbesondere wenn keine knöchernen Begleitverletzungen, wie eine Kondylenfraktur vorliegen. Hier muss bei klinischem Verdacht eine Kernspintomographie erfolgen, um eine ligamentäre Zerreißung auszuschließen oder zu bestätigen. Nur wenn die MRT nicht aussagekräftig ist oder aber keine Verfügbarkeit aufgrund einer Notfallsituation vorliegt, kann die Funktionsdiagnostik unter Bildverstärkerkontrolle erfolgen. Hierzu wird der Kopf des Verletzten in Rückenlage unter kontinuierlicher Durchleuchtung zunächst in Flexion/Extension und anschließend unter leichtem axialen Zug geführt bewegt. Dies sollte jedoch nur von einem in der Wirbelsäulentraumatologie erfahrenen Arzt durchgeführt werden. Ist eine Instabilität auch unter Röntgenkontrolle nicht sicher auszuschließen, kann eine Funktions-MRT diagnostische Sicherheit bringen.

Therapie

Manifeste Dislokationen müssen schnellstmöglich reponiert und retiniert werden, um eine Läsion der Medulla oblongata durch anhaltende Kompression zu verhindern. Bei primär reanimationspflichtigen Patienten aufgrund von neurologischen Ausfällen muss zusätzlich zur Wirbelsäulendiagnostik die kraniale Bildgebung erfolgen, da in diesen Fällen oft eine intrakranielle Begleitverletzung vorliegt. Obwohl der Nutzen einer Cortisonstoßtherapie in der NASCIS-2- und -3-Studie kritisch gesehen wird, wird der klinische Einsatz empfohlen und auch in den meisten Zentren durchgeführt (Nesathurai 1998). Das Repositionsmanöver erfolgt entweder im Rahmen der Funktionsuntersuchung oder aber durch Anlage eines Halo-Fixateurs, wobei bei beiden Verfahren eine weitere Distraktion des Atlantookzipitalgelenks unbedingt zu vermeiden ist. Die Halo-Weste stellt bei Kindern und Erwachsenen mit geringgradigen Dislokationen das Verfahren der Wahl dar. In der Regel erfolgt die Ausheilung innerhalb von 10 Wochen, wobei auch sekundäre Dislokationen im Halo beschrieben werden und durch engmaschige Röntgenkontrollen ausgeschlossen werden müssen. Bei höhergradigen Instabilitäten wird die dorsale Fusion C0–C2 empfohlen (Abb. 12.**3a–c**) (Aebi u. Nazarian 1987, Ahuja u. Mitarb. 1994, Blauth u. Mitarb. 1998).

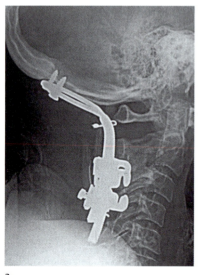
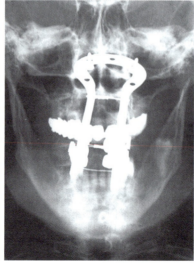
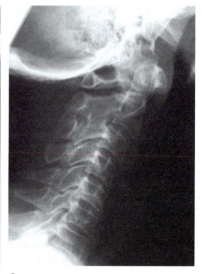

Abb. 12.3 a–c Dorsale Fusion C0–C3 (**a** u. **b**) und Status nach Ausheilung und Metallentfernung (**c**).

12.2.2 Atlasbogenfraktur

In der Literatur wird die Atlasbogenfraktur lediglich mit einer Inzidenz von 1,3% aller Wirbelsäulenverletzungen und bis zu 13% aller HWS-Frakturen angegeben (Sherk u. Nicholson 1970). Noch zu Beginn des 20. Jahrhunderts ging man davon aus, dass sie eine letale Verletzung darstellt. In 30–50% der Fälle kommt sie als Begleitverletzung in Kombination mit anderen Verletzungen der HWS, insbesondere der Densfraktur, vor. Die isolierte Atlasbogenfraktur stellt jedoch eine eher benigne Verletzung dar. In einer Studie von Hadley u. Mitarb. (1988) wurde bei 32 Frakturen des 1. Halswirbels keine neurologische Beeinträchtigung gefunden. Die gelegentlich zu beobachtenden schwerwiegenden neurologischen Schäden der Medulla oder des N. glossopharyngeus resultieren meist aus den begleitenden Frakturen des Dens oder der diskoligamentären Instabilität. Während die hintere Bogenfraktur im seitlichen Röntgenbild in der Regel sicher zu erkennen ist, kann sich eine isolierte vordere Bogenfraktur ohne wesentliche Instabilität in den Standard-Projektionen der Diagnosestellung entziehen. Es ist daher davon auszugehen, dass hier eine Dunkelziffer besteht, die sich aufgrund der guten Spontanprognose in der Statistik nicht widerspiegelt.

Definition

Die knöcherne Diskontinuität des ringförmigen Atlas oder die Aussprengung bzw. der Abriss des anteroinferioren Bogenanteils ohne Unterbrechung der oberen Bogenanteile wird zu den typischen Atlasbogenfrakturen gerechnet. Die Fraktur der Massa lateralis entspricht dem Typ 4 nach Gehweiler u. Mitarb. (1980) und wird gesondert besprochen (s. Kap. 12.2.3).

Klassifikation

Die am häufigsten verwendete Einteilung folgt dem Vorschlag von Gehweiler u. Mitarb. (1980) und unterscheidet 5 Typen (Abb. 12.4):

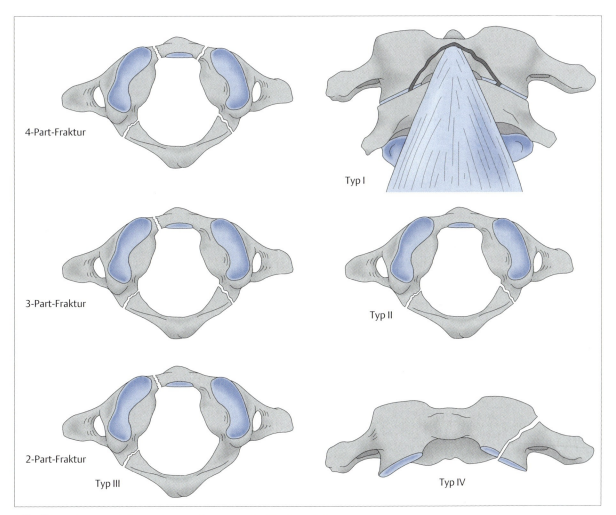

Abb. 12.4 Schematische Darstellung der Einteilung der Atlasbogenfrakturen.

- Typ 1: Ausrissfraktur des anteroinferioren Bogenanteils mit oder ohne Unterbrechung der oberen Bogenanteile,
- Typ 2: bilaterale hintere Bogenfraktur,
- Typ 3: kombinierte vordere und hintere Bogenfraktur: Hier wird zwischen 2-Part-, 3-Part- und 4-Part-Frakturen unterschieden. Dieser Frakturtyp wird als Jefferson-Fraktur bezeichnet, obwohl von Jefferson lediglich die 4-Part-Fraktur beschrieben wurde.
- Typ 4: isolierte Massa-lateralis-Fraktur,
- Typ 5: Processus-transversus-Fraktur.

Verletzungssmechanismus

Der Entstehungsmechanismus der Typ-1- und -2-Verletzungen spiegelt ein Hyperextensionstrauma wider, wobei die Anspannung des M. longus colli zu einem knöchernen Ausriss dessen Ansatzes am anteroinferioren Bogenanteil bzw. die Kompression der Dornfortsätze zu einer Fraktur des Bogens C1 führt. Die Typ-3-Verletzung ist Ausdruck eines axialen Stauchungstraumas, wobei die Lokalisation der Fraktur in begrenztem Maße Aufschluss über die Kopfhaltung zulässt, jedoch nicht beweisend ist. Typ 4 und 5 entstehen in der Regel bei seitlicher Gewalteinwirkung, wobei beim Typ 4 eine Kompressions-, beim Typ 5 eine Distraktionskomponente durch Zug der seitlichen Halsmuskulatur zugrunde liegt.

Diagnostik

Bei neurologischen Ausfällen im Bereich der Medulla oblongata, z.B. durch Läsionen der Hirnnerven IX–XII, muss eine C1-Fraktur ausgeschlossen werden. Oft liegt jedoch lediglich eine massive Schmerzhaftigkeit des Nackens zusammen mit einer ausgeprägten Rotationsschmerzhaftigkeit der HWS vor. Ein begleitendes retropharyngeales Hämatom, das ggf. in der seitlich HWS-Röntgenaufnahme schattengebend wirken kann, verursacht Schluckbeschwerden und bisweilen Atemnot. Bei Kompression des N. occipitalis major sind ziehende Schmerzen bzw. Sensibilitätsausfälle in dessen Versorgungsgebiet hinweisend. In seltenen Fällen führt das auslösende Trauma zu einer Dissektion oder Thrombose der A. vertebralis, die bei unzureichend ausgebildetem Circulus willisii durch eine Kleinhirn- bzw. Hirnstammsymptomatik manifest werden kann. Die hintere Bogenfraktur sowie die dislozierten Typ-3-Bogenfrakturen mit Instabilität und Auseinanderweichen der Massae laterales sind in den Standardröntgenaufnahmen in 2 Ebenen und der transoralen Denszielaufnahme zu erkennen. Weichen die beiden Massae laterales um mehr als 7 mm über die Kontur der Axisgelenke hinaus ab, so ist von einer zusätzlichen Zerreißung bzw. einem knöchernen Ausriss des Lig. transversum auszugehen. Aufgrund der problematischen Beurteilung

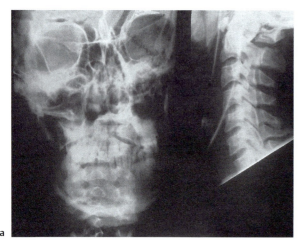

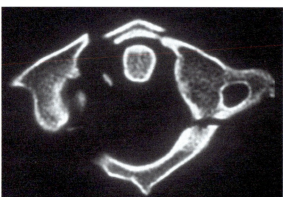

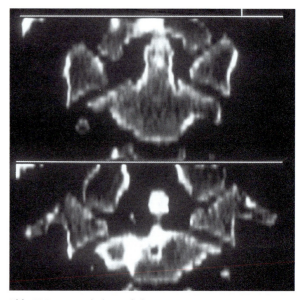

Abb. 12.5 a–c Atlasbogenfrakturen.
a Konventionelles Röntgenbild einer Jefferson-Fraktur: laterale Translation der Massa lateralis.
b Rekonstruktions-CT der Fraktur: Auseinanderdrängen der Massae laterales.
c CT einer Typ-III-Jefferson-Fraktur: unilaterale vordere und bilaterale hintere Bogenfraktur.

isolierter und geringfügig dislozierter vorderer Bogenfrakturen sollte bei klinischem Verdacht die Computertomographie oder MRT des kraniozervikalen Übergangs hinzugezogen werden (Abb. 12.**5a–c**).

Therapie

Die isolierten vorderen und hinteren Atlasbogenfrakturen (Typ 1 und 2) sowie die Ausrissfraktur eines Querfortsatzes stellen stabile Verletzungen dar, da die Kontinuität des Atlasringes durch den intakten vorderen bzw. hinteren Bogen wie bei einer Spange erhalten bleibt. Die Therapie besteht in einer temporären relativen Ruhigstellung in einer weichen Halsorthese, die Ausheilung erfolgt in der Regel nach 6–8 Wochen, falls keine Sekundärkomplikationen auftreten. Die isolierte Querfortsatzfraktur wird, sofern keine begleitende Verletzung der A. vertebralis vorliegt, funktionell behandelt.

Im Gegensatz dazu stellt die Jefferson-Fraktur (Typ 3) eine potentiell instabile Verletzung dar, da der Atlasring sowohl im anterioren als auch im posterioren Anteil durchtrennt ist und durch den axialen Druck des Kopfes sowie die schräg zur Seite abfallenden Gelenkflächen des Axis die Tendenz zur primären oder sekundären Dislokation und zum lateralen Auseinanderweichen des Atlas besteht. Spence (1970) formulierte Kriterien, wann eine Typ-3-Fraktur als stabil oder instabil zu bezeichnen ist. Dennoch wird die Entscheidung zur konservativen oder operativen Therapie bei der Jefferson-Fraktur kontrovers diskutiert. Die konservative Therapie besteht in der Ruhigstellung in der Halo-Weste bzw. im Minerva-Gips für 12 Wochen. Im Anschluss daran sollten Funktionsaufnahmen eine residuale Instabilität C1/C2 ausschließen. Bei fortbestehender Instabilität sollte die Spondylodese C1/C2 als transartikuläre Verschraubung oder interspinöse Spanfusion und Cerclage nach Gallie oder Brooks erfolgen. Sekundäre Dislokationen werden sowohl nach übersehener instabiler Fraktur als auch nach vermeintlich suffizienter konservativer Behandlung beobachtet. Genaue Zahlen über die Pseudarthrosenrate lassen sich in der Literatur jedoch nicht finden, zumal das primäre Ausmaß der Fraktur nicht immer nachvollziehbar ist. Aus diesem Grund bevorzugen einige Autoren die sofortige Fusion C1/C2 bzw. C0/C2. Die Fusion C1/C2 hat den Vorteil, dass das okzipitozervikale Gelenk erhalten bleibt. Während Kesterson u. Mitarb. (1991) die resultierende Bewegungseinschränkung bei Fusion C0/C2 vernachlässigen, berichten Untersuchungen von McGuire u. Harkey (1995) schlechtere funktionelle Ergebnisse bei zusätzlicher Fusion C0/C1. Die transartikuläre Verschraubung nach Magerl (Abb. 12.**6a** u. **b**) in Kombination mit einer interspinösen Spaninterposition stellt als Dreipunktfixation eine stabile Spondylodese

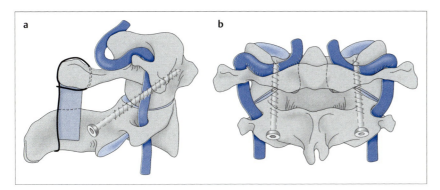

Abb. 12.6a u. b Schematische Darstellung der Magerl-Verschraubung.

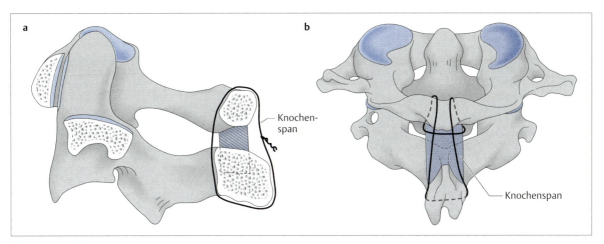

Abb. 12.7a u. b Schematische Darstellung der dorsalen interspinösen Fusion nach Gallie/Brooks.

dar und die Nachbehandlung bedarf keiner weiteren äußeren Ruhigstellung im Gegensatz zu der alleinigen dorsalen Technik nach Gallie oder Brooks (Abb. 12.7a u. b). Sekundäre Dislokationen oder inkorrekt behandelte Typ-3-Frakturen mit Inkongruenz sowohl der Atlantookzipitalgelenke als auch der Atlantoaxialgelenke und posttraumatischer Arthrose sollten einer C0/C2-Fusion mittels dorsaler Spondylodese zugeführt werden. Diese kann als transpedikuläre Fixation oder in Kombination mit einer Magerl-Verschraubung durchgeführt werden.

12.2.3 Fraktur der Massa lateralis

Die isolierte Massa-lateralis-Fraktur ist eine sehr seltene Verletzung. Gehweiler selbst fand in seiner Serie von 400 Patienten keine solche Fraktur. In der Literatur finden sich lediglich Einzelfallberichte.

Definition

Da die Massa lateralis sowohl kranial als auch kaudal gelenktragend ist, führen Frakturen derselben immer zu einer Beteiligung des Atlantookzipitalgelenks, des Atlantoaxialgelenks oder beider.

Klassifikation

Es existieren keine Einteilungen der Typ-4-Fraktur.

Verletzungsmechanismus

Das Hochrasanztrauma spielt wie bei allen HWS-Verletzungen eine herausragende Rolle. Das Schädigungsmuster lässt eine seitenungleiche Gewalteinwirkung vermuten, evtl. liegt eine forcierte Lateralflexion zugrunde.

Diagnostik

In der a.-p. Röntgenprojektion bzw. transoralen Denszielaufnahme kann ggf. der Bruchspalt erkannt werden. Eine Computertomographie, die zum Ausschluss weiterer Verletzungen des kraniozervikalen Übergangs immer durchgeführt werden sollte, zeigt das Ausmaß der Fraktur und die Stellung der Gelenkflächen.

Therapie

Sofern keine Stufenbildung vorliegt bzw. die Gelenkfläche nicht zertrümmert ist, besteht die Therapie in einer temporären Ruhigstellung in einer weichen Halsorthese. Bei Zertrümmerung des Gelenks mit schmerzhafter Funktionseinschränkung kann eine okzipitozervikale Fusion notwendig werden.

12.2.4 Densfraktur

Entwicklungsgeschichtlich besteht der 2. Halswirbelkörper aus Wirbelbogen, Wirbelkörper und darauf angesetzt, dem „abgetropften" ehemaligen Körper des 1. Halswirbels. Der so entstandene Dens axis artikuliert im Atlantodentalgelenk mit der Hinterfläche des vorderen Atlasbogens, der Vorderfläche des Lig. transversum und ist über die Ligg. alaria mit dem Schädel verbunden. Die ligamentären Strukturen weisen eine sehr große Festigkeit auf, so dass Frakturen im Bereich der Bandansätze oder des Dens deutlich häufiger sind als Bandzerreißungen. Lediglich bei degenerativ oder entzündlich vorgeschädigtem Bandapparat wie z. B. bei der chronischen Polyarthritis kommt es häufiger zu ligamentären Instabilitäten.

Klassifikation

Die Einteilung der Densfrakturen erfolgt entweder entsprechend der Lokalisation nach der Klassifikation von Anderson u. D'Alonzo (1974) oder nach dem Frakturverlauf (Eysel u. Roosen 1993). Die Andersen-D'Alonzo-Klassifikation (Abb. 12.8) bildet dabei die anatomischen Verhältnisse ab:

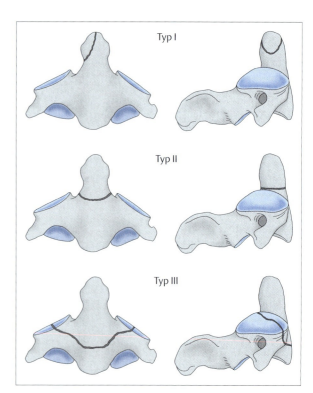

Abb. 12.8 Schematische Darstellung der Einteilung der Densfrakturen nach Andersen und D'Alonzo.

- **Typ 1: Fraktur des Apex dentis**: Diese Verletzung stellt eine Abrissfraktur der Ligg. alaria dar. Das Lig. transversum ist in der Regel intakt, ebenso wie das Atlantodentalgelenk. Es muss jedoch nach begleitenden Verletzungen des Atlantookzipitalgelenks gesucht werden.
- **Typ 2: Luxationsfraktur am Übergang von Dens zu Axiskörper**: Dieser Typ stellt mit 67% die häufigste Frakturform des Dens axis dar. Je nach Frakturverlauf ist die Verletzung instabil und weist ein Pseudarthroserisiko von 67% nach konservativer Therapie auf (Hadley u. Mitarb. 1989)
- **Typ 3: Fraktur durch die Densbasis und den Axiskörper**: Die Verletzung stellt keine Densfraktur im eigentlichen Sinne, sondern eher eine Fraktur des 2. Halswirbels dar. Gelegentlich läuft die Fraktur in eines der Gelenke C1/C2 aus.

Bei der Einteilung nach Eysel u. Roosen (1993) wird die weitaus am häufigsten vorkommende Denskörperfraktur nochmals unter operationstechnischen Gesichtspunkten und Zugrundelegung des Frakturverlaufs unterteilt. Typ A und B sind hierbei durch eine horizontale bzw. von kranioventral nach dorsokaudal verlaufende Bruchlinie gekennzeichnet, während der Typ C eine Fraktur von dorsokranial nach ventrokaudal aufweist (Abb. 12.9).

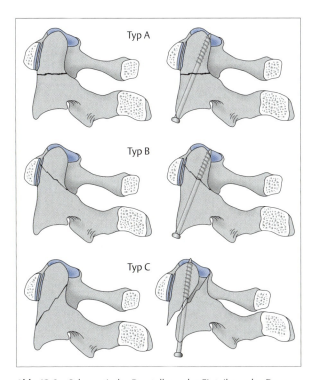

Abb. 12.9 Schematische Darstellung der Einteilung der Densfrakturen nach Eysel und Roosen. Beim Typ C kann es aufgrund des kleinen Winkels zwischen Densschraube und Frakturlinie zu einer Parallelverschiebung der Fragmente entlang der Osteosynthese kommen.

Verletzungsmechanismus

Der Typ 1 entsteht wahrscheinlich im Rahmen eines Flexions-Distraktions-Traumas. Typ 2 kann als transdentale Luxationsfraktur verstanden werden, wobei die Densspitze beim Flexionstrauma nach ventral und beim Extensionstrauma nach dorsal disloziert sein kann. Nach der Eysel/Roosen-Klassifikation kann vom Typ auf den Pathomechanismus geschlossen werden: Während Typ-A-Frakturen ventrale horizontale Abscherungen darstellen, repräsentiert Typ B den Extensionsmechanismus und Typ C den Flexionsmechanismus. Beim Typ 3 wird eine kombinierte Flexions-Kompressions-Verletzung als auslösendes Moment diskutiert.

Epidemiologie

Die Densfraktur macht etwa 7,7% der Frakturen der HWS aus. Da nicht oder gering dislozierte Frakturen radiologisch in den Standardprojektionen schwer zu erkennen sind, beträgt der Anteil an übersehenen Frakturen etwa 25%. Die Inzidenz nimmt mit dem Lebensalter zu (Aebi 1987).

Diagnostik

Zusätzlich zu den Röntgenaufnahmen in 2 Ebenen ist die transorale Denszielaufnahme zur Beurteilung der Zentrierung und Konturunterbrechung des Dens indiziert (Abb. 2.**10a** u. **b**). Im Fall einer Pseudarthrose zeigen Funktionsaufnahmen das Ausmaß einer begleitenden Instabilität. Mittels Dünnschicht-CT werden Begleit- und Kombinationsverletzungen evaluiert. Gleichzeitig dient sie zur präoperativen Planung hinsichtlich Frakturdislokation und Schraubenlage. Schließlich kann eine MR-Tomographie eine intramedulläre und/oder intraspinale Blutung ausschließen.

Therapie

Aus der Andersen-D'Alonzo-Einteilung kann nicht zwingend auf die Versorgung geschlossen werden. Kann bei der Typ-1-Fraktur mittels Funktionsaufnahmen eine Instabilität ausgeschlossen werden, erfolgt die Ausheilung in einer harten Halsorthese, z. B. einem Philadelphia-Kragen. Beim Vorliegen einer C0/C1-Instabilität richtet sich die operative Versorgung nach dieser.

Die Verletzungen vom Typ 2 stellen praktisch immer eine Operationsindikation dar, da trotz einschneidender ruhig stellender Maßnahmen wie Halo-Weste und Minerva-Gips eine hohe Pseudarthroserate besteht. Sofern keine Kontraindikationen wie eine ausgeprägte Osteoporose des Dens, Osteolysen im Bruchspalt oder eine pathologische Fraktur vorliegen, ist die ventrale Schraubenosteosynthese bei den meisten Frakturen das Verfahren der Wahl. Bei korrekter Reposition müssen keine Bewegungssegmente fusioniert werden. Um eine zusätzliche Kompression des Bruch-

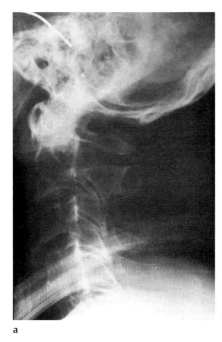
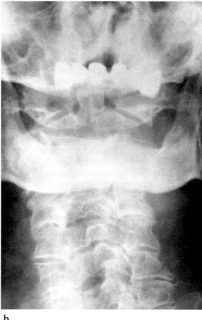

Abb. 12.10 a u. b Densfraktur Typ Anderson/D'Alonzo 2 bzw. Eysel/Roosen A.
a Seitliche Röntgenaufnahme: minimale Dislokation in der Sagittalebene, horizontal verlaufende Frakturlinie.
b A.-p. Aufnahme mit transoraler Darstellung des Dens: Die Densspitze ist gegenüber dem Körper nach links disloziert. Durch die atlantodentalen Bänder wird die Densspitze zentriert im vorderen Atlasbogen gehalten.

spalts zu erzielen, werden beim nichtosteoporotischen Knochen Doppelgewindeschrauben nach Knoeringer oder Herbert verwendet (Abb. 2.11). Beim älteren Patienten empfiehlt Blauth die Verwendung von Spongiosaschrauben mit kurzem Gewinde und Unterlegscheibe, um ein Ausbrechen des distalen Gewindes zu vermeiden. Bei schräg von proximal dorsal nach distal ventral verlaufendem Bruchspalt kann die Schraubenosteosynthese unmöglich werden, wenn der Insertionspunkt in den Bruchspalt zu liegen kommt oder der Winkel zwischen Schraube und Fraktur zu klein bleibt. In diesem Fall kann ein Antigleitplättchen Abhilfe schaffen, das mit einer dorsalen Fusion kombiniert wird (Böhler u. Mitarb. 1990, Zwipp 2000). Nach Aufarbeitung eigener Ergebnisse fanden Eysel u. Roosen (1993) eine Erhöhung der Pseudarthroserate, insbesondere bei der mit einer Densschraube versorgten Typ-C-Verletzung (Abb. 2.12). Mittels Densverschraubung kann bei Typ-A- und Typ-B-Verletzungen durch die interfragmentäre Kom-

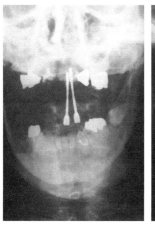
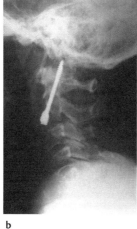

Abb. 12.11 a u. b Versorgung einer Densfraktur mit Doppelgewindeschrauben.
a Im AP Bild von kaudal nach kranial konvergierender Schraubenverlauf bis zur Densspitze
b Die unterschiedliche Höhe der proximalen und distalen Schraubengewinde erlaubt eine Kompression der Fraktur beim Eindrehen über den zuvor platzierten Kirschner-Draht. Die Densachse ist physiologisch wiederhergestellt.

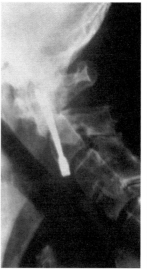
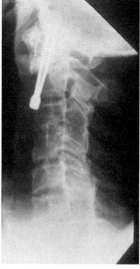

Abb. 12.12 a u. b Mit transoraler Verschraubung versorgte Fraktur Typ C nach Eysel und Roosen. In den Funktionsaufnahmen zeigt sich der Gleitvorgang der Densfragmente entlang des Schraubenverlaufs, da die Frakturlinie ebenfalls von ventral kaudal nach dorsal kranial verläuft.

pression eine stabile Situation hergestellt werden. Dagegen besteht bei der Typ-C-Fraktur das Risiko einer sekundären Verschiebung der Fragmente entlang der Schraube, so dass entweder eine dorsale Bogenfusion oder eine transartikuläre Verschraubung durchgeführt werden sollte (Blauth u. Mitarb. 1999a). Der Habitus des Patienten oder andere Operationsrisiken können in Ausnahmefällen die ventrale Verschraubung unmöglich machen. In diesen Fällen ist die interspinöse Fusion C1/C2 nach Gallie oder die transartikuläre Verschraubung indiziert. Hierbei muss jedoch eine postoperative Funktionseinschränkung in Kauf genommen werden. Die transartikuläre Verschraubung ist als perkutane Technik hierbei der offenen Operation vergleichbar (Blauth u. Mitarb. 1999b).

Die Typ-3-Fraktur durch den Axiskörper kann in Abhängigkeit von der Frakturlokalisation und Dislokation konservativ oder operativ behandelt werden. Bei optimaler Stellung der Fraktur ohne begleitende Bogenfraktur erfolgt die Ruhigstellung im Halo analog zur Typ-1-Fraktur. Bei ausreichender Breite des nichtfrakturierten anteroinferioren Bogenanteils kann eine Zugschraubenosteosynthese durchgeführt werden. Liegt eine Beteiligung der Bandscheibe C2/3 oder eine Bogenfraktur vor, so muss diese Verletzung im Sinne einer Osteosynthese oder Fusion mit angegangen werden.

12.2.5 Traumatische Spondylolyse des Axis

Synonyme

Hanged Man's Fracture oder Hangmans Fracture.

Definition

Obwohl keine kongenitale Form bekannt ist, wird die Fraktur der Interartikularportion des 2. Halswirbelkörpers aufgrund des identischen Pathomechanismus wie im Lumbalbereich als Spondylolyse bezeichnet. Die Bezeichnung „Hanged Man's Fracture" geht auf eine Untersuchung von Wood-Jones an 5 Erhängten aus dem Jahre 1913 zurück (Fielding 1981). Schneider (1965) fand eine ähnliche Verletzungspathologie bei Verkehrstoten und bezeichnete die Spondylolyse des C2 nach Wood-Jones als „Hangmans Fracture", obwohl der zugrunde liegende Mechanismus ein anderer ist. Unter der Henkerfraktur im eigentlichen Sinne wird die typische Kombination der Hyperextensions-Distraktions-Verletzung durch den unter dem Kinn befindlichen Knoten des Henkerseils verstanden. Die traumatische Spondylolyse kann jedoch auch durch andere Verletzungsmechanismen wie z. B. eine Whiplash-Verletzung des Kopfes bei Auffahrunfällen hervorgerufen werden (Abb. 12.13).

Klassifikation

Die gebräuchlichste Einteilung erfolgt nach Effendi u. Mitarb. (1981), der die Stellung des Bogens zum Axiskörper als Kriterium verwendet. Josten u. Mitarb. (1995) legen zusätzlich das Vorhandensein einer diskoligamentären Verletzung zur weiteren Unterteilung des Typs Effendi II zugrunde. Hierzu sind Funktionsaufnahmen möglichst bei bewusstseinsklarem Patienten oder eine Funktions-MRT notwendig. Da sich hieraus eine therapeutische Konsequenz ableitet, ist dieser Unterteilung der Vorzug zu geben:

- **Typ Effendi I/Josten 1**: Bei dieser Verletzung liegt eine weitgehend undislozierte Fraktur der Interartikularportion vor, der Bruchspalt ist parallel dargestellt und nicht breiter als 2 mm, eine Verkippung der Gelenkflächen von Atlantoaxial- und Axozervikalgelenken ist nicht ersichtlich. In den Funktionsaufnahmen kommt keine pathologische Beweglichkeit C2/C3 zur Darstellung. Hier kann davon ausgegangen werden, dass die Bandscheibe und das vordere Längsband C2/C3 intakt sind.
- **Typ Effendi II/Josten 2**: Hier liegt eine Flexionssubluxation des Axiskörpers gegenüber C3 vor. Das Bogenfragment ist meist nach dorsal-kaudal abgekippt. Die

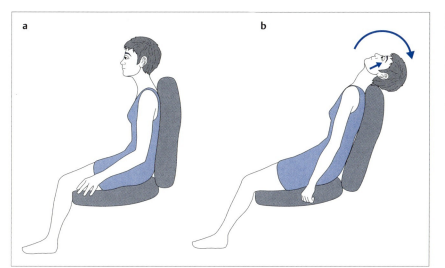

Abb. 12.13 Mechanismus der Whiplash-Verletzung: Die maximale Hyperextension bewirkt eine maximale Flexion. Wird das herannahende hintere Fahrzeug nicht bemerkt, kann im Moment des Aufpralls keine muskuläre präventive Stabilisierung erfolgen.

Funktionsaufnahmen zeigen eine stabile Distanz der Vorderkanten C2 und C3 bei dorsaler Aufklappbarkeit. Hier ist die Bandscheibe zerrissen, dass vordere Längsband jedoch intakt.

- **Typ Effendi II/Josten 3**: Als Ausdruck einer Hyperextensionsverletzung liegt eine Extensionssubluxation C2/C3 vor. Das Bogenfragment ist meist nach dorsalkranial abgekippt. In den Funktionsaufnahmen zeigt sich nun eine komplette Instabilität des Segmentes. Hier muss von einer Zerreißung des vorderen Längsbandes sowie der Bandscheibe ausgegangen werden. Trotz primär nicht gravierend luxierter Stellung muss die Versorgung hier der Schwere der Verletzung angemessen invasiver sein.
- **Typ Effendi III**: Die Inzidenz einer Verletzung mit erheblicher Abkippung und Luxation der kleinen Wirbelgelenke wird von Effendi u. Mitarb. (1981) mit 7 % angegeben. Es existieren in der Literatur jedoch nur wenige Berichte solcher primär instabiler Frakturen. Dies mag damit zusammenhängen, dass diese Verletzung primär mit einer hohen Letalitätsrate behaftet ist. Unter Berücksichtigung der diskoligamentären Beteiligung entspricht diese Fraktur mit Facettenluxation bei intaktem vorderen Längsband einer Gruppe 4 nach Josten u. Mitarb. (1995) (Abb. 12.14).

Verletzungsmechanismus

Die traumatische Spondylolyse des Axis tritt am häufigsten im Rahmen von Hochrasanztraumen bei Verkehrsunfällen auf. Dabei können sowohl eine Distraktions-Hyperextensions-Verletzung als auch Flexionstraumen oder Rotationsbeschleunigungen zu einer Unterbrechung der Interartikularportion führen. Liegt eine Zerreißung des vorderen Längsbandes (VLB) vor, so liegt der Verdacht auf ein Distraktions-Hyperextensions-Trauma nahe, bei intakten VLB kommt eher ein Flexionsmechanismus infrage. Der Verletzungstyp ist jedoch keineswegs für den Unfallmechanismus beweisend. Pathobiomechanisch kann auch eine vordere Subluxation des Denskörpers nach einem Hyperextensionstrauma auftreten, wenn nach der Fraktur des Bogens die Dezeleration den Kopf nach ventral beschleunigt. Diese Verletzung wird als „rettende Bogenfraktur" bezeichnet, da es durch die ausbleibende Ventralverschiebung des hinteren Bogenanteils nicht zur Einklemmung des Rückenmarks kommt.

Diagnostik

Klinische Diagnostik

Da es bei der Hanged Man's Fracture zu einer Unterbrechung des Axisrings und so zu einer Erweiterung des Spinalkanals kommt, sind neurologische Komplikationen in Analogie zur Spondylolisthesis vera an der LWS nur bei starker Abkippung des Axis zu erwarten. Dennoch kann es insbesondere durch flektierende Repositionsmanöver zu einer Rückenmarkkompression kommen.

Bildgebende Diagnostik

Neben der konventionellen radiologischen Diagnostik, die bei HWS-Verletzungen immer die Projektionen in 2 Ebenen und eine transorale Denszielaufnahme beinhalten sollte, sind zur Beurteilung der Bogenfrakturen des 2. Halswirbelkörpers zusätzliche Untersuchungen unumgänglich.

Computertomographie. Mittels CT lässt sich der Frakturverlauf sowie eine eventuelle Gelenkbeteiligung ermitteln (Abb. 12.15). Insbesondere Rotationsfehlstellungen können sich der konventionellen Diagnostik entziehen, während die typische Unterbrechung der Bogenkontur fast immer ersichtlich ist. Wird aufgrund des Verletzungstyps die Indikation zur operativen Reposition und Osteosynthese gestellt, ist die CT zur Planung ebenfalls unumgänglich.

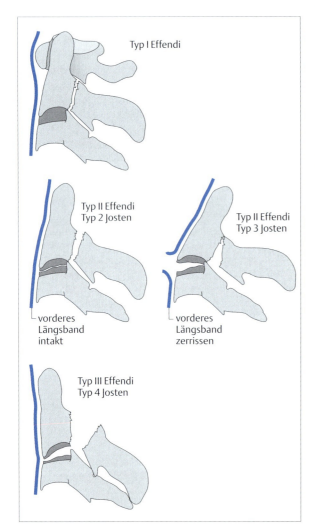

Abb. 12.14 Schematische Darstellung der Einteilung der Axisfrakturen nach Effendi/Josten.

12.2 Verletzungen des kraniozervikalen Überganges

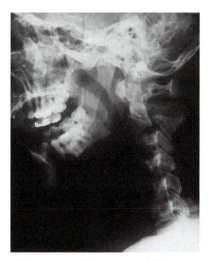

Abb. 12.15 Seitliches Röntgenbild einer Hanged-Man's-Fraktur: Der Axis ist gegenüber C3 nach ventral verkippt. Die Frakturlinie verläuft durch die Bogenwurzel C2.

Funktionsaufnahmen. Legt der Frakturverlauf das Vorliegen einer Effendi-II-Verletzung nahe, kann zur Beurteilung der diskoligamentären Beteiligung die seitliche Funktionsdiagnostik zum einen wertvolle Hinweise im Hinblick auf eine notwendige operative Versorgung geben, zum anderen sind in der Literatur Fälle beschrieben, in denen es zur Dislokation von primär radiologisch als stabil eingestuften Frakturen kam. Hierzu sollten auch bei konservativer Behandlung engmaschige Röntgenkontrollen erfolgen, denen bei Unsicherheit Funktionsaufnahmen folgen können. Diese sollten, wenn möglich, aufgrund der erhaltenen Schutzreflexe der autochtonen Halsmuskulatur bei wachem Patienten erfolgen. Grundsätzlich muss bei Bogenfrakturen des Axis immer an eine Zerreißung der Bandscheibe C2/3 gedacht werden. Bei klinischer Unsicherheit sollte mittels MRT eine diskoligamentäre Verletzung gesichert oder ausgeschlossen werden.

Therapie

Maßgeblich für die Therapie der Axisbogenfrakturen ist die Beteiligung der ventralen Zuggurtung. Die Zerreißung des vorderen Längsbandes stellt zusammen mit der atlantoaxialen Dislokation die einzige Verletzung der Kraniozervikalregion dar, bei der eine Distraktion absolut kontraindiziert ist.

Ein Großteil der traumatischen Spondylolysen kann konservativ in der Halo-Weste versorgt werden. Dabei sind regelmäßige Röntgenkontrollen erforderlich, um eine sekundäre Dislokation nicht zu verpassen und ggf. eine sich ausbildende Pseudarthrose mit Osteolysen im Bruchspalt frühzeitig zu erkennen. Anzustreben ist eine anatomische Reposition. Meist gelingt dies mittels mäßiger Distraktion über den Halo-Ring, sofern das vordere Längsband intakt ist. Hierbei sind forcierte Flexionsmanöver aufgrund der Gefahr einer Kompression der Medulla oblongata durch die dorsale Axisgrundplatte zu vermeiden. Das intakte vordere Längsband dient hierbei gleichzeitig als Hypomochlion zur Reposition und als vordere Zuggurtung nach Ruhigstellung.

Bei Effendi-Typ-I- und Josten-Typ-2-Verletzungen mit einer Spondylolisthesis des Axis von weniger als 3 mm kann davon ausgegangen werden, dass die Bandscheibe intakt ist bzw. weniger als 50% des Anulus zerrissen sind. Hier genügt bei guter Compliance die Ruhigstellung in einer Schanz-Krawatte für 6 Wochen und die anschließende Röntgenkontrolle in Flexion/Extension. Liegt eine Translation über 4 mm vor, ist der Anulus als instabil zu betrachten. Die Therapie besteht in der Anlage einer Halo-Weste für 12 Wochen.

Liegt eine starke Fragmentdislokation von mehr als 4 mm vor und ist das vordere Längsband erhalten, kann versucht werden, mittels primärer Reposition und dorsaler Schraubenosteosynthese der Interartikularportion nach Judet das Bewegungssegment C2/C3 zu erhalten (Abb. 12.**16a** u. **b**). Dies kann minimalinvasiv in perkutaner Technik mittels kanülierter Schrauben erfolgen, wobei

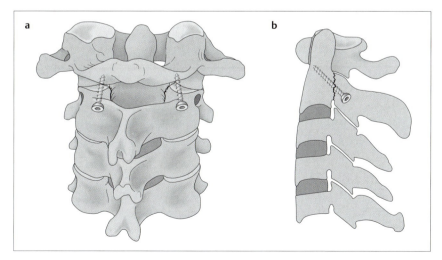

Abb. 12.16 a u. b Schematische Darstellung der Verschraubung der Interartikularportion nach Judet.

mittels CT die Beziehung der A. vertebralis zum Frakturverlauf berücksichtigt werden muss. Auch hier erfolgt die postoperative Nachbehandlung im Halo-Jacket für 12 Wochen.

Josten-Typ-3-Verletzungen stellen aufgrund der Zerreißung sowohl der dorsalen als auch der ventralen Zuggurtung eine instabile Situation dar. Insbesondere die ventralen Strukturen müssen operativ rekonstruiert werden. In der Regel wird dies nach Nukleotomie mittels ventraler interkorporaler Spondylodese und zusätzlicher Plattenosteosynthese C2/C3 erfolgen.

Bei primär verhakter Luxation der kleinen Wirbelgelenke (Effendi Typ III/Josten Typ 4) ist die Bandscheibe als irreversibel geschädigt anzusehen. Gelingt die Reposition nicht über einen Halo-Ring, so muss die Luxation über den dorsalen Zugang eingerichtet werden. Anschließend erfolgt analog zu den vollständigen Zerreißungen die ventrale Spondylodese. Eine dorsale Stabilisierung kann mittels Schrauben-Stabsystem oder über interspinöse Cerclage erreicht werden.

Literatur

Aebi, M., S. Nazarian (1987): Klassifikation der Halswirbelsäulenverletzungen. Orthop 16: 27–36

Ahuja, A., F.E. Glasauer, G.J. Alker jr., D.M. Klein (1994): Radiology in survivors of traumatic atalanto-occipital diskocation. Surg Neurol 41: 112–118

Anderson, L.D., R.T. D'Alonzo (1974): Fractures of the odontoid process of the axis. J Bone Joint Surg (A) 56: 1663–1674

Blauth, M., M. Richter, B. Kiesewetter, U. Lange (1999a): Operative oder konservative Behandlung der Pseudarthrose des Dens axis. Chirurg 70: 1225–1238

Blauth, M., M. Richter, U. Lange (1999b): Transarticular screw fixation C1/C2 in traumatic atlantoaxial instabilities. Comparison between percutaneous and open procedures. Orthop 28: 651–661

Blauth, M., U. Schmidt, U. Lange (1998): Verletzungen der Halswirbelsäule bei Kindern. Unfallchirurg 101: 590–612

Böhler, J., J. Poigenfürst, T. Gaudernak, W. Hintringer (1990): Die Schraubenosteosynthese des Dens axis. Operat Orhtop Traumatol 2: 75.83

Effendi, B., D. Roy, B. Cornish, R.G. Dussault, C.A. Laurin (1981): Fractures of the ring of the axis. A classification based on the analysis of 131 cases. J Bone Joint Surg (B) 63: 319–327

Eysel, P., K. Roosen (1993): Ventral or dorsal spondylodesis in dens basal fracture – a new classification for choice of surgical approach. Zentralbl Neurochir 54: 159–165

Fielding, J.W. (1981): Hangmans fracture. Z Orthop 119: 677–679

Gehweiler, J.A., R.F. Osborne, R.F. Becker (1980): The radiology of vertebral trauma. Saunders, Philadelphia

Hadley, M.N., C.A. Dickmann, C.M. Browner, V.K. Sonntag (1988): Acute traumatic atlas fractures: Management and long term outcome. Neurosurg 23: 31–35

Hadley, M.N., C.A. Dickmann, C.M. Browner, V.K. Sonntag (1989): Acute axis fractures: a review of 229 cases. J Neurosurg 71: 642–647

Jeanneret, B. (1994): Obere Halswirbelsäule. In: Witt, A.N., Rettig, H., Schlegel, K. (Hrsg.): Spezielle Orthopädie Wirbelsäule – Thorax – Becken. Thieme, Stuttgart: 3.1–3.37

Josten, C., O. Russe, M. Hahn, G. Muhr (1995): Einteilung der C2-Ringbrüche im Hinblick auf Halo-Reposition oder operative Stabilisierung. In: Szyszkowitz, R., P. Schleifer: Verletzungen an der Wirbelsäule. Huber, Bern: 117–118

Kesterson, L., E. Benzel, W. Orrison, J. Coleman (1991): Evaluationans treatment of atlas burst fractures (Jeffersoan Fractures). J Neurosurg 75: 213–220

Kortmann, H.-R., C. Eggers, M. Schofer, P.-M. Hax (2000): Diagnostik und Therapie der Verletzungen der oberen Halswirbelsäule. Trauma und Berufskrankheit 2: 134–147

McGuire, R.A., H.L. Harkey (1995): Primary treatment of unstable Jefferson's fractures. J Spinal Disord 8: 233–236

Nesathurai, S. (1998): Steroids and spinal cord injury: revisiting the NASCIS 2 and NASCIS 3 trials. J Trauma 45: 1088–1093

Schneider, R.C., K.E. Livingston, A.J.E. Cave (1965): „Hangmans's fracture of the cervical spine. J Neurosurg 22: 141–154

Sherk, H.H., H.A.T. Nicholson (1970): Fractures of the Atlas. J Bone Joint S 52 (A): 1017–1024

Spence, K.R., Decker, S., Sell, K.W. (1970): Bursting atlantal fracture associated with rupture of the transversal ligament. J Bone Joint Surg (Am) 52: 543–549

Traynelis, V.C., G.D. Marano, R.O. Dunker, H.H. Kaufman (1986): Traumatic atlanto-occipital dislocation. Case report. J Neurosurg 65: 863–870

Zwipp, H. (2000): Frakturstabilisierung im HWS-Bereich. In: Reichel, H., Zwipp, H., Hein, W. (Hrsg.): Wirbelsäulenchirurgie. Steinkopff, Darmstadt

12.3 Verletzungen der subaxialen Halswirbelsäule

Die Abschnitte C3–Th1 werden auch als subaxiale HWS bezeichnet, da sie sich sowohl in Funktion als auch im Verletzungsmuster deutlich von den Kopfgelenken unterscheiden. Mit der typischen Konfiguration der trennenden Bandscheibe und der Artikulation der kleinen Wirbelgelenke ähnelt der Aufbau dem der Lendenwirbelsäule. Dementsprechend folgt die Klassifizierung der knöchernen Verletzungen der Einteilung nach Magerl u. Mitarb. (1994) für die Brust- und Lendenwirbelsäule (s. Kap. 12.4). Es bestehen jedoch anatomisch-physiologische Unterschiede, die das im Vergleich zur subzervikalen Wirbelsäule breitere Verletzungsspektrum erklären: Der äußere Faserring des Anulus fibrosus ist insbesondere im anterioren Abschnitt im Vergleich zur BWS und LWS deutlich schwächer ausgeprägt. Daher finden sich an der HWS auch reine diskoligamentäre Verletzungen ohne knöcherne Beteiligung. Die in der Frontalebene ausgerichteten und schräg nach posterior abfallenden Gelenkflächen der kleinen Wirbelgelenke lassen eine Extensionsbewegung nur in begrenztem Maße zu. Somit werden an der HWS auch Bogenfrakturen beobachtet. Starke Translationsbewegungen nach ventral führen nach Luxation zu einem Verhaken des posteroinferioren Anteils des kranialen Gelenkpartners, so dass die Spontanreposition unterbleiben kann. Erschwerend kommt hinzu, dass das Halsmark einen deutlich größeren Querschnitt in Relation zur knöchernen Spinalkanalweite einnimmt, als dies in den unteren Abschnitten der Wirbelsäule der Fall ist. Daraus erklärt sich, warum bei Verletzungen der subaxialen HWS eine neurologische Begleitsymptomatik in bis zu 43 % der Fälle gefunden wird. In der Sammelstudie der Arbeitsgemeinschaft Wirbelsäule der DGU (Hofmeister u. Bühren 1999) wurde die Inzidenz von Verletzungen der suaxialen HWS mit 56 % aller HWS-Verletzungen angegeben.

12.3.1 Diskoligamentäre Verletzungen

Definition

Diskoligamentäre Verletzungen können sowohl den dorsalen Abschnitt mit den Ligg. interspinosa, Ligg. flava und den Gelenkkapseln als auch den ventralen Abschnitt als diskoligamentäre partielle oder komplette Zerreißung betreffen.

Klassifikation

Eine einheitlich anerkannte Klassifikation der Verletzungen der unteren HWS existiert derzeit nicht. In der Sammelstudie der Arbeitsgemeinschaft Wirbelsäule der DGU (Hofmeister u. Bühren 1999) wird der Vorschlag einer an die Magerl-Klassifikation angelehnten Einteilung gemacht. Hierbei fallen die diskoligamentären Verletzungen unter die Distraktionstraumata Typ B. Die ligamentäre dorsale Zerreißung entspricht dem Typ B2, während eine Zerreißung im vorderen Säulenanteil mit diskaler Komponente einer Typ-B3-Verletzung zuzuordnen ist.

Verletzungsmechanismus

Da sich die Magerl-Einteilung am Verletzungsmechanismus orientiert, lässt die Klassifikation Rückschlüsse auf den Unfallmechanismus zu. Hierbei entspricht die Typ-B2-Verletzung einem Distraktions-Flexions-Trauma, während die B3-Verletzung sich im Rahmen eines Hyperflexionsmechanismus ereignet.

Diagnostik

Da die unteren HWS-Segmente, insbesondere bei Patienten mit pyknischem Habitus, gelegentlich unter Kaudalzug an den Armen durch die Schultern überschattet werden, kann die seitliche Röntgenaufnahme als sog. Schwimmeraufnahme mit einseitig erhobenem Arm und gegenseitig abgesenkter Schulter angefertigt werden. Dennoch kann eine definitive Beurteilung des zervikothorakalen Übergangs problematisch bleiben. Eine Computertomographie ggf. mit Rekonstruktion des verdächtigen Bezirks verschafft Klärung und wird gleichzeitig zur Planung des operativen Eingriffs herangezogen. Beim wachen und bewusstseinsklaren Patienten ist die dynamische Funktionsdiagnostik mittels Bildwandler zusätzlich zum CT hilfreich, da sich rein diskoligamentäre Verletzungen ohne Dislokation und sekundäre Instabilitätszeichen der Diagnose entziehen können. Hinweise auf eine solche Instabilität nach White u. Panjabi (1990) sind:

- eine Verbreiterung des prävertebralen Weichteilschattens über 22 mm als Ausdruck eines Hämatoms,
- ein segmentaler Kyphosewinkel über 11° bei Flexionstrauma,
- Divergenz oder Überlappen der Gelenkflächen von über 50 % oder Subluxation über 5 mm,
- ein Verlust des Hinterkantenalignements mit Stufenbildung über 4 mm,
- das Tear-Drop-Zeichen als knöcherne Ausrissfraktur der Grundplattenvorderkante,
- ein Vakuumphänomen des Intervertebralraumes.

In Zentren der Schwerpunkt- oder Maximalversorgung, denen Patienten mit Verdacht auf schwere HWS-Verletzungen zugeführt werden, steht in der Regel ein Kernspintomograph zur Verfügung. Hiermit können ligamentäre Verletzungen, Begleithämatome aber auch Schädigungen des Myelon bereits frühzeitig erkannt werden (Abb. 12.17).

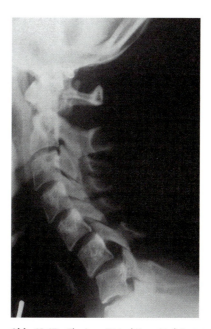

Abb. 12.17 Flexions-Distraktions-Verletzung mit diskoligamentärer Zerreißung C6/7.

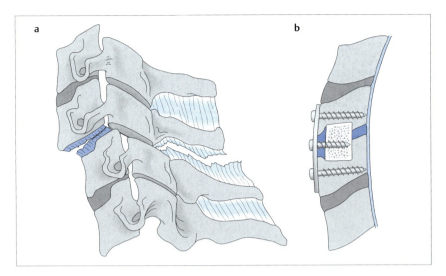

Abb. 12.18 a–d Ventrale Plattenosteosynthese an der HWS: schematische Darstellung (**a** u. **b**) und Spondylodese C5/6 (**c** u. **d**).

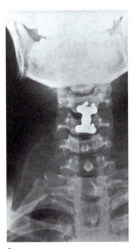
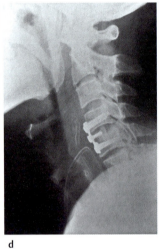

Therapie

Diskoligamentäre Verletzungen mit Zerreißung entweder des vorderen oder hinteren Zuggurtungsapparates sind primär als instabil zu betrachten. Aus diesem Grund ist die konservative Behandlung den Fällen vorbehalten, in denen die Begleitumstände (Operationsrisiko, Ablehnung der operativen Behandlung durch den Patienten) dazu zwingen. Eine rein dorsale Zerreißung kann durch eine Fusion nach Brooks/Gallie oder einen entsprechenden Fixateur interne behandelt werden. Für ventrale Hyperextensionsverletzungen mit erhaltenem dorsalen Bandapparat reicht die ventrale interkorporale Fusion mit Plattenosteosynthese aus (Abb. 12.18 a – c). Sekundäre Dislokationen nach rein ventraler Spondylodese werden jedoch immer wieder berichtet. Es handelt sich hierbei meist um Verletzungen mit Translation bzw. Luxation nach ventral, bei denen der komplette Kapsel-Band-Apparat zerstört ist. In diesen Fällen sollte kombiniert ventrodorsal vorgegangen werden.

12.3.2 Frakturen

Frakturen der HWS können sich sowohl im Bereich des Wirbelkörpers als auch am Wirbelbogen manifestieren. Die Bogenfraktur an der unteren HWS ist im Gegensatz zu den Berstungsfrakturen der oberen HWS fast immer Ausdruck einer knöchernen Ausrissverletzung bei Hyperflexions-Distraktions-Traumen.

Wirbelkörperfrakturen

Definition

Der Aufbau der subaxialen HWS erlaubt in Analogie zur BWS und LWS die Unterteilung in ein 3-Säulen-Modell. Wirbelkörperfrakturen spiegeln somit Verletzungen der vorderen Säule wider.

Klassifikation

Im Rahmen der Sammelstudie der Arbeitsgemeinschaft Wirbelsäule der DGU wurde die Magerl-Klassifikation für Frakturen der Brust- und Lendenwirbelsäule den Besonderheiten an der HWS angepasst (Hofmeister u. Bühren 1999). Der Verletzungsmechanismus liegt der Typisierung in Kompressions-, Distraktions- und Rotationstraumata zugrunde (Tab. 12.1):

- **Typ A: Kompressionsfraktur**: Bei dieser Verletzung ist die Stabilität gegenüber Rotationskräften erhalten.
- **Typ B: Distraktionsverletzung**: Neben den reinen Zerreißungen bzw. Abrissfrakturen kommt es gleichzeitig oft zur Kompression der vorderen Wirbelkörperabschnitte, so dass Kombinationen mit Typ A häufig sind.
- **Typ C: Rotationsverletzung**: Dieser Typ stellt die schwerste Verletzungsform mit dem höchsten Grad der Instabilität dar. Dies spiegelt sich unter anderem

Tab. 12.1 Klassifikation von Wirbelkörperfrakturen

Klassifikation	Subaxiale HWS	Subtyp	Trauma
Typ A	Kompression	A1	Impaktion
		A2	Spaltbildung
		A3	Berstungsfraktur
Typ B	Distraktion	B1	knöcherne dorsale Bogenausrissfraktur
		B2	Zerreißung des dorsalen Kapsel-Band-Apparates
		B3	ventrale diskoligamentäre Zerreißung
Typ C	Rotation	C1	Rotation in Kombination mit Kompression Typ A
		C2	Rotation in Kombination mit Distraktion Typ B
		C3	nicht klassifizierbar

darin wider, dass der Anteil an schweren neurologischen Komplikationen über 50 % beträgt (Hofmeister u. Bühren 1999). Die Typ-C-Verletzung ist nahezu immer mit Kompressions- oder Distraktionsverletzungen vergesellschaftet.

Verletzungsmechanismus

Im Rahmen von Verkehrsunfällen oder beim Sturz aus großer Höhe ereignen sich 66 % der Frakturen der subaxialen HWS. In über 50 % der Fälle liegen ernste Begleitverletzungen vor (Hofmeister u. Bühren 1999). Betroffen sind im Gegensatz zu Verletzungen der oberen HWS eher jüngere Personen. Bei über 60-jährigen Personen spielen degenerative Veränderungen bei der Entstehung eine große Rolle. Insbesondere Bewegungseinschränkungen eines oder mehrerer Segmente vergrößern die Hebelwirkung und führen so zu einer erhöhten Anfälligkeit auch bei banalen Stürzen. Die Klassifikation bezieht sich auf die Belastungsrichtung, die die schwerste Verletzung hervorgerufen hat. Im Rahmen der Whiplash-Verletzung können jedoch auch kombinierte Muster auftreten.

Diagnostik

Zusätzlich zu den im Kapitel 12.3.1 angeführten Kriterien für das Vorliegen einer instabilen HWS-Verletzung weisen folgende Veränderungen auf eine Fraktur im Bereich der subaxialen HWS hin:
- Verbreiterungen oder Verlängerungen von Wirbelkörpern,
- Konturunterbrechungen der Grund- oder Deckplatten,
- kyphotische oder skoliotische Deformierungen der Wirbel,
- Unterbrechung der Verbindung der Dornfortsätze in der a.-p. Projektion.

Besonders für die Abschnitte C6–Th1 gilt, dass jeder nicht abgebildete Wirbelsäulenabschnitt solange als verletzt zu betrachten ist, bis das Gegenteil bewiesen ist (Abb. 12.**19a** u. **b**).

Therapie

Die Therapie richtet sich nach der primären Stabilität der Verletzung. Typ-A1-Frakturen, Frakturen des Processus transversus sowie isolierte Dornfortsatzfrakturen Typ B1 können in einer harten Halsorthese, z. B. im Philadelphia-Kragen für 6 Wochen behandelt werden. Instabile Frakturen bedürfen einer operativen Stabilisierung.

Bei der Reposition subluxierter diskoligamentärer Verletzungen und dislozierter Frakturen ist mit äußerster Vorsicht vorzugehen. Wenn möglich sollte vorher eine bildgebende Darstellung der Bandscheibe erfolgen, da sich beim Repositionsmanöver Bandscheibengewebe in den Spinalkanal einschlagen kann (Abb. 12.**20**). Daher sollten Sofortmanöver nur bei wachem Patienten unter fortwährender vorsichtiger Längsextension und permanenter Kontrolle der Neurologie erfolgen. Transporte sind nur in externer Ruhigstellung durchzuführen. Das operative Verfahren der Wahl ist die ventrale Spondylodese nach Reposition und Nukleotomie der verletzten Bandscheibe. Bei weitgehender Zertrümmerung eines oder mehrerer Wirbel kann es notwendig sein, eine Korporektomie durchzuführen (Abb. 12.**19c**). Hierbei kann die Wirbelkörperhinterkante erhalten werden, falls keine Fragmentdislokation in den Spinalkanal vorliegt. Der Defekt kann mit autologem Beckenkammspan überbrückt werden. Wenn 2 oder mehr Wirbelkörper betroffen sind, stehen heutzutage Wirbelkörperersatzimplantate zur Verfügung, mit denen sich eine individuelle Rekonstruktion der HWS-Kontur erreichen lässt. Die Fusionsstrecke muss mit einer ventralen Platte als vorderer Zuggurtung stabilisiert werden. Sowohl für den Wirbelkörperersatz als auch als Osteosynthesematerial werden praktisch ausschließlich Titanimplantate verwendet. Der Vorteil liegt neben der besseren Biokompatibilität und einer antiadäsiven Wirkung gegenüber Bakterien auch in der Möglichkeit, bei liegendem Implan-

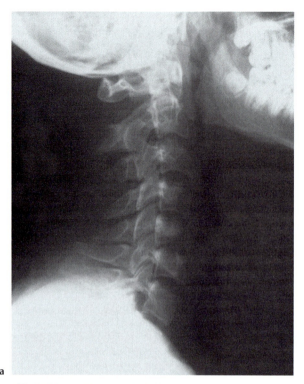
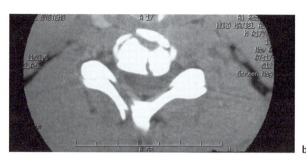
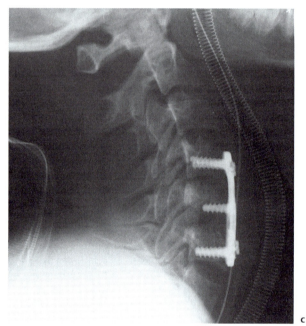

Abb. 12.19 a–c Kompressionsfraktur C5.
a Konventionell radiologische Darstellung eines Frakturtyps A3.1.
b Im CT wird zusätzlich eine Bogenfraktur sichtbar.
c Versorgung der Fraktur: Korporektomie, Spondylodese mit autologem Knochenspan und ventraler Plattenosteosynthese.

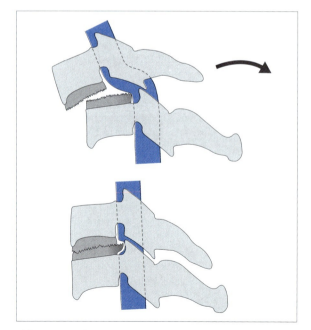

Abb. 12.20 Schematische Darstellung einer Verlegung des Spinalkanals durch bei der Reposition eingeschlagenes Bandscheibengewebe.

tat kernspintomographisch das Myelon beurteilen zu können, falls sich weitere Fragestellungen ergeben sollten.

Die Indikation zum dorsalen Vorgehen besteht deutlich seltener, zumal die Komplikationsrate insbesondere im Hinblick auf Wundheilungsstörungen und Zugangsmorbidität im Vergleich zum ventralen Vorgehen erhöht ist. Verhakte Luxationen, die sich durch Extensionsmanöver nicht reponieren lassen, können zum dorsalen Eingriff zwingen. Ebenso sollten Verletzungen mit einer diskoligamentären Zerreißung und starker Translation kombiniert ventrodorsal versorgt werden.

Zur Anwendung kommen Cerclagetechniken in Kombination mit einem interspinösen H-Span, Verplattungen oder Fixateur-interne-Systemen. Mit der Hakenplatte (Grob u. Magerl 1987, Jeanneret u. Magerl 1994 c) steht ein vergleichsweise einfaches Verfahren zur Verfügung, das eine monosegmentale Kompressionsosteosynthese mittels Verankerung eines Hakens unter dem Bogen des kaudalen Wirbels und Verschraubung in der Interartikularportion des kranialen Wirbels ermöglicht. Für längere zu überbrückende Strecken kommen Schrauben-Stab-Systeme, wie z. B. das CD-Instrumentarium (Medtronic, USA), das neon (Ulrich, Ulm) oder das Zervifix-System (Stratec, Schweiz) zum Einsatz, die eine weitgehend freie Wahl der

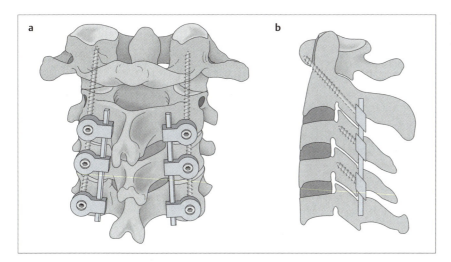

Abb. 12.21 a u. b Dorsale Spondylodese mit Schrauben/Stabsystem in Kombination mit transartikulärer Verschraubung mit Massa-lateralis-Schrauben nach Magerl in C3 und C4.

Schraubenrichtung ermöglichen und somit auch eine Kombination, z.B. mit einer transartikulären Verschraubung zulassen (Abb. 12.**21**).

Literatur

Hofmeister, M., V. Bühren (1999): Therapiekonzept für Verletzungen der unteren HWS. Orthop 28: 401–413

Magerl, F., M. Aebi, S. D. Gertzbein, J. Harms, S. Nazarian (1994): A comprehensive classification of thoracic and lumbar injuries. Eur Spine J 3: 184–201

White, A.A., M.M. Panjabi (1990): Clinical biomechanics of the spine. 2nd ed. Lippincott – Raven, Philadelphia

12.4 Verletzungen der Brust- und Lendenwirbelsäule

Definition

Das biomechanische Verständnis der Rumpfwirbelsäulenfrakturen wurde entscheidend durch das 2-Säulen-Modell von Whitesides (1977) geprägt. Whitesides unterschied eine ventrale Säule bestehend aus Wirbelkörpern und Bandscheiben von der dorsalen Säule der Wirbelbogengelenke und der interspinösen Bänder. Die Wirbelsäule wurde mit einem Baukran verglichen: Die vorderen Abschnitte werden auf Druck und die hinteren auf Zug belastet (Abb. 12.**22**).

Die statische Sichtweise der Fraktur als Resultat einer momentanen Krafteinwirkung mit resultierender Deformation wurde durch die Beschreibung dynamischer, über einen längeren Zeitabschnitt wirkender Kräfte erweitert, indem der Begriff der Instabilität eingeführt wurde. Louis (1977) schlug ein 3-Säulen-Modell vor, bei dem die vordere von den hinteren beiden Säulen der Wirbelbogengelenke unterschieden wird. Er differenzierte eine vorübergehende Instabilität durch die knöcherne Verletzung und eine andauernde Instabilität bei einer diskoligamentären Verletzung.

Roy-Camille erkannte die Bedeutung des sog. mittleren Wirbelsegmentes (segment moyen), d.h. aller den Spinalkanal unmittelbar umgebenden Strukturen, für den Instabilitätsgrad eines frakturierten Wirbelsäulensegmentes (Roy-Camille u. Mitarb. 1979, Roy-Camille u. Saillant

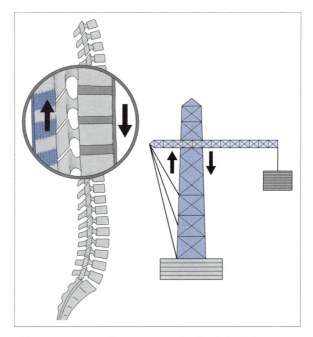

Abb. 12.22 Die Lastübertragung an der thorakolumbalen Wirbelsäule folgt dem Prinzip eines Baukrans: Während ventral hauptsächlich Druckkräfte auftreten, neutralisiert der dorsale Anteil über das Zuggurtungsprinzip ein Überwiegen der vor dem Schwerpunkt wirkenden axialen Belastung.

1984). Verletzungen dieser Region – bestehend aus Wirbelkörperhinterwand, hinterem Längsband, Bogenwurzel und Wirbelbogengelenken – neigen zur Dislokation mit zunehmender Deformierung und neurologischen Komplikationen. Denis engte dieses mittlere Segment auf die Wirbelkörperhinterwand, das hintere Längsband und die Bogenwurzeln ein (Denis 1982, 1983, 1984). Er formulierte ein 3-Säulen-Modell mit einer vorderen Säule (ventraler Abschnitt von Wirbelkörper und Bandscheibe), einer mittleren Säule (Wirbelkörperhinterwand, hinteres Längsband und Bogenwurzel) und eine hinteren Säule (Wirbelbogengelenk und dorsaler Bandkomplex) (Denis 1983). McAfee u. Mitarb. (1983) stellten eine Klassifikation der Frakturen vor, die auf einer computertomographischen Beurteilung des Schädigungsgrades des mittleren Wirbelsäulenabschnittes basiert.

Klassifikation

Mittlerweile hat sich unter den verschiedenen Klassifikationen die Einteilung der Rumpfwirbelsäulenfrakturen nach Magerl u. Mitarb. (1994) durchgesetzt, die biomechanisch in großen Teilen auf dem 2-Säulen-Modell von Whitesides (1977) basiert. Nach dem Unfallmechanismus bzw. dem zum Unfallzeitpunkt wirkenden Moment werden 3 Typen unterschieden:

- **Typ A**: Wirbelkörperfraktur bei intakter hinterer Säule (Kompressions- und Berstungsbrüche) verursacht durch Kompressionskräfte,
- **Typ B**: Verletzung der vorderen und hinteren Säule (transversale Zerreißung) durch Distraktionskräfte,
- **Typ C**: Verletzung der vorderen und hinteren Säule durch Rotationskräfte.

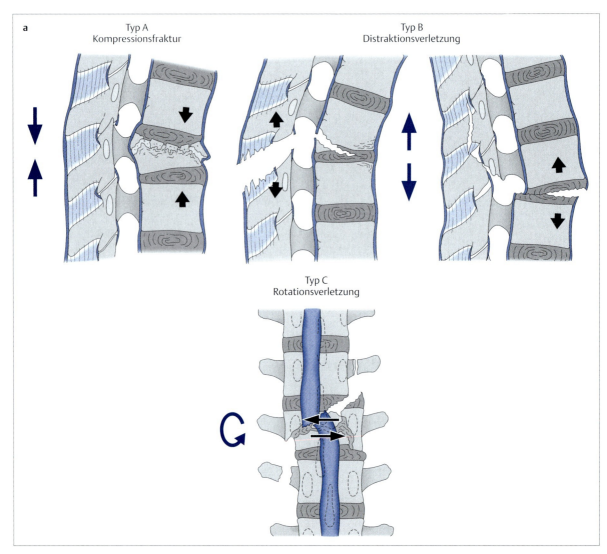

Abb. 12.23 a u. b Einteilung der thorakolumbalen Wirbelfrakturen (nach Magerl u. Mitarb. 1994).
a Darstellung der 3 Typen der Rumpfwirbelsäulenfrakturen. Kompressionsfraktur (Typ A), Distraktionsverletzung (Typ B) und Rotationsverletzung (Typ C). Verletzungen des Typs B treten in den meisten Fällen zusammen mit A-Verletzungen auf, Typs C besteht immer aus einer Rotation in Kombination mit Verletzungen des Typs A oder B.   Fortsetzung →

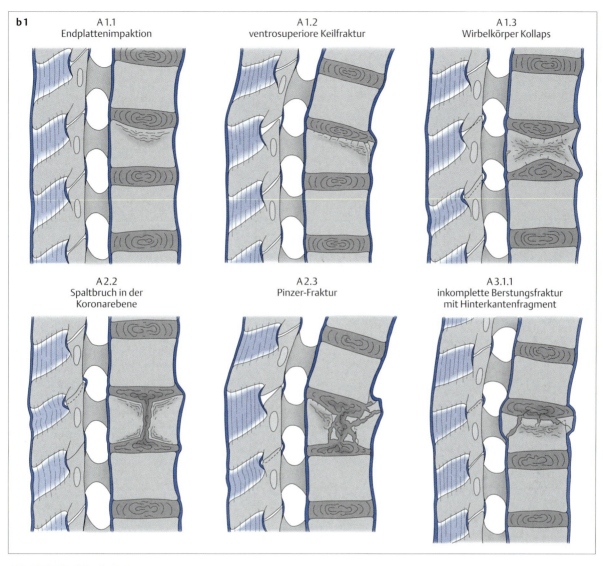

Abb. 12.23 b1–b8 Fortsetzung
Die Subklassifikation erfolgt nach Art und Ausmaß der Wirbelkörperdestruktion und der Dislokation der Fragmente. Beim Typ A1 ist die Wirbelkörperendplatte impaktiert, beim Typ A2 besteht eine sagittale oder koronare Spaltbildung bzw. Pinzer-Fraktur, Typ A3 sind Berstungsfrakturen. Ist lediglich die Endplatte betroffen, handelt es sich um eine A3.X.1-Fraktur, ist mehr als die Hälfte des Wirbels frakturiert um eine A3.X.2-Fraktur, komplette Berstungsfrakturen werden als A3.X.3 bezeichnet. B1-Verletzungen betreffen hauptsächlich den doskoligamentären Komplex, B2-Verletzungen sind durch eine ossäre Flexions-Distraktions-Fraktur gekennzeichnet. Der Typ B3 stellt als Hyperextensionstrauma mit Ruptur durch den Diskus eine Sonderform dar.
Typ C1-Verletzungen sind Rotationsverletzungen mit Kompressionskomponente (kombiniert mit A-Frakturen), beim Typ C2 liegt eine Kombination mit einer Distraktionsverletzung vor (Typ B). Der Typ C3 besteht aus einer kombinierten Rotations-Scher-Verletzung, die entweder horizontal (C3.1) oder schräg (C3.2) verlaufen kann.
Fortsetzung →

Die Einteilung erfolgt mittels Nativröntgenbild und Computertomogramm, wobei ähnlich der AO-Frakturklassifikation (Müller u. Mitarb. 1987) die 3 Typen in jeweils 3 Gruppen mit Subgruppen untergliedert werden (z.B. A3.3.3: kompletter axialer Berstungsbruch). Mit zunehmender alphanumerischer Graduierung nimmt der Instabilitäts- und Schweregrad der Verletzung zu. Es ergibt sich so ein komplexes System von 55 Einzelfrakturtypen, welches es erlaubt, nahezu jede Fraktur einzuordnen. Magerl u. Mitarb. (1994) analysierten 1445 Rumpfwirbelsäulenfrakturen nach diesem Schema. Davon waren 66% Typ-A-, 14% Typ-B- und 19% Typ-C-Verletzungen. Die Rate der Patienten mit neurologischen Ausfällen war bei Typ A 14%, bei Typ B 32% und bei Typ C 55% (Abb. 12.23a u. b).

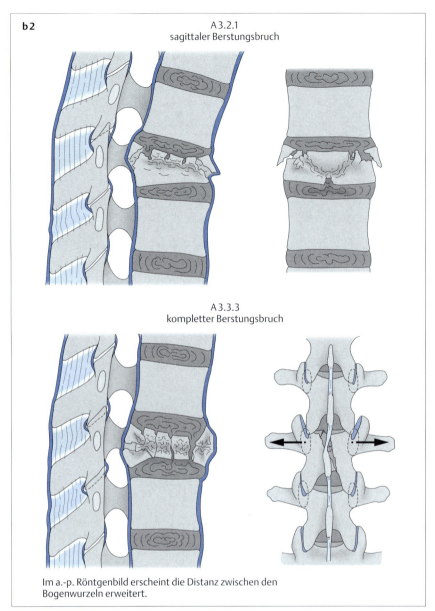

Abb. 12.23 b Fortsetzung →

Aufgrund der präzisen Einteilung bietet dieses Schema den Vorteil der Vergleichbarkeit unterschiedlicher Behandlungskonzepte. Einen Nachteil stellt die Komplexität mit einer entsprechend hohen Anforderung an den Untersucher dar. Insbesondere komplexere Frakturtypen und Kombinationsverletzungen lassen die Interobserver Reliability der Magerl-Klassifikation deutlich sinken (Oner u. Mitarb. 2002, Blauth u. Mitarb. 1999 c). Inwieweit kernspintomographische Informationen über den Grad der Weichteilschädigung, z.B. der Bandscheibe die Klassifikationen verändern werden, bleibt abzuwarten. Der prädiktive Wert einer initialen Kernspintomographie zur Einschätzung der zu erwartenden Bandscheibendegeneration bzw. Notwendigkeit zur Segmentfusion ist derzeit noch nicht ausreichend validiert (Fürderer u. Mitarb. 2001).

Verletzungsmechanismus

Mit Ausnahme pathologischer Frakturen muss beim Vorliegen einer Wirbelfraktur von einer massiven Gewalteinwirkung ausgegangen werden. Isolierte Wirbelfrakturen sind daher selten anzutreffen und das Ausmaß der Begleitverletzungen äußert sich nicht selten im Vorliegen eines polytraumatisierten Patienten. Neben den Verkehrsunfällen sind vor allem Stürze aus großer Höhe die häufigste Ursache von Wirbelfrakturen. Bei den Sportunfällen

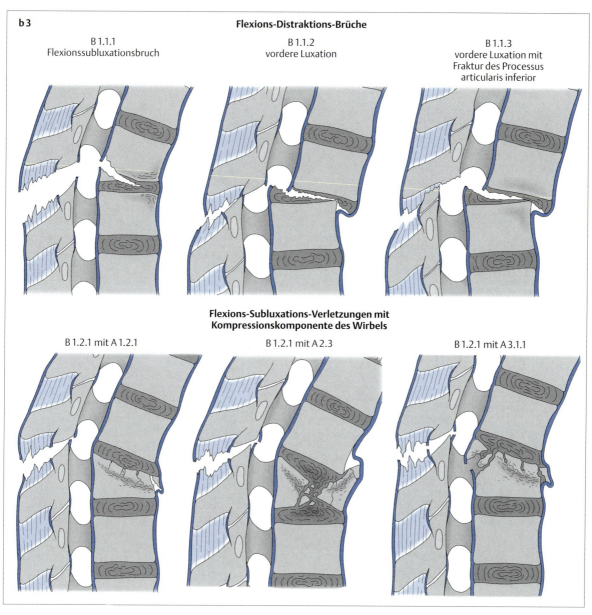

Abb. 12.23 b Fortsetzung →

sind vor allem Disziplinen wie Paragliding und Fallschirmspringen betroffen, die aus diesem Grund auch als Risikosportarten bezeichneten werden. Der Reitsport ist jedoch auch in nicht unerheblichem Maße für Frakturen der Rumpfwirbelsäule verantwortlich.

Der Einteilung nach Magerl u. Mitarb. (1994) liegt neben der Beschreibung der Schwere der Verletzung auch die pathobiomechanische Ätiogenese zugrunde. Verletzungen des Typs A entstehen in der Regel durch einen Kompressions-Flexions-Mechanismus, wie z. B. bei axialer Stauchung oder Fall aus großer Höhe. Bei Verletzungen des Typs B liegt eine Zerreißung der dorsal zuggurtenden Elemente zugrunde. In den meisten Fällen liegt diese Form in Kombination mit einer Typ-A-Verletzung vor. Reine diskoligamentäre Verletzungen sind beim Kind häufig zu beobachten, beim erwachsenen Patienten jedoch selten. Ein typisches auslösendes Trauma ist die Dezelerationsverletzung durch den Sicherheitsgurt beim Frontalaufprall.

Die Typ-C-Verletzung ist per se als instabile Verletzung anzusehen, da hier von einer komplexen einwirkenden Kraft auszugehen ist, deren Hauptvektor eine Rotationskomponente beinhaltet. Typischerweise sind alle 3 Säulen betroffen bzw. zerstört. Obwohl die Dislokation der Fragmente in der bildgebenden Diagnostik nur ein geringes

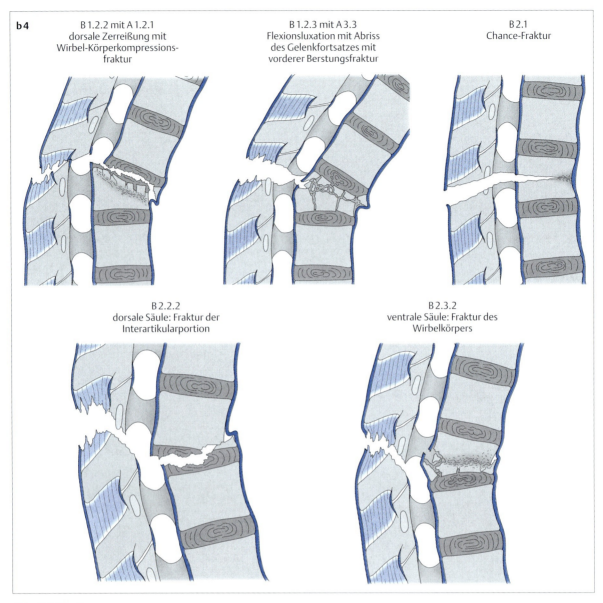

Abb. 12.23 b   Fortsetzung →

Ausmaß aufweisen kann, muss von einer wesentlich stärkeren Deformation im Augenblick des Unfalls ausgegangen werden. Somit erklärt sich der hohe Anteil der Patienten mit C-Verletzungen, die mit primärem neurologischen Defizit in die Klinik gelangen.

Diagnostik

Impliziert der Unfallmechanismus eine mögliche Verletzung der Rumpfwirbelsäule, so ist neben der Becken- und Extremitätendiagnostik und der Ultraschalluntersuchung des Abdomens und ggf. des Thorax die konventionell-radiologische Untersuchung der gesamten Wirbelsäule zu fordern. Diese umfasst immer die HWS, BWS und LWS in 2 Ebenen (Abb. 12.24a u. b) sowie zusätzlich die transorale Dens-axis-Darstellung. Bei Verdacht auf eine diskoligamentäre Zerreißung kann beim wachen Patienten eine geführte Funktionsdiagnostik erfolgen, bei intubiertem Patienten ist die Kernspintomographie richtungweisend in der Entdeckung von Verletzungen des Bandscheibenfachs und der Bänder. Die CT ist als Goldstandard zur Einteilung der Frakturform anzusehen (Abb. 12.24c), jedoch sind unter Zugrundelegung der sehr ausführlichen Klassifikation nach Magerl auch erhebliche Differenzen

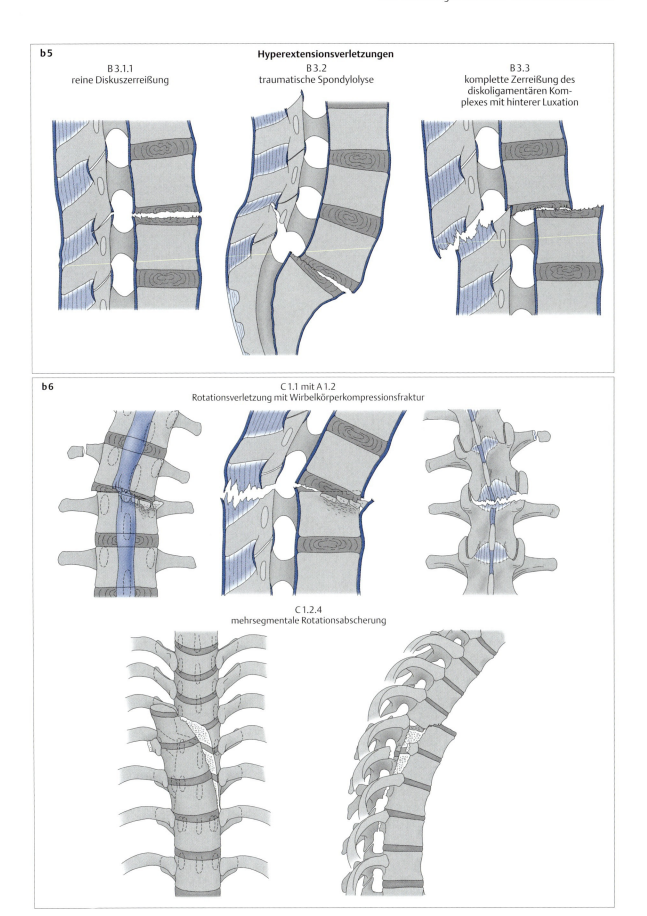

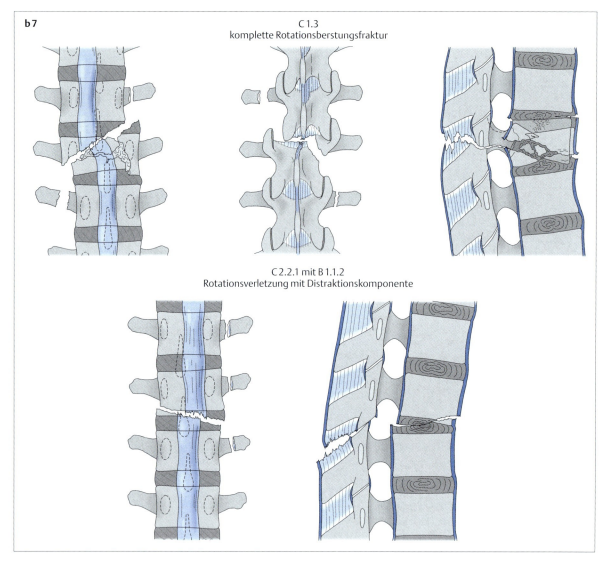

Abb. 12.23 b Fortsetzung →

sowohl zwischen verschiedenen Untersuchern als auch eines Untersuchers zu verschiedenen Zeitpunkte berichtet worden (Blauth u. Mitarb. 1999 c, Oner u. Mitarb. 2002). Insbesondere die Zerreißung des hinteren Zuggurtungsapparates entzieht sich in bis zu 30% der Fälle der Diagnose (Leferink u. Mitarb. 2002).

Therapie

Konservative Therapie
Wenngleich Lorenz Böhler als Vater der konservativen Behandlung von Wirbelfrakturen angesehen wird, finden sich bereits 1898 Berichte von Wagner und Stolper, die eine indirekte Reposition im Durchhang und eine temporäre Ruhigstellung im Streckverband für 4 Wochen durchführten. Sie mussten jedoch ein „ausnahmsloses Zusammensintern aller aufgerichteten Wirbelkörper" beobachten. Ähnliche Beobachtungen mussten auch Zanoni, Eberle und Kaufmann machen, die ihr Patientengut im 3-Punkte-Korsett nachbehandelten. Die schlechten radiologischen Ergebnisse führten dazu, dass die Aufrichtung von Wirbelfrakturen lange Zeit ein umstrittenes Thema war und auch bis in die heutige Zeit geblieben ist. Es war L. Böhler, der erstmals eine Analyse der Fehlschläge durchführte und sowohl die Art der konservativen Behandlung (Reposition im Durchhang), als auch Art (geschlossenes Gipsmieder) und Dauer der Ruhigstellung (3–6 Monate) festlegte und damit gute Langzeitergebnisse erzielen konnte. Im Zusammenhang mit dem Böhler-Konzept postulierte Koneczny (1972) auch das Phänomen der Bandscheibenreposition

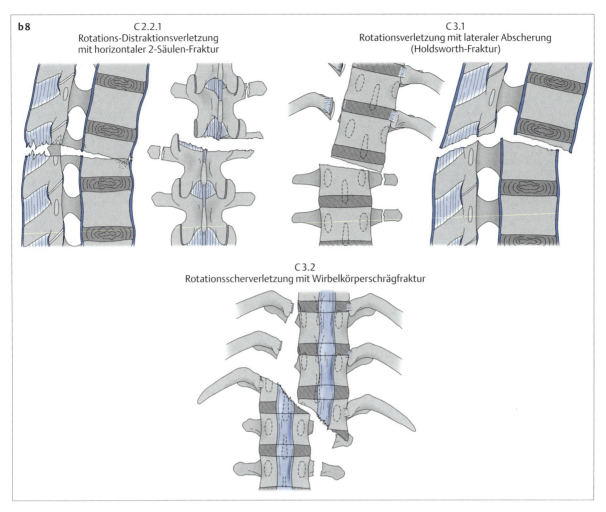

Abb. 12.23 b   Fortsetzung

aus der infrakturierten Deckplatte, was durch die Studien von Verheyden u. Mitarb. (1999) am offenen MRT kürzlich bestätigt werden konnte.

Nach Auswertung von Langzeitergebnissen teilte Trojan (1972) die thorakolumbalen Frakturen ein in: Frakturen ohne Beteiligung der Bandscheibe, Frakturen mit Beteiligung der Bandscheibe sowie komplette Trümmerfrakturen. Diese Einteilung erfährt durch neuere Studien zur Mitverletzung der diskoligamentären Strukturen eine erneute Unterstreichung (Fürderer u. Mitarb. 2001). Auch bei sekundärer Kyphosierung im Intervertebralraum beobachtete er nur selten segmentale Kyphosen über 10°. Schlechte klinische Ergebnisse wurden dagegen durchweg bei Patienten gefunden, bei denen die Ausheilung in einer Kyphose zwischen 15 und 20° erfolgt war (Abb. 12.25).

Operative Therapie

In Analogie zur operativen Behandlung skoliotischer und tuberkulotischer Wirbelsäulendeformitäten wurden die Wirbelfrakturen Anfang der 70er Jahre in das Indikationsspektrum der operativen Therapie einbezogen. Eine erste Serie von 6 operativ behandelten Patienten durch Morscher demonstrierte die Effektivität einer ventralen Nukleotomie der kranial der Fraktur gelegenen Bandscheibe und Spondylodese mittels Rippenspänen mit einer Korrektur von 20° und einem Korrekturverlust von lediglich 7° (Morscher 1972).

Dorsale Spondylodese. Mit dem Harrington-Instrumentarium stand 1958 erstmals ein Verfahren zur Verfügung, das eine Reposition direkt am verletzten Organ zuließ. Allerdings gaben die Nachteile der notwendigen langstreckigen Fusion sowie die fehlende Winkelstabilität und damit Korrekturmöglichkeit in der Sagittalebene Anlass zu raschen Weiterentwicklungen. Die Pedikelschraubenfixation, zunächst in der Kombination mit Platte (Roy-Camille 1970), später als Fixateur externe (Magerl 1985) und schließlich als Fixateur interne (Dick u. Mitarb. 1985) er-

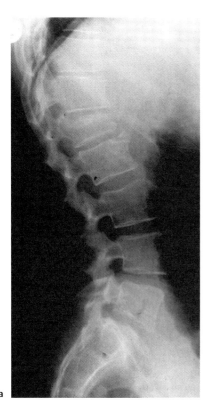
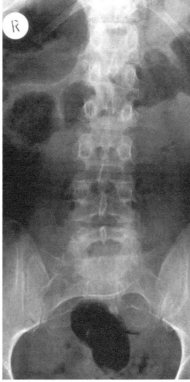
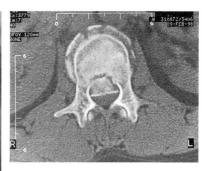

Abb. 12.24 a–c LWK-1-Fraktur nach AO Klassifikation A3.1.1.
a u. **b** Konventionelles Röntgenbild: ventraler Kompression des Wirbels um ca. 40% und segmentaler Kyphoseausbildung.
c CT: Spinalkanalverlegung um 60% durch ein ausgesprengtes Hinterkantenfragment.

möglichte die indirekte Reposition von Hinterkantenfragmenten (Harrington u. Mitarb. 1993) über Distraktion und die Wiederherstellung des sagittalen Alignements durch die Möglichkeit der Einstellung der Lordose/Kyphose.

Zur Prophylaxe einer späteren Kyphose wurde das Konzept der dorsal transpedikulär in den frakturierten Wirbelkörper eingebrachten autologen Spongiosa entwickelt (Daniaux 1986). In Vergleichsstudien mit der alleinigen dorsalen Instrumentation ergaben sich für diese Methoden geringere Korrekturverluste. Mayer u. Mitarb. (1992) berichten bei 36 Patienten nach Versorgung mit dem Fixateur interne über einen Korrekturverlust im sagittalen Profil von 13% ohne und 2–4% mit zusätzlicher transpedikulärer Spongiosaauffüllung. Daniaux u. Mitarb. (1991) beschreiben in 51 Fällen durchschnittlich 3,2 Jahre nach Plattenstabilisierung (Roy-Camille-Platten) einen Repositionsverlust von im Mittel 14° Kyphosewinkel. In 80 Fällen mit zusätzlicher intrakorporaler Spongiosaplastik wird der Repositionsverlust mit durchschnittlich 9° angegeben.

Die Technik der transpedikulären Spongiosaplastik (Abb. 12.**26**) wurde auch zur interkorporalen Fusion vorgeschlagen, indem über den transpedikulären Zugang zunächst die Bandscheibe soweit als möglich ausgeräumt und anschließend mit Spongiosa aufgefüllt wird (Daniaux u. Mitarb. 1991). Auch hier werden jedoch Repositionsverluste berichtet, die sich in ihrem Ausmaß nicht wesentlich von den Ergebnissen nach alleiniger dorsaler Spondylodese unterscheiden (Grass u. Mitarb. 2000, Wenda u. Mitarb. 1999). Knop u. Mitarb. (1997, 2002) beobachteten einen

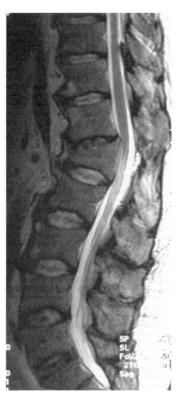

Abb. 12.25 Posttraumatische Kyphose nach einer Fraktur vor 20 Jahren: Spannung des Rückenmarks über dem Kyphosescheitel.

12.4 Verletzungen der Brust- und Lendenwirbelsäule

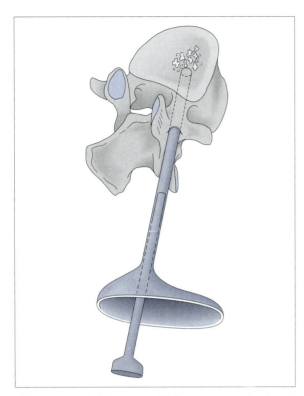

Abb. 12.26 Technik der transpedikulären Spongiosaplastik nach Daniaux.

Korrekturverlust von 10,4°; im Rahmen von CT-Nachkontrollen zeigte sich, dass in 60% der Fälle die interkorporell eingebrachte Spongiosa nicht durchbaut war. Neuere MRT-Untersuchungen belegen, dass ein Großteil des eingebrachten Knochens durch Bindegewebe ersetzt wird (Fernandez u. Mitarb. 1999).

Eine vergleichende Untersuchung von Knop u. Mitarb. 1997 konnte keinen signifikanten Unterschied zwischen einer nur temporär stabilisierten und einer zusätzlich mit transpedikulärer Spongiosaplastik versorgten Patientengruppe feststellen. Die Gruppe mit interkorporeller Fusion wies tendenziell sogar einen höheren Korrekturverlust (10,6° versus 9,7°) auf. Neben dem dargestellten Korrekturverlust besteht bei der transpedikulären Spongiosaapplikation das Risiko der Dislokation des Knochens in den Spinalkanal. Der Korrekturverlust tritt maßgeblich in den ersten beiden Jahren nach der operativen Versorgung ein. Eysel u. Mitarb. (1994) konnten bei unterschiedlichen Implantaten zeigen, dass im ersten Jahr noch 50% der Nachkyphosierung in der Bandscheibe und 50% im Wirbelkörper stattfinden. Danach tritt ein Korrekturverlust praktisch nur noch im Intervertebralraum ein. Anzumerken ist allerdings, dass der größte Teil der Rekyphosierung bei noch liegendem Osteosynthesematerial stattfand. Mit neueren winkelstabilen Implantaten wird mittlerweile ein geringerer Korrekturverlust erreicht.

Kombinierte dorsoventrale Fusion. Unter biomechanischen Gesichtspunkten erweist sich die kombinierte dorsoventrale Fusion am günstigsten (Abb. 12.27 a u. b) (White u. Panjabi 1990). Die physiologische Lastverteilung der ventralen Druck- und dorsalen Zugkräfte über das Wirbelsäulensegment kann optimal neutralisiert werden. Eine nordamerikanische Multicenterstudie konnte entsprechend diesem Vorgehen eine Fusionsrate von 97% finden (Gertzbein u. Mitarb. 1996). Eine sichere Fusion ist dann absolut zu fordern, wenn das gesamte Bewegungssegment verletzt ist. Bei instabilen Distraktions- und Rotationsverletzungen Typ B und C besteht eine Zerstörung der vorderen und hinteren Säule, die unter dem biomechanischen Gesichtspunkt der maximalen Primärstabilität beide wieder hergestellt werden sollten. Der ventrale Zugang bietet die Möglichkeit der vollständigen Dekompression des Spinalkanales und der optimalen Rekonstruktion der vorderen Säule durch Interposition eines autologen Knochenspanes oder eines mit Spongiosa befüllten Titancages. In Kombination mit einer dorsalen winkelstabilen Instrumentation ist die Forderung nach Primärstabilität erfüllt. Im kombinierten Verfahren wird nach Anlage der dorsalen Instrumentation, die biomechanisch zunächst als Distraktion genutzt wird, die ventrale partielle oder vollständige Korporektomie und Entfernung des Hinterkantenfragments durchgeführt. Der Defekt wird anschließend mit einem trikortikalen Span evtl. in Kombination mit einem Titancage oder einer überbrückenden ventralen Spondylodese stabilisiert. Erst nach Wiederherstellung einer tragenden ventralen Säule kommt der dorsalen Instrumentation die Funktion einer Zuggurtung zu. Bei diesem Verfahren ist der geringste Korrekturverlust zu verzeichnen (Stoltze u. Harms 1998). Feil u. Wörsdorfer (1992) fanden bei 52 von 59 Patienten nach kombinierter ventrodorsaler Frakturversorgung nach Abschluss der knöchernen Durch-

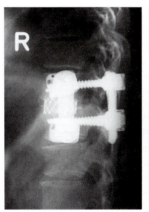
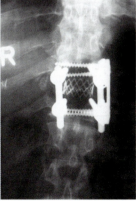

a b

Abb. 12.27 a u. b Dorsoventrale Fusion mit monosegmentaler transpedikulärer Verschraubung, ventraler Diskektomie und interkorporaler Fusion mit Harms-Cage sowie anteriorer Osteosynthese mit ventralem Fixateur.

bauung eine anatomische Wiederherstellung des Wirbelsäulenprofils. Been u. Bouma (1999) beobachteten einen Korrekturverlust von > 5° bei 72 % der dorsal stabilisierten und nur bei 5 % der kombiniert behandelten Patienten. Ulrich (1999) beschreibt bei insgesamt 128 Patienten einen Korrekturverlust von 6° nach dorsoventraler Instrumentation im Vergleich zu 12° bei rein dorsaler Stabilisierung mit und ohne transpedikulärer Spongiosaplastik. Stoltze u. Harms (1998) berichten über 201 Patienten mit einem Nachuntersuchungszeitraum von mindestens 2 Jahren. Bei 39 rein dorsal versorgten Patienten wurde lediglich in 46 % der Fälle ein Repositionsverlust unter 2° gemessen, während bei den dorsoventral versorgten Patienten in 91,2 % der Fälle der Korrekturverlust unter 2° lag. Eine Ursache für den Repositionsverlust scheint das Zusammensinken des ventralen kortikospongiösen Spanes zu sein. Dieses Phänomen wurde von den Autoren bei 6 der 201 Patienten beobachtet. Durch die Verwendung stabiler Hohlkörper aus Titan (Cages) lässt sich die Primärstabilität erhöhen. In einem Vergleich zwischen 52 Patienten mit kortikospongiösem Span und 58 Patienten mit Titancage zeigte sich eine Kyphosierung von 5° bzw. unter 2° (Stoltze u. Harms 1998).

Sowohl der ventrale als auch der dorsale Zugang können als minimalinvasive oder endoskopische perkutane Prozedur durchgeführt werden. Dorsal ist es möglich, perkutan transpedikulär zu instrumentieren (Wenda u. Mitarb. 1999, Wiesner u. Mitarb. 1999), die Reposition erfolgt jedoch dann, wie bei der konservativen Frakturbehandlung, rein über die Anspannung des hinteren Längsbandes und den Anulus fibrosus (Ligamentotaxis). Der ventrale minimalinvasive Zugang, der bei anderen wirbelsäulenchirurgischen Indikationen – besonders degenerativen Erkrankungen – schon seit längerer Zeit bekannt ist, wird zur Frakturversorgung mit konventionellen dorsalen Instrumentationstechniken kombiniert. So kann thorakoskopisch, endoskopisch oder minimalinvasiv, mikroskopisch unterstützt eine Korporektomie und Spaninterposition vorgenommen werden (Baulot u. Mitarb. 1997, Beisse u. Mitarb. 1998, Bühren 1998, Chiras u. Mitarb. 1997, Hertlein u. Mitarb. 1995, Martins u. Mitarb. 1999, Mayer 1997, McAfee u. Mitarb. 1995, Singewald u. Mitarb. 1999). Grass u. Mitarb. (2000) berichten insgesamt über 17 Patienten die minimalinvasiv ventral operiert wurden. Bei den Patienten mit dorsoventral operierten thorakalen Frakturen wird in allen Fällen ein physiologisches Wirbelsäulenprofil beschrieben. Bei 6 Patienten mit einer Fraktur unterhalb L2 und ebenfalls kombiniertem Vorgehen trat einmal eine revisionsbedürftige Spandislokation auf und in 2 Fällen wurde eine ebenfalls revisionsbedürftige verbliebene Spinalkanalstenose beobachtet. Singewald u. Mitarb. (1999) berichten über 61 Patienten mit überwiegend akuten Frakturen nach Versorgung über einen minimalinvasiven ventralen Zugangsweg. In einem Fall wird über die Lockerung eines ventral eingebrachten Implantates und in einem anderen Fall über eine verbliebene Spinalkanastenose berichtet.

Ventrale Instrumentation mit interkorporaler Fusion. Bei Frakturen vom Typ A mit intakter dorsaler Säule besteht die Möglichkeit, nur den defekten ventralen Wirbelsäulenanteil zu rekonstruieren (Abb. 12.**28a–d**). Moderne winkelstabile ventrale Implantatsysteme sind biomechanisch in ihrer Steifigkeit mit dorsalen transpedikulären Implantaten vergleichbar (Ashman u. Mitarb. 1988, Bone u. Mitarb. 1988, Eysel 1998, Gurr u. Mitarb. 1988, Shono u. Mitarb. 1994, Zdeblick u. Mitarb. 1993). Es stehen mehrere Systeme zur Verfügung, deren gemeinsames Kennzeichen eine Verankerung mit mehreren Schrauben pro Wirbel und eine winkelstabile Verbindung zwischen den Wirbelkörpern ist. Nachteilig bei den bisher publizierten Ergebnissen wie auch bei den dorsalen Verfahren ist, dass häufig keine genauen Angaben über den Frakturtyp gemacht werden. Been (1991) berichtet über 29 Patienten nach isolierter ventraler Dekompression und Stabilisierung mit dem Slot-Zielke-Instrumentarium. Durchschnittlich 3,1 Jahre postoperativ wurde bei 17 Patienten ein Korrekturverlust unter 5°, bei 8 Patienten 6–10° und bei 4 Patienten 11–15° gefunden. Haas u. Mitarb. (1991) beobachteten bei 39 Patienten nach alleiniger ventraler Dekompression, Spaninterposition und Plattenfixation einen durchschnittlichen Korrekturverlust von 7° Kyphosewinkel. Kaneda u. Mitarb. (1984, 1997) fanden bei Instrumentation mit dem gleichnamigen Kaneda-Instrumentarium bei 150 Patienten eine dauerhafte Korrektur des Kyphosewinkels. Die ventrale winkelstabile Instrumentation bietet den Vorteil, dass auf einen zusätzlichen dorsalen Eingriff verzichtet werden kann. Es muss jedoch betont werden, dass dies nur bei intakter hinterer Säule möglich ist (Typ-A-Fraktur).

Temporäre Spondylodese (segmenterhaltendes Vorgehen). Je nach Frakturtyp erlaubt der Fixateur interne in der mono- bzw. bisegmentalen Montage, ein direktes Repositionsmoment auf den betroffenen Wirbelkörper und die eingeschlossenen Bandscheiben auszuüben (Abb. 12.**29a–c** u. 12.**30a–c**). Es konnte gezeigt werden, dass das posteriore longitudinale Band nur zum Teil zum Mechanismus der Ligamentotaxis beiträgt. Insbesondere der dorsale Anulus fibrosus, der mit dem Fragment meist verhaftet ist, übt bei Distraktion einen nicht unwesentlichen Teil des Repositionsmanövers aus (Harrington u. Mitarb. 1993). Der dabei im Wirbelkörper entstehende Hohlraum wurde lange Zeit für den im Gefolge zu beobachtenden Repositionsverlust verantwortlich gemacht (Abb. 12.**31a** u. **b**) (Morscher 1972). Aus diesem Grund führte Daniaux 1986 die transpedikuläre Spongiosaplastik zur Defekthebung ein. Es zeigte sich jedoch, dass es trotz des eingebrachten Materials weiterhin zu einer teils erheblichen Nachkyphosierung kam. Im untersuchten Kollektiv von 44 Patienten konnte eine Korrektur des Grunddeckplattenwinkels von 15,3° erzielt werden, im Nachuntersuchungszeitraum kam es jedoch zu einem Korrekturverlust von 10,4°. Lilienqvist u. Mitarb. (1995) mussten ähnliche Korrekturverluste hinnehmen, wobei diese mit zunehmender Schwere der Verletzung zunahmen (A-Frak-

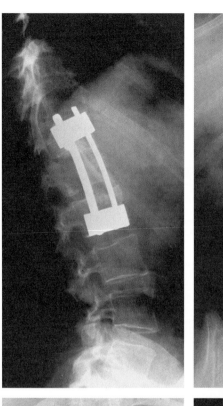
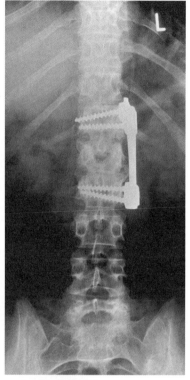
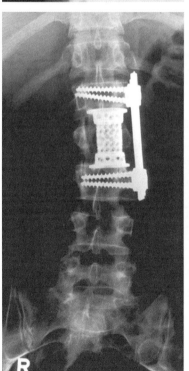
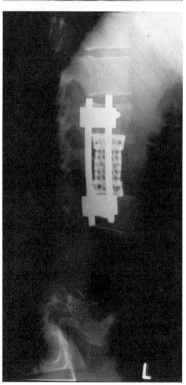

Abb. 12.28 a–d Alleinige ventrale Instrumentation mit winkelstabilem System (HAFS):
- **a** u. **b** Partielle Korporektomie LWK 1 und bisegmentale Spondylodese mit Beckenkammspan und anteriorem Doppelstabsystem.
- **c** u. **d** Wirbelkörperersatz mit expandierbarem Cage, Instrumentation mit winkelstabilem System.

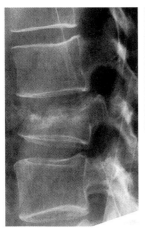 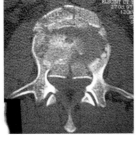 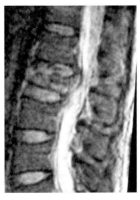

Abb. 12.29 a–c A3.1.2-Fraktur des 2. LWK.
a Röntgenbild mit deutlicher Kyphose und Höhenminderung des LWK 2.
b Im CT ist eine 70%ige Spinalkanalverlegung zu erkennen.
c MRT: Kyphose mit Hypomochlion des Hinterkantenfragments.

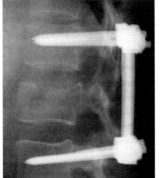 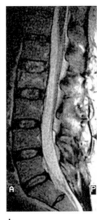 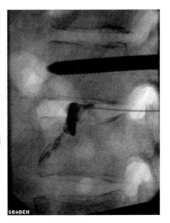

Abb. 12.30 a–c Versorgung mit einem Fixateur interne.
a Repositionsergebnis.
b MRT: Durch Ligamentotaxis sind die Hinterkante und die Bandscheibe reponiert.
c Das Diskogramm zeigt einen Kontrastmittelaustritt in den Frakturspalt.

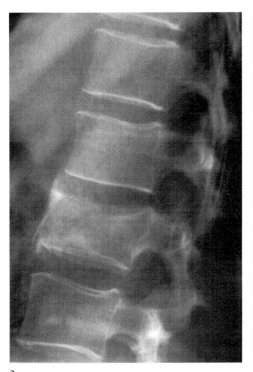 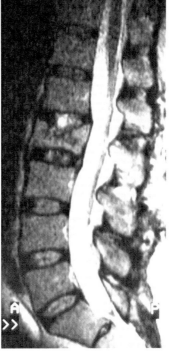

Abb. 12.31 a u. b Repositionsverlust nach temporärer Stabilisierung.
a Nach der Entfernung des Fixateur interne ist es zu einem Höhenverlust der kranialen Bandscheibe und zu einer Nachkyphosierung gekommen.
b Das MRT nach Metallentfernung zeigt den Repositionsverlust deutlich. Das Bandscheibensignal in der T_2-Wichtung stellt sich pathologisch dar.

turen: 7,2°; B-Frakturen: 7,5°; C-Frakturen: 9,5°). Biomechanisch ist die alleinige dorsale Instrumentation dann problematisch, wenn die Tragfähigkeit der ventralen Säule nicht mehr gegeben ist. Es konnte gezeigt werden, dass es in diesen Fällen zu einer Umkehr des Lastverteilungsmusters kommt, wobei 90% der Last über die hintere Säule abgefangen werden (Matthis u. Mitarb.1994). Auch sog. „winkelstabile Systeme" lassen eine Bewegung nahe dem physiologischen Umfang zu (Fürderer u. Mitarb. 1999). Damit verbunden sind Komplikationen wie Implantatlockerung, Implantatversagen und Pseudarthrosenbildung (Edwards u. Mitarb. 1989). Dennoch hat die temporäre Spondylodese einen festen Platz in der Versorgung der A3. X- und B-Frakturen eingenommen (Abb. 12.32 a–e). Das anfängliche Problem der Schraubenbrüche konnte durch eine frühzeitige Metallentfernung nach 9 Monaten nahezu zum Verschwinden gebracht werden. Mit der transkutanen Montage über Stichinzisionen über den Pedikeln steht das Verfahren auch als minimalinvasive Variante zur Verfügung, die das Muskeltrauma und die Läsion des R. dorsalis des Spinalnervs minimieren soll. Der Blutverlust kann bei diesem Verfahren drastisch gesenkt werden (Wenda u. Mitarb. 1999). Ein wesentlicher Vorteil des Verfahrens, das sich biomechanisch aufgrund der besseren Distraktion nur gering von der von Böhler beschriebenen Reposition im Durchhang unterscheidet, liegt in der sofortigen Mobilisierung ohne Orthese.

Nach Freigabe der Spondylodese liegt im besten Fall ein intaktes Bewegungssegment vor. Durch die Elastizität des Implantates ist die Ernährung der Bandscheibe über Diffusion bei Be- und Entlastung gewährleistet (Holm u. Mitarb. 1983). Die Bandscheibe weist eine wesentlich höhere Festigkeit gegenüber axialer Gewalteinwirkung auf als der Wirbelkörper (Roaf 1960, Natarjan 1994). Prospektive Untersuchungen konnten zeigen, dass es keineswegs zwangsläufig zu einer begleitenden Bandscheibenschädigung im Gefolge einer Wirbelfraktur kommen muss (Rudig u. Mitarb. 1997, Fürderer u. Mitarb. 2001). Der oft beschriebene Korrekturverlust im Intervertebralraum ist dabei nicht immer auf eine Degeneration des Diskus zurückzuführen, es kommt vielmehr zu einer wannenartigen Einbuchtung in die Wirbelkörperendplatten, in die sich die Bandscheibe einpresst (Oner u. Mitarb. 1998). Es ist jedoch anzunehmen, dass die damit verbundene Vergrößerung des Volumens bei gleicher Oberfläche zu einem sekundären intradiskalen Druckverlust führt und somit wieder zu einem akzelerierten Verschleiß führen kann (Krismer u. Mitarb. 1996, Lu u. Mitarb. 1996).

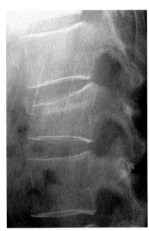
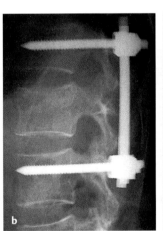
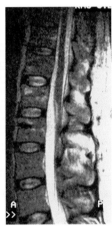
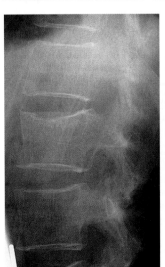
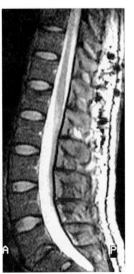

Abb. 12.32 a–e Verlauf nach einer temporären dorsalen Stabilisierung: Nach Reposition mittels Fixateur interne (**a** u. **b**) bleibt das Korrekturergebnis nach Metallentfernung erhalten (**d**). Im MRT stellt sich das Bandscheibensignal sowohl nach Versorgung (**c**) als auch nach Metallentfernung (**e**) physiologisch dar.

Die Versorgung von Frakturen der Brust- und Lendenwirbelsäule wird in großen Teilen noch uneinheitlich gehandhabt. Insbesondere A3- und B1-Verletzungen ohne neurologische Defizite erfahren in der Hand der verschiedenen Chirurgen die gesamte Bandbreite der möglichen operativen und konservativen Möglichkeiten. Insgesamt ist jedoch ein Trend zu den geringer invasiven Verfahren zu beobachten. Einigkeit besteht dagegen in der Therapie von B2- und B3-Frakturen sowie von C-Verletzungen. Hier muss eine Rekonstruktion beider verletzter Säulen erfolgen, wobei im anterioren Abschnitt lastaufnehmende Implantate verwendet werden, die Rekonstruktion der dorsalen Zuggurtung erfolgt mit einem winkelstabilen Fixateur-interne-System. Die Einteilung der Frakturen nach Magerl u. Mitarb. (1994) kann in der Entscheidungsfindung hilfreich sein, erscheint in der klinischen Praxis jedoch oft als zu komplex.

Literatur

Ashman, R.B., J.G. Birch, L.B. Bone, J.D. Corin, J.A. Herring, C.E. Johnston, J.F. Ritterbush, J.W. Roach (1988): Mechanical testing of spinal instrumentation. Clin Orthop 227: 113–118

Ashraft, J., H.A. Crockard (1990): Transoral fusion for high cervical fractures. J Bone Joint Surg (B) 72: 76–79

Baulot, E., P. Trouilloud, P. Ragois, E.A. Giroux, P.M. Grammont (1997): Anterior spinal fusion by thoracoscopy. An non-traumatic technique. Rev Chir Orthop Reparatrice Appar Mot 83 (3): 203–209

Beckner, M.A., M.D. Heggeness, B.J. Doherty (1998): A biomechanical study of Jefferson Fractures. Spine 23: 1823–1836

Been, H.D. (1991): Anterior decompression and stabilization of thoracolumbar burst fractures by the use of the Slot-Zielke-Device. Spine 16: 70–77

Been, H.D., G.J. Bouma (1999): Comparison of two types of surgery for thoraco-lumbar burst fractures: combined anterior and posterior stabilisation vs. posterior instrumentation only. Acta Neurochir (Wien) 141 (4): 349–356

Beisse, R., M. Potulski, C. Temme, V. Buhren (1998): Endoscopically controlled division of the diaphragm. A minimally invasive approach to ventral management of thoracolumbar fractures of the spine. Unfallchirurg 101 (8): 619–627

Blauth, M., H. Tscherne, L. Gotzen, N. Haas (1987): Ergebnisse verschiedener Operationsverfahren zur Behandlung frischer Brust- und Lendenwirbelsäulenverletzungen. Unfallchirurg 90: 260–268

Blauth, M., L. Bastian, C. Knop, U. Lange, G. Tusch (1999): Interobserver reliability in the classification of thoraco-lumbar spinal injuries. Orthop 28: 662–681

Böhler, J. (1971): Operative Behandlung von Frakturen der Brust- und Lendenwirbelsäule. Unfallheilkd 108: 145–148

Böhler, J. (1972): Konservative Behandlung von Brüchen der Brust- und Lendenwirbelsäule. Z Unfallmed Berufsekr 22: 100–104

Bohlmann, H.H. (1979): Acute fractures and dislocations of the cervical spine. An analysis of three hundred hospitalized patients and review of the literature. J Bone Joint Surg (A) 61: 1119–1142

Bone, L.B., C.E. Johnston II, R.B. Ashman, J.W. Roach (1988): Mechanical comparison of anterior spinal instrumentation in a burst fracture model. J Orthop Trauma 2: 195–201

Bühren, V. (1998): Thoracoscopic management of fractures of the thoracic and lumbar spine. Langebecks Arch Chir Suppl Kongressbd 115: 108–112

Bühren, V. (2001): Verletzungen der Brust- und Lendenwirbelsäule. Chirurg 72: 865–879

Cantor, J.B., N.H. Lebwohl, T. Garvey, F. Eismont (1993): Nonoperative management of stable thoracolumbar burst fractures with early ambulation and bracing. Spine 18: 971–974

Chiras, J., C. Depriester, A. Weill, M.T. Sola-Martinez, H. Deramond (1997): Percutaneous vertebral surgery. Technics and indications. J Neuroradiol 24 (1): 45–59

Clyburn, T.A., D.R. Lionberger, H.S. Tullos (1992): Bilateral fracture of the transverse process of the atlas. J Bone Joint Surg (A) 64: 948

Contostavlos, D.L. (1971): Massive subarachnoidal hemorrhage due to laceration of the vertebral artery associated with fracture of the transverse process of the atlas. J Forens Sci 16: 40–56

Coric, D., J.A. Wilson, D.L. Kelly (1996): Treatment of traumatic spondylolisthesis of the axis with non rigid immobilisation. J Neurosurg 85: 550–554

Cornish, B.L. (1968): Traumatic spondylolisthesis of the axis. J Bone Joint Surg (B) 50: 31–43

Daniaux, H. (1986): Transpedikuläre Reposition und Spongiosaplastik bei Wirbelkörperbrüchen der unteren Brust- und Lendenwirbelsäule. Unfallchirurg 89: 197–213

Daniaux, H., P. Seykora, A. Genelin, T. Lang, A. Kathrein (1991): Application of posterior plating and modifications in thoracolumbar spine injuries. Spine 12: 882–900

Denis, F. (1982): Updated classification of thoracolumbar fractures. Orthop Trans 6: 8–9

Denis, F. (1983): The three column spine and ist significance in the classification of acute thoracolumbar spinal injuries. Spine 8: 817–831

Denis, F. (1984): Spinal instability as defined by the three-column spine concept in acute spinal trauma. Clin Orthop 189: 65–76

Dick, W. (1987): The Fixateur interne as a versatile implant for spine surgery. Spine 12: 882–900

Dick, W. (1992): Fixateur interne. State of the art reviews. Spine 6: 147–172

Dick, W., P. Kluger, F. Magerl, O. Woersdorfer, G. Zach (1985): A new device for internal fixation of thoracolumbar and lumbar spine fractures: the 'fixateur interne'. Paraplegia 23: 225–232

Dussault, R.G., B. Effendi, D. Cornish, C.A. Laurin (1983): Locked facets with fractures of the neural arch of the axis. Spine 8: 365–367

Edwards, C.C., A.M. Levine (1989): Complications associated with posterior instrumentation in the treatment of thoracic and lumbar injuries. In: Grafin (Hrsg.): Complications of spine surgery: 201–19. Williams, Baltimore

Eysel, P. (1998): Die ventrale Instrumentation der Rumpfwirbelsäule. Enke, Stuttgart

Eysel, P., G. Meinig (1991): Comparative study of different dorsal stabilization techniques in recent thoraco-lumbar spine fractures. Acta Neurochir (Wien) 109: 12–19

Eysel, P., G. Meinig, F. Sanner (1991): Vergleichende Untersuchung unterschiedlicher dorsaler Stabilisierungsverfahren bei frischen Frakturen der Rumpfwirbelsäule. Unfallchirurg 17: 264–273

Eysel, P., J.D. Rompe, C. Hopf, G. Meinig (1994): Die Bedeutung der Bandscheibe für den Repositionsverlust operativ stabilisierter Frakturen der Rumpfwirbelsäule. Unfallchirurg 97: 451–457

Feil, J., O. Wörsdorfer (1992): Ventrale Stabilisierung im Bereich der Brust- und Lendenwirbelsäule. Chirurg 63: 856–865

Fernandez, F.F., H. Winkler, J. Koepke, G. Merkel (1999): Klinische und MRT Untersuchungen zum Langzeiteinwachsverhalten von autologen Spongiosaplastiken bei instabilen thorakolumbalen Wirbelfrakturen. Internationaler Jahreskongress Osteosynthese, 9.-11.9.1999. Frankfurt/Main

Fielding, J.W., R.J. Hawkins (1977): Atlanto-axial rotatory fixation. J Bone Joint Surg (A) 59: 37–44

Fowler, J.L., A. Sanhu, R.D. Fraser (1990): A review of fractures of the atlas vertebra. J Spine Disord 3: 19–24

Fürderer, S., K. Wenda, J. Fuhrmann, R. Schnettler (1999): Unterschiede in der Biegesteifigkeit von Fixateur-interne-Montagen aus Stahl versus Titan im Korporektomie-Modell. Osteosynthese-International-Kongreß, Alte Oper Frankfurt 09.09.99–11.09.99

Fürderer, S., K. Wenda, N. Thiem, R. Hachenberger, P. Eysel (2001): Traumatic intervertebral disc lesion – magnetic resonance imaging as a criterion for or against intervertebral fusion. J Eur Spine 10: 154–163

Gallie, W.E. (1939): Fractures and dislocations of the cervical spine. Am J Surg 46: 495–499

Gertzbein, S. D., C.M. Court-Brown, P. Marks, C. Martin, M. Fazel, M. Schwartz, R.R. Jacobs (1988): The neurological outcome following surgery for spinal fractures. Spine 13: 641–644

Gertzbein, S.D., R. Betz, D. Clements, T. Errico, K. Hammerberg, S. Robbins, E. Shepherd, A. Weber, M. Kerina, H. Albin, D. Wolk, K. Ensor (1996): Semirigid instrumentation in the management of lumbar spine conditions combined with circumferential fusion. A multicenter study. Spine 21: 1918–1926

Grass, R., A. Biewener, H. Zwipp (2000): Traumatologie der thorakolumbalen Wirbelsäule. In: Reichel, H., H. Zwipp, W. Hein: Wirbelsäulenchirurgie in Orthopädie und Traumatologie: Standortbestimmung und Trends. Steinkopff, Darmstadt: 231–243

Greene, K.A., C.A. Dickmann, F.F. Marciano, J.B. Drabier, M.N. Hadley, V.H.K. Sonntag (1997): Acute axis fractures: Analysis of management and outcome in 340 cases. Spine 22: 1843–1852

Grob, D., F. Magerl (1987): Dorsale Spondylodese an der Halswirbelsäule mit der Hakenplatte. Orthopäde 16: 55–61

Grob, D., B. Jeanneret, M. Aebi, T.M. Merkwalder (1991): Atlanto-axial fusion with transarticular screw fixation. J Bone Joint Surg (B) 73: 972–976

Grob, D., J.J. Crisco, M.M. Panjabi, P. Wang, J. Dvorak (1992): Biomechanical evaluation of four different posterior atlantoaxial fixation techniques. Spine 17: 480–490

von Gumppenberg, S., J. Vieweg, J. Claudi, J. Harms (1991): Die primäre Versorgung der frischen Verletzung von Brust- und Lendenwirbelsäule. Traumatol 21: 265–273

Gurr, K.R., P.C. McAfee, S. Chi-Ming (1988): Biomechanical analysis of anterior and posterior instrumentation systems after corporectomy. J Bone Joint Surg 70-A: 1182–1190

Haas, N., M. Blauth, H. Tscherne (1991): Anterior plating in thoracolumbar spine injuries. Indication, technique and results. Spine 16: 100–111

Harms, J., D. Stoltze (1992): The indications and principles of correction of posttraumatic deformities. Eur Spine J 1: 142–151

Harrington, R.M., Budorick, T., Hoyt, J., Anderson, P.A., Tencer, A.F. (1993): Biomechanics of indirect reduction of bone retropulsed into the spinal canal in vertebral fracture. Spine 18: 692–9

Henche, H.R., C.H. Lücking, N. Schumacher (1994): Atlasfrakturen mit Parese kaudaler Hirnnerven. Z Orthop 132: 394–398

Hertlein, H., W.H. Hartl, H. Dienemann, M. Schurmann, G. Lob (1995): Thoracoscopic repair of thoracic spine trauma. Eur Spine J 4: 302–307

Holm, S., Nachemson, A. (1983):Variations in the nutrition of the canine intervertebral disc induced by motion. Spine 8: 866–74

Jeanneret, B., F. Magerl (1992): Primary posterior fusion C1/2 in odontoid fractures: Indications, technique and results of transarticular screw fixation. J Spin Disord 5: 464–475

Jeanneret, B. (1987): Combined fracture of the anterior and posterior arch of the atlas due to extreme lateral bending: A case report. In: Kehr, P., A. Weidner: Cervical Spine I. Springer, Berlin

Jeanneret, B. (1994a): Obere Halswirbelsäule. In: Witt, A.N., H. Rettig, K.F. Schlegel: Spezielle Orthopädie Wirbelsäule – Thorax – Becken. Thieme, Stuttgart: 3.1–3.37

Jeanneret, B. (1994b): Atlasbogenfrakturen. In: Witt, R.N., H. Rettig, K.F. Schlegel: Orthopädie in Praxis und Klinik. Thieme, Stuttgart: 3.8–3.15

Jeanneret, B., F. Magerl (1994c):Die Hakenplattenspondylodese an der Halswirbelsäule. Operat Orthop Traumatol 6: 71–83

Jeanneret, B. (1996): Posterior rod system of the cervical spine: a new implant allowing optimal screw insertion. Eur Spine J 5: 350–356

Jefferson, G. (1920): Fractures of the atlas vertebra. Report of four cases and review of those previous recorded. Br J Surg: 407–420

Josten, C. (1999): Die traumatische Spondylolyse des Axis. Orthop 28: 394–400

Kaneda, K., H. Taneichi, K. Abumi, T. Hashimoto, S. Satoh, M. Fujiya (1997): Anterior decompression and stabilzation with the Kaneda device for thoracolumbar burst fractures associated with neurological deficits. Am J Bone Joint Surg 79: 69–83

Kaneda, K., K. Abumi, M. Fujiya (1984): Burst fractures with neurologic deficits of the thoracolumbar spine: Results of anterior decompression and stabilisation with anterior instrumentation. Spine 9: 788–795

Knop, C., H. Fabian, L. Bastian, H. Rosenthal, U. Lange, M. Zdichavsky, M. Blauth (2002): Fate of the transpedicular intervertebral bone graft after posterior stabilisation of thoracolumbar fractures. Eur Spine J 11 (3): 251–257

Knop, C., M. Blauth, L. Bastian, U. Lange, J. Kesting, H. Tscherne (1997): Frakturen der thorakolumbalen Wirbelsäule. Unfallchirurg 100: 630–639

Koneczny, O. (1972): Für die Behandlung der Wirbelsäulenkompressionsfrakturen nach Böhler. Z Unfallmed Berufserkr 2: 135–44

Krismer, M. (1996): Die Rotation der Brustwirbelsäule und der Lendenwirbelsäule.In: Aktuelle Probleme in Chirurgie und Orthopädie 46. H. Huber, Göttingen

Lee, T.T., B.A. Green, D.A. Petrin (1988): Treatment of stable burst fracture of the atlas (Jefferson fracture) with rigid cervical collar. Spine 23: 1963–1967

Leferink, V.J., E.F. Veldhuis, K.W. Zimmerman, E.M. ten Vergert, H.J. ten Duis (2002): Classificational problems in ligamentary distraction type vertebral fractures: 30% of all B-type fractures are initially unrecognised. Eur Spine J 11:246–50

Levine, A.M., C.C. Edwards (1985): The management of traumatic spondylolisthesis of the axis. J Bone Joint Surg (A) 67: 217–226

Levine, A.M., C.C. Edwards (1991): Fractures of the atlas. J Bone Joint Surg (A) 73: 680–691

Lilienqvist, U, Mommsen, U (1995): Die operative Behandlung thorakolumbaler Wirbelsäulenverletzungen mit dem Fixateur interne und transpedikuärer Spongiosaplastik. Unfallchirurgie 21: 30–39

Lindsey, R.W., W. Dick (1991): The fixateur interne in the reduction and stabilisation of thoraclumbar spine fractures in patients with neurologic deficit. Spine 16: 140–145

Lob, A. (1954): Die Wirbelsäulenverletzung und ihre Ausheilung. Thieme, Stuttgart

Louis, R. (1977): Les theories de I, instabilite. Rev Chir Orthop 63: 423–425

Lu, Y.M., Hutton, W.C., Gharpuray, V.M. (1996): Can variations in intervertebral disc height affect the mechanical function of the disc? Spine 21: 2208–16

Magerl F (1985) Der Wirbel-Fixateur externe. In: Weber, B.G., F. Magerl (Hrsg.): Fixateur externe. Springer, Berlin

Magerl, F., M. Aebi, S. D. Gertzbein, J. Harms, S. Nazarian (1994): A comprehensive classification of thoracic and lumbar injuries. Eur Spine J 3: 184–201

Magerl, F., P.-S. Seemann (1987): Stable posterior fusion of the atlas and axis by transarticular screw fixation. In: Kehr, P., A. Weidner: Cervical Spine I. Springer, Berlin

Martins, J.W., N. de Figueiredo Neto (1999): Endoscopic surgery for thoracic spine. Critical review. Arg Neuropsiquiatr 57: 520–527

Matthis, W., L. Biedermann (1994): Biomechanical analysis of the loard-sharing principle using TSR and the MOSS-device. Poster-exhibition. Int. Meeting on Advanced Spine Techniques, München

Mayer, H., D. Schaaf, M. Kudernatsch (1992): Der Einsatz des Fixateur interne bei Verletzungen der Brust- und Lendenwirbelsäule. Chirurg 63: 944–949

Mayer, H.M. (1997): A new microsurgical technique for minimally invasive anterior lumbar interbody fusion. Spine 22: 691–699

McAfee, P.C., H.A. Yuan, B.E. Fredrickson, J.P. Lubicky (1983): The value of computed tomography in thoracolumbar fractures. An analysis of one hundred consecutive cases and a new classification. J Bone Joint Surg (A) 65: 461–467

McAfee, P.C., H. Bohlmann, A. Hansen (1985): Anterior decompression of traumatic thoracolumbar fractures with incomplete neurological deficit using a retroperitoneal approach. Am J Bone Joint Surg 57: 1–9

McAfee, P.C., J.R. Regan, I.l. Fedder, M.J. Mack, W.P. Geis (1995): Anterior thoracic corpectomy for spinal cord decompression performed endoscopically. Surg Laparosc Endosc 5: 339–348

McLain, R.F., E. Sparling, D.R. Benson (1993): Early failure of short-segment pedicle instrumentation for thoraco-lumbar fractures. Am J Bone Joint Surg 75: 162–169

Morscher, E (1972): Operative Aufrichtung von Wirbelfrakturen. Z Unfallmed Berufserkr 2: 118–21

Müller, M.E., S. Nazarian, P. Koch (1987): Classification AO des fractures. Springer, Berlin

Mumford, J., N. Weinstein, K.F. Spratt, V.K. Goel (1993) Thoracolumbar burst fractures – The clinical efficacy and outcome of nonoperative management. Spine 18: 955–970

Natarjan, R.N., Ke, J.H., Anderssson, G.B.J. (1994): A model to study the disc degeneration. Spine 19: 259–65

Oner, C.F., van der Rijt, R.R., Ramos, L.M.P., Dhert, W.J.A., Verbout, A.J. (1998): Changes in the disc space after fractures of the thoracolumbar spine. J Bone Joint Surg Br 80: 833–39

Oner, F.C., L.M. Ramos, R.K. Simmermacher, P.T. Kingma, C.H. Diekerhof, W.J. Dhert, A.J. Verbout (2002): Classification of thoracic and lumbar spine fractures: problems of reproducibility. A study of 53 patients using CT and MRI. Eur Spine J 1: 235–245

Panjabi, M.M., T. Oda, J.J. Crisco, T.R. Oxland, L. Katz, L.-P. Nolte (1991): Experimental study of atlas injuries I: Biomechanical analysis of their mechanisms and fracture patterns. Spine 16: 460–465)

Plaue, R. (1972): Das Frakturverhalten von Brust- und Lendenwirbelkörper. Z Orthop 110: 357–363

Roaf, R. (1960): A study of the mechanics of spinal injuries. J Bone Joint Surg 42 [Br]: 810–823

Roy-Camille, R., M. Roy-Camille, C. Demeulenaere (1970): Osteosynthesis of dorsal, lumbar, and lumbosacral spine with metallic plates screwed into vertebral pedicles and articular apophyses. Presse Med 1970 Jun; 78(32):1447–8

Roy-Camille, R., G. Saillant (1984): Les traumatismes du rachis sans complication neurologique. Int Orthop 8: 155–162

Roy-Camille, R., G. Saillant, D. Berteaux, S. Marie-Anne (1979): Early management of spinal injuries. In: McKibbin, B.: Recent advances in orthopaedics 3. Churchill Livingstone, Edinburgh: 57–87

Rudig, L., Runkel, M., Kreitner, K.-F., Degreif, J. (1997): Kernspintomographische Untersuchung thorakolumbaler Wirbelfrakturen nach Fixateur-interne-Stabilisierung. Unfallchirurg 100: 524–30

Schären, S., B. Jeanneret (1999): Atlasfrakturen. Orthop 28: 385–393

Segal, L.S., J.O. Grimm, E.S. Stauffer (1987): Non-union of fractures of the atlas. Clin Orthop 154: 18–21

Shono, Y., P.C. McAfee, B.W. Cunningham (1994): Experimental study of thoracolumbar burst fractures. A radiographic and biomechanical analysis of anterior and posterior instrumentation systems. Spine 19: 1711–1720

Singewald, M., W. Janzen, B. Schlangmann, M. Raible (1999): Minimal-invasive Verfahren bei Stabilisierung und Fusion thorakolumbaler Frakturen. In: Wilke, H.J., L.E. Claes: Die traumatische und degenerative Bandscheibe. Unfallchirurg 271. Springer, Berlin: 237–248

Stoltze, D., J. Harms (1998): Kombinierte Stabilisationsverfahren an der thorako-lumbalen Wirbelsäule. Osteosynth Intern 6: 157–171

Trojan, E. (1972): Langfristige Ergebnisse von 200 Wirbelbrüchen der Brust/Lendenwirbelsäule ohne Lähmung. Z Unfallmed Berufserkr 2: 122–134

Ulrich, C. (1999): Muß eine geschädigte Bandscheibe fusioniert werden? – Pro. In: Wilke, H.J., L.E. Claes: Die traumatische und degenerative Bandscheibe. Unfallchirurg 271. Springer, Berlin: 237–248

Verheyden, P., S. Katscher, T. Schulz, F. Schmidt, C. Josten (1999): Open MR imaging in spine surgery: experimental investigations and first clinical experiences. Eur Spine J 8: 346–353

Weinstein, J.N., P. Collalto, T.R. Lehmann (1988): Thoracolumbar „Burst" fractures treated conservatively: a long-term follow up. Spine 13: 33–43

Wenda, K., R. Hachenberger, N. Thiem (1999): MR-Tomographie nach dorsaler Instrumentation von thorakolumbalen Frakturen mit Titanimplantaten als Entscheidungsgrundlage für die Notwendigkeit der ventralen Fusion. In: Wilke, H.J., L.E. Claes: Die traumatische und degenerative Bandscheibe. Unfallchirurg 271. Springer, Berlin: 91–100

White, A.A., M.M. Panjabi (1990): Clinical biomechanics of the spine. 2nd ed. Lippincott – Raven, Philadelphia

Whitesides, T.E. (1977): Traumatic kyphosis of the thoracolumbar spine. Clin Orthop 128: 78–92

Wiesner, L., R. Kothe, W. Ruther (1999): Anatomic evaluation of two different techniques for the percutaneous insertion of pedicle screws in the lumbar spine. Spine 24 :1599–1603

Wolter, D., H.R. Kortmann (1992): Transpedikuläre Spondylodese der Brust- und Lendenwirbelsäulenverletzung. Chirurg 63: 866–874

Zdeblick, T.A., K.E. Warden, D. Zou, P.C. McAfee, J.J. Abitbol (1993): Anterior spinal fixators. A biomechanical in vitro study. Spine 18: 513–521

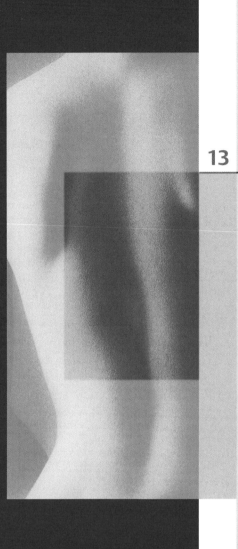

13 Tumoren der Wirbelsäule

H. R. Merk und B. Behnke

13.1 Einleitung
13.2 Tumorähnliche Läsionen
13.3 Knorpelgewebetumoren
13.4 Knochengewebetumoren
13.5 Knochenmarktumoren
13.6 Gefäßtumoren
13.7 Metastasen

13.1 Einleitung

Nur 10% der primären Knochentumoren sind im Bereich der Wirbelsäule lokalisiert (Dahlin 1978). Tumoren der Wirbelsäule können prinzipiell aus allen Gewebearten entstehen: Knochengewebe und Knochenmark, Knorpel-, Sehnen- und Bindegewebe sowie aus Blut- und Lymphgefäßen, Nerven, Nervenscheiden und Synovialis. Dabei sind 85% der Wirbelsäulentumoren gutartig. Neben den vergleichsweise selten anzutreffenden primären Tumoren der Wirbelsäule sind ossäre Metastasen häufig im Bereich der Wirbelsäule lokalisiert (Verhältnis ca. 70:30).

Bei den **Symptomen** stehen neben den lokalen Schmerzen durch Periostreizung infolge expansiven Wachstums oder durch pathologische Frakturen im Wesentlichen die neurologischen Kompressionssyndrome im Vordergrund, die von diskreten neurologischen Ausfällen, einer radikulären Schmerzsymptomatik bis zur kompletten Querschnittslähmung reichen können.

Grundlage der **bildgebenden Diagnostik** stellt nach wie vor das konventionelle Röntgenbild dar. Zur Beurteilung von Tumorausdehnung und Befall der umliegenden Weichteile bzw. Kompression des Spinalkanals ist die Magnetresonanztomographie (MRT) die Methode der Wahl. Die sagittalen Schichten erlauben eine zusätzliche Aussage über einen Befall der restlichen Wirbelsäule. Die Computertomographie (CT) ist zwar in der Darstellung knöcherner Strukturen überlegen, ist jedoch aufgrund der weiteren Vorteile des MRT in den Hintergrund getreten. Zur Komplettierung der Diagnostik ist insbesondere bei Metastasen die Durchführung einer ^{99m}Tc-Szintigraphie zur Darstellung des gesamten Skeletts obligat.

Die **Sicherung** der **Diagnose** erfolgt in jedem Fall durch eine **Biopsie** mit histologischer Untersuchung der Gewebeprobe. Dies kann durch eine Nadelbiopsie (CT-gesteuert), offene Biopsie oder Probeexstirpation erfolgen. Zu favorisieren ist die offene Biopsie, die von einem erfahrenen Chirurgen (z.B. transpedikulär) durchgeführt wird. Damit kann eine ausreichend große Gewebemenge aus einem definierten Areal gewonnen und der Zugangsweg wieder sicher verschlossen werden, um eine Tumorzelldissemination zu verhindern. Der Zugangsweg ist bei einer folgenden Operation vollständig zu resezieren.

13.2 Tumorähnliche Läsionen

13.2.1 Solitäre Knochenzyste

Synonyme

Juvenile Knochenzyste.

Definition

Überwiegend latente (Stadium 1 nach Enneking 1986) Hohlraumbildung mit Ausweitung und Rarefizierung der Kortikalis.

Ätiologie und Pathogenese

Unklare Genese. Echte Zysten mit Endothelauskleidung oder Pseudozysten mit mesenchymaler Auskleidung möglich.

Epidemiologie

Selten im Bereich der Wirbelkörper vorkommend. Prädilektionsalter: 6.–10. Lebensjahr.

Diagnostik

Diffuse lokale Schmerzen, die oft erst mit zunehmender Ausdehnung oder aufgrund pathologischer Wirbelkörperfraktur auftreten. Im Röntgenbild ein- oder mehrkammerige Hohlraumbildung eines Wirbelkörpers mit zunehmender Rarefizierung der Kortikalis. Später Impressionsfraktur mit ventraler Keilbildung möglich.

Therapie

Intraläsionale Kürettage und Auffüllen mit autologer Spongiosa bei Instabilität. Gegebenenfalls ist eine längere Ruhigstellung oder zusätzliche Spondylodese notwendig. Konservatives Vorgehen mit entlastender Ruhigstellung ist bei fehlender Instabilität möglich, da mitunter ein spontaner Wiederaufbau erfolgt. In seltenen Einzelfällen kann es nach langjährigem Verlauf oder mehrfachen Rezidiven zu einer malignen Entartung kommen.

13.2.2 Aneurysmatische Knochenzyste

Definition

Knöcherne Hohlraumbildung mit zentraler, exzentrischer oder subperiostaler Ausbreitung (Schajowicz 1994) und rarefizierender Ausweitung der Kortikalis. Überwiegend aktive Läsion (Stadium 2 nach Enneking), gelegentlich aggressiv (Stadium 3 nach Enneking).

Ätiologie und Pathogenese

Unklare Genese. Primäre Form als eigene nosologische Entität und sekundäre Form möglicherweise infolge von traumatischen Läsionen oder intraossären Blutgefäßanomalien bzw. Einblutungen. Pseudozysten mit bindegewebiger Innenauskleidung braun-rot-gelblicher Farbe durch Ablagerung zerfallenden Hämoglobins aus dem Zysteninhalt.

Epidemiologie

Insgesamt selten, im Bereich der Wirbelsäule zu 20% lokalisiert. Prädilektionsalter: 10.–20. Lebensjahr.

Diagnostik

Klinische Diagnostik
Diffuse geringgradige Schmerzen über längeren Zeitraum. Akute Schmerzen bei Spontanfraktur, dann zunehmende segmentale Gibbusbildung, unter Umständen gefolgt von radikulären Ausfällen. Im Spätstadium regionale Vorwölbung mit lokalem Druck- und Belastungsschmerz.

Bildgebende Diagnostik
Im Nativröntgenbild blasenartige Hohlraumbildung mit ballonartiger, in der Regel durch die äußere Kortikalis scharf begrenzter Auftreibung in die umliegenden Weichteile (Burst-out-Character, Bienenkorbphänomen) (Adler 1989). Ergänzend konventionelle Tomographie und/oder MRT mit nativen und nach Gabe von Gadolinium-DTPA angefertigten T_1- und T_2-gewichteten Sequenzen. Die apparative Diagnostik erlaubt je nach Ausdehnung, Intaktheit der Kortikalis und der Kontrastmittelaufnahmen (T_1) bzw. Spiegelbildung (T_2) im MRT eine Aussage über das biologische Stadium, dem die Läsion zuzuordnen ist.

Therapie

Die Therapie richtet sich zur Vermeidung von Rezidiven nach dem biologischen Stadium des Primärtumors (Schulte u. Mitarb. 2000). Latente Läsionen werden intraläsional kürettiert und bei Stabilitätsgefährdung mit autologer Spongiosa aufgefüllt. Aktive Läsionen werden marginal reseziert bzw. durch eine Kombination von intraläsionaler Kürettage mit nichtchirurgischen Adjuvanzien wie Ethanol, Phenol, hypertoner Kochsalzlösung sowie thermischer Einwirkung durch Polymethylmethacrylat (PMMA) oder flüssigen Stickstoff behandelt und bei Instabilität entsprechend rekonstruiert. Bei aggressiven Läsionen empfiehlt sich nach Möglichkeit die weite Resektion, gegebenenfalls mit umgebendem Weichteilanteil und anschließender Stabilisierung. Da der Resektion aufgrund der anatomischen Besonderheiten im Bereich der Wirbelsäule Grenzen gesetzt sind, ist ein Lokalrezidiv nicht immer zu vermeiden. Einzelfälle maligner Spätentartung sind bekannt.

13.2.3 Eosinophiles Granulom

Definition

Durch monoklonale Proliferation von Histiozyten entstehende knöcherne Ansammlung von Langerhans-Zellen (Histiocytosis X). Häufigste Ursache der Vertebra plana.

Epidemiologie

Insgesamt selten. In 7–15% tritt ein spinaler Befall, bevorzugt thorakal (Flomann u. Mitarb. 1997) auf. Das Prädilektionsalter liegt zwischen dem 5.–10. Lebensjahr.

Diagnostik

Klinische Diagnostik
Relativ geringe lokale Schmerzen, gelegentlich mäßige Erhöhung der Entzündungsparameter (BSG, CRP).

Bildgebende Diagnostik
Nativradiologisch zeigt sich im Frühstadium eine unregelmäßige Knochenstruktur, später treten Osteolysen, eine ventral beginnende Sinterung bis hin zur Bildung eines Vertebra plana auf. Im weiteren Verlauf allmählicher Wiederaufbau mit inkompletter oder vereinzelt kompletter Restitution.

Therapie

In der Regel konservativ, bei massiven Beschwerden vorübergehende Ruhigstellung bzw. Stützkorsett. Operative Dekompression nur bei neurologischen Ausfällen. Vereinzelt wurden gute Ergebnisse durch lokale Steroidinjektionen im Rahmen einer Feinnadelpunktion erreicht (Shabb u. Mitarb. 1993). Chemotherapie und Bestrahlung scheinen bei lokalisiertem Befall im Bereich der Wirbelkörper keinen wesentlichen Einfluss auf die Restitutionsrate zu haben (Sartoris u. Parker 1984).

13.2.4 Fibröse Dysplasie

Definition

Proliferation von Bindegewebe im Knochen gefolgt von Deformitäten und Frakturen.
Es gibt 4 verschiedene Gruppen:
- monostotische fibröse Dysplasie,
- polyostotische fibröse Dysplasie (zusätzlich Hautveränderungen und endokrine Störungen),
- Morbus Albright (ausgedehnter Skelettbefall und Pubertas praecox),
- Morbus McCune-Albright (zusätzlich hormonelle Störungen von Schilddrüse, Nebenschilddrüse und Pankreas).

Ätiologie und Pathogenese

Verantwortlich für die gesteigerte Zellteilung und gestörte Zelldifferenzierung ist eine Mutation im Bereich des Gs-α-Gens (Candeliere u. Mitarb. 1997).

Epidemiologie

Die monostotische Form ist im Bereich der Wirbelsäule extrem selten. Die polyostotische Form kommt am Wirbelkörper etwas häufiger vor. Bevorzugt sind Wirbelkörper und Gelenkfortsätze betroffen. Prädilektionsalter ist das 3. Lebensjahr bis junges Erwachsenenalter.

Diagnostik

Klinische Diagnostik

Die polyostotische Form, der Morbus Albright bzw. McCune-Albright werden in der Regel durch das begleitende Vorhandensein von Hautveränderungen, endokrinen und hormonellen Störungen sowie frühen Knochendeformitäten bereits im Kindesalter diagnostiziert. Der monostotische Befall im Bereich der Wirbelkörper tritt bevorzugt im lumbalen und zervikalen Bereich auf (Chow u. Mitarb. 2000) und macht zunächst nur geringe Beschwerden. Neurologische Symptome können schleichend oder akut bei Wirbelkörperkompressionsfrakturen, die aufgrund der geringeren Knochenstabilität häufig sind, auftreten.

Bildgebende Diagnostik

Radiologisch erscheinen die Wirbelkörper zunächst aufgehellt („Mattglas"), später bikonkav deformiert und abgeflacht. Typisch sind heterogene Läsionen, Osteolysen und eine marginale Sklerose, zunächst ohne Unterbrechung der Kortikalis. CT und MRT zur Beurteilung des Ausmaßes der Läsion, des Spinalkanals und der Weichteilbeteiligung. Diagnosesicherung bei monostotischem Befall der Wirbelkörper durch Biopsie.

Therapie

Bei Auftreten im Kindesalter stabilisiert sich der Verlauf in der Regel nach Abschluss des Knochenwachstums. Sarkomatöse Entartungen sind jedoch mit einer Häufigkeit von 0,4–6,7 % beobachtet worden (Avimadje u. Mitarb. 2000) und scheinen nach Bestrahlung gehäuft aufzutreten (Ruggieri u. Mitarb. 1994). Gute Ergebnisse in Bezug auf Schmerzen und Fortschreiten der radiologischen Zeichen sind bei der polyostotischen und monostotischen Form durch eine Infusionstherapie mit Pamidronat kombiniert mit zusätzlicher oraler Gabe von Calcium und Vitamin D erreicht worden (Avimadje u. Mitarb. 2000). Vollständige Remissionen bei der monostotischen Form im Bereich der Wirbelsäule jedoch nur durch komplette operative Resektion der Läsion mit anschließender Stabilisation des Segmentes (Chow u. Mitarb. 2000).

Literatur

Adler, C.P. (1989): Pathologie der Wirbelsäulenerkrankungen. Radiologe 29: 153–158

Avimadje, A.M., P. Goupille, D. Zerkak, G. Begnard, J. Brunais-Besse, J.P. Valat (2000): Monostotic fibrous dysplasia of the lumbar spine. Joint Bone Spine 67 (1): 65–70

Candeliere, G.A., P.J. Roughley, F.H. Glorieux (1997): Polymerase chain reaction-based technique for the selective enrichment and analysis of mosaic arg 201 mutations in Gsα from patients with fibrous dysplasia of bone. Bone 31: 201–206

Chow, L.T.C., J. Griffith, W.H. Chow, S. M. Kumta (2000): Monostotic fibrous dysplasia of the spine: report of a case involving the lumbar transverse process and review of the literature. Arch Orthop Trauma Surg 120: 460–464

Dahlin, D.C. (1978): Osteosarcoma of bone and a consideration of prognostic variables. Cancer Treat Rep. 62 (2): 189–192

Dahmen, G., R. Bernbeck (1987): Entzündungen und Tumoren der Wirbelsäule. Thieme, Stuttgart

Enneking, W.F. (1986): A System of staging musculoskeletal neoplasms. Clin Orthop 204: 9–24

Flomann, Y., E. Bar-On, R. Mosheiff, Y. Mirovsky, G.C. Robin, N. Ramu (1997): Eosinophilic granuloma of the spine. J Pediatr Orthop 6: 260–265

Ruggieri, P., F.H. Sim, J.R. Bond, K.K. Uni (1994): Malignancies in fibrous dysplasia. Cancer 73: 1411–1424

Sartoris, D.J., B.R. Parker (1984): Histiocytosis X: rate and pattern of resolution of osseous lesions. Radiology 152: 679–684

Schajowicz, F. (1994): Tumors and tumorlike lesions of bone. Springer, Berlin

Schulte, M., M.R. Sarkar, A. von Baer, M. Schultheiß, G. Suger, E. Hartwig (2000): Die Therapie der aneurysmatischen Knochenzyste. Unfallchirurg 103: 115–121

Shabb, N., C.V. Fanning, C.H. Carrasco, S.Q. Guo, R.L. Katz (1993): Diagnosis of eosinophilic granuloma of bone by fine-needle aspiration with concurrent institution of therapy: a cytologic, histologic, clinical and radiologic study of 27 cases. Diagn Cytopathol 9: 3–12

13.3 Knorpelgewebetumoren

13.3.1 Solitäres Enchondrom und solitäres Osteochondrom

Definition

Enchondrome sind gutartige, aus hyalinem Knorpel bestehende Neubildungen. Osteochondrome, ebenfalls gutartig, bestehen aus hyalinem Knorpel mit einem zentralen Knochengerüst aus einem spongiösen Anteil und Verkalkungsherden und sind von einer Knorpelkapsel mit periostalem Überzug umgeben. Im Bereich der Wirbelsäule sind Chondrome überwiegend in Dorn-, Querfortsatz und Wirbelbogen, seltener auch im eigentlichen Wirbelkörper lokalisiert.

Ätiologie und Pathogenese

Genese nicht vollständig geklärt. Möglicherweise Fehldifferenzierung des ursprünglich knorpelig angelegten Skeletts oder hamartomartige Fehlentwicklung versprengter Knorpelinseln. Osteochondrome sind auch sekundär nach Bestrahlung im jugendlichen Alter beschrieben worden.

Epidemiologie

Enchondrome und Osteochondrome machen zusammen 2% aller spinalen Tumoren aus (Dahlin 1967). Multiple Osteochondrome bzw. multiple Enchondrome im Sinne eines Morbus Ollier sind im Bereich der Wirbelsäule nicht bekannt. Das Prädilektionsalter liegt zwischen dem 10. Lebensjahr und dem mittleren Erwachsenenalter.

Diagnostik

Klinische Diagnostik

Lokale Schmerzen treten meist erst bei einer pathologischen Fraktur auf, gelegentlich lokale Schwellung. Neurologische Symptome bei Einengung der Foramina intervertebralia bzw. des Spinalkanals bei expansivem Wachstum.

Bildgebende Diagnostik

Im Röntgenbild rundliche Knochenherde mit Rarefizierung und Vorwölbung der Kortikalis, im Innern diffuse Verkalkungen. Osteochondrome zeigen sich häufig als „blumenkohlartig" vorgewölbte unregelmäßige Wucherungen. Später Kortikalisunterbrechungen bei pathologischer Fraktur. Beurteilung der Ausdehnung über CT, mögliche Hinweise für Malignität im MRT.

Therapie

Nach Möglichkeit komplette Resektion im Gesunden mit histologischer Aufarbeitung des gesamten Tumors, da kleine Inseln malignen Gewebes auftreten können (bei Enchondromen häufiger als bei Osteochondromen). Rezidive nach intraläsionaler Kürettage oder unvollständiger Resektion nicht selten. Maligne Entartung nach operativem Eingriff möglich, daher regelmäßige Verlaufskontrollen.

13.3.2 Chondroblastom

Synonyme

Codman-Tumor.

Definition

Gutartiger Tumor aus relativ undifferenziertem Gewebe mit hoher Zellzahl. Es finden sich vor allem chondroblastenähnliche Zellen, welche sowohl reifen als auch fetalen Knorpelzellen entsprechen können. Daneben sind mehrkernige Riesenzellen vom Osteoblastentyp und kartilaginäre Interzellularsubstanz mit umschriebenen Kalzifikationen vorhanden.

Ätiologie und Pathogenese

Unklar.

Epidemiologie

Im Bereich der Wirbelsäule extrem selten. Das Prädilektionsalter liegt zwischen dem 10. und 17. Lebensjahr.

Diagnostik

Klinisch uncharakteristisch. Druckschmerz und bewegungsabhängige Schmerzen über betroffenem Segment.
Radiologisch ist eine rundliche, scharf begrenzte, peripher sklerosierte Knochenaushöhlung, mitunter mit sekundären Verkalkungen, charakteristisch. CT und MRT zur Beurteilung des Ausmaßes.

Therapie

Eine komplette Resektion im Gesunden ist anzustreben. Die Aggressivität, Invasivität und das Rezidivrisiko sind bei spinalen Chondroblastomen höher als bei extraspinalen Tumoren. Eine histologische Untersuchung des gesamten Gewebes ist notwendig, da eine maligne Transformation einzelner Anteile vorkommen kann, insbesondere bei Rezidiven nach Voroperationen. (Kurth u. Mitarb. 2000).

13.3.3 Chondromyxoidfibrom

Definition

Gutartiger Tumor aus stern- und spindelförmigen Zellen mit sowohl knorpeliger als auch schleimhautartiger Interzellularsubstanz.

Ätiologie und Pathogenese

Unklar.

Epidemiologie

Im Bereich der Wirbelsäule extrem selten. Kein Prädilektionsalter.

Diagnostik

Klinische Diagnostik
Uncharakteristische regionale Schmerzen, relativ früh neurologische Symptome wie motorische Schwäche und Taubheitsgefühle, da posteriore Strukturen bevorzugt befallen sind.

Bildgebende Diagnostik
Nativradiologisch unscharf begrenzte Osteolysen mit Rarefizierung und Arrosion der Kortikalis bis zur Fraktur. Destruierendes extensives Wachstum z. B. in Richtung Spinalkanal ebenfalls möglich. Zur Beurteilung des Ausmaßes CT und MRT.

Therapie

Die komplette Resektion im Gesunden ist anzustreben, gegebenenfalls nachfolgende Auffüllung des Defektes. Lokalrezidive bei nicht vollständiger Resektion sowie maligne Spätentartung besonders nach Bestrahlung möglich.

13.3.4 Chondrosarkom

Definition

Maligner Knorpelgewebetumor. Zentrale Form im Knocheninneren beginnend, periphere Form von der Knochenoberfläche ausgehend.

Ätiologie und Pathogenese

Im Kindesalter als Primärtumor, beim Erwachsenen überwiegend sekundäre maligne Entartung von Chondromen und Chondroblastomen.

Epidemiologie

Chondrosarkome machen etwa 10% der primären malignen spinalen Tumoren aus (Cahill 1996). Kein Prädilektionsalter.

Diagnostik

Beschwerden meist erst bei fortgeschrittenem Wachstum. Radiologisch osteolytische Anteile neben periostalen und endostalen Anbauten und Mineralisationszonen. CT und MRT zur Beurteilung des Ausmaßes des infiltrativen Wachstums in die umgebenden Weichteile bzw. in den Spinalkanal.

Therapie

Bis auf die hochmaligne dedifferenzierte Form sind Chondrosarkome strahlen- und chemotherapieresistent (Cahill 1996). Daher ist eine radikale weite Resektion anzustreben, die bei peripherer Lage unter Umständen möglich ist, mit nachfolgender Stabilisierung. Metastasierung erst spät in Lunge, Leber, Nieren. Prognose bei sekundären Tumoren und peripherer Lage besser als bei Primärtumoren und zentraler Lage.

13.3.5 Chordom

Definition

Von Resten der embryonalen Chorda dorsalis ausgehender, niedrig-maligner Tumor, der nur im Bereich der Wirbelsäule und Schädelbasis, bevorzugt sphenookzipital und sakrokokzygeal vorkommt. Sein Wachstum ist langsam, expansiv-destruktiv mit später Metastasierung. Permeation durch Bandscheibe in Nachbarwirbel bzw. „Abtropfmetastasen" bei Einbruch in Spinalkanal möglich.

Ätiologie und Pathogenese

Der Tumor geht von im Bandscheibengewebe oder in der Wirbelkörperspongiosa verbliebenen Resten der embryonalen Chorda dorsalis aus. Das Prädilektionsalter liegt im 50.–60. Lebensjahr.

Epidemiologie

Chordome sind selten und machen insgesamt nur etwa 1–4%, im Bereich des Sakrums jedoch über 50% aller primären Knochentumoren aus (Mirra u. Mitarb. 1989).

Diagnostik

Unspezifische Schmerzen, bei etwa 10% der Fälle mit radikulärer Symptomatik und neurologischen Ausfällen (bei

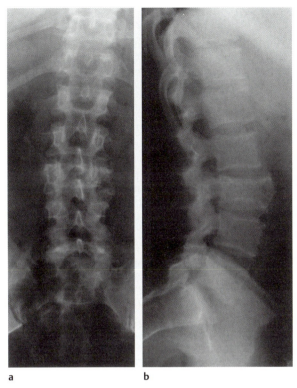

Abb. 13.1 a u. b 49-jähriger Patient mit Chordom LWK3.

Sakrumbefall seltener) (Manone u. Mitarb. 1998). Nativradiologisch zunächst kleine Osteolysen, daneben unregelmäßige Sklerosierungen, später Ausbreitung in die umgebenden Weichteile. Beurteilung der Ausdehnung mittels CT und der intraspinalen Beteiligung mittels MRT.

Therapie

Nach Möglichkeit ist eine weite Resektion anzustreben, was mitunter nur unter Opferung neuraler Strukturen möglich ist, mit nachfolgender Stabilisation bzw. Rekonstruktion (Abb. 13.1 a u. b). Eine adjuvante Bestrahlung, insbesondere wenn eine komplette Resektion nicht möglich ist, kann die Ergebnisse verbessern (Boriani u. Mitarb. 1996, Cheng u. Mitarb. 1999). Die Prognose ist nicht ungünstig (da späte Metastasierung), hängig jedoch von der Tumorlokalisation und damit der Möglichkeit einer weiten Resektion sowie dem Malignitätsgrad ab.

Literatur

Boriani, S., F. Chevalley, I.N. Weinstein, R. Biagini, L. Campanaeci, F. De Jure, P. Piccill (1996): Chordoma of the spine above the sacrum. Spine 21/13: 1569–1577

Bruder, E., M. Zanetti, N. Boos, A.R. von Hochstetter (1999): Chondromxoid fibroma of two thoracic vertebrae. Skeletal Radiol 28: 286–289

Cabrai, E.L.C., S. Romano, P. Guedes, A. Nascimento, J. Nogueira, L. Smith (1997): Chondromxoid fibroma of the lumbar Spine. Skeletal Radiol 26: 488–492

Cahill, D.W. (1996): Surgical management of malignant tumors of the adult bony spine. South Med J 89 (7): 653–665

Cheng, E.Y., R.A. Özerdemoglu, E.E. Transfeldt, R.C. Thompson (1999): Lumbosacral Chordoma. Prognostic factors and treatment. Spine 24/16: 1639–1645

Dahlin, D.C. (1967): Bone tumours, general aspects and data on 6221 eases. 2nd ed. Charles C. Thomas, Springfield: 28–41

Dahmen, G., R. Bernbeck (1987): Entzündungen und Tumoren der Wirbelsäule. Thieme, Stuttgart

Gaetani, P., F. Tancioni, P. Merlo, L. Villani, G. Spanu, R. Rodriguez y Baena (1996): Spinal chondroma of the lumbar tract: Case report. Surg Neurol 46: 534–539

Kurth, A.A., J. Warzecha, M. Rittmeister, E. Schmitt, L. Hovy (2000): Recurrent chondroblastoma of the upper thoracic spine. Arch Orthop Trauma Surg 120: 544–547

Manzone, P., N. Fiore, D. Forlino, M. Alcala, C.F. Cabrera (1998): Chordoma of the lumbar 12 vertebra: case report and review of the literature. Eur Spine 1 (7): 252–256

Mirra, J.M., P. Picci, R.H. Gold (1989): Bone tumors: Clinical, radiologic, and pathologic Correlations. Lea and Febiger, Philadelphia

13.4 Knochengewebetumoren

13.4.1 Osteoidosteom (Osteoblastom)

Definition

Gutartige lokale Knochenveränderung mit typischen, von einem Sklerosesaum umgebenen Höhlen (Nidus). Daneben ist auch eine aggressive Form des Osteoblastoms mit destruierendem Wachstum bekannt.

Ätiologie und Pathogenese

Unter einer subperiostalen Vorwölbung mit zunehmender Wandsklerose bildet sich eine Höhle aus gefäßreichem Bindegewebe und zentralem Osteoid, das auch osteoblastisches Gewebe enthalten kann. Später durch Verkalkung sequesterartige Entwicklung möglich. Die Bezeichnung Osteoblastom wird bei einer Ausdehnung > 1 cm ohne reaktive Knochenneubildung verwandt. Die eigentliche Ätiologie ist unklar.

Epidemiologie

Etwa 1% aller primären Knochentumoren sind Osteoidosteome, im Bereich der Wirbelsäule sind hauptsächlich posteriore Strukturen betroffen. Das Prädilektionsalter liegt im 2.–3. Lebensjahr.

Diagnostik

Klinische Diagnostik

Typisch sind nächtliche lokale Schmerzen. Mitunter allmählich milde neurologische Symptome, gelegentlich Entwicklung einer Skoliose.

Bildgebende Diagnostik

Das Röntgenbild zeigt in der Regel den typischen Nidus, eine rundliche Verdichtung mit zentraler Auflockerung, gelegentlich mit einem kleinen Sequester. Bei aggressiver Form frühzeitige Kortikalisunterbrechung und gegebenenfalls Weichteilbeteiligung. CT und MRT zur genaueren Beurteilung.

Therapie

Vollständige Exkochleation mit Entfernung des Nidus. Bei Rezidiven und insbesondere bei der aggressiven Form sollte eine komplette Resektion im Gesunden angestrebt werden (Faraj u. Mitarb. 1998). Prognose bei kompletter Resektion gut. Bei der aggressiven Form sind regelmäßige Verlaufskontrollen notwendig. Fälle maligner Entartung sind beschrieben (Lucas u. Mitarb. 1994).

13.4.2 Osteosarkom

Definition

Hochmaligner vom Knochengewebe ausgehender Tumor mit osteolytischen und osteoblastischen Anteilen.

Ätiologie und Pathogenese

Eine primäre Form ist von einer sekundären Form abgrenzbar. Sekundär entsteht das Oteosarkom auf dem Boden von Knochenveränderungen bei Morbus Paget oder Osteochondromen bzw. nach Bestrahlung.

Epidemiologie

Osteosarkome und Ewing-Sarkome machen zusammen 10% der primären malignen Tumoren aus. Primäre Osteosarkome im Bereich der Wirbelsäule haben dabei einen Anteil von 2% (Cahill 1996). Das Prädilektionsalter liegt für die primäre Form im jungen Erwachsenenalter und für die sekundäre Form beginnt es ab dem 60. Lebensjahr.

Diagnostik

Klinische Diagnostik

Zunächst lokale Schmerzen mit Fortschreiten bis zu massiven Dauerschmerzen. Pathologische Frakturen nicht selten.

Bildgebende Diagnostik

Im Röntgenbild sehr unterschiedliche Aspekte je nach Überwiegen der osteoblastischen oder osteolytischen Prozesse: Osteolysen oder sklerosierte, in die umgebenden Weichteile vorgewölbte Neubildungen, teilweise Verkalkungen und frühe Durchbrechung der Kortikalis. Metastasierung in der Regel hämatogen in die Lunge.

Therapie

Aufgrund der schlechten Prognose wird eine radikale Spondylektomie mit prä- und postoperativer Polychemotherapie sowie postoperativer Bestrahlung empfohlen (Cahill 1996). Ziel der Polychemotherapie ist nicht nur eine präoperative Volumenreduktion des Tumors, sondern im Wesentlichen auch die Elimination einer frühen Mikrometastasierung (ca. 80%). Die Therapie sollte immer in enger Kooperation mit einem Zentrum für Onkologie und Strahlentherapie erfolgen. Osteosarkome im Bereich der Wirbelsäule haben eine schlechtere Prognose als peripher gelegene Tumoren.

13.4.3 Riesenzelltumor (Osteoklastom)

Definition

Osteolytischer Knochentumor wechselnder Dignität, der zahlreiche Riesenzellen mit hoher Kernzahl enthält.

Ätiologie und Pathogenese

Die Ätiologie ist nicht vollständig geklärt, eventuell von entarteten Osteoklasten bzw. osteoklastisch entarteten Bindegewebszellen ausgehend. In der Regel benigne Histologie, jedoch hohe Rezidivgefahr und lokal aggressives Wachstum. Auch primär maligne Verlaufsform bzw. maligne Entartung (fraglich nach Radiatio) sowie Metastasierung (vor allem pulmonal) möglich.

Epidemiologie

Zirka 15% aller benignen Knochentumoren. Im Bereich der Wirbelsäule mit 3–6% selten (Dahlin u. Mitarb. 1970), dabei ist am häufigsten das Os sacrum betroffen. Das Prädilektionsalter beginnt ab dem 30. Lebensjahr.

Tab. 13.1 Radiologische Stadieneinteilung des Riesenzelltumors

Stadium I	inaktive Form	Kortikalis nur gering verdünnt
Stadium II	aktive Form	Kortikalis hochgradig ausgedünnt, Tumor vom Periost begrenzt
Stadium III	aggressive Form	Infiltration der umgebenden Weichteile

Diagnostik

Klinische Diagnostik

Lokale Schmerzen mit unterschiedlichem Verlauf, gegebenenfalls neurologische Ausfälle.

Bildgebende Diagnostik

Im Röntgenbild erscheinen zystische Lysen mit blasiger Auftreibung und Auflösung der Knochenstruktur, eventuell Rarefizierung der Kortikalis. Weiterführende Darstellung mittels CT und MRT. Stadieneinteilung nach radiologischen Kriterien (Tab. 13.1), das Stadium II kommt am häufigsten vor. Die Diagnosesicherung erfolgt durch Biopsie zur histologischen Unterscheidung zwischen benigner und maligner Dignität (Cave: unterschiedliche Anteile des Tumors), was auch zur Planung der weiteren Therapie obligat ist.

Therapie

Bei hoher Rezidivfreudigkeit ist eine weite Resektion anzustreben. Bei benigner Histologie ist eventuell eine Kürettage in Kombination mit lokalen Adjuvanzien (Phenol, PMMA, Elektrokauterisierung, Kryochirurgie) vertretbar. Variable Auffassungen bestehen über das Risiko einer malignen Entartung bei primärer bzw. adjuvanter Radiatio. Neuere Berichte unterstützen den Nutzen einer adjuvanten Bestrahlung mit 3500–4500 cGy, wenn eine komplette Resektion nicht möglich ist (Khan u. Mitarb. 1999). Die Prognose ist abhängig von der Möglichkeit der kompletten Resektion. Rezidive bei intraläsionaler Resektion ca. 10%, pulmonale Metastasen auch bei benigner Dignität in 1–2% der Fälle. Sekundär maligne Verläufe therapeutisch schwierig und mit hoher Mortalität behaftet.

13.4.4 Ostitis deformans (Morbus Paget)

Definition

Die Ostitis deformans ist eine monostotisch oder polyostotisch auftretende Störung des Knochenstoffwechsels mit gesteigertem Um- bzw. Anbau und Bildung eines zu Deformierungen und Frakturen neigenden Faserknochens.

Ätiologie und Pathogenese

Die Ätiologie ist noch nicht vollständig geklärt. Genetische Faktoren scheinen ebenso eine Rolle zu spielen wie eine virale Infektion (Haslam u. Mitarb. 1998, Mee 1999).

Epidemiologie

Nach Autopsiebefunden besteht eine Prävalenz von 1,3–3,7% mit regionalen und rassenabhängigen Unterschieden. Das Prädilektionsalter beginnt ab dem 20. Lebensjahr, die Inzidenz steigt mit zunehmendem Alter. Die Wirbelsäule ist bei einem Drittel der Patienten betroffen. (Hadjipavlou u. Mitarb. 2001)

Diagnostik

Klinische Diagnostik

Häufig asymptomatisch bzw. diffuse Rückenschmerzen und Facettengelenkarthropathie. Bei 26% der Patienten mit Wirbelsäulenbeteiligung treten neurologische Symptome infolge einer Spinalstenose durch knöcherne Anbauten infolge des gesteigerten Knochenanbaus auf (Hartman u. Dohn 1966). Laborparameter des Knochenumsatzes (z.B. alkalische Phosphatase) sind bis auf das 20fache der Norm erhöht.

Bildgebende Diagnostik

Im Röntgenbild zeigen sich zunächst lokalisierte Osteolysen, später Sklerosierungen und grobsträhnige Spongiosastruktur. In der Szintigraphie ist der gesteigerte Knochenumsatz in den befallenen Regionen zu sehen.

Therapie

Therapie nur bei Symptomen zur Analgesie und Vermeidung von Deformitäten bzw. neurologischen Kompressionssyndromen. Die medikamentöse Behandlung mit Biphosphonaten zur Hemmung der Osteoklastenaktivität hat sich bewährt. Daneben ist die Gabe von Calcitonin, Mithramycin, Galliumnitrat und Ipriflavon möglich (Hadjipavlou u. Mitarb. 2001). Chirurgische Intervention nur bei neurologischen Kompressionssyndromen. Eine maligne Entartung ist mit 0,7% insgesamt relativ selten (Hadjipavlou u. Mitarb. 1992).

Literatur

Cahill, D.W. (1996): Surgical management of malignant tumors of the adult bony spine. South Med J 89 (7): 653–665

Dahlin, D.C., R.E. Cupps, E.W. Johnson (1970): Giant cell tumor: a study of 195 eases. Cancer 25: 1061–1070

Dahmen, G., R. Bernbeck (1987): Entzündungen und Tumoren der Wirbelsäule. Thieme, Stuttgart

Faraj, A.A., J. O,Dowd, J.K. Webb (1998): Osteoblastoma of the vertebral body of the third lumbar vertebra. Eur Spine J 7: 249–251

Hadjipavlou, A., P. Lander, H. Srulovitz, P. Enker (1992): Malignant transformation in Paget's disease of bone. Cancer 70: 2802–2808

Hadjipavlou, A.G., I.N. Gaitanis, P.G. Katonis, P. Lander (2001): Paget's disease of the spine and its management. Eur Spine J 10: 370–384
Hartman, J.T., D.F. Dohn (1966): Paget's disease of the spine with cord or nerve root compression. J Bone Joint Surg Am 48: 1079–1084
Haslam, S. L., W. van Hul, A. Moralcs-Piga u. Mitarb. (1998): Paget's disease of bone: evidence for a susceptibility locus on chromosome 18q and for genetic heterogeneity. J Bone Miner Res 13: 911–917

Khan, D.C., S. Malhotra, R.E. Stevens, A.D. Steinfeld (1999): Radiotherapy for the treatment of giant cell tumor of the spine: A report of six cases and review of the literature. Cancer Invest 17 (2): 110–113
Lucas, D.R., K.K. Unni, R.A. McLeod, M.I. O'Conner, F.H. Sim (1994): Osteoblastoma: clinicopathologic study of 306 cases. Hum Pathol 25: 117–134
Mee, A.P. (1999): Paramyxoviruses and Paget's disease: the affirmative view. Bone 24 (5): 19–21

13.5 Knochenmarktumoren

13.5.1 Plasmozytom (multiples Myelom)

Definition

Maligne Systemerkrankung mit neoplastischer Vermehrung von Plasmazellen. Knochenbefall durch meist multiple (multiples Myelom), selten auch solitäre (solitäres Plasmozytom), osteolytische Herde vor allen in der Wirbelsäule, dem Schädel, den Rippen und im Sternum.

Ätiologie und Pathogenese

Neoplastische Vermehrung von einem Plasmazellklon, vor allem im Knochenmark (medulläres Plasmozytom) mit Bildung von intakten monoklonalen Immunglobulinen oder freien monoklonalen Kappa- oder Lambda-Ketten (Bence-Jones-Proteine).

Epidemiologie

Häufigster primärer maligner Knochentumor. Im Bereich der Wirbelsäule sind über ein Drittel der primären malignen Tumoren Plasmozytome (Cahill 1996). Das Prädilektionsalter liegt nach 50. Lebensjahr.

Diagnostik

Klinische Diagnostik

Lokale Rückenschmerzen bei älteren Patienten, verbunden mit diffuser Wirbelosteoporose oder einzelnen Osteolysen bzw. Impressionen, sollten immer an ein Plasmozytom denken lassen. Daneben treten mehr oder weniger ausgeprägte Allgemeinsymptome wie Abgeschlagenheit, Schwäche (Anämie) und Infektanfälligkeit hinzu. Im Labor hochgradige Beschleunigung der Blutkörperchensenkungsgeschwindigkeit, Anämie mit „Geldrollenbildung" der Erythrozyten im Blutausstrich, Gammaglobulinvermehrung in der Elektrophorese, Hyperproteinämie bei Dys-/Paraproteinämie, später Neutro- und Thrombopenie, Hyperkalzämie und Paraproteinurie.

Bildgebende Diagnostik

Radiologisch progrediente Osteoporose im Bereich der Wirbelsäule mit osteolytischen Herden ohne Sklerosierungssaum („Mottenfraß"), Wirbelkörperimpressionen mit bikonkaver Verformung, Keilwirbeln u.a. (Abb. 13.2). Gegebenenfalls neurologische Ausfälle durch pathologische Wirbelkörperfrakturen. CT und MRT zur Beurteilung des Ausmaßes vor allem bei neurologischen Ausfällen. Negative Skelettszintigraphie schließt multiples Myelom nicht aus, da bis zu 40% der Myelome nicht speichern. Diagnosesicherung durch Knochenmarkpunktion und Knochenmarkszintigraphie bzw. Biopsie der betroffenen Wirbelkörper.

Therapie

Stadieneinteilung nach Durie u. Salmon (1982) (Tab. 13.2). Beim Stadium 1 dreimonatige Kontrollen, bei solitärem Befund lokale Bestrahlung. Beim Stadium II und III kombinierte Strahlen- und Chemotherapie, gegebenenfalls Tragen von Stützkorsetten. Therapie in Zusammenarbeit mit einem Zentrum für Onkologie und Strahlentherapie. Ope-

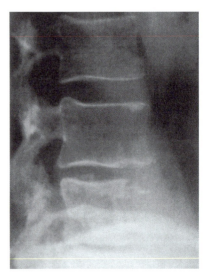

Abb. 13.2 Plasmozytom LWK4 bei einem 53-jährigen Patienten.

Tabelle 13.2 Stadieneinteilung des Plasmozytoms nach Durie u. Salmon

Laborwerte	Stadium I: alle sind Kriterien erfüllt	Stadium II: weder Stadium I noch III zuzuordnen	Stadium III: mindestens ein Kriterium ist erfüllt
Hämoglobin	> 10 g/100 ml		< 8,5 g/100 ml
Kalzium i. S.	normal		erhöht
Knochen	keine Osteolysen		multiple oder schwere Osteolysen
IgG	< 5 g/100 ml		> 7 g/100 ml
IgA	< 3 g/100 ml		> 5 g/100 ml
Leichtketten i. U.	< 4 g/24 h		> 12 g/24 h
Kreatinin i. S.	< 2fache der Norm		> 2fache der Norm

ratives Vorgehen nur bei solitärem Befund oder massiven neurologischen Ausfällen.

13.5.2 Ewing-Sarkom

Synonyme

Omoblastom, Peritheliom, diffuses Endotheliom, endotheliales Myelom.

Definition

Undifferenzierter von mesenchymalen Zellen des Knochenmarks ausgehender Tumor mit maligner Dignität.

Ätiologie und Pathogenese

Maligne Entartung von mesenchymalen Knochenmarkzellen (Markretikulum oder Endothel der Markgefäße) mit histologischer Ähnlichkeit zum Retikulosarkom.

Epidemiologie

Das Prädilektionsalter ist das Kindesalter (90% vor dem 30. Lebensjahr). Bevorzugt sind Röhrenknochen und Becken betroffen. Ein spinales Auftreten (vor allem lumbosakral) ist extrem selten.

Diagnostik

Klinische Diagnostik

Rückenschmerzen und uncharakteristische Allgemeinsymptome (z. B. Fieber, Anämie, erhöhte BSG). Durch schnell fortschreitende Destruktionen frühzeitig Wirbelkörperimpressionen.

Bildgebende Diagnostik

Nativradiologisch vor allem sich schnell ausbreitende Osteolysen, reaktive Anbauten aufgrund des schnellen Fortschreitens nur selten. Zur Beurteilung der Ausdehnung und Stabilitätsgefährdung CT.

Therapie

Hohe Strahlensensibilität, durch die Bestrahlung ist auch eine schnelle Schmerzlinderung möglich. Strahlentherapie in Kombination mit Chemotherapie. Chirurgische Intervention nur bei Instabilität und akuten neurologischen Kompressionssyndromen. Prognose trotz hoher Strahlensensibilität und verbesserter Bestrahlungs- und Chemotherapieregime ungünstig.

Literatur

Cahill, D.W. (1996): Surgical management of malignant tumors of the adult bony spine. South Med J 89 (7): 653–665

Durie, B.G. (1982): Staging and kinetics of multiple myeloma. Clin Haematol 11 (1): 3–18

Durie, B.G., S. E. Salmon (1982): The current status and future prospects of treatment for multiple myeloma. Clin Haematol 11 (1): 181–210

13.6 Gefäßtumoren

13.6.1 Hämangiom

Definition

Gutartiger von Blutgefäßen ausgehender Tumor. Je nach Aufbau unterscheidet man eine kavernöse und eine kapilläre Form bzw. deren Mischform. Knochenhämangiome entsprechen meistens dem kavernösen Typ.

Ätiologie und Pathogenese

Als Ursache wird eine kongenitale Entwicklungsanomalie umschriebener Gefäßareale angesehen, die über eine Erweiterung der Kapillaren zu einer konfluierenden Kavernombildung mit Verdrängung des umgebenden Gewebes und zum Knochenabbau führt.

Epidemiologie

Häufige symptomarme, in der Regel solitäre Läsion, meist Zufallsbefund. Etwa 40% der Knochenhämangiome finden sich im Bereich der Wirbelsäule. Kein bevorzugtes Alter.

Diagnostik

Klinische Diagnostik
Meist völlig asymptomatisch. Wenn symptomatisch, dann diffuse lokale Beschwerden oder zunehmende statische Ermüdbarkeit. Plötzliche Beschwerdezunahme und gegebenenfalls neurologische Ausfälle bei Sinterung des Wirbels. Frakturen oder ein raumforderndes Wachstum in Richtung Spinalkanal ist jedoch insgesamt selten.

Bildgebende Diagnostik
Im Röntgenbild typischer streifiger Aspekt mit strähniger Spongiosastruktur, Kortikalis intakt (Abb. 13.3a u. b). Zur weiterführenden Diagnostik CT und gegebenenfalls Angiographie, MRT (Abb. 13.3c) nur in 50% der Fälle spezifisch (Cross u. Mitarb. 2000).

Therapie

Eine operative Stabilisierung ist nur bei Instabilität bzw. neurologischen Ausfällen indiziert, gegebenenfalls präoperative Embolisation (Cave: intraoperatives Blutungsrisiko).

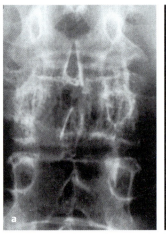
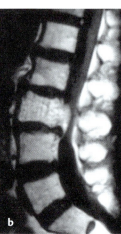
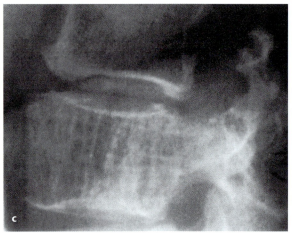

Abb. 13.3a–c Eine 61-jährige Patientin mit Hämangiom LWK3: Nativröntgenbild in 2 Ebenen (**a** u. **b**) und MRT (**c**).

13.6.2 Hämangiosarkom

Synonyme

Angioblastom, Angiomyosarkom.

Definition

Maligner vom Gefäßendothel ausgehender Tumor.

Ätiologie und Pathogenese

Malignes Wachstum von Gefäßendothelzellen zunächst mit papillärer Ausbreitung nach intravasal. Ätiologie meist unklar. Gelegentlich Entartung eines primär gutartigen Hämangioms, möglicherweise nach Strahlentherapie desselben.

Epidemiologie

Kein Prädilektionsalter. Knöcherne Prädilektionsstellen sind Femur und Wirbelsäule.

Diagnostik

Klinische Diagnostik

Klinische Symptome ausgeprägter und rascher progredient als beim Hämangiom. Frühzeitig lokale Schmerzen und bei oberflächlicher Lage schnell zunehmende Schwellung. Bei schnellem destruktivem Wachstum Kompressionsfrakturen bzw. neurologische Ausfälle häufig. Frühe Metastasierung (regionale Lymphknoten, Lunge, Gehirn, Pleura, Leber).

Bildgebende Diagnostik

Im Röntgenbild unregelmäßig begrenzte, seifenblasenartige Osteolysen mit frühzeitiger Beteiligung der Kortikalis. Im Gegensatz zum streifenartigen Röntgenaspekt des Hämangioms sind die trabekulären Strukturen beim Hämangiosarkom oft destruiert.

Therapie

Nach Möglichkeit ist eine radikale Resektion anzustreben. Strahlen- und Chemotherapie sind nur wenig effektiv. Prognose bei schnellem Wachstum und früher Metastasierung insgesamt ungünstig.

13.6.3 Sonstige Gefäßtumoren

Lymphangiom

Von den Lymphgefäßen ausgehender Tumor mit abnormer Erweiterung der intraossären Lymphgefäße und osteolytischer Arrosion der umliegenden Knochenstrukturen. Selten tritt dieser Tumor isoliert auf, sondern häufiger im Rahmen eines multiplen Lymphangioms mit begleitendem Lymphödem der benachbarten Strukturen (Pleuraergüsse, Splenomegalie, Gliedmaßenhypertrophie). Beim Vorkommen im Bereich der Wirbelsäule stehen lokale Beschwerden durch osteolytische Veränderungen im Vordergrund, bei expansivem Wachstum auch neurologische Ausfälle. Bei benigner Dignität ist ein chirurgisches Vorgehen nur bei neurologischer Kompression gerechtfertigt. Prognose günstig, aber abhängig von multiplem Befall anderer Organe bzw. Extremitäten.

Literatur

Cross, J.J., N.M. Antoun, R.J.C. Laing, J. Xuereh (2000): Imaging of compressive vertebral haemangiomas. Eur Radiol 10: 997–1002

Dahmen, G., R. Bernbeck (1987): Entzündungen und Tumoren der Wirbelsäule. Thieme, Stuttgart

13.7 Metastasen

Epidemiologie

Von allen Patienten mit Malignomen entwickeln 50–70% Skelettmetastasen, wobei die Mehrheit dieser Läsionen im Bereich der Wirbelsäule auftritt (Jaffe 1958). Dabei erfolgt die Metastasierung im Wesentlichen hämatogen, seltener lymphogen oder per continuitatem (z.B. Metastasierung eines Rektumkarzinoms ins Sakrum oder eines pleural gelegenen Lungenkarzinoms in die Brustwirbelsäule). Mindestens die Hälfte aller spinalen Metastasen geht von Mamma-, Prostata- und Lungenkarzinomen aus. Nierenzellkarzinome und gastrointestinale Malignome machen etwa 5% der Wirbelsäulenmetastasen aus, gefolgt vom Schilddrüsenkarzinom.

Diagnostik

Nativradiologisch lassen sich osteolytische Metastasen mit unscharfer Begrenzung, fehlender Randsklerose, möglicher Durchbrechung der Kortikalis und Neigung zur Spontanfraktur von osteoblastischen Metastasen mit Sklerosierungszonen und kleinen oder flächigen Verdichtungen abgrenzen. Mischformen mit „landkartenähnlichem" Aspekt im Röntgenbild kommen vor. Osteolytische Metastasen sind häufig Schilddrüsen- und gastrointestinalen Karzinomen sowie Nierentumoren zuzuordnen, osteoblastische Filiae gehen häufig von Mamma-, Prostata- und Lungenkarzinomen aus. Unabhängig davon, ob der Primarius bekannt oder unbekannt ist, sollte bei jedem Patienten vor Festlegung der weiteren Therapie eine vollständige diagnostische Abklärung mit Biopsie und histologischer Untersuchung, Skelettszintigraphie sowie CT des Schädels, Thorax und Abdomens erfolgen, um nicht nur den Primärtumor, sondern auch eine weitere Metastasierung diagnostisch abzusichern. Zur Operationsplanung ist die Beurteilung des genauen Ausmaßes des Befundes sowie einer Beteiligung des Spinalkanals mittels CT und MRT unabdingbar.

Therapie

Die therapeutischen Optionen richten sich nach dem Primärtumor. Sie haben überwiegend einen palliativen Charakter und dienen der Schmerzreduktion, Aufrechterhaltung der Stabilität und damit Mobilität sowie Verbes-

serung der Lebensqualität. Zu den konservativen Ansätzen zählen die spezifische Chemotherapie und die Strahlentherapie, die eine belastungsfähige Rekalzifikation bewirken kann, sowie gegebenenfalls orthopädietechnische Maßnahmen wie Stützkorsettversorgung u.a. Daneben kann eine hochdosierte Cortisontherapie vor allem bei akuten neurologischen Ausfällen indiziert sein. Bei chirurgischen Maßnahmen müssen sorgfältig die Kontraindikationen abgewogen werden, da in aller Regel eine kurative Zielsetzung nicht erreicht werden kann. Die chirurgischen Möglichkeiten umfassen die radikale Resektion, Dekompression, Stabilisierung, Vertebroplastie u.a. In jedem Fall sollte die Therapie in enger Kooperation mit einem onkologischen und strahlentherapeutischen Zentrum erfolgen und sich an folgenden Kriterien orientieren (Cahill 1996):
- Vorliegen von neurologischen Defiziten,
- Anhalt für spinale Instabilität oder deutliche Kyphose,
- Möglichkeit einer suffizienten Analgesie ohne übermäßige Nebenwirkungen,
- histologische Diagnose,
- Alter, Allgemeinzustand und Lebenserwartung des Patienten (d.h. auch unter Berücksichtigung limitierender Begleiterkrankungen),
- Vorliegen von weiteren Metastasen,
- Strahlensensibilität des Tumors, vorangegangenen Bestrahlung im gleichen Gebiet,
- Kontraindikationen gegen Operation, wie z.B. durch Chemotherapie oder Tumorleiden bedingte Thrombozytopenie, Leukopenie, Gerinnungsstörung,
- Verständnis des Patienten und seiner Angehörigen für den palliativen Charakter der Metastasenchirurgie und -behandlung.

Die spezielle Therapie bei Metastasen der 3 häufigsten Primärtumoren soll hier kurz geschildert werden.

Mammakarzinom

Im Allgemeinen sind mehrere Wirbel betroffen. Der überwiegende Teil der Adenokarzinome der Mamma ist strahlensensibel, so dass bei einer Strahlentherapie nicht nur mit einer deutlichen Verbesserung der Schmerzsituation, sondern in etwa 70% auch mit einer Rekalzifizierung gerechnet werden kann. Bei hohem Anteil an Hormonrezeptoren sollte eine entsprechende Antiöstrogentherapie nach gynäkologisch-onkologischer Empfehlung erfolgen. Die biologische Aktivität der Metastasen sowie deren Anteil an Hormonrezeptoren variiert jedoch mitunter im Vergleich zum Primärtumor (Henderson u. Mitarb. 1989).

Beim Vorliegen einer solitären Metastase ist bei gutem Allgemeinzustand und günstiger Prognose des Primärtumors eine radikale operative Resektion und nachfolgende

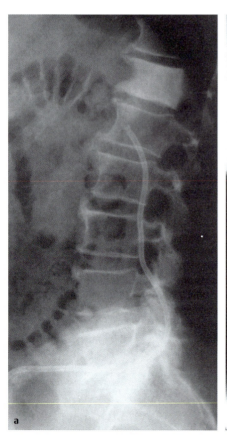
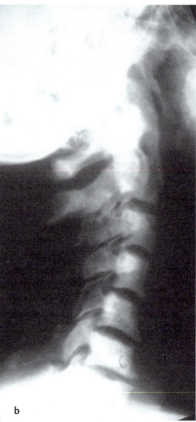

Abb. 13.4a u. b Metastasen bei Prostatakarzinom.
a 58-jähriger Patient mit einer osteoblastischen Metastase eines Prostatakarzinoms LWK1.
b Multiple Metastasen eines Prostatakarzinoms der HWS bei einem 67-jährigen Patienten.

Stabilisierung gerechtfertigt. Eine Notfallindikation ist bei neurologischen Ausfällen und drohender Instabilität gegeben. Dennoch sollte auch hier ein sorgfältiges Abwägen der Kontraindikationen erfolgen.

Prostatakarzinom

Wie das Mammakarzinom sind die meisten Prostatakarzinome strahlensensibel und sprechen gut auf eine Antiandrogentherapie an. Beim hoch differenzierten niedrigmalignen Prostatakarzinom ist die Langzeitprognose auch bei Vorliegen einer spinalen Metastase als günstig zu bewerten, während das dedifferenzierte hochmaligne Prostatakarzinom eine deutlich schlechtere Prognose hat. Neurologische Ausfälle und Instabilität treten selten und erst im fortgeschrittenen Krankheitsverlauf auf. Ein radikales chirurgisches Vorgehen ist beim hochdifferenzierten Primärtumor, begrenztem metastatischen Befund und gutem Allgemeinzustand in jedem Fall gerechtfertigt und kann den Langzeitverlauf erheblich verlängern (Abb. 13.**4a** u. **b**).

Lungenkarzinom

Häufig sind multiple Wirbelmetastasen, die erst spät auftreten, wenn bereits viszerale oder Hirnmetastasen vorliegen. Kleinzellige Bronchialkarzinome und deren Metastasen sind gut strahlensensibel und selten Ursache von schweren knöchernen Wirbeldestruktionen bzw. Instabilität. Plattenepithelkarzinome und davon ausgehende Metastasen hingegen verursachen in der Regel massive multisegmentale knöcherne Destruktionen in den Wirbeln und sind strahlenresistent. Adenokarzinome sind im Allgemeinen weniger aggressiv und entwickeln am ehesten isolierte Wirbelmetastasen. Eine Bestrahlung ist hier initial meist erfolgreich, oft jedoch gefolgt von späteren Rezidiven. Die Indikation zur chirurgischen Therapie sollte stets von dem Vorliegen weiterer Fernmetastasen abhängig gemacht werden. Bei Patienten in gutem Allgemeinzustand und isolierten umschriebenen Wirbelmetastasen sowie gutem therapeutischen Ergebnis bezüglich des Primärtumors ist eine radikale Resektion gerechtfertigt (Abb. 13.**5a** u. **b**). Diese Bedingungen sind jedoch beim metastasierten Lungenkarzinom eher selten.

Literatur

Cahill, D.W. (1996): Surgical management of malignant tumors of the adult bony spine. South Med J 89 (7): 653–665

Henderson, I., J.R. Harris, D.W. Kinne (1989): Cancer of the breast. In: De Vita, V.T., S. Hellman, S. A. Rosenberg: Cancer, principles and practice of oncology. 3rd ed. J.B. Lippincott, Philadelphia: 1023–1058

Jaffe, H.L. (1958): Tumors and tumorous conditions of the bones and joints. Lea and Febiger, Philadelphia

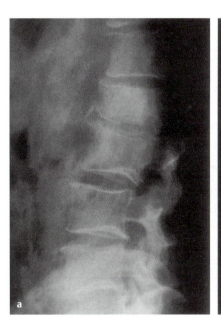
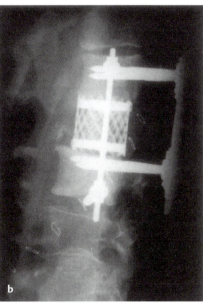

Abb. 13.5a u. b Metastase eines Bronchialkarzinoms LWK 2 bei einem 64-jährigen Patienten: präoperativ (**a**) und postoperativ nach Wirbelkörperersatz (**b**).

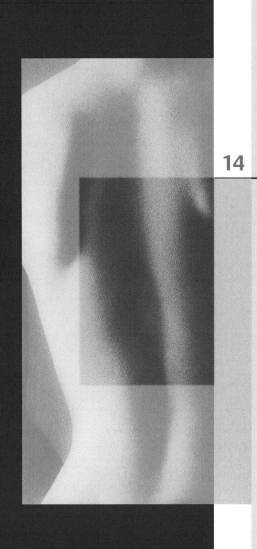

14 Erkrankungen und Deformitäten des Thorax

H. Graßhoff

14.1 Angeborene Deformitäten
14.2 Erworbene Erkrankungen

14.1 Angeborene Deformitäten

Formabweichungen des Thorax entstehen durch Fehlbildungen der Rippen und des Sternums sowie sekundär bei Fehlbildungen der Wirbelsäule, die mit Kyphosen oder Skoliosen einhergehen. Oft handelt es sich um kombinierte Wirbel- und Rippenfehlbildungen.

Anatomische Varianten der vorderen Brustwand treten häufig auf. Die Auswertung von CT-Bildern des Thorax, die bei 200 Kindern wegen Lungenerkrankungen angefertigt wurden, ergab zu 33% asymptomatische Anomalien in dieser Region (Donnelly u. Mitarb. 1999).

14.1.1 Fehlbildungen der Rippen

Definition

Kongenitale Rippenanomalien und -varianten sind Abweichungen in der Kontinuität, der Form und der Zahl der Rippen als Folge isolierter Wachstumsstörungen oder in Verbindung mit Segmentations- und Fusionsstörungen der Wirbelsäule.

Epidemiologie

Die Häufigkeit von Rippenanomalien wird mit 0,15 – 0,31% angegeben. Frauen sind häufiger betroffen als Männern und sie kommen öfter rechts als links vor (Freyschmidt 2001).

Typische **Rippenanomalien** und **-varianten** (Abb. 14.1) sind:
- Aplasie, Hypoplasie, Asymmetrie,
- Synostose, (partiell, total), Nearthrose,
- Srb-Anomalie (Hypoplasie und Synostose der 1. und 2. Rippe),
- Gabelrippe (Luschka),
- interkostale Gelenkbildung,
- Diskontinuität (Spaltbildung der 1. Rippe),
- Halsrippe, Lendenrippe, intrathorakale Rippe.

Diagnostik

Rippenfehlbildungen treten klinisch nur bei ausgeprägten Defekten in Erscheinung und in Kombination mit anderen angeborenen Deformitäten des Thorax oder der Wirbelsäule. Aplasien und Hypoplasien der Rippen führen zu Brustwanddefekten in Form einer Fissura thoracalis lateralis transversa oder einer parasternalen Brustkorbspalte (Fissura thoracalis parasternalis).

Da diese Rippenanomalien häufig mit Muskelaplasien verbunden sind, entsteht ein auffälliges klinisches Bild. Als Folge der Brustwanddefekte können Hernien auftreten, deren Größe atemabhängig ist.

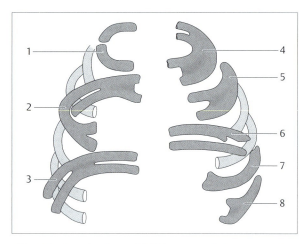

Abb. 14.1 Typische Rippenfehlbildungen (nach Freyschmidt).
1 Diskontinuität der 1. Rippe
2 Brückenbildung dorsal, Gabelrippe ventral
3 kleine Rippenbrücke
4 brückenförmige Verschmelzung ventral
5 Verschmelzung dorsal
6 angedeutete Rippenbrücke
7 angedeutete Gabelrippe
8 Luschka-Gabelrippe

Isolierte Rippenanomalien und -varianten sind in der Regel symptomlos und werden als Zufallsbefund bei Röntgenaufnahmen der Lunge oder der Wirbelsäule entdeckt. Eine klinische Symptomatik resultiert vor allem aus begleitenden Fehlbildungen der Wirbelsäule (skoliotische oder kyphotische Thoraxdeformität) oder der Rumpfmuskulatur (Poland-Syndrom).

Die Diagnostik der Rippenfehlbildung stützt sich auf die bildgebenden Verfahren. Anhand der Nativröntgenaufnahmen lassen sich die einzelnen Rippenanomalien verifizieren, nur in Ausnahmefällen und zur Operationsplanung ist zusätzlich ein CT oder MRT notwendig.

Besondere Bedeutung kommt den Anomalien der 1. und 2. Rippe zu, da sie zu einer Veränderung der oberen Thoraxapertur und damit zu einem Thoracic-Outlet- oder Thoracic-Inlet-Syndrom führen können. Als **Srb-Anomalie** wird die Hypoplasie der 1. und 2. Rippe mit teilweiser Verschmelzung beider Rippen zu einer Knochenplatte bezeichnet. **Gabelrippen** entstehen durch dorsale oder ventrale knöcherne Brückenbildung und sind häufig kombiniert mit Wirbelfehlbildungen (Abb. 14.2). Die Gabelung einer einzelnen Rippenanlage wird als **Luschka-Gabelrippe** bezeichnet. Synostosen können auch mit interkostalen Gelenkbildungen einhergehen. Weiterhin sind als atypische paravertebrale Knochenelemente brückenförmige Verbindungen zwischen den Kostotransversalgelenken möglich (Freyschmidt 2001).

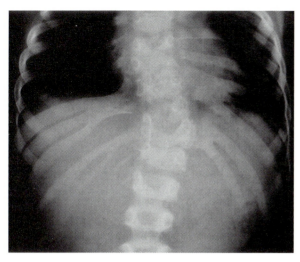

Abb. 14.2 Multiple Wirbel- und Rippenfehlbildungen.

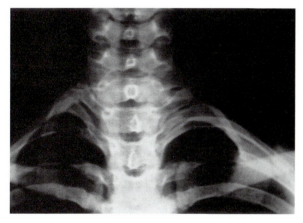

Abb. 14.3 Beidseitige Halsrippe.

Angeborene Formstörungen der unteren, frei endenden Rippen, wie Vertikalstellung der 12. Rippe, Einwärts- oder Auswärtskrümmung der Rippenenden oder fächerförmiges Auseinanderweichen der freien Rippen können durch Druckerscheinungen auf innere Organe oder Reizung der Interkostalnerven zu Beschwerden führen (painful ribs).

Von den Rippenvarianten besitzt die Halsrippe eine klinische Bedeutung, da sie Ursache eines Thoracic-Outlet-Syndroms sein kann (Abb. 14.3).

Therapie

Eine operative Behandlung von Rippenanomalien ist nur in Ausnahmefällen erforderlich, wenn größere Brustwanddefekte mit Hernien bestehen oder durch die Rippendeformität Beschwerden ausgelöst werden. Resektive und rekonstruktive Eingriffe werden in diesen Fällen vom Thoraxchirurgen durchgeführt.

Ist die Halsrippe als Ursache eines Thoracic-Outlet-Syndroms gesichert, so kommt eine Resektion infrage. Nach Freilegung der Halsrippe von ventral und epiperiostalem Abtrennen aller Weichteile, erfolgt die Resektion in Höhe des Querfortsatzes. Bei diesem Eingriff besteht die Gefahr der Gefäß- und Plexusläsion, eine strenge Indikationsstellung ist daher erforderlich.

14.1.2 Fehlbildungen des Sternums

Zahl, Form, Lage und Zeitpunkt des Auftretens und des Verschmelzens der Knochenkerne des Sternums sind außergewöhnlich mannigfaltig, so dass es zahlreiche Formvarianten im Bereich des Manubriums, des Korpus und des Processus xiphoideus gibt. Eine ausführliche Beschreibung findet sich bei Freyschmidt (2001). Zu den Varianten gehören Ossa epi-, supra-, und parasternalia, Sternumasymmetrien, das Sternum multipartitum und Segmentverschiebungen. Als seltene Anomalie kommen prämature Synostosen, fehlende Segmentierung, inkomplette oder komplette Sternumfissuren vor, die meistens mit anderen Organfehlbildungen (z.B. Herz, Zwerchfell) kombiniert sind.

14.1.3 Trichterbrust

Synonyme

Pectus excavatum, Funnel Chest.

Definition

Bei der kongenitalen Trichterbrust, die erstmals von Ebstein 1882 beschrieben wurde, handelt es sich um eine trichter- oder muldenförmige Einziehung des Corpus sterni mit den angrenzenden Rippen (Abb. 14.4). Die Deformität ist bereits bei Geburt ausgeprägt und nimmt im weiteren Wachstum noch zu.

Ätiopathogenese

Die Ätiopathogenese der Trichterbrust ist ungeklärt. Für die Entstehung werden sternale Dysplasien, Fehlbildungen des Zwerchfells und des Rektusmuskels sowie ein verstärktes Wachstum des Rippenknorpels verantwortlich gemacht (Landolfo u. Sabiston 1995).

Von Hecker u. Mitarb. (1988) wurden histologische Veränderungen des Rippenknorpels gefunden, die denen bei Skoliose, aseptischen Osteonekrosen, Kollagenosen und entzündlichen Prozessen ähneln. Die Autoren postulieren, dass durch eine erbliche Stoffwechselstörung ein wandgeschwächter parasternaler Rippenknorpel resultiert, der sich durch mechanische Beanspruchung deformiert.

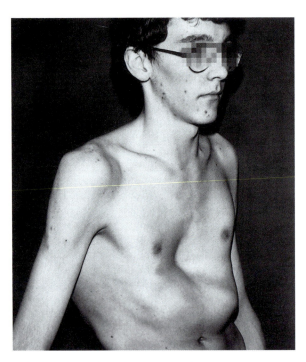

Abb. 14.4 Trichterbrust bei Marfan-Syndrom.

Die Trichterbrust ist häufig mit anderen Fehlbildungen (Septumdefekte, Herzklappenfehler, Skoliose, Poland-Syndrom, Marfan-Syndrom, Prune-belly-Syndrom, Neurofibromatose) kombiniert (Akcali u. Mitarb. 1999, Brinker u.Mitarb. 1995).

Klassifikation

Nach Willital (1981) werden 4 Typen der Trichterbrust unterschieden (Tab. 14.1).

Hümmer u. Willital (1983) haben anhand von Thoraxmessverfahren noch Subklassifikationen angegeben, die je nach Lage des Tiefpunktes des Trichters sternokraniale, sternozentrale, sternokaudale und infrasternale Typen unterscheiden.

In der Transversalebene wird neben der Symmetrie zwischen marginaler und parasternaler Lokalisation differenziert.

Tab. 14.1 Vier Typen der Trichterbrust (nach Willital 1981)

Typ 1	Trichterbrust bei sonst normal konfiguriertem Thorax	Typ 1a: symmetrische Form Typ 1b: asymmetrische Form
Typ 2	Trichterbrust bei Platythorax	Typ 2a: symmetrische Form Typ 2b: asymmetrische Form

Epidemiologie

Die Inzidenz der Trichterbrust wird mit 1 : 1000 angegeben, wobei das männliche Geschlecht mit 4 : 1 überwiegt und eine familiäre Häufigkeit in 40% der Fälle besteht (Clausner u. Hofmann v. Kap-herr 1995).

Diagnostik

Das klinische Bild ist durch eine trichter- oder muldenförmige bzw. asymmetrische Einziehung des Brustbeines mit dem angrenzenden Rippenknorpel gekennzeichnet. Die Einsenkung beginnt gewöhnlich in Höhe der kranialen Synchondrose und erreicht den tiefsten Punkt in Höhe der kaudalen Synchondrose. Durch die Einziehung des Sternums kommt es zur Reduzierung des prävertebralen Raumes und zu einer Verlagerung des Herzens nach links. Neben der auffallenden Deformität des Brustbeines findet sich häufig ein Rundrücken. Weiterhin ist bei Kindern der Thorax auffallend komprimierbar, teilweise kann eine paradoxe Atmung beobachtet werden. Beschwerden bestehen im Kindesalter meistens nicht.

Bei Jugendlichen kann die Trichterbrust jedoch zu erheblichen Befindlichkeitsstörungen führen, die überwiegend psychosomatisch geprägt sind. Kardiopulmonale Funktionsstörungen können bei starker Ausprägung der Trichterbrust auftreten. Nach Shamberger (2000) liegen die Werte bei respiratorischen und kardialen Funktionsprüfungen an der unteren Normgrenze und können belastungs- und positionsabhängig pathologisch werden.

Form und Ausdehnung der Trichterbrust lassen sich durch Thoraxprofilmessungen und Messungen des sagittalen Thoraxdurchmessers mit dem Beckenzirkel bestimmen. Aus dem sagittalen Durchmesser in Höhe der Manubriumoberkante (t1) und des Rippenbogenschnittpunktes (t3), kann als Quotient (t3:t1 × 100) der Trichterbrustindex ermittelt werden, dessen Normbereich bei 115–145 liegt (Hümmer u. Willital 1983).

Optische Verfahren (Moiré-Topographie, Optimetric-Verfahren und ISIS) sind prinzipiell auch für die Darstellung der Thoraxdeformierung geeignet.

Die Röntgenaufnahme des Thorax im seitlichen Strahlengang lässt die Tiefe des Trichters anhand des Abstandes zwischen Vorderkante der Wirbelsäule und Hinterkante des Sternums erkennen. Distanzen unter 7 cm entsprechen einer mittleren, unter 5 cm einer schweren Form der Trichterbrust (Abb. 14.5). Die Auffüllung des Trichters mit einem Kontrastmittel dient der besseren Beurteilung der Sternumkontur. Die beste Darstellung der knöchernen Thoraxdeformität und der Thoraxorgane ermöglicht die CT oder MRT. Insbesondere lassen sich der genaue Abstand zwischen Sternum und Wirbelsäule messen und die topographischen Verhältnisse von Herz, Gefäßen und Lunge bestimmen.

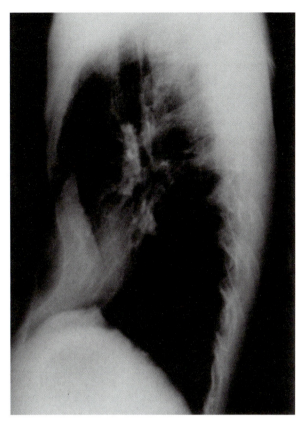

Abb. 14.5 Seitliche Röntgenaufnahme des Thorax bei Trichterbrust mit stark verminderter Distanz zwischen Sternumrückfläche und Wirbelvorderkante.

Therapie

Konservative Therapie

Leichte Formen der Trichterbrust werden konservativ behandelt. Durch Krankengymnastik soll die Respirationsbreite gebessert, der gleichzeitig bestehende Haltungsfehler korrigiert und die allgemeine muskuläre Leistungsfähigkeit gesteigert werden. Jedoch kann die konservative Behandlung weder die Trichterbrust beseitigen, noch das Fortschreiten der Deformität während des Wachstums verhindern. Eine Korrektur der Trichterbrust ist nur durch operative Maßnahmen möglich.

Operative Therapie

Die Indikation richtet sich nach dem Schweregrad der Deformität, den subjektiven Beschwerden, den eventuell bestehenden kardiopulmonalen Funktionsstörungen und der psychischen Beeinträchtigung des Betroffenen. Eine absolute Operationsnotwendigkeit besteht nicht, da auch bei ausgeprägter Trichterbrust Beschwerdefreiheit und Zufriedenheit vorliegen können (Hofmann v. Kapherr u. Mitarb. 1992). Das günstigste Operationsalter liegt zwischen dem 2. und 6. Lebensjahr, wobei die Vorteile der Frühoperation in der leichteren operativen Technik, der kürzeren Operationsdauer, dem kürzeren Krankenhausaufenthalt und dem Fehlen einer psychischen Problematik liegen. Spätoperationen sollten nach dem 2. Wachstumsschub erfolgen. Zu diesem Zeitpunkt ist das Wachstum weitgehend abgeschlossen, die Trichterbrust voll ausgeprägt, der Patient kann mitentscheiden und die Rezidivgefahr ist möglicherweise geringer (Clausner u. Mitarb. 1995).

Trichterbrustoperation. Die ersten Trichterbrustoperationen wurden von Meyer 1911 und Sauerbruch 1920 vorgenommen (Shamberger u. Welch 1988). Ravitch beschrieb 1949 eine Operationsmethode, deren Prinzip auch weiterhin Anwendung findet. Die wesentlichen Schritte bestehen in der Exzision aller deformierten knorpligen Rippenanteile einschließlich Perichondrium, der Abtrennung des Processus xiphoideus und der retrosternalen Weichteile, der queren kranialen Osteotomie des Sternums mit nachfolgender Ventralisation und der Fixation durch Kirschner-Drähte. Von Rehbein wurde die Operationstechnik modifiziert. Die Resektion des Rippenknorpels erfolgt wesentlich sparsamer, jeweils nur 3–5 mm parasternal und an der Rippen-Knorpel-Grenze. Das Sternum wird in Höhe der 2. und 3. Rippe nur im Bereich der vorderen Knochenlamelle osteotomiert und durch Einknicken der hinteren Lamelle angehoben. Die Stabilisierung erfolgt durch spezielle Metallschienen und Bänder (Sauer 1991) (Abb. 14.**6**). Von Kamei u. Mitarb. (2001) wird die Operation endoskopisch assistiert ausgeführt. Die Vorteile liegen in der kleineren Narbe, dem geringeren Blutverlust und der sichereren Dissektion der Pleura vom Sternum.

Die **Nachbehandlung** besteht in der frühzeitigen Mobilisation und der gezielten Krankengymnastik. Die Rehbein-Schienen werden nach 3–5 Jahren entfernt (Sauer 1991).

Als **Komplikation** treten Wundheilungsstörungen, Sero-, Hämato- und Pneumothorax, Atelektasen, Pneumonien und Dislokation der Metallschienen auf. In einer Statistik von Shamberger u. Welch (1988) beträgt die Komplikationsrate bei 704 Patienten 10%, Saxena u. Mitarb. (1999) geben bei 765 operierten Patienten eine Komplikationsrate von 6,7% an.

Zu den **Ergebnissen** berichten verschiedene Arbeitsgruppen über gute Spätergebnisse in über 90% der Fälle, unabhängig vom eingesetzten Operationsverfahren (Tab. 14.**2**). Schlechte Resultate werden durch Rezidive, störende Narben und Wachstumsstörungen von Brustkorb oder Brustdrüse verursacht. Die Rezidivrate wird mit 1,3–12,5% angegeben (s. Tab. 14.**2**). Untersuchungen zur postoperativen Veränderung kardialer und pulmonaler Faktoren ergaben eine signifikante Erhöhung der rechtsventrikulären Volumenindices (Kowalewski u. Mitarb. 1999) und eine Minderung der Total- und Vitalkapazität (Schindl 1995) bei gleichzeitig verbesserter Effizienz der Atmung unter Belastungsbedingungen (Morshuis u. Mitarb. 1994).

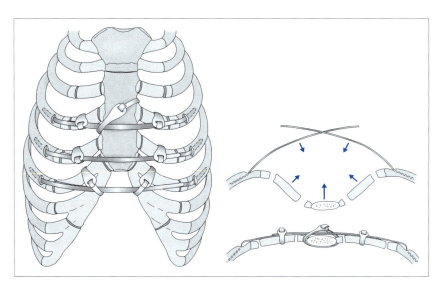

Abb. 14.6 Trichterbrustoperation nach Rehbein.

Tab. 14.2 Ergebnisse nach Trichterbrustoperation

Literatur	Patienten Zahl (n)	Nachuntersuchungszeit (Jahre)	Schlechte Ergebnisse Rezidive (%)
v.d. Oelsnitz 1883	120	3–18	12,5
Hecker u. Mitarb. 1988	765	5	6
Shamberger u. Welch 1988	704	2–27	2,7
Haller u. Mitarb. 1989	664	1–40	5
Saxena u. Mitarb. 1999	777	6,4	1,5
Fonkalsrud u. Mitarb. 2000	375	12,6	1,3

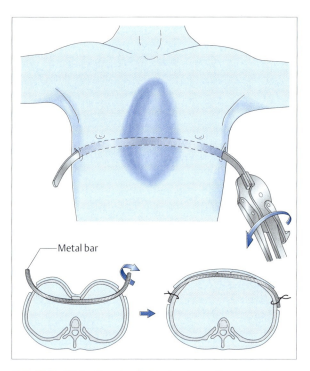

Abb. 14.7 Minimalinvasive Trichterbrustoperation nach Nuss.

Sternumumkehrplastik. Von Judet u. Judet (1954) und Jung (1956) wurde eine Sternumumkehrplastik inauguriert. Dabei werden die Rippenknorpel beidseits und das Sternum unterhalb der Synchondrosis manubriosternales osteotomiert, anschließend en bloc entfernt und um 180° gedreht. Durch Keilresektion im Rippenknorpel erfolgt die endgültige Formgebung mit anschließender Fixation durch Drahtnähte. Nach Shamberger (2000) ist diese Methode mit einer hohen Komplikationsrate (Infektion, Osteonekrose) behaftet, so dass sie sich nicht durchgesetzt hat.

Minimalinvasive Technik. Von Nuss u. Mitarb. wurde 1998 eine minimalinvasive Technik beschrieben. Das Prinzip besteht in der Anhebung des Sternums durch eine retrosternal eingebrachte Metallschiene ohne Durchtrennung des Rippenknorpels. Die Platzierung der Schiene kann thorakoskopisch assistiert erfolgen. Durch Drehung der gebogenen Schiene gelingt die Anhebung des Sternums (Abb. 14.7). Je nach Ausmaß der Trichterbrust können auch 2 Schienen eingesetzt werden. Der Eingriff eignet sich für Patienten bis zum 15. Lebensjahr. Die Vorteile liegen in der kürzeren Operationszeit, den kleinen Inzisionen und der geringeren Dissektion, wodurch die Operation vom Patienten besser toleriert wird und sich die Hospitalisationszeit verkürzen lässt. Als Nachteile sehen Hebra u. Mitarb. (2000), Molik u. Mitarb. (2001) und Moss u. Mitarb. (2001) eine höhere Komplikations- und Rezidivrate an. Langzeitergebnisse müssen zeigen, ob diese Methode bei gleichem Risiko ebenso gute kosmetische und funktionelle Resultate wie die Standardtechnik bringt.

Subkutane Implantation von Silikonkörpern. Eine weitere Operationsmethode ist die subkutane Implantation von Silikonkörpern zum kosmetischen Ausgleich der Deformität (Lemperle 1984, Allen u. Douglas 1979). Das Implantat kann in Moulage-Technik hergestellt werden oder ein vorgefertigtes Implantat wird entsprechend der Deformität intraoperativ geformt. Nach Hodgkinson (1997) können postoperativ auftretende Serome und ein „Sichtbarwerden" der subkutanen Implantate durch eine subtile Technik mit tiefer Insertion und durch antiinflammatorische Medikamente minimiert werden.

14.1.4 Kielbrust

Synonyme

Hühnerbrust, Pectus carinatum, Pigeon Breast.

Definition

Die Kielbrust (Abb. 14.8) ist durch eine anteriore Protrusion des Sternums gekennzeichnet. Die Deformität ist bei der Geburt oft nur gering ausgeprägt und nimmt im Kindesalter zu, besonders in den Wachstumsphasen.

Ätiopathogenese

Die Ätiopathogenese ist wie bei der Trichterbrust ungeklärt. Es wird ein verstärktes Wachstum des Rippenknorpels mit sekundärer Vorwölbung des Brustbeines angenommen (Shamberger 2000, Haje u. Mitarb. 1999). Auch die Kielbrust ist häufig mit anderen Fehlbildungen des Thorax und der Wirbelsäule kombiniert (z. B. Skoliose, Sternumfusionsanomalien, Skelettsystemerkrankungen).

Epidemiologie

Die Kielbrust ist wesentlich seltener als die Trichterbrust, nach Shamberger (2000) macht sie 16,7 % aller Brustwanddeformitäten aus. Das männliche Geschlecht ist mit 4 : 1 häufiger betroffen. Eine familiäre Häufung wurde nachgewiesen (Shamberger u. Welch 1987).

Klassifikation

Bei der Kielbrust werden 3 Typen unterschieden:
- Vorwölbung des Corpus sterni mit symmetrischer Rippenknorpeldeformität (90 %),
- asymmetrische Deformität mit einseitiger Vorwölbung des Rippenknorpels (19 %),
- chondromanubriale Deformität mit Vorwölbung des Manubriums und des 2. und 3. Rippenknorpels bei relativer Depression des Sternumkörpers (1 %).

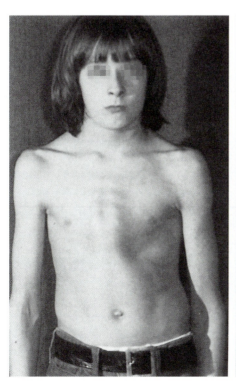
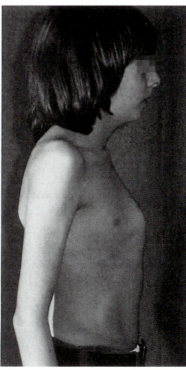

Abb. 14.8 10-jähriger Patient mit kongenitaler Kielbrust, Kyphose und Pterygium (aus: Witt, A.N., H. Rettig, K.F. Schlegel: Orthopädie in Praxis und Klinik, Bd. V, Teil 1, Thieme, Stuttgart 1990).

Daneben kommen auch Mischformen von Kiel- und Trichterbrust vor (Landolfo u. Sabiston 1995).

Diagnostik

Das klinische Bild ist durch die symmetrische oder asymmetrische Vorwölbung des Sternum und/oder des Rippenknorpels gekennzeichnet. Analog der Trichterbrust können die von Hümmer u. Willital (1983) beschriebenen Thoraxmessverfahren und Profilbestimmungen eingesetzt werden.

Klinisch verursacht die Kielbrust kaum Beschwerden. Die reduzierte Flexibilität der Brustwand limitiert die Atemexkursion, jedoch wird dadurch die kardiopulmunale Funktion nicht beeinträchtigt. Zur bildgebenden Diagnostik können die bereits bei der Trichterbrust beschriebenen Verfahren genutzt werden.

Therapie

Konservative Therapie

Zur konservativen Behandlung der Kielbrust wurden mehrere **Orthesen** angegeben, die mittels Druckpelotte der Vorwölbung des Brustbeines entgegenwirken sollen (v.d. Oelsnitz 1983). Der Wert dieser Maßnahmen ist umstritten, obwohl es immer wieder Mitteilungen über erfolgreiche Korrekturen der Kielbrust durch spezielle Orthesen gibt (Egan u. Mitarb. 2000, Haje u. Bowen 1992, Mielke u. Winter 1993). Neben der Orthesenversorgung kommt vor allem eine **krankengymnastische Behandlung** mit dem Ziel infrage, die oft gleichzeitig bestehenden Haltungsanomalien zu beeinflussen. Die Kielbrust ist damit nicht zu korrigieren.

Operative Therapie

Bei ausgeprägter Kielbrust besteht nur aus psychisch-kosmetischen Gründen eine Operationsindikation, wobei das Operationsalter nach dem 12. Lebensjahr liegen sollte.

Auch für die **Kielbrustoperation** wird eine von Ravitch angegebene Technik angewendet. Das Prinzip besteht in der subperichondralen Rippenknorpelresektion und einer Sternumkeilosteotomie mit nachfolgender Sicherung der Korrektur durch Raffnähte des Perichondriums und Matratzennähte am distalen Sternum (Sauer 1991). Die Komplikationsrate wird von Shamberger u. Welch (1987) bei 152 operierten Patienten mit 3,9 % angegeben, wobei es sich um Pneumothorax, Atelektase und Wundheilungsstörungen handelte. Rezidive erforderten in 2 % der Fälle eine Revision, so dass insgesamt alle Operationen zu einem zufrieden stellenden Ergebnis führten. Von anderen Autoren werden Rezidivraten von 3–8 % angegeben (v.d. Oelsnitz 1983, Saxena u. Willital 1999).

14.1.5 Poland-Syndrom

Synonyme

Poland-Komplex, Poland-Anomalie.

Definition

Bei der 1841 durch A. Poland beschriebenen Deformität handelt es sich um eine Kombination von einseitiger Hypoplasie des M. pectoralis mit ipsilateraler Brachysyndaktylie (Abb. 14.9).

Ätiologie und Pathogenese

Die Ätiologie ist unbekannt. Pathogenetisch wird eine Disruption, eine Hypoplasie oder ein partieller Verschluss der A. subclavia angenommen. Dopplersonographische Untersuchungen konnten einen verringerten Durchmesser der A. subclavia auf der betroffenen Seite nachweisen. (Landolfo u. Sabiston 1995). Das Poland-Syndrom ist häufig mit anderen Thorax-Fehlbildungen kombiniert (Rippen, Sternum, Mamma, M. serratus anterior).

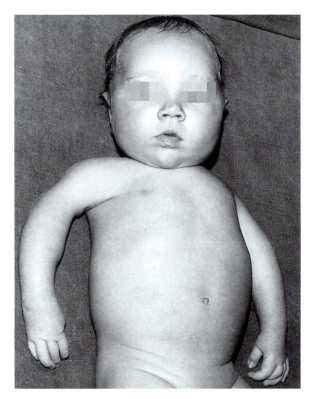

Abb. 14.9 Poland-Syndrom rechts (Aplasie des M. pectoralis major).

Epidemiologie

Die Inzidenz wird mit 1:30000–50 000 Geburten angegeben. Das männliche Geschlecht ist dreimal häufiger als das weibliche betroffen. Mit 75% überwiegt die rechte Seite. Das Poland-Syndrom tritt sporadisch auf, jedoch sind auch einzelne familiäre Fälle beschrieben worden (Landolfo u. Sabiston 1995).

Diagnostik

Der Ausprägungsgrad ist sehr unterschiedlich und reicht von der einfachen Aplasie der kostosternalen Portion des M. pectoralis major bis zum Vollbild des Poland-Syndroms mit Beteiligung der ganzen Thoraxwand. Das Ausmaß der Fehlbildung lässt sich durch CT oder MRT erfassen, was für eine Operationsplanung unerlässlich ist (Wright u. Mitarb. 1992).

Therapie

Wenn nur ein Defekt des sternalen Anteiles der Pektoralismuskeln besteht, ist das funktionelle Defizit gering und eine operative Korrektur nicht notwendig. Bei gleichzeitig bestehendem Rippenknorpeldefekt mit paradoxer Atmung ist eine Rekonstruktion erforderlich. Nach Haller u. Mitarb. (1984) erfolgt diese mittels autogener Rippentransplantation und neurovaskulärem Transfer des M. latissimus dorsi, bei Sternumdeformitäten zusätzlich mit einer Korrekturosteotomie. Bei Frauen wird durch die Operation die Voraussetzung für eine Brustrekonstruktion geschaffen. Longaker u. Mitarb. (1997) verwendeten zum Defektersatz freie, vaskularisierte Muskellappen aus verschiedenen Regionen und erzielten damit gute kosmetische Ergebnisse.

Ein kosmetischer Ausgleich der Deformität ist im vorderen Brustwandbereich auch durch ein Silikonimplantat möglich (Hodgkinson 1997).

Literatur

Akcali, Y., H. Ceyran, L. Hasdiraz (1999): Cest wall deformities. Acta Chir Hung 38: 1–3

Allen, R.G., M. Douglas (1979): Cosmetic improvement of thoracic wall defects using a rapid setting silastic mold: A special technique. J Pediatr Surg 14: 745–749

Brinker, M.R., R.S. Palutsis, J.F. Sarwark (1995): The orthopaedic manifestations of prune-belly (Eagle-Barrett) syndrome. J Bone Joint Surg Am 77: 251–257

Clausner, A., S. Hofmann-v. Kap-herr (1995): Gegenwärtiger Stand der Trichterbrustbehandlung. Dtsch Med Wschr 120: 881–883

Donnelly, L.F., D.P. Frush, J.N. Foss, S.M. O,Hara, G.S. Bisset III (1999): Anterior chest wall: Frequency of anatomic variations in children. Radiology 212: 837–840

Egan, J.C., J.J. DuBois, M. Morphy, T.L. Samples, B. Lindell (2000): Compressive orthotics in the treatment of asymmetric pectus carinatum: A preliminary report with an objektive radiographic marker. J Pediatr Surg 35: 1183–1186

Fonkalsrud, E.W., J.C.Y. Dunn, J.B. Atkinson (2000): Repair of pectus excavatum deformities: 30 years of experience with 375 patients. Ann Surg 231: 443–448

Freyschmidt, J. (2001): Brustbein, Rippen. In: Brossmann, J., C. Czerny, J. Freyschmidt: Grenzen des Normalen und Anfänge des Pathologischen in der Radiologie des kindlichen und erwachsenen Skeletts. Thieme, Stuttgart: 318–354

Haje, S.A., H.Th. Harcke, J.R. Bowen (1999): Growth disturbance of the sternum and pectus deformities: imaging studies and clinical correlation. Pediatr Radiol 29: 334–341

Haje, S.A., J.R. Bowen (1992): Preliminary results of orthotic treatment of pectus deformities in children and adolescents. J Pediatr Orthop 12: 795–800

Haller, J.A., L.R. Scherer, C.S. Turner, P.M. Colombani (1989): Evolving management of pectus excavatum based on a single institutional experience of 664 patients. Ann Surg 209: 578–583

Haller, J.A., P.M. Colombani, D. Miller, P. Manson (1984): Early reconstruction of Poland,s Syndrome using autologous rib grafts combined with a latissimus muscle flap. J Pediatr Surg 19: 423–429

Hebra, A., B. Swoveland, M. Egbert, E.P. Tagge, K. Georgeson, H.B. Othersen, D. Nuss (2000): Outcome analysis of minimally invasive repair of pectus excavatum: Review of 251 Cases. J Pediatr Surg 35: 252–257

Hecker, W.Ch., M. Happ, C. Soder, K. Remberger, A. Nehrlich (1988): Klinik und Problematik der Kiel- und Trichterbrust. Z Kinderchir 43: 15–22

Hodgkinson, D.J. (1997): Chest wall implants: Their use for pectus excavatum, pectoralis muscle tears, Poland,s syndrome and muscular insufficiency. Aesth Plast Surg 21: 7–15

Hofmann v. Kap-herr, S., A. Clausner, A. Würfel (1992): Zur Operationsindikation der Trichterbrust. Langenbecks Arch Chir Suppl-Kongressb: 398–400

Hümmer, H.P., G.W. Willital (1983): Klassifizierung und Subklassifizierung der Trichter- und Kielbrust. Z Orthop 121: 216–220

Judet u. Judet (1954): zitiert bei Shamberger (2000)

Jung (1956): zitiert bei Shamberger (2000)

Kamei, Y., S. Torii, S. Hasegawa, T. Aoyama, K. Yokoo (2001): Endoscopic correction of pectus excavatum. Plast Reconstr Surg 107: 333–337

Kowalewski, J., M. Brocki, T. Dryjanski, K. Zolynski, R. Koktysz (1999): Pectus excavatum: Increase of right ventricular systolic, diastolic, and stroke volumes after surgical repair. J Thorac Cardiovasc Surg 118: 87–93

Landolfo, H.P., D.C. Sabiston (1995): Disorders of the sternum and the thoracic wall. In: Sabiston, D.C., F.C. Spencer: Surgery of the chest. Vol. 1. Saunders, Philadelphia: 494–521

Lemperle, G. (1984): Die Behandlung der Trichterbrust mit Silikonimplantaten. Z Orthop 122: 499–502

Longaker, M.T., P.M. Glat, L.B. Colen, J.W. Siebert (1997): Reconstruction of breast asymmetrie in Poland's chest wall deformity using microvascular free flaps. Plast Reconstr Surg 99: 429–436

Mielke, C.H., R.B. Winter (1993): Pectus carinatum successfully treated with bracing. International Orthopaedics 17: 350–352

Molik, K.A., S.A. Engum, F.J. Rescorla, K.W. West, L.R. Scherer. J.L. Grosfeld (2001): Pectus excavatum repair: Experience with standard and minimal invasive techniques. J Pediatr Surg 36: 324–328

Morshuis, W.J., H.T. Folgering, J.O. Barentsz, A.L. Cox, H.J. van Lier, L.K. Lacquet (1994): Exercise cardiorespiratory function before and one year after operation for pectus excavatum. J Thorac Cardiovasc Surg 107: 1403–1409

Moss, R.L., C.T. Albanese, M. Reynolds (2001): Major complications after minimally invasive repair of pectus excavatum: Case reports. J Pediatr Surg 36: 155–158

Nuss, D., R.E. Kelly, D.P. Croitoru, M.E. Katz (1998): A 10-year review of a minimally invasive technique for the correction of pectus excavatum. J Pediatr Surg 33: 545–552

v.d. Oelsnitz, G. (1983): Die Trichter- und Kielbrust, Hippokrates, Stuttgart
Ravitch, M. M. (1949): The operative treatment of pectus excavatum. Ann Surg 129: 429–444
Sauer, H.K. (1991): Thoraxdeformitäten. In: Bauer, R., F. Kerschbaumer, S. Poisel: Orthopädische Operationslehre. Bd. 1, Wirbelsäule. Thieme, Stuttgart: 421–440
Saxena, A.K., G.H. Willital (1999): Surgical repair of pectus carinatum. Int Surg 84: 326–330
Saxena, A.K., K. Schaarschmidt, J. Schleef, H.J. Morcate, G.H. Willital (1999): Surgical correction of pectus excavatum: the Münster experience. Langenbeck's Arch Surg 384: 187–193
Schindl, M. (1995): Angeborene Anomalien der knöchernen Brustwand. Ergebnisse korrektiver Chirurgie der Trichterbrust. Wien Klin Wochenschr 107: 175–178
Shamberger, R.C. (2000): Chest wall deformities, In: Shields, T.W., J. LoCicero III, R.B. Ponn: General thoracic surgery. Vol. 1. Lippincott, Philadelphia: 535–561
Shamberger, R.C., K.J. Welch (1987): Surgical correction of pectus carinatum. J Pediatr Surg 22: 48–53
Shamberger, R.C., K.J. Welch (1988): Surgical repair of pectus excavatum. J Pediatr Surg 23: 615–622
Willital, G.H. (1981): Trichterbrust – Thoraxdeformitäten. In: Atlas der Kinderchirurgie, Indikationen und Operationstechnik. Schattauer, Stuttgart: 260–265
Wright, A.R., R.H. Milner, L.C. Bainbridge, J.B. Wilson (1992): MR and CT in the assesment of Poland syndrome. J Comput Assist Tomogr 16: 442–447

14.2 Erworbene Erkrankungen

14.2.1 Entzündliche Brustwanderkrankungen

Definition

Infektionen der Brustwand sind primäre oder sekundäre bakterielle Entzündungen der Weichteile, der knorpeligen und knöchernen Strukturen.

Ätiopathogenese

Entzündliche Erkrankungen der Brustwand können ihren Ausgang von Infektionen der Haut, perforierenden Verletzungen, Injektionen oder operativen Eingriffen nehmen. Auch bei einem Pleuraempyem ist die Ausbreitung auf die äußere Brustwand möglich. Auf hämatogenem Wege kann es ebenfalls zu Entzündungen im Bereich des Brustkorbes kommen. Brustwandphlegmonen treten subpektoral oder tief subfaszial auf und entstehen entweder von der Peripherie lymphogen über die Achseldrüsen fortgeleitet oder aus der Tiefe von Osteomyelitiden des knöchernen Thorax oder der Wirbelsäule. Auch der umgekehrte Weg, das Vordringen oberflächlicher Infektionen in die Tiefe mit Beteiligung der knöchernen Strukturen oder der Einbruch in den Thorax ist möglich. Als weitere Folgen können Abszesse und Fisteln auftreten. Bei den Rippen- und Sternumentzündungen kommen akute und chronische Verläufe vor, Sequesterbildungen sind möglich.

Die Infektionen werden durch unspezifische oder spezifische Erreger ausgelöst. Mit dem Rückgang der Tuberkulose kommen spezifische Infektionen jedoch nur noch selten vor. Bei Brustwandphlegmonen muss auch an eine Aktinomykose gedacht werden. Infektionen des Brustbeines entstehen überwiegend sekundär nach Sternotomien, wobei begünstigende Faktoren Diabetes, Herzinsuffizienz und Nachoperationen bei postoperativen Blutungen sind.

Epidemiologie

Primäre Infektionen der Brustwand sind ausgesprochen selten. Die Häufigkeit sekundärer Infektionen insbesondere nach operativen Eingriffen liegt bei 1% (LoCicero III 2000).

Klassifikation

Entzündliche Erkrankungen der Brustwand sind:
- Phlegmone,
- Kostochondritis,
- Rippenosteomyelitis,
- Sternumosteomyelitis.

Diagnostik

Die entzündlichen Prozesse der Brustwand gehen klinisch mit den typischen allgemeinen und lokalen Entzündungsreaktionen einher. Die Entzündungsparameter BSG, Leukozyten und CRP sind erhöht. Das genaue Ausmaß der Infektion, die Lokalisation von Abszessen, die Beteiligung knöcherner Strukturen oder der Pleura lässt sich am sichersten mit einem MRT erfassen (Knisely u. Mitarb. 2000).

Therapie

Die Therapie der Brustwandphlegmone besteht in der sofortigen Punktion oder Inzision mit Drainage eines Abszesses sowie der systemischen Antibiotikazufuhr nach Resistenzbestimmung. Eine ernste Komplikation ist der Einbruch der Infektion in den Pleuraraum und in das Mediastinum. Bei frühzeitiger chirurgischer Intervention und adäquater antibiotischer Therapie ist die Prognose gut.

Bei der Osteomyelitis der Rippen besteht die Therapie in der Resektion des entzündlich veränderten Gewebes. Auch bei den meist chronisch verlaufenden Entzündungen des Rippenknorpels ist die Resektion der betroffenen Areale mit gleichzeitiger oder späterer Deckung des Defektes indiziert (LoCicero III 2000). Die akute Sternumosteomyelitis erfordert neben der antibiotischen Therapie die Herdausräumung und Drainage. Bei der Ausbreitung der Entzündung auf den Rippenknorpel und beim Übergang in eine chronische Form ist meistens eine breite Resektion von Sternum und Rippenknorpel mit nachfolgender myokutaner Rekonstruktion durch bilaterale M.-pectoralis-major-Lappen notwendig (Johnson u. Mitarb. 1985).

Bei der sehr seltenen primären Tuberkulose der Brustwand ist neben dem chirurgischen Débridement die Langzeitbehandlung mit Tuberkulostatika erforderlich (Hsu u. Mitarb. 1995).

Insgesamt sind die Ergebnisse der frühzeitigen kombinierten antibiotischen und chirurgischen Behandlungen der Entzündungen der Brustwand einschließlich rekonstruktiver Maßnahmen funktionell und kosmetisch gut (LoCicero III 2000).

14.2.2 Tietze-Syndrom

Synonyme

Rippenknorpeldystrophie, Chondrodynia costosternalis, Perichondritis rheumatica.

Definition

Das 1921 von Tietze beschriebene Syndrom ist durch eine allmählich zunehmende schmerzhafte Schwellung der sternalen Enden der 2. und 3. Rippe gekennzeichnet.

Ätiopathogenese

Ätiologie und Pathogenese sind unklar. Histologische Untersuchungen ergaben keine Veränderungen des Rippenknorpels (LoCicero III 2000).

Epidemiologie

Das Tietze-Syndrom ist eine seltene Erkrankung. Von Kayser wurden 1956 in der Weltliteratur 156 Fälle gefunden. Die Frauen sind häufiger betroffen und bevorzugt die rechte Seite.

Diagnostik

Klinisch imponiert die Schwellung parasternal in Höhe der 2. oder 3. Rippe. Die Patienten klagen über Spontan- oder Bewegungsschmerzen in diesem Bereich und es besteht ein Druckschmerz bei tiefer Palpation. Entzündungszeichen fehlen, der Röntgenbefund ist unauffällig. CT und MRT dienen vor allem dem Ausschluss von Anomalien, Entzündungen und Tumoren.

Therapie

Die Therapie ist konservativ. Beruhigung des Patienten, Verabreichung von NSAR und lokale Infiltrationen sowie physikalische Maßnahmen führen zum Abklingen der Symptomatik. Auch Spontanheilungen sind möglich.

14.2.3 Tumoren der Brustwand

Definition

Es handelt sich um benigne oder maligne primäre Neoplasien, Metastasen oder lokale Infiltrationen der Brustwand durch Tumoren der Lunge oder Mamma.

Ätiopathogenese

Die Brustwandtumoren unterscheiden sich hinsichtlich Ätiopathogenese nicht von den Neubildungen am gesamten Stütz- und Bewegungsapparat, so dass diesbezüglich auf das Kapitel 13 verwiesen wird. Hervorzuheben ist, dass maligne Tumoren am Thorax, insbesondere Osteosarkome, häufig strahlenindiziert sind (Schwarz u. Burt 1996).

Epidemiologie

Primäre Weichteil- und Knochentumore im Bereich der Brustwand machen 2% aller primären Tumoren aus, wobei der Anteil maligner Neubildungen bei 50–80% liegt. Zu den häufigsten benignen Tumoren zählen das Osteochondrom (50% aller Rippentumoren), das Chondrom (15% aller Rippentumoren), Desmoidtumoren, Fibröse Dysplasie und Histiozytosis X (10–20% dieser Patienten haben Rippenläsionen). Bei den malignen primären Tumoren handelt es sich vorwiegend um Myelome, maligne fibröse Histiozytome, Chondrosarkome und Rhabdomyosarkome (Pairolero 2000).

Diagnostik

Tumoren im Bereich der Brustwand sind initial meistens asymptomatisch. Erst mit Größenzunahme kommt es zu Schmerzen, die oft als Interkostalneuralgie fehlgedeutet werden. Nach außen wachsende Osteochondrome und Chondrome lassen sich palpieren, ebenso die oberflächlichen Weichteiltumoren. Für die radiologische Diagnostik sind neben der Nativröntgenaufnahme die CT, MRT und Szintigraphie heranzuziehen. Zur sicheren Abklärung der Dignität ist die Biopsie erforderlich.

Therapie

Die Behandlung benigner Tumoren besteht in deren Exstirpation bzw. Resektion. Bei malignen Tumoren ist eine weite Resektion mit einem Abstand von mindestens

4 cm vom Tumorrand erforderlich. Ausgedehnte Resektion im Bereich des Sternums und der Rippen müssen plastisch gedeckt werden, wobei sich zur Rekonstruktion besonders der M. pectoralis major eignet (Pairolero 2000).

Die Resektion von Metastasen ist nur in Ausnahmefällen indiziert, vor allem bei Tumorexulzerationen.

Prognose

Die Prognose der malignen Brustwandtumoren hängt vom Zelltyp und der Weite der Resektion ab. Von Pairolero (2000) wird eine durchschnittliche 5-Jahres-Überlebensrate von 57% angegeben. Für Chondosarkome und Rhabdomyosarkome beträgt sie 70%, für maligne fibröse Histiozytome nur 38%. Bei weiter Resektion von Chondosarkomen konnte eine 5-Jahres-Überlebensrate von 96% erreicht werden.

Literatur

Hsu, H.S., L.S. Wang, Y.C. Wu, H.J. Fahn, M.H. Huang (1995): Management of primary chest wall tuberculosis. Scand J Thorac Cardiovasc Surg 29: 119–123

Johnson, P., J.W. Frederiksen, J.H. Sanders, V. Lewis, L.L. Michaelis (1985): Management of chronic sternal osteomyelitis. Ann Thorac Surg 40: 69–72

Kayser, H.L. (1956): Tietze`s Syndrome: a review of literature. Am J Med 21: 982

Knisely, B.L., L.S. Broderick, J.E. Kuhlmann (2000): MR imaging of the pleura and chest wall. Magn Reson Imaging Clin N Am 8: 125–141

LoCicero III, J. (2000): Infections of the chest wall. In: Shields, T.W., J. LoCicero III, R.B. Ponn: General thoracic surgery. Vol. 1. Lippincott, Philadelphia: 563–569

Pairolero, P.C. (2000): Chest wall tumors. In: Shields, T.W., J. LoCicero III, R.B. Ponn: General thoracic surgery. Vol. 1. Lippincott, Philadelphia: 589–598

Schwarz, R.E., M. Burt (1966): Radiation – associated malignant tumors of the chest wall. Ann Surg Oncol 3: 387–392

15 Begutachtung von Verletzungen und Erkrankungen der Wirbelsäule

J. Krämer, M. Wiese und F. Rubenthaler

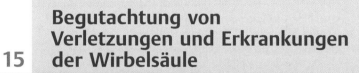

15.1 Beschleunigungsverletzung der Halswirbelsäule

15.2 Spondylolyse und Spondylolisthese

15.3 Degeneratives Wirbelgleiten

15.4 Degenerative Wirbelsäulenerkrankungen und Trauma

15.5 Wirbelbrüche

15.6 Verlust oder Dauerschädigung einer Extremität

15.7 Die voroperierte Wirbelsäule

15.8 Morbus Scheuermann und juvenile Aufbaustörungen

15.9 Skoliose

15.10 Berufskrankheiten

15.1 Beschleunigungsverletzung der Halswirbelsäule

Definition

Das nach einer Beschleunigungsverletzung der Halswirbelsäule auftretende Beschwerdebild bezeichnet man als posttraumatisches Zervikalsyndrom. Das Schleudertrauma ist keine Diagnose sondern eine Verletzungsart. Man hat den Bewegungsablauf mit dem Hin- und Herpendeln des Kopfes bei plötzlicher Rumpfbewegung auch mit einem Peitschenschlag verglichen (Whiplash Injury nach Gay u. Abbott 1953). Die Größen und Kraftverhältnisse sind an einer flexiblen Schnur mit kleinem Peitschenknoten jedoch anders. Beiden gemeinsam ist allenfalls eine gewisse Schnickbewegung. Das ursprüngliche Konzept von Gay und Abbott (1953) bezog sich nur auf den Heckaufprall eines Fahrzeuges auf ein stehendes Fahrzeug ohne Kopfstützen. Dabei soll es zu einer massiven Hyperextension des Kopfes durch den mit dem Sitz abrupt nach vorn gerissenen Kopf kommen. Anschließend erfolgt nach diesem Konzept eine freie Gegenschwingung des Kopfes und der Halswirbelsäule.

Zu den Entstehungsmechanismen beim posttraumatischen Zervikalsyndrom gehören auch andere Arten von Gewalteinwirkungen, welche zu einer verhältnismäßig starken Verbiegung oder Stauchung der Halswirbelsäule führen. Verdrehung und Stauchung der Halswirbelsäule werden auch als Distorsion bezeichnet. Im englischen ist der Begriff „Soft Tissue Neck Injury" gebräuchlich. Er soll nur für Nichtkontaktverletzungen (non contact injury) ohne Aufprall des Kopfes eingesetzt werden (Moorahrend 1993, Cusick u. Mitarb. 2001, Ferrari u. Mitarb. 2001, Kasch u. Mitarb. 2001).

Ätiologie und Pathogenese

Zu den potenziellen Entstehungsmechanismen eines posttraumatischen Zervikalsyndroms gehören alle Arten von Gewalteinwirkungen, welche zu einer verhältnismäßig starken Verbiegung oder Verstauchung der Halswirbelsäule führen. Die Halswirbelsäule stellt zwischen Kopf und Thorax ein relativ schwaches Bindeglied dar, welches praktisch nach allen Seiten hin frei beweglich ist. Gewaltsame Stauchungen und Verbiegungen der Halswirbelsäule kommen beim Sport vor, häufiger aber bei Verkehrsunfällen. Beim Auffahrunfall kommt es zu einer ungebremsten maximalen Rückneigung des Kopfes mit anschließender Vorneigung, wenn keine oder eine nur schlecht eingestellte Kopfstütze vorhanden ist. Bei seitlicher oder schräger Gewalteinwirkung verbiegt sich die Halswirbelsäule in der Frontalebene bzw. in Zwischenebenen. Hinzu kommt eine Gewalteinwirkung mit Verschiebung der Bewegungssegmente als sog. Translationstrauma.

Nach Untersuchungen von Thomas und Jessop (1983) kommt es initial beim Frontalaufprall eines PKW beim Fahrer des auffahrenden Wagens nicht nur zu einer Hyperflexion sondern auch zu einer horizontalen Translation des Kopfes, die später in eine Hyperextension des kraniozervikalen Überganges wie auch der mittleren Halswirbelsäule führt. Beim Heckaufprall erfolgt nach dieser Analyse eine Dorsaltranslation mit sekundärer Hyperflexion bis in die mittlere HWS. Dieses Konzept wurde auch durch Katapultversuche an Freiwilligen von Frisch und Frisch (1986) bestätigt. Penning (1992) lieferte dazu eine radiologische Analyse. Danach kommt es bei der Translation des Kopfes zwischen C0 und C2 zu Bewegungsausschlägen, die diejenigen zwischen C2 und Th1 sogar übersteigen. Bei der Translation nach vorn liegt für die obere und mittlere HWS eine Extension und erst kaudal von C6 eine Flexion vor.

Entscheidend für die Begutachtung ist das Ausmaß der Gewalteinwirkung. Hierüber liegen umfangreiche Untersuchungen aus Versuchen mit Freiwilligen, u. a. unter Simulationsbedingungen eines Unfalls (Castro u. Mitarb. 1997, 1998) vor. Im Rahmen dieser Untersuchungen wurden u. a. von Freiwilligen Heckstöße mit PKW und Autoscooter verursacht. Dabei ging es in erster Linie um die Frage, ob klinische und kernspintomographische Veränderungen an der HWS nach einem PKW-Heckanstoß bei einer Geschwindigkeitsänderung in der Größenordnung von 10–15 km/h nachweisbar sind. Ein Ergebnis aus der interdisziplinären Studie ist, dass bis zu einer Geschwindigkeitsänderung von 11 km/h von keinem der Freiwilligen Beschwerden angegeben werden. Aufgrund ihrer Untersuchungen schlussfolgern Castro und Mitarbeiter, dass ein HWS-Schleudertrauma in der Regel bis zu einer Geschwindigkeitsänderung von 10 km/h auszuschließen sei, vorausgesetzt, der Betroffene hat normal in seinem Sitz gesessen. Änderungen der Beurteilung ergeben sich demnach, wenn z. B. eine Seitenneigung oder Rotationsausgangsstellung zum Unfallzeitpunkt vorhanden war und wenn die Halswirbelsäule z. B. durch degenerative Veränderungen mit entsprechenden vorhergehenden klinischen Erscheinungen vorgeschädigt war (Krämer 1997).

Eine besondere Problematik der medizinischen Begutachtung stellt das Beschleunigungstrauma 1. Grades da. Hier fehlen dem Gutachter in aller Regel medizinisch valide Befunde, wie pathologische Bildgebung oder eindeutige Dokumentationen von Untersuchungsbefunden. Von einigen Autoren wird deswegen die Meinung vertreten, eine Schädigung der HWS und den umliegenden Weichteilen sei nur ab einer bestimmten Geschwindigkeitsänderung des Unfallopfers möglich und daher unterhalb diese fiktiven „Grenzwertes" die Anerkennung eines Unfallschadens unmöglich (Castro u. Mitarb. 1997, 2001).

Bei einem Beschleunigungstrauma 1. Grades kann der Verletzte nach dem Trauma selbstständig aus seinem Fahrzeug aussteigen, an der polizeilichen Abwicklung des Unfallherganges aktiv teilnehmen und legt oft noch einen erheblichen Weg nach Hause zurück. Erst im Laufe von

Stunden kommt es zu reflektorischen Verspannungen und Beschwerden, gelegentlich auch zu vegetativen Irritationen und mehr oder minder diffusen und unterschiedlich schweren Hinterkopfschmerzen.

Üblicherweise wird angenommen, dass unterhalb einer Geschwindigkeitsänderung von 10 km/h Δv eine Distorsion der Halswirbelsäule nicht entstehen kann.

Diese Ansicht entstand durch wissenschaftliche Untersuchungen an gesunden Probanden zwischen 20 und 40 Jahren, bei denen Untersuchungen mit einem Heckaufprall von knapp über 11 km/h Δv keine Beschwerden aufwiesen (Castro u. Mitarb. 1997, 2001). Es sind jedoch andere Untersuchungen bekannt, bei denen Probanden höheren Alters durchaus bei einer Geschwindigkeitsänderung von $\Delta v = 6-8$ km/h leichte Beschwerden im Sinne einer HWS-Distorsion 1. Grades verspürten. Hier sei insbesondere auf die Arbeit von McConell u. Mitarb. aus dem Jahre 1993 hingewiesen, die Personen im Alter von 45–56 Jahren einer wiederholten Krafteinwirkung von $\Delta v = 6-8$ km/h aussetzte.

Die angenommene Absolutgrenze von einer Geschwindigkeitsänderung von 10 km/h, die mit hoher Wahrscheinlichkeit eine Verletzung der Halswirbelsäule ausschließt, hat sich in der deutschsprachigen Literatur aufgrund der Ergebnisse der ausführlichen Untersuchungen der Arbeitsgruppe um Castro zu diesem Sachverhalt eingebürgert. Bei diesen Untersuchungen wurden kernspintomographische sowie elektromyographische Untersuchungen an 17 Probanden, die eine durchschnittliche Geschwindigkeitsänderung von 11,4 km/h bei einem Heckunfall erlitten hatten, angefertigt. Bei allen Probanden waren weder kernspintomographisch noch elektromyographisch nachweisbare Veränderungen festzustellen. Daraus wird gefolgert, dass eine Halswirbelsäulenverletzung unterhalb dieser Grenze mit an Sicherheit grenzender Wahrscheinlichkeit auszuschließen ist. Ergänzend ist jedoch zu bemerken, dass ein männlicher Proband 10 Wochen nach dieser Studie an Bewegungseinschränkungen der Halswirbelsäule litt und diese erst später verschwanden. Entsprechende versicherungsrechtliche Ansprüche wurden keine geltend gemacht.

Das Ergebnis der im Jahre 2001 von Castro u. Mitarb. veröffentlichten Studie, in der 51 Probanden eine Heckkollision vorgegaukelt wurde, zeigt, dass sogar lediglich aufgrund der Simulation einer Heckkollisionssituation ohne reellen Aufprall bei ca. 20% der gesunden Probanden nach 3 Tagen Beschwerden im Sinne einer HWS-Distorsion auftraten und diese bei 10% der Probanden auch nach 4 Wochen noch persistierten. Bei diesem Personenkreis handelte es sich um freiwillige Probanden, die versicherungsrechtliche Ansprüche nicht geltend machen konnten.

Daraus wurde bereits von diese Arbeitsgruppe (Castro u. Mitarb. 2001) unter anderem der Schluss gezogen, dass neben den physikalischen Einwirkungen auch psychologische Phänomene zur Beschwerdesymptomatik einer unfallbedingten HWS-Distorsion führen können. Auch die Tatsache, dass namhafte Wissenschaftler, insbesondere im amerikanischen Sprachraum, Untersuchungen mit Probanden in Geschwindigkeitsänderungsbereichen von 4–8 km/h durchführten, stellt die Vermutung nahe, dass auch in diesem Bereich mögliche Beschwerden verursacht werden können.

Besonders die Arbeitsgruppe um Brault (Brault u. Mitarb. 1998) ist zu nennen, die in mehreren Abhandlungen die Ergebnisse von Heckkollisionen mit einer Geschwindigkeitsänderung zwischen 4 und 8 km/h an 42 Personen darstellten. Im Gegensatz zur Arbeitsgruppe Castro konnten in den Elektromyographien verlängerte Kontraktionsmuster der zervikalen, paraspinalen Muskulatur festgestellt werden. Insgesamt wurden in diesem Geschwindigkeitsänderungsbereich bei 31% der Probanden Beschwerden im Sinne einer HWS-Distorsion festgestellt. Kein Unterschied konnte jedoch zwischen den unterschiedlichen Geschwindigkeitsänderungen von $\Delta v = 4$ oder 8 km/h und der Stärke und Dauer der Beschwerdesituation festgestellt werden. Lediglich ein signifikanter Unterschied zwischen den betroffenen Probanden ließ sich in der Geschlechtsspezifität zugunsten der Frauen feststellen.

Auch die Arbeit von Welcher und Szabo (2001) zeigt, dass sich bereits namhafte Kfz-Hersteller der Problematik der Kollisionen im Bereich von niedrigen Geschwindigkeitsänderungen angenommen haben. So wurde im Rahmen dieser Studie das sog. Whiplash Injury Protection System (WHIPS) von Volvo auf seine Funktionalität in einem Geschwindigkeitsbereich von $\Delta v = 4-8$ km/h untersucht und festgestellt, dass in Abhängig von Sitzposition und Vorhandensein des WHIP-Systems eine deutliche Reduktion der Achsverformung zwischen Brustbein und Kopf vorhanden war.

Ähnliche Verformungen mit zunächst Vorschnellen des Brustbeines und nachfolgender Kopfbeschleunigung in niedrigen Geschwindigkeitsänderungsbereichen (zwischen 4–8 km/h) konnte die Arbeitsgruppe um Tencer (Tencer u. Mitarb. 2001) finden. Ferner wurden ähnliche Veränderungen auch bei einer Geschwindigkeitsänderung von durchschnittlich $\Delta v = 11$ km/h von Yoshida und Tsutsumi (2001) experimentell nachgewiesen, so dass in diesem Geschwindigkeitesbereich ebenfalls von entsprechenden Torsionen und Distraktionen der Halswirbelsäule auszugehen ist.

Die Problematik der HWS-Distorsionen 1. Grades ist sicherlich von allen Wissenschaftlern zu erkennen. Da entsprechende harte Fakten – wie Veränderungen in Röntgenbildern und Kernspintomographien – bei derartigen Verletzungen ausbleiben, folgern bereits Croft u. Mitarb. (2002), dass die sog. Neck Injury Criterion (NIC) bislang keiner ausreichenden wissenschaftlichen Untersuchung und Validität entsprechen und die bereits erwähnten Untersuchungen an freiwilligen Probanden die Vermutung nahe legen, dass der bislang gültigen Anschauung von Schadensfreiheit unter 10–15 km/h neu überdacht werden muss.

Die Tatsache, dass unzweifelhaft die HWS-Distorsionen 1. Grades ohne pathomorphologisch nachweisbare Korrelate existieren, macht die Beurteilung solcher Unfallmechanismen für den medizinischen Gutachter sehr kompliziert. Es ist schwerlich nachzuweisen, ob verletzte Personen bei einer Kollision unterhalb von 10 km/h eine entsprechende Verletzung erlitten haben, wenn entsprechendes bildgebendes Material keine Beweise liefert. Es gilt daher insbesondere den Schilderungen des Patienten mit Darstellung der posttraumatischen Beschwerdesituation und dem Krankheitsverlauf besondere Aufmerksamkeit zu widmen.

Aus den Darstellungen in der Literatur ist die Vermutung zu entnehmen, dass auch bei Geschwindigkeitsänderungen unter 10 km/h eine Schädigung der Halswirbelsäule im Sinne einer HWS-Distorsion 1. Grades entstehen kann. Daher sollte bei glaubhafter Beschwerdeäußerung im Zusammenhang mit dem vorhandenen Aktenmaterial (Dokumentation der Behandlung nach dem Unfall) sowie der eingehenden Situationsschilderung durch das Unfallopfer die Sachlage durch den medizinischen Gutachter unter Einbeziehung eines technischen Gutachtens kritisch gewürdigt werden.

Die Häufigkeit von HWS-Verletzungen hat in den letzten Jahren absolut gesehen und im Vergleich zu anderen Verletzungsarten zugenommen (Krämer 1997). Zahlreiche wissenschaftliche Publikationen und Kongresse sowie Darstellungen in der Laienpresse haben das sog. Schleudertrauma der Halswirbelsäule zu einer Art Modeverletzung werden lassen. Dadurch hat sich auch die Zahl der ärztlichen Begutachtungen aufgrund dieser Verletzungsart erhöht. Vor allem bei Auffahrunfällen werden von Angefahrenen, die den Unfall nicht verursacht haben, heute häufiger Entschädigungsansprüche gegenüber der gegnerischen Versicherung geltend gemacht als früher.

Auffallend ist die Tatsache, dass in Ländern, in denen gesetzmäßig keine Entschädigungspflicht für Unfallfolgen vorgesehen ist, dass Problem Schleudertrauma praktisch nicht existiert. Anders in den sog. Industrieländern mit geregelter Entschädigungspflicht: Hier wird festgestellt, dass es sich bei fast jeder (93,5%) PKW-Heckkollision mit Personenschaden um eine HWS-Verletzung handelt (Castro u. Mitarb. 1998). Bei Auffahrunfällen mit Verletzten ereignen sich 70% auf einem Niveau der Geschwindigkeitsänderung des angestoßenen Fahrzeugs von maximal 15 km/h. Der volkswirtschaftliche Schaden wurde für das Jahr 1995 auf ca. 2 Mrd. DM allein in den alten Bundesländern Deutschlands abgeschätzt.

Zum Unfallhergang geben die Betroffenen in der Regel an, dass sie das gegnerische Fahrzeug nicht haben kommen sehen. Bei leichten Beschleunigungstraumen bestehen zunächst – auch wegen der Schockwirkung – keine Beschwerden. Diese treten oft erst nach einem sog. beschwerdefreien Intervall von mehreren Stunden, meistens in der Nacht, auf. Wesentlich für die Begutachtung erscheint die Frage, ob die Betroffenen nach Abwicklung der Formalität am (vom) Unfallort nach Hause bzw. zur Arbeit fuhren oder ob sie direkt einen Arzt aufsuchten bzw. zum Krankenhaus zur ärztlichen Behandlung gebracht wurden. Beschwerdefreie Intervalle von mehreren Tagen ohne ärztliche Betreuung sind gutachterlich mit Skepsis zu betrachten.

Das Beschwerdebild beim posttraumatischen Zervikalsyndrom, das einem akuten Zervikalsyndrom mit Nacken-Hinterkopf-Schmerzen entspricht, umfasst eine schmerzhafte Bewegungseinschränkung der Halswirbelsäule und je nach Ausmaß der Gewalteinwirkung auch Schmerzausstrahlung in die Arme oder in den Hinterkopf. Eine Brachialgie als posttraumatisches zervikobrachiales Syndrom entsteht bei der Beschleunigungsverletzung der Halswirbelsäule durch Wurzelirritationen im Bereich der Unkovertebralgelenke. Ein posttraumatisches zervikozephales Syndrom tritt z. B. als hartnäckiger Hinterkopfschmerz mit Okzipitalisneuralgien in Erscheinung. Schröter (1998) weist darauf hin, dass sich Indizien für die Unfallsächlichkeit nur aus weiteren Informationen zur zeitlichen Entwicklung des Beschwerdebildes ergeben. Diese bestehen in einem raschen Einsetzen der Beschwerden nach dem Unfall mit Ausbildung einer Nackensymptomatik noch an der Unfallstelle, ein rasches Erreichen eines Beschwerdemaximums in zeitlicher Nähe zum Unfallgeschehen und ein sukzessives Abklingen der Symptomatik. Nach Schröter (1998) ist dieser Decrescendoverlauf typisch für den Auffahrunfall. Nicht typisch ist dagegen eine gegenteilige, d.h. langsam zunehmende Beschwerdeentwicklung mit Ausweitung in der Topographie, Vielfalt und Intensität des subjektiven Beschwerdeerlebens.

Diagnostik

Die klinische Untersuchung erfolgt durch vorsichtige Bewegungsprüfung mit segmentaler manueller Diagnostik. Nach stärkerer Gewalteinwirkung mit Verdacht auf Fraktur wird vor der Bewegungsprüfung ein Röntgenbild angefertigt. Klinisch neurologischer Untersuchungsbefund, Röntgenübersichtsaufnahmen der Halswirbelsäule in 2 Ebenen und ggf. CT bzw. MRT gehören zur Primärdiagnostik nach stärkeren Beschleunigungsverletzungen mit sofortigen typischen Beschwerden.

Bei späterer Begutachtung ist der ärztliche Befund unmittelbar nach dem Unfallereignis von Bedeutung. In der Regel haben die Betroffenen zum Unfallzeitpunkt und unmittelbar danach noch keine Informationen über die gutachterliche Bedeutung mit den Entschädigungsmöglichkeiten für ihre Verletzungssituation. Zeitpunkt der ersten ärztlichen Kontaktaufnahme, Beschwerden zu diesem Zeitpunkt und Untersuchungsbefunde sind genau zu registrieren. Bei Wege- und Betriebsunfällen handelt es sich meistens um einen D-Arzt-Bericht, der unbedingt anzufordern ist. Vom Patienten und ggf. von der Krankenversicherung sind Informationen über eventuelle frühere Erkrankungen an der Halswirbelsäule zu erheben. Selbst beim Negieren durch den Betroffenen ist danach zu fragen, ob schon früher einmal eine Röntgenaufnahme der

Halswirbelsäule angefertigt worden ist. Technische Gutachten beschreiben den Unfallmechanismus und den Schaden am Fahrzeug des Betroffenen. Bei technischen Gutachten finden sich in der Regel Fotos vom Fahrzeug des Verletzten mit den Unfallschäden an der Karosserie. Aus dem technischen Gutachten ergibt sich in der Regel auch die vermutliche Geschwindigkeitsänderung des angestoßenen Fahrzeugs, die in km/h angegeben wird. Es handelt sich hierbei um den Geschwindigkeitszuwachs eines angestoßenen Fahrzeugs durch die Kollision (Castro 1998)

Klassifikation und Begutachtung

Die Schweregradeinteilung bei Beschleunigungsverletzungen der Halswirbelsäule erfolgt je nach posttraumatischer Symptomatik mit leicht, mittel und schwer. Richtlinien finden sich in der ACIR-Verletzungsskala (Krämer 1997).

Hauptkriterien sind klinische, neurologische und röntgenologische Befunde. Eine Schweregradeinteilung wie sie in der Tabelle 15.1 aufgeführt ist, kann nur grobe Anhaltspunkte für die Bewertung liefern. Überschneidungen sind möglich. Bei bereits vorgeschädigtem Bewegungssegment mit weicher oder harter Vorwölbung der Bandscheibe, die bisher klinisch noch nicht in Erscheinung getreten war, kann eine relativ leichte Distorsion der Halswirbelsäule bereits Nervenwurzelreizerscheinungen mit einem zervikozephalen Syndrom hervorrufen. Umgekehrt kann eine Kompressionsfraktur im vorderen Anteil des Halswirbelkörpers als nicht gefährlich bezeichnet werden. Ein relativ verlässliches Zeichen für die Schwere einer Beschleunigungsverletzung der Halswirbelsäule ist die Dauer des beschwerdefreien Intervalls.

Schweregrad 1. In den meisten Fällen beträgt die posttraumatische schmerzfreie Phase mehrere Stunden. Der Verletzte kann nach dem Trauma noch selbst aus dem Fahrzeug aussteigen, an der polizeilichen Abwicklung des Unfallherganges aktiv teilnehmen und nach Hause gehen bzw. gefahren werden. Erst im Laufe von Stunden kommt es dann, durch das sich zunehmend entwickelnde Hämatom in den Weichteilen zu reflektorischen Verspannungen und Beschwerden, gelegentlich auch zu vegetativen Irritationen und mehr oder minder diffusen und unterschiedlich schweren Hinterkopfschmerzen (Rompe u. Erlenkämper 1998). Unter normalen Voraussetzungen, d.h. bei richtiger Einschätzung durch Arzt und Patient heilen die Folgen von leichten Distorsionen der Halswirbelsäule entsprechend der Beschleunigungsverletzung vom Schweregrad 1 spätestens innerhalb von 4 Monaten aus. Der Patient wird vorübergehend, d.h. für 2–6 Wochen krankgeschrieben, die unfallbedingte MdE für 3 Monate beträgt 20%.

Schweregrad 2. Bei den mittelgradigen Beschleunigungsverletzungen kommt es zu Rissen des Bandapparates bis hin zu Bandscheibenzerreißungen und Kapselrissen an den Wirbelgelenken (Rompe u. Erlenkämper 1998). In diesen Fällen kann der Verletzte nicht aus seinem Fahrzeug aussteigen, er verspürt sofort eine Haltungsinsuffizienz, es kommt verhältnismäßig rasch zu reflektorischer Steife oder Zwangshaltung, oft auch zu Schluckbeschwerden. In den bildgebenden Verfahren ist unter Umständen eine Steilstellung der Halswirbelsäule und eventuell auch ein kyphotischer Knick feststellbar. Die Steilstellung wird in der Literatur unterschiedlich bewertet und vielfach einer schmerzbedingten oder auch zufälligen Haltung zugeordnet (Krämer 1997).

Tab. 15.1 Schweregrade bei Beschleunigungsverletzung der HWS

	Schweregrad 1 (leicht)	Schweregrad 2 (mittel)	Schweregrad 3 (schwer)
Morphologischer Befund	leichte Distorsion der HWS	Gelenkkapselbänderrisse ohne Bandscheibenruptur, Muskelzerrungen, retropharyngeales Hämatom	isolierter Bandscheibenriss, Rupturen im dorsalen Bandapparat, Frakturen, Luxationen
Klinischer Befund	Nacken-Hinterkopf-Schmerz, geringe Bewegungseinschränkung der HWS	starke Beschwerden, Nackensteife, Schluckbeschwerden	Zwangshaltung der HWS, Kopf- und Armschmerzen
Röntgen	ohne Befund	Steilstellung der HWS, evtl. kyphotischer Knick	abnorme Aufklappbarkeit (Funktionsaufnahmen), Fehlstellungen, Frakturzeichen
Neurologischer Befund	ohne Befund	ohne Befund	Wurzel- und Rückenmarksymptome
Beschwerdefreies Intervall	über 1 Stunde	unter 1 Stunde	sofort einsetzende starke Beschwerden

Tab. 15.2 **Gutachterliche Einschätzung der verschiedenen Schweregrade bei Beschleunigungsverletzung der HWS**

	Schweregrad 1	*Schweregrad 2*	*Schweregrad 3*
Dauer der unfallbedingten Arbeitsunfähigkeit	2–6 Wochen	4–12 Wochen	12 Wochen und mehr
Unfallbedingte Minderung der Erwerbstätigkeit nach Wiedereintritt der Arbeitsfähigkeit	20% auf die Dauer von 3 Monaten	20% bis zum Ende des 1. Jahres, 10% bis zum Ende des 2. Unfalljahres	30% bis zum Ende des ersten halben Jahres, 20% bis zum Ende des 2. Unfalljahres, 10–20% Dauerrente

Die unfallbedingte Arbeitsunfähigkeit nach einer Beschleunigungsverletzung mit dem Schweregrad 2 kann je nach Art der ausgeübten Tätigkeit bis 12 Wochen andauern. Im Anschluss daran bestehen auch noch bewegungs- und positionsabhängige Beschwerden, die mit einer MdE von etwa 20% bis zum Ende des ersten Jahres zu werten sind. Je nach Krankheitsverlauf beträgt die MdE 10% bis zum Ende des zweiten Unfalljahres.

Schweregrad 3. Bei kompletten Bandscheibenrupturen, Luxationen und Subluxationen sowie Frakturen richten sich Arbeitsunfähigkeit und unfallbedingte MdE nach dem Ausmaß der Verletzung. Nach der unfallbedingten Arbeitsunfähigkeit, die 12 Wochen und mehr dauern kann, beträgt die unfallbedingte Minderung der Erwerbsfähigkeit 30% bis zum Ende des ersten halben Jahres und 20% bis zum Ende des zweiten Unfalljahres, ggf. mit einer Dauerschädigung von 10–20%. Das Ausmaß der vorübergehenden und endgültigen MdE nach einer Beschleunigungsverletzung mit dem Schweregrad 3 hängt u.a. von eventuell verbleibenden neurologischen Störungen, verletzten Nervenwurzeln oder Rückenmarkanteilen ab.

In der **gesetzlichen Unfallversicherung** gilt das „Alles-oder-nichts-Gesetz", d.h. sind die Unfallfolgen überwiegend für das vorliegende Krankheitsbild verantwortlich zu machen, so ist der Gesamtschaden zu entschädigen (Tab 15.2). Dies gilt auf jeden Fall für die Dauer der unfallbedingten Arbeitsunfähigkeit. Für den darauf folgenden Zeitraum ist gutachterlich zu bewerten, ob überwiegend Unfallfolgen oder Vorschäden für das Gesamtkrankheitsbild verantwortlich zu machen sind. In der **privaten Unfallversicherung** ist ein Mitwirkungsfaktor unfallfremder Vorerkrankungen je nach Ausmaß in Abzug zu bringen.

Bei der **Bewertung** sind Vorschäden, der Unfallmechanismus, die Unfallschwere sowie subjektive Beschwerden und objektivierbare klinische Untersuchungsbefunde entscheidend. Ein verletzungskonformer Verlauf muss nachvollziehbar sein. In der **gesetzlichen Unfallversicherung** ist die Person in dem Zustand versichert, der zum Zeitpunkt des Unfalls vorhanden war. Bei einer durch die Angaben des Verletzten bzw. durch die Ermittlungen aus vorangegangenen Behandlungen nachweisbaren Vorschädigung, muss diese mit der Schwere des Unfallereignisses und der Verletzungsfolgen in Einklang gebracht werden. Es muss ein verletzungsspezifisches Schadensbild vorliegen, welches der Größe und Richtung der einwirkenden Kraft beim Unfall zugeordnet werden kann. Fehlt das verletzungsspezifische Schadensbild, so ist der ggf. vorhandene Vorschaden für die bei der Begutachtung geklagten Beschwerden und Behinderungen verantwortlich zu machen. Überwiegt das verletzungsspezifische Schadensbild, ist von der gesetzlichen Unfallversicherung der gesamte Schaden als Unfallfolge anzuerkennen. In der **privaten Unfallversicherung** ist der Anteil der zugrunde liegenden Vorschädigung als Mitwirkungsfaktor unfallfremder Faktoren abzuziehen.

Literatur

Brault, J.R., G.P. Siegmund, J.B. Wheeler, E.J. Brault (1998): Clinical response of human subjects to rear-end automobile collisions. Arch Phys Med Rehabil 79: 72–80

Brinkmann, P., W. Frobin, M. Biggemann, M. Tillotson, K. Burton (1999): Ergomed 23: 225–228

Castro, W., B. Kügelgen, E. Ludolph, F. Schröter (1998): Das Schleudertrauma der Halswirbelsäule. Enke, Stuttgart

Castro, W.H., S.J. Meyer, M.E. Becke, C.G. Nentwig, M.F. Hein, B.I. Ercan, S. Thomann, U. Wessels, A.E. Du Chesne (2001): No stress – no whiplash? Prevalence of "whiplash" symptoms following exposure to a placebo rear-end collision. Int J Legal Med 114 (6): 316–322

Castro, W.H.M., M. Schilgen, S. Meyer, M. Weber, C. Peuker, K. Wörtler (1997): Do "Whiplash Injuries" occur in low-speed rear impacts? European Spine Journal 6: 366–375

Croft, A.C., P. Herring, M.D. Freeman, M.T. Haneline (2002): The neck injury criterion: future considerations. Accid Anal Prev 34 (2): 247–55

Cusick, J.F., A. Frank, Pintar, Narayan Yoganandan (2001): Whiplash syndrome, kinematic factors influencing pain patterns. Spine 26 (11): 1252–1258

Ferrari, R., A.S. Russel, M. Richter (2001): Epidemiologie der HWS-Beschleunigungsverletzung. Der Orthopäde 30: 551–558

Frisch, G.D., P.H. Frisch (1986): Biodynamic response sensing and recording systems for manikin applications. In: Sances jr., A., D.J. Thjomas, C.L. Ewing, S.J. Larson, F. Unterharnscheidt: Mechanisms of head and spine trauma. Aloray, Goshen, New York: 133–156

Gay, J.R., K.H. Abbott (1953): Common whiplash injuries of the nec. J Amer Med Ass 152: 1698

Kasch, H., K. Stengaard-Pedersen, L. Arendt-Nielsen, T. Staehelin Jensen (2001): Headache, neck pain and neck mobility after acute Whiplash injury, a prospektive study. Spine 26 (11): 1246–1251

Krämer, J. (1997): Bandscheibenbedingte Erkrankungen. Thieme, Stuttgart

McConnell, W.E., R.P. Howard, H.M. Guzmann et al. (1993): Analysis of human test subject kinematic responses to low velocity rear end impact. SAE SP-975: 21–30

Moorahrend, U. (1993): Die Beschleunigungsverletzung der Halswirbelsäule. Fischer, Stuttgart

Rompe, G., A. Erlenkämper (1998): Begutachtung der Haltungs- und Bewegungsorgane. 3. Aufl. Thieme, Stuttgart

Schröter, F. (1998): Grundlagen der traumatischen Begutachtung. In: Castro, W., B. Kügelgen, E. Ludolph, F. Schröter: Das Schleudertrauma der Halswirbelsäule. Enke, Stuttgart

Tencer, A.F., S. Mirza, K. Bensel (2001): The response of human volunteers to rear-end impacts: the effect of head restraint properties. Spine 26 (22): 2432–2442

Thomas, D.J., M.E. Jessop (1983): Experimental head and neck injury. In: Ewing, C.L., D.L. Thomas, A. Sances jr., S.J. Larson: Impact of the head and spine. Thomas Springfied/Ill.: 177–217

Welcher, J.B., T.J. Szabo (2001): Relationships between seat properties and human subject kinematics in rear impact tests. Accid Anal Prev 33 (3): 289–304

Yoshida, H., S. Tsutsumi: (2001) Experimental analysis of a new flexible neck model for low-speed rear-end collisions. Accid Anal Prev 33 (3): 305–312

15.2 Spondylolyse und Spondylolisthese

Definition

Die Spondylolyse ist eine Spaltbildung in der Interartikularportion des Wirbelbogens, in deren Folge eine Spondylolisthesis (Wirbelgleiten) auftreten kann. Dabei handelt es sich um das Gleiten eines Wirbelkörpers nach ventral.

Ätiologie und Pathogenese

Grundlegende Ausführungen zur Spondylolyse und Spondylolisthese finden sich im Kapitel 7. In der Literatur wird übereinstimmend darauf hingewiesen, dass das typische Krankheitsbild einer Spaltbildung in der Interartikularportion mit und ohne nachfolgendem Gleitvorgang anlagebedingt ist und nicht durch ein einmaliges traumatisches Ereignis verursacht werden kann (Brocher 1958, Dick u. Morscher 1988, Francillon u. Konermann 1990, Wiltse u. Rothman 1996, Wittenberg u. Mitarb. 1998, Krumbiegel u. Meyer-Clement 2000, Jeanneret 2001). Dies gilt sowohl für die dysplastische wie auch für die isthmische Spondylolisthese. Verwiesen wird auf die genetische Belastung mit Häufung der Spondylolyse und Spondylolisthese in ethnischen Gruppen (z. B. Inuit), bestimmten Familien und Bevölkerungsgruppen und auf die begleitenden Deformitäten mit Dysplasie des Wirbelbogens und dorsaler Spaltbildung (Spina bifida).

Bei Gewalteinwirkungen auf das Bewegungssegment brechen die Wirbel entweder im Wirbelkörperbereich am Dornfortsatz oder selten im Bereich der Wirbelgelenke, jedoch nicht in der Interartikularportion. Klinische Erfahrungen und experimentelle Untersuchungen zeigen, dass eine traumatische Entstehung einer Spondylolyse im Sinne einer einmaligen Höchstbelastung abzulehnen ist. Die Spaltbildung im Bogen kann weder unfallbedingt noch durch eine einmalige oder einige wenige Kraftanstrengungen verursacht werden. Schwieriger wird die Kausalitätsbetrachtung bei wiederholten Rückneigungsbewegungen des Rumpfes unter axialer Belastung, wie z. B. beim Turnen, Trampolinspringen, Turmspringen und beim Gewichtheben. Hier sind Ermüdungsfrakturen in der Interartikularportion des Wirbelbogens mit später nachfolgendem Vorwärtsgleiten des Wirbelkörpers eher möglich (Niethard 1981, Pfeil u. Mitarb. 1987). Wiederholte Flexions-/Extensionsbewegungen oder häufig wiederholte Haltungen in verstärkter Lordose in Kombination mit Wirbelsäulenrotationen können als Ursache für die Spondylolyse angenommen werden. Allerdings ist auch hier eine endogene Komponente als Mitwirkungsfaktor bei der Begutachtung entscheidend.

Einzubeziehen in die Kausalitätsbetrachtung bei einer Spondylolisthese ist die Möglichkeit der Einleitung des Gleitvorganges oder ein Weitergleiten bei bereits eingetretener Spondylolisthese durch ein Unfallereignis. Ob sich aus einer Spondylolyse ein Wirbelgleiten entwickelt, hängt vom Zustand der umgebenden Weichteile sowie der benachbarten Bandscheibe ab. Der Gleitvorgang trifft gehäuft zwischen dem 12. Lebensjahr und dem Abschluss der Wachstumsperiode auf. Beweisend wären hier nur Röntgenaufnahmen vor und nach dem Unfallereignis. In der Regel ist auch ein Bewegungssegment mit Spondylolisthese nach Wachstumsabschluss stabil. Ein Gleiten bzw. Weitergleiten bei Spondylolyse/Spondylolisthese durch einen Unfall bzw. eine traumatische Einwirkung ist eher unwahrscheinlich.

Klassifikation

Die Klassifikation nach Wiltse u. Rothman (1989) unterscheidet eine angeborene dysplastische Spondylolisthese durch eine Gefügestörung mit verminderter Belastbarkeit des lumbosakralen Überganges und eine isthmische Spondylolisthese durch eine Ermüdungsfraktur der Pars interarticularis mit nachfolgendem Vorwärtsgleiten des Wirbelkörpers. Davon sind grundsätzlich degenerative, traumatische und postoperative Spondylolisthesen zu unterscheiden, bei denen der Wirbelbogen primär intakt ist:

- Bei der degenerativen Spondylolisthese kommt es zu einem Wirbelgleiten aufgrund einer degenerativen Instabilität des Zwischenwirbelabschnitts. Der Gleitvorgang geht nur soweit, wie es die Schrägstellung der Wirbelbogengelenke zulässt.

- Bei der traumatischen Spondylolisthese handelt es sich um Luxationsfrakturen, die gutachterlich in einen anderen Abschnitt gehören. Gleiches gilt für die postoperative Spondylolisthese, in der Regel nach ausgedehnter Laminektomie mit Entfernung stabilisierender Elemente des Wirbelbogens.

Gutachterlich bedeutsam ist die isthmische Form der Spondylolisthese wegen ihrer großen Häufigkeit und weil sie vielfach Gegenstand der Auseinandersetzung bei Unfällen, berufliche Belastungen und Minderung der Leistungsfähigkeit ist.

Begutachtung

Kombination von Schadensbildern

Grundsätzlich kann auch ein Bewegungssegment mit Spondylolyse/Spondylolisthese bei entsprechender Gewalteinwirkung einen traumatischen Schaden erleiden. Dieser entspricht dann jedoch dem üblichen Schadensbild mit Kompressionsfraktur des Wirbelkörpers, Dornfortsatzabriss oder der Verlagerung von Bandscheibengewebe. Die Beurteilung der Frakturen erfolgt nach dem Schema wie es im Kapitel 15.5 aufgeführt ist. Bei einem durch Trauma ausgelösten Bandscheibenvorfall entspricht die Beurteilung der im Kapitel 15.4 angegebenen Trias. Da neben diesen direkten Verletzungsfolgen auch das Krankheitsbild der Spondylolyse oder Spondylolisthese klinische Symptome hervorrufen kann, ist diese Vorschädigung als konkurrierende Kausalitäts- bzw. unfallfremder Mitwirkungsfaktor in die gutachterliche Beurteilung einzubeziehen.

Die Bewertung in der gesetzlichen Unfallversicherung unterscheidet sich dabei von der privaten Unfallversicherung. In der **gesetzlichen Unfallversicherung** spricht man entweder von der vorübergehenden Verschlimmerung eines anlagebedingten Leidens, das nach einer gewissen Zeit – meistens nach einigen Wochen oder Monaten – abgeklungen ist. Besser jedoch ist die Bezeichnung „Mitverursachung" des posttraumatischen Krankheitsbildes, in der Regel eine Lumbalgie oder Ischialgie. Der Vorschaden (Spondylolyse, Spondylolisthese) und der Unfallschaden (Distorsion bzw. Stauchung des Bewegungssegmentes) ergeben den Gesamtschaden. Vorübergehend ist der Unfallschaden für die Symptomatik bestimmend, im weiteren Verlauf, d.h. nach einigen Wochen, der Vorschaden. Private Unfallversicherung. In der **privaten Unfallversicherung** wird bei einem Trauma ggf. mit einer Wirbelkörperfraktur oder einem Dornfortsatzabriss ein Mitwirkungsfaktor unfallfremder Krankheiten berücksichtigt. Selbst bei völliger Beschwerdefreiheit vor dem Unfallereignis ist bei der Auslösung einer Lumbalgie oder Ischialgie bei nachgewiesener Spondylolyse bzw. Spondylolisthese ein Mitwirkungsanteil von mindestens 50% anzunehmen.

BK 2108

Bei der Beurteilung einer bandscheibenbedingten Erkrankung der Lendenwirbelsäule als Berufskrankheit (s. Kap. 15.10) ergibt sich die Frage, ob die Degeneration der Bandscheibe mit nachfolgendem Lumbalsyndrom bzw. diskogener Ischialgie in einem durch Spondylolyse bzw. Spondylolisthese veränderten Segment durch berufliche Einwirkungen im Sinne von Heben und Tragen schwerer Lasten oder/und extremer Rumpfbeugehaltung beschleunigt abläuft. Durch die Spondylolyse mit instabiler Anbindung der vorderen Anteile des Bewegungssegmentes zum Wirbelbogen ist die Bandscheibe gegenüber beruflichen Belastungen besonders anfällig. Es handelt sich um eine konkurrierende Kausalität bei der Entstehung des Krankheitsbildes Lumbalgie/Ischialgie. Einerseits kann die durch berufliche Belastung geschädigte Bandscheibe das Krankheitsbild der Spondylolyse/Spondylolisthese verschlimmern, andererseits ist eine Rückwirkung der Instabilität im Bogenteil durch die Spondylolyse/Spondylolisthese auf die Bandscheibe denkbar. Da eine Spondylolyse bzw. Spondylolisthese schon bei Jugendlichen erkennbar ist, muss die Diagnose rechtzeitig gestellt werden, d.h. bevor wirbelsäulenbelastende berufliche Tätigkeiten aufgenommen werden. Die Diagnose ist oft schon bei der Inspektion mit typischem Rückenprofil in der Lumbosakralregion (Sprungschanzenphänomen), spätestens aber anhand der Röntgenaufnahmen zu stellen. Personen mit Spondylolyse bzw. Spondylisthese sollten keine schweren körperlichen Arbeiten durchführen.

Beurteilung der Leistungsfähigkeit

Bei einer Spondylolyse/Spondylolisthese richtet sich der Behinderungsgrad (GdB, MdE) nach dem Ausmaß der Beschwerden. Bei der auf die Lumbosakralregion begrenzten Symptomatik beträgt der Grad der Behinderung 10–20% und kann sich bei zusätzlicher radikulärer Symptomatik, die meist beidseitig auftritt, auf 30–50% steigern. In diesen Fällen ist meistens auch eine operative Behandlung mit Reposition und Spondylodese des betroffenen Segmentes erforderlich.

Berufsunfähigkeit bei Spondylolyse/Spondylolisthese liegt vor, wenn Tätigkeiten auszuführen sind, die mit längerem Stehen, Heben und Tragen sowie Überkopfarbeiten verbunden sind. Hier können immer wieder Beschwerden auftreten, die zu lang dauernden Arbeitsunfähigkeitszeiten führen. Auch von sportlichen Betätigungen, die mit axialer Stauchung und Hyperlordosierung einhergehen, ist abzuraten.

Eine Erwerbsunfähigkeit durch Spondylolyse/Spondylolisthese ist nur in extremen Fällen gegeben, da die Beschwerden auch bei doppelseitiger Wurzelkompression ein bestimmtes Beschwerdeniveau nicht überschreiten.

Die Leistungsfähigkeit nach erfolgreich durchgeführter Spondylodese kann wieder uneingeschränkt sein, es sei denn, es liegen Symptome eines Postfusionssyndroms vor (s. Kap. 10.4.6) mit Belastungserscheinungen im Nachbarsegment und in den Kreuzdarmbeinfugen.

Literatur

Brocher, J. (1958): Die Wirbelverschiebung in der Lendengegend. Thieme, Leipzig

Dick, W., E. Morscher (1988): Therapiekonzept für Spondylolisthesis. In: Hohmann, Kügelgen, Liebig: Neuroorthopädie 4. Springer, Berlin

Francillon, M., H. Konermann (1990): Spondylolisthesen. In: Witt, Rettig, Schlegel: Orthopädie in Praxis und Klinik. 2. Aufl. Thieme, Stuttgart

Jeanneret, B. (2001): Spondylolyse und Spondylolisthesis. In: von Strempel, A.: Die Wirbelsäule. Thieme, Stuttgart

Krumbiegel, A., Meier-Clement, M. (2000): Wirbelgleiten (Spondylolisthesis). In: Ludolph, Lehmann, Schürmann: Kursbuch der ärztlichen Begutachtung. Ecomed, Landsberg

Niethard, F. (1981): Die Form- und Funktionsproblematik des lumbosakralen Übergangs. Eine morphologische, experimentelle und röntgenologisch-klinische Studie. Die Wirbelsäule in Forschung und Praxis. Bd. 90. Hippokrates, Stuttgart

Pfeil, J., F. Niethard, H. Cotta (1987): Die Pathogenese kindlicher Spondylolisthesen. Zeitschrift für Orthopädie 125 (5): 526–533

Wiltse, L., L. Rothman (1996): Lumbar and lumbosacral Spondylolisthesis. In: Wiese, W., N. Weinstein: The lumbar spine. 2nd ed. Saunders, Philadelphia

Wiltse, L.L., L.G. Rothmann (1989): Spondylolisthesis: Classification, diagnosis, and natural history. Seminars Spine Surg 1 (2): 78–94

Wittenberg, R., R. Willburger, J. Krämer (1998): Spondylolyse und Spondylolisthese. Orthopäde 27: 51–63

15.3 Degeneratives Wirbelgleiten

Definition

Bei der degenerativen Spondylolisthese kommt es aufgrund von degenerativen Veränderungen im Zwischenwirbelabschnitt zur Verschiebung der Wirbel gegeneinander, in der Regel nach vorn. Im Gegensatz zur isthmischen Spondylolyse ist der Wirbelbogen bei der degenerativen Spondylolisthese vollständig erhalten. Beweisend sind die Schrägaufnahmen. Schmorl u. Junghanns (1968) gebrauchen den Begriff „Pseudospondylolisthesis". Im englischsprachigen Raum sind die Begriffe „degenerative Spondylolisthesis" und „isthmic Spondylolisthesis" gebräuchlich. Für das Gleiten eines Wirbels nach dorsal wird der Begriff „Retrolisthese" eingesetzt, bei Rotation spricht man vom „Drehgleiten".

Ätiologie und Pathogenese

Das degenerative Wirbelgleiten nach vorn betrifft vorwiegend das Segment L4/5 und tritt gehäuft im Zusammenhang mit einer Sakralisation des 5. LWK, bzw. mit einem deutlich oberhalb der Beckenkammebene liegenden 4. LWK auf (Wittenberg u. Mitarb. 1998). Aufgrund einer Lockerung der Bandscheibe infolge der degenerativen Vorgänge gleitet der gesamte Wirbel, einschließlich des Bogens und aller Fortsätze nach ventral. Die schräg gestellten, teilweise frontal stehenden Gelenkflächen L4/5 verhindern ein weiteres Ventralgleiten, so dass die degenerative Spondylolisthese nicht mehr als die Schweregrade 1 oder 2 nach Meyerding erreicht (Wiltse u. Rothman 1996).

Charakteristisch ist eine fortgeschrittene Arthrosis deformans der Wirbelgelenke L4/5. Sie ist als Folge einer vermehrten Druckbeanspruchung aufgrund des Gleitvorganges anzusehen. Die kaudal des ventral dislozierten Wirbels gelegene Bandscheibe ist meist stark erniedrigt und ein Zeichen der degenerativen Veränderungen. Aufgrund der Wirbelverschiebung und vor allem durch die arthrotischen Veränderungen der betroffenen Wirbelgelenke mit Osteophyten, die in den Wirbelkanal gerichtet sind, kommt es zu einer segmentalen Wirbelkanalstenose. Die Hinterkante des kaudalen Wirbels verursacht eine zentrale Spinalkanalstenose; mediale arthrotische Wucherungen am oberen Gelenkfortsatz des unteren Wirbels (aszendierende Facette) verursachen eine laterale Spinalkanalstenose (s. Kap. 11).

Das degenerative Wirbelgleiten entsteht nach dem 50./60. Lebensjahr und tritt im Zusammenhang mit der Spinalkanalstenose Typ 1 vorwiegend bei Frauen auf. Die klinischen Erscheinungen entsprechen denen der Spinalkanalstenose, d.h. die Patienten klagen über ausstrahlende Schmerzen in beide Beine, besonders beim Gehen und Stehen. Bei Neigung nach vorn und im Sitzen verschwinden die Beschwerden. Die Schmerzen gehen einher mit Parästhesien in den betroffenen Segmenten. Mitunter sind Parästhesien ohne Schmerzen vorhanden.

Viele ältere Menschen haben ein degeneratives Wirbelgleiten ohne Beschwerden, d.h. das Leiden bleibt unbemerkt. Man spricht dann von einem kompensierten degenerativen Wirbelgleiten. Zur Dekompensation kommt es spontan oder durch besondere Anstrengungen wie längeres Gehen, Stehen und Überkopfarbeiten mit Hyperlordose der Lendenwirbelsäule.

Klassifikation und Begutachtung

Die Beurteilung in der Unfallbegutachtung erfolgt wie bei der isthmischen Spondylolisthese. Durch ein einmaliges traumatisches Ereignis wird ein degeneratives Wirbelgleiten nicht verursacht. Der Gleitvorgang stellt ein allmähliches Geschehen auf degenerativer Basis dar, das sich über mehrere Jahre unbemerkt vollzieht, bis es ggf. Symptome verursacht. Durch ein Unfallereignis kann ein bis dahin kompensiertes Wirbelgleiten dekompensieren und symptomatisch werden. Von den Betroffenen wird der Gesamtschaden (das Wirbelgleiten) als Unfallfolge angeschuldigt.

Dem ist entgegenzuhalten, dass traumatische Einwirkungen auf ein Bewegungssegment beim alten Menschen eher Frakturen der Wirbel als Kompressionsfrakturen bzw. Wirbelbogenfrakturen und Fortsatzabrisse hervorrufen, als Verschiebungen der Wirbel gegeneinander ohne knöcherne Beteiligung. Die Dislokation zweier Wirbel gegeneinander tritt bei traumatischen Einwirkungen nur im Zusammenhang mit gleichzeitigen Knochenverletzungen, als sog. Luxationsfraktur ein.

In der **privaten Unfallversicherung** wird nach einem Trauma mit erstmalig oder wiederholt aufgetretener Lumbalgie und Ischialgie bei nachgewiesenem degenerativem Wirbelgleiten ein Mitwirkungsanteil des Vorschadens von mind. 50% angesetzt. Die unfallbedingte Komponente des Gesamtschadens mindert sich in den folgenden Wochen bis zu max. 3 Monaten abgestuft. Aufgrund der Ätiologie und Pathogenese des degenerativen Wirbelgleitens ist anzunehmen, dass bei der grenzwertigen Situation zur Dekompensation eine Gelegenheitsursache des täglichen Lebens die Dekompensation – auch ohne das angeschuldigte Unfallereignis – zur Folge gehabt hätte.

Ähnlich erfolgt die Begutachtung in der **gesetzlichen Unfallversicherung**, bei der die **Mitverursachung** des posttraumatischen Krankheitsbildes in der Regel einer Lumbalgie oder Ischialgie nur vorübergehend, d.h. für den gleichen Zeitraum wie bei der privaten Unfallversicherung als Unfallfolge zu werten ist.

Problematisch ist der ursächliche Zusammenhang eines degenerativen Wirbelgleitens als Folge einer langjährigen beruflichen Belastung. Entsprechend der **BK 2108** werden bandscheibenbedingte Erkrankungen als Berufserkrankung anerkannt, wenn gewisse Voraussetzungen gegeben sind. Das degenerative Wirbelgleiten mit den Folgeerscheinungen an den Wirbelgelenken und der nachfolgenden Spinalkanalstenose ist indirekt als bandscheibenbedingte Erkrankung anzusehen. Da sich die indirekte bandscheibenbedingte Erkrankung als degeneratives Wirbelgleiten in der Regel erst nach der beruflichen Aktivzeit, d.h. nach dem 65. Lebensjahr voll entwickelt und sich ggf. erst dann bemerkbar macht, steht ein Zwang zur Unterlassung der verursachenden beruflichen Tätigkeit und evtl. der Maßnahmen nach §3 nicht zur Diskussion.

Der Behinderungsgrad (GdB, MdE) richtet sich nach dem Ausmaß der Beschwerden. Bei einer lokal auf die Lumbalregion begrenzten Symptomatik beträgt der Grad der Behinderung 10–20% und kann sich bei zusätzlicher radikulärer Symptomatik, die in der Regel beidseitig auftritt, auf 30–50% steigern. Wenn die Gehfähigkeit aufgrund der Wirbelkanaleinengung nur noch wenige Meter beträgt, kann sich die GdB/MdE bis auf 100% steigern.

Literatur

Junghanns, Schmorl, G.H. (1968): Die gesunde und die kranke Wirbelsäule in Röntgenbild und Klinik. 5. Aufl. Thieme, Stuttgart

Krämer, J., M. Wiese, R. Haaker, K. Bernsmann (2001): Bandscheibenvorfall und Trauma. Orthopäde 30: 121–127

Wiltse, L., L. Rothman (1996): Lumbar and lumbosacral Spondylolisthesis. In: Wiese, W., N. Weinstein: The lumbar spine. 2nd ed. Saunders, Philadelphia

Wittenberg, R., R. Willburger, J. Krämer (1998): Spondylolyse und Spondylolisthese. Orthopäde 27: 51–63

15.4 Degenerative Wirbelsäulenerkrankungen und Trauma

Bei der Begutachtung geht es im wesentlichen um Verlagerungen von Bandscheibengewebe in Form von intradiskalen Massenverschiebungen, Protrusionen und Prolapsen, die ggf. durch ein Unfallereignis hervorgerufen oder verschlimmert werden. Deswegen ist die Thematik bei der Literatursuche in erster Linie unter den Begriffen „Bandscheibenvorfall" und „Unfall" zu finden (Krämer u. Mitarb. 2001).

Die gutachterliche Beurteilung eines ursächlichen Zusammenhangs zwischen Bandscheibenvorfall und Trauma ist schwierig. Zu berücksichtigen ist der individuelle Vorschaden und das traumatische Ereignis, das zur typischen Beschwerdesymptomatik führt. Angesichts der weiten Verbreitung degenerativer Wirbelsäulenerkrankungen, mit Schulter-, Nacken- und Rückenschmerzen und ausstrahlenden Symptomen in die Extremitäten als sog. Volkskrankheit, kommt es bei der Begutachtung auf die Abgrenzung des Vorschadens von einer eventuell hinzugekommenen traumatischen Schädigung des Bewegungssegmentes an.

Ätiologie und Pathogenese

Da beim erwachsenen Menschen nicht von primär gesunden Bandscheiben ausgegangen werden kann, ist die von Unfallversicherungen geforderte körperliche Unversehrtheit als Ausgangssituation irrelevant. Jenseits des 30. Lebensjahres gibt es beim Menschen fast keine Wirbelsäule mehr, die nicht schon degenerative Veränderungen aufweist. Hauptursache der allgemeinen Bandscheibendegeneration ist die frühzeitige Alterung bradytropher Gewebe, begünstigt durch statisch mechanische Einflüsse. Insbesondere die unteren Abschnitte der Hals- und Lendenwirbelsäule zeigen schon im frühen Erwachsenenalter Rissbildungen, Zermürbungserscheinungen und Gefügelockerung. Zentrales, mobiles Bandscheibengewebe verlagert sich spontan oder durch äußere Einwirkungen provoziert nach dorsal und dringt in die radiären Risse im Anulus vor. Es entstehen Vorwölbungen und ggf. Vorfälle des Bandscheibengewebes mit Druck auf neurale Elemente mit entsprechenden Symptomen. Im mittleren Lebensabschnitt zwischen dem 30. und 60. Lebensjahr besteht die biomechanische Konstellation zur Verlagerung von Bandscheibengewebe im Zwischenwirbelabschnitt mit noch erhaltenem Quelldruck des Nucleus pulposus bei bereits eingetretenen Zermürbungserscheinungen des Anulus fibrosus. Axiale Krafteinwirkungen, insbesondere verbunden mit einer Seitenverbiegung und Drehbewegung können zu einer Dekompensation dieses labilen Zustandes mit intradiskalen Massenverschiebungen, Protrusionen und Prolapsen, führen.

Trotz der oft eindrucksvollen morphologischen Veränderungen ist für die Beurteilung allein der klinische Befund maßgebend. Es gibt Protrusionen und Prolapse mit geringen oder fehlenden klinischen Erscheinungen und relativ starken Beschwerden bei nur geringgradigem morphologischem Befund. Bei der Ermittlung des Vorschadens durch anlagebedingte degenerative Veränderungen ist der Gutachter im Wesentlichen auf die klinischen Angaben des Patienten und auf die Angaben in den Krankenunterlagen über durchgemachte, behandlungsbedürftige Lumbalgien und Ischialgien angewiesen.

Klassifikation und Begutachtung

Unter „Unfall" versteht man in der privaten und der gesetzlichen Unfallversicherung ein plötzlich und nicht vorhersehbares, von außen einwirkendes, den Körper schädigendes Ereignis. Als Ereignis sind Vorgänge zu betrachten, die auf den Körper des Versicherten einwirken und außerhalb des Einflussbereichs seines Körpers liegen. Als Ursache eines Bandscheibenvorfalles bzw. eines akuten Bandscheibensyndroms werden aber selten Unfälle im Sinne der Definition, als vielmehr ungewollte plötzliche Muskelanspannungen und Bewegungsabläufe angegeben. Deswegen verwendet man im Zusammenhang mit der Entstehung des Bandscheibenvorfalls vielfach den medizinischen Begriff „Trauma", der Gewalteinwirkungen jeder Art mit einschließt.

In den allgemeinen Bedingungen für die private Unfallversicherung wird diesem Problem Rechnung getragen. Es fallen auch durch ungewöhnliche Kraftanstrengungen des Versicherten hervorgerufene Verrenkungen, Zerrungen und Zerreißungen an Gliedmaßen und der Wirbelsäule unter den Versicherungsschutz. Entscheidend für die Anerkennung eines traumatischen Ereignisses als Ursache eines Bandscheibensyndroms ist der Ablauf des Geschehens. Es muss geklärt werden, ob der angeschuldigte Vorgang ein Ereignis war, welches eine Versicherungspflicht auslöst. Nicht dazu gehören arbeitsübliche Handlungen, die mit einem zielgerichteten, vom Betroffenen selbst gesteuerten Bewegungsablauf einhergehen. Dazu zählen das Heben und Tragen selbst schwerer Lasten, Arbeiten in gebückter Haltung oder Hochdrücken einer Last mit den Armen. Das sog. Verheben, also der Schmerzanfall beim Anheben eines Gegenstandes aus gebückter Haltung stellt die am häufigsten angegebene Veranlassung zu versicherungsrechtlichen Klärungen. Es handelt sich hierbei um arbeitsübliche Handlungen, die nicht als Unfallereignis anzusehen sind. Damit stehen sie nicht unter Versicherungsschutz. Es handelt sich um einen vom Organismus bewusst gesteuerten Bewegungsablauf. Ein Bandscheibensyndrom bzw. Vorfall, welches sich bei arbeitsüblichen Handlungen entwickelt wäre ohnehin im gleichen Zeitraum und in gleicher Stärke bei irgendeiner anderen gewöhnlichen Verrichtung des täglichen Lebens entstanden.

Die arbeitsübliche Handlung kann jedoch durch äußere Einwirkungen gestört sein. Wenn es bei einem Arbeitsvorgang zu einer unerwarteten Kraftanstrengung mit plötzlicher ungewollter, d. h. reflektorischer Muskelanspannung kommt oder ungewollte Bewegungsabläufe durch äußere Einwirkungen entstehen, handelt es sich um ein plötzlich von außen einwirkendes, den Körper schädigendes Ereignis im Sinne der Unfalldefinition der privaten und gesetzlichen Unfallversicherung. Wesentliches Merkmal für die Kraftanstrengung ist das Moment des Unerwarteten, nicht vorausgesehenen, Unentrinnbaren.

Die Einwirkungen auf den labilen Zustand im Bewegungssegment, vor allem bei gegebener biomechanischer Konstellation zum Bandscheibenvorfall sind ungleich größer als bei einem zielgerichteten Bewegungsablauf. Die Situation tritt ein, wenn z. B. beim Heben und Tragen die Betroffenen stolpern oder wenn ein Tragriemen reißt und das Gewicht sich plötzlich verlagert. Eine traumatische Einwirkung mit Versicherungsschutz liegt auch vor, wenn z. B. mehrere Arbeiter einen schweren Gegenstand gleichzeitig anheben und durch Kippen der Last oder Versagen eines Arbeitskollegen die ganze Last ruckartig auf nur einen Einzelnen übertragen wird. Die bei einem solchen Ereignis auftretenden hohen intradiskalen Druckwerte und Seitenkantenbelastungen erfolgen ohne den willkürlich eingesetzten muskulären Schutz der Rumpf- und proximalen Extremitätenmuskulatur.

Gefordert werden also Ereignisse mit hohen intradiskalen Druckwerten, die beim Heben und Tragen ohnehin auftreten und sich durch ruckartige ungeschützte, zusätzliche Krafteinwirkungen noch potenzieren können. Gutachterlich geht man in solchen Situationen davon aus, dass die Betroffenen einen Bandscheibenvorfall ohne das Ereignis im gleichen Zeitraum und Ausmaß nicht erlitten hätten.

Eindeutig ist die Beurteilung bei schweren Gewalteinwirkungen von außen, die mit Stauchungen und Verbiegungen der Wirbelsäule einhergehen, wie Sturz aus größerer Höhe, Verkehrsunfälle, Sportunfälle und dergleichen.

Wichtige Bedingung für die Anerkennung eines Bandscheibensyndroms als Unfallfolge ist das sofortige Auftreten der Erscheinungen (Tab. 15.**3**). Beschwerden, die erst mehrere Stunden oder Tage nach einem bestimmten Ereignis einsetzen, sind hinsichtlich ihrer Unfallzugehörigkeit mit Skepsis zu betrachten. Plötzlich entstehende intradiskale Massenverschiebungen, Protrusionen und Prolapse rufen sofort heftigste Beschwerden hervor. Da sich die Lage des dislozierten Bandscheibengewebes auch post-

Tab. 15.3 Bedingungen für die Anerkennung eines Bandscheibenvorfalls bzw. eines akuten Bandscheibensyndroms als Unfallfolge

1. Adäquates Trauma mit hohen intradiskalen Druckwerten durch eine von außen kommende Gewalteinwirkung bzw. unerwartete Kraftanstrengung mit dem Moment des Unerwarteten, Nichtvorausgesehenen, Unentrinnbaren.
2. Typische Beschwerden müssen sofort einsetzen.
3. Patient muss unmittelbar vor dem Ereignis beschwerdefrei gewesen sein.

traumatisch noch verändern kann, ist es durchaus möglich, das unmittelbar nach dem Ereignis ein Kreuzschmerz besteht, der sich innerhalb der nächsten Tage durch Dorsolateralverlagerung des Gewebes zu einem radikulären Syndrom weiter entwickelt. Wegen der starken Schmerzen und Bewegungseinschränkung können die Betroffenen ihre Arbeit nicht fortsetzen und suchen innerhalb von 24 Stunden einen Arzt auf.

Ein weiteres Kriterium für die Anerkennung eines traumatischen Ereignisses als Ursache für den Bandscheibenvorfall ist die Beschwerdefreiheit vor dem Ereignis. Diese Frage lässt sich meistens leicht dadurch beantworten, dass sich ein Patient mit Kreuz- und Ischiasschmerzen keiner belastenden Situation aussetzt.

Über die **versicherungsrechtliche Anerkennung** eines Bandscheibenvorfalls bzw. eines akuten Bandscheibensyndroms, das unter eindeutiger Gewalteinwirkung entstanden ist, herrscht weitgehend Einigkeit in der älteren und neueren Literatur (Bürkle-de-la-Camp 1951, Fürmaier 1954, Güntz 1958, Schmorl u. Junghanns 1968, Mollowitz 1998, Rompe u. Erlenkämper 1998, Krämer u. Mitarb. 2001, Ludolph 2001, Schönberger u. Mitarb. 2003). Genaue gutachterliche Richtlinien für die Beurteilung einer posttraumatischen Ischialgie oder eines anderen akuten Bandscheibensyndroms fehlen allerdings. Es bleibt die Aufgabe des Gutachters, für die Verlagerung des Bandscheibengewebes mit den entsprechenden klinischen Symptomen nach kritischer Bewertung mehr endogene oder mehr exogene Momente verantwortlich zu machen.

Aus den Literaturangaben geht hervor, dass jeder Fall einer individuellen Beurteilung bedarf. Begutachtungskriterien ergeben sich aus früher durchgemachten Bandscheibensyndromen, dem Unfallhergang und dem weiteren Krankheitsverlauf. Die geforderte Beschwerdefreiheit vor dem Unfall mit körperlicher Unversehrtheit als Ausgangssituation ist bei degenerativen Wirbelsäulenerkrankungen irrelevant. Ein gewisses Maß an degenerativer Vorschädigung mit gesteigerter Verletzlichkeit seiner Bandscheiben ist bei jedem Menschen vorauszusetzen, vor allem, wenn er sich im mittleren Lebensabschnitt befindet. Entsprechend der weiten Verbreitung und Häufigkeit bandscheibenbedingter Beschwerden, kann man auch dem Gutachtenpatienten hin und wieder in der Anamnese auftretende Kreuzschmerzen und Nackenschmerzen zugestehen, ohne dass daraus eine besondere Disposition zu bandscheibenbedingten Erkrankungen abzuleiten wäre. Lediglich bei gehäuften und schweren behandlungsbedürftigen Ischialgien und Zervikobrachialsyndromen vor dem Unfall muss eine besondere Anfälligkeit zur Verlagerung von Bandscheibengewebe angenommen werden. Einem Unfall bzw. einer ungewöhnlichen Kraftanstrengung kommt hier die Bedeutung des auslösenden Faktors eines ohnehin bald erwarteten Wurzelsyndroms zu.

Bei einem gewöhnlichen, altersüblichen Vorschaden (Volkskrankheit) und bei einem adäquaten Trauma mit nachfolgendem akutem Bandscheibensyndrom wird sowohl in der gesetzlichen Unfallversicherung als auch in der privaten Unfallversicherung eine Aufteilung des Gesamtschadens im weiteren Verlauf vorgenommen.

In der **gesetzlichen Unfallversicherung** gilt das Prinzip der Mitverursachung mit der Entschädigung nach dem Alles-oder-nichts-Gesetz. Überwiegt die traumabedingte Komponente, ist der Gesamtschaden, d.h. das Krankheitsbild der posttraumatischen Lumbalgie oder Ischialgie für einen bestimmen Zeitraum im vollen Umfang als Unfallfolge anzusehen. Erst wenn im weiteren Verlauf die unfallbedingten Krankheitserscheinungen abgeklungen sind und ggf. neue Symptome auftreten, so sind diese in vollem Umfang dem unfallunabhängigen degenerativen Vorschaden zuzurechnen.

Der **privaten Unfallversicherung** wird von vornherein eine Aufteilung in unfallbedingte Komponente und anlagebedingte Komponente als sog. Mitwirkungsfaktor unfallfremden Geschehens vorgenommen. Je nach Einschätzung der unfallunabhängigen Komponente können die unfallbedingten Krankheitserscheinungen anfangs bis zu 100% des Gesamtschadens bedeuten, mit einer abnehmenden Staffelung im weiteren Verlauf. Die Teilanerkennung kann dann je nach Zuordnung der Beschwerden als traumabedingte MdE, z.B. 20% für ein Jahr tragen.

Normalerweise klingen auch die durch ein Trauma ausgelösten Lumbalgien und Ischialgien innerhalb von wenigen Wochen und Monaten entsprechend dem spontanen Heilungsverlauf bandscheibenbedingter Erkrankung ab. Alle weiteren, vom Bewegungssegment ausgehenden Beschwerden sind Folge der Bandscheibenerkrankung und nicht mehr des Unfalls.

Wenn ein Bandscheibenvorfall als Unfallfolge auch als Teilursache anerkannt wird, so muss man auch alle daraus eventuell entstehenden **Dauerschäden** einbeziehen. Dazu zählen z.B. verbleibende neurologische Störungen, wie eine Peroneusparese nach L5-Syndrom, eine Quadrizepsparese beim L3/4-Syndrom oder postoperative Verwachsungsbeschwerden beim **Postdiskotomiesyndrom**, wenn der unfallbedingte Bandscheibenvorfall eine Operation zur Folge hatte. Objektivierbare Dauerschäden, wie z.B. Operationsfolgen oder neurologische Ausfälle nach einem posttraumatischen Bandscheibensyndrom stellen in der Gutachterpraxis jedoch eine Ausnahme dar. In den meisten Fällen stehen den Gutachtern nur die subjektiven Angaben des Patienten zum Krankheitsverlauf zur Verfügung.

Wenn die Betroffenen angeben, die unfallbedingten Schmerzen seien nach einer bestimmten Zeit vollständig abgeklungen und hätten dann nach einer beschwerdefreien Zeit wieder eingesetzt, ist eine zeitliche Abgrenzung des posttraumatischen Bandscheibensyndroms von der anlagebedingten Erkrankung möglich.

Meistens wird jedoch behauptet, die vom Unfall ausgelösten Schmerzen und Behinderungen hielten vom Unfalltag über mehrere Monate und Jahre ununterbrochen an. In diesen Fällen ist eine abgestufte Beurteilung nach den allgemeinen medizinischen Erfahrungen über den spontanen Heilverlauf nach einer bestimmten Verletzung erforderlich. Man kann dabei davon ausgehen, dass der Gesamtschaden nicht allein dem Unfall zugeschrieben werden kann, da ohne Vorschädigung ein gleichartiger Zustand in diesem Ausmaß nicht eingetreten wäre.

Nach allen ärztlichen Erfahrungen über die Spontanheilung beim lumbalen Bandscheibenvorfall (Krämer 1995) geht die traumabedingte Verschlimmerung eines Bandscheibensyndroms nach einem halben Jahr bis einem Jahr wieder in den üblichen Krankheitsablauf über. Genaue Richtzahlen über Zeitabstände und prozentuale Verteilung des Gesamtschadens auf unfallabhängige und unfallunabhängige Ursachen lassen sich nicht aufstellen, weil Wirbelsäulenvorschädigung und Gewalteinwirkungen in jedem Fall andere Kombinationen ergeben.

Literatur

Fürmaier, A. (1954): Die Begutachtung und Beurteilung der degenerativen Wirbelsäulenerkrankungen vor allem im Rahmen der Sozialversicherung. Med Monatsschr 8: 274
Güntz, E. (1958): Begutachtungsfragen der Wirbelsäule. In: Hohmann, G., M. Hackenbroch, K. Lindemann: Handbuch der Orthopädie. Bd. II. Thieme, Stuttgart: 889
Krämer, J. (1995): Natural course and prognosis of intervertebral disc diseaeses. Spine 20: 635–639
Krämer, J., M. Wiese, R. Haaker, K. Bernsmann (2001): Bandscheibenvorfall und Trauma. Orthopäde 30: 121–127
Ludolph, E. (2001): Begutachtung von Unfallfolgen in der gesetzlichen und in der privaten Unfallversicherung. Orthopäde 30: 93–99
Mollowitz, B. (1998): Der Unfallmann. 12. Aufl. Springer, Berlin
Rompe, G., A. Erlenkämper (1998): Begutachtung der Haltungs- und Bewegungsorgane. 3. Aufl. Thieme, Stuttgart
Schmorl, G., H. Junghanns (1968): Die gesunde und die kranke Wirbelsäule in Röntgenbild und Klinik. 5. Aufl. Thieme, Stuttgart
Schönberger, A., G. Mehrtens, H. Valentin (2003): Arbeitsunfall und Berufskrankheit. Erich Schmidt, Berlin

15.5 Wirbelbrüche

Bei der gutachterlichen Bewertung frakturbedingter Verletzungsfolgen an der Wirbelsäule sind neben der eigentlichen Deformität im betroffenen Bewegungssegment auch Rückwirkungen auf die benachbarten Segmente, neurologische Störungen und Störungen der Gesamtstatik der Wirbelsäule zu beachten.

Ätiologie und Pathogenese

Für die Therapie ist die Frage der Stabilität von entscheidender Bedeutung. Kaufer (1975) unterscheidet die akute von der chronischen Instabilität. Danach ist die Wirbelsäule akut instabil, wenn nach einem Trauma für das Rückenmark akute Gefahr einer Läsion besteht, sei es durch Verlagerung von Fragmenten in den Spinalkanal, durch verstärkte Achsknickung oder durch Verschiebung in der Transversalebene. Der Grad der Instabilität verringert sich mit zunehmender Heilung knöcherner und diskoligamentärer Strukturen. Nach der Dreisäulentheorie von Denis (1983) ist eine Wirbelfraktur als instabil zu bezeichnen, wenn mehr als ein Tragpfeiler der Wirbelsäule verletzt ist.

Wichtig für die Beurteilung von Spätfolgen ist die **chronische Instabilität**. Sie zeichnet sich durch die über Monate und Jahre zunehmende Deformierung entweder im Sinne der Kyphose mit Gibbusbildung oder der Skoliose mit knickförmiger Seitenverbiegung aus. Rein ossäre Läsionen sind in der Regel nur vorübergehend instabil. Typisches Beispiel ist die primär als schwerwiegend zu bezeichnende „Chance-Fraktur" mit horizontalem Verlauf durch den gesamten Wirbelkörper. Sofern es nicht primär bei der Fraktur zu Läsionen des Rückenmarks und der Nerven gekommen ist, sind schwerwiegende Spätfolgen nicht zu erwarten.

Dagegen ist die Spätprognose der vorwiegend dorsoligamentären Instabilität ungünstiger, da das Gewebe der Bandscheibe und des Bandapparates nur geringe reparative Heilungsvorgänge zeigt.

Anhaltspunkte für die spätere Bewertung von verbleibenden Dauerschäden (nicht nur Achsenabweichungen) nach Wirbelfrakturen geben Weber u. Wimmer (1991). Für jedes Bewegungssegment wird analog zur physiologischen Beweglichkeit der prozentuale Anteil an der Wirbelsäulengesamtbeweglichkeit (welche mit 100% gesetzt wurde) dargestellt. Dabei wird jedes Bewegungssegment nur einmal, dann allerdings mit dem höchsten in Betracht kommenden Faktor eingesetzt. Diese schematische Beurteilung hat Grenzen. Für die Bewertung sind weiterhin bedeutsam: Lokalisation, Ausmaß der Beeinträchtigung sowie körpereigene Kompensationsmöglichkeiten (Schönberger u. Mitarb. 2003).

Neben Deviationswinkeln und Instabilitäten sind nach Rompe u. Erlenkämper (1998) Lebensalter und Vorschäden zum Verletzungszeitpunkt zu berücksichtigen. Mit steigendem Lebensalter vermindert sich die Fähigkeit zur muskulären Kompensation und skelettären Anpassung an Veränderungen der Wirbelsäulenstatik.

Unfallfolgen treten stärker in Erscheinung, wenn die Wirbelsäulenstatik schon vorher beeinträchtigt war, zum Beispiel bei vorbestehenden Skoliosen, Übergangswirbeln, rezidivierenden Lumbalgien und Ischialgien.

Klassifikation

Es gibt verschiedene Klassifikationen von Verletzungsfolgen, die für die medizinische Begutachtung jedoch nur bedingt verwertbar sind. Lob (1973) richtete sich im Wesentlichen nach der erhaltenen oder verlorenen Stabilität. Denis (1983) legt der Klassifikation computertomographische Befunde zugrunde. Die Klassifikation von McAfee (1983) unterscheidet 6 Verletzungstypen.

Nach Magerl (1985) führen bestimmte Verletzungsmechanismen zu typischen Bruchformen. Dabei wird die Wirbelsäule in 3 osteoligamentäre Säulen unterteilt (Denis 1983, Kuner u. Schlosser 1988):

Die **vordere Säule** wird von den ventralen drei Vierteln des Wirbelkörpers, der Bandscheibe und dem vorderen Längsband gebildet.

Die **mittlere Säule** von den hinteren Anteilen des Wirbelkörpers und der Bandscheibe sowie dem hinteren Längsband.

Die **hintere Säule** besteht aus den Wirbelbögen, den Gelenken, den Dornfortsätzen und den dorsalen Bändern. Zur weiteren Definition der Wirbelsäulenverletzungen sei auf das Kapitel 12 verwiesen sowie auf die Klassifikation von Schönberger u. Mitarb. (2003).

Begutachtung

In der Begutachtungspraxis zur Beurteilung von späten Verletzungsfolgen an der Wirbelsäule hat sich die Klassifikation nach Schweregraden in unserer Gutachterpraxis bewährt (Tab. 15.4). Die Einteilung reicht von folgenlos ausgeheilten Verletzungen mit einer unfallbedingten MdE (GdB) von 0% bis zur kompletten Querschnittslähmung bis 100%.

Dorn- und Querfortsatzbrüche rufen nach der Akutphase im weiteren Verlauf keine Funktionsstörungen oder Restschmerzen hervor, selbst wenn sie disloziert sind. Die multiplen muskulären und ligamentären Stabilisatoren der Wirbelsäule kompensieren derartige umschriebene Läsionen. Radiologisch und dementsprechend auch für den Versicherten eindrucksvoll, verleiten derartige Verletzungsfolgen jedoch zu gutachterlichen Überbewertungen und haben sogar zu einer eigenen **Berufskrankheit**, der **Schipperkrankheit** (s. Kap. 15.10). geführt. Gleiches gilt auch für Kompressionsfrakturen im Deck- bzw. Bodenplattenbereich der Wirbelkörper ohne Achsabweichungen. Diese Frakturfolgen werden oft später zufällig entdeckt.

Kompressionsfrakturen mit einer messbaren Achsabweichung führen zu einer Seitenverbiegung in der Frontal- bzw. Sagittalebene. Je nach Deviationswinkel in der Frontalebene, gemessen nach Cobb wie bei der Skoliose, beträgt die MdE (GdB) 10–20% bei Winkelgraden bis zu 15° und bei deutlicher Achsabweichung über 15° bis 30% MdE (GdB). Wegen der Folgeerscheinungen für die Statik mit entsprechenden Beschwerden werden heute Kompressionsfrakturen mit Achsabweichungen stärken Grades so gut wie möglich reponiert und operativ, z.B. mit dem Fixateur interne stabilisiert.

Operativ versorgte Wirbelsäulenfrakturen sind dem Schweregrad 2 zuzuordnen, wenn keine besonderen Komplikationen aufgetreten sind. Die Operationsfolgen werden je nach Ausmaß mit einer MdE von 10–20% bewertet. Dazu zählen u.a.:
- zugangsbedingte Schäden an der Muskulatur,
- Einschränkung der Lungenfunktion bei thorakalen Eingriffen,
- segmentale Innervationsstörungen der Bauchmuskulatur,
- narbenbedingte Funktionseinbußen nach ventralen Eingriffen an der Lendenwirbelsäule.

Bei dorsalen Zugängen ist die Ablösung der Rückenmuskulatur auch ein Segment ober- und unterhalb der Versteifungsstrecke in Rechnung zu stellen (Rompe u. Erlenkämper 1998).

Deimling u. Mitarb. (1992) empfehlen für mono- und bisegmentale Fusionen bei regelrechter Achsenstellung in der Frontalebene und leichter Kyphoseverstärkung von mehr als 10° eine MdE von 10% für den Bereich der Brustwirbelsäule und Lendenwirbelsäule und von 20% für den Bereich Th11 bis L2, unter der Voraussetzung, dass Lungenfunktion, ventrale Muskulatur und angrenzende Segmente nicht beeinträchtigt sind.

Gravierende Folgeschäden nach Wirbelsäulenverletzungen sind instabile Bewegungssegmente und neurologische Störungen. Diese sind dem Schweregrad 4 zuzuordnen. Ein verbleibendes, instabiles Bewegungssegment ist grundsätzlich nach jeder Wirbelsäulenverletzung möglich. Zu erwarten sind segmentale Instabilitäten jedoch eher nach kompletten Berstungsbrüchen mit Verletzung der 3 Säulen sowie nach der Chance-Fraktur mit horizontalem Verlauf der Frakturlinie durch den gesamten Wirbel. Weiterhin treten primäre und sekundäre Instabilitäten nach der Flexions-/Distraktionsfraktur und nach Translationsverletzungen auf. Verbleibende radikuläre neurologische Ausfälle der inkompletten bzw. kompletten Querschnittslähmungen sind entsprechend der Ausprägung den Schweregraden 4, 5 und 6 zuzuordnen (s. Tab. 15.4).

Für die Beurteilung der Verletzungshöhe am Rückenmark wird die segmentale Innervation herangezogen (C1–C8, Th1–Th12, L1–L5, S1–S5). Die Lähmung wird auf das letzte noch erhaltene Rückenmarksegment bezogen. Man spricht deshalb von Lähmung unterhalb von z.B. Th12.

Tab. 15.4 **Klassifikation frakturbedingter Verletzungsfolgen an der Wirbelsäule nach Schweregraden**

Schweregrade	Verletzungsfolgen	MdE/GdB (%)
1	Dorn-(Quer-)fortsatzbrüche Kompressionsfraktur ohne Achsabweichung	< 10
2	Wirbelbruch mit leichter Achsabweichung (< 15°) in der Frontal-(Sagittal-)ebene operativ versorgte Wirbelbrüche	10–20
3	Wirbelbruch mit deutlicher Achsabweichung (> 15°) in der Frontal-(Sagittal-)ebene	20–30
4	posttraumatisch instabiles Bewegungssegment radikuläre Symptomatik	30–50
5	inkomplette Querschnittssymptomatik	30–100
6	komplette Querschnittslähmung (HWS und BWS)	100

Bei der MdE-Bewertung in der Tabelle 15.4 sind die Sekundärschäden berücksichtigt. Man versteht darunter Form- und Funktionsstörungen an der Wirbelsäule in unmittelbarer oder weiterer Entfernung vom verletzten Segment. Ein in Fehlstellung verheilter Wirbelbruch mit Achsabweichung ruft in den Nachbarsegmenten eine asymmetrische Belastung der Bandscheiben hervor, die unter diesen Umständen vorzeitige und vermehrte Verschleißerscheinungen entwickeln. Eine in Fehlstellung verheilte Fraktur wird deswegen für die Nachbarsegmente auch als prädiskotische Deformität bezeichnet (Krämer 1997).

Frakturen mit einer nachfolgenden vermehrten Kyphose, führen kompensatorisch zu Hyperlordosen in den darüber bzw. darunter liegenden Wirbelsäulenabschnitten. So hat zum Beispiel die typische Kompressionsfraktur im thorakolumbalen Übergang eine kompensatorische Hyperlordose der Lendenwirbelsäule mit entsprechenden Beschwerden zur Folge. Die Beschwerden gehen in erster Linie von den lordotisch ineinander gestauchten Wirbelgelenken der unteren Lendenwirbelsäule aus.

Unfallfolgen und Vorschäden

Zu den anlagebedingten Vorschäden zählen Skoliosen, Kyphosen (Morbus Scheuermann), Übergangswirbel, Spondylolisthesen. Wesentlich häufiger sind erworbene Vorschäden mit degenerativen Veränderungen und Osteoporose. Degenerative Vorschäden finden sich in erster Linie in den unteren Abschnitten der Hals- und Lendenwirbelsäule und können z. B. durch Frakturen in diesem Bereich oder in Nachbarsegmenten verschlimmert werden. Bei der Osteoporose ist die Bruchfestigkeit des Wirbelkörpers mehr oder weniger verringert. Auch bei geringeren Gewalteinwirkungen (Bagatellverletzungen) entstehen mehr oder weniger ausgeprägte Kompressionsfrakturen der Wirbelkörper, die auch als Sinterungen bezeichnet werden. Wirbelbogenbrüche und Dislokationen mit neurologischen Erscheinungen treten bei der osteoporotischen Fraktur nur extrem selten auf.

Durch die posttraumatischen Achsabweichungen in Winkelgraden sowie die auf Funktionsaufnahmen darstellbaren posttraumatischen Segmentinstabilitäten gibt es klare Anhaltspunkte für die gutachterliche Bewertung von Verletzungsfolgen an der Wirbelsäule. Gleiches gilt auch für objektivierbare neurologische Ausfälle. Die gutachterliche Bewertung staffelt sich vom Zeitraum unmittelbar nach dem Unfall mit meist 100 % bis zum endgültigen Prozentsatz nach knöcherner Konsolidierung der Fraktur. Bei anlagebedingten oder erworbenen Vorschäden gelten für die private und gesetzliche Unfallversicherung jeweils andere Richtlinien.

In der **privaten Unfallversicherung** sind Vorschäden als Mitwirkungsfaktor unfallfremder Krankheiten von der ermittelten Gesamt-MdE abzuziehen. Bei Verletzungsfolgen mit dem Schweregrad 1 ist der Mitwirkungsfaktor durch etwaige Beschwerden aus Vorerkrankungen auf Dauer allein bestimmend. Bei posttraumatischen Achsabweichungen mit einer messbaren posttraumatischen MdE ist zu prüfen, ob die vorgetragenen Beschwerden, die unter Umständen über dem ermittelten MdE-Wert liegen, nicht auf die Mitwirkung unfallfremder Vorerkrankungen zurückzuführen sind.

In **der gesetzlichen Unfallversicherung** wird der Gesamtschaden, bestehend aus Vorschaden und Unfallschaden, beurteilt und nach dem „Alles-oder-nichts-Gesetz" insgesamt entschädigt oder nicht entschädigt. Gutachterlich ist zu ermitteln, ob der Gesamtschaden mit seinem wesentlichen Anteil eher vom Vorschaden oder eher vom Unfallschaden verursacht wird.

Sekundärschäden

Bei der Begutachtung von Verletzungsfolgen an der Wirbelsäule sind neben den eigentlichen Deformierungen im betroffenen Bewegungssegment auch Sekundärerkrankungen der benachbarten Wirbelsäulenabschnitte zu berücksichtigen. In Fehlstellung verheilte Wirbelbrüche rufen Bandscheibenschäden in der unmittelbaren Nachbarschaft und Sekundärkrümmungen der darüber- und darunter liegenden Wirbelsäulenabschnitte hervor. Die aus diesen Formstörungen resultierenden Beschwerden sind den Unfallfolgen zuzuordnen. Gelegentlich kommt es infolge von Traumen auch einmal zur Besserung des Vorzustandes, z. B. wenn eine schmerzhafte Arthrose der Wirbelgelenke durch eine Wirbelsegmentverblockung abgestützt wird (Rompe u. Erlenkämper 1998). Wegen der statisch dynamischen Auswirkungen ist eine Wirbeldeformierung in der Mitte eines lordotischen oder vor allem kyphotischen Abschnittes wesentlich weniger bedeutsam, als eine gleichartige Wirbeldeformierung an der Grenze eines Wirbelsäulenabschnittes. Verlagerung des Kyphosescheitels und Skoliosierung der Wirbelsäule sind eher ungünstige Folgen. Je tiefer der Kyphosescheitel sinkt, umso geringer sind die Kompensationsmöglichkeiten der Lendenwirbelsäule, vor allem dann, wenn schon eine Funktionseinschränkung des untersten Lendensegmentes durch anlagebedingte oder degenerative Veränderungen vorhanden ist.

Eindeutige und schwere Verletzungsfolgen an der Wirbelsäule bereiten im Allgemeinen keine Schwierigkeiten bei deren Begutachtung. Problematisch und zahlenmäßig vorherrschend bei unseren Begutachtungen waren Verletzungsfolgen mit geringem oder keinem **Krankheitswert** (Schweregrad 1 und 2) und starken Beschwerden zum Begutachtungszeitpunkt. In der Regel beziehen die Gutachtenpatienten alle Beschwerden auf den gebrochenen Wirbel, vor allem, wenn auf Röntgenaufnahmen abgebrochene Dorn- oder Querfortsätze oder ein sichtbares Einsinken einer Deck- oder Bodenplatte zu erkennen sind. Die glaubhaft vorgetragenen Beschwerden sind in der Regel einem unfallunabhängigen auf degenerativer Basis entstandenen Wirbelsäulensyndrom zuzurechnen, das entsprechend den Richtlinien der privaten Unfallversicherung als wesentlicher Mitwirkungsfaktor oder in der gesetzlichen Unfallversicherung als wesentliche Mitverursachung des Gesamtschadens gewertet werden muss. Viele Begutachtungen bei Verletzungsfolgen an der Wirbelsäule fallen deswegen für die Betroffenen unbefriedigend aus und führen häufig zu langwierigen Verfahren.

Wie auch bei den Beschleunigungsverletzungen der Halswirbelsäule ist auch hier das Verletzungsausmaß im Allgemeinen umgekehrt proportional dem Schwierigkeitsgrad der Begutachtung.

Literatur

Deimling, U., T. Hallbauer, K. Münzenberg (1992): Begutachtung von operativ versorgten Wirbelsäulenfrakturen der BWS und LWS ohne neurologische Komplikationen. In: Rompe u. Erlenkämper: Begutachtung der Haltungs- und Bewegungsorgane. Thieme, Stuttgart

Denis, F. (1983): The three column spine and its significance in the classification of acute thoracolumbal spinal injuries. Spine 8: 817

Kaufer, H. (1975): The thoracolumbar spine in Rockwood: Fractures. Vol. 2. Lippincott, Philadelphia

Krämer, J. (1997): Bandscheibenbedingte Erkrankungen. Thieme, Stuttgart

Kuner, E., V. Schlosser (1988): Traumatologie. Thieme, Stuttgart

Lob, A. (1973): Die Wirbelsäulenverletzung und ihre Ausheilung. Thieme, Stuttgart

Magerl, F. (1985): Verletzungen der Brust- und Lendenwirbelsäule. Langenbecks Archiv für Chirurgie 352: 427

McAfee, P. (1983): The value of computertomography in thorakolumbar fractures. J Bone Jt Surg 65-A: 461

Rompe, G., A. Erlenkämper (1998): Begutachtung der Haltungs- und Bewegungsorgane. 3. Aufl. Thieme, Stuttgart

Schönberger, A., G. Mehrtens, H. Valentin (2003): Arbeitsunfall und Berufskrankheit. Erich Schmidt, Berlin

Weber, M., B. Wimmer (1991): Die klinische und röntgenologische Begutachtung von Wirbelsäulenverletzungen nach dem Segmentprinzip. Unfallchirurgie 17: 220

15.6 Verlust oder Dauerschädigung einer Extremität

Der Verlust oder eine gravierende Dauerschädigung einer Extremität mit signifikanter Funktionsbeeinträchtigung hat Rückwirkungen auf den angrenzenden Wirbelsäulenabschnitt. Bei der oberen Extremität sind die Halswirbelsäule und der Beckenbereich betroffen, bei der unteren Extremität die Lendenwirbelsäule. Je nach Ausmaß und Dauer der Schädigung kommt es in den betroffenen Wirbelsäulenabschnitten zur asymmetrischen Belastung der Bewegungssegmente mit der Entstehung einer Seitenverbiegung zunächst als skoliotische Fehlhaltung, im weiteren Verlauf als fixierte Seitenverbiegung, d.h. als Skoliose.

Prothesen nach Verlust einer Gliedmaße und Orthesen bei gravierender funktioneller Beeinträchtigung gleichen den Defekt nur unzureichend aus, zumal Orthesen und Prothesen nicht kontinuierlich getragen werden. Literaturangaben beziehen sich vorwiegend auf den Zustand nach Oberschenkelamputation und stammen meistens aus der älteren Literatur: Lange (1952), Arens (1956, 1957), Belz (1962), Borgmann (1957, 1960), Hedtmann (2000), Heipertz (1966), Holland u. Wölck (1967), Krämer u. Mitarb. (1979), Theiss (1957), Marquardt (1957), Warmuth (1959).

Ätiologie und Pathogenese

An der **Halswirbelsäule** kommt es durch Verlust oder erhebliche funktionelle Beeinträchtigung einer oberen Extremität zur asymmetrischen Einstellung, vor allem der unteren zervikalen Bewegungssegmente. Der erhaltene, bzw. funktionstüchtige Arm erhält ein Übergewicht und führt zu einer Verbiegung der Halswirbelsäule mit Konvexität zum funktionstüchtigen Arm (sog. Idemskoliose). Aus der Fehlhaltung entwickelt sich im weiteren Verlauf eine fixierte Seitenverbiegung mit struktureller Skoliose. Beschwerden entstehen durch Über- bzw. Fehlbelastung der Schulter-Nacken-Muskeln sowie durch Überdehnung bzw. Stauchung der Wirbelgelenkkapseln der zervikalen Bewegungssegmente. Konkavseitig kann es durch Einengung der Foramina intervertebralia zu Nervenwurzelreizerscheinungen kommen.

An der **Lendenwirbelsäule** entwickelt sich nach längerem Bestehen einer unausgeglichenen Beinverkürzung bzw. beim Zustand nach Amputation eine Seitenverbiegung der Wirbelsäule. Die Konvexität weist zur verkürzten

Seite. Zunächst ist die Seitenverbiegung noch ausgleichbar, nach längerem Verlauf entsteht eine strukturelle Skoliose. Bei Amputierten wird die Prothese in der Regel 1–2 cm kürzer gehalten, um ein besseres Durchschwingen des Prothesenbeins beim Gehen zu ermöglichen. Besonders auf unebenem Boden ist dies von Vorteil.

Neben dieser statischen Abweichung in der Frontalebene gibt es bei Prothesen mit Tuberaufsitz auch eine Veränderung in der Sagittalebene. Das Becken erfährt eine Kippung nach vorn mit nachfolgender Hyperlordosierung der LWS. Beide Statikstörungen – Seitenverbiegung und Lordosierung der Lendenwirbelsäule – werden normalerweise bei jüngeren Patienten kompensiert, besonders wenn die Betroffenen viel Sport und Gymnastik treiben. Wenn diese Kompensationsmechanismen durch anlage- oder altersbedingte Muskelinsuffizienz nicht mehr ausreichen, kommt es zu einer Überbelastung der lumbalen Bewegungssegmente, besonders im Bereich der Wirbelgelenke. Die Dekompensation erkennt man an der fixierten Seitenverbiegung der Lendenwirbelsäule in der a.-p. Röntgenaufnahme, ergänzt durch Funktionsaufnahmen bei Seitenneigung nach rechts und nach links. Derartige Veränderungen sind auch bei lang dauernder, einseitiger Beinschädigung, wie z.B. **Kniegelenkversteifung, Beugekontraktur am Hüft- und Kniegelenk** sowie bei **Deformierungen im Fußbereich** möglich. An der Wirbelsäule entstehen Beschwerden, die vor allem von der Muskulatur und von den Wirbelgelenken ausgehen. Die Rückenschmerzen machen sich besonders beim Gehen und Stehen bemerkbar. In der Regel handelt es sich um lokale Beschwerden im Sinne eines lokalen Lumbalsyndroms. Wurzelreizerscheinungen durch Einengung der Foramina intervertebralia auf der Konkavseite gehören eher zu den Seltenheiten.

Klassifikation und Begutachtung

Da Beschwerden im Bereich der Hals- und Lendenwirbelsäule weit verbreitet sind (Volkskrankheit), ist die Heranziehung objektiver Kriterien für die Beurteilung beim Zustand nach Amputation bzw. Extremitätenschädigung erforderlich. Seitenverbiegungen der Wirbelsäule sind in den a.-p. Röntgenaufnahmen der betroffenen Wirbelsäulenabschnitte zu erkennen. Durch Funktionsaufnahmen mit Seitenbiegung nach rechts und links, lässt sich klären, ob es sich noch um eine funktionelle Störung oder schon um eine fixierte Seitenverbiegung (strukturelle Störung, Skoliose) handelt.

Im Gegensatz zur idiopathischen, anlagebedingten Skoliose weisen die Seitenverbiegungen beim Zustand nach Amputation bzw. gravierender Extremitätenschädigung keine Torsion auf, d.h. Dornfortsätze und Bogenwurzelovale projizieren sich an normaler Stelle. Ausnahme bildet hier die nachhaltige, einseitige Beinschädigung bereits im Kindesalter. Hier geht die schädigungsbedingte Skoliose auch mit einer Torsion einher.

Als Mitwirkungsfaktor abzugrenzen sind in der **privaten Unfallversicherung** und als Mitverursachung von Beschwerden in der **gesetzlichen Unfallversicherung** degenerative Veränderungen der Hals- und Lendenwirbelsäule, die auch ohne die Arm- bzw. Beinschädigung aufgetreten wären. Hierzu zählen in erster Linie die Verschmälerungen der Zwischenwirbelabschnitte in den unteren Anteilen der Hals- und Lendenwirbelsäule mit entsprechenden lokalen ggf. radikulären Symptomen.

Die der erworbenen Skoliose zuzuordnenden Beschwerden mit Muskelschmerzen und Beschwerden, die von den Wirbelgelenken ausgehen, sind bei nachgewiesener Seitenverbiegung der Wirbelsäule im Mittel mit einer MdE (GdB) von etwa 10% zu veranschlagen.

Literatur

Arens, W. (1956): Arthrosisfragen beim Beinamputierten und bei Sportlern. Zbl Chir 81: 712

Arens, W. (1957): Chirurgische Begutachtung von Beinamputationsfolgen. Med Sacherst 53: 25

Belz, W. (1962): Die Bedeutung von Wirbelsäulenveränderungen bei Beinamputierten. Kriegsopferversorgung 11: 40

Borgmann, F. (1957): Spätbefunde bei Beinamputierten. Verh Dtsch Orthop Ges 45: 346

Borgmann, F. (1960): Zur gutachterlichen Beurteilung von Rückenbeschwerden und -befunden bei Obeschenkelamputierten. Z Orthop 93: 351

Hedtmann, A. (2000): Sekundärschäden der Skelettstatik nach Verlust oder schwerer funktioneller Beeinträchtigung von Gliedmaßen. In: Fritze, E.: Die ärztliche Begutachtung. Steinkopff, Darmstadt

Heipertz, W. (1966): Wirbelsäulenschäden bei Beinamputierten. Verh Dtsch Orthop Ges 53: 451

Holland, D., H. Wölck (1967): Oberschenkelamputation und Wirbelsäulenstatik. Archiv Orthop Unfallchir 62: 325

Krämer, J., M. Heisel, C.H. Ullrich (1979): Spätschäden am Bewegungsapparat bei Oberschenkelamputierten und deren Begutachtung. Z Orthop 117: 801–807

Lange, M. (1952): Spätschäden bei den Versehrten und ihre Behandlung. Verh Dtsch Orthop Ges 40: 146

Marquardt, W. (1957): Versicherungsrechtliche Fragen bei den Amputationen der unteren Gliedmaßen. In: Handbuch der Orthopädie. Bd. 1. Thieme, Stuttgart: 1348

Theiss, G. (1957): Oberschenkelamputierte und Wirbelsäulenveränderungen. Archiv Orthop Unfallchir 49: 207

Warmuth, H. (1959): Die Entstehung und Begutachtung der Inkongruenzosteochondrose der Lendenwirbelsäule nach einseitiger Beinamputation. Kriegsopferversorgung 8: 57

15.7 Die voroperierte Wirbelsäule

Obwohl Patienten mit einem Zustand nach Wirbelsäulenoperation relativ häufig Gegenstand einer medizinischen Begutachtung sind, finden sich nur wenige Anhaltspunkte für diese spezielle Fragestellung in der Literatur (Ludolph u. Mitarb. 1998, Rompe u. Erlenkämper 1998, Fritze 2001). Konkrete Anhaltspunkte gibt es für die Begutachtung operativ versorgter Wirbelsäulenfrakturen unter besonderer Berücksichtigung der zugangsbedingten Schäden an der Muskulatur (Rompe u. Erlenkämper 1998). Bei dorsalem Zugang ist die Ablösung der Rückenmuskulatur auch ein Segment ober- und unterhalb der Versteifungsstrecke in Rechnung zu stellen.

Für mono- und bisegmentale Fusionen bei regelrechter Achsenstellung in der Frontal- und Transversalebene wird eine MdE von 10 % an der Brustwirbelsäule und von 20 % an der Lendenwirbelsäule angesetzt (Rompe u. Erlenkämper 1998, Deimling u. Mitarb. 1992).

Die häufigste Fragestellung in den Gutachten betrifft jedoch nicht den Zustand nach Fraktur sondern den Zustand nach lumbaler Bandscheibenoperation gefolgt vom **Postdiskotomiesyndrom** (Failed Back Syndrome). Die Einteilung erfolgt nach Schweregraden mit entsprechender MdE-Bewertung (s. Kap. 10.4.8). Seit dem Einschluss von Wirbelsäulenerkrankungen in die Berufskrankheitenverordnung von 1993 werden zunehmend Begutachtungen bei Patienten mit voroperierter Wirbelsäule mit der Fragestellung durchgeführt, ob der Wirbelsäulenschaden mit nachfolgender Operation als berufsbedingter Schaden aufzufassen ist. Auch bei der Fragestellung Bandscheibenvorfall als Unfallfolge muss in Konsequenz bei einer Operation wegen des unfallbedingten Bandscheibenvorfalls das ggf. nachfolgende Postdiskotomiesyndrom einbezogen werden. Schließlich gilt es, im Rahmen der Rentenversicherung für die LVA, BfA und Bundesknappschaft den Grad der MdE und die Berufs- bzw. Erwerbsunfähigkeit zu bestimmen. Zur Ätiologie, Pathogenese und Klinik des Postdiskotomiesyndroms sei auf das Kapitel 10.4.8 hingewiesen.

Klassifikation und Begutachtung

Die für die Schweregradeinteilung beim Postdiskotomiesyndrom (Krämer 1997) aufgestellten Leitlinien gelten auch für die Begutachtung von Patienten mit anderen Operationen an der Wirbelsäule. Die Schweregrade orientieren sich in erster Linie an der subjektiven Beeinträchtigung. Deshalb gelten sie auch für den Zustand nach Fusion, z. B. wegen degenerativer Erkrankungen oder Spondylolisthese, nach Frakturstabilisierung oder Skolioseoperationen.

Objektive Kriterien, wie Befunde aus den bildgebenden Verfahren, haben für die Begutachtung nur einen bedingten Aussagewert. Beim Postdiskotomiesyndrom ist z. B. das Ausmaß der Verwachsungen nicht immer gleichbedeutend mit entsprechenden Beschwerden. Ebenso kann beim Zustand nach Fusion bei gesichertem knöchernen Durchbau eine erhebliche Beschwerdesymptomatik bestehen und umgekehrt bei Pseudarthrose Beschwerdefreiheit. Entscheidend für die Ermittlung der MdE bzw. GdB sind ruhe- bzw. belastungsabhängige Beschwerden, medikamentöse Einstellung und die daraus resultierende Leistungseinschränkung. Bewegungseinschränkungen bestimmter Wirbelsäulenabschnitte und neurologische Erscheinungen wie Kribbelparästhesien, Taubheitsgefühle oder Reflexausfälle wirken sich in der Regel für die Betroffenen nicht so gravierend aus wie Schmerzen.

Die **Schweregradeinteilung** (s. Tab. 10.**18**) entspricht deswegen auch weitgehend dem Chronifizierungsgrad der Schmerzen.

Zum **Schweregrad I** nach Wirbelsäulenoperation zählen belastungsabhängige Schmerzen, die bei körperlicher Beanspruchung auftreten. Die Patienten nehmen nur gelegentlich leichte Schmerzmittel aus dem Spektrum der WHO-Stufe I ein. Zum Schweregrad I zählen auch die zugangsbedingten Beschwerden (Rompe u. Erlenkämper 1998) mit gelegentlichen Schmerzen im Narbenbereich und Funktionsbeeinträchtigung der Rückenstreckmuskulatur je nach Ausmaß der Operation. Die Betroffenen sind in der Regel weiter arbeitsfähig. Berufsunfähigkeit besteht für schwere körperliche Arbeiten. Die GdB (MdE) liegt unter 20 %.

Zum **Schweregrad II** sind alle postoperativen Beschwerdezustände zu rechnen, die mit andauernden Schmerzen verbunden sind. Das heißt, die Patienten haben immer einen leichten Ruheschmerz, der sich bei Belastung steigert. Sie müssen deswegen leichte (WHO-Stufe I) bis stärkere schmerzstillende Medikamente (WHO-Stufe II–III) einnehmen. Zum Schweregrad II gehören die meisten Postdiskotomiesyndrome und ein Teil der Postfusionssyndrome. Beim Postdiskotomiesyndrom mit dem Schweregrad II besteht in der Regel eine pseudoradikuläre Symptomatik mit deutlicher Bewegungseinschränkung der Lendenwirbelsäule. Daneben können sich auch Nervenwurzelreizerscheinungen mit positivem Lasègue-Zeichen bzw. im Langsitz oder Reklinationstest bemerkbar machen. Voroperierte Patienten mit dem Schweregrad II können keine wirbelsäulenbelastenden Tätigkeiten mehr ausführen, dazu gehören z. B. auch längeres Sitzen und Stehen. Für die meisten Berufsgruppen besteht Berufsunfähigkeit. Zu berücksichtigen ist ferner, dass die Patienten durch die regelmäßige Einnahme leichter, gelegentlich starker schmerzstillender Medikamente eine Beeinträchtigung ihrer Vigilanz erfahren, so z. B. den Arbeitsplatz nicht mit eigenem PKW aufsuchen können. Je nach Ausmaß der

Beschwerden schwankt der Grad der Behinderung bzw. MdE zwischen 30 und 80%.

Zum Schweregrad II sind neben den Postdiskotomiesyndrompatienten auch Patienten mit einer Instabilität im operierten Bewegungssegment (Pseudarthrose) mit entsprechenden Beschwerden zu zählen.

Zum **Schweregrad III** zählen in erster Linie Patienten nach einer bzw. nach mehreren Bandscheibenoperationen. Der starke Dauerschmerz mit der Notwendigkeit einer dauernden Einnahme von starken schmerzstillenden Medikamenten macht es diesen Patienten unmöglich, irgendeiner beruflichen Tätigkeit nachzugehen. Sie sind häufig erwerbsunfähig. Neben der Beeinträchtigung durch die dauernden positionsabhängigen Schmerzen, die sich auch im Sitzen und im Liegen bemerkbar machen, ist es vor allem die Beeinträchtigung der Vigilanz, die beim Transport in öffentlichen Verkehrsmitteln aber auch im Haushalt eine Hilfsperson erfordern. Die MdE (GdB) erreicht vielfach 100%.

In der **Unfallversicherung** geht es einerseits um die Frage, welches Ausmaß der operationsbedürftige Unfallschaden mit nachfolgenden operationsbedingten Beschwerden insgesamt hat und wie der Vorschaden zu werten ist. Andererseits kann ein Patient mit einer voroperierten Wirbelsäule einen Unfall erleiden.

In der **gesetzlichen Unfallversicherung** gilt das Mitverursachungsprinzip nach dem „Alles-oder-nichts-Gesetz". Wenn der Vorschaden gering ist und ein Bandscheibenvorfall durch einen Unfall verursacht wird, zählt auch das Postdiskotomiesyndrom, das nach der ggf. durchgeführten Diskotomie entstanden ist, als Unfallfolge und zwar in vollem Umfang. Erleidet ein bereits voroperierter Patient mit Postdiskotomiesyndrom einen Unfall, so ist dem Vorschaden mit dem Postdiskotomiesyndrom je nach Schweregrad ein relativ hoher Mitverursachungsanteil zuzuschreiben. Dem Unfallereignis als Mitverursacher des Gesamtschadens ist im Sinne einer vorübergehenden Verschlimmerung, allenfalls eine einige Wochen bzw. Monate betragende vorwiegende Mitverursachung anzulasten. Nach diesem Zeitraum, der sich auch nach der Schwere des Unfallereignisses richtet, ist der Gesamtschaden ausschließlich dem Vorschaden (z.B. Postdiskotomiesyndrom) zuzuschreiben.

In der **privaten Unfallversicherung** wird beim unfallbedingten Prolaps mit nachfolgender Operation und Postdiskotomiesyndrom von vornherein ein Mitwirkungsfaktor für einen unfallunabhängigen Vorschaden, je nach Ausmaß, abgezogen. Im Gegensatz zur gesetzlichen Unfallversicherung verlängern sich die Entschädigungszeiten allerdings unter Abzug eines größer werdenden Mitwirkungsfaktors, bedingt durch den Vorschaden. Wenn im Rahmen der Begutachtung der privaten Unfallversicherung ein Patient mit voroperierter Wirbelsäule traumatisiert wird, reduziert sich der unfallbedingte Anteil der Entschädigung im Sinne einer vorübergehenden Verschlimmerung eines Postdiskotomiesyndroms relativ rasch, d.h. auch innerhalb einiger Wochen und Monate, bis der Mitwirkungsfaktor für den Gesamtschaden maßgebend ist.

Berufskrankheit (BK 2108). In der gutachterlichen Beurteilung eines Wirbelsäulenschadens als Berufskrankheit (BK 2108) gilt das gleiche Prinzip wie in der gesetzlichen Unfallversicherung. Wenn die Bedingungen für die Anerkennung einer Berufskrankheit 2108 erfüllt sind, werden ggf. ein Bandscheibenvorfall und das ggf. daraus resultierende Postdiskotomiesyndrom als BK 2108 anerkannt. Der Gesamtschaden ist in der Regel dem berufsbedingten Schaden zuzuordnen. Ein Vorschaden vor Eintritt in die wirbelsäulenbelastende berufliche Tätigkeit ist meistens nicht vorhanden.

Literatur

Deimling, U., T. Hallbauer, K. Münzenberg (1992): Begutachtung von operativ versorgten Wirbelsäulenfrakturen der BWS und LWS ohne neurologische Komplikationen. In: Rompe u. Erlenkämper: Begutachtung der Haltungs- und Bewegungsorgane. Thieme, Stuttgart
Fritze, E. (2001): Die ärztliche Begutachtung. Steinkopf, Darmstadt
Krämer, J. (1997): Bandscheibenbedingte Erkrankungen. Thieme, Stuttgart
Ludolph, Lehmann, Schürmann (1998): Kursbuch der ärztlichen Begutachtung. Ecomed, Landsberg
Rompe, G., A. Erlenkämper (1998): Begutachtung der Haltungs- und Bewegungsorgane. 3. Aufl. Thieme, Stuttgart

15.8 Morbus Scheuermann und juvenile Aufbaustörungen

Definition

Der Morbus Scheuermann an der Brustwirbelsäule ist gekennzeichnet durch die Trias: verstärkte Brustkyphose am Übergang vom mittleren zum unteren Drittel der BWS, keilförmige Deformierung mehrerer Wirbelkörper, Schmorl-Knorpelknötchen in den Deck- und Bodenplatten.

Aufbaustörungen mit Verformungen der Wirbelkörper, Schmorl-Knötchen in den Deck- und Bodenplatten, Abflachung der Lordose bzw. Kyphose finden sich auch im Bereich der Lendenwirbelsäule. Sowohl an der Brust-, als auch an der Lendenwirbelsäule geht die Kyphose mit einer leichten Seitenverbiegung einher, so dass man von einer echten Kyphoskoliose reden kann. Deckplattenimpressionen mit Schmorl-Knorpelknötchen und leichten Wirbelverformungen sind weit verbreitet und etwa bei einem Drittel der Bevölkerung anzutreffen (Idelberger 1994, Rössler u. Rüther 2000, Schönberger u. Mitarb. 2003, Krämer u. Grifka 2000). Wenn diese Veränderungen auf den Röntgenübersichtsaufnahmen nach einem Unfall oder beim Antrag auf Anerkennung einer Berufskrankheit nach Ziffer 2108 angetroffen werden, gibt es verschiedentlich gutachterliche Auseinandersetzungen, weil eine Abgrenzung zu den unfallbedingten Schäden vorzunehmen ist.

Ätiologie und Pathogenese

Juvenile Aufbaustörungen sind anlagebedingt und entstehen unabhängig von äußeren Einwirkungen (Idelberger 1994). Schon vor dem 10. Lebensjahr zeigen sich funktionelle Störungen in Form einer schlechten Haltung bei vermehrter Brustkyphose. Zwischen dem 12. und 18. Lebensjahr versteift sich der betroffene Wirbelsäulenabschnitt. Bei den typischen Veränderungen an der Brustwirbelsäule bestehen in der Regel keine Schmerzen. Auch die Belastbarkeit der Wirbelsäule ist insgesamt nicht wesentlich eingeschränkt. Bei fixierter und vermehrter Brustkyphose kann es im weiteren Verlauf zu einer Hyperlordose der Hals- und Lendenwirbelsäule kommen, mit den typischen Beschwerden eines Facettensyndroms. Wenn an der Lendenwirbelsäule die Lordose abgeflacht ist oder ggf. eine Lumbalkyphose am thorakolumbalen Übergang entsteht, treten in diesem Bereich belastungsabhängige Schmerzen mit Muskelinsuffizienzerscheinungen auf. Die im Zusammenhang mit juvenilen Aufbaustörungen auftretenden Schmerzen sind in erster Linie auf die statischen Formabweichungen mit funktionellen Störungen der Wirbelsäule zurückzuführen und nicht auf die oft eindrucksvollen lokalen Verformungen der Deck- und Bodenplatten der Wirbelkörper.

Klassifikation und Begutachtung

Das Ausmaß der Beschwerden ist in der Regel vom Ausmaß der statischen Formabweichungen abhängig. Die für den Morbus Scheuermann typischen Veränderungen mit keilförmiger Deformierung mehrer Wirbelkörper sowie Schmorl-Knorpelknötchen können durch einen Unfall oder andere körperliche Belastungen nicht hervorgerufen werden. Eine durch juvenile Aufbaustörungen vorgeschädigte Wirbelsäule ist durch traumatische Einwirkungen nicht besonders gefährdet. Die Kausalitätsbetrachtung bezieht sich in erster Linie auf eine differenzialdiagnostische Abgrenzung, ggf. mit gleichzeitigem Bestehen akuter Verletzungen. Die rundlichen, glattrandigen und mit einem sklerotischen Saum versehenen Schmorl-Impressionen sind von scharfkantigen, primär nicht sklerosierten Wirbelkörperfrakturen zu unterscheiden. Mitunter ist die differenzialdiagnostische Abgrenzung etwaiger Frakturfolgen von anlagebedingten juvenilen Aufbaustörungen schwierig, wenn vom Unfalltag Röntgenbilder nicht vorhanden sind. Daher ist es wichtig, auch bei leicht erscheinenden Verletzungen der Wirbelsäule grundsätzlich Übersichtsaufnahmen des betroffenen Wirbelsäulenabschnittes in 2 Ebenen anzufertigen (Schönberger u. Mitarb. 2003).

In der **privaten Unfallversicherung** ist der Mitwirkungsanteil vorbestehender juveniler Aufbaustörungen (Morbus Scheuermann) mit mindestens 50% anzusetzen. In der **gesetzlichen Unfallversicherung** überwiegt beim Fortbestehen etwaiger Rückenschmerzen nach einem Unfall, ohne nachweisbare Verletzungsfolgen, der Vorschaden Morbus Scheuermann. Eine kurzfristige, vorübergehende Anerkennung der Rückenschmerzen im Sinne einer Verschlimmerung bzw. Mitverursachung ist für einen Zeitraum von 2–3 Wochen möglich.

Die Gesamtbeeinträchtigung, d.h. die MdE bzw. GdB bei einer Scheuermann-Erkrankung ist nicht besonders groß. Sie hängt vom Ausmaß der statischen Deformierung ab. Bei einem Großteil der Betroffenen handelt es sich jedoch um kaum merkbare Veränderungen, die nur bei Schwerarbeiten mit häufigem Bücken und Heben sowie langjährigen Tätigkeiten in erheblicher Vorbeugung Muskelinsuffizienzerscheinungen hervorrufen. Die MdE bzw. GdB liegt in der Regel unter 10%.

Literatur

Idelberger (1994): Lehrbuch der Orthopädie. Springer, Heidelberg
Krämer, J. u. Grifka (2002): Orthopädie. Springer, Heidelberg
Rössler u. Rüther (2000): Lehrbuch der Orthopädie. Urban und Fischer, München
Schönberger, A., G. Mehrtens, H. Valentin (2003): Arbeitsunfall und Berufskrankheit. Erich Schmidt, Berlin

15.9 Skoliose

Definition

Unter Skoliose versteht man eine Seitenverbiegung der Wirbelsäule. Es gibt Skoliosen mit und ohne Verdrehung (Torsion) der Wirbelkörper. Am häufigsten ist die idiopathische Skoliose als anlagebedingte Erkrankung, die wahrscheinlich auf eine muskuläre Dysbalance zurückzuführen ist. Daneben treten Skoliosen u.a. nach Lähmungen, Entzündungen und Verletzungen auf. Bei einer Beinlängendifferenz kann es zum Beckenschiefstand mit nachfolgender Fehlhaltung der Wirbelsäule in der Sagittal- und Frontalebene kommen. Diese führt nach längerer Zeit zu strukturellen Veränderungen mit fixierter Verkrümmung, die bei traumatischer Beinlängendifferenz als mittelbare Unfallfolge in Betracht zu ziehen ist (Schönberger u. Mitarb. 2003).

Ätiologie und Pathogenese

Skoliosen rufen in der Regel geringe Beschwerden hervor. Das Ausmaß der Funktionsstörungen mit Bewegungseinschränkung der Wirbelsäule, Muskelinsuffizienzerscheinungen und Rückwirkungen auf die Leistungsfähigkeit ist vom Krümmungsgrad abhängig. Eine leichte Skoliose verursacht in der Regel keine Beschwerden und wird häufig zufällig, z.B. anlässlich einer Begutachtung wegen Unfallfolgen entdeckt. Schwere Skoliosen mit Cobb-Winkeln über 60° führen zu Beschwerden, vor allem der Thoraxorgane infolge konkavseitiger Kompression und konvexseitiger Überdehnung der Lunge. Ätiologie, Pathogenese und Klinik werden in den Kapiteln 4 (Fehlbildungen) und 6 (Skoliose) ausführlich beschrieben.

Klassifikation und Begutachtung

Anlagebedingte Skoliosen sind in der Regel großbogig (arkuär). Beim Zustand nach Fraktur ist die Seitenverbiegung eher knickförmig (angulär). Bei den arkuären Skoliosen finden sich mehrere asymmetrische Wirbelkörper mit Erniedrigung auf der Konkavseite. Infolge der Torsion projizieren sich auf den Röntgenaufnahmen Dornfortsätze und Bogenwurzelovale zur Konkavseite verschoben. Bei der angulären (z.B. posttraumatischen) Skoliose ist die Deformierung auf das betroffene Segment beschränkt. Eine Torsion über mehrere Segmente tritt nicht auf. Der Schweregrad einer Skoliose wird mit der Cobb-Winkel-Messung bestimmt (s Kap. 2). In leichten Fällen mit Cobb-Winkeln unter 20° liegt die MdE (GdB) unter 10%. In schweren Fällen kann es bei der Skoliose mit Winkeln über 60° zu Einschränkungen der Lungenfunktion kommen. Eine Einschränkung der Vitalkapazität unter 70% des Sollwertes ist mit einer MdE von 30% zu bewerten (Rompe u. Erlenkämper 1998). Schwere körperliche Arbeiten sind solchen Personen nicht mehr zumutbar.

In der **privaten Unfallversicherung** stellt die anlagebedingte Skoliose einen Mitwirkungsfaktor unfallfremden Geschehens dar, der mit mindestens 50% anzusetzen ist.

In der **gesetzlichen Unfallversicherung** betrifft die Mitverursachung durch die Skoliose bei der Beurteilung des Gesamtschadens ebenfalls mehr als die Hälfte. Nur kurz nach dem Unfallgeschehen kann der Unfallschaden für einen umschriebenen Zeitraum den überwiegenden Anteil des Gesamtschadens ausmachen. Wenn nach Prellungen, Stauchungen und Distorsionen der Wirbelsäule ohne nachweisbare Fraktur eine anlagebedingte Skoliose der Wirbelsäule diagnostiziert wird, liegt es im Ermessen des Gutachters, den unfallbedingten Anteil von der anlagebedingten Krankheit abzugrenzen. In der Regel hilft in diesem Fall die Erfahrung des Gutachters mit Evaluierung eines verletzungskonformen Verlaufs unmittelbar nach dem Unfallgeschehen. Dies erfordert eine differenzierte Einschätzung der Angaben des Betroffenen und seiner Verhaltensweise nach dem Unfall. Weitere Hinweise geben die Dokumente erstbehandelnder Ärzte, Angaben zu Vorerkrankungen und die verordneten Maßnahmen.

Literatur

Rompe, G., A. Erlenkämper (1998): Begutachtung der Haltungs- und Bewegungsorgane. 3. Aufl. Thieme, Stuttgart

Schönberger, A., G. Mehrtens, H. Valentin (2003): Arbeitsunfall und Berufskrankheit. Erich Schmidt, Berlin

15.10 Berufskrankheiten

15.10.1 Berufskrankheit 2107

Definition

Bei der Berufskrankheit Nr. 2107 handelt es sich um Ermüdungsbrüche an der unteren Hals- und oberen Brustwirbelsäule mit Abbruch bzw. Abgliederung von Anteilen des Dornfortsatzes, auch als sog. Schipperkrankheit bezeichnet. Früher wurde diese Art des Abrissbruches nach Schaufeln mit häufigen – oft sehr hohen und überweiten – Würfen beobachtet.

Klassifikation und Begutachtung

Der schleichende Schaden im Knochengewebe führt durch einen heftigen Schmerz vorübergehend zur Arbeitsunfähigkeit, wenn es in der allmählich entwickelten spaltartigen Zerrüttungszone (Umbauzone) zur Ablösung des Knochenstücks kommt. Abrisse von Wirbelbogenfortsätzen entstehen auch im Hochleistungssport: Gewichtheben, Diskus- und Hammerwurf, Ringen. Nach langzeitiger Ausübung solcher Tätigkeiten sind die Schädigungen als Berufskrankheit zu werten (Schönberger u. Mitarb. 2003).

Wenn die Abgliederung abgeschlossen ist und zwischen dem noch stehen gebliebenen Bogenanteil und der Dornfortsatzspitze ein deutlicher Spalt zu erkennen ist, sind Beschwerden nicht mehr zu erwarten. Diese treten nur dann auf, wenn eine pseudarthrotische Verbindung bestehen bleibt, die am sklerotischen Saum der angrenzenden Knochenanteile zu erkennen ist. Differenzialdiagnostisch sind anlagebedingte Abgliederungen bzw. akzessorische Knochen in diesem Bereich auszuschließen.

Eine **MdE** resultiert nur dann, wenn eine pseudarthrotische Verbindung entstanden ist. Bevor das distale Fragment operativ entfernt und somit der Schaden beseitigt wird, sollte man sich durch lokale Infiltration vom Schmerzausgangspunkt überzeugen.

15.10.2 Berufskrankheit 2108

Definition

Als Berufserkrankung 2108 werden bandscheibenbedingte Erkrankungen der Lendenwirbelsäule durch langjähriges Heben oder Tragen schwerer Lasten und/oder durch langjährige Tätigkeit in extremer Rumpfbeugehaltung anerkannt, die zur Unterlassung aller Tätigkeiten gezwungen haben, die für die Entstehung, Verschlimmerung oder das Wiederauftreten der Krankheit ursächlich waren oder sein können.

In der 2. Änderungsverordnung zur BKV wurde für die 3 Berufskrankheiten Nr. 2108–2110 im Einzelnen spezifiziert, was unter bandscheibenbedingten Erkrankungen zu verstehen ist: Bandscheibendegeneration (Diskose), Instabilität im Bewegungssegment, Bandscheibenvorfall (Prolaps), degenerative Veränderungen der Wirbelkörperschlussplatten (Osteochondrose), knöcherne Ausziehungen an den vorderen und seitlichen Randleisten der Wirbelkörper (Spondylose), degenerative Veränderungen der Wirbelgelenke (Spondylarthrose) mit den durch derartige Befunde bedingten Beschwerden und Funktionsbeeinträchtigungen der Wirbelsäule.

In der Literatur wird immer wieder auf die Problematik der Aufzählung von Röntgenbefunden unter den klinischen Diagnosen hingewiesen. Der Nachsatz in der Verordnung, dass die röntgenologisch feststellbaren Veränderungen mit Beschwerden und Funktionseinschränkungen verbunden sein müssen, geht in der Sammlung der Diagnosen fast unter und erscheint angesichts dieser Detailausführungen nur unzulänglich konkretisiert (Schwarze 1999).

Unter bandscheibenbedingten Erkrankungen der Lendenwirbelsäule versteht man die lokalen Lumbalsyndrome, pseudoradikuläre Syndrome oder lumbale Wurzelsreizsyndrome. Röntgenologische Veränderungen sind nicht gleichbedeutend mit Erkrankungen.

Leider beziehen sich die epidemiologischen Untersuchungen beim Vergleich von Berufsgruppen mit Wirbelsäulenbelastung und Kontrollgruppen ohne Belastung immer nur auf radiologische Veränderungen mit Spondylose und Osteochondrose und nicht auf die eigentlichen bandscheibenbedingten Erkrankungen mit lokalen und radikulären Lumbalsyndromen (Heine 1981, Kaplan u. Deyo 1988, Riihimäki u. Mitarb. 1989, Hartung u. Mitarb. 1999). Auch die Frage, ob ein mono-, bi- oder polysegmentaler Befall für oder gegen eine Berufskrankheit durch Überlastung spricht, ist noch nicht geklärt. In der Regel finden sich die belastungsabhängigen Veränderungen an der Lendenwirbelsäule entsprechend der Lasteinleitung vornehmlich in den unteren Etagen L4/5 und L5/S1 (Krämer 2002).

Trotz aller experimenteller und klinischer Untersuchungen gilt nach wie vor die Feststellung, dass es ein **berufstypisches, belastungsabhängiges Schadensbild an der Lendenwirbelsäule im Sinne der Berufskrankheit 2108 nicht gibt** (Dupuis 1999, Krämer 2002). Das Ausmaß der Spondylose, Osteochondrose und Spondylarthrose kann nicht als Kriterium herangezogen werden. Das Auftreten von Spondylose und Osteochondrose sowie Arthrose der Wirbelgelenke ist bei Patienten mit Symptomen genau so häufig wie bei Patienten ohne Symptome (Magora 1970, Torgerson u. Dotter 1976, Blome 1999, Bogduk 2000). Nach Bogduk (2000) können Spondylose und Osteoarthrose der Wirbelgelenke nicht mit Berechtigung als eine pathologische Diagnose betrachtet werden, denn es gibt auch umgekehrt viele Patienten mit zum Teil starken Rücken- und Beinschmerzen, die röntgenologisch keine Veränderungen aufweisen.

Berufliche Belastung

Heben und Tragen schwerer Lasten

In der Tabelle 15.**5** sind Lastgewichte angegeben, die mit einem erhöhten Risiko bandscheibenbedingter Erkrankungen der Lendenwirbelsäule verbunden sind. Relevante Belastungen liegen im Allgemeinen nur vor, wenn die Lastgewichte mit einer ausreichenden Wiederholungsfrequenz, in der überwiegenden Zahl der Arbeitsschichten gehoben und getragen werden. Von besonderer Bedeutung ist die Körperhaltung, da sich die Wirbelbelastung mit der Entfernung der Last von der Körperachse unter Umständen um ein vielfaches erhöht.

In der Tabelle 15.**6** finden sich Beispiele für Berufe, die mit dem Heben und Tragen schwerer Lasten einhergehen.

Extreme Rumpfbeugehaltung

Unter Arbeiten in extremer Rumpfbeugehaltung sind Arbeiten in niedrigen Arbeitsräumen, die eine ständige gebeugte Körperhaltung erzwingen oder Arbeiten mit einer Beugung des Oberkörpers aus der aufrechten Haltung um mehr als 90° gemeint. Tätigkeiten in vorgebeugter Haltung im Sitzen werden von der BK 2108 nicht erfasst (Schönberger u. Mitarb. 2003). Als betroffene Berufe werden Bergarbeiter und Stahlbetonarbeiter genannt. Wegen des geforderten extremen Rumpfbeugewinkels von mehr als 90° ist der Anwendungsbereich für diese Tatbestandsalternative der BK 2108 derzeit relativ eng. Ein solcher Rumpfbeugewinkel kann auch bei Tätigkeiten unter Tage in Arbeitsräumen niedriger als 100 cm eintreten, wenn im Knien oder Hocken gearbeitet wird.

Dauer und technische Voraussetzungen

Neben der speziellen Exposition wird eine langjährige Einwirkung vorausgesetzt. In der Regel werden 10 Berufsjahre mit belastender Tätigkeit gefordert. Bei extremen Belastungen können auch kürzere Tätigkeitszeiträume anerkannt werden. Zur Prüfung des Kriteriums der Langjährigkeit einer beruflichen Wirbelsäulenbelastung werden häufig nur Beschäftigungszeiträume addiert. Ausfallszeiten durch Krankheiten, Schwangerschaft und Erziehungsurlaub oder Phasen geringerer Belastung bei vorübergehender Teilzeitbeschäftigung bleiben nicht selten unberücksichtigt. Die arbeitstechnischen Voraussetzungen zur Anerkennung einer Berufskrankheit werden durch ein sog. technisches Vorgutachten mit einer TAD-Stellungnahme (Technischer Arbeitsdienst) festgestellt. Viele TAD-Stellungnahmen weisen Mängel auf, die vom medizinischen Gutachter unter Umständen nachgebessert werden müssen. Die Kritikpunkte finden sich in der Erfassung nicht wirbelsäulenbelastender Tätigkeiten und dem fehlenden Konsens zum Dosisgrenzwert. Genauere Kriterien für technische Vorgutachten finden sich z. B. im Mainz-Dortmunder-Dosismodell (MDD). Dort sind die kritischen Belastungen genannt, oberhalb derer ein Risiko für die Entstehung bandscheibenbedingter Erkrankungen angenommen werden kann (Hartung u. Mitarb. 1999).

Zu den technischen Voraussetzungen gehören:
- Expositionsdauer,
- kumulierte Dosis im Berufsleben,
- Belastung pro Arbeitsschicht,
- Belastungsdauer mindestens 7 Jahre.

Nach Schönberger u. Mitarb. (2003) stellt das MDD-Modell ein sachgerechtes Verfahren zur einheitlichen Ermittlung und Bewertung von Wirbelsäulenbelastungen bei der BK 2108 dar.

Die Gründe für die Anwendung dieses Verfahrens:
- Die Herausfilterung von Hebe- und Tragetechniken aus dem Tätigkeitsfeld der Betroffenen bei welchen ein geschlechtsspezifischer Belastungsgrenzwert (Druckkraft bei L5/S1) erreicht bzw. überschritten wird, entspricht dem Grundprinzip dieser Berufskrankheit.
- Die Erfassung der relevanten Tätigkeiten nach Häufigkeit sowie Dauer der Hebe- und Tragevorgänge entspricht den von der BK 2108 erfassten Pathomechanismen.
- Die überproportionale quadratische Gewichtung der Bandscheibenkompression wird berücksichtigt.
- Der empfohlene Richtwert für die Gesamtbelastungsdosis wird anhand von Berufsfeldern, bei denen aufgrund epidemiologischer Studien ausreichend Hinweise für ein erhöhtes LWS-Erkrankungsrisiko gegeben sind, nachvollziehbar verdeutlicht.

Tab. 15.5 Lastgewichte mit erhöhtem Risiko für bandscheibenbedingte Erkrankungen an der LWS

Alter in Jahren	Last in kg für Frauen	Last in kg für Männer
15–17	10	15
18–39	15	25
Ab 40	10	20

Tab. 15.6 Beispiele für Berufsgruppen, die für die BK 2108 infrage kommen

- Bergbau, Be- und Entladearbeiter, Stein- und Plattenverleger
- Maurer, Stahlbetonbauer
- Schauerleute und andere Lagerarbeiter, Lastenträger im Transportgewerbe
- Arbeiter in der Land- und Forstwirtschaft, im Garten- und Landschaftsbau, Fischer
- Personen, die regelmäßig schwere Werkstücke heben oder tragen, z. B. Arbeiter in Gießereien, Schlossereien, Montagearbeiter, Kraftfahrzeughandwerker
- Pflegeberufe

Konkurrierende Erkrankungen

Wenn die Voraussetzungen für einen Antrag auf Anerkennung einer BK 2108 gegeben sind, d.h., wenn nach langjähriger Exposition in einer der genannten Berufsgruppen bandscheibenbedingte Erkrankungen der Lendenwirbelsäule zu verzeichnen sind, ist zu prüfen, ob konkurrierende Erkrankungen mit anlagebedingten Veränderungen vorliegen, die unter Umständen das Krankheitsgeschehen bestimmen bzw. für die Entstehung der vorliegenden bandscheibenbedingten Erkrankungen vorwiegend verantwortlich zu machen sind.

In der Konsensusgruppe für medizinische Beurteilungskriterien des Arbeitskreises Wirbelsäulenerkrankungen im Hauptverband der Berufsgenossenschaften und der Mitarbeit von Arbeitsmedizinern, Orthopäden, Psychologen, Ergonomen und Epidemiologen wurden hierfür Anhaltspunkte gegeben:

Spondylolyse und Spondylolisthese

Eine anlagebedingte Unterbrechung des Gelenkfortsatzes (Spondylolyse) stellt keine konkurrierende Ursache zur BK 2108 dar, selbst wenn sie mit einem leichtgradigen Gleitvorgang (Typ Meyerding 1) verbunden ist. Erkenntnisse für eine prädispositionelle Wirkung für eine vorzeitige Bandscheibenschädigung liegen nicht vor. Liegen höhergradige Verschiebungen vor (Typ Meyerding 2 und größer) ist ein Bandscheibenschaden im betroffenen Segment eher auf die anlagebedingte Spondylolisthese zurückzuführen. Erfahrungsgemäß sind bei annähernd 80% der Spondylolisthesen vom Typ Meyerding 2 (und stärker) Bandscheibenschäden im betroffenen Segment mit entsprechenden Beschwerden zu erwarten.

Ein Bandscheibenschaden mit entsprechenden Beschwerden im unmittelbar benachbarten Segment zur Spondylolyse/Spondylolisthese ist dagegen nicht regelhaft als Folge der Spondylolisthese anzusehen.

Wenn die Voraussetzungen zur Anerkennung einer BK 2108 gegeben sind, spricht dies eher für die Wirksamkeit exogener Faktoren, soweit nicht im Einzelfall erheblich ausgeprägte statische Veränderungen durch die Spondylolisthese hervorgerufen wurden und diese bestimmend für das vorliegende Beschwerdebild sind.

Blockwirbel

Blockwirbel können angeboren oder erworben (Spondylodiszitis, Spondylodese) sein. Sie stellen eine prädiskotische Deformität dar. Die angrenzenden Bandscheiben werden durch das blockierte Segment vermehrt belastet und entwickeln entsprechende bandscheibenbedingte Beschwerden. Bekannt ist dies vor allem für den Zustand nach Versteifungsoperationen an der Lendenwirbelsäule (s. Kap. 10.4.6).

Asymmetrische Wirbel

Asymmetrische Wirbel treten entweder anlagebedingt, z.B. als Halbwirbel, asymmetrische Übergangswirbel oder als Keilwirbel bei juvenilen Aufbaustörungen auf oder erworben als Frakturfolge oder nach Spondylitis. Mit der ungleichmäßigen Belastung der angrenzenden Zwischenwirbelabschnitte stellen asymmetrische Wirbel eine prädiskotische Deformität und somit eine konkurrierende Ursache zur BK 2108 dar.

Symmetrische Fehlbildungen, wie z.B. lumbosakrale Übergangswirbel, die beidseits die gleichen Veränderungen aufweisen oder in achsengerechter Stellung verheilte Frakturen und Entzündungen, stellen kein zusätzliches Risiko für die benachbarten Bandscheiben dar.

Skoliosen

Lumbalskoliosen mit einer gleichmäßigen Krümmung bei einem Winkel unter 10–25° nach Cobb stellen in dieser Ausprägung keine Prädisposition für die Entstehung einer bandscheibenbedingten Erkrankung dar. Bei stärkeren Skoliosen mit einem Cobb-Winkel über 25°, vor allem dann, wenn der Scheitelpunkt in der unteren LWS liegt, führen eher zu bandscheibenbedingten Erkrankungen in Folge der deutlich asymmetrischen Belastung der Zwischenwirbelabschnitte im Scheitelpunkt.

Bei stärkeren Skoliosen ist ohnehin nicht mit der Ausübung belastender beruflicher Tätigkeiten zu rechnen. Die vorliegenden Erkenntnisse begründen die Annahme, dass derart ausgeprägte Skoliosen, regelhaft die wesentliche Ursache von bandscheibenbedingten Erkrankungen darstellen. Eine Berufskrankheit lässt sich hier nicht hinreichend wahrscheinlich machen.

Diese Ausführungen gelten auch für die erworbenen Skoliosen, z.B. nach Verletzungen der Wirbelsäule oder bei einem signifikanten Beckenschiefstand mit nachfolgender Skoliose stärkerer Ausprägung. Eine individuelle Bewertung ist vor allem bei Skoliosen im Grenzbereich erforderlich.

Nichtkonkurrierende Erkrankungen

Morbus Bechterew und Morbus Forrestier führen durch ihre überbrückenden Spondylophyten bzw. Syndesmophyten eher zu einer Protektion der Bandscheibe. Bei gemeldetem Verdacht auf eine bandscheibenbedingte Wirbelsäulenerkrankung sollte differenzialdiagnostisch immer an einen Morbus Bechterew gedacht werden.

Gesicherte Hinweise, dass Herz-Kreislauf-Erkrankungen, Stoffwechselstörungen oder andere generalisierte Erkrankungen zu Versorgungsstörungen der Bandscheiben und somit zu bandscheibenbedingten Beschwerden führen, liegen nicht vor. Aufgrund der derzeitigen Datenlage können Adipositas, Arteriosklerose, Nikotinabusus und Diabetes mellitus und ähnliche Erkrankungen nicht als konkurrierende Ursache zur BK 2108 angesehen werden.

Paragraph 3 der Berufskrankheitenverordnung

Die Voraussetzungen für vorbeugende Maßnahmen bei einer bandscheibenbedingten Erkrankung nach § 3 BKVO sind in der Regel gegeben, wenn eine Anerkennung einer Berufskrankheit nach BK 2108 bis 2110 nicht ausgesprochen wird – jedoch in der Zukunft denkbar ist – und wenn ein Zwang zur Unterlassung der gefährdenden Tätigkeiten noch nicht vorliegt. Dieser Paragraph kommt auch in Betracht, wenn die übrigen Tatbestandsmerkmale noch nicht vollständig erfüllt sind. Nach Schönberger u. Mitarb. (2003) gelten folgende **Kriterien** für die konkrete **individuelle Gefahr** gemäß § 3, Abs. 1, BKVO:

- Objektivierung eines beginnenden Krankheitsbildes im Sinne der BK Nr. 2108, einschließlich röntgenmorphologischer Veränderungen,
- chronischer oder chronisch rezidivierender Krankheitsverlauf mit beginnenden Funktionsbeeinträchtigungen,
- Nachweis beruflicher Wirbelsäulenbelastungen, die nach Art und Intensität die Voraussetzungen der BK 2108 erfüllen. Die für das Merkmal der Langjährigkeit geforderte Mindestdauer der Einwirkung muss noch nicht vorliegen. Die Beobachtung des Erkrankungsverlaufs über mehrere Jahre ist jeweils erforderlich.
- Anhaltspunkte für eine Verschlechterung der objektiven Befunde in Folge der beruflichen Wirbelsäulenbelastungen liegen vor,
- sonstige besondere Risikofaktoren für die Entwicklung einer belastungsbedingten Wirbelsäulenerkrankung, z. B. ausgeprägte Segmentinstabilität nach Bandscheibenvorfall.

Liegen derartige Vorzeichen einer Berufserkrankung gemäß § 2108 vor, hat der Unfallversicherungsträger mit allen geeigneten Mitteln der akuten Gefahr zur Entstehung einer berufsbedingten Wirbelsäulenerkrankung entgegen zu wirken. Als vorbeugende Maßnahmen kommen z. B. in Betracht:

- arbeitsplatzbezogene Maßnahmen mit geeigneten Verhältnissen und Verhaltensweisen,
- Reha-Maßnahmen ambulant und stationär zur Rezidivprophylaxe,
- orthopädietechnische Hilfsmittel, wie z. B. Tragehilfen, geeignete Sitzmöbel,
- ergonomisch optimierte Arbeitsplätze,
- Rückenschule am Arbeitsplatz,
- Angebot für Ausgleichsport.

Unabhängig von den neuen Berufskrankheitstatbeständen bemüht sich die orthopädische Rückenschule schon seit Jahren in Deutschland um eine Verbesserung der Verhältnisse und Verhaltensweisen zur Vermeidung von bandscheibenbedingten Erkrankungen, u. a. auch am Arbeitsplatz (s. Kap. 10.4.9). In Rückenschulkursen erhalten Patienten nach oder bei drohenden bandscheibenbedingten Erkrankungen von entsprechenden Instruktoren Anleitungen zum richtigen Heben, Tragen, Bücken, Sitzen und Erlernen Übungen zur Kräftigung bestimmter Muskelgruppen, welche die Wirbelsäule stabilisieren.

Pavlowski u. Mitarb. (1999) legen einen Nachweis der Wirksamkeit eines berufsbezogenen Rückentrainings für Auszubildende im Bauhandwerk vor. Bei betriebsärztlichen Untersuchungen im Rahmen des Arbeitssicherheitsgesetzes sollte den prädiskotischen Deformitäten, vor allem der Skoliose, den Spondylolisthesen und asymmetrischen Wirbeln besondere Aufmerksamkeit gewidmet werden. Ein standardisierter Untersuchungsgang ist hilfreich (Grifka u. Mitarb. 2000).

Begutachtung

Wenn eine bandscheibenbedingte Erkrankung der Lendenwirbelsäule besteht, die langjährige Exposition in der genannten Berufsgruppe mit belastender Tätigkeit nachgewiesen ist und konkurrierende Erkrankungen ausgeschlossen sind, muss geklärt werden, ob die vorliegende bandscheibenbedingte Erkrankung das übliche Ausmaß der Volkskrankheit Kreuzschmerz überschreitet. Das Spektrum des Schweregrades bandscheibenbedingter Erkrankungen reicht vom leichten, hin und wieder auftretenden Kreuzschmerz bis zum gravierenden radikulären Lumbalsyndrom, mit neurologischen Ausfallserscheinungen.

Der Schnittpunkt zwischen **erheblicher und unerheblicher bandscheibenbedingter Erkrankung** ergibt sich nicht aus den Befunden in den bildgebenden Verfahren, sondern aus dem tatsächlichen Krankheitszustand mit Schmerzen, Behinderungen, Arbeitsausfallszeiten und der Notwendigkeit eingreifender ärztlicher Maßnahmen in der Diagnostik und Therapie.

Es gibt kaum einen Menschen, der nicht irgendwann im Laufe seines Lebens an Beschwerden leidet, die auf degenerative Veränderungen seiner Bandscheiben zurückzuführen sind. Pathologisch anatomische Untersuchungen zeigen, dass nach dem 30. Lebensjahr jeder Mensch degenerative Veränderungen an seinen Bandscheiben aufweist. **Ein gewisses Ausmaß an Wirbelsäulenverschleiß** mit daraus resultierenden Schulter-, Nacken-, Kreuz- und Ischiasbeschwerden ist heute als **Volkskrankheit** zu betrachten und daher – im Sinne der Begutachtung für die Berufskrankheitenverordnung – unerheblich. Im **Fachgutachten** muss ermittelt werden, ob die vorliegende bandscheibenbedingte Erkrankung das übliche Ausmaß der Volkskrankheit überschreitet.

Anhaltspunkte für die Erheblichkeit einer bandscheibenbedingten Erkrankung ergeben sich aus der Anamnese mit der Notwendigkeit einer fachorthopädischen ambulanten oder stationären Behandlung oder ggf. Operationen.

In der Gutachterpraxis hat es sich bewährt, eine Grenze zwischen lokalen, auf die Wirbelsäule beschränkten, und radikulären Symptomatiken zu ziehen. Bestehen nur Kreuzschmerzen, so sind diese auch bei deutlichen radiologischen Veränderungen als unerheblich im Sinne der Volkskrankheit zu werten. Dermatombezogene Ausstrahlungen ins Bein mit korrelierenden Befunden im CT und MRT und Einleitung entsprechender fachärztlicher Behandlung sprechen für eine Erheblichkeit, die nach der BK 2108 als berufsbedingte, bandscheibenbedingte Erkrankung anerkannt werden kann. Bestehen aufgrund degenerativer Veränderungen gleichzeitig **starke Beschwerden an der Halswirbelsäule**, so sind diese ebenso wie die Beschwerden an der Lendenwirbelsäule als körpereigene Verschleißerkrankung unabhängig von der beruflichen Belastung anzusehen. Wobei auch hier der klinische und nicht der röntgenologische Befund maßgebend ist.

Insgesamt ist es auch für erfahrene Fachgutachter schwierig, die Abgrenzung einer bandscheibenbedingten Erkrankung über das altersentsprechende Ausmaß festzulegen. Die bildgebenden Verfahren sind nicht maßgebend (Blome 2000, Bogduk 2000).

Der bei **Schätzung der MdE** zur berücksichtigende Schaden ist bezüglich der BK 2108–2110 auf den jeweils genannten Wirbelsäulenabschnitt begrenzt, die Bewegungssegmente in den Übergangsbereichen sind allerdings komplett einzubeziehen (Schönberger u. Mitarb. 2003). Die Empfehlungen für die Einschätzung der MdE bei den BK 2108–2110 entsprechen den allgemeinen Erfahrungssätzen bei Wirbelsäulenerkrankungen (Rompe u. Erlenkämper 1998, Krämer 1997, Schönberger u. Mitarb. 2003).

Bei der MdE-Bewertung wird zwischen lokalen und radikulären Syndromen unterschieden. Ist die Beschwerdesymptomatik auf die Lumbalregion beschränkt, kommt eine MdE (GdB) von 10–20% infrage. Der Prozentsatz steigert sich bei radikulärer Symptomatik je nach neurologischen Ausfallserscheinungen bis zu 50%. Beim Postdiskotomiesyndrom (s. Kap. 10.4.8) kann der Prozentsatz noch höher liegen.

Eine Aufteilung der MdE in anlagebedingt und durch berufliche Exposition erworben ist bei der Berufserkrankung Wirbelsäule nicht möglich. In der **gesetzlichen Unfallversicherung**, die nach dem Alles-oder-nichts-Gesetz den Gesamtschaden an- oder aberkennt, ist es nicht möglich, wie bei der privaten Unfallversicherung einen Mitwirkungsfaktor anlagebedingter Komponenten des Gesamtschadens in Abzug zu bringen.

15.10.3 Berufskrankheit 2109

Definition

Die Berufskrankheit Nr. 2109 betrifft bandscheibenbedingte Erkrankungen der Halswirbelsäule durch langjähriges Tragen schwerer Lasten auf der Schulter, die zur Unterlassung aller Tätigkeiten gezwungen haben, die für die Entstehung, Verschlimmerung oder das Wiederaufleben der Krankheit ursächlich waren oder sein können. Typisches Beispiel für einen Anwendungsfall der BK 2109 ist die Tätigkeit der Fleischträger, die Tierhälften auf dem Kopf bzw. dem Schultergürtel getragen haben.

Klassifikation und Begutachtung

Nach vorn und seitwärts erzwungene Kopfbeugehaltung und gleichzeitiges Anspannen der Nackenmuskulatur stellen die maßgeblichen schädigenden Faktoren dar. So ergibt sich für den BK-Tatbestand ein enger Anwendungsbereich (Schönberger u. Mitarb. 2003). Für das Lastgewicht wird laut Merkblatt ein Grenzwert von 50 kg angegeben. Daneben sind Art und Weise der Schulterung der Lasten bzw. Größe und Form der getragenen Gegenstände für die spezifische Fehlbeanspruchung der Halswirbelsäule von Bedeutung. Aufgrund der speziellen Forderungen stellen die Anträge zur BK 2109 nur eine untergeordnete Rolle dar und werden in Zukunft ganz wegfallen, weil die berufliche Exposition durch Verbesserungen der Arbeitsplatzsituation nicht mehr gegeben ist.

Die eigentlichen, die Halswirbelsäule belastenden Tätigkeiten, wie z. B. Überkopfarbeiten, sind in der BK 2109 nicht berücksichtigt.

15.10.4 Berufskrankheit 2110

Definition

Die Berufskrankheit Nr. 2110 betrifft bandscheibenbedingte Erkrankungen der Lendenwirbelsäule durch langjährige, vorwiegend vertikaler Einwirkung von Ganzkörperschwingungen im Sitzen, die zur Unterlassung aller Tätigkeiten gezwungen haben, die für die Entstehung, Verschlimmerung oder das Wiederaufleben ursächlich waren oder sein können.

Bei den Einwirkungen im Sinne der BK 2110 handelt es sich um Ganzkörperschwingungen mit Frequenzen zwischen 3 und 5 Hertz, die zu Resonanzschwingungen des Rumpfes und der Wirbelsäule führen und auch Torsionen der Wirbelsegmente sowie horizontale Segmentverschiebungen veranlassen (Schönberger u. Mitarb. 2003). Dies betrifft vor allem die Fälle, in denen neben den vertikalen Frequenzen dorsoventrale, stochastische Schwingungen auf die Wirbelsäule einwirken.

Ätiologie und Pathogenese

Wegen der unmittelbaren Schwingungsübertragung vom Becken auf die Wirbelsäule wird der untere Lendenwirbelsäulenabschnitt in der sitzenden Körperhaltung besonders stark belastet. Stoßhaltige Schwingungsbelastungen, also Schwingungsverläufe mit einzelnen oder wiederholten stark herausragenden Beschleunigungsspitzen stellen eine besonders hohe Gefährdung dar. (Schönberger u. Mitarb. 2003). Nach biomechanischen Berechnungen können dabei Kompressionskräfte erreicht werden, die im Experiment an menschlichen Wirbelsäulenpräparaten Mikrofrakturen der Deckplatten, der Wirbelkörper sowie Einrisse am Anulus fibrosus der Bandscheiben verursachen. Der Schädigungsfaktor dieser Ganzkörperschwingungen im Resonanzbereich für die Bandscheiben in der Literatur ist unbestritten (Brinkmann u. Mitarb. 1999, Schwarze u. Mitarb. 1999).

Folgende Arbeitsorte und Arbeitsmittel wirken sich gefährdend auf die Arbeitskraft aus:
- Baustellen, LKW,
- land- und forstwirtschaftliche Schlepper,
- Forstmaschinen im Gelände,
- Bagger bei intensiver Schwingungsbelastung,
- Straßen-, Boden- und Erdhobel,
- Schärfwagen,
- Rad- und Kettenlader,
- Gabelstapler auf unebenen Fahrbahnen,
- Militärfahrzeuge im Gelände,
- Raddozzer.

Klassifikation und Begutachtung

Die Anerkennung einer BK 2110 erfordert genaue Ermittlungen im technischen Gutachten, weil die schädigenden Einwirkungen in der Regel längere Zeit zurückliegen. Heute gibt es kaum noch Sitze an exponierten Arbeitsplätzen, die pathogenetisch wirksame Ganzkörperschwingungen zulassen. In der Anamnese muss ermittelt werden, welche mindestens 10-jährige regelmäßige Tätigkeit auf den schädigenden Fahrzeugen oder Maschinen durchgeführt wurde. Die im Merkblatt zur BK 2110 genannten, zu ermittelnden Grenzwerte für die tägliche Beurteilungsschwingstärke zeichnen sich dadurch aus, dass sie auf eine Verknüpfung zwischen den für die arbeitstechnische Beurteilung relevanten Parametern (Frequenz, Schwingungsbeschleunigung, Expositionsdauer) beruhen und auch spezielle Belastungen (Stoßhaltigkeit, ungünstige Körperhaltung) berücksichtigen (Dupuis 1999).

Die berufliche Schwingungsbelastung setzt sich aus der Gesamtzahl der Expositionstage zusammen, an denen eine definierte Beurteilungsschwingstärke erreicht wird.

Bei Taxifahrern, Gabelstaplerfahrern auf ebenem Gelände und LKW mit schwingungsgedämpftem Fahrersitz wurde bisher kein erhöhtes Risiko im Hinblick auf diese Wirbelsäulenerkrankungen beobachtet (Schönberger u. Mitarb. 2003).

Literatur

Blome, O. (1999): Die BK 2108 – Eine echte Berufskrankheit? Ergomed 23: 206–212

Bogduk, N. (2000): Klinische Anatomie von Lendenwirbelsäule und Sakrum. Springer, Berlin

Brault, J.R., G.P. Siegmund, J.B. Wheeler (2000): Cervical muscle response during whiplash: evidence of a lengthening muscle contraction. Clin Biomech 15: 426–435

Brinkmann, P., W. Frobin, M. Biggemann, M. Tillotson, K. Burton (1999): Ergomed 23: 225–228

Dupuis (1999): Berufskrankheit Nr. 2108, Pathophysiologie, Biomechanik, medizinische Voraussetzungen. Ergomed 23: 213–218

Grifka, J., T. Peters, H. Bär u. Mitarb. (2000): Mehrstufendiagnostik in der arbeitsmedizinischen Untersuchung. Schriftenreihe für Arbeitsmedizin 62

Hartung, E., K. Schäfer, M. Jäger, A. Luttmann, U. Bolm-Audorff, S. Kuhn, R. Paul, H. Francks (1999): Ergomed 23: 219–224

Heine, J. (1981): Spondylarthrose bei Kyphosen und Skoliose. In: Die Wirbelsäule in Forschung und Praxis. Bd. 87. Hippokrates, Stuttgart: 91

Kaplan, R.M., R.A. Deyo (1988): Back pain in health care workers. State Art Rev Occup Med 3: 61

Krämer, J. (1981): Das posttraumatische Zervikalsyndrom aus orthopädischer Sicht. Zeitschrift für Orthopädie 119: 705

Krämer, J. (1997): Bandscheibenbedingte Erkrankungen. Thieme, Stuttgart

Krämer, J. (2002): Begutachtung der Wirbelsäule. In: Paul, B., U. Peters, A. Ekkernkamp: Kompendium der medizinischen Begutachtung. Spitta, Balingen

Krämer, J., H. Schulze (1977): Zur Begutachtung beim Schleudertrauma der Halswirbelsäule. Zeitschrift für Orthopädie 115: 954–958

Krämer, J., M. Wiese, R. Haaker, K. Bernsmann (2001): Bandscheibenvorfall und Trauma. Orthopäde 30: 121–127

Magora, A. (1970): Investigation of the relation between low back pain and occupation. Indian J Med Surg 39: 465

Pavlowsky, E., S. Dalichau, J. Elliehausen, R. Perrey (1999): Nachweis der Wirksamkeit eines berufsbezogenen Rückentrainings für Auszubildende im Bauhandwerk. Ergomed 23: 229–235

Riihimäki, H.G. et al. (1989): Radiographically detectable lumbar degenerative changes as risk indicators of back pain, a cross-sectional epidemiologic study of concrete reinforcement workers and house painters. Scand J Work Environ Hlth 15: 208–285

Rompe, G., A. Erlenkämper (1998): Begutachtung der Haltungs- und Schönberger, A., G. Mehrtens, H. Valentin (2003): Arbeitsunfall und Berufskrankheit. Erich Schmidt, Berlin

Schönberger, A., G. Mehrtens, H. Valentin (2003): Arbeitsunfall und Berufskrankheit. Erich Schmidt, Berlin

Schwarze, S., G. Notbohm, E. Hartung, H. Dupuis: (1999) Ganzkörperschwingungen als Schädigungsfaktor für die Lendenwirbelsäule. Ergebnisse der epidemiologischen Studie Ganzkörpervibration. Ergomed 23: 236–244

Siegmund, G.P., J.R. Brault, J.B. Wheeler (2000): The relationship between clinical and kinematic responses from human subject testing in rear-end automobile collisions. Accid Anal Prev 32: 201–217

Torgerson, W., W.E. Dotter (1976) Comparative roentgenographic study of the asymptomatic and symptomatic lumbar spine. J Bone Jt Surg A-58: 850

Sachverzeichnis

A

Abszess
- epiduraler spinaler 221 ff
- - Antibiotikatherapie 222
- - Ätiopathogenese 222
- - Definition 204
- - iatrogener 222
- - Magnetresonanztomographie 222
- - Mortalität 223
- - Therapie 221 f
- intraspinaler 18, 207
- paravertebraler
- - Drainage, perkutane, CT-gesteuerte Platzierung 209 f, 212, 221
- - Magnetresonanztomographie 208
- - tuberkulöser, epiduraler, spinaler 222
Abtropfmetastase, Chordom 460
Achillessehnenreflex 34
- abgeschwächter 299
Achondrodysplasie, Kyphose 134
Achondrogenesis, Kyphose 134
AcroFlex-Bandscheibenprothese 368
Adidas-Streifen 299
Adoleszentenskoliose 53
Akrodysplasie, Kyphose 134
Akromegalie, Kyphose 137
Aktivkorsett 175
Albright, Morbus 457 f
ALIF (anteriore lumbale interkorporelle Spondylodese) 352 f
Aminopenicillin 211
AMPS-Syndrom (Urinary Acid Mucopolysaccharides), Kyphose 136
Analgetika
- Injektion, lokale, bei Zervikalsyndrom 270
- bei Lumbalsyndrom 302
- nichtopioide, bei Zervikalsyndrom 268
Anamnese 30 f
Anastomose, metaphyseale 24
Andersen-D'Alonzo-Klassifikation, Densfraktur 426 f
Andersson-Läsion 229
Angioblastom 466 f
Angiomyosarkom 466 f
Angiosarkom 150
Ankylose 159
- knöcherne
- - intervertebrale 293
- - Spondylitis ankylosans 227
Ankylosierung, entzündungsbedingte 206
Antetorsionssyndrom 66
Antirheumatika, nichtsteroidale
- bei Lumbalsyndrom 302 f
- Nebenwirkung 302
- bei Zervikalsyndrom 268
Anulus fibrosus 16

- Beziehung zum Discus intervertebralis 16
- Chymopapainwirkung 310
- Risse 37, 293, 336
- - radiäre 247
AOD s. Dislokation, atlantookzipitale 421
Apex-dentis-Fraktur 426 f
- Röntgenbild 428
APLD (Automated percutaneous lumbar Discectomy) s. Nukleotomie, perkutane, lumbale, automatisierte
Arachnodaktylie 139
Arachnoiditis, zervikale 261
Arcus anterior atlantis 8
Armplexusparese 248
Armvorhaltetest 69 f, 81
Arnold-Chiari-Fehlbildung 50, 90
Arnold-Chiari-Syndrom 127
Arteria
- carotis interna, Dissektion 4
- lumbalis 23 f
- - Ramus radicularis 23 f
- nutricia 24 f
- spinalis
- - anterior 23 f
- - posterior 23 f
- - posterolateralis 24
- vertebralis 4 f
- - Dissektion 4
- - Duplexsonographie 4
- - Kompression 261
- - bei rheumatischer Halswirbelsäule 242
- - Pars atlantis 9
- - Thrombose, posttraumatische 424
- - Verlauf 7, 9
Arterien, radikuläre 408
Arthritis
- atlantoaxiale, Spondylitis ankylosans 228
- periphere
- - asymmetrische 226
- - Spondylitis ankylosans 230
- reaktive 229
- rheumatoide s. auch Polyarthritis, chronische
- - juvenile, Halswirbelsäulenbeteiligung 239 f
Arthrose
- atlantoaxiale 252 ff
- atlantookzipitale 252
- - Corticosteroidinjektion, intraartikuläre 254
- - Manualtherapie 252
- - Nativröntgenaufnahme 254
- - okzipitozervikaler Übergang 251 ff
Articulatio
- atlantoaxialis s. auch Atlantoaxialgelenk
- - lateralis 8
- - mediana 8
- atlantooccipitalis s. Atlantookzipitalgelenk

- zygapophysialis s. Wirbelbogengelenk
Artificial Cervical Joint 371
ASR (Achillessehnenreflex) 34
Atelosteogenesis Typ II 134
Atlantoaxialarthrose s. Arthrose, atlantoaxiale
Atlantoaxialgelenk (s. auch Articulatio atlantoaxialis) 249, 252
- Arthrose, posttraumatische 426
- Punktion, transorale 254
- Verschraubung 255
Atlantodentalgelenk 426
- Instabilität, ligamentäre 426
Atlantookzipitalarthrose s. Arthrose, atlantookzipitale
Atlantookzipitalgelenk 7, 249
- Arthrose, posttraumatische 426
- Beweglichkeit 252
- Dislokation s. Dislokation, atlantookzipitale
- Fusion 252
Atlas 249
- Gelenkflächen 8
- Röntgendarstellung 50
Atlasassimilation 49 f
- Röntgendarstellung 50
Atlasbogen, vorderer, Röntgendarstellung 49
Atlasbogenfraktur 423 ff
- C1/C2-Verschraubung 425
- mit Densfraktur 423
- Dislokation, sekundäre 426
- Dreipunktfixation 425
- isolierte 423
- Klassifikation 423 f
- Magerl-Verschraubung 425
- Ruhigstellung 425
- Therapie 425 f
- Verletzungsmechanismus 424
Atlasbogenresektion 241
Atlasebene 42
Atlasfehlbildung 49 f
Atlasluxation, ventrale 43
Atlasschleife 7
Atmung, Haltungsbeeinflussung 69
Aufbaustörung, juvenile, Begutachtung 502
Ausfall, neurologischer, Anamnese 30
Autoimmunprozesse, Spondylitis ankylosans 227
Automated percutaneous lumbar Discectomy s. Nukleotomie, perkutane, lumbale, automatisierte
Axis 249
- Gelenkflächen 8
Axisbogenaplasie 51
Axisebene 42
Axisfehlbildung 51
Axiskörper, Flexionssubluxation gegenüber C3 429
Axiskörperfraktur mit Densbasisfraktur 427
Axispseudarthrose 431

Axisspondylolyse, traumatische 429 ff
- Computertomographie 430
- Funktionsaufnahmen 431
- Klassifikation 429 f
- Längsband, vorderes
- - intaktes 430
- - zerrissenes 430
- Röntgenbild 430 f
- Verletzungsmechanismus 430
- Verschraubung 431
Axissynostose 51
Aztreonam 211

B

Babinski-Zeichen 264
Ball-and-Socket-Joint 371
Ballon, transpedikulärer, Dilatation einer Wirbelkompressionsfraktur 144
Bambusstab-Wirbelsäule 159, 230 f
- Spondylarthritis reaktive 236
Bandscheibe
- Chymopapainwirkung 310
- kindliche 336
- künstliche 348
- Laserdekompression 312 f
- lumbale 15 f
- - Grundstruktur 15 f
- - Innervation 21 f
- magnetresonanztomographisch schwarze 351, 373
- Nährstoffversorgung 16
- osteochondrotisch veränderte 351
- Sandwichstruktur 351
- zervikale 5, 7
Bandscheibenaufbruch, degenerativer, zervikaler 256
Bandscheibenbelastung, einseitige, bei Haltungsfehler 82
Bandscheibenbewegung, Postdiskotomiesyndrom 394
Bandscheibendefekt, Postdiskotomiesyndrom 394
Bandscheibendegeneration 114
- Instabilität 372
- lumbale
- - Ätiologie 290
- - Diskographiebefund 308
- - endogene Komponente 290
- - Segmentmobilität 44 f
- - thorakale 287
- - zervikale 259
Bandscheibengewebe
- Abtragung, subligamentäre, Excimer-Laser 312
- Verlagerung in den Spinalkanal bei Frakturfragmentreposition 435 f
Bandscheibenhöhe, verminderte, chymopapainbedingte 310
Bandscheibeninnendruck, verminderter 372
Bandscheibenmassenprolaps 337

Sachverzeichnis

Bandscheibenoperation
– lumbale, Folgebeschwerden s. Postdiskotomiesyndrom
– mikroskopische s. Mikrodiskotomie
Bandscheibenprolaps s. Bandscheibenvorfall
Bandscheibenprothese 361 ff
– Altersgrenze 376
– biochemische Grundlagen 362 ff
– biomechanische Testung 363
– Diskographie, präoperative 373
– Elastizität 364
– Entwicklung 361 f
– Ergebnisse 385 ff
– Gleitkernveränderung 364
– Implantation
– – Mobilisation, postoperative 383 f
– – Patientenaufklärung 383
– – Schnittführung 377 f
– – nach Spondylodese 377
– – Zugang
– – – L3/4 379 f
– – – L4/5 379 f
– – – L5/S1 378 f
– Implantationstechnik 380 ff
– Indikation 372 ff
– Komplikation 382 f
– – intraoperative 383
– – – prothesenspezifische 383
– – postoperative 383
– – – prothesenspezifische 383
– Kompressionsversuche, dynamische 364
– Kontraindikation 376 f
– Magnetresonanztomographie, präoperative 373
– Migration 383
– Modelle 365 ff
– Nachbehandlung 383 ff
– Operationstechnik 377 ff
– Ossifikation, heterotope, im Operationssegment 383
– psychologische Abklärung, präoperative 377
– Rotationsachse 364
– Rotationsbremse 376
– Stabilität 364
– Torsionsstabilität 376
– zervikale 371
– Zielsetzung 362
Bandscheibenprotrusion s. Bandscheibenvorwölbung
Bandscheibenreposition aus der infrakturierten Deckplatte 444 f
Bandscheibenriss 244
– zervikaler, Beschleunigungsverletzung 487 f
Bandscheibensequester 37, 314
– Donorbandscheibe 295
– freier 296
– lumbaler 294 ff
– – intraforaminaler, nach kranial dislozierter 342
– – supradiskaler 341
– Magnetresonanztomographie 315
Bandscheibenspalten 7

Bandscheibensyndrom, unfallbedingtes 493 f
Bandscheibenveränderung, degenerative s. Diskose
Bandscheibenvorfall 247 f, 294
– Altersverteilung 336
– Ebeneneinteilung 338
– kaudaler 338
– kranialer 338
– lumbaler 293 ff
– – Diskographie 307 ff
– – Durasackvorwölbung 340
– – intraforaminaler 341 f
– – lateraler, Mikrodiskotomie 338 ff
– – medialer, Mikrodiskotomie 338 ff
– – mediolateraler 18
– – Mikrodiskotomie s. Mikrodiskotomie, lumbale
– – Nachbehandlung 328
– – Operation, endoskopische 301
– – subligamentärer 294 f
– – Therapie, intradiskale 307 ff
– Magnetresonanztomographie 336
– medialer 246
– Migrationsmöglichkeiten 339
– Rezidiv, Bandscheibenprothese 374
– bei schmalem Intervertebralraum, Bandscheibenprothese 375
– Therapie 301 ff
– – intradiskale, Indikation 313 f
– – konservative 336
– unfallbedingter 493 f
– – Dauerfolgen 494
– zervikaler 259 f
– – Foraminotomie 278
– – Myelopathie 265
– – Zoneneinteilung 338
Bandscheibenvorwölbung 247 f, 294 f
– Computertomographie 315
– lumbale 291, 293 ff
– Magnetresonanztomographie 315
– Polyurethaninstillation, intervertebrale 362
– thorakale, bei Morbus Scheuermann 118
Bandscheibenzerreißung, Hyperextensionsverletzung 443
Bankknochen, homologer, Spondylodese 352
Basiswinkel (Welcker-Winkel) 41 f
Bechterew, Morbus s. Spondylitis ankylosans
Becken, Neutralstellung 68
Beckenasymmetrie, Haltungsskoliose 53
Becken-Bein-Gips, passagerer, Spondylodese-Indikationsstellung 351
Beckeneingangswinkel 77 f
Beckengeradstand 31
Beckenkammapophyse, Erscheinen 75

Beckenkammspan s. auch Knochenspan
– Diskektomie, zervikale 275
– Entnahme, Komplikation 277
– Spondylektomie, zervikale 275 f
– Spondylodese 350, 352
Beckenkammspongiosa, autogene, Entnahmekomplikation 182
Beckenkippungswinkel 78
Beckenschiefstand
– fixierter 187
– Haltungsskoliose 53
Beckenstand bei Skoliose 170
Beckenstellung, Beeinflussung der Wirbelsäulenkrümmung 72
Begutachtung 484 ff
– Leistungsfähigkeitsbeurteilung 490
– Schadensbildkombination 490
Beinlängendifferenz 248
– Untersuchung, klinische 31
Beinschmerz
– beim Kleinkind 220
– radikulärer 195, 372 f
– vertebragener 298, 314
– – komplizierter 298
Bence-Jones-Proteine 464
Bending-Aufnahme 53, 92
Berufskrankheit 490, 504 ff
– Anamnese 31
– bandscheibenbedingte, Kriterien für eine individuelle Gefahr 507
– Wirbelbruch 496
Berufskrankheitenverordnung, Paragraph 3 507
Berufsunfähigkeit 490
Beschleunigungsverletzung 4
– Ätiologie 484 ff
– Begutachtung 484 ff
– Beschwerdebild 486
– Definition 484
– Diagnostik 486 f
– Geschwindigkeitsänderungsgrenze 485 f
– 1. Grades 484
– Schweregrade 487 f
– Unfallhergang 486
Beschwerden, zeitlicher Verlauf 30
Beweglichkeit
– aktive 32
– – Wirbelsäule 32
– passive, Halswirbelsäule 33 f
Bewegungssegment
– Chemonukleolysewirkung 311
– Instabilität 57
– Krafteinleitung 362
– lumbales 362 f
– – Instabilität 372
– – – Etagendiagnostik 372 f
– – Mikroinstabilität 372
– – Traktionswirkung 269
– zervikales, Instabilität 372
Bewegungsverhalten, rückenbelastendes 400
Bimastoidlinie 41 f
Bindegewebefehlbildung
– Kyphose 139

– Skoliose 168
Bindegewebsneubildung, Spondylitis ankylosans 227
Biopsie, Tumor 456
Biphosphonate 463
Biventerlinie 41 g
Bizepssehnenreflex 34
– abgeschwächter 262 ff
BKS (Blutkörperchensenkungsgeschwindigkeit) 36
Blockwirbel 46 f, 90, 248, 506
– Behandlungsrichtlinie 98
– Entstehung 123
– kongenitaler 46 f
– zervikaler 9
Blutdruckabfall bei perkutaner Nukleotomie 323
Blutkörperchensenkungsgeschwindigkeit 36
Bogenwurzeldistanz, erweiterte 440
Böhler-Konzept, konservative Therapie bei Brustwirbelsäulenverletzung 444
Boogard-Linie 41 f
Boogard-Winkel 41 f
Boston-Korsett 117, 175
Brachydaktylie, einseitige 478
Bragard-Test 35, 336
Bronchialkarzinommetastase 469
Brügger-Behandlung 115
Brustkyphose (s. auch Kyphose)
– Messung 74
– physiologische 71
– – Entwicklung 64
Brustwanddefekt 472
Brustwanderkrankung, entzündliche 480 f
Brustwandphlegmone 480
Brustwandtuberkulose 481
Brustwandtumor 481 f
– maligner, strahleninduzierter 481
Brustwirbelermüdungsbruch 504
Brustwirbelfraktur
– Instabilitätsgrad 437 f
– Instrumentation, ventrale, mit interkorporeller Fusion 448
– Spondylodese, temporäre 448, 450 ff
Brustwirbelsäule
– Bewegungsausmaß, physiologisches 70
– Messung 44 f
– 2-Säulen-Modell 437
– 3-Säulen-Modell 437 f
– Winkelprofil 76
Brustwirbelsäulenerkrankung, degenerative 286 ff
– Symptome s. Thorakalsyndrom
Brustwirbelsäulenverletzung 437 ff
– Instabilität 441 f
– – andauernde 437
– – vorübergehende 437
– Therapie 444 ff
– – konservative 444 f
– – – Böhler-Konzept 444
– – operative 445 ff

- Verletzungsmechanismus 440 ff
BRYAN-Cervical-Disc-Prothese 371
BSR (Bizepssehnenreflex) 34
Bursa atlantodentalis 8

C

Cage, expandierbarer 449
Cage-System 347, 353
Canalis
- arteriae vertebralis 7
- hypoglossi, Scheidewände 50
Cauda equina 17
- Läsion, akute 299
Cauda-equina-Syndrom 298 f
- Spondylitis ankylosans 228
CCA (Congenital contractural Arachnodactyly) 139
C2/C3-Bandscheibe, Zerreißung 430 f
C0/C1-Fusion 252
C0-C2-Fusion 422, 425
C0/C1-Gelenk s. Atlantookzipitalgelenk
C1/C2-Gelenk s. Atlantoaxialgelenk
C1/C2-Schmerz 240
CD-Instrumentarium (Cotrel-Dubousset-Instrumentarium) 130, 179 f
- Spondylodese, zervikale 436
Cephalosporin 211
Cervical Joint, artificial 371
Cervical-Disc-Prothese 371
Cervidisc-Prothese 372
Chamberlain-Linie 41 f
Chemonukleolyse 307, 309 ff, 315 ff
- Allergietestung 315 f
- biomechanischer Effekt 310 f
- Ergebnisse 326
- Indikation 313 f
- Kontraindikation 314
- morphologischer Effekt 310
- Patientenlagerung 316
- Punktionstechnik 316 ff
- Voraussetzungen 316
Cheneau-Korsett 96, 102
- Skoliosebehandlung 176
Chiari-Dekompression, Kyphoseentwicklung 153
Chondroblastom 459
Chondrodynia costosternalis 481
Chondrodysplasia punctata 134
Chondrodysplasie 134
Chondrodystrophia calcificans 134
Chondrom, thorakales 481
Chondromyxoidfibrom 460
Chondrosarkom 460
Chondrose 57
Chorda dorsalis 88 f, 122 f
Chordom 122, 460 f
Chymopapain 307, 309 f
- Allergietestung 315 f
Claudicatio intermittens
- arterielle 411
- neurogene 407 f
- Pathogenese 408
- spinalis 195, 248, 407, 410 f

Clindamycin 211
Closing-Wedge-Prinzip 97
Cobb-Skoliosewinkel 76
- Messung 54, 172
Colitis ulcerosa, Spondylarthritis 237
Computertomographie 39 f
- Aufnahmetechnik 40
- dreidimensionale Rekonstruktion 40
- quantitative 39 f
Condylus occipitalis tertius 50
Congenital contractural Arachnodactyly (CCA) 139
Conradi-Hünermann-Syndrom 134
Conus medullaris 17
- tiefstehender 126 f
Cor pulmonale, Kyphose, kongenitale 124
Corpus vertebrae s. Wirbelkörper
Corticosteroidinjektion
- epidurale
- - lumbale 274, 304 f
- - Spinalkanalstenose 412 f
- - zervikale 272 ff, 260
- - - Bildverstärkerkontrolle 260
- intraartikuläre, Arthrose, atlantookzipitale 254
- peridentale, transorale, CT-gesteuerte 161 f
- periradikuläre, zervikale 259 f
- zervikale, bei Zervikobrachialgiesyndrom 264
Cortisonstoßtherapie bei atlantookzipitaler Dislokation 422
Cotrell-Dubousset-Instrumentarium s. CD-Instrumentarium
Cotrell-Gips 97
COX-II-Hemmer 303
Crankshaft-Phänomen 97, 178 f
- Vermeidung 179
Crohn, Morbus, Spondylarthritis 237
C5-Syndrom 262
C6-Syndrom 263 f
C7-Syndrom 263 f
C8-Syndrom 263 f
Cummins' Artificial Cervical Joint 371
Curviskop 142
Cushing, Morbus, Kyphose 137
Cyclobenzaprin bei Zervikalsyndrom 269

D

Dallas-Diskogramm-Klassifikation 309
Darmbeinkammapophyse, Ossifikationslage (Risser-Zeichen) 56, 75, 173
Darmerkrankung, chronisch-entzündliche 226
- Spondylarthritis 237
Daumenballenmuskulatur-Atrophie 263 f
Daumendorsalextension, maximale 170
Daumen-Zeigefinger-Hypästhesie 263

Debrunner-Kyphometer 112, 142
Deferoxamin-Chelat 111
Deformität, prädiskotische 52, 248
De-Kleyn-Test 250
Dekompression, spinale (s. auch Nervenwurzeldekompression; s. auch Rückenmarkdekompression) 218, 414 f
- dorsale, Kyphoseentwicklung 153 f
- interlaminäre 414 f
- zervikale 265
Dekubitalulkus bei Kyphose 104
Denervierung bei Diskotomie 394
Dens axis 8
- Entstehung 426
- Gelenkflächen 8
Densaplasie 51
- Funktionsaufnahmen 49
Densarrosion, Magnetresonanztomographie 253
Densaufwärtsdislokation 239
Densbasisfraktur 427
Densdestruktion, rheumatische 241
Densfraktur 426 ff
- mit Atlasbogenfraktur 423
- Funktionsaufnahmen 427
- Klassifikation 426 f
- Röntgenaufnahme 427 f
- Schraubenosteosynthese
- - interspinöse 429
- - transartikuläre, perkutane 429
- - ventrale 428 f
- Therapie 427 ff
- Verletzungsmechanismus 427
Denskörperfraktur, Einteilung 427
Densluxationsfraktur 427
Denspseudarthrose 51, 427
- Funktionsaufnahmen 49
Dermatom 20 f
- Lumbalsyndrom 298 f
- zervikobrachiales Syndrom 262 ff
Derotationskorsett 175 f
Derotationsspondylodese, ventrale 97
- Komplikation 183
- bei Skoliose 180 f
Diagnostik, klinische 30 ff
Diagnostikverfahren, bildgebende 37 ff
- radiologische 75 ff
- ohne Strahlenbelastung 78 ff
Diarrhoe 226
Diastematomyelie 49, 89
- bei kongenitaler Kyphose 126
- bei Myelomeningozele 127
Differentiometer 73
Diplomyelie 49
Discoflex-Orthese 343
Discus intervertebralis s. Bandscheibe
Diskektomie, zervikale 274 ff
- Interponat 275 f
- ventrale 274
- - Nachbehandlung 276
Disko-CT 308, 313
- Befundbeurteilung 309

Diskographie 37 f, 197, 244 f
- Dallas-Klassifikation 309
- Indikationsstellung zur Bandscheibenprothesen-Implantation 373
- Kontrastmittelaustritt 37
- Kontrastmittelinjektion 38
- lumbale 295, 307 ff
- - Befundinterpretation 308 d
- - mit Computertomographie 308
- - Indikation 308 f
- - Ischialgieprovokation 308, 351
- - Komplikation 309
- - positive 37
- - Zugang, lateraler, extraduraler 308
- Normalbefund 245
- pathologischer Befund 245 f
- Sequesterdarstellung 37
- Spondylodese-Indikationsstellung 351
- zervikale 251
Diskose 244
- lumbale, Pathogenese 290 ff
- Stadien 247 f, 290 ff
Diskotomie
- Denervierung 394
- Immobilisation 394
- Instabilität 393 f
- - Ursache 394
- lumbale
- - Folgebeschwerden s. Postdiskotomiesyndrom
- - Indikation 336 f
- - Orthese 304
- Muskeldesinsertion 394
- Narbenbildung 392
- Phasen 391 f
Diskusfaktor, biochemischer 392
Dislokation
- atlantodentale 239 f
- - Komplikation 242
- atlantookzipitale 421 f
- - Begleitverletzung, intrakranielle 422
- - Cortisonstoßtherapie 422
- - Funktionsdiagnostik 422
- - Magnetresonanztomographie 422
- - Repositionsmanöver 422
- - verhakte 422
- - Verletzungsmechanismus 422
- - Verletzungstyp 422
- kraniozervikale 421 f
- zervikale
- - multiple 239
- - vertikale 239
Dissoziation, atlantookzipitale 421
Distanz
- atlantoaxiale, vergrößerte 254
- atlantodentale 42 f, 240
- - erweiterte 43
- - obere 43
- - untere 43
- - verringerte 43
Distraktion, atlantookzipitale 421 f

Distraktions-Kompressions-Prinzip, Spondylodese, dorsale 97
Distraktionskorsett 175
Distraktionsverletzung
– Halswirbelkörperfraktur 434 f
– Rumpfwirbelfraktur 438
Diszitis 220, 324
– Definition 204, 220
– isolierte 220
– Magnetresonanztomographie 220
– Spondylitis ankylosans 227, 229
Donorbandscheibe 295
Doppelpedikel 91
Doppelstabsystem, Spondylodese 449
Dornfortsatz
– knopfförmig vorspringender 217
– Perkussion 32
Dornfortsatzbruch, Begutachtung 496
Dornfortsatzspalte, isolierte 48
Drehgelenk 8
Dreiphasen-Szintigraphie
– Spondylitis, tuberkulöse 218
– Spondylodiszitis 208 f
Dreistufen-Hyperextensions-Test 33 f
Druckmessung, intradiskale 363
Duchenne-Hinken 32
Duchenne-Muskeldystrophie, Skoliose 189
Duraärmel 18 f
Duralsack, spinaler 23
– Vorwölbung 340
Duraschlauchverschiebung, kraniokaudale, Postdiskotomiesyndrom 392
Duraverletzung bei perkutaner Nukleotomie 323
Durchblutungsstörung, arterielle 411
3-D-Wirbelsäulenanalyse, ultraschallgestützte 80
Dwyer-Instrumentation 180
Dysplasie
– fibröse 457 f
– – polyostotische 457 f
– – – sarkomatöse Entartung 458
– spondyloepiphysäre 90
– spondylometaphysäre, Kyphose 134 f
Dysraphie 47 ff, 127
– spinale 89 f

E

Ebene
– diskale 338
– infradiskale 338
– supradiskale 338
Effendi/Josten-Klassifikation, Axisspondylolyse, traumatische 429 f
Eggshell Procedure 161
Ehlers-Danlos-Syndrom, Kyphose 139
Eigelenk 7
Eigenanamnese 30

Eigenblutspende, präoperative 178
Einbeinstand, Trendelenburg-Zeichen 31 f
Elektrogoniometer 73
Elektrotherapie
– Lumbalsyndrom 303
– Zervikalsyndrom 266, 268
En-Bloc-Spondylektomie 126
Enchondrom, solitäres 459
Endokrinopathie, Kyphose 137
Endotheliom, diffuses 465
Endplatte, vertebrale s. Wirbelendplatte
Endwirbel 171 f
Enthesiopathie 226
Entwicklung
– neuromotorische, Bewertung 66
– seelisch-geistige, Haltung 67
Entzündungsparameter
– Diszitis 220
– Spondylodiszitis 207
Enzymopathie, Kyphose 135 f
Epiduralraum, intraspinaler 18
– zervikaler 264
Epiduralvenen, erweiterte 408
Epidurogramm 273
Epiphysiodese, konvexseitige, ventrale 97
Erector-spinae-Aponeurose 23
Ergotherapie, Spondylitis ankylosans 233
Erschütterungsschmerz 217
Erwerbsunfähigkeit
– Postdiskotomiesyndrom 501
– Spondylolisthese 490
Erythropoetin 178
Ethambutol 218
Ewing-Sarkom 462, 465
Excimer-Laser, Bandscheibengewebeabtragung, subligamentäre 312
Extensionsbehandlung, präoperative, Skoliose 183
Extensionsosteotomie bei Spondylitis ankylosans
– monosegmentale, lumbale, 161
– polysegmentale 160 f
Extensionssubluxation, atlantoaxiale 430
Extensions-Test 34, 262
Extremitätenverlust, Wirbelsäulenbeeinträchtigung, Begutachtung 498 f

F

Facette
– aszendierende 407
– deszendierende 407
Facettektomie, Spondylodese, interkorporelle
– posteriore, lumbale 353
– transforaminale, lumbale 353
Facettengelenk, Funktion bei Bandscheibenprothese 376
Facettengelenkarthropathie, Ostitis deformans 463
Facettengelenkarthrose 376
Facettengelenkinfektion
– hämatogene, Definition 204

– pyogene hämatogene 221
– – Drainage, perkutane, CT-gesteuerte 221
Facetteninfiltration, lumbale 304 f
Facettensyndrom, lumbales 297 f
Facettotomie 221
Failed-Back-Surgery-Syndrome s. Postdiskotomiesyndrom
Failed-Back-Syndrom s. Postdiskotomiesyndrom
Fallfuß 298
Familienanamnese 30 f
Farfan-Lordosemessung 77
Fascia thoracolumbalis 23
Faserknorpel, Wirbelendplatte 16
Fasern, elastische, Ligamentum flavum 15
Fast-Loser-Patienten, Osteoporose 140
Fazilitation, neuromuskuläre, propriozeptive (PNF) 304
FBA (Finger-Boden-Abstand) 32
Fehlbeweglichkeit nach Diskotomie 394
Fehlbildung 88 ff, 122
– Diagnostik
– – bildgebende 92 ff
– – klinische 91 f
– Epidemiologie 90
– Klassifikation 90 f
– Kombinationsoperation 97
– kombinierte 88, 90 f, 123
– Komplikation, postoperative 98
– bei Myelomeningozele 99 ff
– – Diagnostik, pränatale 101
– – Entwicklung, Einflussfaktoren 102
– – Therapie
– – – konservative 102 f
– – – operative 103 f
– Operationstechnik 97
– Prognose 94, 96
– Progressionsprognose 91
– Therapie
– – konservative 96
– – operative 96 ff
– Ursache 89
Fehlbildungen, kongenitale, konkordante 123
Fehlbildungskyphose 123 f
Fehlbildungs-Syndrom 90
Fehlhaltung 67, 82
– skoliotische 70 f
Fehlstatik 67
Femoralis-Dehnungstest 34, 207, 298
Ferguson-Kreuzbeinbasiswinkel 77
Ferguson-Winkel 76, 195
Fernand/Fox-Lordosemessung 77
Fernström-Prothese 362
Fersenfallschmerz 207
Fersenschmerzen 299
Fett, epidurales 18
Fettpolster, Articulatio zygophysialis, lumbale 11 f
Fibröse Dysplasie s. Dysplasie, fibröse
Fibrose

– peridurale 352
– perineurale, Postdiskotomiesyndrom 393
Filum terminale, Adhäsion 126 f
Finger-Boden-Abstand 32
Fischwirbel 135
Fissura thoracalis
– lateralis transversa 472
– parasternalis 472
Fixateur
– externe, passagerer, Spondylodese-Indikationsstellung 351
– interne 215
– – Kraftübertragung 350
– – Spondylodese 348 f
– – temporäre Stabilisierung 450 f
– – Wirbelfraktur, thorakolumbale 450 f
Flachrücken 31, 68, 70, 113
– fixierter 70
Flavektomie, laterale 340
– partielle 340
Flèche
– cervicale 74
– lombaire 74
Flexicurve Ruler 142
Flexions-Distraktions-Verletzung
– Densfraktur 427
– Rumpfwirbelfraktur 441
– zervikale, diskoligamentäre Zerreißung 433
Flexions-Extensions-Aufnahme 75
Flexions-Subluxations-Verletzung mit Kompressionskomponente, Rumpfwirbelfraktur 441
Fluorochinolone 211
Folsäure 100
Foramen
– arcuale atlantis 50
– interarcuale 339
– intervertebrale, thorakales 286 f
– occipitale magnum
– – Lippenbildung, knöcherne 50
– – Röntgendarstellung 49 f
– transversarium 4, 6
Foramen-magnum-Linie 42
Foraminotomie, zervikale 278
– Ergebnisse 281
– Komplikation 280
Formationsstörung 88, 90 f, 123
– hemimetamere 91
– Kyphose 123 f
– bei Myelomeningozele 101 f
Fovea dentis 8
Fraktur s. auch Wirbelfraktur
– Klassifikation 420 f
– Positronen-Emissions-Tomographie 39
Friedreich-Ataxie
– Kyphose 139
– Skoliose 53
Fukosidose 136
Fusion s. auch Spondylodese
– atlantookzipitale 252
– okzipitozervikale 252
Fußheberschwäche 298
Fußrückenhypästhesie 298

G

Gabelrippe 472
Gadolinium-DTPA 40
Galvanisation 268, 328
Galveston-Operationsverfahren bei neuromuskulärer Skoliose 187
Gangbild 31
Ganglien, sympathische 21
Ganglion
- cervicale
- - inferius 4f
- - medium 4f
- - superius 4f
- cervicothoracicum 4f
- stellatum 4f
- - Blockade 270
- - Zugang, dorsaler 270
Gangstörung
- Thorakalsyndrom 246
- bei Zervikalsyndrom 245f
Gantry-Kippung, Computertomographie 40
Ganzkörperkernspintomographie, Skoliose-Verlaufskontrolle 174
Ganzkörperschwingungen, berufsbedingte 508f
GdB (Grad der Behinderung) 490, 492, 497
Gefäßtumor 466f
Gehfähigkeitsverlust, Duchenne-Muskeldystrophie 189
Gelenkachsenwinkel, atlantookzipitaler 41f
Gelenkbildung, interkostale 472
Gelenkfunktionsprüfung 31ff
Gelenkhyperlaxität 170
Gelenkkapsel
- Verdickung 244
- Zygapophysialgelenk, lumbales 10
Gelenkknorpel, Zygapophysialgelenk, lumbales 10
Gesäßschmerz, alternierender 226
Gewalteinwirkung, Wirbelsäulenerkrankung, degenerative 493
Gewebedefekt, mesenchymaler, genvermittelter 123
Gewohnheitshaltung, ungesunde 82
Gibbometer 73
Gibbus 107
- Knochenzyste, aneurysmatische 457
- Messung 44
- bei Myelomeningozele 128f
- rasch progredienter 104
- Spondylitis, tuberkulöse 158, 214f
- Wirbelfraktur, tumorbedingte 152
Glänzende Ecke 230
Gleichstromtherapie 328
Glisson-Traktion 269
Glykopeptid-Antibiotika 211
Grad der Behinderung 490, 492, 497
Graf-Fixationssystem, Spondylodese 348

Granulationsgewebe, epidurales 221
Granulom, eosinophiles 139, 457
Großzehenhypästhesie 298
Gschwend-Korsett 117
Güntz-Methode, Segmentmobilitätsmessung 44f

H

Hakenplatte, Spondylodese, zervikale 436
Hakenschraube 198
- Isthmusrekonstruktion 354
Halbwirbel 46f, 90f, 122
- Definition 123
- doppelter, Behandlungsrichtlinie 98
- dorsaler 91
- einfacher
- - dorsaler, Behandlungsrichtlinie 98
- - seitlicher, Behandlungsrichtlinie 98
- einseitig inkomplett fusionierter 91
- Einteilung, radiologische 91
- freier 91
- halbsegmentierter 91
- - Prognose 96
- inkarzerierter 88, 91
- lumbaler, Resektion 92
- Magnetresonanztomogramm 92f
- multiple 91
- Röntgenaufnahme 92f
- seitlicher 47
- voll segmentierter
- - balancierter 88
- - imbalancierter 88
- - Prognose 96
- zervikaler, Resektion 98
Halo-Fixateur, Dislokation, atlantookzipitale 422
Halo-Weste
- Atlasbogenfraktur 425
- Axisspondylolyse, traumatische 431
- Dislokation, atlantookzipitale 422
Halskrawatte 269
Halslordose 5
- Entwicklung 64
- physiologische 71
Halsorthese
- Atlasbogenfraktur 425
- Massa-lateralis-Fraktur 426
Halsrippe 51, 473
- Gradeinteilung 51
Halswirbel 4ff
Halswirbeldeckplatte, Konturunterbrechung 435
Halswirbeldeformierung 435
Halswirbelermüdungsbruch 504
Halswirbelfraktur 434ff
- Beschleunigungsverletzung 487f
Halswirbelgrundplatte
- Konturunterbrechung 435
- Vorderkantenausrissfraktur 433

Halswirbelkörperfraktur 434ff
- Distraktionsverletzung 434f
- Klassifikation 434f
- Reposition 435
- - Bandscheibengewebeverlagerung in den Spinalkanal 435f
- Rotationsverletzung 434f
- Verletzungsmechanismus 434f
- Zeichen 435
Halswirbelkörperkompressionsfraktur 434ff
- Diagnostik 436
Halswirbelluxation, Beschleunigungsverletzung 487f
Halswirbelsäule 4ff
- Anatomie 274f
- ankylosierte 239f
- Beeinträchtigung durch Extremitätenverlust, Begutachtung 498f
- Beschleunigungsverletzung s. Beschleunigungsverletzung
- Beteiligung bei chronischer Polyarthritis 239
- Beweglichkeit, passive 33f
- Beweglichkeitsprüfung 250, 258
- Bewegungsausmaß
- - anatomisches 250
- - physiologisches 250
- Distorsion, Beschleunigungsverletzung 485f
- Extensionstest 34
- Fehlbildung 9
- Messung
- - dynamische 42
- - im Röntgenbild 240
- - statische 42
- obere 249
- - Arthrose 251ff
- - Chin-in-Position 252
- - rheumatische 239ff
- - Differenzialdiagnose 240
- - Komplikation 242
- - Larsen-Stadien 240
- - Magnetresonanztomographie 240f
- - Operationsindikation 241
- - radiologische Stadien 240
- - Röntgenbefund 239ff
- - Therapie 241
- 3-Säulen-Modell 434
- Stabilisation, muskuläre 9
- subaxiale 249
- - Verletzung s. Halswirbelsäulenverletzung
- Zugang
- - dorsaler 278ff
- - ventraler 274ff
- - - Komplikation 276f
Halswirbelsäulenerkrankung, degenerative 249ff
- Anamnese 250
- Computertomographie 251
- Injektion, probatorische, bildgestützte 251
- Magnetresonanztomographie 251
- Symptome s. Zervikalsyndrom
- Szintigraphie 251
- Untersuchung

- - funktionsradiologische 250f
- - klinische 250
Halswirbelsäulengelenke 249
Halswirbelsäuleninstabilität
- Polyarthritis, chronische 239
- posttraumatische 433
Halswirbelsäulenrotation 253
Halswirbelsäulenverletzung 432ff
- diskoligamentäre 433f
- - Computertomographie 433
- - Reposition 435
- - Schwimmeraufnahme 433
Halswirbelzertrümmerung 435
Halteleistungstest 69
Halten schwerer Lasten, berufsbedingtes 505
Haltung 66ff
- aktive 70
- Atmungseinfluss 69
- aufrechte 66f
- Beurteilung 70f
- Bewertung 66
- habituelle 70
- horizontale Unterstützungsflächen 67
Haltungsfehler 82
Haltungsschaden 67f
Haltungsschwäche 66, 81ff
- Behandlungsbedürftigkeit 83
- Entwicklung 82
- Matthiaß-Halteleistungstest 69
- Prophylaxe 83
Haltungsskoliose, statische 53
Haltungstest 69f
Haltungsvarianten 68
Haltungsverfall 81f
- Behandlungsbedürftigkeit 83
- Matthiaß-Halteleistungstest 69
- Prophylaxe 83
Haltungswechsel 67
- Haltungsvarianten 70
Hämangiom 466
Hämangiomwirbel 59
Hämangiosarkom 466f
Hämatom, retropharyngeales 424
Handlung, arbeitsübliche, Wirbelsäulenerkrankung, degenerative 493
Hand-Schüller-Christian, Morbus 139
Hanged Man's Fracture s. Axisspondylolyse, traumatische
Harms-Körbchen 352
Harrington-Instrumentarium 129
Harrington-Stab 179
Heben schwerer Lasten, berufsbedingtes 505
Hemiarthrosis lateralis 7
Hemilaminektomie, zervikale 278
Hemilaminotomie 340
Hemilumbalisation 52
Hemisakralisation 52
Hemivertebrektomie 98
Hinken beim Kleinkind 220
Hinterkantenfragment s. Wirbelhinterkantenfragment
Hirndrucksymptomatik 239

Sachverzeichnis

Hirnnervenschaden, posttraumatischer 424
Histiocytosis X 457
– Kyphose 139 f
– Skoliose 168
HIV-Infektion, Spondylitis, tuberkulöse 216
HLA-B27-Assoziation 159, 226
– Erkrankungen 229
– Spondylarthritis
– – psoriatica 235
– – reaktive 236
– Spondylitis ankylosans 227, 229
Hochfrequenzstrom 266
Hochrasanztrauma, Massa-lateralis-Fraktur 426
Hofmann-Ligamenta 18 f
Höhenindex nach Klaus 41 f
Hohlrundrücken 31, 66, 70 f
Holmium-YAG-Laser, Laserdekompression, intradiskale 325
Horner-Syndrom 4
HPFJI (hämatogene pyogene Facettengelenkinfektion) 221
Hüftgelenk, Beugekontraktur
– fixierte 101
– Jugendalter 66
Hüftschmerzen beim Kleinkind 220
Hühnerbrust s. Kielbrust
Hundehalsband 196
Hyaluronsäure 15 f
Hydrocephalus internus 127
Hydrogoniometer 73
Hyperextensionsaufnahme, seitliche 113
Hyperextensions-Distraktions-Verletzung, Whiplash-Verletzung 429
Hyperextensionstrauma 420
– Atlasbogenfraktur 424
Hyperextensionsverletzung
– Bandscheibenzerreißung 443
– ventrale, zervikale 434
Hyperflexionstrauma 420
Hyperkyphose, Morbus Scheuermann 110
Hyperlordose 66
– zervikale, kompensatorische 257
Hypochondroplasie 134
Hypogonadismus, hypophysärer, Kyphose 137
Hypothyreose, kongenitale, Kyphose 137

I

Idealhaltung, anatomische 68
Iliosakralgelenk
– Ankylosierung, beidseitige 230
– schmerzhaftes 298
Imipenem 211
Implantat, Spondylodese 347 ff
Impression, basiläre 50
– Magnetresonanztomographie 50
Infektion, bakterielle 204 ff
– Spondylarthritis, reaktive 236
– wirbelkörperferne 205

Injektion
– epidurale s. auch Corticosteroidinjektion, epidurale; s. auch Lokalanästhetikainjektion, epidurale
– – lumbale
– – – interlaminäre 304
– – – perineurale 304
– – Spinalkanalstenose 412
– – wirbelsäulenferne, bei Lumbalsyndrom 304
– – wirbelsäulennahe, bei Lumbalsyndrom 304
Innervation
– kutane 20
– segmentale 20
– sympathische 21
– – Funktionsstörung 4
Inspektion 31 ff
Inspirations-/Derotationskorsett 176
Instabilität
– atlantoaxiale 51, 249
– – arthrotische Veränderung 253
– – Atlasbogenfraktur 425
– – rheumatisch bedingte 253
– – Spondylitis ankylosans 161 f, 228
– – Therapie 234
– axiale 422
– Bewegungssegment, lumbales 372
– nach Diskotomie 393 f
– – klinische Relevanz 395 f
– – Ursache 394
– klinische 393
– ligamentäre, atlantodentale 426
– segmentale 57
– subaxiale 239 f
– – Operationstechnik 241
Instrumentation
– mit dorsoventraler Fusion 97
– ventrale, mit interkorporeller Fusion 448
– Voraussetzung 97
Integrated-Shape-Imaging-System s. ISIS
Interartikularportion
– Elongation 193 f
– Fraktur 442
– Lysezone 196
Interferenzstromtherapie 268, 303
Interkostalneuralgie 245, 286 ff
– Ätiologie 288
– Definition 287
– Therapie 288
Intervertebralabschnitt
– Belastung, asymmetrische, chronische 248
– Kompression, asymmetrische 247
– Magnetresonanztomographie 244
Intervertebralraum, Höhenminderung 57, 109, 113, 293 f
– nach Chemonukleolyse 310 f
– degenerativ bedingte 244 f
– Spondylodiszitis 206
Iridozyklitis
– HLA-B27-positive 226
– Spondylitis ankylosans 229

Iritis, Spondylitis ankylosans 229
Ischialgie 298
– einseitige, mit Schmerzausstrahlung 313
– Provokation durch Diskographie 308, 351
ISIS-Methode (Integrated-Shape-Imaging-System) 79
– Skoliose-Verlaufskontrolle 174
Isonikotinsäurehydrazid 218

J

Jefferson-Fraktur 424
– Therapie 425

K

Kahler, Morbus s. Plasmozytom
Kalkaneopathie 226
Kastenwirbel 230
Kauda-Konus-Syndrom, akutes 337
Kaudaläsion, akute 299
Kaudasyndrom 298 f
– Spondylitis ankylosans 228
Keilwirbel 46 f, 88, 90 f, 123
– Behandlungsrichtlinie 98
– dorsaler, Verschmelzung, ventrale 124
– Morbus Scheuermann 109, 113
– Osteogenesis imperfecta 135
– osteoporosebedingter 141 f
Keilwirbeldeformität, Messung 55 f
Keilwirbelresektion bei kongenitaler Kyphose 126
Kennmuskelausfall 337
Kennmuskeln, zervikobrachiales Syndrom 262
Kernspintomographie s. Magnetresonanztomographie
Kiefergelenk-Atlasbogen-Abstand 41 f
Kielbrust 477 f
– Klassifikation 477
– Operation 478
Kinn-Brustbein-Abstand 32
Klaus-Höhenindex 41 f
Kleinfingerballenmuskulatur-Atrophie 263 f
Kleinfingerhypästhesie 263 f
Kleinhirntonsillen, Tiefstand 50
Klippel-Feil-Syndrom 47, 90, 122
Klopfschmerz, spinaler 32
– lokaler 207
Knie-Hock-Lagerung 337
Knochenbrüchigkeit, Osteogenesis imperfecta 134 f
Knochenbrücke, intervertebrale 159
Knochendegeneration, strahleninduzierte 155
Knochendichte 141
Knochenerkrankung, generalisierte, Spondylolisthese 194
Knochengewebetumor 461 ff

Knochenmark s. Wirbelknochenmark
Knochenmarktumor 464 f
Knochenmasseverlust 140
Knochenspanimplantation s. auch Beckenkammspan
– Dreipunktfixation bei Atlasbogenfraktur 425
– bei Spondylitis tuberculosa 218
– bei Spondylodiszitis 212 f
Knochenszintigraphie 114
Knochentumor 456
– benigner 150
– maligner 150 f
– primärer, Mehrphasenszintigraphie 39
Knochenumsatz, regional gesteigerter 463
Knochenzyste
– aneurysmatische 456 f
– – Therapie 457
– solitäre 456
Knorpeldegeneration, strahleninduzierte 155
Knorpelgewebetumor 459 ff
– maligner 460
Knutson-Zeichen 113
Kompressionsspondylodese bei Morbus Scheuermann 118
Kontraktur
– Duchenne-Muskeldystrophie 189
– extraspinale, Skoliose 168
Koordination, neuromuskuläre 81
Kopfgelenk
– oberes s. Atlantookzipitalgelenk
– unteres s. Articulatio atlantoaxiallis; s. Atlantoaxialgelenk
Kopfgelenke
– Bänder 8
– Beweglichkeit 42 f
– Bewegungsanomalie, pathologische 41
– Messung 41 f
Kopfgelenkmuskeln 9
Kopfschmerzen
– postpunktionelle 274
– zervikozephales Syndrom 261 f
Kopfstellung, Beeinflussung der Wirbelsäulenkrümmung 72
Korporektomie 126
– Spondylodese 352
– zervikale 436
Korsett 96
– Morbus Scheuermann 116 ff
– bei Postlaminektomiekyphose 154
– reklinierendes 117
– Skoliosebehandlung 175 ff
– Spondylolisthese-Nachbehandlung 199
– Wirbelsäulenfehlbildung bei Myelomeningozele 102 f
Kostochondritis 480
Kostotransversalgelenke, degenerative Veränderung 286
Kostotransversalgelenksyndrom 288
Koxarthrose 412

Krämer-Lordoseindex 78
Kraniometrie 41 f
Kraniozervikaler Übergang, Verletzung 421 ff
Krankengymnastik
– Lumbalsyndrom 304, 328
– Morbus Scheuermann 115 f
– Skoliosebehandlung 175, 187
– Spinalkanalstenose 412
– Spondylitis ankylosans 232
– Spondylodiszitis-Nachbehandlung 212 f
– bei zervikaler Myelopathie 265
Kreuzbeinaplasie 52
Kreuzbeinbasiswinkel 77
Kreuzbein-Darmbein-Gelenk s. Iliosakralgelenk
Kreuz-Bein-Schmerz, degenerative Lendenwirbelsäulenerkrankung 246 f, 298
Kreuzbein-Steißbein-Region
– Fehlbildung 52
– Röntgenaufnahmetechnik 52
– Variation 52
Kreuzschmerzen 195
– akute 222
– degenerative Lendenwirbelsäulenerkrankung 246 f
– einfache 297
– komplizierte 297
– Lumbalsyndrom 297 f
– positionsunabhängige 298
– tiefsitzende 197, 298
– – nächtliche 228
– – unilaterale, akute 221
Kribbelparästhesien 410
Kryotherapie
– lokale 328
– Spondylitis ankylosans 232
Kugelberg-Welander-Muskelatrophie, juvenile 188
Kugelprothese, Bandscheibenersatz 362
Kyphektomie 128
Kypholordose 68
Kyphometer 73 f, 112, 142
Kyphose 70 f, 106 ff
– Achondrogenesis 134
– Achondrodysplasie 134
– Akrodysplasie 134
– Akromegalie 137
– Ätiopathogenese 107 f
– Chondrodysplasie 134
– Cobb-Winkel 76
– Definition 106
– Dekubitalulkus 104
– nach dorsaler Dekompression 153 f
– Dysplasie, spondylometaphysäre 134 f
– Ehlers-Danlos-Syndrom 139
– Endokrinopathie 137
– entzündungsbedingte 157 ff
– Enzymopathie 135 f
– erworbene 107
– Ferguson-Winkel 76
– Formationsdefekt 123 f
– Gennari-Einteilung 107
– großbogige 107
– Histiocytosis-X 139 f
– Hypogonadismus, hypophysärer 137

– Hypothyreose, kongenitale 137
– iatrogene 153 ff
– – Therapie 154 f
– juvenile 109
– Klassifikation 106 f
– kongenitale 90, 122 ff
– – assoziierte Fehlbildung 124
– – Behandlung 96
– – Richtlinien 98
– – Diagnostik
– – – bildgebende 124 ff
– – – klinische 124
– – En-Bloc-Spondylektomie 126
– – Epidemiologie 124
– – intraspinale Situation 126
– – Magnetresonanztomographie 125 f
– – Myelonabknickung 124
– – Organfunktionsstörung 124
– – Prognose 94
– – Progression 124
– – Röntgenaufnahme 124 f
– – Spondylodese 126
– – Therapie
– – – konservative 126
– – – operative 126
– – Ursache 124
– – Wachstum, asymmetrisches 124
– – Wirbelkörperresektion 126
– kurzbogige 107
– Larsen-Syndrom 138 f
– Marfan-Syndrom 139
– Morbus Cushing 137
– Mukolipidose 136
– Mukopolysaccharidose 135 f
– bei Myelomeningozele 101, 127
– – Aufrichtung, postnatale 128
– – bildgebende Diagnostik 128
– – Management 104
– – operative Versorgung 128 f
– – Wirbelkörperresektion 129 f
– – – Komplikation 130
– Neurofibromatose 138
– neurogene 137 f
– Osteogenesis imperfecta 134 f
– Osteomalazie 136 f
– Osteoporose 137, 140
– physiologische 106
– posttraumatische 107, 446
– Pseudochondroplasie 134
– Rachitis 136 f
– relative 107
– 2-Säulen-Modell 107 f
– segmentale 107
– Segmentationsdefekt 123 f
– Speicherkrankheit 136
– Spondylitis, tuberkulöse 217
– nach Spondylodese 155
– Spondylodiszitis 206
– strahleninduzierte 155 f
– Syringomyelie 139
– Systemerkrankung 133 ff
– thorakale s. Brustkyphose
– thorakolumbale 136
– tumorbedingte 149 ff

– Typen bei Spondylitis ankylosans 159
– Wirbelknochenresektion 104
– zervikale
– – fetale 134
– – nach Laminektomie 279
– – Zwergwuchs 134
Kyphosemessung 44 f
Kyphosescheitel, Bestimmung 76 f
Kyphosewinkel
– physiologischer 106 f
– radiologischer 76
Kyphosierung, anguläre 91
Kyphoskoliose 53, 126
– Röntgenaufnahme in der Wahlebene 54

L

Labordiagnostik 36
Lagerung, reponierende, bei Lumbalsyndrom 302
Lähmung
– rasch progrediente, Spondylodiszitis 207
– schlaffe, bei Myelomeningozele 102
– zerebral-spastische, Skoliose 53
Lähmungsskoliose 101
– Operationstechnik 103 f
Lamina posterior vaginae musculi recti 378
Laminektomie
– Kyphoseentwicklung 153 f
– lumbale 301
– Skolioseentwicklung 168
– Spondylodese, interkorporelle, posteriore, lumbale 353
– zervikale 278 f
– – Komplikation 280
Laminoplastik, zervikale 279
Längsband s. Ligamentum longitudinale
Langsitz-Prüfung 35
Larsen-Stadien, Polyarthritis, chronische, zervikale 240
Larsen-Syndrom, Kyphose 138 f
Larsson-Syndrom 90
Lasègue-Test 336
– Postdiskotomiesyndrom 397
– umgekehrter (Femoralis-Dehnungstest) 34, 207, 298
Lasègue-Zeichen 34 f, 207, 313
– kontralaterales 35
Laserbehandlung, intradiskale 307, 312 f
– Indikation 314
Laserdekompression, intradiskale 312 f, 324 ff
– Ergebnisse 327
– Indikation 314
– Komplikation 326
– Lasereinstellung 325
– mit perkutaner Nukleotomie 325
– Punktion 324
– Vorsichtsmaßnahmen 326
Laserreaktion
– im Gewebe 312
– thermische 312

L3/4-Bewegungssegment, Spinalkanalstenose, degenerative 407
L4/5-Bewegungssegment, Spinalkanalstenose, degenerative 407
L3/4-Bewegungssegment-Syndrom 298, 300
L4/5-Bewegungssegment-Syndrom 300
L4-Dermatom 20 f
L5-Dermatom 20 f
Leistungsfähigkeitsbeurteilung 490
Leitsymptom 30
Lendenlordose s. auch Lordose
– Messung 77
– physiologische 71
– – Entwicklung 64
Lendenrippe 51
Lendenwirbel 10 ff
5. Lendenwirbel, Sakralisation 51 f, 194
Lendenwirbelfraktur
– Instabilitätsgrad 437 f
– Instrumentation, ventrale, mit interkorporeller Fusion 448
– Spinalkanalverlegung 446
– Spondylodese, temporäre 448, 450 ff
Lendenwirbelsäule 10 ff
– Beeinträchtigung durch Extremitätenverlust, Begutachtung 498 f
– Bewegungsausmaß, physiologisches 70
– Bewegungsrichtungen 363
– Blutversorgung 23 ff
– Degeneration, symptomatische, multisegmentale 377
– hypersegmentierte 248
– Innervation 22 f
– Krümmung, physiologische, Entwicklung 65
– Messung 44 f
– Nervengeflechte 22
– 2-Säulen-Modell 437
– 3-Säulen-Modell 437 f
– Stabilisation, muskuläre 16 f
– Streckung 302
– venöse Drainage 24 f
– Winkelprofil 77 f
Lendenwirbelsäulenerkrankung
– bandscheibenbedingte
– – Begutachtung 507 f
– – Belastung, berufliche 505
– – Berufskrankheit 490, 504
– – konkurrierende Erkrankungen 506
– – MdE-Schätzung 508
– – nichtkonkurrierende Erkrankungen 506
– degenerative 290 ff
– – Ätiologie 290
– – endogene Komponente 290
– – Symptome s. Lumbalsyndrom
Lendenwirbelsäulenverletzung 437 ff
– Hyperextensionstrauma 443
– Instabilität 441 f
– – andauernde 437
– – vorübergehende 437

Lendenwirbelsäulenverletzung, Rotationstrauma 443
– Therapie 444 ff
– – konservative 444 f
– – operative 445 ff
– Verletzungsmechanismus 440 ff
Lendenwulst 31
Ligamenta
– alaria 8
– – Zerstörung 254
– meningovertebralia 18 f
Ligamentotaxis 448, 450
– Cage-Spondylodese 347
Ligamentum
– apicis dentis 8
– atlantoaxiale accessorium 8
– atlantooccipitale laterale 7
– collaterale atlantoaxiale mediale 8
– cruciforme atlantis 8, 11
– flavum 11, 13 ff, 345
– – biologische Funktion 13
– – Dickenprofile 13 f
– – Faserverlaufsrichtung 339 f
– – Histologie 13, 15
– – Pars
– – – capsularis 13 f
– – – interlaminaris 13 f, 345
– – – spinalis 13 f
– – Pseudoverdickung 407
– – Textur 13
– interspinale 14
– longitudinale
– – anterius 7
– – – zerrissenes 430
– – posterius 7
– – – oberflächliche Schicht 11, 13
– – – tiefe Schicht 11, 13
– transforaminale 15, 19
– transversum atlantis 8
– – Atlantodentalgelenk 426
– – Überdehnung 253
– – Zerreißung 424
LINK Zwischenwirbel-Endoprothese Modell SB Charité 366
– Gleitkernhöhe 367
– Lordosewinkel 367
Lipidgranulomatose 139
Lipomyelomeningozele 100
Liquorpunktion 38
Liquorstopp, totaler 38
– Computertomographie 39
L4-Ischialgie 336
L5-Ischialgie 298
L1-L3-Bewegungssegment-Syndrom 300
Lokalanästhetikainjektion
– epidurale
– – lumbale 304
– – Spinalkanalstenose 412
– wirbelsäulenferne, bei Lumbalsyndrom 304
Looser-Umbauzonen 137
Lordose 70 f
– Messung 77
– bei Myelomeningozele 101
– pathologische 248
– Spondylolisthese 60
Lordoseindex nach Krämer 78
Low-Loser-Patienten, Osteoporose 140
L5-Radikulographie bei Postfusionssyndrom 351

L5/S1-Bewegungssegment-Syndrom 300
LSPA s. Spinalnervanalgesie, lumbale
Lumbago 247
Lumbalgie 372
Lumbalisation des 1. Sakralwirbels 51 f
Lumbalsyndrom 246 f
– alarmierende Symptome 246 f
– Behandlungsverfahren 301
– – intradiskales 301
– – – Differenzialindikation 314 f
– – minimalinvasives 301, 304 f
– bewegungssegmentbezogenes 300
– bisegmentales 300
– Dermatome 298 f
– Elektrotherapie 303
– Gleichstromtherapie 328
– Injektion, wirbelsäulennahe 304 f
– Krankengymnastik 328
– Lagerung 302
– lokales 246 f, 297 f
– Nachbehandlung 328
– Operation
– – endoskopische 301
– – offene 301
– Orthese 304, 328
– Parästhesieinseln 299
– Physiotherapie 304
– polysegmentales 300
– pseudoradikuläres 297
– radikuläres 35, 246, 298
– – hohes 298
– Rückenschule 303
– Schmerzinseln 299
– TENS 303
– Therapie
– – konservative 301 ff
– – manuelle 303
– – medikamentöse 302 f
– – physikalische 303, 328
– – Thermotherapie 302
Lumboischialgie 372 f
Lumbosakraler Übergang, Winkelmessung 44 f
Lumbosakralwinkel 44 f, 195
Lungendurchblutungsstörung bei Skoliose 55
Lungenkarzinommetastase 469
Luque-Verdrahtung bei Skoliose 181
– Komplikation 183
Luschka-Gabelrippe 472
Luxation, atlantoaxiale, Funktionsaufnahmen 49
Luxationsfraktur, transdentale 427
L4-Wurzelkompression 298
Lymphangiom 467

M

Magerl-Klassifikation, Wirbelfraktur 496
Magerl-Verschraubung 425
Magnetresonanztomographie 40, 335 f

– Abszess, epiduraler, spinaler 222
– Bandscheibensequester 315
– Bandscheibenvorfall 336
– Bandscheibenvorwölbung 315
– basiläre Impression 50
– Black Disc 351, 373
– Densarrosion 253
– Dislokation, atlantookzipitale 422
– Diszitis 220
– Facettengelenkinfektion 220
– Ganzwirbelsäulenaufnahme 80
– – Wirbelsäulenprofil, sagittales 80
– Halbwirbel 92 f
– Halswirbelsäulenerkrankung, degenerative 251
– Indikation 40
– intraoperative 40
– Kontrastmittel 40
– Kyphose, kongenitale 125 f
– bei lokalem Zervikalsyndrom 261
– Myelopathie, zervikale 265
– offenes Gerät 40
– Osteochondrose 59
– Skoliose 54, 174, 178
– Spinalkanalstenose 411
– Spondylitis
– – ankylosans 230
– – infektiöse 157
– – tuberkulöse 218
– Spondylolisthese 197
– Wirbelknochenmarkveränderung 58 f
– Wirbelsäuleninfektion 218
– Wirbelsäulenveränderung, degenerative 58 f
– Spondylodiszitis 208, 210
– zervikale, bei chronischer Polyarthritis 240 f
– Zwischenwirbelabschnitt 244
Mainz-Dortmunder-Dosismodell 505
Mammakarzinommetastase 468
Manualtherapie
– Arthrose, atlantookzipitale 252
– Lumbalsyndrom 303
– Osteochondrose, zervikale 257
– Zervikalsyndrom 270
Marfan-Syndrom
– Kyphose 139
– Kyphoskoliose 53
– Skoliose 168, 170
– Trichterbrust 474
Marie-Strümpell-Bechterew, Morbus s. Spondylitis ankylosans
Maroteaux-Lamy-Krankheit, Kyphose 136
Massa lateralis
– Fraktur 423 f, 426
– Translation, laterale 424
Massage bei Zervikalsyndrom 269
Massenprolaps 337
Massenverschiebung, intradiskale 247 f

Matthiaß-Halteleistungstest 69
Maverick-Bandscheibenprothese 369
McCune-Albright, Morbus 457
McGregor-Linie 41 f
– Densspitzenabstand 240
McRae-Linie 41 f
– Densspitzenabstand 240
MDD-Modell (Mainz-Dortmunder-Dosismodell) 505
MdE (Minderung der Erwerbsfähigkeit) 490, 492, 497
– Schätzung bei bandscheibenbedingter Lendenwirbelsäulenerkrankung 508
Medulla oblongata, Kaudalverschiebung 50
Mehretagenspondylodiszitis 206
Mehrphasenszintigraphie 38 f
Melatoninmangel 166
Membrana
– atlantooccipitalis
– – anterior 7
– – posterior 9
– tectoria 7 f
Menell-Zeichen 298
Meningomyelozele 48
Meningozele 48, 126
Mennell-Dreistufen-Hyperextensions-Test 33 f
Mepivacain, Nervenwurzelblockade, zervikale 272
Migraine cervicale s. Zervikozephales Syndrom
Mikrodiskotomie, lumbale 335 ff
– Entwicklung 335
– Indikation 336 f
– Nachbehandlung 343 f
– Nadelmarkierung, präoperative 338
– Nervenwurzelmobilisierung 342
– Patientenlagerung 337
– Primäreingriff 337 ff
– Revisionseingriff 344
– – Indikationsstellung 344
– – Spekulumposition 339
– Zugang
– – lateraler 342 f
– – medialer 342
– – – interlaminärer 340 ff
Milwaukee-Korsett 116 f, 175
Minderung der Erwerbsfähigkeit (MdE) 490, 492, 497
– Schätzung bei bandscheibenbedingter Lendenwirbelsäulenerkrankung 508
Minerva-Gips, Atlasbogenfraktur 425
Mini-ALIF 353
Mittelfingerhypästhesie 263 f
Mittelfrequenzstrom 268
Mixtasyndesmophyten, Spondylitis ankylosans 229
MMC s. Myelomeningozele
Mobilisation nach Bandscheibenprothesen-Implantation 383 f
Moiré-Photogrammetrie 78 f
Moiré-Topographie, Skoliose-Verlaufskontrolle 174

Morquio, Morbus, Wirbelsäulendeformität 136
Morscher-Hakenschraube 198
– Isthmusrekonstruktion 354
MRT s. Magnetresonanztomographie
Mukolipidose, Kyphose 136
Mukopolysaccharidose 90
– Kyphose 135 f
Musculi suboccipitales 9
Musculus
– gluteus maximus 66
– – Schwäche 66
– iliocostalis lumborum 23
– interspinalis 9
– intertransversarius posterior 9
– longissimus thoracis 23
– longus colli 6
– multifidus 11, 16 f, 23
– – Faserbestandteile 16 f
– – Innervation 17, 20
– obliquus capitis
– – inferior 9
– – superior 9
– pectoralis major, Hypoplasie 478
– psoas major 21, 23
– quadratus lumborum 23
– rectus capitis posterior
– – major 9
– – minor 9
– scalenus anterior 6
– spinalis 5
Muskelatrophie, spinale 188
– infantile 188
– juvenile 188
– Skoliose 188 f
Muskelbewegung, Postdiskotomiesyndrom 392
Muskeldesinsertion bei Diskotomie 394
Muskeldystrophie, Skoliose 189
Muskeleigenreflexe, zervikobrachiales Syndrom 262 ff
Muskelerkrankung, generalisierte, Kyphose 137
Muskelhartspann, paravertebraler, zervikaler 258, 261
Muskelinfiltration, lokale, bei Zervikalsyndrom 270
Muskelkraftgrade 34
Muskelkraftprüfung 34
Muskelrelaxanzien bei Zervikalsyndrom 268
Muskeltonusveränderung 33
Muskulatur
– Anomalie bei idiopathischer Skoliose 166
– paraspinale, Palpation 32 f
– posturale 65
Myelo-CT, Spondylodese-Indikationsstellung 351
Myelographie 38, 197, 335
– Indikation 38
– konventionelle 38
– Spondylodese-Indikationsstellung 351
Myelom
– endotheliales 465
– malignes s. Plasmozytom
– multiples s. Plasmozytom
Myelomeningozele 126 ff
– assoziierte Störungen 127

– Ätiopathogenese 127
– bildgebende Diagnostik 128
– Diagnostik, pränatale 101
– Epidemiologie 100
– Kyphose s. Kyphose bei Myelomeningozele
– Lordose 101
– Verschluss, postnataler 128
Myelo-MRT, Spondylodese-Indikationsstellung 351
Myelon s. Rückenmark
Myelopathie
– akute, bei Morbus Scheuermann 118
– spondylotische, zervikale, Laminektomie, Kyphoseentwicklung 153
– thorakale, degenerativ bedingte 246
– zervikale 240, 264 f
– – Bandscheibenvorfall 259
– – Definition 264
– – bei degenerativer Halswirbelsäulenerkrankung 245
– – Dekompression, operative 265
– – Diagnostik 265
– – konservative Behandlung 265
– – Magnetresonanztomographie 265
– – osteochondrosebedingte 257
Myelotomie, transversale 130
Myelozele 101
Mylomeningozele, Wirbelsäulenfehlbildung 99 ff
Myogelose 33
Myotom 88 f

N

Nachtschmerzen, lumbale 372
Nackenmuskeln, kurze, tiefe 9
Nackenschmerz 240
– degenerative Halswirbelsäulenerkrankung 245 f
– einfacher 245 f
– komplizierter 245 f
– posttraumatischer 424
Napoleonshut, umgekehrter 60 f, 195
Nash/Moe-Wirbelrotationsbestimmung bei Skoliose 172 f
Neodym-YAG-Laser
– Anwendung, intradiskale 312 f
– Laserdekompression, intradiskale 325
Nervendehnungstest 34
Nervenkompressionssyndrom, zervikales 258 f
Nervenstimulation, elektrische, transkutane s. TENS
Nervenverletzung bei perkutaner Nukleotomie 323
Nervenwurzel
– lumbale 17 ff
– – Austrittswinkel 18
– – doppelte 19
– – transversierende 18 f
– – Varianten
– – – extradurale 19

– – – intradurale 19
– – narbig eingemauerte, nach Diskotomie 393
– – Topographie 342
Nervenwurzelarterie
– distale 24
– proximale 24
Nervenwurzelblockade, zervikale 271
– Komplikation 272
– Technik 271
Nervenwurzeldekompression, zervikale
– dorsale 278 f
– ventrale 274 f
– – Komplikation 276 f
Nervenwurzelischämie, intermittierende 407
Nervenwurzeltasche, Kontrastmittelfüllung 38
Nervenwurzelverletzung bei Skoliosekorrektur 183
Nervenwurzelkompression, lumbale 298
Nervus
– laryngeus recurrens, Verletzung bei ventralem Halswirbelsäulenzugang 276
– occipitalis major 9
– – Kompression 424
– sinuvertebralis 21 f
– spinalis 89
– – Analgesie s. Spinalnervanalgesie
– – Blutversorgung 24
– – lumbaler 18 f
– – – Ramus dorsalis 17
– – – Ramus dorsalis 18, 20, 23
– – – – intermediäre Äste 20
– – – – laterale Äste 20
– – – – mediale Äste 20
– – – Ramus ventralis 18, 20 f, 23
– – – Rami meningei 21
– – zervikaler 4
– – suboccipitalis 9
Neurofibromatose 90
– Kyphose 138
Neuroforamenstenose, zervikale 255 f, 258
Neuromuskuläre Erkrankung, Wirbelsäulendeformität 187
Neutralwirbel 171 f
Nidus 461 f
Niederfrequenzstrom 268
Normalhaltung 67 ff
Nucleus pulposus 15 f, 89
– Biomechanik 362 f
– Chymopapainwirkung 310
– temporäre Verlagerung nach dorsal 247
Nukleoplastie mit Polyurethan-Helix 370 f
Nukleotomie
– lumbale, Spondylodiszitis 205
– perkutane 307, 311 f, 319 ff
– – automatisierte 322 f
– – Beschwerdenpersistenz, postoperative 324
– – biomechanische Effekte 311 f
– – Ergebnisse 327
– – Indikation 314

– – Komplikation, intraoperative 323 f
– – Kontraindikation 314
– – lumbale, automatisierte 311
– – manuelle 320 ff
– – – Instrumentenset 320
– – – Patientenlagerung 319 f
Nukleusprothese 370

O

Oberschenkelhinterseitenhypästhesie 299
Oberschenkelinnenseitenhypästhesie 298
Okzipitalwirbel 50
Okzipitozervikaler Übergang, Arthrose 251 f
Okzipitozervikalregion, Darstellung, röntgenologische 49
Oligoarthritis, juvenile, Typ II 226
Ollier, Morbus 459
Omoblastom 465
Open-Door-Laminoplasty 154
– zervikale 279
Opioide
– bei chronischen Rückenschmerzen 303
– bei Zervikalsyndrom 268
Optrimetric-Verfahren, Skoliose-Verlaufskontrolle 174
Orthese
– Kielbrustbehandlung 478
– nach lumbaler Mikrodiskotomie 343
– Lumbalsyndrom 304, 328
– Spinalkanalstenose 412 f
– Wirbelsäulenfehlbildung bei Myelomeningozele 102
Os odontoideum 49, 51
Ossiculum terminale 51
Ossifikation
– heterotope, nach Bandscheibenprothesen-Implantation 383
– paraspinale 226
Osteoarthropathia psoriatica s. Spondylarthritis psoriatica
Osteoblastom 150, 461 f
Osteochondrodysplasie, Kyphose 133 ff
Osteochondrodystrophie, Skoliose 168
Osteochondrom
– solitäres 459
– thorakales 481
Osteochondrose 57, 244
– Differenzialdiagnose 210
– Magnetresonanztomographie 59
– strahleninduzierte 155
– thorakale 286
– vertebrale 111
– zervikale 256 f
Osteodensitometrie, Spondylitis ankylosans 231
Osteogenesis imperfecta, Kyphose 134 f
Osteoidosteom 461 f
Osteoklastom 462 f

Osteolyse
- Chondromyxoidfibrom 460
- Osteosarkom 462
- Ostitis deformans 463
- Plasmozytom 464
- Riesenzelltumor 462
- Wirbelmetastase 467

Osteomalazie, Kyphose 136 f

Osteomyelitis
- Infektion
- – spezifische 204
- – unspezifische 204
- Skoliose 168
- spezifische, hämatogene 214
- vertebrale 157

Osteopathie, systemische, Labordiagnsotik 36

Osteopenie, Skoliose, neuromuskulär bedingte 187

Osteophyt 57
- Spinalkanalstenose 407
- zervikaler, Rückenmarkkompression 264

Osteoporose
- Definition 140
- Fast-Loser-Patienten 140
- Kyphose 137, 140
- Low-Loser-Patienten 140
- postmenopausale 140
- Prävention 142
- quantitative Computertomographie 39
- Röntgendiagnostik 141 f
- Schmerztherapie 142
- sekundäre 140 f
- senile 140
- Spondylodese 350
- stammnahe 231

Osteopsathyrose 134
Osteosarkom 462
Osteosynthese, zervikale
- dorsale 279 f
- ventrale 275
- – mit dorsaler Fusion 277 f

Osteosynthesematerial, Mehrphasenszintigraphie 39

Osteotomie, spinale, Komplikation 234

Ostitis deformans 463

Östrogen-Rezeptor-Modulatoren, selektive (SERMs) 142

Ottonello-Röntgenaufnahme 49
Ott-Zeichen 32, 107

P

Paget, Morbus 463
Pamidronat 458
Paralyse
- Thorakalsyndrom 246
- bei Zervikalsyndrom 245 f

Paraplegie 127
Parästhesieinseln, lumbalsegmentbezogene 299
Parasyndesmophyten 229
Paravertebrale Region, Innervation 22 f
Parese, spastische, Myelopathie, zervikale 264
Parkinson, Morbus, Kyphose 139
Pars interarticularis
- Elongation 193 f
- Fraktur 442
- Lysezone 196

Part-Time-Bracing 177
Passivkorsett 175
Patellarsehnenreflex 34
- abgeschwächter 298
PDN-Prothese 370
PDS s. Postdiskotomiesyndrom
Pectus
- carinatum s. Kielbrust
- excavatum s. Trichterbrust
Pedikelfraktur, Spondylolisthese 194
Pedikelschraube, Scheibenwischereffekt 348
Pedikelschraubenbruch 355
Pedikelsubtraktionsosteotomie bei Spondylitis ankylosans 161
Penicillin 211
Perdriolle-Wirbelrotationsbestimmung bei Skoliose 173
Perichondritis rheumatica 481
Peritheliom 465
PET (Positronen-Emissions-Tomographie) 39
Pfaundler-Hurler, Morbus, Kyphose 136
Physiotherapie s. Krankengymnastik
Pinzer-Fraktur 439
Plasmozytom 150, 464 f
- medulläres 464
- Stadieneinteilung 464 f
Plattenosteosynthese, ventrale, zervikale 434, 436
Plexus venosus vertebralis
- externus anterior 24 f
- internus 24 f
- – anterior 18
- – posterior 18
PLIF (posteriore lumbale interkorporelle Spondylodese) 353
PMMA-Einbringung, transpedikuläre 143, 152
Pneumothorax nach zervikaler Nervenwurzelblockade 272
PNF (propriozeptive neuromuskuläre Fazilitation) 304
Pointillart-Bandscheibenprothese 371
Poland-Syndrom 472, 478 f
Polyarthritis, chronische (s. auch Arthritis, rheumatoide) 239
- Halswirbelsäulenbeteiligung
- – Differenzialdiagnose 240
- – Komplikation 242
- – Operationsindikation 241
- – radiologische Stadien 240
- – Röntgenbild 239 ff
- – Therapie 241
- – Magnetresonanztomographie, zervikale 240 f
- Wirbelsäulenmanifestation 239 ff
Polymethylmethacrylat (PMMA) 143, 152
Polyneuropathie 411
Polyurethan-Helix, Nukleoplastie 370 f
Polyurethaninstillation, intervertebrale 362
- prophylaktische 362
Positronen-Emissions-Tomographie 39

Postdiskektomiesyndrom s. Postdiskotomiesyndrom
Postdiskotomiesyndrom 17, 343 f, 391 ff
- Bandscheibendefekt 394
- Bandscheibenprothese 373 f
- Begutachtung 494, 500
- Computertomogramm 396
- Definition 391
- Diagnostik 395 f
- Epidemiolgogie 391
- Fibrose, perineurale 393
- Instabilität 393 f
- kompensiertes 397
- mechanische Störfaktoren 392
- Pathogenese 391 ff
- Prognose 398
- Röntgenaufnahme 395 f
- Schweregrade 344, 397, 500 f
- Spondylodese 350 f, 398
- – Fusionsstreckenausdehnung 351
- Symptome 396
- Therapie 397 f
- – konservativ-minimalinvasive 397 nti
- – operative 398
- Vorzugslokalisation 395
Postfusionssyndrom 356
- Bandscheibenprothese 375
- Diagnostik 350
- L5-Radikulographie 351
Postischialgischer Symptomenkomplex 397
Postlaminektomiekyphose 153 f, 279
- Korsettversorgung 154
Postlaminektomieskoliose 168
Pott-Trias 217
Processus
- articularis
- – inferior
- – – lumbaler 10
- – – zervikaler 5 f
- – superior
- – – lumbaler 10
- – – zervikaler 5 f
- spinosus
- – C2, Palpation, manualtherapeutische 254
- – zervikaler 5 f
- transversus
- – atlantis, Fraktur 424
- – Fraktur, Begutachtung 496
- – zervikaler 4
- uncinatus 5
- uncovertebralis 5
PRODISC-Prothese 368 f
- Implantation 380, 382
Promontorium, doppeltes 77 f
Promontoriumwinkel 77 f
Prostatakarzinommetastase 468 f
Protein, C-reaktives 36
Proteoglykane, Nucleus pulposus 15 f
Pseudarthrose
- nach Atlasbogenfraktur 425
- nach Cage-Spondylodese 347
- nach Spondylodese 355
- nach ventraler Derotationsspondylodese 183
Pseudochondroplasie 134

Pseudo-Gower-Zeichen 207, 373
Pseudospondylolisthese 60, 194
Psoasabszess, Drainage, perkutane, CT-gesteuerte Platzierung 210
Psoriasis 226, 235
PSR (Patellarsehnenreflex) 34
PST (pulsierende Signaltherapie) 303
Psychotherapie, Spinalkanalstenose 413
Pubertas praecox 457
Punktion, CT-gesteuerte, Spondylodiszitis 209 f
Pyrazinkarbonsäureamid 218

Q

QCT (quantitative Computertomographie) 39 f
Querfortsatz, zervikaler 4
Querfortsatzbruch, Begutachtung 496
Querschnittslähmung, progrediente, bei kongenitaler Kyphose 124, 126

R

Rachitis, Kyphose 136 f
Radikulographie 38, 197
- Spondylodese-Indikationsstellung 351
Radikulopathie, zervikale 261
- akute 259
- Unkovertebralarthrose 255
Radiographie, digitale 37
Radiusperiostreflex 34
Ramus communicans griseus 21 ff
Rasterstereographie, Rückenvermessung 79
v. Recklinghausen, Morbus (Neurofibromatose) 90
- Kyphose 138
Reflexabschwächung 35
Reflexprüfung 34
Rehbein-Trichterbrustoperation 475 f
Reifung, sensorische 66
Reiter, Morbus 229
- Differenzialdiagnose 235 f
Reithosenanästhesie 34, 299
Reklinationsschmerz 32
Restischialgie 397
Retropharyngealdistanz 44
Retropharyngealraum, Messung 43 f
Retrotrachealdistanz 44
Retrotrachealraum, Messung 43 f
Rezidivbandscheibenvorfall, Bandscheibenprothese 374
Rheumaserologie 36
Riesenzelltumor 462 f
- Bestrahlung, adjuvante 463
- maligner 462
- Stadieneinteilung, radiologische 463
Rifampicin 218
Rippenbuckel 31, 170
Rippenfehlbildung 472 f

Rippenfusion 90
Rippenknorpeldystrophie 481
Rippenknorpelresektion
- Kielbrustoperation 478
- Rehbein-Trichterbrustoperation 475
Rippenosteomyelitis 480
Rippenrudiment 4
Risser-Zeichen 56, 75, 173
Rollstuhl-Haloextension 183
Romanus-Läsion 230
Röntgenaufnahme, Strahlendosisverminderung 75
Röntgenbild
- Analyse 37
- konventionelles 37
Röntgenübersichtsaufnahme, Wirbelsäulenerkrankung, degenerative 244 f
Röntgenuntersuchung 75 ff
Rosenkranz, rachitischer 137
Rotationsverletzung
- Distraktionskomponente 444
- Halswirbelkörperfraktur 434 f
- Rumpfwirbelfraktur 438
- mit Wirbelkörperkompressionsfraktur 443
Rotationswirbeldeformität, Messung 55 f
RPR (Radiusperiostreflex) 34
Rücken
- flacher 31, 68, 70, 113
- - fixierter 70
- harmonisch runder 71
- hohlrunder 31, 66, 70 f
- Normalbefund 31
- runder 31, 70 f
Rückenindex nach Stagnara 74
Rückenmarkabknickung, Kyphose, kongenitale 124
Rückenmarkdekompression, zervikale 257
- dorsale 278 f
- - Myelonformveränderung 281
- ventrale 274 f
- - Komplikation 276 f
Rückenmarkkompression
- bei rheumatischer Halswirbelsäule 242
- Thorakalsyndrom 246
- zervikale 242, 264
Rückenmuskulatur
- autochthone 9
- Stärkung bei Morbus Scheuermann 115
Rückenoberflächenmessung 79
Rückenprofil 68, 70 f, 75
Rückenschmerzen 399 f
- akute 222
- belastungsabhängige 207
- chronische
- - Risikofaktoren 297
- - Therapie, medikamentöse 303
- Einflussfaktoren 400
- entzündliche 228
- Epidemiologie 400
- Ewing-Sarkom 465
- lokale 30, 198, 464
- Morbus Scheuermann 112 f
- Ostitis deformans 463
- Pathogenese 399 f
- Plasmozytom 464

- Prävention
- - primäre 399
- - sekundäre 399
- Spondylitis ankylosans 228
- unspezifische 399 f
Rückenschule 303, 399 ff
- ambulante 400
- Definition 399
- Ergebnis 402 f
- Geschichte 400
- klinische 400
- Kontraindikation 402
- Organisation 401
- orthopädische 399 ff
- präventive 399
Rückenschulprogramm, Inhalte 401
Rückenstreckmuskulatur 65
Rückenvermessung, rasterstereographische 79
Rücklage 68
Ruhehaltung 70
Rumpf-Bein-Gips, Wirbelsäulendeformität bei Myelomeningozele 129
Rumpfbeugehaltung, extreme, berufsbedingte 505
Rumpfhaltung 31
Rundrücken 31, 70 f

S

Sakralisation des 5. Lendenwirbels 51 f, 194
Sakralkyphose, physiologische 71
1. Sakralwirbel, Lumbalisation 51 f
Sakroiliitis 226
- asymmetrische 236
- Spondylarthritis, reaktive 236
- Spondylitis ankylosans 227
SAPHO-Syndrom (Spondylarthritis hyperostotica pustulopsoriatica) 226, 232
Säuglingsskoliose 53
SB Charité Prothese 365 ff
- Abschlussplatten 366 f
- - Lordosewinkel 367
- - Zwischengrößen 367
- Ergebnisse 385 ff
- Funktionsweise 366 f
- Gleitkernhöhe 367
- Implantation 380 ff
- - bisegmentale 382
- - monosegmentale 380 ff
- mechanisches Verhalten 364
- bei Postdiskotomiesyndrom 374
- Segmentstabilität, lumbale 364
- Standardgrößen 367
- Verankerung 366 f
Scalloping Sign 138
Scandicain, Nervenwurzelblockade, zervikale 271
Schädelröntgenbild
- anterior-posteriores
- - Bezugslinien 41 f
- - Winkelbestimmungen 41 f
- seitliches
- - Bezugslinien 41 f
- - Winkelbestimmungen 41 f

Scheibenwischereffekt 187, 348
Scheitelwirbel 172
Scheuermann, Morbus 107 ff, 248
- akuter, Differenzialdiagnose 211
- Ätiopathogenese 111 f
- atypischer 110, 114
- Begutachtung 502
- Beschwerdeprogredienz 112
- Deferoxamin-Chelat-bedingter 111
- Definition 109 f
- Diagnostik
- - bildgebende 113 f
- - klinische 112 f
- Differenzialdiagnose 114
- Epidemiologie 112
- fixierter 118
- Hyperextensionsaufnahme, seitliche 113
- klassischer (thorakaler) 110, 112
- Knochenszintigraphie 114
- Komplikation 118 f
- Korsettbehandlung 116 ff
- - Dauer 117
- - Indikation 116 f
- - Krankengymnastik 115 f
- lumbaler 110, 113
- Magnetresonanztomographie 114
- radiologische Charakteristika 109
- SPECT-Untersuchung 114
- Stadieneinteilung 113
- - radiologische 113
- Therapie 114 ff
- - konservative 115
- - operative, thorakoskopische 118
- thorakaler 110
- - Stadien 112
- - Verlauf 112
Scheuermann-Kyphose, Einflussfaktoren 111
Schiefhals
- akuter 247
- basiläre Impression 50
- muskulärer 248
- Synostose, atlantookzipitale, partielle 49
Schipperkrankheit 496, 504
Schleudertrauma s. Beschleunigungsverletzung
Schmerzaustrahlung 30
Schmerzausweichskoliose, ischiadische 53
Schmerzen
- Anamnese 30
- dermatomprojizierte 207
- gürtelförmige 245
- lumbale 336
- - nächtliche 372
- pseudoradikuläre 30
- zervikale, Chronifizierung 266
- radikuläre
- - lumbale 336
- - Spinalkanalstenose 410
- - Spondylodiszitis 207
- - zervikale 258
- - - Chronifizierung 266

- nach Spondylodese, Differenzialdiagnose 375
- thorakale, segmentale 288
Schmerzinseln, lumbalsegmentbezogene 299
Schmetterlingswirbel 47, 88, 91
- Behandlungsrichtlinie 98
Schmorl-Knötchen 109 f, 114, 292
Schobert-Berquet-Haltungstest 70
Schober-Zeichen 32, 70, 107
Schraubenosteosynthese, Densfraktur 428
Schrauben-Platten-Fixateur, Spondylodese 349
Schrauben-Stab-System, Spondylodese, zervikale 436 f
Schroth-Krankengymnastik, Skoliosebehandlung 175
Schroth-Kyphosebehandlung 115
Schulterempyem 209
Schulter-Nacken-Schmerz 261
Schulterstand bei Skoliose 170
Schwarzmann-Phänomen 309 f
Schwerkraftlinie 68
Schwimmeraufnahme, Halswirbelsäulenverletzung, diskoligamentäre 433
Schwindel, zervikozephales Syndrom 261 f
Scoliosis s. auch Skoliose
- simplex 55
Scotty Dog 60
S1-Dermatom 20 f
SEA s. Abszess, epiduraler, spinaler
Segmentationsstörung 88, 90 f, 123
- Kyphose 123 f
- bei Myelomeningozele 101 f
- unilaterale 88 f, 91
- - Behandlungsrichtlinie 98
- - Osteotomie 97
- - Prognose 94
- - progrediente Verkrümmung 94
Segmentdistraktion, zervikale 257, 259
Senkungsabszess 205
Sensibilitätsprüfung 34
SERMs (selektive Östrogen-Rezeptor-Modulatoren) 142
Signaltherapie, pulsierende 303
Silikoninstillation, intervertebrale 362 f
Silikonkörperimplantation, subkutane, bei Trichterbrust 477
Single-Photon-Emissions-Computertomographie (SPECT) 38, 114
S1-Ischialgie 299
Sitzgröße 64
Skelettreife
- Risser-Test 56, 75, 173
- Skoliose 173
Skelettszintigraphie, Spondylitis ankylosans 230 f
Skeletttuberkulose 214
Sklerosierung, Ostitis deformans 463
Sklerotom 88 f, 122 f
Skoliokyphose 126

Skoliose (s. auch Scoliosis) 52 ff, 70 f, 166 ff, 506
– Anamnese 167 f
– Ätiologie 167 f, 503
– Ätiopathogenese 166
– Beckenstand 170
– Begutachtung 503
– Behandlungsbedürftigkeit 174
– Blockierungsgrad, Diagnostik 53
– Computertomographie 54
– Definition 503
– Derotationsspondylodese, ventrale 180 f
– desmogene 167
– Diagnostik
– – bildgebende 171 ff
– – klinische 167 ff
– Doppelkurve 169
– Duchenne-Muskeldystrophie 189
– Endwirbel 171 f
– Extensionsbehandlung, präoperative 183
– fibropathische 53
– fixierte 53
– funktionelle 53
– Funktionsaufnahme 53 f
– Gegenkrümmung 54 f
– genetische Komponente 166
– Hauptkrümmung 54 f
– Hautuntersuchung 170
– idiopathische 53, 166 ff
– infantile 53, 175
– juvenile 53
– Keilwirbeldeformität, Messung 55 f
– King-Klassifikation 167, 169
– Klassifikation 167, 503
– kombinierte 55
– Komplikation
– – intraoperative 182
– – neurologische 182 f
– – postoperative 182 f
– kongenitale 55, 90, 167 f
– – Behandlung 96
– – Behandlungsrichtlinien 98
– – Operationstechnik 103
– – Prognose 94
– kontrakturbedingte 168
– körperliche Untersuchung 169 ff
– Korsettbehandlung 175 ff
– – Effektivität 177
– – Indikationsstellung 175
– – Krankengymnastik 175
– Krümmungsprogredienz, postoperative 97, 178 f
– mit Kyphose, Röntgenaufnahme, Wahlebene 54
– lähmungsbedingte 55, 101
– – Operationstechnik 103 f
– nach Laminektomie 168
– lumbale 169
– Magnetresonanztomographie 54, 174
– – präoperative 178
– mesenchymale Erkrankung 168
– Messung 54 f
– Muskelatrophie, spinale 188 f
– bei Myelomeningozele 100 f
– – Management 103
– – Operationsindikation 103
– myopathische 53, 167
– Nachbehandlung 181
– Neurofibromatose 138
– neurogene 99
– neuromuskulär bedingte 168, 170, 187 ff
– – Krankengymnastik 187
– – Spondylodese 187
– neuropathische 53, 167
– Neutralwirbel 54 f
– Operationsergebnis 181 f
– Operationsinstrumentarium 179 f
– Operationsverfahren 178 ff
– Operationsvorbereitung 177 f
– Osteochondrodystrophie 168
– osteogene 53
– Osteomyelitis 168
– osteopathische 53, 167
– paralytische 55
– Primärkrümmung 54 f
– Profil, sagittales 170
– Progredienz 167
– Pubertätsstadium 170
– rheumatisch bedingte 168
– Röntgenaufnahme 171
– – postoperative 56
– Röntgendarstellungstechnik 53 f
– Rotationswirbeldeformität, Messung 55 f
– Scheitelwirbel 54, 172
– Scheitelwirbelrotation, Messung 55 f
– Schulterstand 170
– Schweregrade 55
– Sekundärkrümmung, kompensatorische 54 f
– Skelettreife 173
– Spondylodese 350
– Spondylodesestrecke 178
– strukturelle 53
– ohne symmetrische Kompensation 55
– Therapie 174 ff
– – biomechanisches Prinzip 175
– – operative 177 ff
– thorakale 169
– thorakolumbale 169
– Thoraxdeformität 55
– topographische Ausbreitung 167 f
– Traktionsuntersuchung 170
– traumatisch bedingte 168
– tumorbedingter 168
– Verdrahtung, sublaminäre 181
– Verlaufskontrolle 53 f
– – radiologische 174
– – strahlenfreie 174
– Vorneigetest 170
– Wirbelkörper, apikaler 167
– Wirbelkörperrotation 172
– Wirbelsäulenganzaufnahme 53
– Zerebralparese, infantile 189
– Zugang
– – dorsaler 180 f
– – ventraler 180
– Zustandsdiagnostik 53
Skoliose-Korsett 96
Skoliosewinkel, Messung 54, 172
Somatotropinkonzentration im Serum 166
Spange, unsegmentierte 88 ff
– Behandlungsrichtlinie 98
– Prognose 94
– thorakolumbaler Übergang 94
SPECT (Single-Photon-Emissions-Computertomographie) 38, 114
Speicherkrankheit, Kyphose 136
Spina bifida 100 f
– aperta 48, 126
– – Prävalenz 127
– cystica 48
– occulta 48
Spinalganglion 18
Spinalkanal 17 f
– Durchmesser 43 f
– erweiterter 49
– Messung 44
– symptomatisch enger 376
– zervikaler, eingeengter 44
Spinalkanalstenose 406 ff
– Ätiologie 406 ff
– Definition 406
– degenerative 248, 406 f
– – Vorzugslokalisation 410
– Dekompensation 406
– Dekompressionsoperation
– – Indikation 414
– – interlaminäre 414 f
– – lumbale, Komplikation 416
– Differenzialdiagnose 411 f
– Entlordosierungswirkung 413
– Epidemiologie 409
– Gefäßfaktor 407 f
– generalisierte 409 f
– Injektion, epidurale 412 f
– Komplikation, intraoperative 415 f
– lokalisierte 410
– lumbale 410 f
– – Operationsverfahren 414
– Magnetresonanztomographie 411
– – Einstellung 411
– multisegmentale 410
– Nachbehandlung 415 f
– Orthese 412 f
– Ostitis deformans 463
– Pathogenese 406 ff
– Physiotherapie 412
– Psychotherapie 413
– segmentale 410
– Symptome 410 f
– Therapie 412 f
– – konservative 412 f
– – aggressive 414
– – medikamentöse 412
– – minimal invasive 413
– – operative 414 f
– Wirbelgleiten, degeneratives 408 f
– zervikale 265
– zervikothorakale 134
Spinalkanalverlegung, Wirbelhinterkantenfragment 446
Spinalnerv s. auch Nervus spinalis
Spinalnervanalgesie
– lumbale 301, 304 f
– zervikale 259 f, 271 f
– – Komplikation 272
– – Technik 271
Spinalstenose s. Spinalkanalstenose
Spina-Traction-Syndrom 183
Spin-Spin-Relaxationszeit 40
Spitzbuckel s. Gibbus
Spondarthritis s. Spondylarthropathie, seronegative
Spondylarthritis s. auch Spondylarthropathie, seronegative
– ankylopoetica s. Spondylitis ankylosans
– bei chronisch-entzündlicher Darmerkrankung 237
– hyperostotica pustulopsoriatica (SAPHO-Syndrom) 226, 232
– nichtbakterielle 158
– psoriatica 235 f
– – HLA-Assoziation 235
– – Therapie 236
– reaktive 236 f
– undifferenzierte 237 f
Spondylarthropathie
– darmassoziierte 229
– destruktive, Differenzialdiagnose 211
– seronegative 226 ff
– – Definition 226
– – ESSG-Klassifikation 226
– – Hauptkriterien 226
– – Manifestationsschwerpunkt 226
– – Nebenkriterien 226
– – radiologische Zeichen 226
Spondylarthrose 57, 248
Spondylektomie
– bei Osteosarkom 462
– ventrale, bei subaxialer Instabilität 241
– zervikale 275
Spondylitis 157
– ankylosans 159 ff, 227 ff
– – Anulustyp 230
– – Ätiopathogenese 227
– – Computertomographie 230
– – Diagnostik
– – – bildgebende 160, 229 ff
– – – klinische 159 f, 228 f
– – Differenzialdiagnose 210, 231 f
– – Endstadium 228
– – Entzündungshemmung 232 f
– – Epidemiologie 159, 227
– – Ergotherapie 233
– – Erkrankungsalter 227
– – Frühdiagnosekriterien 160, 231
– – HLA-B27-negative 232
– – HLA-B27-positive 229
– – Instabilität, atlantoaxiale 161 f, 228, 234
– – Komplikation 234
– – – extraskelettale 234
– – Kyphosetypen 159
– – Labordiagnostik 229
– – Magnetresonanztomographie 230
– – Manifestation
– – – extraskelettale 229
– – – skelettale 229

- – Operationsindikation 160, 234
- – Ossifikationstyp 230
- – Osteodensitometrie 231
- – Physiotherapie 232
- – Prodromalstadium 227
- – psychologische Subtypen 233
- – Röntgenbefund 160, 229 ff
- – Sakroiliitis-Stadium 227
- – Schmerzcharakteristik 228
- – Skelettszintigraphie 230 f
- – spondylarthritischer Typ 230
- – Spondylodese 350
- – Sporttherapie 233
- – Stadien 159, 227 f
- – – funktionelle 232
- – Symptome 160, 228
- – Therapie 160 f, 232 ff
- – – konservative 160
- – – operative 160 ff, 234
- – – physikalische 160, 232
- – – psychosomatische 233
- – – schmerzhemmende 233
- – – versteifendes Wirbelsäulenstadium 228
- – weibliche Verlaufsform 228
- – Ziehlke-Operationsverfahren 160 f
- anterior 215, 227
- – profunda 215
- – Spondylitis ankylosans 230
- – superficialis 215
- – tuberculosa 215
- Definition 204
- infektiöse, Magnetresonanztomogramm 157
- Mehrphasenszintigraphie 39
- posterior 215
- rheumatoide, zervikale 239 ff
- spezifische 214 ff
- tuberkulöse 158, 214 ff
- – Ausbreitung 214
- – Computertomographie 218
- – Diagnostik 217
- – Dreiphasen-Szintigraphie 218
- – Epidemiologie 214 f
- – beim Kind 217
- – Klassifikation 215
- – Komplikation 219
- – Kyphose 217
- – Labordiagnostik 217
- – Lokalisation 215
- – lumbale, mit Hinterkantenbeteiligung 216
- – Magnetresonanztomographie 218
- – multiple Herdbildung 215
- – Nachbehandlung 218
- – nativradiologische Stadien 217
- – Operationsindikation 218
- – Therapie 218
- – Tomographie, konventionelle 217
- – zentrosomatische 215
Spondylodese
- anterior-dorsale, kombinierte, bei Morbus Scheuermann 118
- atlantoaxiale 161, 234, 255
- – Atlasbogenfraktur 425
- – Axisspondylolyse 432
- – Dreipunktfixation 425
- Beschwerden, radikuläre, neue 357
- dorsale 96 f, 130
- – konvexseitige 97
- – bei Larsen-Syndrom 139
- – bei Morbus Scheuermann 118
- – thorakolumbale 445 f
- – zervikale 436 f
- dorsoventrale
- – mit Instrumentation 97
- – kombinierte, thorakolumbale 447 f
- dynamische 348
- Entwicklung 346 f
- Ergebnisse 357 f
- Etagendiagnostik 351
- extraartikuläre 179
- Fixateur interne 348 f
- Fixatonssystem 348 f
- – semirigides 349
- Fusionsstreckenfestlegung 350
- Graf-Fixationssystem 348
- Implantat 347 ff
- – Überforderung 350
- Implantatbruch 355
- Indikation 350
- Indikationsstellung, Diagnostik 350
- Instrumentation 179
- – dorsale 350
- – bei Osteoporose 143
- – ventrale 448
- interkorporelle
- – anteriore, lumbale 352 f
- – posteriore, lumbale 353
- – bei Spondylolisthese 198
- – transforaminale, lumbale 353
- – ventrale, untere zervikale, Kyphoseentwicklung 155
- – mit ventraler Instrumentation 448
- Interponat 352 f
- – mobiles 348, 353
- intraartikuläre 179
- Komplikation 355 ff
- – postoperative 98
- bei kongenitaler Kyphose 126
- Kyphoseentwicklung 155
- lumbale, Beschwerden, postoperative 356
- nichtinstrumentierte 179
- Operationstechnik 352 ff
- – indikationsabhängige 353 ff
- bei Osteoporose 143, 350
- Pedikelschraubenfehlimplantation 352, 356 f
- – Häufigkeit 356
- Postdiskotomiesyndrom 398
- Postlaminektomiekyphose 154 f
- rheumatische Halwirbelsäule 241 f
- Spondylitis anterior tuberculosa 215
- Spondylolisthese, postoperative 194
- Spondylolyse 353 f
- statische 347
- temporäre 448, 450 ff
- ventrale, zervikale 260, 436
- Wirbelsäulenerkrankung, degenerative 353
- Wirbelschlussplattenvorbereitung 353
- zervikale
- – bei diskoligamentärer Zerreißung 434
- – dorsale 279 f
- – ventrale 275 f
- – – mit dorsaler Fusion 277 f
- – – Röntgenkontrollaufnahmen 276
- Zugang
- – zum Pedikel 352
- – zum ventralen Pfeiler 352 f
Spondylodesestrecke bei Skoliose 178
Spondylodiszitis 157, 204 ff
- Anamnese 207
- bakterielle, Differenzialdiagnose 126
- Computertomographie 205, 209 f
- Débridement, ventrales 212
- Definition 204
- Differenzialdiagnose 210 f
- Dreiphasen-Szintigraphie 208 f
- exogene 205
- floride 376
- hämatogene 205
- Immobilisation, Komplikation 213
- Instrumentation
- – dorsale 212
- – ventrale 212
- Keimnachweis 209
- Komplikation 213
- Kontrolluntersuchungen 212
- Kyphose 206
- Labordiagnostik 207
- Lokalisation 205
- lumbale 205 f
- – Liegeschale 212
- Magnetresonanztomographie 208, 210
- Mobilisierung 212 f
- Nachbehandlung 212 f
- Operation, sekundäre 212
- Operationsindikation 212
- Operationstechnik 212
- Punktion, CT-gesteuerte 209 f
- radiologische Zeichen 207
- Röntgendiagnostik 207 f
- septische 207
- Spondylitis ankylosans 229
- Stadien, nativradiologische 206
- thorakolumbale 206
- – Liegeschale 212
- Tomographie, konventionelle 208 f
- unspezifische 205 ff
- Antibiotikatherapie
- – – erregerspezifische 211
- – – parenterale 211
- – – Immobilisation 211 f
- – – Therapie 211 ff
Spondylolisthese 59 ff, 192, 248, 376, 506
- angeborene 90, 193
- Begutachtung 490
- Behandlungsnotwendigkeit 197
- Computertomographie 196
- Definition 192, 488
- degenerative 193 f, 489
- – Ätiologie 491
- – Begutachtung 491 f
- – Definition 491
- – Spinalkanalstenose 408 f
- Diskographie 197
- dysplastische 193, 196
- isthmische 193, 196
- Klassifikation 193 f
- Knochenszintigraphie 196
- Leistungsfähigkeitsbeurteilung 490
- nach lumbaler Dekompressionsoperation 416
- Magnetresonanztomographie 197
- Meyerding-Klassifikation 60 f
- Myelographie 197
- Nachbehandlung 199
- Operationsindikation 197
- pathologische 60, 193 f
- postoperative 193 f
- Quantifizierung 195 f
- Radikulographie 197
- Reposition 199
- Röntgenaufnahme 60, 196
- Spondylodese 350
- Spondylodesetechnik 353 ff
- Therapie 197 ff
- traumatisch bedingte 60, 193 f, 488 f
Spondylolyse 59 f, 192 ff, 248, 376, 506
- Axis s. Axisspondylolyse
- Behandlungsnotwendigkeit 197
- Definition 192, 488
- Isthmusrekonstruktion 354
- Leistungsfähigkeitsbeurteilung 490
- Röntgendiagnostik 60
- Spondylodese 353 f
- Therapie 197 ff
- traumatisch bedingte 443, 488
- Ursache 193
- Verschraubung 198 f
Spondylophyten 293
- lumbale, ventrale 292
- zervikale 256 f
Spondyloptose 60 f, 195
Spondylose 57, 244
Spondylosis deformans, Entwicklungsstadien 293
Spondylosklerosis hemispherica, Differenzialdiagnose 211
Spongiosaeinbringung, dorsal transpedikuläre, bei Wirbelkörperfraktur 446
Spongiosaplastik, transpedikuläre 446 f
Spongiosaschrauben, transpedikuläre, Spondylodese 348
Sporttherapie, Spondylitis ankylosans 233
Spranger-Wiedemann-Mukolipidose 136
Sprungschanzenphänomen 194 f
Spurling-Test 258

Srb-Anomalie 472
S2-Syndrom 299
S5-Syndrom 299
Stabwirbelbildung 123
Stagnara-Rückenindex 74
Standbein-Spielbein-Haltung 70
Stanger-Bad 303
Staphylococcus aureus
– Abszess, epiduraler, spinaler 222
– Spondylodiszitis 205
Stauchungsschmerz 207, 217
Steffeé-Fixateur 349
Steißbeinaplasie 52
Steißbeinwirbelzahl 52
Stent-Vertebroplastie 143 f
Sternumfehlbildung 473
Sternumosteomyelitis 480 f
Sternumosteotomie, Rehbein-Trichterbrustoperation 475
Sternumprotrusion s. Kielbrust
Sternumumkehrplastik 476
Stickoxidsynthase 17
Strahlenbelastung, Verminderung 75
Stress-Shielding 349 f, 355
Strom, diadynamischer 303
Stufenlagerung 302
Subluxation, atlantodentale 240
Sulcus
– arteriae vertebralis 9
– nervi spinalis 4, 6
Swivvel-Walker 102
Sympathikusblockade, zervikale, bei Zervikalsyndrom 270 f
Symphysitis, Spondylitis ankylosans 228, 230
Synchondrosis interoccipitalis anterior 7
Syndesmophyten 57, 160, 226, 236
– Spondylitis ankylosans 229
Syndrom des letzten Gelenks 239
Synostose
– atlantookzipitale, asymmetrische 49
– intervertebrale 46
– kongenitale 126
– sekundäre 126
Syringomyelie 50
– Kyphose 139
– Skoliose 53
Syringomyelozele 48
Systemerkrankung, Kyphose 133 ff
Szintigramm, spätstatisches 39
Szintigraphie 38 f
– Halswirbelsäulenerkrankung, degenerative 251
– statische 38

T

Tannenbaumphänomen 141
Tear-Drop-Zeichen 433
TENS (transkutane elektrische Nervenstimulation)
– Lumbalsyndrom 303 f
– Zervikalsyndrom 270
Teratologische Faktoren 89
Tethered-Cord-Syndrom 126 f

Tetraplegie, kompensatorische 187
Tetrazepam bei Zervikalsyndrom 269
Thoracic-Outlet-Syndrom 473
Thorakalsyndrom 245 f, 286 f
– Ätiopathogenese 286
– Definition 286
– kompliziertes 245 f
– lokales 245 f
– medulläres 246
– Nativröntgenaufnahme 287
– Operationsindikation 288
– radikuläres s. Interkostalneuralgie
Thorakolumbaler Übergang
– Lastübertragung 437
– Spange, unsegmentierte 94
– Verletzungsmechanismus 420
Thoraxdeformität
– angeborene 472 ff
– bei Skoliose 55, 170
Thoraxdurchmesser, sagittaler 474
Thoraxerkrankung, erworbene 480 ff
Thoraxprofilmessung 474
Tibialis-posterior-Reflex 34
Tietze-Syndrom 481
Titan-Cage 347, 447
TLIF (transforaminale lumbale interkorporelle Spondylodese) 353
Tomographie, konventionelle
– Spondylitis, tuberkulöse 217
– Spondylodiszitis 208 f
Tonnenwirbel 230
Totalkyphose, Spondylitis ankylosans 159
TPR (Tibialis-posterior-Reflex) 34
Tragen schwerer Lasten, berufsbedingtes 508
Trainingsmangel 81
Traktionsbehandlung
– thorakale 288
– zervikale 257 ff, 264, 269
– – Wirkung 269
– – Zugrichtung 269
Trambahnschiene, doppelte, Röntgenbild 230 f
Trapez, lumbosakrales 78
Trapeziusparese 248
T_1-Relaxationszeit 40
T_2-Relaxationszeit 40
Trendelenburg-Zeichen 31 f
Triamcinolonacetonid, Nervenwurzelblockade, zervikale 272
Trichterbrust 473 ff
– assoziierte Fehlbildungen 474
– Klassifikation 474
– Operation 475 f
– – minimalinvasive 476
– Röntgenaufnahme 474 f
– Silikonkörperimplantation, subkutane 477
– Sternumumkehrplastik 476
Trichterbrustquotient 474
Triflexometer 73
Triggerpunktinfiltration 304
Trigonum
– arteriae vertebralis 9
– scalenovertebrale 6

Trizepssehnenreflex 34
– abgeschwächter 263 f
Truncus sympathicus 21 ff
TSR (Trizepssehnenreflex) 34
– abgeschwächter 263 f
Tuberculum
– anterius 4, 6
– caroticum 4
– posterius 4, 6
– atlantis 9
Tuberkulose
– Abszess, epiduraler, spinaler 222
– Frühstreuung 214
– Spätstreuung 214
– Wirbelsäulenentzündung 157 f
Tuberkulostatika 218
Tumorähnliche Läsion 456 ff
Tumorkyphose 149 f
Typ-II-Kollagen-Fibrillen
– Anulus fibrosus 16
– Nucleus pulposus 16

U

Überbeweglichkeit nach Diskotomie 394
Übergangswirbel 46
– asymmetrischer 248
– lumbosakraler 51 f
– – Klassifikation, radiologische 52
– thorakolumbaler 51
Ultraschalluntersuchung, pränatale 101
Umgekehrter Napoleonshut 60 f
Unfallversicherung
– gesetzliche 488, 492, 494, 499, 501 ff
– private 488, 492, 494, 499, 501 ff
Unkoforaminektomie 256
Unkoforaminotomie, zervikale 274
Unkovertebralarthrose, zervikale 255 f
Unkovertebralgelenk 5, 7
Unterschenkelhinterseitenhypästhesie 298
Unterschenkelinnenseitenhypästhesie 298
Untersuchung
– klinische 31 ff
– manuelle 32 ff
– neurologische 34 ff
Urogenitalsystem, Fehlanlage bei kongenitaler Kyphose 124
Uveitis, HLA-B27-positive 226

V

Vakuumphänomen 57
Vaskularisation, pulmonale, mangelnde, bei Skoliose 55
Vena
– iliaca communis sinistra 379 f
– lumbalis 23 ff
– – ascendens 24 f
– – – sinistra 379 f
– vertebralis 4
Venae basivertebrales 11

Venenplexus, spinale 18, 24 f
– Infektionsausbreitung 205
Venous pooling 408
Ventilationsstörung, restriktive, Kyphose, kongenitale 124
Verdrahtung, sublaminäre, bei Skoliose 181
– Komplikation 183
Verschraubung, transkorporale 130
Versteifungsoperation s. Spondylodese
Vertebra
– plana 140, 457
– prominens 5 f
Vertebral stenting 143 f
Vertebroplastie, transpedikuläre 143
Videorasterstereographie 114
Videorasterstereometrie-Formetric-System 79
Viererzeichen 297 f
Viertelwirbel 46
Vitamin D 137
Vorneigetest 170

W

Wachstum, asymmetrisches, bei kongenitaler Kyphose 124
Wachstumsimbalance bei Halbwirbel 94
Wachstumsschub, pubertärer 64
– Höhepunkt 75
Wärmeanwendung
– Lumbalsyndrom 302
– Zervikalsyndrom 266
Welcker-Winkel 41 f
Werdnig-Hoffmann-Muskelatrophie
– chronische 188
– infantile 188
Whiplash-Verletzung s. Beschleunigungsverletzung
Whipple, Morbus, Spondylarthritis 237
Whitman-Kreuzbeinbasiswinkel 77
Winkelprofil
– Brustwirbelsäule 76
– Lendenwirbelsäule 77 f
Wirbel, asymmetrischer 506
Wirbelanlagenverschmelzung 123
Wirbelberstungsbruch
– inkompletter 439
– sagittaler 440
– thorakolumbaler 439 f
Wirbelbogen, Isthmusunterbrechung s. Spondylolyse
Wirbelbogenanomalie 126 ff
Wirbelbogendefekt bei Myelomeningozele 101 f
– Entwicklung 102
Wirbelbogengelenk
– lumbales 10 ff, 23
– – Innervation 11, 20
– – intraartikuläre Strukturen 10 ff
– – Neigungswinkel 10 f
– – Varianten 10
– – zervikales 5

– – Arthrographie 272
– – Arthrose 258 f
– – Medikamenteninfiltration 272
Wirbelbogengelenke
– Beanspruchung, einseitige 82
– degenerative Veränderung 286
Wirbelbogenschluss, unvollständiger s. Spina bifida
Wirbelbogenschlussstörung, Entwicklung 102
Wirbelbogenspalte
– hintere, zervikale 9
– seitliche, zervikale 9
Wirbeldeckplatte
– Abstützreaktion 256 f
– Einbruch 292
– Erosion 206
– infrakturierte, Bandscheibenreposition 444 f
– Sklerosierung 244
– unregelmäßige 109, 113
Wirbelendplatte (s. auch Wirbeldeckplatte; s. auch Wirbelgrundplatte) 16
– Beziehung zum Anulus fibrosus 16
– Sklerosierung, subchondrale 57
– thorakolumbale, Impaktion 439
Wirbelentstehung, bisegmentale 88 f
Wirbelfehlbildung 46 ff
– Osteochondrodysplasie 133 ff
Wirbelfraktur
– Ätiologie 495
– Begutachtung 495 ff
– Folgeschäden
– – Begutachtung 496
– – Schweregrade 497
– Instabilitätsgrad 437 f
– Klassifikation 496
– Mehrphasenszintigraphie 39
– operativ versorgte, Begutachtung 496
– osteoporotische 141
– Sekundärschäden 497 f
– bei Spondylitis ankylosans 234
– thorakolumbale
– – mit Bandscheibenbeteiligung 445
– – Einteilung 438 f
– – Therapie
– – – konservative 444 f
– – – operative 445 ff
– Verletzungshöhe 496
Wirbelfusion s. Spondylodese
Wirbelgelenk, kleines, Zyste 57 f
Wirbelgelenkbewegung, Postdiskotomiesyndrom 392
Wirbelgleiten s. Spondylolisthese
Wirbelgrundplatte
– Abstützreaktion 256 f
– Erosion 206
– Sklerosierung 244
– unregelmäßige 109, 113
Wirbelhämangiom 466
Wirbelherdpunktion
– CT-gesteuerte 36
– MRT-gesteuerte 36

Wirbelhinterkantenfragment
– bei Berstungsbruch 439
– Spinalkanalverlegung 446, 450
Wirbelkanal s. Spinalkanal
Wirbelkanaleinengung s. Spinalkanalstenose
Wirbelkantenausziehung 244
Wirbelkeilfraktur
– thorakolumbale 439
– ventrosuperiore 439
Wirbelklopfschmerz 32
Wirbelknochenmark
– Einsprossung von vaskularisiertem Gewebe 58
– fettige Degeneration 59
Wirbelknochenmarkraum, Sklerosierung 59
Wirbelknochenmarkveränderung, Magnetresonanztomographie 58 f
Wirbelkollaps 140
Wirbelkompressionsfraktur
– Begutachtung 496
– Dilatation mit transpedikulärem Ballon 144
– mit dorsaler Zerreißung 441
– Hämangiosarkom 467
– ohne Hinterkantenbeteiligung 142
– Hinterkantenfragment 350
– osteoporosebedingte 141
– – operative Therapie 142 ff
– bei Rotationsverletzung 443
– Spondylodese 350
– thorakolumbale 438
Wirbelkörper
– apikaler, Skoliose 167
– lumbaler
– – Blutversorgung 24
– – lateraler, Innervation 22
– – Mattglas-Aspekt 458
– – PMMA-Einbringung, transpedikuläre 143, 152
– – Randausziehung 293
– – Ventralverschiebung s. Spondylolisthese
– zervikaler 5 f
Wirbelkörperdefekt 47
Wirbelkörperdeformierung
– Morbus Scheuermann 109
– bei Myelomeningozele 101
Wirbelkörperdestruktion 376
– tumorbedingte 149
Wirbelkörperersatz 352
Wirbelkörperfraktur 442
– Spondylodese 350
– Spongiosaeinbringung, dorsal transpedikuläre 446
Wirbelkörperimpression
– Ewing-Sarkom 465
– Plasmozytom 464
Wirbelkörperkeilresektion 97
– dorsale, transpedikuläre 161
Wirbelkörperkollaps 439
Wirbelkörperkompressionsfraktur, Spondylitis, tuberkulöse 214
Wirbelkörperresektion
– anteriore 126
– bei Kyphose, Komplikation 130
– posteriore 126

Wirbelkörperringapophyse, Fusion 174
Wirbelkörperrotation bei Skoliose 172 f
Wirbelkörper-Sinterungsfraktur 141
– Hämangiom 466
Wirbelkörperspaltbruch
– koronarer 439
– thorakolumbaler 439
Wirbelkörperspalte, frontale 47
Wirbelkörpertuberkulose 215
Wirbelluxation, hintere 443
Wirbelmetastase 151 f, 456, 467 ff
– Diagnostik 467
– Mehrphasenszintigraphie 39
– osteolytische 467
– Primärtumor 151, 467 ff
– Therapie, operative, Kriterien 468
Wirbelosteoporose 464
Wirbelsäule
– 360°-Arthrodese s. Spondylodese
– Beanspruchung, statische 362
– Bewegungsausmaß, physiologisches 70
– Bewegungsbehinderung 217
– degenerative Veränderung 56 ff
– – Computertomogramm 57
– – Einteilung 57
– – Magnetresonanztomographie 58 f
– – Mehrphasenszintigraphie 39
– – Röntgenaufnahme 56 f
– Drehverbiegung, seitliche s. Skoliose
– Entwicklung 64 f, 122 f
– – histologische 122
– Entwicklungsphasen 88
– Fehlform 70 f
– Fehlhaltung 66
– Funktionsaufnahme 53 f
– lumbale s. Lendenwirbelsäule
– Messung 40 ff
– Normalform 71
– Reifungsprozess 66
– Röntgenaufnahme in der Wahlebene bei Kyphoskoliose 54
– 2-Säulen-Modell 437
– 3-Säulen-Modell 437 f, 496
– Segmentmobilität, Messung 44 f
– Strahlenwirkung 155
– Teilversteifung, wohltätige 248
– thorakale s. Brustwirbelsäule
– thorakolumbale (s. Thorakolumbaler Übergang) 437 ff
– voroperierte, Begutachtung 499 f
– Wachstum 64
– zervikale s. Halswirbelsäule
Wirbelsäulendeformität
– Ebenen 167
– kongenitale 122 ff, 127
– – Art 123
– – Fehlbildungstyp 123
– – Lokalisation 123
– Larsen-Syndrom 139

– bei Myelomeningozele 126 ff
– – bildgebende Diagnostik 128
– – Entwicklung 127
– – Gillespie-Operationstechnik, modifizierte 130
– – Instrumentation 129
– – Mayfield-Operationstechnik 130
– – Rumpf-Bein-Gips 129
– neuromuskulär bedingte 187 ff
– paralytische 127
– Spondylitis, tuberkulöse 217
– Verlaufskontrolle
– – radiologische 174
– – strahlenfreie 174
– Zerebralparese, infantile 189
Wirbelsäulendekompensation, fehlbildungsbedingte, Operationstechnik 97
Wirbelsäulenentzündung
– infektiöse 157 f, 204 ff
– Kyphose 157 ff
– nichtinfektiöse 158 ff, 225 ff
– tuberkulöse 157 f
Wirbelsäulenerkrankung
– bandscheibenbedingte
– – Begutachtung 504 ff
– – Voraussetzungen für vorbeugende Maßnahmen 507
– degenerative 56 ff, 243 ff
– – Ätiologie 492 f
– – Begutachtung 492 ff
– – Computertomogramm 57
– – Klassifikation
– – – klinische 245 f
– – – nach Kontrastmittelkonfiguration 244 f
– – – morphologische 244 f
– – Magnetresonanztomographie 58 f
– – Mehrphasenszintigraphie 39
– – Röntgenaufnahme 56 f
– – Spondylodesetechnik 353
– – Stadien 247
Wirbelsäulenfehlbildung s. Fehlbildung
Wirbelsäulenform 71
– Messung 73 ff
Wirbelsäulenganzaufnahme 53
– Skoliosebeurteilung 171
Wirbelsäulenhaltung 71 f
Wirbelsäulenindizes 73
Wirbelsäuleninfektion
– bakterielle 204 ff
– spezifische 204
– unspezifische 204
Wirbelsäulenkrümmung
– Beckenstellungseinfluss 72
– Kopfstellungseinfluss 72
– physiologische, Entwicklung 64
Wirbelsäulen-Operationsinstrumentarium 179 f
Wirbelsäulenprofil, sagittales, MRT-Ganzwirbelsäulenaufnahme 80
Wirbelsäulentuberkulose, Operationsindikation, Patientengruppen 218
Wirbelsäulentumor (s. auch Tumor) 149 ff, 456 ff

Wirbelsäulentumor, benigner 150
- Biopsie 456
- Diagnostik 456
- Differenzialdiagnose 210
- Dignität 149 f
- hochmaligner 462
- intraspinale Ausbreitung 152
- Lokalisation 149 f
- maligner
- – primärer 150 f
- – sekundärer s. Wirbelmetastase
- – Therapie 151 f
- Symptome 456
Wirbelsäulenverkrümmung
- bei Myelomeningozele 101
- progrediente, bei unisegmentaler Segmentationsstörung 94
Wirbelsäulenverletzung 420 ff
- Lokalisation 420
Wirbelsäulenversteifung, kyphotische 159
Wirbel-Scalloping 138
Wirbelsegment, mittleres 437
Wirbelspontanfraktur 457
Wirbelstanzbiopsie 36
Wirbeltrümmerfraktur, thorakolumbale 445
Wirbelvariation 46
Wirbelverknöcherung, enchondrale 122
Wirbelvorderkante, glänzende Ecke 230
Wirbelvorderkantendefekt 230
Wirbelvorderkantenentzündung 227

Wirbelzahl 44
Wurzelreizsyndrom s. auch Nervenwurzelsyndrom
- lumbales 35, 246, 298
- – hohes 298
- zervikales 35, 245, 260

Z

ZEBRIS (ultraschallgestützte 3-D-Wirbelsäulenanalyse) 80
Zehenheberschwäche 298
Zerebralparese, infantile
- Kyphose 137
- Skoliose 189
Zerreißung, diskoligamentäre, komplette 443
Zervikalarthritis, Spondylitis ankylosans 228
Zervikalstütze
- Abschulung 276
- Operationsvorbereitung 274
- bei zervikaler Myelopathie 265
Zervikalsyndrom 35, 245 f, 260 ff
- alarmierende Symptome 245 f
- Corticosteroidapplikation, epidurale 272 ff
- Elektrotherapie 266, 268
- Halskrawatte 269
- Injektionsbehandlung, lokale 270
- lokales 245, 260 f
- – Magnetresonanztomographie 261

- – Röntgenbild 261
- Massage 269
- Muskelinfiltration, lokale 270
- Nervenwurzelblockade 271 f
- oberes s. Zervikozephales Syndrom
- Operationsverfahren
- – dorsales 278 ff
- – – Bewertung 282
- – – Ergebnisse 281
- – – Komplikation 280
- – – Kontraindikation 282
- – – Nachbehandlung 280
- – – Vorbereitung 278
- – ventrales 274 ff
- – – Bewertung 282
- – – Ergebnisse 277
- – – Komplikation 276 f
- – – Kontraindikation 277
- – – Nachbehandlung 276
- – – Vorbereitung 274
- posttraumatisches
- – Ätiologie 484 ff
- – Beschwerdebild 486
- – Diagnostik 486 f
- – psychologische Faktoren 485
- pseudoradikuläres 245, 260
- radikuläres 35, 245, 260
- Schmerzchronifizierung 266
- Sympathikusblockade, zervikale 270 f
- Therapie
- – gepulste elektromagnetische 268
- – konservative 265 ff
- – – Ergebnisse 267 f
- – – manuelle 270

- – medikamentöse 261, 264 f, 268 f
- – operative 274 ff
- – – Ergebnisse 266, 268
- – Traktionsbehandlung 257 ff, 264, 269
- Ursache 260
- Wärmeapplikation 266
- Wirbelbogengelenkinfiltration, zervikale 272
Zervikobrachiales Syndrom 245 f, 262 ff
- Dermatome 262 ff
- Operationsindikation 264
Zervikobrachialgie 260, 262 ff
Zervikomedulläres Syndrom s. Myelopathie, zervikale
Zervikozephales Syndrom 245 f, 261 f
- Operationsverfahren 262
- Sympathikusblockade, zervikale 270
Zervikozephalgie 260 ff
Zervifix-System 436
Ziehlke-Operationsverfahren bei Spondylitis ankylosans 160 f
Zwergwuchs
- diastrophischer 90
- Kyphose 134
Zwischenwirbelabschnitt s. Intervertebralabschnitt
Zwischenwirbelscheibe s. Bandscheibe
Zyste
- extradurale, intraspinale 118
- im Facettengelenk 58